# Urologic Oncology

# 泌尿肿瘤学

原著 [德] Axel S. Merseburger [德] Maximilian Burger

主审 郭应禄 主译 张 骞

中国科学技术出版社

·北 京·

**图书在版编目（CIP）数据**

泌尿肿瘤学 /（德）艾克瑟 · S. 默泽布格，（德）马克西米利安 · 博格原著；张骞主译 .— 北京：中国科学技术出版社，2023.5

书名原文：Urologic Oncology

ISBN 978-7-5046-9810-0

Ⅰ . ①泌… Ⅱ . ①艾… ②马… ③张… Ⅲ . ①泌尿系肿瘤—诊疗 Ⅳ . ① R737.1

中国版本图书馆 CIP 数据核字 (2022) 第 196808 号

著作权合同登记号：01-2022-0730



---

**策划编辑** 宗俊琳 池晓宇
**责任编辑** 孙 超
**文字编辑** 弥子雯 郭仕薪
**装帧设计** 佳木水轩
**责任印制** 徐 飞

---

**出 版** 中国科学技术出版社
**发 行** 中国科学技术出版社有限公司发行部
**地 址** 北京市海淀区中关村南大街 16 号
**邮 编** 100081
**发行电话** 010-62173865
**传 真** 010-62179148
**网 址** http://www.cspbooks.com.cn

---

**开 本** 889mm × 1194mm 1/16
**字 数** 1110 千字
**印 张** 43.5
**版 次** 2023 年 5 月第 1 版
**印 次** 2023 年 5 月第 1 次印刷
**印 刷** 北京盛通印刷股份有限公司
**书 号** ISBN 978-7-5046-9810-0/R · 2903
**定 价** 598.00 元

---

# 译校者名单

主　审　郭应禄

主　译　张　骞

副主译　徐万海　刘志宇　韩雪冰

译校者（以姓氏笔画为序）

于学炜　大连市第三人民医院

王　宇　北京大学第一医院

王　玮　山西省肿瘤医院

王　梁　大连医科大学附属第二医院

王　斌　山西省肿瘤医院

王　赫　哈尔滨市第一医院

王小飞　北京大学第一医院

王科亮　哈尔滨医科大学附属第四医院

叶林·木拉提　北京大学第一医院

邢天俊　山西省肿瘤医院

成　波　胜利油田中心医院

刘　军　北京大学人民医院

刘志宇　大连医科大学附属第二医院

刘建武　山西省肿瘤医院

刘洪宇　山西省肿瘤医院

米　悦　北京大学第一医院

孙飞宇　山西省肿瘤医院

李志存　北京大学第一医院

李志斌　山西省肿瘤医院

李浩祯　大连医科大学附属第二医院

李德润　北京大学第一医院

杨　洋　北京大学第一医院

吴　锴　山西省肿瘤医院

吴天俣　北京大学第一医院

佟　明　锦州医科大学附属第一医院

宋继文　山西省肿瘤医院

张　玥　大连医科大学附属第二医院

张　超　山西省肿瘤医院
张中元　北京大学第一医院
张建斌　山西省肿瘤医院
张景军　北京大学附属滨海医院
张智慧　牡丹江医学院附属红旗医院
陈　光　哈尔滨医科大学附属第四医院
陈惠庆　山西省肿瘤医院
范　宇　北京大学第一医院
范　博　大连医科大学附属第二医院
庞东梓　山西省肿瘤医院
孟一森　北京大学第一医院
郝　翰　北京大学第一医院
郝建戈　大连医科大学附属第二医院
郝海龙　山西省肿瘤医院
南锡浩　牡丹江医学院附属红旗医院
费　翔　中国医科大学附属盛京医院
姚　林　北京大学第一医院
徐万海　哈尔滨医科大学附属第四医院
郭鹏宇　哈尔滨医科大学附属第四医院
黄　亮　中国人民解放军联勤保障部队第九六七医院
常　成　大连医科大学附属第二医院
崔　嵛　山西省肿瘤医院
梁　磊　北京大学第一医院
谌　诚　北京大学第一医院
韩　晖　山西省肿瘤医院
韩雪冰　山西省肿瘤医院
虞　巍　北京大学第一医院
戴志红　大连医科大学附属第二医院

# 内容提要

本书引进自 Springer 出版社，是一部关于泌尿系统肿瘤治疗和患者预后的前沿国际指南，凝聚了从事一线工作的泌尿外科、放射科、病理科、护理学、康复医学等学科知名专家的观点与经验，反映了当今该学科的高水平研究方向。本书由国际知名的泌尿外科专家 Axel S. Merseburger 和 Maximilian Burger 联合相关领域专家共同编写，详细介绍了泌尿系统肿瘤研究的新进展。全书系统介绍了泌尿系统肿瘤的分子机制、临床表现、临床试验及其原则、骨靶向治疗新进展，并详细介绍了前列腺癌、膀胱癌、肾癌、睾丸肿瘤、阴茎癌和其他罕见泌尿系统肿瘤的流行病学，以及组织病理学、影像诊断成像技术、实验室检查、不同分期的治疗方式和随访等内容，同时对泌尿系统肿瘤的未来诊疗发展进行了展望。本书内容实用且聚焦前沿，可为从事一线工作的泌尿外科医师提供强有力的帮助。

# 原著者简介

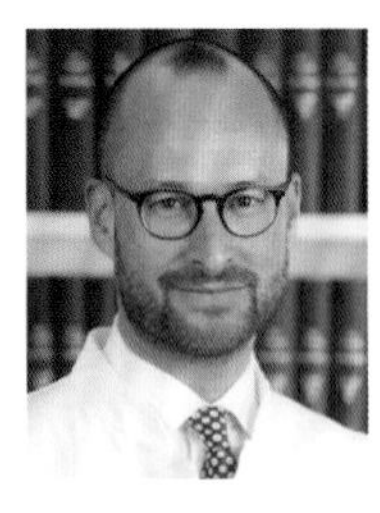

**Axel S. Merseburger**

医学博士，德国石勒苏益格 – 荷尔斯泰因州大学附属医院( Lübeck 校区 ) 泌尿外系教授兼系主任。2002 年自汉诺威医学院毕业后，在艾伯哈德卡尔斯大学 ( Tübingen 校区 ) 进行了外科和泌尿外科住院医师培训，随后在美国迈阿密大学米勒医学院获得了研究奖学金 ( 2006 年 )。于 2009 年成为汉诺威医学院的副教授，并于 2012 年成为教授。

Merseburger 教授为多个泌尿肿瘤学组的成员，并担任欧洲泌尿外科协会 ( EAU ) 肾癌指南小组的顾问，同时为 EAU 激光和技术指南小组主席。另外，他也担任多家泌尿外科和肿瘤学期刊的审稿人和编委，如 *World Journal of Urology* 副主编和 *European Oncology & Haematology* 主编。

Merseburger 教授的研究领域涵盖泌尿系统肿瘤学的分子机制和临床两方面，特别是前列腺癌、肾细胞癌和移行细胞癌的生物标志物和预后因素。他发表 ( 包括合作发表 ) 了 200 余篇同行评议文章，是多项Ⅱ期和Ⅲ期临床试验的主要研究者。

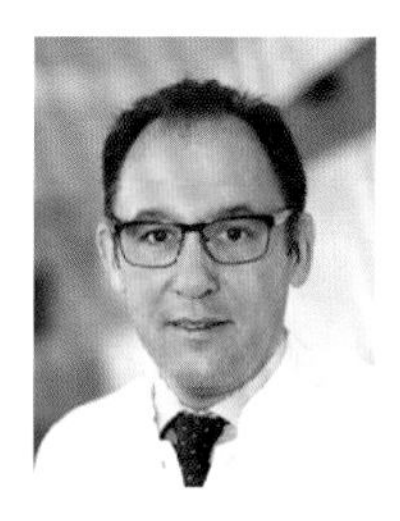

**Maximilian Burger**

医学博士，德国雷根斯堡大学医学中心泌尿系教授及系主任。1974 年出生于德国慕尼黑，曾先后就读于雷根斯堡大学医学院和美国路易斯安那州新奥尔良市杜兰大学医学院，并于 2000 年毕业。随后在美因茨大学和雷根斯堡大学进行了泌尿外科培训，并于 2005 年获得了委员会认证。2007 年被任命为雷根斯堡大学泌尿外科助理教授。2011—2013 年被任命为维尔茨堡朱利叶斯 – 马克西米利安大学泌尿外科助理教授（主席 Dr. Riedmiller）并担任副主席（Leitender Oberarzt）。2013 年被任命为雷根斯堡大学泌尿外科教授和泌尿系主席。主要研究领域为外科和泌尿系统肿瘤，并发表了大量关于膀胱癌和前列腺癌的文章。自 2012 年以来，为德国国家梯队癌症指南小组（S3）的成员，同时担任欧洲泌尿学协会非肌肉浸润性膀胱癌指南小组副主席。2014 年入选成为德国泌尿外科协会（DGU）的董事会成员。

# 中文版序一

在医学技术日新月异的今天，泌尿外科是外科领域中发展较快的专科之一，泌尿系统肿瘤领域的新理论、新技术、新方法正不断涌现。时代在进步，我们只有紧跟时代前进的步伐，不断结合最新临床经验和科研进展以更新对疾病的认知，才能建立一套国际领先的泌尿系统肿瘤理论体系。Axel S. Merseburger 和 Maximilian Burger 教授主编的 *Urologic oncology* 对近年来泌尿系统肿瘤最新进展进行了总结和归纳，书中每一章节都是清晰且专业的叙述，适应形势、更新观念、注重实际，为推行泌尿系统肿瘤的规范化治疗作出了贡献。相信本书的出版将会为读者提供丰富的新知识、新技术和新思维。

南宋史崧说过：“夫为医者，在读医书耳，读而不能为医者有矣，未有不读而能为医者也。”勤读肯干，与时俱进，不断更新知识储备是每一位医者的重要成长途径，更是一代代医者的优良传统。笔者曾于 1998 年在上海提出“我国的泌尿外科要在 2020 年达到国际水平”，但我们应清醒地认识到，我国幅员辽阔、地区间差异极大，很多地区仍处于缺医少药的境地，所谓国际水平是指大城市、大医院的一些高水平医师可以完成国际先进治疗技术。于是，笔者于 2021 年提出“中国泌尿外科要在 2035 年达到亚洲领先，并且实现世界一流的中国泌尿外科梦”。希望有更多的同道参与、关注、讨论，让中国泌尿外科梦早日实现。

中国工程院院士
北京大学泌尿外科研究所名誉所长
北京大学第一医院名誉院长

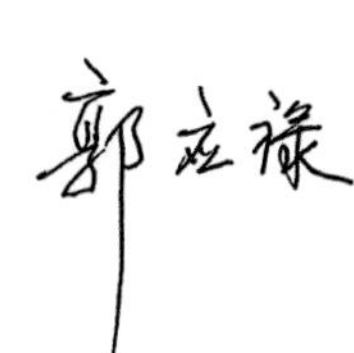

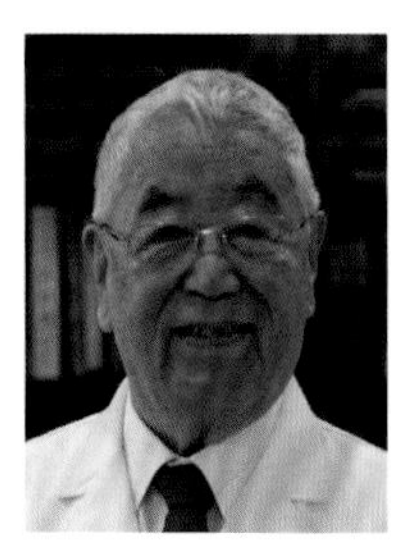

# 中文版序二

2021年冬，初次翻阅本书时，笔者眼前立刻浮现出第一次与郭应禄老师同台行膀胱癌根治术的场景。记得那时，郭老师从影像学到病理活检分析、从大体解剖到术式分析的一步步讲解，将笔者带入了全新的泌尿肿瘤学领域，也为日后与团队共同设计适宜腹腔镜下构建的“双输入袢顺蠕动原位回肠新膀胱”奠定了坚实的基础。

随着现代医学科学技术的进步，以循证医学为基础的临床经验不断得到推广，泌尿系统肿瘤领域发展迅速，涌现出很多新理念、新诊疗技术。为了紧跟时代的发展，更新知识，转变观念，翻译出版一部系统反映泌尿系统肿瘤临床实践与主要前沿发展的著作，将非常有益于泌尿外科医生的日常工作。本书共分七篇，重点介绍了泌尿系统常见肿瘤疾病。图文并茂、语言简明、重点突出、编排清晰、传承创新，充分体现了规范性、系统性、全面性、前沿性，力求成为泌尿系统肿瘤学领域的教科书、工具书、参考书。

本书译者均是各领域的专家和临床骨干，他们既有一定的学术影响，又有丰富的临床经验。在繁忙的临床工作之余，结合他们丰富的实践经验，以科学严谨的态度和无私奉献的精神完成了此书的翻译工作，倾注了大量的心血。同时，笔者期盼与同道一起继续紧跟世界医学的发展潮流，不断总结经验、创新发展。

谨对此书的出版表示祝贺，相信本书的出版将满足广大泌尿外科医生的临床工作需要，并且大有裨益。

中国医学科学院肿瘤医院泌尿外科主任
中国医学科学院肿瘤医院院长助理
山西医院院长

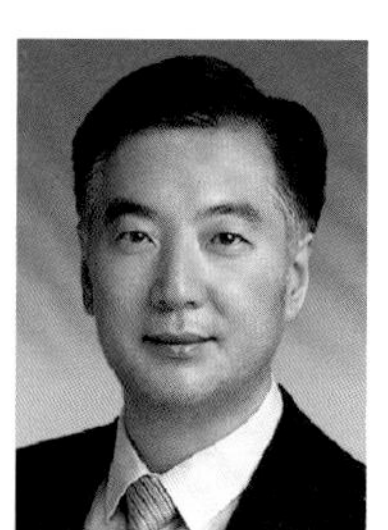

# 译者前言

泌尿肿瘤学（urologic oncology）是以两性泌尿系统肿瘤和男性生殖系统肿瘤为研究和治疗对象的泌尿外科学分支，包括前列腺癌、肾癌、膀胱肿瘤、睾丸癌、阴茎癌及其他罕见泌尿系统肿瘤。近年来，随着现代成像技术的飞速发展，新兴技术（如全身 MRI、以胆碱或 PSMA 作为示踪剂或配体的分子成像）优于骨扫描和断层扫描技术等常规传统成像技术；微创手术的出现则促使许多研究开始探讨其对肿瘤患者的预后和器官功能保留的潜在益处，这种转变不但减轻了患者治疗的痛苦，也为泌尿外科医生开启了通往新兴领域的大门。

Axel S. Merseburger 教授和 Maximilian Burger 教授是世界知名的泌尿外科专家，均在欧洲泌尿外科协会（EAU）担任要职。我们有幸获览其联合编写的这部 *Urologic Oncology*，翻阅时发现书中信息来源可靠、细节讲解详尽、图表精良准确。著者分七篇全面展示了泌尿肿瘤学，几乎涵盖了目前所有的泌尿系统肿瘤治疗案例。这些病例中有成熟技术的提炼，也有前沿探索的尝试，反映了泌尿肿瘤学的新动态和前沿水平。

本书的译者均为国内泌尿外科长期从事临床一线工作的医师，面对前所未有的 COVID-19 疫情阴霾，在积极抗疫之余，辛苦编译，为本书早日与广大读者见面付出了巨大的努力和辛勤的汗水，在此一并表示衷心的感谢！

由于书中涉及的专业术语众多，加之中外语言表达习惯有所差异，尽管翻译过程中我们反复斟酌，希望能够准确表述原著者的本意，但中文翻译版中仍可能存在一些表述不妥或疏漏之处，恳请各位学界前辈、同仁和读者批评指正！

北京大学泌尿外科研究所副所长 張騫

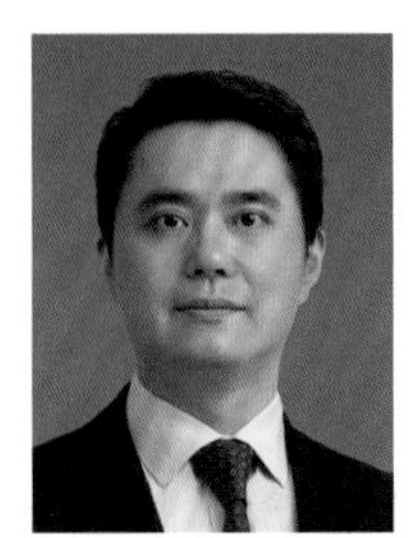

# 原书前言

**关键词**

泌尿系统肿瘤；前列腺癌；肾癌；膀胱癌；睾丸肿瘤；阴茎癌；预后；结果；影像学

我们非常欣喜地向大家介绍 *Urologic Oncology*。随着“在线”医疗时代的到来，如何快速有效地获取、掌握并共享与诊疗方案相关的有效信息，已成为医疗工作者面临的重要义务。

如今，涌现出大量有关泌尿系统恶性肿瘤诊断和治疗的文献报道。其中新的诊断和治疗方法得到不断应用，但同时也给研究该领域的医学生、医师和科研工作者筛选有效治疗方案带来了不小的困惑。目前，亟须一种可靠、易于获取且编排合理的资料以供日常使用。*Urologic Oncology* 的问世解决了这一问题。本书是泌尿系统肿瘤学领域各方优秀专家讨论协作的成果。

本书共分七篇，重点介绍了泌尿系统常见病和与泌尿系统肿瘤相关的疾病。本书行文结构条理，信息来源可靠，包含大量具有循证医学依据的图表。书中每个病种都是由该领域专家根据现有诊断与治疗新进展讨论和总结而出。

相信本书将成为广大泌尿外科医生在临床工作中的重要参考书之一，亦是广大罹患泌尿系统肿瘤患者的福音，必将推动泌尿系统肿瘤学的蓬勃发展。

我们期待您的反馈，其中的宝贵意见和建议将有助于新版的编撰与修订。

Axel S. Merseburger
Department of Urology
University Hospital Schleswig-Holstein
Campus Lübeck
Lübeck, Germany

Maximilian Burger
Department of Urology
Caritas-St. Josef Medical center
University of Regensburg
Regensburg, Germany

# 目 录

## 第一篇　概论



## 第二篇　前列腺癌

## 第三篇　膀胱癌

## 第四篇　肾癌

## 第五篇 睾丸肿瘤

## 第六篇　其他罕见的泌尿系统恶性肿瘤（影响尿道的非泌尿系统肿瘤）



## 第七篇　阴茎癌

# 第一篇
# 概　论
# Introduction

# 第1章 泌尿生殖系统恶性肿瘤中的分子机制

## Molecular Basics on Genitourinary Malignancies

Timothy Hua-Tse Cheng Wayne Lam Jeremy Yuen-Chun Teoh 著

徐万海 王科亮 译 陈 光 校

**摘 要**

泌尿外科医生在对泌尿系统恶性肿瘤的诊疗过程中，常常面临多种困难与挑战。目前肿瘤标志物的敏感性和特异性欠佳，导致在肿瘤的诊疗过程中常需侵入性操作。了解泌尿生殖系统恶性肿瘤的分子基础对于个体化医疗和精准医疗至关重要。同一器官的不同癌变可能有不同的生物学行为，其对不同类型的治疗，产生的结果也不尽相同。基于分子特征的个体化治疗不仅能提高治疗效果，也能降低治疗中的不良反应。本章我们总结了目前有关泌尿生殖系统恶性肿瘤的分子机制，包括前列腺癌、膀胱癌和上尿路的尿路上皮癌、肾癌、阴茎癌和睾丸癌，希望可以为您提供新的诊疗思路。

### 一、概述

在过去的几十年里，局部癌症的治疗大多采用手术和放疗，而转移性癌症则大多采用缺乏特异性的细胞毒性药物治疗（Andre 和 Pusztai，2006）。然而，这些治疗方法并没有考虑到全球人口中基因谱的多样性（Oliveira-Barros 等，2017），也没有考虑到肿瘤本身的异质性（Gerlinger 等，2012）。由于对癌细胞缺乏特异性，这些治疗方式不可避免地会产生不良反应。不同人群会对某一特定药物的治疗有不同的反应，这也映射了人类基因谱的多样性与肿瘤的异质性（Antonarakis 等，2014）。

早在 1911 年人们便提出肿瘤的产生可归因于基因突变（Rous，1911 和 1973）。渐进式和累积式的基因突变都会导致肿瘤的发生（Karayi 和 Markham，2004）。原癌基因编码的蛋白质可以调控细胞分裂、细胞分化和程序性细胞死亡（Karayi 和 Markham，2004；Chial，2008a）。当原癌基因发生突变时，它们会变成癌基因，促进癌细胞的发展（Karayi 和 Markham，2004；Chial，2008a）。另外，肿瘤抑制基因的功能是抑制异常的细胞生长和细胞分裂，增强细胞的程序性死亡（Chial，2008b）。原癌基因和癌基因通常是显性的，而肿瘤抑制基因是隐性的（Karayi 和 Markham，2004；Chial，2008a 和 b）。通过对遗传基础的深入了解，研究更明确的目标分子通路，使在分子水平上的有效治疗变为可能。

事实上，在过去的 15 年里，人们在乳腺癌、肺癌和结直肠癌等多种类型的癌症治疗中都取得了巨大的进展（Tian 等，2015；Oh 等，2012；Sorlie 等，2001）。随着个体化治疗方案的开展，在最大限度提高临床疗效的同时，也能尽量减少不良反应。它还可以帮助我们理解肿瘤间不同的生物学行为，决定哪种治疗方法最合适。在本章中，我们将讨论一些泌尿生殖系统的恶性肿瘤，包括前列腺癌、膀胱癌和上尿路的尿路上皮癌、肾癌、阴茎癌和睾丸癌。我们试图阐明泌尿生殖系统恶性肿瘤的分子机制及其潜在的诊断和治疗意义。

## 二、前列腺癌

前列腺癌是男性第二常见的恶性肿瘤，2012 年全球约有 110 万新发病例（Ferlay 等，2013）。在多数国家中，前列腺癌的发病率呈现上升趋势（Wong 等，2016）。前列腺癌是一种常见的疾病，给我们的医疗系统带来了巨大的负担。前列腺癌的发展可能与潜在的遗传易感性相关，据文献报道，前列腺癌的家族史和非裔美国人是众所周知的前列腺癌危险因素（Jansson 等，2012；Hemminki，2012；Powell，2007；Tan 等，2016）。

约有 9% 的前列腺癌患者与遗传因素有关（Mottet 等，2016）。为了研究前列腺癌遗传因素的分子基础，学者们选取了 94 个有家族性前列腺癌的年轻患者，并对他们的 DNA 进行了分析，尤其是 17q21～17q22 区域（Ewing 等，2012）。在此区域共筛选出 202 个基因，并对他们的无义或错义突变进行了比对分析。研究发现，四个家庭的受试者在 *HOXB13*（rs138213197）中的基因有相同的、罕见的、同时出现的突变（G84E）（Ewing 等，2012）。*HOXB13* 基因作为同源转录因子，对前列腺的发育具有重要作用，但 G84E 突变的机制、突变促进前列腺发生发展的机制仍有待研究（Ewing 等，2012）。

*BRCA2* 基因突变也会增加家族成员患前列腺癌的风险（Breast Cancer Linkage Consortium，1999；Thompson 等，2001）。文献报道，通过对 1864 名前列腺癌患者 *BRCA2* 基因的筛选和分析（Kote-Jarai 等，2011a），发现所有截断突变的携带者，发病年龄都在 65 岁以下，而正常情况下该年龄段的发病率仅为 1.2%（Kote-Jarai 等，2011a）。据估计，在 65 岁的男性中，*BRCA2* 突变将使前列腺癌的患病风险增加 8.6 倍（Kote-Jarai 等，2011a）。

另一项研究筛查了 913 名男性生殖细胞的 *BRCA1* 基因突变，发现其突变率为 0.45%（Leongamornlert 等，2012）。在 4 名基因突变携带者中，有 3 名在小于 65 岁时诊断为前列腺癌，其余 1 人在 69 岁时诊断为前列腺癌（Leongamornlert 等，2012）。据估计，在 65 岁的男性中，*BRCA1* 突变将使前列腺癌的患病风险增加 3.75 倍。

虽然这些遗传变异因素增加了前列腺癌的患病风险，但由于其罕见性，这些遗传变异因素只能部分解释整体家族风险。替代模型表明，一个人对前列腺癌的易感性可能涉及多种原因，包括常见遗传变异和罕见的多发位点变异等（Eeles 等，2014）。

到目前为止，已经发表了 20 多项关于前列腺癌的全基因组关联研究（GWAS），共发现了 76 个单核苷酸多态性（single nucleotide polymorphism，SNP）（Eeles 等，2014；Attard 等，2016）。第一个鉴定出的染色体区域为 8q24，同时也是独立突变发生数量最多的区域（Attard 等，2016；Amundadottir 等，2006）。然而，在前列腺癌风险位点 8q24 内没有发现显著的微小 RNA 转录（Pomerantz 等，2009）。同时，在正常或肿瘤组织中，也没有发现 RNA 表达水平与风险等位基因之间的相关性（Pomerantz 等，2009）。由于 8q24 与 *MYC* 原癌基因相邻，这引出了一个问题，即 SNP 能否对 *MYC* 表达并施加特异性调控（Eeles 等，2014）。这一问题随后被染色质构象分析证实（Ahmadiyeh 等，2010）。但是，SNP 潜在的功能机制尚不明确，仍有待探索。

特定 SNP 检测可能对前列腺癌诊断具有提示作用。据报道，位于 10 号染色体上 *MSMB* 基因区域的 SNP（rs10993994）与 *MSMB* 转录起始位点密切相关，同时发现这与前列腺癌的发生发展相关（Eeles 等，2008；Kote-Jarai 等，2010）。该风险等位基因可以下调 β 微精蛋白的表达水平，而在前列腺癌的早期，通常会出现 β 微精蛋白表达下调，因此作者认为它可以作为一种前列腺癌早期诊断的生物标志物（Whitaker 等，2010 年 a 和 b）。在 19 号染色体上学者们发现了编码激肽释放酶的基因，其中便包括前列腺特异性抗原（prostate-specific antigen，PSA），同时在 *KLK3* 基因中发现了一个 SNP 位点与前列腺癌发生发展有关，它能调控 PSA 表达水平。现在我们仍不清楚这是否会对诊断产生影响，需要后续实验验证。研究表明，SNP 也具有治疗意义，位于雄激素受体基因附近的 SNP（rs5919432）具有明显的临床相关性（Kote-Jarai 等，2011b），因为前列腺细胞的生长依赖于雄激素，而去势疗法已被广泛用于治疗前列腺癌。在临床上，针对这一信号通路的治疗药物可能比单独抑制雄激素更有效。

尽管人们在这一领域已经付出了巨大的努力，但在很大程度上，潜在的功能机制仍然未知。潜在的机制包括通过启动子或增强子对基因表达的调控、基因重组、DNA 结构改变或微小 RNA 结合位点改变（Eeles 等，2014；Freedman 等，2011）。随着对分子基础的深入了解，以及对诊断和治疗靶点的科学研究，可能会在将来展现出重要的临床意义。

## 三、膀胱癌和上尿路的尿路上皮癌

研究分子基础技术的进步，打开了研究泌尿系统恶性肿瘤的大门，其中便包括膀胱癌和肾癌。了解癌症的分子基础，阐明其分子发病机制，可以为疾病的诊断、预后和治疗效果提供帮助。在过去 10 年中，可用的测序数据成倍增加，揭示了在全基因组和外显子范围内可能发生的基因突变和基因表达差异。癌症基因组图谱（2014）和国际癌症基因组联盟（2010）等项目就是典型的例子。如今正在验证与研究相关基因的功能，确定它们是如何通过调控特定基因表达以调控相关信号通路，从而促使疾病的发生和发展的。

大多数膀胱癌是原发于腔道器官上皮表面的移行细胞癌。通过膀胱镜可以直接观察到膀胱内的尿路上皮癌，通过多种组织取样方式进行病理组织分析。这一特点与结直肠癌相似，有利于对疾病早期和进展期的研究。

孪生一致性研究表明，遗传因素对膀胱癌易感性的影响很小（Lichtenstein 等，2000）。膀胱癌没有已知的孟德尔病因，但研究显示，膀胱癌患者的亲属患病率增加（Kiemeney，2008）。这表明环境因素在膀胱癌的发展中起着重要作用，而环境暴露的风险可能受到生殖细胞遗传变异的调节。

目前已知各种环境风险因素包括吸烟（Wu 等，2008）、职业性接触芳香胺（Reulen 等，2008）、环磷酰胺（Vlaovic 和 Jewett，1999）、血吸虫病（Mostafa 等，1999）、放射治疗（Suriano 等，2013）和慢性膀胱炎（Vermeulen 等，2015）。血吸虫病和慢性膀胱炎都与鳞状细胞癌有关。接触环磷酰胺和放射治疗与肌层浸润性膀胱癌有关。然而，环境风险因素中的分子机制仍不明确。尽管大部分膀胱癌病例被归因于吸烟，但目前为止，仍未发现吸烟与 TCGA 数据中基因突变谱之间的相关性。

全基因组关联研究（GWAS）和 Meta 分析已经成功地确定了与膀胱癌相关的常见基因剪切突变体（Kiemeney 等，2008 和 2010；Garcia-Closas 等，2011；Rothman 等，2010；Rafnar 等，2009）。与其他表型的 GWAS 一样，研究中的多数受试者为欧洲血统。在其他地区的膀胱癌 GWAS 也发现了发病风险位点（Matsuda 等，2015；Wang 等，2016）。已鉴定的膀胱癌风险位点有 1p13.3（*GSTM1*）、2q37.1（*UGT1A*）、

3q28（TP63）、4p16.3（*TMEM129* 和 *TACC3-FGFR3*）、5p15.33（*TERT-CLPTM1L*）、8p22（*NAT2*）、8q24.21、8q24.3（*PSCA*）、18q12.3（*SLC14A1*）、19q12（*CCNE1*）和22q13.1（*CBX6* 和 *APOBEC3A*）。值得注意的是，其中某些剪切突变体在吸烟患者中具有更高的突变率，说明这些突变体可能参与调节与吸烟相关的膀胱癌发病因素（Figueroa 等，2014）。

与膀胱癌发展相关的体细胞变化，常通过临床观察来研究。膀胱癌有两种癌症发展途径。乳头状尿路上皮癌往往是低级别的、浅表的和非侵入性的，具有较高的复发率，但大多数癌症不浸润肌层，也不会转移。非乳头状肿瘤由严重的不典型增生或原位癌演变而来。该肿瘤倾向于浸润肌层，并有区域淋巴结转移和远处转移的趋势。此外，有相当一部分膀胱癌病例会发展为多灶点性肿瘤，这些肿瘤往往在尿路上皮发生癌变之前就已经有了基因学改变，我们称其为区域性癌变（Braakhuis 等，2003），即将膀胱尿道上皮分为不同的区块，每个区块互相独立。其中一部分尿路上皮容易发生恶变，即使切除了原发肿瘤，也可能在尿路上皮再次复发。因此，作者认为恶性肿瘤好发于这些发病风险增加的特定尿路上皮区域（Dakubo 等，2007）。然而也有研究表明，最初的肿瘤可能源于单一克隆（Sidransky 等，1992；Lamy 等，2016）。综上所述，对尿路上皮肿瘤的起源问题一直存在争议。

体细胞突变累积是膀胱癌的特点之一。与其他组织相比，尿路上皮癌的突变率高，每100万对碱基有7.7个突变（Lawrence 等，2013）。对于高级别肌层浸润性膀胱肿瘤，每个肿瘤平均有302个外显子突变，包括204个节段的拷贝数改变和22个臂级拷贝数改变（Cancer Genome Atlas Research Network，2014）。

浅表性和肌层浸润性膀胱癌中9号染色体的杂合性丧失是最早发现的基因组变化之一（Ruppert 等，1993）。由于该突变存在于早期的尿路上皮癌，因此对该位点早期筛查有助于疾病的早诊早治（Chow 等，2000）。这些基因包括p16/ARF（Cairns 等，1998；Williamson 等，1995）、IFNα（Cairns 等，1994）和TSC1（Hornigold 等，1999）。

高达70%的低级别乳头状尿路上皮癌和20%的肌层浸润性和转移性尿路上皮癌存在FGFR3突变（Sibley 等，2001；di Martino 等，2012）。这些突变导致Ras-MAPK信号通路的激活和细胞增殖（L'Hote 和 Knowles，2005；Castillo-Martin 等，2010）。

传统上认为高级别肿瘤是由扁平的尿路上皮癌或原位癌产生的，并涉及基因突变影响P53和RB。P53调节细胞周期、DNA修复和细胞凋亡，而RB基因编码一种细胞周期负向调控因子的核磷蛋白。在P53和RB表达都有改变的肿瘤，会有较高的复发和进展倾向（Grossman 等，1998）。对转基因小鼠的研究也得出了类似的结果，即P53和RB功能失活的小鼠会发展成高级别的CIS病变，并发展成肌层浸润性疾病（Ahmad 等，2012）。

大规模平行测序为尿路上皮癌的突变异质性提供了新的观点。已知APOEC家族的几个成员通过酶促胞嘧啶脱氨基作用导致多种癌症的超突变（Roberts 和 Gordenin，2014）。许多尿路上皮癌都显示出APOBEC突变特征，并与A3A、A3D、A3H及PD-L1阳性肿瘤浸润单核细胞的表达增加有关（Mullane 等，2016）。TCGA的尿路上皮癌数据显示APOBEC3B表达、APOBEC突变模式富集和整体突变负荷之间具有相关性。对突变相关通路的全基因组分析也表明，与非肌层浸润性疾病相关的基因突变（如FGFR3）和与转移性疾病相关的基因突变（如TP53）之间可能存在重叠关系。

肾盂和输尿管的尿路上皮癌的发病率明显

低于膀胱，但在突变情况下似乎相同。上尿路的尿路上皮癌没有像膀胱癌那样被广泛测序。目前已知 HRAS 和 CDKN2B 的突变在上尿路肿瘤中更常见，而 TP53 和 ARID1A 的突变在膀胱癌中更常见（Sfakianos 等，2015）。另一个全外显子组测序项目表明，FGFR3 突变和 APOBEC 介导的高突变也存在于上尿路肿瘤中。但根据肿瘤分期、突变和环境暴露情况，突变情况可大致分为不同的亚型（Moss 等，2017）。

## 四、肾癌

肾癌既可以来自肾脏实质，又可以来自肾盂。大多数的肾癌是起源于肾实质的腺癌，称为肾细胞癌（renal cell carcinoma，RCC）。肾细胞癌可进一步根据组织学亚型分为透明细胞瘤、乳头状瘤和嫌色细胞癌等。几乎所有起源于肾盂的肿瘤都是移行细胞癌，与起源于输尿管和膀胱的尿路上皮癌有相似之处。RCC 的分子基础最初是在罕见种系的研究中发现的。von Hippel-Lindau（VHL）综合征、遗传性乳头状肾癌（hereditary papilary renal carcinoma，MET）、Birt-HoggDube（BHD）综合征和遗传性白肌病与 RCC（FH）的种系突变及肾癌的风险增加有关（Linehan 等，2009），然而这些家族性遗传性肾癌只占 RCC 病例的一小部分。从机制上讲，迄今发现的肾癌基因涉及与能量、铁代谢和氧化还原有关的细胞代谢途径。虽然具有生殖系肾癌基因突变的家族并不常见，但在散发性肾细胞癌中也发现了其中一些基因（如 VHL）的体细胞突变，这些研究有助于我们理解和研发靶向药物（Linehan 等，2009）。

VHL 综合征是一种常染色体显性的多器官肿瘤综合征，会导致血管母细胞瘤、肾透明细胞癌和嗜铬细胞瘤的风险增加（Kaelin，2007）。它是由生殖细胞编码 pVHL 的肿瘤抑制基因 VHL 的突变引起的，导致 HIF-1 和 HIF-2 的过度表达。VHL 存在基因型 – 表型的相关性，即缺失和无义突变与 RCC 的风险有关，而几乎所有嗜铬细胞瘤易感家族都是由错义突变引起的。

即使在肾透明细胞癌的散发性病例中，VHL 也普遍发生突变（Gnarra 等，1994）。VHL 是 E3 连接酶复合物底物识别的一部分，该复合物通过泛素化标记 HIF-1α 和 HIF-2α 进入蛋白酶体介导的降解途径（Masson 和 Ratcliffe，2014；Semenza，2013）。HIF-α 和 HIF-β 与基因启动子中的低氧反应元件结合，调节血管生成、糖酵解、红细胞生成、铁代谢、细胞增殖和凋亡。在充分含氧的组织微环境中，HIF 的失控激活导致下游基因转录，包括转化生长因子 α（transforming growth factor alpha，TGF-α）、血小板生长因子（platelet-derived growth factor，PDGF）和血管内皮生长因子（vascular endothelial growth factor，VEGF）的下游基因的转录，进而引起肿瘤的发生，肿瘤富含瘤脂质、糖原和血管（Semenza，2013；Hakimi 等，2016）。因此，对分子基础的理解指导了 HIF 转录上调基因的靶向治疗。同样，如血管内皮生长因子 α（VEGF-α）、血管内皮生长因子受体（VEGFR）、血小板衍生的生长因子受体（PDGFR）或 mTOR/HIF 途径的理解，也将为后续肾癌的靶向治疗提供理论基础。

遗传性平滑肌瘤病肾细胞癌是由延胡索酸水合酶（fumarate hydratase，FH）突变所引起（Tomlinson 等，2002）。FH 的丢失导致延胡索酸盐积累，而延胡索酸盐积累又导致 HIF-α 的积累和 HIF 靶基因的上调（Isaacs 等，2005）。因此，VHL 和 FH 的突变可以通过不同的方式导致 HIF 的失调，引起 RCC。

遗传性乳头状肾癌是由 MET 突变所引起，MET 是一种原癌基因，编码肝细胞生长因子的细胞表面受体。肝细胞生长因子参与有丝分裂、形态发生和运动发生（Peruzzi 和 Bottaro，2006）。在家族性和散发性的乳头状 RCC 病例中都检测到了 MET 酪氨酸激酶结构域的激活突变（Schmidt 等，1997 和 1999）。

从散发性肾细胞癌中也存在的肾细胞癌的家族形式来看，分子病因阐明了 RCC 是一种代谢性疾病，是氧合能量感应障碍导致的一类疾病（Linehan 等，2010）。

孪生一致性研究显示，遗传因素在肾癌发展中的作用有限（Lichtenstein 等，2000）。然而，与普通人群相比，有家族史的人患肾癌的风险增加了 2 倍（Goldgar 等，1994）。在寻找导致肾癌遗传易感性的常见变异时，从欧洲人群的 GWAS 发现了多个风险位点，包括 2p21（EPAS1，编码 HIF-2α 亚单位）、2q22.3（ZEB2）、8q24.21、11q13.3、12p11.23（ITPR2）和 12q24.31（Purdue 等，2014；Henrion 等，2013；Wu 等，2012）。与 RCC 相关的主要风险因素包括体重过重、高血压和吸烟（Lipworth 等，2009）。这些因素加起来可能导致多达一半的 RCC 病例（Benichou 等，1998）。

大规模平行测序进一步揭示了 RCC 的体细胞突变谱（Cancer Genome Atlas Research Network，2013；Cancer Genome Atlas Research Network 等，2016）。肾透明细胞癌与其他肿瘤相比，拷贝数变异较少，但最常见的 CNA 是在 3p 染色体上，包括 VHL、PBRM1、BAP1 和 SETD2。最常见的突变基因是 VHL、PBRM1、SETD2、KDM5C、PTEN、BAP1、MTOR 和 TP53。乳头状 RCC 的突变谱因其是 1 型还是 2 型肿瘤而有所不同。1 型肿瘤与 MET 途径的突变有关，而 2 型肿瘤则与 NRF2-ARE 途径激活和 CDKN2A 丢失有关。

构成肿瘤的细胞不仅限于一套单一的遗传变异，RCC 肿瘤内的异质性也得到了广泛的研究（Gerlinger 等，2012）。这具有特别的临床意义，因为它提出了单个肿瘤活检对整个肿瘤代表性的问题，也可能有助于解释治疗失败和耐药性。对原发肿瘤不同部位的样本和转移性病灶的突变进行比较可以构建遗传变异的系统树状图，了解肿瘤的进化。虽然 VHL 突变和 3p 染色体缺失可以在不同部位发现（截断突变），但一些包括 SETD2、BAP1、TP53 和 PTEN 的驱动突变只存在于肿瘤的片段中（分支突变）。遗传异质性和肿瘤进化可能是靶向治疗面临的一个挑战，但截断突变的靶向治疗可能是解决上述问题的有效办法。

## 五、阴茎癌

阴茎癌（penile cancer，PeCa）是一种罕见的恶性肿瘤，在欧洲和美国，每年每 10 万人中有 0.1～0.9 人被诊断患有该疾病（Parkin 和 Muir，1992）。阴茎鳞状细胞癌（squamous cell carcinoma of the penis，SCCp）是主要的组织学亚型，占所有 PeCa 的 95% 以上（Pietrzak 等，2006）。

癌细胞通常具有一系列基本的信号通路用于生存和增殖，来对抗人类的免疫防御系统。这些通路也是它们的弱点，如果确定了这些通路，就有可能实现癌症预防并开发有针对性的治疗方案。因此，分子研究已经成为了解癌症发展的一个重要工具。然而，由于阴茎癌的罕见性，人们对该疾病的临床和分子知识有限，确定阴茎癌具有生物学意义的分子通路一直是具有挑战性的研究难题。

癌症进展有三个关键机制，可以作为治疗的靶标（Protzel 和 Spiess，2013）：第一，致癌的分子机制，包括绕过人类免疫防御机制的凋亡和肿瘤抑制基因；第二，导致肿瘤侵袭和转化，参与肿瘤进展的通路；第三，肿瘤细胞产生化疗耐药从而导致肿瘤转移的能力。

人乳头瘤病毒（human papillomavirus，HPV）已被报道与 20%～80% 的阴茎癌有关，并且在 HPV 和阴茎癌亚型之间的相关性已经得到确认

（Muneer 等，2009）。这表明 HPV 在阴茎癌的癌变中发挥作用。因此，HPV 和非 HPV 诱导的阴茎肿瘤通路一直都是研究的重点，有潜在的机会预防 HPV 介导的阴茎癌，包括给予高危患者疫苗，以及检测癌前或早期疾病。

PeCa 致癌的确切机制仍不清楚，但通常认为是多因素的，与 DNA 损伤、基因组不稳定性、细胞抗死亡、永生化和免疫逃逸有关（Hanahan 和 Weinberg，2011）。慢性炎症性疾病，如硬化萎缩性苔藓和龟头包皮炎是阴茎癌的基本风险因素，炎症性细胞产生的活性氧/氮类（ROS/NOS）是 DNA 损伤的潜在原因。因此，人们研究了炎症介质在阴茎癌发生中的作用，特别是环氧合酶 2（COX-2）和前列腺素 $E_2$（PGE2）通路。

COX-2 是负责形成前列腺素的同工酶，在 PeCa 中高表达（Golijanin 等，2004）。COX-2 的过量表达会导致前列腺素和血栓素的过剩。PGE2 的释放增加在细胞增殖、血管生成和表皮生长因子受体（EGFR）的激活中起重要作用（Lee 等，2013）。

吸烟被认为是 PeCa 的一个风险因素，然而缺乏高水平的证据，因此仍有争议。N- 亚硝基二甲胺被认为存在于吸烟者的皮脂腺中，而未行包皮环切术的阴茎长期接触这种致癌物会促进肿瘤去分化（Brittebo 等，1981）。众所周知，儿童时期的包皮环切术对 PeCa 的发展有保护作用，部分原因可能是包皮环切术将慢性炎症疾病的发展风险降到最低，并潜在性地减少了对 N- 亚硝基二甲胺等致癌物的累积暴露。

HPV 长期以来一直被认为与生殖器肿瘤的形成有关。HPV 在阴茎癌患者中的发病率存在地域差异，为 20%～80%（Muneer 等，2009）。HPV 血清型 16 和 18 是与 PeCa 相关的最常见类型，在 60%～75% 的阴茎上皮内瘤变（penile intraepitheliar neoplasia，PeIN）和浸润性肿瘤中均有发现（Heideman 等，2007）。阴茎鳞状细胞癌的疣状和基底样亚型尤其与 HPV 有关。在 HPV 病毒基因型中，有一个早期（E）区域编码宿主细胞核和细胞质复制、调节和修饰所需的蛋白质，另一个晚期（L）区域编码衣壳蛋白。如果 E6 和 E7 病毒基因在 HPV 转染的细胞中过量表达，则通过与视网膜母细胞瘤 Rb/E2F 和 p53 肿瘤抑制基因产物的相互作用，增加细胞分化和增殖，影响细胞增殖和凋亡的过程（zur Hausen，2002）。在正常情况下，p53 通过 p21/Rb 级联抑制细胞周期。如果 p53 被 HPV E6 和 E7 灭活，就会发生癌变，特别是疣状和基底样亚型（Poetsch 等，2011）。HPV16 的 DNA 也可以激活原癌基因 *MYC*，并且 *MYC* 在 PeCa 中也被证明有增益和过度表达（Peter 等，2006）。*MYC* 也被认为与肿瘤进展风险相关，并有可能成为 PeCa 的一个预后标志物。

关于端粒酶在 PeCa 中的作用的研究有限。端粒酶是一种将重复的 DNA 序列添加到 DNA 链端粒区域的 3 端以赋予染色体稳定性的酶。在癌症中，端粒酶的活性有可能克服程序性细胞死亡，产生无限的复制能力。Alves 等进行的一项研究描述了可检测到的端粒酶活性及其与侵袭性 PeCa 的关系（Alves 等，2001）。然而，需要进一步的研究来评估其相关性。

肿瘤增殖标志物的鉴定有可能用于预测 PeCa 的预后和转移能力。Protzel 等的一项研究表明，Ki-67 是一种增殖标志物，在侵袭性 PeCa 中大量表达，与转移风险增加和预后不良相关（Protzel 等，2007）。然而，另一项包括 148 名患者的研究发现，Ki-67 对 PeCa 的癌症特异性生存（cancer-specific surrival，CSS）或总生存没有预测价值（Stankiewicz 等，2012）。PCNA 是一种在细胞核中发现的蛋白质，是 DNA 聚合酶 delta 的辅助因子，对 DNA 合成和修复至关重要，已被证实与 PeCa 的淋巴结转移风险有关，但对 CSS 没有预后价值（Martins 等，2002）。

表皮生长因子受体已被认为在肿瘤进展中发挥作用。它被表皮生长因子或 TGF-α 激活，随后诱导各种增殖通路，如 KRAS-BRAF、HER-3 和 HER-4（Protzel 和 Spiess，2013）。在作者先前的一项研究发现，PeCa 中的 PI3K/PTEN/AKT 途径也发生了改变（Stankiewicz 等，2011）。研究发现，HPV 阴性 PeCa 的 EGFR 表达增加，而 HER-3 的表达在 HPV 阳性 PeCa 中明显更常见。因此，HER 受体是潜在的受体，可以作为治疗的靶点。

为了使癌症具有转移潜能，它需要具有侵袭性并穿透基底膜。要使癌症具有侵袭性，通常需要破坏细胞间的黏附力，使肿瘤细胞通过基底膜侵入。E- 钙黏蛋白是细胞间连接的介质，需要被下调。上皮 – 间质转化（epithelial-mesenchymal transition，EMT）是 E- 钙黏蛋白下调的过程，各种微小 RNA 和基质金属蛋白酶（matrix metalloproteinase，MMP）已被证明与 EMT 和随后的肿瘤进展相关（Campos 等，2006）。目前关于 EMT 的研究很少，需要进一步研究其作为肿瘤进展标志物的作用。

肿瘤细胞迁移和血管生成的增加是肿瘤微环境在肿瘤发展和转移中的重要组成部分。特别是新血管生成对肿瘤细胞的侵入起着非常重要的作用，新生血管可以使肿瘤细胞在血液循环中存活，并扩散到身体的其他部位。然而到目前为止，还没有发现 PeCa 的循环肿瘤细胞( circulating tumor cell，CTC）。有学者推测转移抑制基因 KAI1 的下调在 PeCa 的转移性播种中发挥了作用。KAI1 的下调可能与淋巴结转移和随后的不良预后相关（Protzel 等，2008）。

癌症转移可能与微转移相关通路相关，但对其潜在相关通路的研究暂时是有限的。这些都是大范围转移开始前需要的通路，也被认为与化疗耐药有关。由于该疾病的罕见性，为了进一步研究转移性 PeCa 患者的相关分子信号通路，需要结合世界范围内的病理样本对肿瘤进行更深入的研究。

对 PeCa 致癌、肿瘤进展和转移性疾病发展的分子途径的了解，为开发靶向治疗提供了机会。特别是对早期浸润性和转移性扩散的识别，为早期积极治疗 PeCa 提供了机会，因为一旦累及淋巴结，预后就会受到影响。

## 六、睾丸癌

睾丸生殖细胞瘤（testicular germ cell tumor，TGCT）尽管相对罕见，但却是 18—35 岁男性最常见的实体恶性肿瘤，在发达国家的发病率为（5～10）/10 万。为了指导治疗策略和预后，TGCT 大致分为精原细胞瘤和非精原细胞瘤（NSGCT）。其极度的化学敏感性使 TGCT 成为治愈率较高的肿瘤。即使在晚期疾病的患者中，5 年总生存率（OS）也很好，在发达国家超过 80%（Siegel 等，2016）。

然而，对于 TGCT 患者，在有效控制肿瘤的同时将治疗的不良反应（如不育症和再发恶性肿瘤）降至最低的平衡尚待建立。在晚期疾病中，早期识别具有化疗耐药性的 TGCT 的标志物也可能指导早期的抢救性治疗，以便更好地控制肿瘤。进一步了解 TGCT 的分子和遗传基础，可能有助于识别早期疾病中具有较高转移潜力的睾丸肿瘤，以及晚期疾病中对化疗无反应者，并为化疗耐药患者开发新的治疗药物。

TGCT 的家族史会增加 TGCT 的发病风险，一级亲属有 TGCT 病史的患者，其发病风险比正常人高 6～10 倍。虽然疾病发展中的遗传因素很明显，但在连锁分析研究中未发现显著的遗传连锁（Crockford 等，2006）。

对 TGCT 遗传学的研究通常反映了肿瘤的胚胎起源，突变发生率低、基因组印记的亲本模式丢失、独特的 DNA 甲基化图谱，以及单亲失调（Woldu 等，2017），使得它与其他体细胞组织衍生的肿瘤不同。与其他实体瘤相比，TGCT 的突变频率要低得多，为 0.5 个突变 / 百万碱基（Nathanson 等，2005）。

在 TGCT 患者的核型分析中，唯一一致的染色体异常是存在 12 号染色体短臂的异染色体，即 12p［i（12p）］（Atkin 和 Baker，1982）。这在所有的组织学亚型和一部分原位癌中都有发现。解释这种情况的确切机制尚未明确。然而，研究显示一系列的基因有明显的相关性，包括原癌基因细胞周期蛋白 D2（CCND2）和 KRAS、生长因子受体 TNFRSF1A、葡萄糖转运体 GLUT3、雌激素转运体 REA 和 FLJ22028，以及干细胞相关的基因，如 NANOG、STELLAR/DPPA3 和 GDF3（Woldu 等，2017；Juric 等，2005；Rodriguez 等，2003）。因其与之前的研究结果不一致，i（12p）染色体异常的临床意义尚未明确（Bosl 等，1989 和 1994）。

在 TGCT 发展的遗传学层面上，人们认为它是一个多基因、多级的层面，从胚胎阶段开始，直到青春期的精子生成，被进一步的遗传事件所启动。在全基因组关联研究（genome-wide association studies，GWAS）中发现了与 TGCT 肿瘤发生有关的各种基因位点，如 KITLG、SPRY4、BAK1、DMRT1、TERT 和 ATF7IP，Xq27 上的拟议基因 TGCT1，以及 Y 染色体 AZFc 区域的 gr/gr 缺失（Rapley 等，2009），其中大部分与 KIT-KITLG 信号通路有关。

已发现不育症是 TGCT 发病的一个风险因素。与不育症有关的最常见的基因改变是 Y 染色体 AZF 区 1.6Mb 的缺失，这种改变导致 TGCT 的发病风险至少翻倍。

KIT 基因是一种原癌基因受体酪氨酸激酶蛋白，在细胞的生存和增殖中起作用，它在 TGCT 中的作用具有特殊的研究意义，因此已被用于其他恶性肿瘤的靶向治疗，如胃肠道间质瘤（gastrointestinal stromal tumor，GIST）（Einhorn 等，2006）。研究表明，与 NSGCT 相比，精原细胞瘤患者出现这种情况更为常见（19%）（Bamford 等，2004）。

Ras 通路中的 KRAS/NRAS 都为另一种原癌基因受体的酪氨酸激酶蛋白，与 Raf/MEK/ERK 和 PI3 途径及其他途径的激活有关。这两种途径的缺陷都会导致不可控制的增长和肿瘤发生。许多化合物能够抑制这些途径，它们已经成为其他癌症（如霍奇金病）的治疗靶点。在高达 7% 的精原细胞瘤中检测到 KRAS/NRAS 突变，但在 NSGCT 中未检测到（Bamford 等，2004）。KRAS/NRAS 的突变既往也被证明与恶性转化有关，并且在具有化疗耐药性的肿瘤中更为常见（Feldman 等，2014）。这种关联的临床意义需要进一步研究才能明确。

TP53 基因是一种细胞周期调节蛋白，它在应激期间诱导细胞凋亡和细胞周期停滞时帮助 DNA 修复方面起着重要作用。TP53 编码 p53，如果发生突变，侵袭性肿瘤可能拥有更强的侵袭能力（Skotheim 等，2005）。已经确定了一种由特异性微 RNA 触发的替代途径，可能用于靶向治疗（Almstrup 等，2004）。据报道，TP53 突变在化疗耐药的患者中约占 25%。然而，只有 7% 的精原细胞瘤和 NSGCT 中无 TP63 突变（Bamford 等，2004）。随后，小分子抑制药 RITA 和 Nutlin-3 与 mdm2-p53 结合的改变，导致肿瘤细胞的细胞周期阻滞和凋亡，这有可能被用于靶向治疗（Almstrup 等，2004）。

靶向 BRAF 基因突变已被用于其他癌症，如黑色素瘤的靶向治疗。它是另一个原癌基因，负责调节细胞生长的细胞内信号传导途径。它编码一个丝氨酸 / 苏氨酸激酶，反之调节 MAP 激酶 / ERK 途径，在细胞增殖和分化中发挥主要作用（Sheikine 等，2012）。BRAF 与微卫星不稳定性（microsatellite instability，MSI）高度相关，并且由于缺乏 hMLH1 表达，后者与 hMLH1 启动子高甲基化相关（其本身与化疗耐药性相关）。尽管这种突变在 TGCT 中并不常见，但据报道，与化疗敏感患者相比，它在化疗耐药患者中可被高度检测到（Honecker 等，2009）。因此需要应用当代测序技术进一步研究其临床意义。

染色体或其相关蛋白的表观遗传学改变而不改变 DNA 序列，可能在包括 TGCT 在内的许多恶性肿瘤的发展中起作用，并可能与化疗耐药性的发展有关。各种研究已经进行，以调查 TGCT 中 DNA 启动子甲基化的差异，在精原细胞瘤中检测到的低甲基化频率高于 NSGCT（Peltomaki，1991；Smiraglia 等，2002）。特别是 RASSF1A 和 HIC1 启动子的高甲基化已被发现与顺铂耐药有关，而 MGMT 和 RARB 启动子的高甲基化与顺铂敏感性有关（Koul 等，2004）。hMLH1 参与错配修复，其功能障碍导致 MSI，也被报道与化疗耐药性有关（Wermann 等，2010），包括 RBMY1A 在内的 40 个其他启动子高甲基化的基因或非编码 RNA 也被发现与 TGCT 的发展有关（Cheung 等，2016）。

关于微小 RNA，它们是小的非编码 RNA 分子，据报道其失调与许多癌症的发展有关，miRNA-372 和 miRNA-373 已被报道可抑制 p53 途径，导致野生型 p53 存在下的细胞增殖和 TGCT 发展（Lize 等，2010）。启动子高甲基化后的 MiRNA 199a 已被确认与 PODXL 的上调有关，导致癌症的侵袭和转移（Cheung 等，2011）。然而，大多数 miRNA 的功能还没有被确定或验证。

我们对 TGCT 和化疗耐药性的发展进行了全面回顾。这是一个复杂、多层面过程。许多标志物被认为有可能成为新的分子预后标志物，但没有一个能够被证实可以预测 TGCT 的生物学行为或化疗耐药性。未来需要对 TGCT 的遗传学和表观遗传学进行研究，这可能在 TGCT 患者的预防、治疗和预后方面提供重要的临床意义。

## 参考文献

[1] Ahmad I, Sansom OJ, Leung HY. Exploring molecular genetics of bladder cancer: lessons learned from mouse models. Dis Model Mech. 2012;5(3):323–32.
[2] Ahmadiyeh N, Pomerantz MM, Grisanzio C, et al. 8q24 prostate, breast, and colon cancer risk loci show tissue-specific long-range interaction with MYC. Proc Natl Acad Sci USA. 2010;107(21):9742–6.
[3] Almstrup K, Hoei-Hansen CE, Wirkner U, et al. Embryonic stem cell-like features of testicular carcinoma in situ revealed by genome-wide gene expression profiling. Cancer Res. 2004;64(14):4736–43.
[4] Alves G, Fiedler W, Guenther E, et al. Determination of telomerase activity in squamous cell carcinoma of the penis. Int J Oncol. 2001;18(1):67–70.
[5] Amundadottir LT, Sulem P, Gudmundsson J, et al. A common variant associated with prostate cancer in European and African populations. Nat Genet. 2006; 38(6):652–8.
[6] Andre F, Pusztai L. Molecular classification of breast cancer: implications for selection of adjuvant chemotherapy. Nat Clin Pract Oncol. 2006;3(11):621–32.
[7] Antonarakis ES, Lu C, Wang H, et al. AR-V7 and resistance to enzalutamide and abiraterone in prostate cancer. N Engl J Med. 2014;371(11):1028–38.
[8] Atkin NB, BakerMC. Specific chromosome change, i(12p), in testicular tumours? Lancet. 1982;2(8311):1349.
[9] Attard G, Parker C, Eeles RA, et al. Prostate cancer. Lancet. 2016;387(10013):70–82.
[10] Bamford S, Dawson E, Forbes S, et al. The COSMIC (Catalogue of Somatic Mutations in Cancer) database and website. Br J Cancer. 2004;91(2):355–8.
[11] Benichou J, Chow WH, McLaughlin JK, et al. Population attributable risk of renal cell cancer in Minnesota. Am J Epidemiol. 1998;148(5):424–30.
[12] Bosl GJ, Dmitrovsky E, Reuter VE, et al. Isochromosome of the short arm of chromosome 12: clinically useful markers for male germ cell tumors. J Natl Cancer Inst. 1989;81(24):1874–8.
[13] Bosl GJ, Ilson DH, Rodriguez E, et al. Clinical relevance of the i(12p) marker chromosome in germ cell tumors. J Natl Cancer Inst. 1994;86(5):349–55.
[14] Braakhuis BJ, Tabor MP, Kummer JA, et al. A genetic explanation of Slaughter's concept of field cancerization: evidence and clinical implications. Cancer Res. 2003;63(8):1727–30.
[15] Breast Cancer Linkage Consortium. Cancer risks in BRCA2 mutation carriers. J Natl Cancer Inst. 1999; 91(15):1310–6.
[16] Brittebo EB, Lofberg B, Tjalve H. Sites of metabolism of N-nitrosodiethylamine in mice. Chem Biol Interact. 1981;34(2):209–21.
[17] Cairns P, Tokino K, Eby Y, et al. Homozygous deletions of 9p21 in primary human bladder tumors detected by comparative multiplex polymerase chain reaction. Cancer Res. 1994;54(6):1422–4.
[18] Cairns JP, Chiang PW, Ramamoorthy S, et al. A comparison between microsatellite and quantitative PCRanalyses to detect frequent p16 copy number changes in primary bladder tumors. Clin Cancer Res.

1998; 4(2):441–4.
[19] Campos RS, Lopes A, Guimaraes GC, et al. E-cadherin, MMP-2, and MMP-9 as prognostic markers in penile cancer: analysis of 125 patients. Urology. 2006; 67(4):797–802.
[20] Cancer Genome Atlas Research Network. Comprehensive molecular characterization of clear cell renal cell carcinoma. Nature. 2013;499(7456):43–9.
[21] Cancer Genome Atlas Research Network. Comprehensive molecular characterization of urothelial bladder carcinoma. Nature. 2014;507(7492):315–22.
[22] Cancer Genome Atlas Research Network, Linehan WM, Spellman PT, et al. Comprehensive molecular characterization of papillary renal-cell carcinoma. N Engl J Med. 2016;374(2):135–45.
[23] Castillo-Martin M, Domingo-Domenech J, Karni- Schmidt O, et al. Molecular pathways of urothelial development and bladder tumorigenesis. Urol Oncol. 2010;28(4):401–8.
[24] Cheung HH, Davis AJ, Lee TL, et al. Methylation of an intronic region regulates miR-199a in testicular tumor malignancy. Oncogene. 2011;30(31):3404–15.
[25] Cheung HH, Yang Y, Lee TL, et al. Hypermethylation of genes in testicular embryonal carcinomas. Br J Cancer. 2016;114(2): 230–6.
[26] Chial H. Proto-oncogenes to oncogenes to cancer. Nat Educ. 2008a;1(1):33.
[27] Chial H. Tumor suppressor (TS) genes and the two-hit hypothesis. Nat Educ. 2008b;1(1):177.
[28] ChowNH, Cairns P, Eisenberger CF, et al. Papillary urothelial hyperplasia is a clonal precursor to papillary transitional cell bladder cancer. Int J Cancer. 2000; 89(6):514–8.
[29] Crockford GP, Linger R, Hockley S, et al. Genome-wide linkage screen for testicular germ cell tumour susceptibility loci. Hum Mol Genet. 2006;15(3):443–51.
[30] Dakubo GD, Jakupciak JP, Birch-Machin MA, et al. Clinical implications and utility of field cancerization. Cancer Cell Int. 2007;7:2.
[31] di Martino E, Tomlinson DC, Knowles MA. A decade of FGF receptor research in bladder cancer: past, present, and future challenges. Adv Urol. 2012;2012:429213.
[32] Eeles RA, Kote-Jarai Z, Giles GG, et al. Multiple newly identified loci associated with prostate cancer susceptibility. Nat Genet. 2008;40(3):316–21.
[33] Eeles R, Goh C, Castro E, et al. The genetic epidemiology of prostate cancer and its clinical implications. Nat Rev Urol. 2014;11(1):18–31.
[34] Einhorn LH, Brames MJ, Heinrich MC, et al. Phase II study of imatinib mesylate in chemotherapy refractory germ cell tumors expressing KIT. Am J Clin Oncol. 2006;29(1):12–3.
[35] Ewing CM, Ray AM, Lange EM, et al. Germline mutations in HOXB13 and prostate-cancer risk. N Engl J Med. 2012;366(2): 141–9.
[36] Feldman DR, Iyer G, Van Alstine L, et al. Presence of somatic mutations within PIK3CA, AKT, RAS, and FGFR3 but not BRAF in cisplatin-resistant germ cell tumors. Clin Cancer Res. 2014;20(14):3712–20.
[37] Ferlay J, Soerjomataram I, Ervik M, et al. GLOBOCAN 2012 v1.0, cancer incidence and mortality worldwide: IARC CancerBase No. 11 [Internet]. Lyon: International Agency for Research on Cancer; 2013. Available from http://globocan.iarc.fr. Accessed on 23 Sept 2016.
[38] Figueroa JD, Han SS, Garcia-Closas M, et al. Genomewide interaction study of smoking and bladder cancer risk. Carcinogenesis. 2014;35(8):1737–44.
[39] Freedman ML, Monteiro AN, Gayther SA, et al. Principles for the post-GWAS functional characterization of cancer risk loci. Nat Genet. 2011;43(6):513–8.
[40] Garcia-Closas M, Ye Y, Rothman N, et al. A genome-wide association study of bladder cancer identifies a new susceptibility locus within SLC14A1, a urea transporter gene on chromosome 18q12.3. Hum Mol Genet. 2011; 20(21):4282–9.
[41] Gerlinger M, Rowan AJ, Horswell S, et al. Intratumor heterogeneity and branched evolution revealed by multiregion sequencing. N Engl J Med. 2012;366(10): 883–92.
[42] Gnarra JR, Tory K, Weng Y, et al. Mutations of the VHL tumour suppressor gene in renal carcinoma. Nat Genet. 1994;7(1): 85–90.
[43] Goldgar DE, Easton DF, Cannon-Albright LA, et al. Systematic population-based assessment of cancer risk in first-degree relatives of cancer probands. J Natl Cancer Inst. 1994;86(21):1600–8.
[44] Golijanin D, Tan JY, Kazior A, et al. Cyclooxygenase-2 and microsomal prostaglandin E synthase-1 are overexpressed in squamous cell carcinoma of the penis. Clin Cancer Res. 2004;10(3):1024–31.
[45] Grossman HB, Liebert M, Antelo M, et al. p53 and RB expression predict progression in T1 bladder cancer. Clin Cancer Res. 1998;4(4):829–34.
[46] Hakimi AA, Reznik E, Lee CH, et al. An integrated metabolic atlas of clear cell renal cell carcinoma. Cancer Cell. 2016;29(1):104–16.
[47] Hanahan D, Weinberg RA. Hallmarks of cancer: the next generation. Cell. 2011;144(5):646–74.
[48] Heideman DA, Waterboer T, Pawlita M, et al. Human papillomavirus-16 is the predominant type etiologically involved in penile squamous cell carcinoma. J Clin Oncol. 2007;25(29):4550–6.
[49] Hemminki K. Familial risk and familial survival in prostate cancer. World J Urol. 2012;30(2):143–8.
[50] Henrion M, Frampton M, Scelo G, et al. Common variation at 2q22.3 (ZEB2) influences the risk of renal cancer. Hum Mol Genet. 2013;22(4):825–31.
[51] Honecker F, Wermann H, Mayer F, et al. Microsatellite instability, mismatch repair deficiency, and BRAF mutation in treatment-resistant germ cell tumors. J Clin Oncol. 2009;27(13):2129–36.
[52] Hornigold N, Devlin J, Davies AM, et al. Mutation of the 9q34 gene TSC1 in sporadic bladder cancer. Oncogene. 1999;18(16):2657–61.
[53] International Cancer Genome Consortium, Hudson TJ, Anderson W, et al. International network of cancer genome projects. Nature. 2010;464(7291):993–8.
[54] Isaacs JS, Jung YJ, Mole DR, et al. HIF overexpression correlates with biallelic loss of fumarate hydratase in renal cancer: novel role of fumarate in regulation of HIF stability. Cancer Cell. 2005;8(2):143–53.
[55] Jansson KF, Akre O, Garmo H, et al. Concordance of tumor differentiation among brothers with prostate cancer. Eur Urol. 2012;62(4):656–61.
[56] Juric D, Sale S, Hromas RA, et al. Gene expression profiling differentiates germ cell tumors from other cancers and defines subtype-specific signatures. Proc Natl Acad Sci USA. 2005;102(49):17763–8.
[57] Kaelin WG. Von Hippel-Lindau disease. Annu Rev Pathol. 2007;2:145–73.
[58] Karayi MK, Markham AF. Molecular biology of prostate cancer. Prostate Cancer Prostatic Dis. 2004;7(1):6–20.
[59] Kiemeney LA. Hereditary bladder cancer. Scand J Urol Nephrol Suppl. 2008;42:(218):110–5.
[60] Kiemeney LA, Thorlacius S, Sulem P, et al. Sequence variant on 8q24 confers susceptibility to urinary bladder cancer. Nat Genet. 2008;40(11):1307–12.
[61] Kiemeney LA, Sulem P, Besenbacher S, et al. A sequence variant at 4p16.3 confers susceptibility to urinary bladder cancer. Nat Genet. 2010;42(5):415–9.
[62] Kote-Jarai Z, Leongamornlert D, Tymrakiewicz M, et al. Mutation analysis of the MSMB gene in familial prostate cancer. Br J Cancer. 2010;102(2):414–8.

[63] Kote-Jarai Z, Leongamornlert D, Saunders E, et al. BRCA2 is a moderate penetrance gene contributing to young-onset prostate cancer: implications for genetic testing in prostate cancer patients. Br J Cancer. 2011a;105(8):1230–4.
[64] Kote-Jarai Z, Olama AA, Giles GG, et al. Seven prostate cancer susceptibility loci identified by a multi-stage genome-wide association study. Nat Genet. 2011b; 43(8):785–91.
[65] Koul S, McKiernan JM, Narayan G, et al. Role of promoter hypermethylation in Cisplatin treatment response of male germ cell tumors. Mol Cancer. 2004;3:16.
[66] L'Hote CG, Knowles MA. Cell responses to FGFR3 signalling: growth, differentiation and apoptosis. Exp Cell Res. 2005;304(2):417–31.
[67] Lamy P, Nordentoft I, Birkenkamp-Demtroder K, et al. Paired exome analysis reveals clonal evolution and potential therapeutic targets in urothelial carcinoma. Cancer Res. 2016;76(19):5894–906.
[68] Lawrence MS, Stojanov P, Polak P, et al. Mutational heterogeneity in cancer and the search for new cancerassociated genes. Nature. 2013;499(7457):214–8.
[69] Lee HN, Na HK, Surh YJ. Resolution of inflammation as a novel chemopreventive strategy. Semin Immunopathol. 2013;35(2): 151–61.
[70] Leongamornlert D, Mahmud N, Tymrakiewicz M, et al. Germline BRCA1 mutations increase prostate cancer risk. Br J Cancer. 2012;106(10):1697–701.
[71] Lichtenstein P, Holm NV, Verkasalo PK, et al. Environmental and heritable factors in the causation of cancer – analyses of cohorts of twins from Sweden, Denmark, and Finland. N Engl J Med. 2000;343(2):78–85.
[72] Linehan WM, Pinto PA, Bratslavsky G, et al. Hereditary kidney cancer: unique opportunity for disease-based therapy. Cancer. 2009;115(10 Suppl):2252–61.
[73] Linehan WM, Srinivasan R, Schmidt LS. The genetic basis of kidney cancer: a metabolic disease. Nat Rev Urol. 2010;7(5): 277–85.
[74] Lipworth L, Tarone RE, Lund L, et al. Epidemiologic characteristics and risk factors for renal cell cancer. Clin Epidemiol. 2009;1:33–43.
[75] Lize M, Pilarski S, Dobbelstein M. E2F1–inducible micro- RNA 449a/b suppresses cell proliferation and promotes apoptosis. Cell Death Differ. 2010;17(3):452–8.
[76] Martins AC, Faria SM, Cologna AJ, et al. Immunoexpression of p53 protein and proliferating cell nuclear antigen in penile carcinoma. J Urol. 2002;167(1): 89–92; discussion 92–3.
[77] Masson N, Ratcliffe PJ. Hypoxia signaling pathways in cancer metabolism: the importance of co-selecting interconnected physiological pathways. Cancer Metab. 2014;2(1):3.
[78] Matsuda K, Takahashi A, Middlebrooks CD, et al. Genome-wide association study identified SNP on 15q24 associated with bladder cancer risk in Japanese population. Hum Mol Genet. 2015;24(4):1177–84.
[79] Moss TJ, Qi Y, Xi L, et al. Comprehensive genomic characterization of upper tract urothelial carcinoma. Eur Urol. 2017;72(4):641–9.
[80] Mostafa MH, Sheweita SA, O'Connor PJ. Relationship between schistosomiasis and bladder cancer. Clin Microbiol Rev. 1999;12(1):97–111.
[81] Mottet N, Bellmunt J, Bolla M, et al. EAU-ESTRO-SIOG guidelines on prostate cancer. Part 1: screening, diagnosis, and local treatment with curative intent. Eur Urol. 2016. https://www.nature.com/articles/srep27702.
[82] Mullane SA, Werner L, Rosenberg J, et al. Correlation of APOBEC mRNA expression with overall survival and PD-L1 expression in urothelial carcinoma. Sci Rep. 2016;6:27702.
[83] Muneer A, Kayes O, Ahmed HU, et al. Molecular prognostic factors in penile cancer. World J Urol. 2009; 27(2):161–7.
[84] Nathanson KL, Kanetsky PA, Hawes R, et al. The Y deletion gr/gr and susceptibility to testicular germ cell tumor. Am J Hum Genet. 2005;77(6):1034–43.
[85] Oh SC, Park YY, Park ES, et al. Prognostic gene expression signature associated with two molecularly distinct subtypes of colorectal cancer. Gut. 2012;61(9): 1291–8.
[86] Oliveira-Barros EG, Nicolau-Neto P, Da Costa NM, et al. Prostate cancer molecular profiling: the Achilles heel for the implementation of precision medicine. Cell Biol Int. 2017;41:1239.
[87] Parkin DM, Muir CS. Cancer incidence in five continents. Comparability and quality of data. IARC Sci Publ. 1992;6:(120):45–173.
[88] Peltomaki P. DNA methylation changes in human testicular cancer. Biochim Biophys Acta. 1991; 1096(3):187–96.
[89] Peruzzi B, Bottaro DP. Targeting the c-Met signaling pathway in cancer. Clin Cancer Res. 2006;12(12):3657–60.
[90] Peter M, Rosty C, Couturier J, et al. MYC activation associated with the integration of HPV DNA at the MYC locus in genital tumors. Oncogene. 2006; 25(44):5985–93.
[91] Pietrzak P, Hadway P, Corbishley CM, et al. Is the association between balanitis xerotica obliterans and penile carcinoma underestimated? BJU Int. 2006;98(1):74–6.
[92] Poetsch M, Hemmerich M, Kakies C, et al. Alterations in the tumor suppressor gene p16(INK4A) are associated with aggressive behavior of penile carcinomas. Virchows Arch. 2011;458(2):221–9.
[93] Pomerantz MM, Beckwith CA, Regan MM, et al. Evaluation of the 8q24 prostate cancer risk locus and MYC expression. Cancer Res. 2009;69(13):5568–74.
[94] Powell IJ. Epidemiology and pathophysiology of prostate cancer in African-American men. J Urol. 2007; 177(2): 444–9.
[95] Protzel C, Spiess PE. Molecular research in penile cancerlessons learned from the past and bright horizons of the future? Int J Mol Sci. 2013;14(10):19494–505.
[96] Protzel C, Knoedel J, Zimmermann U, et al. Expression of proliferation marker Ki67 correlates to occurrence of metastasis and prognosis, histological subtypes and HPV DNA detection in penile carcinomas. Histol Histopathol. 2007;22(11):1197–204.
[97] Protzel C, Kakies C, Kleist B, et al. Down-regulation of the metastasis suppressor protein KAI1/CD82 correlates with occurrence of metastasis, prognosis and presence of HPV DNA in human penile squamous cell carcinoma. Virchows Arch. 2008;452(4):369–75.
[98] Purdue MP, Ye Y, Wang Z, et al. A genome-wide association study of renal cell carcinoma among African Americans. Cancer Epidemiol Biomarkers Prev. 2014; 23(1):209–14.
[99] Rafnar T, Sulem P, Stacey SN, et al. Sequence variants at the TERT-CLPTM1L locus associate with many cancer types. Nat Genet. 2009;41(2):221–7.
[100] Rapley EA, Turnbull C, Al Olama AA, et al. A genomewide association study of testicular germ cell tumor. Nat Genet. 2009;41(7):807–10.
[101] Reulen RC, Kellen E, Buntinx F, et al. A meta-analysis on the association between bladder cancer and occupation. Scand J Urol Nephrol Suppl. 2008;42:(218):64–78.
[102] Roberts SA, Gordenin DA. Hypermutation in human cancer genomes: footprints and mechanisms. Nat Rev Cancer. 2014;14(12):786–800.
[103] Rodriguez S, Jafer O, Goker H, et al. Expression profile of genes from 12p in testicular germ cell tumors of adolescents and adults associated with i(12p) and amplification at 12p11.2–p12.1. Oncogene. 2003; 22(12):1880–91.
[104] Rothman N, Garcia-Closas M, Chatterjee N, et al. A multistage genome-wide association study of bladder cancer identifies multiple susceptibility loci. Nat Genet. 2010;42(11):978–84.
[105] Rous P. A sarcoma of the fowl transmissible by an agent separable from the tumor cells. J Exp Med. 1911; 13(4):397–411.
[106] Rous P. Transmission of a malignant new growth by means of a cell-free filtrate. Conn Med. 1973;37(10):526.

[107] Ruppert JM, Tokino K, Sidransky D. Evidence for two bladder cancer suppressor loci on human chromosome 9. Cancer Res. 1993;53(21):5093–5.

[108] Schmidt L, Duh FM, Chen F, et al. Germline and somatic mutations in the tyrosine kinase domain of the MET proto-oncogene in papillary renal carcinomas. Nat Genet. 1997;16(1): 68–73.

[109] Schmidt L, Junker K, Nakaigawa N, et al. Novel mutations of the MET proto-oncogene in papillary renal carcinomas. Oncogene. 1999;18(14):2343–50.

[110] Semenza GL. HIF-1 mediates metabolic responses to intratumoral hypoxia and oncogenic mutations. J Clin Invest. 2013;123(9):3664–71.

[111] Sfakianos JP, Cha EK, Iyer G, et al. Genomic characterization of upper tract urothelial carcinoma. Eur Urol. 2015;68(6): 970–7.

[112] Sheikine Y, Genega E, Melamed J, et al. Molecular genetics of testicular germ cell tumors. Am J Cancer Res. 2012;2(2): 153–67.

[113] Sibley K, Stern P, Knowles MA. Frequency of fibroblast growth factor receptor 3 mutations in sporadic tumours. Oncogene. 2001;20(32):4416–8.

[114] Sidransky D, Frost P, Von Eschenbach A, et al. Clonal origin of bladder cancer. N Engl J Med. 1992; 326(11): 737–40.

[115] Siegel RL, Miller KD, Jemal A. Cancer statistics, 2016.CA Cancer J Clin. 2016;66(1):7–30.

[116] Skotheim RI, Lind GE, Monni O, et al. Differentiation of human embryonal carcinomas in vitro and in vivo reveals expression profiles relevant to normal development. Cancer Res. 2005;65(13):5588–98.

[117] Smiraglia DJ, Szymanska J, Kraggerud SM, et al. Distinct epigenetic phenotypes in seminomatous and nonseminomatous testicular germ cell tumors. Oncogene. 2002;21(24):3909–16.

[118] Sorlie T, Perou CM, Tibshirani R, et al. Gene expression patterns of breast carcinomas distinguish tumor subclasses with clinical implications. Proc Natl Acad Sci USA. 2001;98(19):10869–74.

[119] Stankiewicz E, Prowse DM, Ng M, et al. Alternative HER/PTEN/ Akt pathway activation in HPV positive and negative penile carcinomas. PLoS One. 2011;6(3): e17517.

[120] Stankiewicz E, Ng M, Cuzick J, et al. The prognostic value of Ki-67 expression in penile squamous cell carcinoma. J Clin Pathol. 2012;65(6):534–7.

[121] Suriano F, Altobelli E, Sergi F, et al. Bladder cancer after radiotherapy for prostate cancer. Rev Urol. 2013; 15(3):108–12.

[122] Tan DS, Mok TS, Rebbeck TR. Cancer genomics: diversity and disparity across ethnicity and geography. J Clin Oncol. 2016;34(1):91–101.

[123] Thompson D, Easton D, Breast Cancer Linkage Consortium. Variation in cancer risks, by mutation position, in BRCA2 mutation carriers. Am J Hum Genet. 2001; 68(2):410–9.

[124] Tian S, Wang C, An MW. Test on existence of histology subtype-specific prognostic signatures among early stage lung adenocarcinoma and squamous cell carcinoma patients using a Cox-model based filter. Biol Direct. 2015;10:15.

[125] Tomlinson IP, Alam NA, Rowan AJ, et al. Germline mutations in FH predispose to dominantly inherited uterine fibroids, skin leiomyomata and papillary renal cell cancer. Nat Genet. 2002;30(4):406–10.

[126] Vermeulen SH, Hanum N, Grotenhuis AJ, et al. Recurrent urinary tract infection and risk of bladder cancer in the Nijmegen bladder cancer study. Br J Cancer. 2015; 112(3):594–600.

[127] Vlaovic P, Jewett MA. Cyclophosphamide-induced bladder cancer. Can J Urol. 1999;6(2):745–8.

[128] Wang M, Li Z, Chu H, et al. Genome-wide association study of bladder cancer in a Chinese cohort reveals a new susceptibility locus at 5q12.3. Cancer Res. 2016; 76(11):3277–84.

[129] Wermann H, Stoop H, Gillis AJ, et al. Global DNA methylation in fetal human germ cells and germ cell tumours: association with differentiation and cisplatin resistance. J Pathol. 2010;221(4): 433–42.

[130] Whitaker HC, Kote-Jarai Z, Ross-Adams H, et al. The rs10993994 risk allele for prostate cancer results in clinically relevant changes inmicroseminoprotein-beta expression in tissue and urine. PLoS One. 2010a; 5(10):e13363.

[131] Whitaker HC, Warren AY, Eeles R, et al. The potential value of microseminoprotein-beta as a prostate cancer biomarker and therapeutic target. Prostate. 2010b; 70(3):333–40.

[132] Williamson MP, Elder PA, Shaw ME, et al. p16 (CDKN2) is a major deletion target at 9p21 in bladder cancer. Hum Mol Genet. 1995;4(9):1569–77.

[133] Woldu SL, Amatruda JF, Bagrodia A. Testicular germ cell tumor genomics. Curr Opin Urol. 2017;27(1):41–7.

[134] Wong MC, Goggins WB, Wang HH, et al. Global incidence and mortality for prostate cancer: analysis of temporal patterns and trends in 36 countries. Eur Urol. 2016;70(5):862–74.

[135] Wu X, Ros MM, Gu J, et al. Epidemiology and genetic susceptibility to bladder cancer. BJU Int. 2008; 102(9 Pt B):1207–15.

[136] Wu X, Scelo G, Purdue MP, et al. A genome-wide association study identifies a novel susceptibility locus for renal cell carcinoma on 12p11.23. Hum Mol Genet. 2012;21(2):456–62.

[137] zur Hausen H. Papillomaviruses and cancer: from basic studies to clinical application. Nat Rev Cancer. 2002; 2(5):342–50.

# 第2章　泌尿生殖系统癌症的临床表现和辅助检查

## Clinical Aspects and Investigations in Genitourinary Cancer

Pradeep Durai　Qing Hui Wu　Edmund Chiong　著

徐万海　郭鹏宇　译　　陈　光　校

**摘　要**

泌尿生殖系统癌症是当今时代的一个重要课题。了解该疾病对于为患者制订个体化治疗方案非常重要。临床表现和辅助检查是癌症诊断的重要组成部分。泌尿生殖系统癌症有许多种类型，本章将讨论其中最重要的五种类型，包括肾细胞癌、前列腺癌、尿路上皮癌、睾丸癌和阴茎癌，其他亚型或变异类型不在本章讨论范围内。本章旨在鼓励读者更好地理解泌尿生殖系统癌症常见的临床表现和辅助检查。辅助检查在泌尿生殖系统癌症的诊断中起着重要作用。了解影像学原理对于理解和解释特定的成像模式非常重要。本章开头提到了影像学的原理。我们将上述个别癌症的临床表现和辅助检查放在一起，并对主题进行了调整，以涵盖适当的检查和成像中需要注意的特点。

## 一、常见的放射学检查原理

### （一）X线

Wilhelm Conrad Röntgen 在 1895 年发现了 X 线。X 线由 X 线发生器产生，当它穿过人体组织时，发生组织衰减，X 线被记录在胶片上并被重建以形成图像。

X 线检查价格低廉且便利，被用于泌尿外科（X 线肾脏、输尿管和膀胱）及尿路结石的诊断和随访。它的灵敏度较低，基本上被 intraven IVU 或计算机断层扫描（CT）所取代。

### （二）静脉尿路造影

IVU 是一种廉价的泌尿系统成像技术，该过程包括静脉注射水溶性碘化对比剂，并在精确的时间点拍摄一系列尿道的 X 线。获得的胶片如下。

(1) X 线片（定位）：X 线片可提供沿尿路有无异常钙化的信息。

(2) 肾图：此序列在静脉注射对比剂后 1～2min 拍摄。

(3) 系列片：在静脉注射对比剂后 5～10min、15min 拍摄。

(4) 延时片：在延时阶段获得适当的膀胱成像，对诊断膀胱病变 / 肿瘤很有帮助。

(5) 患者排尿后的排尿片。

即使 IVU 在很大程度上被 CT 取代，它在泌尿外科仍有特定作用。在泌尿外科的常见用途如下。

(1) 镜下血尿的检查。

(2) 上尿路恶性肿瘤的检查，见于充盈缺损。

(3) 在特定情况下诊断肾脏和输尿管结石。

(4) 评估先天性畸形。

(5) 对可能的输尿管狭窄进行评估。

### （三）超声

在探头内的晶体阵元上应用短脉冲交流电，产生机械波，通过耦合介质到达皮肤并进入组织。探头具有发射和接收超声波两种功能。一些声波被反射回来（回声）到探头，探头将声波转换成电能并产生图像。因为信号是实时处理和重建的，可以实现实时成像。反射回波的振幅提供了成像中的像素亮点。反射声波较多的物体在灰阶上显得明亮，反之亦然。所用的声波频率为3.5～12MHz。

探头的类型如下。

1. 线阵探头

- 压电晶体排列：相控阵。
- 频率：3～12MHz（通常为5～7.5MHz）。
- 声束形状：矩形。

2. 凸阵探头

- 压电晶体排列：曲线型。
- 频率：1～5MHz（通常为3.5～5MHz）。
- 声束形状：扇形。

3. 扇形探头

- 压电晶体排列：相控阵。
- 频率：1～5MHz（通常为3.5～5MHz）。
- 声束形状：三角形。

泌尿外科常用的超声检查类型如下。

(1) 超声KUB：用于评估肾脏、输尿管和膀胱的病变。它可以提供有关肾脏肿块、肾积水、输尿管喷尿和膀胱肿块/结石的信息。

(2) 阴囊超声：评估阴囊病变和睾丸病变。

(3) 对比增强超声（CEUS）：采用微泡作为对比剂，对于那些不能接受增强CT检查的患者（肾衰竭或碘对比剂过敏），它可以用来评估可疑病变，通常用于肾脏病变。

(4) 经直肠超声：作为前列腺活检的指导，但不作为前列腺癌检测的诊断工具。它可用于评估中线上的前列腺囊肿和对前列腺脓肿进行经直肠穿刺引流。

### （四）计算机断层扫描

Godfrey Hounsfield发明了计算机断层扫描（CT）。CT使用X线测量组织密度，CT扫描仪中的光束较窄，探测器放置在光束对面，用于探测光束。它产生的横截面切片能够薄至0.6mm。

Hounsfield单位（HU）用于测量CT确定的相对密度。水被指定为参考密度（0HU），其他数值是相对于水测量的。空气是-1000HU，脂肪是-100HU，而骨骼＞200HU。肾脏是40～60HU，静脉注射对比剂后增加到150HU左右。CT使用各种条件来准确地对特点的区域进行成像。肾脏用设定的条件集进行测量，并为每个像素分配灰度。

泌尿外科常用的CT扫描类型如下。

(1) CT KUB：结石检测的准确率几乎达到100%（考虑到人为的解释错误）。它还能鉴别许多与肾绞痛相似的病症，如阑尾炎和憩室炎等。

(2) CT血管造影：对肾脏创伤、动静脉瘘的肾脏血管状况进行成像。

(3) 肾脏CT：用于评估肾脏肿块，保肾手术前的术前成像，以及肾脏囊肿的特征。

(4) CT尿路造影：血尿评估，用于评估尿路上皮癌，其被认为是集合系统成像的较好方式。

(5) 其他泌尿系统恶性肿瘤的分段CT扫描。

### （五）磁共振成像

磁共振成像（MRI）在肾脏和局部分期肿瘤成像方面非常出色，我们可以根据$T_2$加权像的差异推断出可能的组织学。MRI也是评估前列腺局部解剖和检测前列腺癌的最佳成像方式。

MRI的基础是运动中的带电粒子相关的定向磁场或磁矩。因为原子核是带电粒子，这种自旋就会产生一个小的磁矩。当人体被置于一个大的磁场中时，许多自由的氢原子核会与磁场的方向对齐。磁共振的工作原理是利用外磁场使组织中的氢原子核排列，微弱的无线电信号被放大以形成 MRI。

一旦射频（radiofrequency，RF）信号被移除，原子核就会重新排列。这种恢复平衡的状态被称为弛豫。在弛豫过程中，核子通过发射射频信号失去能量，这被称为自由感应衰减（free induction decay，FID）反应信号。

MRI 图像对比度取决于两个特定的组织参数。

- 纵向弛豫时间（$T_1$）。
- 横向弛豫时间（$T_2$）。

MRI 图像的两个基本类型是 $T_1$ 加权和 $T_2$ 加权图像，通常被称为 $T_1$ 和 $T_2$ 成像。$T_1$ 测量移位核的磁矩恢复平衡所需的时间，而 $T_2$ 表示特定组织类型的 FID 反应信号衰减所需的时间。

$T_1$ 成像显示液体为低信号（深色），通常用于解剖学。血液制品、高密度的肾囊肿和黑色素可显示为高 $T_1$ 信号。$T_2$ 成像显示液体为高信号，对于显示与水肿有关的病变或描述含有液体的结构（如尿路）很有用。脂肪在这两个序列上通常都是明亮的。

目前的 MRI 诊断扫描仪使用 0.5～1.5T 的低温超导磁体，现在 3T 系统已经广泛使用并成为常规。更高的场强系统提供了更好的信噪比（singal-to-noise ratio，SNR）、更好的空间和时间分辨率，以及更好的量化效果（Grover 等，2015）。

MRI 在泌尿外科的常见应用如下。

(1) 肾脏 MRI：用于描述不确定的肾脏小病变，这些病变可能是炎症或恶性病变，如 AML 和不能使用碘化对比剂的病变。

(2) 腹部 MRI：有助于评估 IVC 血栓及其延伸。

(3) 前列腺 MRI（多参数）：用于前列腺癌的潜在诊断和术前分期。

(4) 睾丸 MRI：很少做，但在诊断困难或超声检查结果不明确时可能有用。

### （六）骨扫描

骨扫描是一种核医学（核素）研究，使用锝-99m（通常是 $^{99m}$Tc）-亚甲基二磷酸盐作为活性剂。活性剂通过静脉注射，并使用盖革计数器采集图像。它有三个阶段（Mark Thurston，2017），具体如下。

(1) 流动阶段：注射后 60s 内获得 2～5s 的图像。

(2) 血池阶段：注射后 5min 获得图像。

(3) 延迟阶段：注射后 2～4h 后获得骨的图像。

注意：超级扫描是指在 $^{99m}$Tc 二磷酸盐骨扫描中，骨骼有强烈的对称性活动，肾脏和软组织活动减弱。它可以见于弥漫性转移性前列腺癌。

### （七）正电子发射断层扫描

正电子发射断层扫描（PET）扫描利用组织的代谢活动的变化来识别 / 区分各种病变。PET 可以与 CT（PET-CT）相结合，以获得解剖学信息和功能信息。PET 可以与 MRI（PET-MRI）相结合，发挥 PET 功能成像的优势，同时具有 MRI 无可比拟的软组织分辨率。在这种成像方法中，泌尿外科常用的示踪剂是 $^{18}$F-FDG、胆碱和前列腺特异性膜抗原（prostate-specific membrane antigen，PSMA）。

FDG-PET，静脉注射放射性示踪剂 FDG，FDG 被具有高代谢率的肿瘤细胞代谢。FDG 被代谢成 6-磷酸 FDG，这种底物不能被进一步代谢，并在肿瘤细胞中积累。在成像过程中，这种示踪剂被量化。

FDG 由肾脏排泄，在大脑、肠道、心肌和棕色脂肪中有正常的生理性摄取。

胆碱 PET，胆碱衍生物被用于 PET 成像。常

用的胆碱衍生物是 $^{11}$C– 或 $^{18}$F– 胆碱 PET。用途仅限于对晚期前列腺癌进行分期或检测复发。

$^{68}$Ga-PSMA 配体在晚期前列腺癌患者中是一种很有前景的新型放射性示踪剂。一些回顾性研究显示其对于前列腺癌的分期准确。它在高危或晚期前列腺癌的分期、再分期、治疗反应评估和预后方面仍在不断发展（Smith 和 Shetty，2017）。

## 二、肾细胞癌

### （一）临床表现

许多肾脏肿块在局部进展之前没有症状，它们通常是在为其他不相关的临床问题所做的影像学检查中被偶然诊断出来。与 RCC 相关的症状多是由于局部肿瘤生长、出血、副肿瘤综合征或转移性疾病所引发。

肾细胞癌的临床表现如下。

1. 偶然表现

2. 局限性疾病的症状

- 血尿。
- 腰痛。
- 腹部肿块。

3. 副肿瘤综合征

- 血沉升高。
- 高血压。
- 贫血。
- 恶病质，体重下降。
- 发热。
- Stauffer 综合征。
- 高钙血症。
- 红细胞增多症。

4. 下腔静脉阻塞

- 双侧下肢水肿。
- 腹部静脉扩张。
- 精索静脉曲张 – 不缩。

5. 全身性疾病的症状

- 持续咳嗽。
- 骨痛。
- 体重减轻 / 食欲减退。
- 疲倦。

### （二）辅助检查

1. 实验室

(1) 尿液分析：简单而便宜，但检出率可能很低，因为 RCC 是实质肿瘤，与尿路肿瘤不同。

(2) 全血细胞计数：建立一个血红蛋白水平和血小板数基线，并观察是否有红细胞增多症。

(3) 肾脏功能检查（尿素、电解质和肌酐）：评估肾脏基本功能，这对考虑肾脏疏通手术至关重要，特别是对有 CKD 的患者。

(4) 钙谱：寻找高钙血症（副肿瘤综合征）。

(5) 如果临床上怀疑有副肿瘤综合征，则需进行血沉和肝脏检查。

(6) 对于转移性 RCC，应把 Heng 标准/MSKCC 标准作为预后指标，包括血红蛋白、校正钙水平、中性粒细胞计数、血小板计数和乳酸脱氢酶（LDH）。

2. 影像学

超声检查、计算机断层扫描和磁共振成像是肾脏肿块检测和特征分析的主要手段。

(1) 超声：RCC 具有不同的声像图外观。超声检查有助于区分囊性和实性病变，特别是使用超声对比剂时，可以检测病变的血管（Kang 等，2011）。与 CT 或 MRI 相比，它的敏感性和特异性都不高。鉴于大多数肾脏血管平滑肌脂肪瘤（angiomyolipoma，AML）中存在大量的脂肪成分，超声检查也有助于鉴别。

表现：标准的超声检查显示的是异质性实体病变。如果病变是囊性的，对比增强超声（contrast-enhanced ultrasound，CEUS）是进一步描述肾脏病变特征的一个重要选择，它通常会显示在动脉期血管丰富且异质性的病变，在延迟期早期消失。

(2) 计算机断层扫描：无论有无静脉注射对比剂，CT 都是描述肾脏病变特征和分期的主要影像学检查。CT 提供近乎各向同性的采集，并具有三维重建功能（Kang 等，2011）。在 CT 成像中，肾脏肿块的增强是通过比较使用对比剂前后的 Hounsfield 单位（HU）来确定的。

小肾脏肿块（small renal mass，SRM）：增强 CT 预测 RCC 的敏感性为 79.7%，增强 CT 预测小肾脏肿块 RCC 的特异性为 44.4%（Kim 等，2016）。肾造影期（80～180s）是检测对比剂异常增强的最敏感阶段（图 2-1）。排泄期对于评估集合系统的解剖结构非常重要，特别是当患者可能行肾脏部分切除术时。

(3) MRI：磁共振有很好的软组织分辨率，它有助于区分可疑的病变。肾脏肿瘤在 MRI 上有某些特征性的外观，可能有助于组织学鉴别（Bott，2012）。

- $T_1$：由于存在坏死、出血和其他固体成分，成像通常是异质性的。
- $T_2$：成像表现可能取决于组织学。
  - 透明细胞 RCC：高信号。
  - 乳头状 RCC：低信号。

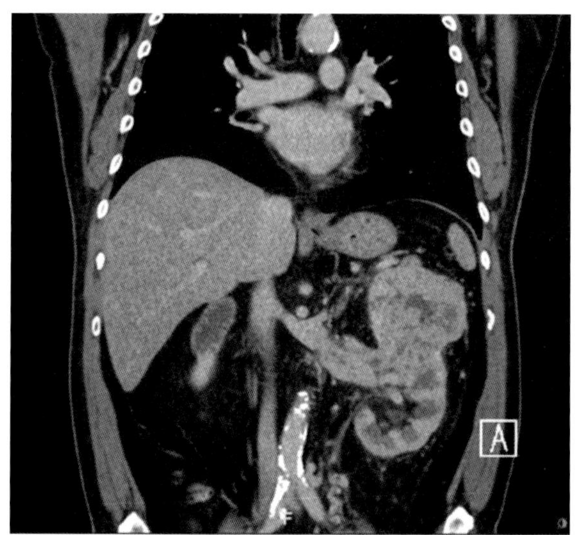


▲ 图 2-1　**CT 肾脏门静脉期显示左侧上极肾肿瘤**

肿瘤假囊，基本上只见于低级别肾细胞癌、肾腺瘤和嗜酸细胞瘤，表现为肿瘤和邻近正常肾实质之间的低信号边缘（Ascenti 等，2004）。

## 三、尿路上皮癌

### （一）临床表现

尿路上皮癌是一种受环境和年龄影响的癌症，发病率和患病率随着年龄的增长而增加，在 80 岁达到顶峰，环境毒素与尿道癌的形成有很大关系（Parkin，2008）。尿路上皮癌（urothelial carcinoma，UC）是第五种常见的肿瘤，可以位于下尿路（膀胱和尿道）或上尿路（肾盂肾炎腔和输尿管）。膀胱肿瘤占 UC 的 90%～95%，是尿路最常见的恶性肿瘤。相比之下，UTUC 并不常见，只占 UC 的 5%～10%（Rouprêt，2017）。

### （二）简介

血尿是最常见的症状，尿路上皮癌的临床表现如下。

1. 局部病变的早期症状

- 肉眼或镜下血尿。
- 排尿困难、尿频或尿急。
- 腹部绞痛。
- 急性尿潴留。
- 腹部肿块。

2. 局部病变的晚期症状

- 直肠膨出。
- 直肠出血。
- 由肾积水或感染导致的腰腹部疼痛（伴或不伴发热）。
- 慢性盆腔疼痛。

3. 全身疾病症状（转移导致）

- 持续性咳嗽。
- 骨痛。
- 体重减轻或食欲不振。
- 乏力。

### （三）辅助检查

1. 实验室

(1) 尿液分析：镜下血尿 / 无菌性脓尿。

(2) 尿液细胞学：尿液细胞学的敏感性低，但特异性高。尿液细胞学对 $G_3$ 和高级别肿瘤的敏感性为 84%，而对低级别肿瘤的敏感性为 16%。它在高级别恶性肿瘤中是膀胱镜检查中一种有效的辅助手段。细胞学检查对原位癌（carcinoma in situ，CIS）或高级别疾病患者尤为重要，因为细胞学变化可能在膀胱镜检查前就已经显现出来（Brown，2000）。当膀胱镜检查正常时，尿液细胞学阳性提示 UTUC，前提是在膀胱或前列腺尿道没有发现 CIS。

(3) 其他尿液标志物（表 2–1）。

2. 影像学

CT 尿路造影是首选的检查方法。在特殊情况下可以使用超声检查和 MR 尿路造影。在评估 UC 时，静脉尿路造影在很大程度上已被 CT 尿路造影取代。

(1) CT 尿路造影：该 CT 包含一个非对比期、一个门静脉期和一个延迟 / 尿路造影期。膀胱尿道癌表现为膀胱壁增厚的病灶区域，或表现为突入膀胱腔的肿块，或在晚期病例中，延伸至邻近组织（图 2–2）。CT 将能够识别 $T_{3b}$ 期肿瘤（膀胱外浸润），但仅凭 CT 不能准确区分 $T_1/T_2$ 期膀胱癌（Hacking 等，2017）。肾积水的出现表明输尿管口被膀胱肿瘤阻塞或该区域的肌肉受侵袭。区域淋巴结肿大可以通过 CT 评估。尿路上皮癌是一种空间性疾病，排除上尿路的病变很重要。延迟期对排除上尿路的尿路上皮癌（urinary tract urothelial carcinoma，UTUC）很重要。UTUC 表现为盆腔系统或沿途输尿管的充盈缺损。在晚期病例中，病变可以浸润到肾脏实质。与 RCC 不同，肾脏的 UTUC 不会扭曲肾脏的轮廓，而且通常位于中心位置。肾积水的继发征象与疾病晚期和肿瘤预后不佳相关。淋巴结肿大的出现对 UTUC 的转移有很大的预测作用。

(2) 超声成像：它是一种有效的初始筛查检查，膀胱肿瘤被视为膀胱内的外生性病变。它对检测血尿患者的梗阻很有用。然而，它不能排除 UTUC 的存在，并不能取代 CT 尿路造影。

(3) MR 尿路造影：MRI 优于 CT 或超声检查；然而，它受到成本和可用性的限制。对于碘化对比剂过敏和肾衰竭的患者来说，它是一种有用的方式。如果钆被用作肾衰竭患者的对比剂，应向患者提供有关肾源性系统纤维化的咨询。在某些情况下，MRI 可以在 $T_2$ 加权像上区分 $T_1$ 和 $T_2$ 肿瘤（Hacking 等，2017）。

**表 2–1　可选用尿液标志物**

| 标记或测试规格 | 整体敏感度（%） | 整体特异性（%） | 对高级别肿瘤敏感性（%） | 即时检验 |
|---|---|---|---|---|
| UroVysion（FISH）[a] | 30～86 | 63～95 | 66～70 | 否 |
| Microsatellite analysis | 58～72 | 73～100 | 90～92 | 否 |
| Immunocyt/uCyt+[a] | 52～100 | 63～79 | 62～92 | 否 |
| Nuclear matrix protein22[a] | 47～100 | 55～98 | 75～92 | 是 |
| BTA stat[a] | 29～83 | 56～86 | 62～91 | 是 |
| BTA TRAK[a] | 53～91 | 28～83 | 74～77 | 否 |
| Cytokeratins | 12～88 | 73～95 | 33～100 | 否 |

a. 转载自 EAU 非肌层浸润性膀胱癌指南

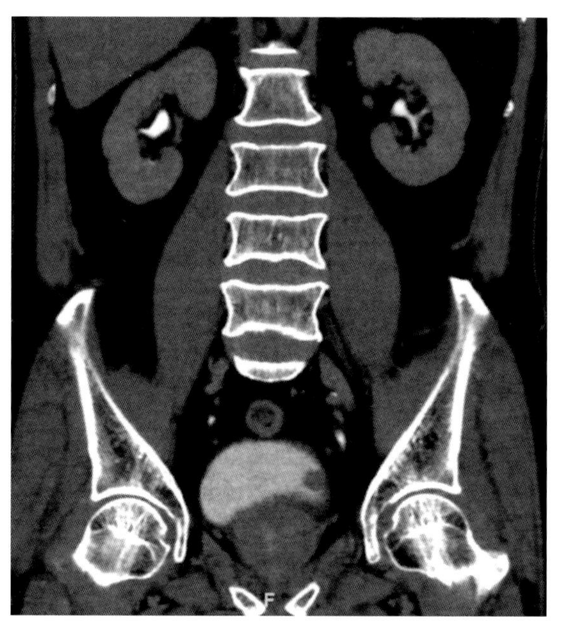

▲ 图 2-2 **CT 尿路造影：延迟期显示膀胱内充盈缺损，提示左侧壁膀胱肿瘤**

- $T_1$：与肌肉相比呈等信号。
- $T_2$：与肌肉相比略微高亮。它有助于确定低信号的肌肉层及其在肌壁浸润时的不连续性。

## 四、前列腺癌

### （一）临床表现

前列腺癌发病率在男性肿瘤中位居第二，占所有被诊断癌症的 15%（Ferlay 等，2015）。了解前列腺癌的家族史很重要，因为有阳性家族史的人患前列腺癌的风险更高。1968 年，John McNeal 将前列腺分为外周带、中心带和移行带（PZ、CZ 和 TZ），以显微解剖学边界、腺管和腺泡形态来区分（McNeal 等，1988）。

1. 在健康检查或评估下尿路症状时，前列腺特异性抗原升高。偶然发现 PSA 升高通常会促使转诊泌尿外科。在做进一步前列腺特异性检查之前，应排除其他引起 PSA 升高的良性原因，如良性前列腺增生、前列腺炎或下尿路感染，以及最近的尿道器械治疗史。大多数指南不推荐常规人群进行 PSA 筛查，因为对患者有益的证据是矛盾的。在早期进行筛查时，关注家族史很重要。

2. 异常的直肠指检。大多数前列腺癌都起源于前列腺的外周带，任何前列腺的硬结都应转诊泌尿外科，以进一步检查和活检。如果整个前列腺触感坚硬、有结节且固定，则需要排除局部晚期或可能的转移性前列腺癌。值得注意的是，直肠指检并不能明显改变 PSA 水平。

3. 下尿路症状。前列腺癌本身不会导致 LUTS，除非前列腺癌晚期导致膀胱出口梗阻。然而，患者可因并发良性前列腺增生而出现 LUTS。

4. 骨痛和全身症状。这见于晚期 / 转移性前列腺癌，通常需要紧急干预。患者偶尔会因脊髓转移瘤压迫脊髓而出现急性神经功能障碍。

### （二）辅助检查

1. 前列腺特异性抗原

PSA 是一种用于诊断前列腺癌的血清标志物，因其他可以在良性原因（前列腺增生症、前列腺炎和最近的仪器治疗等）下升高，所以 PSA 是器官特异性的，而不是癌症特异性的。PSA 有特定年龄的参考范围，但其范围在大多数人群中尚未得到验证。被认为“正常”的上限，即不需要进一步检查的上限在国际上有所不同，为 2.5～4.0μg/L。

尽管发现明显的前列腺癌（Gleason7 分及以上 /ISUP2 组及以上）的机会较低，血清 PSA＜4.0μg/L 的患者仍有前列腺癌的风险，如表 2-2 所示（Mottet，2017）。

表 2-2 **PSA 等级和 Pca 风险**

| PSA 等级（ng/ml） | Pca 风险（%） | Gleason 等级 ≥ 7PCa（%） |
|---|---|---|
| 0.0～0.5 | 6.6 | 0.8 |
| 0.6～1.0 | 10.1 | 1.0 |
| 1.1～2.0 | 17.0 | 2.0 |
| 2.1～3.0 | 23.9 | 4.6 |
| 3.1～4.0 | 26.9 | 6.7 |

以下将介绍 PSA 衍生物及亚型。

(1) PSA 密度（PSAD）：PSAD=PSA/ 前列腺体积。如果 PSAD＜0.10，与传统的＜0.15 的截断值相比，前列腺癌的检测率很高。当 PSAD 截断值为 0.10 时，与传统截断值 0.15 相比，前列腺癌的检测率较高。Catalona 等证明，当他们应用较低的 PSAD 截断值 0.10 时，能够检测出 90% 的癌症患者，同时使 31% 的患者免于不必要的重新活检（Catalona 等，1997）。

(2) PSA 动力学：相比于诊断，PSA 动力学可能对 PCa 的预后更有价值。

- PSA 速率（PSAV）：总 PSA 的年度绝对增长数。它以每年 ng/ml 表示。对于血清 PSA 水平在 4～10ng/ml 的患者，PSA 速度大于每年 0.75ng/ml 的患者被诊断出前列腺癌的风险增加。现在，PSA 速率较少用于预后（Ayyıldız 和 Ayyıldız，2014）。
- PSA 翻倍时间（PSADT）：PSA 随时间呈指数增长。它是 PSA 水平翻倍所需的时间。它对确定最终治疗后的进展或复发具有预后价值。

(3) 游离 / 总 PSA 比率：这对区分 BPH 和前列腺癌很有用。当 PSA 为 4～10ng/ml 时，如果 F/T PSA＜0.10，发现 PCa 的概率为 56%，而＞0.25 时为 8%（Catalona 等，1998）。

(4) 前列腺健康指数（PHI）：PHI 是由一个数学公式得出的，包含了总 PSA、游离 PSA 和（-2）pro-PSA（p2PSA）。PHI 的计算公式如下。

$$PHI=[(-2)\ proPSA \div 游离\ PSA] \times \sqrt{PSA}$$

美国 FDA 已批准 PHI 用于 4～10ng/ml 的 PSA。Catalona 等在 2011 年发表了一项关于 PHI 的大型研究，研究对象为 892 名 PSA 为 2～10ng/ml 且 DRE 正常的男性。该研究显示曲线下面积（area under curve，AUC）为 0.70，优于游离 PSA 或总 PSA（Catalona 等，2011）。在 2016 年 NCCN 指南中，PHI＞35 作为指标对 PSA 范围为 2～10ng/ml 的高级别前列腺癌概率进行估计，对于从未进行过活检或活检阴性后的患者，PHI 具有参考价值（Carroll 和 Parsons，2016）。Lincoln 等在 2017 年验证了 PHI 在亚洲人群中的应用，PHI≤27.0 的活检阈值可以避免 51% 的活检，但有 2.5% 的风险会错过潜在的侵袭性癌症（GS≥7 或以上）（Tan 等，2017）。

2. 其他生物标志物

(1) 前列腺癌基因 3（PCA3）：PCA3 是一种信使 RNA，人们注意到它在前列腺癌患者的尿液中表达，它是 FDA 批准的用于诊断前列腺癌的决策工具；然而，它需要在收集尿液进行检测之前先行前列腺按摩。

(2) TMPRSS2-ERG 融合：它是一个生物标志物，代表了与雄激素相关的转录启动子。它有很高的特异性，但敏感性低。鉴于其敏感性低，应与其他生物标志物一起使用（Behesnilian 和 Reiter，2015）。

(3) 4kallikerin（4K）评分：该评分由游离的、完整的和总的 PSA 与类肽酶 2（hK2）相结合得到。该测试与 PHI 和 PCA3 一起被列入 EAU 指南，用于对患者进行风险分层，以减少不必要的前列腺活检。

3. 影像学

超声检查、MRI 和 CT 是诊断的主要手段。骨扫描用于怀疑患有晚期前列腺癌的患者。

(1) 超声：经直肠超声检查（transrectal ultrasonography，TRUS）可以有效地判断前列腺大小和指导活检，通常在 PSA 水平或 DRE 异常后进行。经直肠超声检查本身不能可靠地用于前列腺癌的诊断，因为前列腺癌病变可能是低回声、高回声或等回声。经直肠超声引导下的活检是目前诊断前列腺癌的标准方法。大多数前列腺活检采用经直肠的方法，但有些泌尿科医生喜欢经会阴的方式。这两种方法的癌症检出率是相当的（Mottet，2017）。

(2) MRI：使用 3T 系统的多参数磁共振成像（mpMRI），不需要直肠内线圈，是目前前列腺成像的标准。前列腺多参数（mp）磁共振成像基本上是任何功能形式的成像，用于补充标准的解剖学 $T_1$ 和 $T_2$ 加权成像。选择的功能序列是动态对比增强（dynamic contrast-enhanced，DCE）MRI 和扩散加权成像（diffusion-weighted imaging，DWI），包括表观扩散系数（apparent diffusion coefficient，ADC）图的计算。

信号特征（Verma 和 Rajesh，2011；Bonekamp 等，2011）。

- $T_1$：有助于检测前列腺轮廓、神经血管束包裹和活检后出血。
- $T_2$：具体如下。
  - 使用直肠内线圈，在 $T_2$ 加权图像上，前列腺癌通常表现为在正常高信号周边区域内的低信号区域（图 2-5）。
  - 大多数重要的癌症发生在沿直肠毗邻的腺体后部。
- DWI/ADC：经常显示限制性弥散。
- 动态对比增强（DCE）。
  - 显示增强，但可能难以与前列腺炎或良性前列腺增生区分（特别是在中心区病变）。
  - 比 $T_2$ 信号更有特异性。
  - 涉及后处理时间。

MRI 的主要适应证是在 TRUS 引导的前列腺活检中发现前列腺癌后进行术前分期。它有助于识别包膜外侵袭和结节疾病的存在，并可帮助规划根治性前列腺切除术，特别是在保留神经血管束和获得阴性手术切缘方面。近年来，MRI 越来越多地被用于前列腺癌的早期检测，或在前列腺活检阴性和 PSA 水平持续升高之后。值得注意的是，MRI 的假阴性率至少为 20%。

MR 融合组织活检越来越多地被应用于临床，并有新的数据表明其效用。磁共振成像在定位可疑病变方面是很有用的。磁共振成像靶向活检可以通过认知引导、超声 /mpMRI 融合软件或直接孔内引导获得。

前列腺成像报告和数据系统（PI-RADS）评分用来评估病变为恶性的概率。该评分是通过 3T 多参数 MRI 进行评估的。图像是使用多参数技术获得的，包括 $T_2$ 加权成像、DCE 和 DWI。根据每个变量给出一个分数。该量表基于 1～5 的评分（针对每个病变给出），1 代表最可能是良性的，5 代表高度怀疑是恶性的（Weinreb 等，2016）。

新的 PI-RADS 2 采用分步法来确定病变（图 2-3）。

(3) CT 扫描：主要用于前列腺癌的分期，特别是怀疑晚期前列腺癌时（如腹部和盆腔 CT，有或没有胸部 CT）。它是检测盆腔和腹膜后淋巴结肿大、肾积水和骨转移的首选检查。

(4) 骨扫描：使用 $^{99m}$Tc 骨扫描检测骨转移。前列腺癌转移灶多为骨质增生性的（图 2-4）。

(5) 正电子发射断层扫描：胆碱 PET 常用于前列腺癌；$^{11}$C- 或 $^{18}$F- 胆碱 PET/CT 对淋巴结转移有良好的特异性，但灵敏度不一，为 10%～73%（Brogsitter 等，2013）。

Afshar 等报道，"$^{68}$Ga-PSMA 配体 PET 成像与传统成像或使用不同示踪剂的 PET 检查相比，即使在 PSA- 值较低的情况下，也能增强对转移部位的检测"（Afshar-Oromieh 等，2014）。$^{68}$Ga-PSMA 配体 PET 在检测骨转移方面优于骨扫描，即使在 PSA 值较低的情况下，它对评估前列腺根治术后的生化复发也特别有用（Rauscher 等，2016）。

## 五、睾丸癌

### （一）临床表现

睾丸癌占男性肿瘤的 1%，占泌尿科肿瘤的 5%，其发病率正在增加。睾丸肿瘤发病的流行病学危险因素是睾丸发育不良综合征的组成部分（即隐睾症、尿道下裂，表现为低生育力或

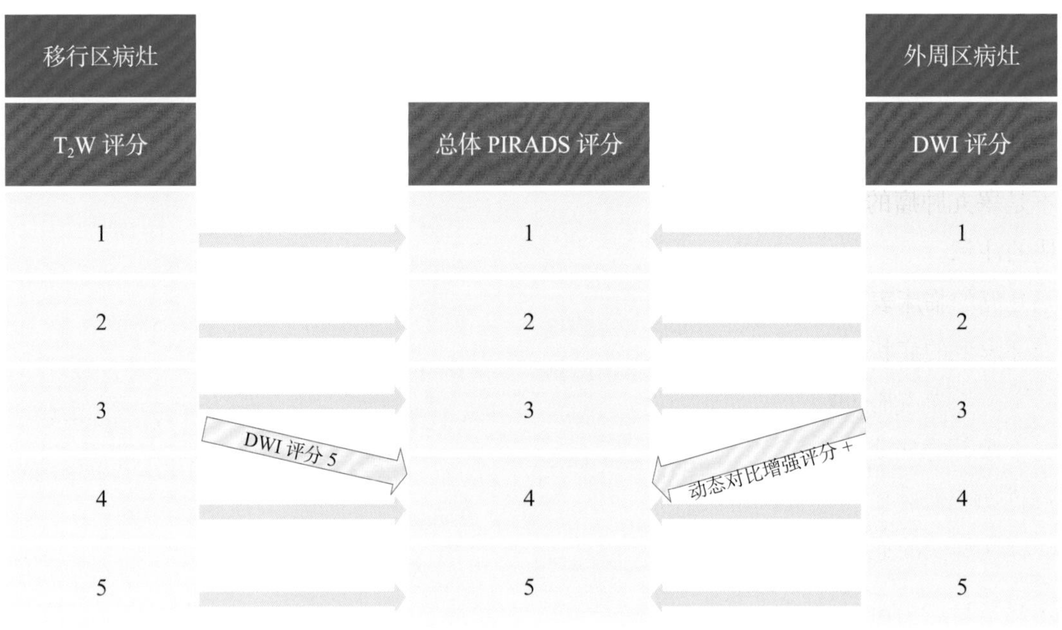


▲ 图 2-3

引自 Abdom Radiol（NY）. 2017 Jan；42（1）：278-289.

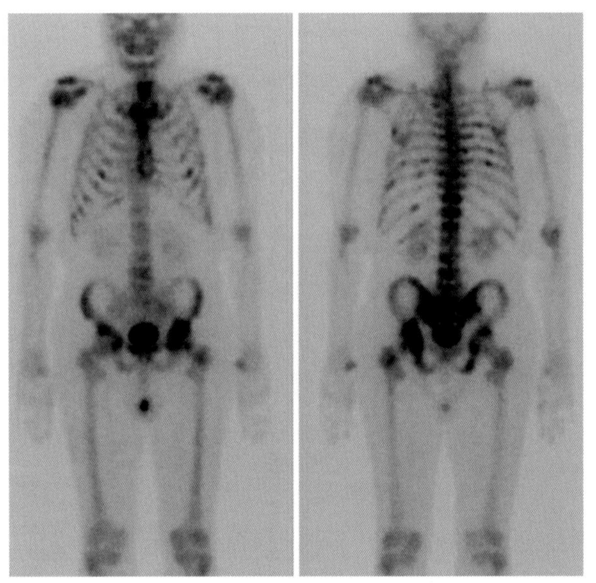

▲ 图 2-4　骨扫描显示双侧肋骨和盆骨多发成骨性转移灶

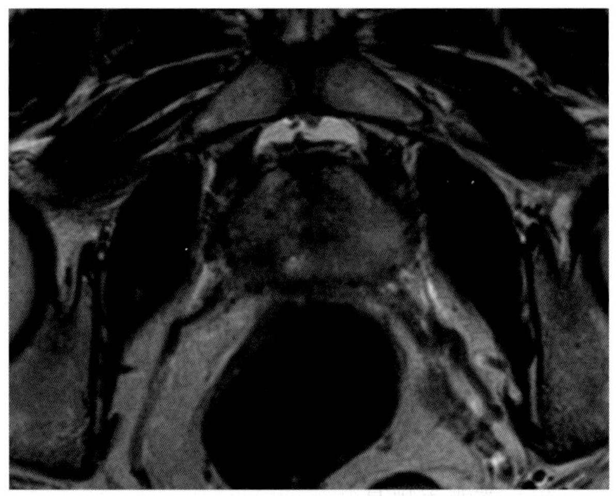

▲ 图 2-5　MRI 前列腺：$T_2$ 轴切面显示右侧外周带低信号病变

不育的精子生成减少），一级亲属中的睾丸肿瘤家族史，以及存在对侧肿瘤或睾丸内生殖细胞瘤（ITGCN）（Albers，2017）。

在生殖细胞肿瘤中，也有根据年龄分层的情况，一些肿瘤在一些年龄组中比其他年龄组更常见（Jones，2017）。

0—10 岁：卵黄囊瘤和睾丸畸胎瘤。

11—20 岁：绒毛膜癌。

21—30 岁：胚胎细胞癌。

31—40 岁：精液瘤。

70 岁以上：淋巴瘤（通常是非霍奇金淋巴瘤）和精原细胞性精液瘤。

### （二）辅助检查

1. 概述

患者最常见的表现是出现无痛性睾丸肿块。外伤不是睾丸肿瘤的诱因，但它通常会引起人们对肿块的注意。

睾丸癌的临床表现如下。

- 局部病变的症状。
  - 无痛性睾丸肿胀。
  - 下腹部隐痛或坠胀。
  - 创伤或血肿（罕见）。
- 转移性病变的症状或体征。
  - 持续性咳嗽、气短伴或不伴咯血（纵隔腺病 / 肺转移导致）。
  - 锁骨上淋巴结肿大。
  - 背痛（腹膜后肿大淋巴结转移导致）。
  - 骨痛（罕见）。
  - 乏力、体重减轻或食欲不振、腹泻。
  - 神经系统症状（罕见）。
  - 男性乳房增大（分泌 hCG 的肿瘤导致）。

2. 检查

睾丸内的固体、坚硬的肿块应被认为是睾丸癌，直至证据被推翻，需要及时的诊断和早期治疗。髂静脉、腔静脉阻塞或血栓形成的患者可能出现单侧或双侧下肢肿胀。患有弥散性疾病和巨大腹膜后疾病的患者可以感觉到腹部肿块。对疑似睾丸癌患者的检查，应从完整的病史和体格检查开始。实验室检查和影像检查包括以下内容。

- 血清甲胎蛋白。
- 血清中人绒毛膜促性腺激素的 β 亚单位（β-hCG）。
- 乳酸脱氢酶。
- 化学指标。
- 睾丸超声检查。
- 腹部和盆腔的高分辨率计算机断层扫描。
- 胸部 X 线片检查或 CT 扫描胸腔。
- 如果经临床检查或出现神经系统症状后怀疑有脑转移，应进行脑部磁共振成像。

3. 影像学

(1) 超声成像：目前，超声检查用于确认睾丸肿块的存在并探查对侧睾丸。超声波的敏感性几乎是 100%，它在确定肿块是在睾丸内还是睾丸外有重要作用。超声检查是一种廉价的检查，即使在临床上有明显的睾丸肿瘤情况也应进行。

提示睾丸肿瘤的常见放射学特征如下。

- 睾丸内肿块：可能是同质性或异质性的（图 2–6）。睾丸内肿块提示睾丸肿瘤，除非另有证明。睾丸旁的肿块更有可能是良性病变。
- 血管增加：可见于附睾炎，但睾丸内肿块的血流增加支持睾丸肿瘤的诊断。

个别生殖细胞肿瘤的超声表现如下。

- 精原细胞瘤。
  - 精原细胞瘤通常表现为均匀的睾丸内肿块，与正常睾丸组织相比回声较低。
  - 肿块通常是椭圆形的，在没有局部侵犯的情况下界限清楚。肿块通常局限在白膜内，很少扩展到睾丸旁的结构。
- 非精原细胞肿瘤。
  - 与精原细胞瘤相比，NSGCT 往往更具有

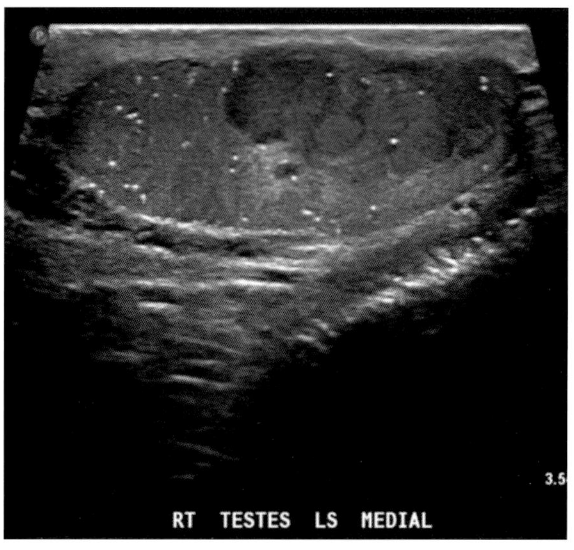


▲ 图 2–6 阴囊超声显示右侧睾丸内异质性病变

异质性，经常有囊性区域或钙化。它们往往比精原细胞瘤更具有侵袭性，而且被膜侵犯很常见。

– 成熟的畸胎瘤往往是囊性的，液体中有不均匀回声，表现为黏液或皮脂腺物质的混合物，有或没有毛囊。固体成分存在不同的回声，包括高回声和阴影的脂肪成分。未成熟的畸胎瘤往往更加坚实，但由于有出血和坏死的区域，仍然是异质性的。

• 淋巴瘤：最常见于 60 岁以上的患者。

(2) CT 扫描：一旦诊断为睾丸癌，作为初始分期工作的一部分，需要进行腹部和盆腔的高分辨率计算机断层扫描和胸部 X 线片检查。如果胸部 X 线片检查结果异常或临床上强烈怀疑胸腔内有转移性疾病，则建议做胸部 CT（Sachdeva，2017）。

(3) MRI 和骨扫描：如果怀疑有脑和骨转移，则要进行脑部的磁共振成像和骨扫描。

(4) PET：$^{18}$F-FDG-PET 可能有助于改善睾丸癌患者的诊断、分期和管理。它能准确地检测出小体积的转移性疾病，并在化疗后残留肿块的定性中发挥重要作用（Gouliamos，2014）。PET 可以与 CT 相结合，提高可疑病变的特征性表现。FDG-PET 对精原细胞瘤治疗后有残留肿块的患者有很高的阴性预测价值（Albers，2017）。对于残余肿块＞3cm 的患者，FDG-PET 更有意义，而对于残余肿块＜3cm 的患者，则可以选择性做 PET（De Santis 等，2004）。

4. 肿瘤标志物

血清肿瘤标志物对预后和分期很有用。

(1) 甲胎蛋白：甲胎蛋白通常由胎儿卵黄囊和其他器官产生，在正常男性的血清中基本上检测不到。AFP 的半衰期为 5～7 天。单纯的精原细胞瘤中 AFP 不会升高。AFP 由卵黄囊肿瘤分泌，在一定程度上由绒毛膜肿瘤分泌。AFP 在 HCC 中升高，可能会出现假阳性结果。如果 AFP 升高，应像 NSGCT 一样治疗。

(2) 人绒毛膜促性腺激素的 β 亚单位：β 亚单位的 hCG 在检测中被测量，因为 α 亚单位见于垂体瘤。β-hCG 的半衰期为 1.5～3 天。在精原细胞瘤中，高达 15% 的血清 β-hCG 水平可以升高。 在 NSGCT 中，10%～20% 的 CS1 NSGCT 和 40% 的晚期 NSGCT 中 β-hCG 升高。假阳性结果可能出现在甲状腺功能亢进的患者身上。

(3) 乳酸脱氢酶：这是一个特异性较低的标志物，它是肿瘤负担的一个指标。

## 六、阴茎癌

### （一）临床表现

阴茎癌常见于老年人，同时也可发生于年轻患者。在年龄≥60 岁时，发病率开始增加（Brosman，2015）。阴茎最常见的癌症类型是鳞状细胞癌。因为患者往往发病较晚，所以阴茎癌的诊断通常有延迟，进而易被忽视。在患者就医之前，常伴有焦虑状态。新生儿包皮环切术已被公认为是一种预防措施，几乎可以消除阴茎癌的发生。在实行新生儿包皮环切术的犹太人群中，阴茎癌是罕见的（Licklider，1961）。

1. 概述

阴茎癌通常表现为阴茎上的无痛性病变，最常见的部位是龟头（48%）和包皮（21%）。病变可以是溃疡性的、扁平的或外生的，了解癌前病变对理解其与 SCC 的关系很重要。

2. 癌前病变

(1) 阴茎原位癌（Tis）：如果涉及阴茎头，则被命名为 Queyrat 增殖性红斑。病变呈红色、天鹅绒状、边缘清晰的阴茎头病变。鲍恩病是涉及阴茎轴 / 会阴部的 Tis，以鳞状斑块为特征。

(2) 皮角：它的特点是上皮细胞过度增生和角化。有可能发生恶性转化或与恶性肿瘤有关，但这种情况很少发生。

(3) 包皮龟头炎（balanitis xerotica oblitran，

BXO）/ 硬化萎缩性苔藓：在龟头或包皮上出现白色斑块，肉眼可见增厚和水肿。它与恶性肿瘤有关，即使切除后也需要更密切的随访。

(4) 尖锐湿疣和鲍温样丘疹病：与人类乳头瘤病毒有关，并有恶变的报道（Campbell-walsh urology，11th edition，p.846.）。

3. 侵袭性癌症

- 阴茎病变是最常见的症状，病变可以从硬化到增生性生长。
- 晚期患者的主诉可以是局部浸润或转移的症状。

### （二）辅助检查

1. 实验室

没有特定的实验室检查可以诊断阴茎癌。偶尔可以看到由阴茎癌分泌的甲状旁腺相关物质引起的高钙血症。

2. 组织学

组织学诊断是诊断阴茎癌的关键。任何可疑的病变都应进行活检以排除阴茎癌。

3. 影像学检查

体格检查对于疾病的准确分期是最可靠的。在无法进行适当的临床检查（如肥胖患者）或预后 / 随访时，影像学检查将是必不可少的。

(1) MRI：MRI 为阴茎癌的局部分期提供最佳的软组织分辨率。为了准确的分期，MRI 应该在人工勃起后进行，这对于癌症的正确分期至关重要。

(2) CT：CT 在分期和评估盆腔和腹膜后淋巴结肿大和远处转移方面很有用。

(3) PET/PET-CT：这可能对淋巴结无法触及但怀疑有微转移的患者有潜在的作用，尽管它不是常规的做法。这可能会避免一些患者的手术分期（Brogsitter 等，2013）。

## 参考文献

[1] Afshar-Oromieh A, et al. Comparison of PETimagingwith a (68) Ga-labelled PSMA ligand and (18)F-choline-based PET/CT for the diagnosis of recurrent prostate cancer. Eur J Nucl Med Mol Imaging. 2014;41(1):11–20.

[2] Albers P. EAU guidelines on testicular-cancer. 2017 [cited 16 Oct 2017]. Available from http://uroweb.org/guide line/testicular-cancer/.

[3] Ascenti G, et al. Contrast-enhanced second-harmonic sonography in the detection of pseudocapsule in renal cell carcinoma. AJR Am J Roentgenol. 2004;182(6): 1525–30.

[4] Ayyıldız SN, Ayyıldız A. PSA, PSA derivatives, proPSA and prostate health index in the diagnosis of prostate cancer. Turk J Urol. 2014;40(2):82–8.

[5] Behesnilian AS, Reiter RE. Risk stratification of prostate cancer in the modern era. Curr Opin Urol. 2015; 25(3):246–51.

[6] Bonekamp D, et al. Advancements in MR imaging of the prostate: from diagnosis to interventions. Radiographics. 2011;31(3):677–703.

[7] Bott S, Patel U, Djavan B, Caroll PR. Images in urology. In: Images in urology. London/New York: Springer; 2012.

[8] Brogsitter C, Zophel K, Kotzerke J. 18F-Choline, 11C-choline and 11C-acetate PET/CT: comparative analysis for imaging prostate cancer patients. Eur J Nucl Med Mol Imaging. 2013;40(Suppl 1):S18–27.

[9] Brosman SA. Penile cancer. 2015 [cited 16 Oct 2017]. Available from https://emedicine.medscape.com/arti cle/446554–overview.

[10] Brown FM. Urine cytology. It is still the gold standard for screening? Urol Clin North Am. 2000;27(1):25–37.

[11] Carroll PR, Parsons JK. Prostate cancer early detection version 2.2016. 2016. Available from https://www.trikobe. org/nccn/guideline/urological/english/prostate_d etection.pdf.

[12] Catalona WJ, Beiser JA, Smith DS. Serum free prostate specific antigen and prostate specific antigen density measurements for predicting cancer in men with prior negative prostatic biopsies. J Urol. 1997;158(6): 2162–7.

[13] Catalona WJ, et al. Use of the percentage of free prostatespecific antigen to enhance differentiation of prostate cancer from benign prostatic disease: a prospective multicenter clinical trial. JAMA. 1998;279(19): 1542–7.

[14] Catalona WJ, et al. A multicenter study of [–2]pro-prostate specific antigen combined with prostate specific antigen and free prostate specific antigen for prostate cancer detection in the 2.0 to 10.0 ng/ml prostate specific antigen range. J Urol. 2011;185(5):1650–5.

[15] De Santis M, et al. 2–18fluoro-deoxy-D-glucose positron emission tomography is a reliable predictor for viable tumor in postchemotherapy seminoma: an update of the prospective multicentric SEMPET trial. J Clin Oncol. 2004;22(6):1034–9.

[16] Ferlay J, et al. Cancer incidence and mortality worldwide: sources, methods and major patterns in GLOBOCAN 2012. Int J Cancer. 2015;136(5):E359–86.

[17] Gouliamos AD. Imaging in clinical oncology. Milano: Springer; 2014.

[28] Grover VPB, et al. Magnetic resonance imaging: principles and techniques: lessons for clinicians. J Clin Exp Hepatol. 2015;5(3):246–55.

[19] Hacking C, Frank Gaillard A, et al. Transitional-cell-carcinoma-bladder. 2017 [cited 16 Oct 2017]. Available from https://radiopaedia.org/articles/transitional-cellcarcinoma-bladder.

[20] Jones J. Testicular cancer. 2017 [cited 16 Oct 2017]. Available from https://radiopaedia.org/articles/testicu lar-cancer.
[21] Kang SK, Kim D, Chandarana H. Contemporary imaging of the renal mass. Curr Urol Rep. 2011;12(1):11–7.
[22] Kim JH, et al. Diagnostic accuracy of contrast-enhanced computed tomography and contrast-enhanced magnetic resonance imaging of small renal masses in real practice: sensitivity and specificity according to subjective radiologic interpretation. World J Surg Oncol. 2016;14(1):260.
[23] Licklider S. Jewish penile carcinoma. J Urol. 1961;86:98.
[24] Mark Thurston JJ. Bone scan. 2017 [16 October 2017]. Available from https://radiopaedia.org/articles/bonescan.
[25] McNeal JE, et al. Zonal distribution of prostatic adenocarcinoma. Correlation with histologic pattern and direction of spread. Am J Surg Pathol. 1988;12(12): 897–906.
[26] Mottet N. Prostate-cancer. 2017 [cited 16 Oct 2017]. Available from http://uroweb.org/guideline/prostate-cancer/.
[27] Parkin DM. The global burden of urinary bladder cancer. Scand J Urol Nephrol Suppl. 2008;42(218):12–20.
[28] Rauscher I, et al. (68)Ga-PSMA ligand PET/CT in patients with prostate cancer: how we review and report. Cancer Imaging. 2016;16:14.
[29] Rouprêt M. EAU guidelines on upper-urinary-tracturothelial-cell-carcinoma. 2017 [cited 16 Oct 2017]. Available from http://uroweb. org/guideline/upper-uri nary-tract-urothelial-cell-carcinoma/.
[30] Sachdeva K. Testicular cancer. 2017 [cited 16 Oct 2017]. Available from https://emedicine.medscape.com/arti cle/279007–overview.
[31] Smith D, Shetty A. Positron-emission-tomography. 2017 [cited 16 Oct 2017]. Available from https://radiopaedia. org/articles/positron-emission-tomography.
[32] Tan LGL, et al. Prospective validation of %p2PSA and the Prostate Health Index, in prostate cancer detection in initial prostate biopsies of Asian men, with total PSA 4–10 ng ml(1). Asian J Androl. 2017;19 (3):286–90.
[33] Verma S, Rajesh A. A clinically relevant approach to imaging prostate cancer: review. AJR Am J Roentgenol. 2011;196(3 Suppl):S1–10; Quiz S11–4.
[34] Weinreb JC, et al. PI-RADS prostate imaging – reporting and data system: 2015, version 2. Eur Urol. 2016; 69(1):16–40.

# 第 3 章 泌尿系统肿瘤学的临床试验及其原则

## Clinical Trials and Their Principles in Urologic Oncology

Sabine D. Brookman-May Maria Carmen Mir Matthias May Tobias Klatte 著

徐万海 陈 光 译 郭鹏宇 校

摘 要

临床试验是癌症研究与临床实践之间的纽带，并为循证医学提供了基础。在泌尿系统肿瘤学中进行的临床试验，对于将癌症预防、诊断和治疗的新技术从科研走向临床至关重要，其最终目的是改善癌症患者的护理和生活质量。

临床试验通过治疗方案的选择来影响患者个体的疗效，还通过评估所提供治疗方案的价值影响社会卫生系统。值得注意的是，临床试验也可能对参与者有未知的风险。此外，从试验中获取的带有偏差的认知可能会危害患者的健康。因此，临床试验的实施应涉及基于科学、统计、伦理和法律考虑的严格规范。

在本章中，我们将讨论常用的试验设计和临床研究设计的相关问题。其目的是正确解释研究结果及为临床试验结果转化提供足够的背景以支持临床决策，实现为每位患者提供最佳的医疗保健。二是为规范临床试验以得出可靠结论。此外，临床研究相关的伦理原则也会被纳入重点研究范围。最后，我们将会对在设计和实施临床研究阶段所遇到的问题进行探讨。其中，将重点讨论在泌尿系统肿瘤外科治疗方案相关临床试验中面临的与药物试验不同的难点。

### 一、概述

虽然只有一小部分泌尿系统肿瘤患者（3%～5%）参与了临床试验，但试验代表了基础癌症研究和临床实践之间的关联，并为循证医学提供了证据基础。通过临床试验的开展可能优化现有的治疗方案，以解决临床相关的问题。

随机对照试验（randomized controlled trials，RCT）是循证医学区别于其他研究的显著标志，能够将基础研究数据转化为临床实践。临床试验中 RCT 和 Meta 分析是评估疗效及确认医疗治疗、医疗设备、筛查方法、行为改变和其他干预措施有效性的金标准，是循证医学的必要条件。泌尿系统肿瘤学的临床试验对于将预防、诊断和治疗癌症的新方法从实验室转移到临床环境至关重要，其最终目标是改善癌症患者的护理和生活质量。除了探索新的治疗方案外，临床试验还可能有助于确定现有干预措施的最佳使用条件，或为在癌症筛查测试呈阳性并开始治疗的患者寻求新疗法，并改善姑息治疗的方案。

临床试验通过选择治疗方法和证明疗效来影响患者治疗，还通过评估治疗方案的价值推动社会卫生系统发展。值得注意的是，临床试验也可能对参与者造成未知的风险，试验中的潜在偏倚可能会伤害患者。因此临床试验的实施应涉及基于科学、统计和法律考虑的严格方法，并以严格的伦理原则为指导。

研究结果的质量在很大程度上取决于研究过程中各阶段的执行情况，以及是否严格应用公认的标准化方法，如根据已知和未知的潜在混杂因素将患者进行随机分组。但既往的 RCT 缺乏足够的方法学和经验证据，其数据解释也可能会受到随机或系统误差的影响。因此，选择合适的研究设计以产生可转化为临床常规的可靠数据至关重要（Wunsch 等，2006；Reith 等，2013；Spieth 等，2016）。临床试验设计和实施的局限性是制订指南的主要原因，该指南是为科学家、医生、作者、审稿人和编辑在评估和生成方法学一致性方面提供支持。

药物开发原则

理解临床试验也包括理解药物开发的主要原则。美国食品药品管理局（Food and Drug Administration，FDA）对药物开发和批准的一般流程进行了定义和监管，欧洲药品管理局（European Medicines Agency，EMA）和地方卫生局也对临床试验的开展提供了指导和规范。FDA 要求的重点首先是安全性，其次是有效性。如果一种药物在临床前的研究中很有前景，可以提交试验性新药（investigational new drug，IND）研究申请，该申请除了生产信息外，还应包括所有研究者资质和临床前药物的信息和研究数据。在获得 IND 批准后，该药物将分阶段进行临床试验研究，如果在预期人群中证明了安全性和有效性，药物发起人可以向 FDA 提交新药申请（new drug application，NDA）。在 FDA 审查和最终批准后，还可能进行Ⅳ期临床试验的监测。近年来，美国、欧洲和日本都在通过人类药品注册技术要求国际协调会（International Conference on Harmonization，ICH）努力协调这一审批过程（Good clinical practice guidelines，1994；Umscheid 等，2011）。

本章会对常用的 RCT 设计进行介绍及总结，此外，将考虑研究设计和解释相关内容，目的是为临床医生提供具有相关背景的信息，这是解释研究结果和将临床试验结果转化为临床实践所必需的，即对临床试验结果的正确判断将支持针对患者采取基于循证医学的个体化的最佳临床决策。本章的另一个目标是为规范临床试验以得出可靠结论提供参考。

为严格评估泌尿系统肿瘤学的临床研究数据，作者还将概述试验设计和试验审查的伦理基础。表 3-1 包含了与临床试验相关的术语。此外，作者还将讨论一个伦理学概念，即公平原则，原因是此原则在主导医学临床试验及其临床转化的大型多中心研究中越来越受到重视。最后，作者将会对在设计和实施临床研究阶段所遇到的问题进行探讨。其中，将重点讨论在泌尿系统肿瘤外科治疗方案相关临床试验中面临的与药物试验不同的难点。

总体而言，医生和其他医疗保健提供者应了解临床试验的基本要求，以便与患者保持可靠和信任的伙伴关系，以开发安全、高效和有效的治疗方案。

表 3-1　临床试验常用术语

| 术　语 | 描　述 |
|---|---|
| 偏倚（统计和操作） | 阻碍对某一问题或情况进行客观考虑的偏向性。在统计学中表示一个估计值在一个方向上偏离真实值的趋势。这种与实际值的系统性偏倚可能会导致对干预效果的低估或高估。偏倚指与临床试验的设计、实施、分析和结果评价有关的任何因素的系统性倾向，使治疗效果的估计值偏离其真实值 |

（续表）

| 术 语 | 描 述 |
|---|---|
| 盲法 | 在进行临床试验期间检查和评估数据，直到试验结束并打破盲法，以完成计划的分析 |
| 双模拟 | 在临床试验中，当所比较的治疗不能完全相同时，在管理用品时保留盲法的技术。为治疗 A 和治疗 B 准备用品（为两组提供活性和无差别的安慰剂） |
| 失访 | 临床试验中的受试者未能（无论出于何种原因）继续参加试验，直到根据研究方案要求的最后一次访问或随访 |
| 等效性试验 | 一项试验的主要目标是显示所比较的治疗反应仅有临床上不重要的差异。这通常是根据临床可接受差异的较低和较高等值范围内的治疗差异来显示 |
| 完整的分析集 | 尽可能接近意向治疗（intention-to-treat，ITT）原则的受试者集合。完整的分析集通常是从所有随机受试者的集合中得到的，只需最小的和合理的剔除受试者 |
| 可归纳性 | 试验结果在多大程度上能够可靠地从试验对象转移到更广泛的患者群体和更广泛的临床环境中 |
| 独立数据监测委员会（IDMC） | 申办者可以成立独立数据监测委员会（Independent data monitoring Committee，IDMC），以预先规定的时间间隔评估临床试验的进展、安全性和疗效参数。IDMC 可以向赞助商建议继续、修改或停止试验 |
| 意向治疗（ITT）原则 | 声称通过评估患者被分配到的治疗方法（即计划的治疗方案）而不是实际给予的治疗，可以最佳地评估治疗政策的效果的原则。因此，分配一个治疗组的受试者作为该组的成员被跟踪、评估和分析，而不考虑他们对计划中的治疗方案的遵守情况 |
| 测量者组间的可靠性 | 在不同的场合，由不同的评估者采用相同的方法，得到同等的评估结果的特性 |
| 测量者组内的可靠性 | 在不同的场合，由同一评估者采用相同的方法获得同等的评估结果的特性 |
| 中期分析 | 在正式试验结束前的预设时间内，任何旨在比较治疗或干预组的有效性或安全性的分析 |
| Meta 分析 | 对评估同一研究问题的两项或多项试验的定量证据进行正式评估。这通常涉及对各种试验的汇总统计的统计组合。有时，Meta 分析一词也被用于原始数据的组合 |
| 多中心试验 | 根据同一研究方案在一个以上的地点进行临床试验 |
| 非劣质性试验 | 一种等效性试验的子形式。其主要目的是表明研究产品的反应在临床上不比对照物（大多数情况下是主动对照物）差 |
| 符合方案集（有效样本） | 由遵守协议的研究对象亚群产生的一组数据，以确保根据基本的科学模型，数据可能表现出治疗效果。遵从性包括治疗暴露、测量的可用性，以及没有重大的违反协议等方面 |
| 安全性和耐受性 | 医疗产品的安全性涉及受试者的医疗风险，通常在临床试验中通过实验室测试、生命体征和不良事件来评估。医疗产品的耐受性是指对明显的不良反应的耐受程度 |
| 统计分析计划 | 统计分析计划（statistical analysis plan，SAP）是一份包含对方案中描述的主要分析特征的详细技术阐述的文件。统计分析计划包括对研究变量和终点进行统计分析的详细程序 |
| 优效性试验 | 以显示对研究性产品的反应优于对照物（活性或安慰剂对照）为主要目的的试验 |
| 代用变量 | 在直接测量不可行或不实际的情况下（如因实现长期终点所需的时间），为效果或终点提供间接测量的一个变量 |
| 治疗效果 | 临床试验中归因于某种治疗的效果。在大多数临床试验中，所关注的治疗效果是两种或更多治疗方法的比较 |
| 紧急情况下的治疗 | 在治疗过程中出现的或相对于治疗前状态恶化的（不良）事件被定义为治疗突发事件 |

## 二、试验设计概述

### （一）临床试验类型

临床试验是以最纯粹形式在实验条件下观察人体实验的结果。相比之下，非干预研究设计，如队列研究、病例对照研究和观察研究，是用来衡量没有直接影响的干预的影响。从方法学的角度来看，观察性研究是调查暴露和结果，而实验性研究是对指定暴露的结果进行观察。其他非实验性研究包括病例报道、病例系列和横断面研究。这些类型的研究虽然会产生相关的见解，但不能提供任何因果推理的价值。

临床试验设计最受青睐，因为大多有机会允许干预随机化，从而有效地减少或完全消除患者的选择偏倚和不可测量的混杂参数。在 RCT 中，预先设定的研究样本是由目标人群（如患有相关疾病的患者）建立的，并随机分配到不同的组别（如标准治疗或安慰剂与新治疗方案）。研究性治疗的观察效果在特定的时间点上构成预先规定的终点。RCT 可以产生高质量的数据，具有分析和描述因果关系的能力。然而，除了构成循证医学的基础外，RCT 仍然受到限制（Berkman 等，2014；Collins 和 MacMahon，2001）。错误的分类可能会对干预措施的暴露或随后的结果产生偏倚。

此外，样本污染（如一部分被分配到对照组的患者在试验之外接受同样的干预）和联合干预（其中一组患者比另一组患者接受额外干预的频率更高）可能会降低结果的可靠性。因此，为了评估一项干预措施的有效性，在临床试验中必须有意控制所有已知的混杂变量，包括合并症，这首先需要一组同质化的研究参与者。另外，如果现实中的患者群体看起来大不相同，即使是设计良好且执行一致的试验所提供的证据也没有临床价值，结果也不能转移到普通患者群体。

### （二）临床试验分期

测试新的癌症治疗方法的临床试验通常被分为几个阶段，每个阶段都有特定的设计和样本量的特点。如果一种新的治疗方法在一个阶段获得成功，它通常会进入下一个临床试验阶段。试验设计也可能被合并为两个阶段（如Ⅰ/Ⅱ期或Ⅱ/Ⅲ期试验）的单一方案，通过较少的患者应答研究问题及部分基于适应性试验设计，以实现试验阶段之间的无缝过渡。

表 3-2 概述了临床试验分期的主要特点。

#### 1. 临床前、Ⅰ期和Ⅱ期试验

在早期阶段（Ⅰ期临床和Ⅱ期临床），需要评估一种新疗法是否安全及其不良反应；此外还需评估药物活性及最佳剂量。

Ⅰ期临床试验通常在健康志愿者或难治性患者中测试干预措施，旨在解决潜在的安全问题、药代动力学和与剂量反应相关的特征。在肿瘤试验中，也将肿瘤体积减小作为一种治疗效果进行评估。在Ⅰ期研究之前，很少会进行 0 期临床试验（决定一种新药是否应该进入Ⅰ期而进行的非常小的试验）。

临床前研究包括动物实验以及药物生产和纯度的评估。通过动物实验探索以下几个方面：①药物在相当于人体中预计暴露剂量的安全性；②药效学：作用机制和药物水平与临床反应之间的关系；③药代动力学：药物吸收、分布、代谢和潜在的药物间相互作用。如果该药物计划在人体上进行进一步研究，则必须提交该数据以获得 IND 批准。

Ⅰ期临床试验，即剂量递增人类药理学研究，是指新研究的制剂首次在人类身上进行研究的实例。通常在少数健康和（或）患病的参与者中以开放标签的方式进行。FDA 强调“安全第一”，本试验阶段旨在测试一种药物的安全性和最大耐受剂量（maximum tolerated dose，MTD）、人体药代动力学和药效学及药物间相互作用。MTD，即出现剂量限制性毒性之前的最大药物剂量，是根据不同的统计实验设计来确定的。剂量升级必

表 3-2 临床试验分期及特点

| 阶 段 | 主要目标 | 剂 量 | 典型的参与者人数 |
|---|---|---|---|
| 临床前研究 | • 在非人类受试者（如细胞系、动物）中测试药物，以收集关于疗效、毒性和药代动力学的信息 | 不受限制 | 不适用 |
| 0 期临床试验 | • 评价的参数包括药代动力学、部分口服生物利用度，以及药物的半衰期<br>• 不定期完成，大部分跳过第一阶段的工作 | 非常小，未达治疗剂量 | 健康受试者的数量非常有限 |
| Ⅰ期临床试验 | • 通常是在人体中进行药物测试的初始试验（当跳过 0 期时），用于剂量、安全性和早期疗效（在这一点上，不假定药物有任何治疗作用）<br>• 在健康志愿者中测试不同的药物剂量（剂量范围） | 通常未达治疗剂量但剂量递增 | 约 80 名健康的参与者或患有该疾病的患者 |
| Ⅱ期临床试验 | • 对一种药物在特定疾病环境中的安全性和有效性的后续试验 | 治疗剂量 | $n$=100～300 名 |
| Ⅲ期临床试验 | • 较大的试验，将一种药物与现有的最佳疗法进行比较，以确定其有效性、实效性和安全性，通常用于药物审批（1000～3000 名患者）<br>• 确定药物的治疗效果；在这一点上，假定药物有一定的效果 | 治疗剂量 | 1000～3000 名（取决于疾病领域；在肿瘤学试验中，通常为 1000～1500 名患者） |
| Ⅳ期临床试验 | • 上市后监测研究，以评估已批准药物和干预措施的长期效果和额外的不良反应 | 治疗剂量 | 参与者是普通患者 |

须基于严格的标准，以及在足够长的时间内密切跟踪受试者的潜在毒性（Umscheid 等，2011）。对于Ⅰ期试验的参与者和招募患者的医生来说，必须确保他们了解早期试验阶段的目标，避免将其误解为治疗性的手段。尽管有充足的证据表明在Ⅰ期试验中受试者对化疗药物的反应率非常低（2.5%），但受试者仍可误认为参与试验可获得疗效（Umscheid 等，2011）。

Ⅱ期试验，即治疗性探索性试验，通常招募比Ⅰ期试验更多的参与者，并在相关疾病的志愿者中进行，以用于测试安全性、药代动力学和药效学，也可能用于解决Ⅲ期试验规划的关键问题，包括确定剂量和给药频率、给药途径和试验终点。Ⅱ期临床试验可通过以下方式评估药物疗效证据：①检验不同剂量组；②将研究药物与已发表的系列文献中检索的历史患者对照药物进行比较；③将受试者随机分为不同组（可能已经是一个对照组）。

因为Ⅱ期试验中对于药物疗效的研究受限于患者数量少和安全性的问题，所以，即使Ⅱ期临床试验结果符合预期，也仍然有必要进行后续的Ⅲ期临床试验。

在初始试验阶段结束时，主办方、研究人员、卫生当局（EMA、FDA）和政府机构可能会召开会议，审查研究数据和 IND，以确定进入Ⅲ期试验的可行性。试验设计计划、样本量、数据收集、终点、安全问题、分析、病例报道表及潜在的生产问题等，都有可能在会议上进行讨论。

2. Ⅲ期临床试验

Ⅲ期临床试验通常是关键研究，目的是通过对比对照组（安慰剂或标准护理）测试新的治疗方法，为卫生当局（EMA，FDA）批准提供数据，结果可以根据优效性或非劣性来评估。它们通常是基于既往已经证明了安全性和潜在有效性的研究所进行的。除疗效外，还对新疗法的安全性进行比较。泌尿外科肿瘤学的Ⅲ期试验通常包括比Ⅱ期试验中更多样化的 1000～1500 名受试者群体，以确保结果是有效的，以确认疗效和确定常见不良反应的发生率。对于药物开发研究，Ⅲ期试验通常被分为Ⅲa期（提交卫生当局批准前）和Ⅲb期（批准后）。

基于适用于设计Ⅲ期研究的大量策略组合，制订了试验报告统一标准（Consolidated Standards of Reporting Trial，CONSORT）指南，以提高试验报告的质量，并协助评估试验及其结果的实施和有效性。通过流程图（图3-1），研究者可以确定受试者在哪个阶段退出研究（如由于不合格、没有随访、没有对主要终点进行评估）。由于排除缺失数据会大大降低研究的准确性，并导致一致的偏倚，因此避免此类问题的最佳方法是只招募符合条件的患者，并确保他们继续参与研究。

3. Ⅳ期临床试验和上市后评估

考虑到Ⅲ期试验通常包括严格选择的1000～1500名受试者，评估不良事件发生率的有限统计方法通常限制了药物的临床转化。这突出体现了Ⅳ期临床试验在确定较罕见的药物不良反应和评估长期安全性数据方面的重要性。此外，在初步批准药物进入市场后，通过Ⅳ期临床试验可尝试扩大药物的适应证或患者群体（Umscheid等，2011）。

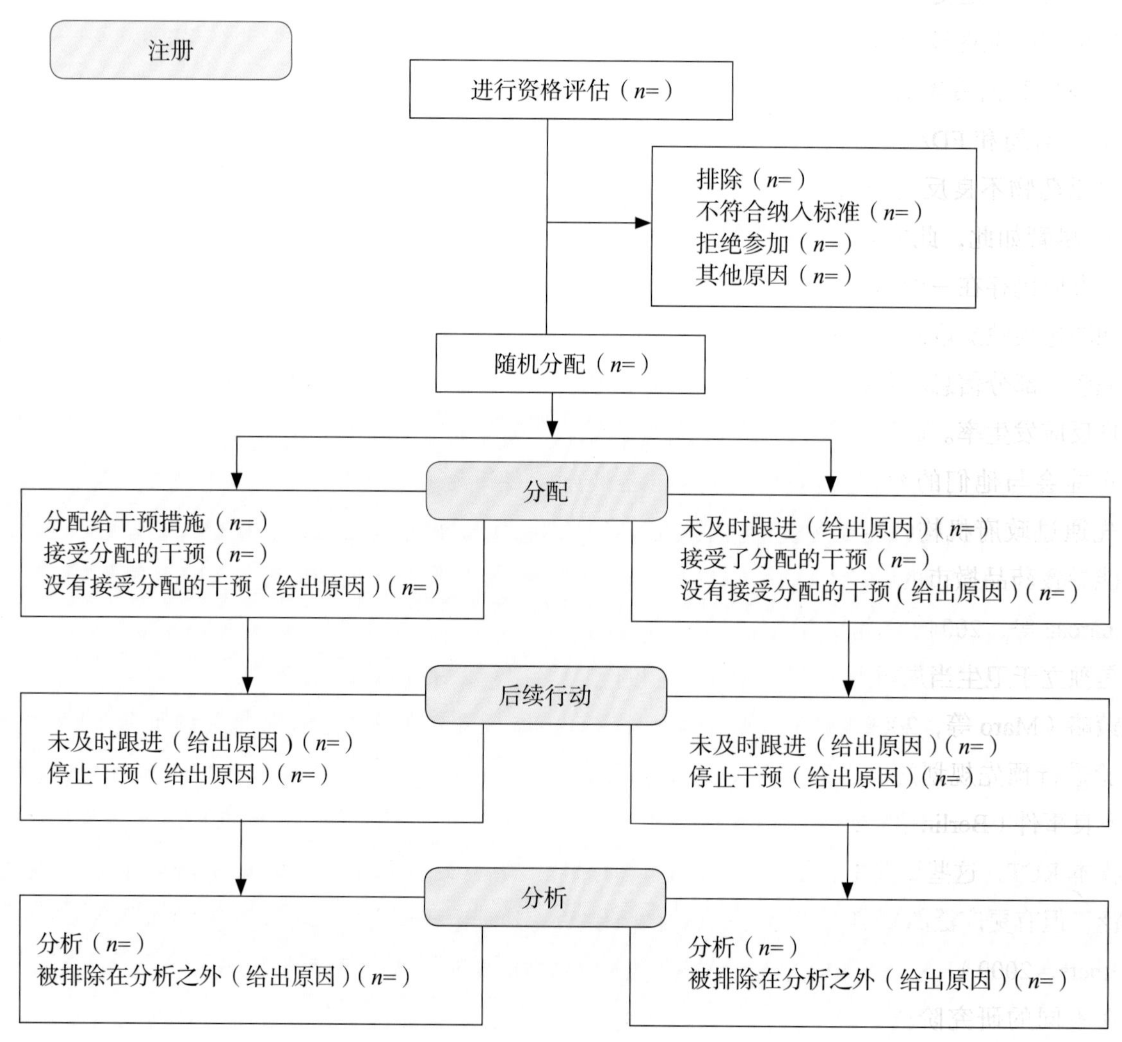


▲ 图3-1 试验流程图

一旦药物获得批准，FDA 或 EMA 及当地卫生当局和政府机构可能会要求申请者进行Ⅳ期试验。Ⅳ期临床试验，即治疗使用研究，是药物上市后的研究，是对已批准药物的观察性研究，目的是：①识别患者实际中发生的不常见不良反应或其他不良反应；②评估与健康经济相关的问题：如患者疾病治疗中的成本或药物有效性，或剂量与原始研究人群相似或不同。

约 20% 的已批准药物不良反应超出预期，约 4% 的药物在上市后因安全原因最终被撤回，这再次证明了上市前研究的局限性。在特定人群中进行的上市前研究和针对广泛人群的上市后研究的差别反映了特定受试人群的选择可能会导致罕见不良反应的发现被延迟（Strom，2004）。近年来，由医生和消费者直接或通过药物制造商间接向卫生当局和 FDA 的 MedWatch 计划等项目报告严重药物不良反应的人数不断增加（FDA，2010）。尽管如此，此类监测策略在发现严重不良事件方面仍存在一些弱势。上市后研究存在的常见问题包括数据取决于患者自发报告，导致数据不完整、部分信息不可靠，以及难以计算的实际不良反应发生率。此外，制造商提供药品安全报告可能会与他们的利益相冲突，因此，是否存在先通过政府机构批准一种药物，然后再寻找可能导致药品撤市的证据存疑（Strom，2004；Fontanarosa 等，2004）。建立国家健康数据网络可能是独立于卫生当局对上市后研究进行监测的一种策略（Maro 等，2009）；另一种策略是对相关试验进行预先规划的 Meta 分析，以评估不常见的不良事件（Berlin 和 Colditz，1999），或者通过大样本 RCT，这些试验中的受试者纳入标准较为宽泛，但有更广泛的现实患者群体（Hennekens 和 Demets，2009）。

在不同的研究阶段，招募患者的时间和数量有相当大的差异；然而，在泌尿外科肿瘤学中有一个经验法则，即Ⅰ期临床试验在 2 年内招募 30～100 名健康志愿者；Ⅱ期临床试验通常在 3 年内招募 200～300 名患者；Ⅲ期临床试验通常在 3～5 年招募 1000～1500 名患者。

### （三）临床试验设计

在设计临床试验时，定义一些相关参数以产生有临床意义的结果是很重要的。这包括患者群体、研究处理、试验终点和试验传导（如随机 vs. 非随机）（Spieth 等，2016）。

RCT 的两种标准设计是平行和交叉设计（Berkman 等，2014；Wellek 和 Blettner，2012）。在随机分组后，受试者将在整个治疗期间被分配到一个确定的干预措施中（平行设计），或者首先接受一种干预措施，在达到（中间）研究终点后再接受另一种干预。交叉试验通常被认为是很有意义的，因为它们提供了研究参与者作为自体对照的可能性，从而排除了由于个体间差异而产生的可变性（Wellek 和 Blettner，2012；Hollis 和 Campbell，1999）。尽管如此，这一论点在肿瘤试验中并不完全有效，因为个体特征和基线标准可能会随着相互作用而改变。此外，尽管在平行设计的研究中，随机化可以有力地确保有效性，但在交叉研究中必须考虑额外预防措施以避免可能的遗留效应。遗留效应是指从一种情况（如暴露或治疗）延续到另一种情况的影响。因此，为了避免遗留效应，常常需要采用治疗顺序的随机化及适当的间隔时间（Wellek 和 Blettner，2012）。

为了测试联合干预的治疗效果，针对个人随机接受两种或两种以上的干预，还开发了多因素研究设计（Hollis 和 Campbell，1999；Whelan 等，2012）。本研究设计提高了研究效率，因为它允许在单一试验中评估多种干预措施。析因设计允许测试每个因素对响应变量的影响，以及交互交叉因素对响应变量的影响（Spieth 等，2016）。

#### 1. 研究问题与假设

设计随机对照试验首先要解决临床相关的研

究问题。如前所述，根据研究问题，研究假设随后将以优越性或非劣效性为目标（Zhang 等，2014；Akobeng，2008）。最常见的Ⅲ期试验类型是比较疗效试验（同义词：优势试验、安慰剂对照试验、关键试验），并将干预变量与标准护理或安慰剂进行比较。

即使在设计最佳的安慰剂对照试验中，证明安慰剂效应的情况也并不少见，与历史对照或临床试验外的患者相比，暴露于无效试剂的受试者表现出意想不到的改善。安慰剂效应可归因于参加临床试验的受试者在护理方面的普遍改善；另一种解释可能是，研究的志愿者处于急性症状，随着试验的进行症状会自然改善或回归到平均值（Cahana 和 Romagnioli，2007；Foddy，2009；Wilcox，2008）。这是为了突出研究参与者的独特性，以及试验可能缺乏外部效度的原因。

另一种类型的Ⅲ期试验是等效性试验，即阳性对照研究，旨在确认试验治疗是否在预先设定的范围内与比较者相似，这随后也意味着安慰剂几乎从未包括在该设计中。当某一确定终点的干预和比较者之间的差异在一个确定的范围内时，干预被估计为与比较者等效（Walker 和 Nowacki，2011）。预定义的边界通常是从外部证据、统计基础计算和临床经验中检索的，对于如何定义可接受的边界没有指导（Umscheid 等，2011）。

非劣效性试验是等效研究的变体，排除了那些不太有效的实验干预的可能性，旨在证明一种新的治疗方法，即在疗效方面至少与标准治疗方法一样优秀。与标准治疗相比，试验治疗的潜在优势是成本更低、毒性更低、不良反应改善或给药形式改善（Spieth 等，2016）。然而，尽管非劣效性试验的有效性通常是直接的，但由于缺乏标准治疗的有效性和非劣效性边界的适当选择，非劣效性试验的有效性可能会受到损害。非劣效边际必须预先定义，并决定试验的样本量及试验的目标。因此，在临床实践中，人们需要谨慎地解释非劣效性试验的结果，因为它们的设计和分析往往是基于比较疗效研究的统计设计，而不是基于等效性试验的统计设计。非劣效性试验也比其他研究设计更容易出现假阳性结果（Fleming，2008）。

2. 受试人群

在药物开发的早期阶段，临床试验受试者的选择，可能主要受到希望最大限度地观察特定临床效果的影响，因此，实际只有一个狭窄子集的患者人群被选中参与受审。在进一步的药物开发过程中，当进行验证性试验时，通过应用尽可能反映目标人群的纳入和排除标准，研究患者更接近真正的目标人群。另外，需要考虑的是，患者群体应该足够的同质，以精确估计治疗效果。由于地理位置、医疗实践、临床常规和治疗模式（包括其他药物的可获得性）等进一步的可能影响因素，以致单个临床试验永远不能完全代表未来的患者。应尽可能减少这些因素的影响，并在最终解释研究结果时加以反映和讨论。

因此，稳健的试验设计首先需要选择合适的研究人群。为了研究具有适当疾病状态和多样性水平的患者群体，研究者定义了确定患者临床试验合格性的纳入和排除标准。这些标准可以包括患者特征（如年龄、表现状态）及疾病和治疗特异性特征（如肿瘤分期、转移部位、既往治疗的数量和类型）。

一个基本要求是参与者自愿参与试验和干预。由于自愿性和其他参数对患者选择的影响，入组的人群可能与后来批准的实际目标人群存在潜在和部分显著差异。这种类型的选择偏倚被称为志愿者偏倚，可能源于资格标准和固有的主体属性，包括地理位置、患者态度、健康状况、教育、婚姻和社会经济地位及种族等因素。此外，研究者由于预期的研究依从性或预期的总体预后而进行的主观排除也会在很大程度上影响患者的选择（Gravetter 和 Forzano，2009）。此外，预定义的特征和狭窄的纳入和排除标准可能会限制试验结果的广泛性，特别是对未纳入临床试验的流行共病患者。这种考虑强调了为什么试验治疗的有效性（临床试验环境中干预成功的衡量）不一定能转化为治疗的有效性（其在现实世界中的价值衡量）。

在选择临床试验研究的患者群体时，研究人员应包括可能从试验干预中受益的患者。此外，在选择人群时，应考虑到试验结果应适用于临床实践中的患者。随着患者群体的多样性增加，研究结果可能适用于更广泛的患者群体。

3. 对照组的定义

在对照试验中，正在研究的药物或方案与对照进行比较。对照组可以是安慰剂，也可以是在试验设计时广泛使用并被认为有效的标准治疗（Umscheid 等，2011；ClinicalTrials.gov）。尽管安慰剂有时被用作临床试验的对照，但它很少在肿瘤试验中被使用，因为这种方法可能存在伦理问题。值得注意的是，由于一些临床试验需要几个月甚至几年才能完成，到试验结果公布时，标准疗法可能不再广泛使用。

4. 计算正确的样本量

在随机对照试验中，样本量的估计是一个关键问题。其目的是在对可能受抽样误差影响的数量有一定信心的情况下，登记足够数量的受试者（Arya 等，2012；Flecha 等，2016）。因此，研究人员将在更短的时间内获得更具性价比并且遵循道德原则的数据。适当的样本量估计对于避免第一类和第二类错误的发生是必要的。大小可以用一个数学公式估计，这个公式取决于随机对照试验的目的、性质和参数；然而，选择计算所需的适当参数值的决定并不简单（Naing 等，2006）。因此，研究者通过统计原则提出估计的样本量是至关重要的。

为了充分解决主要问题，需要有足够的样本量，以便有足够的能力检测潜在的统计差异。传统上，这种能力被定义为当存在有临床意义的差异时，两种干预措施的结果之间至少有 80% 的机会可以发现统计学上存在显著的差异。调查的结果或终点可以是客观的（如死亡）或主观的（如生活质量），并且必须始终是可靠和有意义的衡量标准。统计分析常用来分析结果，包括二分类终点的逻辑回归分析（如事件发生或未发生）、速率的泊松回归（如每个患者或每年发生的事件数）、时间到事件终点的 Cox 回归分析（如生存分析），以及连续测量的线性回归（如重量）。

5. 规划统计分析

正确使用统计分析的重要性在于研究者能更好地解释、组织和分析研究数据的变量。此外，通过统计可以对人口作出结论和预测及协助决策。在临床试验中，在确定了要进行比较的组之后，有必要确定将用于检验假设的因变量反应。

通常将组之间没有差异设置为兴趣假设，称为零假设。另一种假设是与零假设相矛盾的第二种陈述，即零假设的两组之间是不平等的。这两种情况涵盖了统计假设检验的所有可能值（0～1），最终其中一个陈述为真。如果 $P$ 值增加了特定定义的限制，零假设被拒绝，在医学领域通常设置为 0.05，这表明当计算的 $P$ 值 $\leqslant 0.05$ 时，组之间存在显著差异。$P$ 值表示类型 Ⅰ 错误发生的概率。$P$ 值的计算既可用于支持对特定利益差异的评估，也可作为一种标记装置应用于大量安全变量，以突出值得进一步注意的差异。需要考虑的是，这种统计意义并不一定意味着临床意义（Pagano 和 Gauverau，2012）。

基于 $P$ 值的统计分析的另一种方法是规模效应分析，目的是确定检测到的效应的临床意义，而不限于二分结果（显著或不显著），即该统计模型是确定随机对照试验所提出的临床程序的临床意义的合适度量。此外，它将能够确定样本量是否足够，以获得足够的统计效能（Flecha 等，

2016；Naing 等，2006）。因此，通过使用规模效应分析，可以确定观察到的差异大小（Steinberg 和 Thissen，2006）。

分析Ⅲ期试验最常见的方法是意向治疗分析，在该分析中，受试者根据他们随机进入的干预组进行评估，而不管他们实际接受的治疗。这通常被称为随机分析规则。补充或二次分析是按治疗或按方案进行的分析，在该分析中，受试者根据他们实际接受的治疗进行评估，而不管他们是否被随机分配到该治疗组。ITT 分析更适合于随机对照试验的初步分析，因为它们通过保留随机化消除了选择偏倚；因此，任何结果的差异都可以单独归因于治疗，而不是混杂因素（Umscheid 等，2011）。相比之下，按治疗或按方案进行的方法可能会消除干预试验中随机选择治疗的任何好处，因为它预估了所接受治疗的效果。因此，该研究变得类似于介入队列研究，有可能存在治疗选择偏倚。如果治疗组的依从性差，而对照组的污染程度高，ITT 分析可能无法显示结果的差异。相比之下，每个协议的分析都应将这些违反协议的情况考虑在内。

安全性和耐受性的研究是一个多维度的问题。尽管对于任何一种药物，某些特定的不良反应通常是可以预料到的，也可以被专门监测到，但不良反应的范围很广，而且总是有可能出现新的和意想不到的不良反应。此外，违反方案后发生的不良事件，如使用违禁药物，可能会引入偏倚。此外，不良事件的报道也可能存在地域差异。最后，需要再次说明的是，不良事件并不一定代表所检测治疗的不良反应，而是无论潜在因果关系如何，在参与试验的患者中发生的事件。考虑到这些方面，与药物安全性和耐受性分析评价相关的统计是明显困难的。最后，从证实性临床试验中获得的结论性信息在这方面是个例而不是常规。在大多数试验中，安全性和耐受性的影响最好通过对数据应用描述性统计方法来解决，在支持解释的地方辅以置信区间的计算。在治疗组和受试者中使用图形显示不良事件模式也很有价值。

6. 临床试验的终点

(1) 主要和次要终点：临床试验的有效性和安全性由预定的终点或结果来衡量（ClinicalTrials.gov）。在泌尿肿瘤试验中，这些包括临床终点，如总体生存期或癌症特异性生存期，以及替代终点，这些终点预计通过评估短期或中期终点来预测临床结果（Brenner，2008）。

主要终点是评估临床效益的关键指标，必须在确定研究样本量之前进行选择（Stanley，2007）。主要终点或目标变量应是能够提供与试验的主要目标直接相关的最具临床相关性和最令人信服的证据变量。多数情况下，只有一个主要变量，但越来越多选择的是联合或共同主要终点。在泌尿肿瘤，特别是在晚期前列腺癌领域的试验中，如总生存期和影像学无进展生存期（rPFS）被用作共同的主要终点。

主要终点通常是疗效变量，因为大多数验证性试验的主要目标是提供有关疗效的有力证据。在泌尿肿瘤试验中较少，安全性和耐受性也被选为主要变量；尽管如此，它们作为次要和探索性终点的应用反映了它们的重要性。与生活质量和健康经济学相关的测量是进一步的潜在主要变量，这取决于试验的主要目标。对于主变量的选择，应考虑它需要反映相关研究领域的公认规范和标准。此外，建议使用具有保留早期研究经验的可靠且有效的变量。需要有足够的证据证明主变量能够有效、可靠地衡量在确定的患者群体中具有临床相关性和重要的治疗益处。在估计样本量时使用主变量。在临床试验中选择主要终点需要考虑几个因素。

- 哪个终点反映了最有临床意义的效益衡量？
- 在这种疾病状态和患者人群中，哪些终点可以指导治疗决策？

- 使用特定终点时，试验能否在合理的时间范围内进行？例如，一些终点需要比其他终点更长的随访时间，这延长了完成试验和获得有意义结果所需的时间（Lebwohl等，2009）。
- 能否招募足够数量的患者完成试验？这种考虑在试验中尤其重要，因为试验中需要进行外科手术，而招募人员通常会受到影响。一些终点需要更大的试验，以证明不同组之间的统计显著差异，这可能导致招募和登记的挑战。此外，随着其他药物进入市场，在登记期间治疗环境可能会发生变化（Lebwohl等，2009）。

在主要终点旁边，选择次要终点是为了提供关于正在测试的治疗的额外的和潜在的有价值的信息。试验方案应预先规定次要终点，以增加这些终点的统计分析有效的可能性（Chin和Lee，2008）。次要变量是与主要目标相关的支持性测量或与次要目标相关的测量。它们在方案中的预先定义是重要的，同时解释它们对解释试验结果的重要性也是重要的。次级变量的数量应该受到限制，并且应该与有限数量的临床相关问题相关（Umscheid等，2011）。

(2) 复合变量和共同主要终点：如果不能从与主要目标相关的多个测量值中选择一个主要变量，可以使用预定义的算法将多个测量值集成或组合成一个复合变量。主要变量有时是多种临床测量方法的组合（如主要用于精神障碍的评分量表）。这种方法解决了多样性问题，而不需要调整Ⅰ型错误。方案中应明确组合多种测量方法的策略，并根据临床相关获益的大小提供对结果量表的解释。当一个共同主要终点作为主要变量时，该变量的组成部分可以单独分析，在临床上同样具有意义。例如，在转移性去势抵抗性前列腺癌（castration-resistant prostate cancer，CRPC）的临床试验中，同时使用影像学无进展生存期和总生存期作为主要终点。当一个评分表被用作主要变量时，对于处理如内容效度、评分表间和评分表内的信度和反应性等因素显得尤为重要，以检测疾病严重程度的变化。

(3) 替代终点（surrogate endpoints，SEP）：当通过观察临床实际疗效来直接评价对受试者的临床效益不可行时，可以考虑采用间接标准。许多可靠地预测临床效益可以作为代替终点。通常选择替代终点来代替主要终点，以提高研究效率（更少的成本和时间、改进的可测量性、更小的样本量需求）。理想情况下，替代者应该完全捕捉到干预对临床终点的影响，正如Prentice正式提出的。根据Prentice的定义，基于统计验证目的，有四个标准定义终点为替代终点（Prentice，1989；Ellenberg和Hamilton，1989）。

- 干预对替代终点有显著影响。
- 干预对实际终点有显著影响。
- 在替代终点和独立于干预的实际终点之间有显著的关联。
- 干预对实际终点的影响可以用替代终点来解释。

然而，常常有一些不符合Prentice标准的指标被误认为替代终点。当使用替代终点时必须谨慎，因为它们可能被错误地牵涉到干预和真正结果之间的直接因果关系中（Strom，2004；Temple，1999）。

由于替代终点通常被用于Ⅰ期和Ⅱ期临床试验中，很有可能由于使用此类终点的假阴性结果而导致临床上有效的治疗方法被高比例低估。重要的是要通过Meta分析和观察研究（包括大型人口队列）来验证代用指标作为临床终点的可靠预测指标，同时应确保其生物合理性。

最后，提出代理变量有两个主要问题。首先，替代品可能不能真正预测临床结果的变量。例如，它可能测量与特定药理机制相关的治疗活动，但不提供最终治疗效果的完整信息。有很多例子表明，对拟替代药物表现出高度积极效果的治疗对临床结果是有害的；相反，也有一些治疗在没有可测量的影响的情况下给予临床益处，同时以积极的方式影响结果。例如，在早期mCRPC适应证的疫苗接种试验（Sipuleucel-T）中，总生存期得到了显著改善，而无进展生存期则没有显著影响（Kantoff等，2010）。这种情况也反映出，当患者随后被取消治疗时，对假定的替代标志物进行负面判断可能会产生不利影响。其次，所提出的替代变量可能不能产生临床效益的定量测量，不能直接与不良影响进行权衡。现已提出了验证替代变量的统计标准，但是使用它们的经验相对有限。在实践中，替代证据的强度取决于关系生物学上的合理性，观察性研究对临床结果预后价值的论证，以及来自临床试验的证据表明替代的治疗效果与对临床结果的影响相对应。此外，即使应用于同一疾病，某种药物的临床变量和替代变量之间的关系并不一定适用于具有不同作用机制的药物。

临床试验和临床常规定义代替终点的问题也是前列腺癌领域的一个相当大的障碍，这主要存在于mCRPC试验中。尽管最近在解决这个问题上有一些成功的尝试，目前有限的证据表明，短期和中期终点可作为总生存期的代替终点。在高级PCA和CRPC领域获得批准的化合物也越来越多地应用于疾病早期阶段，并以循序渐进的方式进行；因此，越来越难以将显著的总生存期改善归因于单一化合物（De Wit等，2014）。对于临床试验和临床决策一样，由于特定的治疗，适当的早期替代指标的临床效益是有保证的。此外，药效的早期证明将意味着潜在的健康经济效益。然而到目前为止，在CRPC中没有一个潜在代替终点的参数能够满足总生存期的所有Prentice标准。PSA下降是治疗期间潜在代替终点的一个例子，这通常反映了治疗效果（Scher等，1996）。一方面，PSA是一种适合筛查的生物标志物，也是检测根治性前列腺切除术后生化复发的良好标志物。然而，在晚期肿瘤分期和晚期治疗中，PSA值的变化、临床失败和生存之间的相关性存在争议（Vicini等，2005）。甚至在早期阶段，如复发性疾病患者在挽救治疗后，PSA与OS的相关性也受到了质疑（Simmons等，2007；Aus，2007）。特别是非细胞毒性化合物可能独立于其对肿瘤进展和生存的影响而影响PSA表达（Thuret等，2008）。另一个潜在的替代标记是成像，如$^{99m}$Tc骨扫描。然而影像学无进展生存也不能可靠地反映总生存期，这可能与修复或炎症过程中成骨细胞活动导致特异性降低有关。此外，特别是在较新的激素化合物的试验（包括多西他赛）及临床常规中，经常提及的骨扫描可能会导致将结果误读为肿瘤进展（Thuret等，2008；Ryan等，2011；Berthold等，2008）。使用卡博替尼（Cabozantinib，一种多靶点的小分子酪氨酸激酶抑制药）治疗也有类似的报道；然而，最近关于临床益处和总生存期改善的报道质疑骨扫描作为替代标志物的价值（Hussain等，2011）。此外，PFS的不同定义应用于临床试验（基于PSA、影像学进展或复合终点）影响结果的评估，与OS相比，使用具有不同作用机制的化合物，包括免疫治疗，会使其效果增加，但对PFS的影响有限（Hussain等，2011；Scher等，2007和2008；Halabi等，2009；Kelly等，2010；Michaelson等，2014）。最后，还探讨了影响替代终点的作用机制。目前在大多数晚期前列腺癌的Ⅱ期及Ⅲ期试验中评估了能够代表与总生存期强相关的替代终点的一致标准。

除了与替代终点发展相关的一般障碍外，为达到监管目的和美国卫生当局接受替代终点还有一些要求，如必须证明有治疗益处。此外，替代终点需要在几个Ⅲ期试验中进行前瞻性验证和确认，并理想地反映不同作用机制在同一疾病环境中的效果。目前，总生存期和其他骨骼相关事件（skeletal-related event，SRE）可以用来反映 PCA 中的这一点。除此之外，生活质量的持续提高和生活质量降低的时间延长也可以用来作为 OS 改善之外的额外终点。特别是在新化合物的批准和效益评估过程中，预测和替代生物标志物的稳定性和准确性必须在不同的环境和试验中得到证实。终点的特征大多由美国国家癌症研究所、FDA 和医疗保险和医疗补助服务中心肿瘤生物标志物资格倡议（FDA 关键路径倡议的一部分）定义（US Food and Drug Administration Website，2000；Altar，2008）。

最近，前列腺癌中间临床终点（Interme-diate Clinical Endpoints in Cancer of the Prostate，ICECaP）工作组已经做出了共同努力。ICECaP 是一项国际合作项目，目的是在评估局部 PCA 新疗法的疗效时确定 OS 的有效替代指标。一项 Meta 分析研究了早期疾病随机试验的数据，证实无转移生存是这种疾病环境下 OS 的有效和可靠的替代指标（Xie 等，2016）。此外，该小组基于无病生存作为 OS 的替代终点，对实施 PCA 辅助治疗批准的成本和健康影响进行了决策分析。

7. 患者报告结果和终点及其在临床试验中日益增加的相关性

目前临床研究中存在几个研究重点（并部分验证）。这方面的内容将在本小节中为晚期 PCA 和 CRPC 患者进行概述。考虑到个体和主观患者状态的标志物变得越来越重要，特别是在评估患者报告的结果和临床试验中患者相关终点的新化合物的疗效方面。从表面上看，对 Gleason 评分或肿瘤分期等肿瘤相关参数和实验室参数等客观参数的信任程度低于对假定的主观患者报告的结果的信任程度。然而，基于第二种观点和目前的证据，人们应该意识到，患者报告的结果可能比标准实验室值能更好地预测总生存期和其他中间终点（Cella，2014）。

美国东部肿瘤协作组（Eastern Cooperative Oncology Group，ECOG）将患者的状态和肿瘤相关疼痛也作为患者预后变量。疼痛是 CRPC 患者群体中最能确定的患者报告结果，与低生存期和生活质量下降有关（Halabi 等，2008;Fisch 等，2012；Autio 等，2016；Armstrong 等，2007）。当疼痛被选中作为重要组成部分或研究的主要终点时，前列腺癌工作组 3（Prostate Cancer Working Group 3，PCWG3）建议使用串行测量基线评估，包括在治疗开始前几天的疼痛强度、疼痛干扰和依据 FDA 规定的阿片摄入量（Basch 等，2014）。身体功能也应在初始和治疗期间通过多项目问卷进行评估和测量，如欧洲研究和治疗组织（European Organization for Research and Treatment，EORTC）的癌症生活质量问卷 C30 或患者报告的结果测量信息的身体功能测量系统（Patient-Reported Outcomes Measurement Information System，PROMIS）工具。此外，在治疗前和治疗期间应考虑使用国家癌症研究所的患者报告不良事件的通用术语表（National Cancer Institute's Patient-Reported Outcomes version of the Common Terminology Criteria for Adverse Events，PRO-CTCAE）收集患者报告不良事件（Basch 等，2017）。

8. 临床试验中不良事件和患者报告的结果报告

不良事件（adverse event，AE）是指任何不利的和非预期的迹象（包括实验室的异常发现）、症状或疾病，这些症状或疾病暂时与医疗或程序的使用有关，也可能与该医疗或程序无关。AE 是一个术语，它是用于医疗文件和科学分析的特定事件的独特代表（Scher 等，2016；Cohen，1992）。

所有的临床试验都有产生 AE 的潜力。AE 分为严重或不严重、预期或非预期、与研究相关、可能与研究相关或与研究无关。严重 AE 需要满足以下标准之一，即死亡、危及生命事件、初次或长期住院、残疾或永久性损伤、先天性异常 / 出生缺陷和其他重要的医疗事件。当地研究人员将根据其医学判断评估与研究治疗的关系，以确定死亡是否可能与研究有关。在患者的正常治疗中，如果怀疑是由治疗患者所服用的药物或使用的医疗器械引起的 AE，也可以申报。

参与临床试验的研究人员必须向药物或设备注册所在国的药品监管部门报告所有的 AE（如 FDA）。严重的 AE 必须立即报告；轻微的 AE 由赞助方通过收集当地研究人员的 AE 报告，整合后提交给卫生当局。当地研究人员和赞助商对 AE 严重性的判断将用于最终评估 AE 与研究药物的关系。

AE 的等级是指 AE 严重程度。根据表 3-3 所示的指南，CTCAE 显示 1～5 级并对每种 AE 的严重程度有独特临床描述。

表 3-3　**AE 严重程度分级指南**

| AE 的严重程度评级 | 描　述 |
|---|---|
| 1 级 | 轻度的、无症状的或轻微的症状，只进行临床或诊断性观察，不需任何干预 |
| 2 级 | 中度；有最低限度的、局部的或非侵入性的干预措施；与年龄有关的日常活动受限 |
| 3 级 | 严重的或有医学意义的，但不立即危及生命的，需住院治疗或延长住院时间，致残，限制日常活动，生活不能自理 |
| 4 级 | 有生命危险，需要紧急干预 |
| 5 级 | 与 AE 有关的死亡 |

应考虑使用国家癌症研究所的不良事件的术语标准 PRO-CTCAE 收集患者报告的与治疗不良事件有关的症状[①]。PRO-CTCAE 是为评估癌症临床试验患者的症状性毒性而开发的一种测量方法，旨在作为 CTCAE 的辅助工具。它包括一个由 124 个项目组成的项目库，代表了 78 种症状性毒性用于评估与不良事件相关的症状，分为频率、干扰、严重程度，以及存在、不存在、数量。PRO-CTCAE 为癌症临床试验中症状性治疗不良反应的描述性报告提供了一个系统而灵活的工具。

## 三、以最佳方式进行试验：如何避免偏倚

临床研究的金标准是科学严谨、随机和良好控制的试验。即使试验人群、治疗方法和研究终点已经确定，试验设计仍然不能算完成。在Ⅲ期和一些Ⅱ期试验中，患者群体可能是随机和分层的。

Pannucci 和 Wilkins 认为，偏倚可能发生在研究的规划、数据收集、统计分析和发表阶段。研究偏倚及其如何影响研究结果，可以让读者批判性地、独立地审查科学文献，避免不理想或潜在有害的治疗（Pannucci 和 Wilkins，2010a）。

偏倚被定义为“阻碍对某一问题或情况进行客观考虑的偏向性”。在统计学中，它是“估计值偏离真实值的一个方向的趋势”。这种与实际值的系统性偏倚可能会导致对干预效果的低估或高估。由于表明一项新的干预措施有效通常比表明它无效更受重视，临床试验中的偏倚最常导致对新干预措施效果重要性的夸大。基于各种原因，偏倚可能发生在临床试验的不同阶段。大多数关于偏倚的讨论都集中在试验过程中可能出现的偏倚，包括从参与者分配到研究组再到干预措施的分配和结果测量。然而，还有几种类型的偏倚可能会出现，甚至在试验进行之前或试验结束之后（Good clinical practice guidelines，1994）。

下面将重点研究在试验之前、期间和之后发生的一些选定类型的偏倚。

### （一）研究设计中的偏倚

1. 选择偏倚

选择偏倚可能发生在个体被接受或拒绝参与

试验的方式上，也可能发生在接受试验后分配给个体的干预方式上。随机化是减少或消除选择偏倚的一种方法①。

2. 测量偏倚

当试验的结果或结论被每个参与者所接受的干预知识系统地扭曲时，就会出现这种偏倚。确定偏倚可以由干预的管理人员、参与者、评估或分析结果的研究者，甚至是撰写临床研究报告人引入①。

3. 问题选择偏倚

由于它隐藏在对临床问题的选择中，所以问题选择偏倚是不为人知的偏倚类型之一。这并不一定会影响试验的内部效度，但可能会对其外部效度或概括性产生深远的影响。这种偏倚有很多种形式，具体如下。

(1) 隐性议程偏倚：当试验目的不是回答一个问题，而是展示一个预先要求的答案时，就会出现这种偏倚。

(2) 既得利益偏倚：与隐性议程偏倚相反，这种偏倚可能发生在未说出来的考虑中。"如果试验不能显示你想要找到的东西，就不要进行试验"（Fries 和 Krishnan，2004）。

(3) 自我实现预言偏倚：当研究以确保预期结果的方式进行时，就会出现这种类型的偏倚。

(4) 成本和便利偏倚：这种偏倚会严重影响研究者选择研究的内容。当它研究什么是可以提供的或者什么是方便的，而不是回答那些从临床角度相关的问题时，与重要研究相关的资源就会被耗散。

(5) 资金可获得性偏倚：这种偏倚是指研究往往集中在（由于各种原因）获得资金的可能性较高的问题上。

4. 监管偏倚（也包括机构审查委员会的偏倚、官僚主义偏倚）

当机构审查委员会过于严格并阻碍针对重要问题的研究时，就会产生相应的偏倚①。

5. 错误的设计偏倚

随机对照试验的感知价值有时可能导致研究人员使用这种设计来回答问题，但某些临床问题可能更适用其他的临床实验设计（Berkman 等，2014）。错误的研究设计可能产生误导的答案。

**（二）试验过程中的偏倚**

1. 总体或样本选择偏倚

所研究的样本总体对研究结果的通用性有重大影响。如果样本被过度限制，如不包括女性（性别偏倚）或属于特定年龄组的人（年龄偏倚），结果可能不能推广到不属于该组的人群。当由于对潜在参与者的特定接触而限制了人群选择时，招募偏倚就可能发生。

病情严重偏倚是样本选择偏倚的一个重要亚群，发生在病情较轻的患者可能与病情较重的患者反应方式不同时②。

2. 干预选择偏倚

干预选择的性质对所获得的结果有很大影响，研究干预措施的阶段也很重要。过早偏倚和过晚偏倚可以决定检测到的影响（Lilford 等，2000）。这尤其适用于外科试验，因为其可能存在学习曲线偏倚或技术改进。

3. 比较选择（或控制组）偏倚

如果将一项干预措施与一个选择不佳的控制组进行比较，它可能会错误地显得比实际效果更

① http://www.blackwellpublishing.com/content/BPL_Images/Content_store/Sample_chapter/9781405132664/9781405132664_4_003.pdf

② http://www.blackwellpublishing.com/content/BPL_Images/Content_store/Sample_chapter/9781405132664/9781405132664_4_003.pdf

好（或更差）。如果研究将实验性干预与安慰剂对照进行比较，结果只会告诉我们干预是否具有特定的效果，但并不意味着实验干预与现有的替代方案有不同或更好的效果[①]。

4. 结果选择偏倚

有时随机对照试验评估会容易测量的结果，而不是相关结果（测量偏倚）[②]。

5. 实施偏倚

如果提供额外的治疗干预，特别是为某一组患者提供则可能发生这种偏倚。对患者和参与干预应用的人员进行盲法可以防止这种偏倚，也可以防止组间反应中的安慰剂差异。

### （三）在统计中出现的偏倚

1. 退出偏倚

这种偏倚是由于对撤销、退出和违反协议的不当处理而引入的。理想情况下，所有试验参与者应完成研究，遵循方案并在规定的时间点提供所有相关结果的数据。在现实中，大多数试验都有缺失的数据。例如，参与者在试验结束前退出、参与者有意或无意地没有遵循方案，或未正常测量结果。

2. 选择性报告偏倚

一个主要和常见的偏倚来源是选择性报告结果，这主要是由于只描述积极结果或有利于研究干预的结果。研究者甚至可能无意识地对某些结果比对其他结果更感兴趣。这些变量是社会期望偏倚，它们大多是人们希望得到的结果，因此更容易被报道。

3. 诊断偏倚

如果对患者姓名的了解影响了对结果的评价，就会出现这种偏倚。评估结果的人可以通过盲法来避免（Jüni 等，2001）。

4. 欺诈偏倚

即使可能很少，但故意欺诈可能是最重要、最严重、最难以发现的偏倚来源。报告造假结果的程度可能被低估，尤其是在已产生结果的压力下。

### （四）在试验发表过程中发生的偏倚

1. 发表偏倚

研究者和赞助商更有可能撰写和提交同行审稿人和编辑更愿意接受结果积极的稿件发表。

2. 语言偏倚

发表偏倚的一种变体被称为语言偏倚，这表明手稿可能会根据其结果的方向以不同的语言提交给期刊并在其上发表。更多具有积极结果的研究可能会用英语发表（Moher 等，2003）。

3. 发表国家偏倚

即一些国家倾向于发表不成比例的积极试验（Vickers 等，1998）。

4. 时间滞后偏倚

当发表的速度取决于试验结果的方向和强度时，就会出现这种偏倚类型。阴性结果的试验发表时间可能是阳性结果的 2 倍（Ioannidis，1998；Stern 和 Simes，1997）。

避免临床试验中出现偏倚最重要的设计技术是盲法和随机化，大多数受控临床试验在营销申请中都包括这些技术。这类试验多数采用双盲法，即按照适当的随机化时间表预先包装治疗并提供给研究地点，只标明受试者编号和治疗时间以便参与试验实施的人不知道分配给他们的特定治疗。另外，还可以在设计阶段通过在协议中指定程序来减少偏差，以最大限度地减少可能损害

① http://www.blackwellpublishing.com/content/BPL_Images/Content_store/Sample_chapter/9781405132664/9781405132664_4_003.pdf

② http://www.blackwellpublishing.com/content/BPL_Images/Content_store/Sample_chapter/9781405132664/9781405132664_4_003.pdf

预期分析结果的违规行为，包括违反协议、撤回和缺失值。该协议应考虑采取措施以减少此类问题的发生频率，并处理数据分析中出现的问题（Flecha，2016）。

（五）随机化

Ⅲ期临床试验设计的一个特点是平衡治疗分组以比较治疗效果。如果设计、实施和报告得当，RCT 代表了健康干预评估的金标准，因为不同组别的随机分配可以使不同治疗条件的组别之间没有偏倚（Jüni 等，2001）。随机分配到治疗组的目的是确保可能影响结果的参与者，其特征是平衡的，治疗组已知或未知的进展因素的分布是相似的（Flecha 等，2016；Polit 和 Gil-lespie，2010）。这种临床试验做法试图消除混杂因素的不平衡或治疗组之间的任何系统性差异或偏倚。在随后的试验数据分析中，它为与治疗效果有关的证据定量评估提供了良好的统计基础。

随机化的统计工具是由 Austin Bradford Hill 首次引入临床试验，诞生于英国的一项肺结核试验，即限量供应链霉素的必要性中（和伦理上的合理性）（Doll，1992；Hill，1963）。在第一份 RCT 发表的 50 年后，随机化的技术意义仍然让一些研究人员感到困惑。最后，随机化取决于两个过程，即生成不可预测的指定序列，以及在干预开始前对该序列保密。随机分配的前提是，每个患者与其他参与者一样有一个已知的、通常相等的机会接受治疗选择，但无法预测将给予的治疗。如果序列能够防止选择偏倚，则该序列的生成或分配是适当的，如随机计算机生成的数字、随机数字表、信封绘制、抛硬币、洗牌和掷骰子等（Polit 和 Gillespie，2010；Altman 和 Bland，1999）。一种常见的方法也是根据出生日期、医院注册号码或登记日期简单地随机治疗。尽管所有这些方法基本上是公正的，因为它们与患者的特点无关，但问题来自于分配系统的可访问性和认知。当患者被考虑参加临床试验时，若治疗方法已知，这一认知可能会影响招募该患者的决定，从而产生无可比拟的影响（Altman 和 Bland，1999；Pannucci 和 Wilkins，2010b）

基于单一序列的随机分配被称为简单随机分配。可以相信简单随机化会在两个试验组中产生相似的数字，并产生在已知（和未知）预后变量方大致具有可比性的组。简单随机化将每个受试者随机分配到一个试验组，而不考虑已经分配的对象（对每个受试者抛硬币）。虽然这很容易执行，但在处理分配或协变量分布上的主要不平衡可能会随之而来，使这一策略不太理想。为了改进这一方法，可以对随机化设置一个约束条件，即在指定的区块大小后，强制每个组随机分配的受试者数量相等和平衡（区块随机化）。区块用于确保比较组的大小大致相同。例如，在一个试验中有两个组，4 名受试者的区块大小将被指定为组 A 的两个位置和组 B 的两个位置。即使这些位置将被随机分配在 4 名受试者组中，但也可以保证在随机分配 4 名受试者后，有 2 名受试者在 A 组，2 名受试者在 B 组。限制性随机化描述了任何控制随机化的程序，以实现组间规模或特征的平衡。分层随机化是通过在两个或更多的参与者子集（如确定年龄、吸烟或疾病严重程度的子集）中的每个子集中执行单独的随机化程序来实现。按中心分层在多中心试验中很常见（Altman 等，2001）。

不同的试验设计也需要不同的程序来产生随机化计划，随机化计划是可重复的。尽管不受限制的随机化是一种可接受的方法，但分组随机化的受试者可以获得一些好处。这有助于增加治疗组的可比性，特别是当受试者特征可能随时间而变化时，如由于招聘政策的变化。它还提供了一个更好的机会，治疗组将几乎有相同的规模。在交叉试验中，它提供了获得平衡设计的可能性，具有更高的效率并且更容易解释。

在多中心试验中，随机化程序应集中组织。最好为每个中心制订单独的随机方案，即按中心分层或为每个中心分配几个整块。更为普遍的是，按基线测定的重要预后因素（如疾病的严重程度、年龄、性别等）进行分层可能是有价值的，以促进分层内的平衡分配。这种方法有可能带来更大的好处，特别是在小型试验中。很少有必要使用两个或三个以上的分层因素，在实现平衡方面也不太可能，而且在后勤方面也很麻烦。随机化分层的因素应在以后的分析中予以考虑（Flecha等，2016）。

Schulz评估了250项对照试验和33项Meta分析的随机化质量，并分析了这些评估与预估的治疗效果之间的关系，得出了分配顺序隐蔽性不足的试验所产生的治疗效果估计值高于作者报告了充分隐蔽性的试验（OR平均被夸大30%～40%）（Schulz，1996）。尽管如此，产生序列不当的试验导致的治疗效果估计与产生足够的试验相似。因此，生成序列的过程在防止偏倚方面的整体影响低于隐藏过程（Schulz，1996）。这种观察是有道理的，因为如果没有足够的隐藏，不可预测的随机序列应该不会有区别。

根据接受计划指南，临床试验应该包括随机选择的个体，应该采用平行或交叉设计，并且应该是双盲的（American Dental Association和Council on Scientific Affairs，2012）。与盲法实验相结合，随机化有助于避免由于治疗分配的可预测性而导致的受试者选择和分配的可能偏倚。

（六）设盲

Ⅲ期临床试验设计通常要求对干预措施进行盲法或掩蔽，以尽量减少对主观结果的评估偏倚。双盲或掩蔽的目的是在临床试验的进行和解释中限制有意识和无意识偏倚的发生。这种偏倚源于对治疗的了解，并可能对受试者的招募和分配、随后的护理、患者对治疗的态度、退出的处理和对终点的评估及分析数据的排除产生影响。

具体的盲法策略包括单一盲法（仅受试者）、双盲法（受试者和研究者）或三盲法（数据分析师、受试者和研究者）。双盲试验代表了最佳方法，即受试者、参与治疗或患者临床评估的研究者或赞助人员都不知道治疗。这包括任何确定受试者资格、评估端点或评估协议遵从性的人。这就要求在试验过程中应用的治疗方法不能通过外观、味道或其他参数来区分，盲法可以在整个审判过程中得到适当的维护。在整个试验过程中，都要保持致盲水平，只有当数据清理到可接受的质量水平时，适当的人员才会解除致盲。

不幸的是，并不是所有的试验都可以盲法（如给药方法不能盲法）。此外，已确定的药物毒性的发展可能导致不经意的暴露，并引发伦理和安全问题（Umscheid等，2011）。一些临床试验的双盲性质可能会因明显的治疗诱导效应而部分无效。实现双盲的想法可能会出现困难，即治疗可能是完全不同的性质，如手术和药物治疗；两种药物可能有不同的剂型，虽然使用胶囊可以使它们难以区分，但改变剂型可能也会改变药代动力学和（或）药效学特性，因此需要建立剂型的生物等效性；两种治疗的每日给药方式可能不同。在这种情况下，可以通过使研究人员和相关主办方工作人员对某些检测结果（如选定的临床实验室措施）采取盲法来改善盲法。在这种情况下实现双盲条件的一种方法是使用双假技术。这种技术有时可能强制执行一种极不寻常的管理方案，从而对受试者的动机和依从性产生不利影响。只有当患者的医生认为其对治疗方案的了解、对患者的护理至关重要时，才可以考虑打破（对单个患者）的盲法试验。任何故意或无意的破盲行为，无论原因如何，都应在试验结束时报告和解释。在适当的情况下，可以采用额外的策略来提高研究效率，如将每个受试者作为自己的对照（交叉研究）或同时评估多个治疗（析因设计）

（Umscheid 等，2011）。

如果双盲试验不可行，则应考虑单盲试验。在单盲试验中，研究人员和现场工作人员知道治疗，但受试者不知道，反之亦然。在开放标签试验中，治疗者的身份是众所周知的。在某些情况下，只有开放标签的试验在实践或伦理上是可能的。单盲和开放标签试验提供了额外的灵活性，但特别重要的是研究人员对下一次治疗的了解不应影响进入研究对象的决定；这一决定应在了解随机治疗之前作出。对于这些试验，应考虑使用集中随机化方法。此外，临床评估应由不参与治疗的受试者和进行盲法治疗的医务人员进行。在单盲或开放标签试验中，应尽一切努力尽量减少各种已知的偏倚来源，主要变量应尽可能客观，并应在方案中概述尽量减少偏倚的步骤。

盲法（或掩蔽）不应与分配隐藏相混淆。分配隐藏的目的是防止选择偏倚，在分配发生之前保护指定序列。它总是可以成功实现的。然而盲法是为了避免决定偏倚，保护分配后的序列，这并不总是能实现（Moher 等，2003）。

在他们的综述中，Schulz 等得出结论，非双盲的研究比双盲试验产生了更大的效果估计（OR 平均夸大了 17%）（Schulz，1996）。双盲和避免试验后排除是减少偏倚的最重要方法。尽管这种效应的强度低于分配隐藏，双盲似乎可以防止偏倚（Schulz，1996）。最后，随机化控制选择偏倚，双盲设计控制观察偏倚。

### （七）分层

Ⅲ期临床试验设计的另一个特点是分层，它被用于实验的目的是根据预先设定的特征，结合随机化来进一步平衡各研究组。分层是指将研究人群划分为子组，也被称为“层”或“块”，每个层代表患者的一个特定部分。这一措施通过确保预先总结的具有临床重要性的特定预后因素在试验组中得到适当的平衡，从而便于分析（Scott 等，2002）。例如，可以根据年龄、性别、种族、社会背景、病史或任何其他相关因素对患者进行分类。然后将受试者分组纳入临床试验，以匹配患者群体中的每一组。在 PCA 临床试验中，患者可以根据 Gleason 评分、风险分类、N/M 分期等非肿瘤相关参数进行分层，如地理区域等，这些参数可能对治疗模式有相当大的影响。

## 四、对临床试验的监管

历史上的滥用行为和最近的灾难突出了机构审查委员会（institutional review boards，IRB）和独立数据监测委员会（independent data monitoring committee，IDMC）在确保人类研究符合国家和国际安全和伦理标准方面的重要性（Mello 等，2003；Steinbrook，2002）。

伦理委员会负责保护在联邦部门进行或支持的研究中涉及的人类受试者的权利和福利（Umscheid 等，2009）。为了确保遵守严格和详细的指导方针，IRB 成员有权批准和请求修改或拒绝研究活动。通用标准 IRB 批准包括：①子对象的风险最小化，并且与收益相比是合理的；②对象的选择是公平的；③征求知情同意；④有足够的数据监测方案以维护子对象的安全；⑤有足够的机制确保受试者的保密性；⑥保护弱势群体的权利和福利（Umscheid 等，2009）。

赞助方可以成立 IDMC 委员会，在规定的时间内对临床试验的进展、安全数据和疗效参数进行评估；此外还可以向赞助方提供是否继续、修改或终止试验的建议。IDMC 的独立性是为了控制重要商业信息的共享，保护临床试验的完整性，避免因获取试验信息而产生的不利影响。IDMC 应包括在适当学科（包括统计学）方面有知识的临床试验科学家。除了保障研究对象的利益和维护试验的完整性外，IDMC 还确保及时向医学界提供确定和可靠的试验结果（Ellenberg 等，2002）。具体的责任包括监测数据质量、研究内容（包括招募率、保留率和治疗依从性）、药物安全性和药物疗效。IDMC 活动的结果可以包括以下内容。例如，如果研究没有达到招生目标，招聘策略的扩展；研究进入标准、程序、治疗方法或研究设计的改变；由于安全性问题（外部或内部）、招募率缓慢、方案依从性差或试验组间药物疗效或毒性的临床显著差异而提前结束研究（Ellenberg 等，2002）。

在委员会的运作程序中，应明确界定 IDMC 的作用。此外，人口管理委员会应保持其所有会议的记录，包括临时结果；当试验完成时，这些应该可以用于审查。IDMC 的成员最好不存在明显的利益冲突，并且应该是数据分析中心向其提供治疗效果的实时结果的唯一一个人。

最后，监测人体研究的复杂性和费用促使建立合同研究组织来监督临床试验。它们通常是被研究发起者雇佣的商业或学术组织，执行发起者的一项或多项试验相关职责和功能，如组织和管理 IDMC 或管理和审计试验数据以保持数据质量（Umscheid 等，2011；Guidance for Industry，1996）

## 五、临床试验的伦理基础

### （一）公正的原则

根据预先设定的临床研究问题和统计学考虑，RCT 经常被设计用来确定实验性干预相对于既定的标准护理或安慰剂的优越性、非劣势或等效性（Zhang 等，2014；Akobeng，2008）。在将患者随机分配到一个或多个相平行的研究组之前，参与设计和实施临床试验的调查人员需要没有任何治疗偏好，这意味着对相关疾病的最佳治疗方案确实存在不确定性（Fries 和 Krishnan，2004；Freedman，1987）。这种所谓的公正原则是进行 RCT 的伦理前提。然而，当新出现的数据（如之前的 2 期试验）为一种经验性的心理治疗提供了强有力的信号时，临床调查人员通常会面临两难的境地。此外，现有的标准治疗方法，即使被认为是有效的，但由于对疾病的其他不利过程影响不大，通常需要改进（Spieth 等，2016）。一旦不再有临床或个人的平衡，就应该重新考虑继续进行 RCT 并为其作出贡献；否则可能会引入严重的偏倚（如选择偏倚）（Fries 和 Krishnan，2004）。

在正在进行的 RCT 过程中，在某些时间点进行预先计划的中期分析或招募的样本量，有助于保持临床平衡（Fleming，2008）。试验数据被分为有益的、有害的或无用的，并决定是否继续使用。IDMC 委员会将由根据临床平等原则做出是否终止试验的决定（如大的效应量表明一种治疗优于另一种，临床均势不再存在）和进一步的考虑。然而，还应注意对不断积累的数据进行重复的方差检验会导致需要调整假设，以保持整体方差水平。

### （二）泌尿外科临床试验中的伦理问题

现代研究者必须意识到围绕临床试验的伦理问题，并应致力于超越其审查委员会的期望和要求。鉴于肿瘤学中泌尿科患者的特点，经常会遇到一些重大问题。

首先，需要制订一个重要的临床问题。研究人员需要考虑他们的研究问题，确保它是基于坚实的科学原则，以增强该领域的知识。参加临床试验的患者应该确信他们的参与会带来有价值的科学贡献。其次，为了更好地保护患者个人的权利，研究者应遵守基于 Belmont 报告（Belmont report，2000）的自主、受益和公正原则。自主意味着个人应有不受外界影响做出重要决定的权利。公正意味着研究者有责任为每个患者争取最大的积极试验结果。这是希波克拉底誓言的基本原则，同时也是“不伤害”的责任，从而使试验的潜在负面结果最小化。公正性决定了临床试验的设计和实施必须对参与者公平。患者的选择必须没有偏倚，并来自相关的患者群体（Belmont report，2000）。

国际医学科学组织理事会和世界医学协会发布了生物医学研究伦理管理指南。CIOMS 提供了 21 条准则，涉及研究的伦理合理性和科学有效性、知情同意、负担和收益的公平性等问题。CIOMS 指南于 2016 年更新，特别强调科学和社会责任（van Delden 和 van der Graaf，2016）。

赫尔辛基宣言（涉及人体的医学研究伦理原则）于 1964 年首次通过，至今经历了几次修订，最近一次是在 2013 年。最近一次修订强调了传播研究结果的必要性，包括负面的和不确定的研究，另外还要求对与研究有关的伤害进行治疗和赔偿。此外，更新后的版本被认为与有限的资源环境更相关，特别是在干预措施被证明有效的情况下，需要确保获得干预。一些出版物评估了英国外科临床试验的中止和不发表率。在注册的 395 项外科临床试验中（18 项在泌尿外科），近 25% 提前终止（其中 44% 是由于招募失败）；66% 在研究完成后的 5 年内完成发表。行业资助（超过 60% 的外科 RCT）显然与发表的可能性降低有关（OR=0.43，95%CI 0.26～0.72，$P$=0.001）（Chapman 等，2014）。

总之，这两套指南都为生物医学研究伦理行为提供了一个很好的框架，在对研究方案进行预审时也很有用。

任何符合伦理要求的临床试验都需要提供一个公开的知情同意书。该同意书必须根据国家的法律制度合法化，并应符合赫尔辛基宣言和 CIOMS 规定的原则。此外，如果在试验过程中出现相关信息，研究者有责任将与知情同意有关的任何信息告知参与者，应向潜在的研究对象提供关于拟议研究的基本原理的概述以决定他们是否参与。这包括告知受试者他们在试验期间的责任（即服药、随访预约），以及将进行的任何程序。招募人员和受试者之间应进行诚实和公开的沟通。如果受试者拒绝参与，不应担心会遭到报复。另外，还需要向患者解释纳入和排除标准。参与者在同意时需要获得关于参与试验的风险和益处的详细解释。风险是指参与研究后可能造成的精神和身体伤害。同时，还应为其提供关于解决暂定问题的解释。纳入研究的好处也应该是同意书的一部分，包括症状或病情的改善。必须解释其他治疗方法及对社会的潜在好处。此外，被招募参加手术试验的患者应被告知提前终止或不公布的风险。

保密性也是书面知情同意书的一个重要部分，从同意到研究结束都应存在。个人信息包括受试者的姓名、出生日期、种族及任何其他个人身份信息必须保持保密。研究参与者在同意时应被告知，在试验过程中是否会披露任何的个人身份信息，以及将采取哪些措施来保持保密性。如果试验涉及摄影或录像，参与者需要知道他们有权在任何时候访问这些文件。

有关知情同意、保密性、补偿和费用、自愿参与及联系信息等信息需要以非专业语言的书面材料提供，并且要清晰易懂。尽管在某些情况下一些审查委员会允许口头同意，但知情同意书必须由参与者和获得同意书的个人签字并注明日期。

## 六、临床试验中的精准医学、基因组学和分子测试

临床试验的实践也在不断发展，以满足对癌症科学认识的进步。已经很少有非常大的试验，在这些试验中，所有有相关疾病阶段的患者，无论其癌症的基础生物学特性如何，都会被随机分配去接受实验性或对照性治疗。因为通常只有有限数量的患者对实验治疗有反应，所以这样的大型试验需要大量的患者来检测一种治疗效果以得出明确的结论。因此，了解到有必要根据非常特殊的患者特征和更大的治疗反应机会，将选定的

患者纳入试验范围，这是精准医疗的第一步，也是根据基本的分子和基因测试，发展每一个个体化的临床试验实施和患者选择。在过去的几十年里，生物医学研究人员已经开始深入到分子水平，以更好地了解驱动癌症发展、生长和扩散的遗传和生物变化。对癌症和肿瘤在分子水平上的行为方式的进一步了解，使科学家们能够开发出新一代的靶向药物和基于免疫的疗法，确定可用于指导治疗和选择最有可能对药物产生反应的患者的生物标志物，并开发新的战略来早期检测难以治疗的癌症。

其结果是，临床试验需要进行调整，以建立在针对分子改变的新的研究见解上，并且只在选定的人群中测试实验疗法，这可以提高临床试验的速度和效率，因为只有最有可能从中受益的患者被纳入试验中。

**（一）泌尿系统癌症基因组研究和泌尿肿瘤临床试验的相关性**

精准医疗最有可能影响患者的护理。对癌症基因组的研究揭示了驱动多种癌症发展和增长的基因异常。这些知识提高了我们对癌症生物学的理解，并引出了诊断和治疗这种疾病的新方法。在过去的10年中，大规模的研究项目已经开始调查和记录与一些类型的癌症相关的基因组变化。这些努力揭示了不同类型的肿瘤中未被发现的基因相似性。例如，*HER2*基因的突变已经在一些癌症中被发现，包括乳腺癌、膀胱癌、胰腺癌和卵巢癌。研究人员还表明，一个特定类型的癌症可能有几个分子的子类型。对于一些癌症类型，在研究人员开始对肿瘤细胞的基因组进行鉴定之前，某些亚型的存在并不为人所知，而对于一些肿瘤，亚型的数量和基因组规格至今仍不为人所知。

尽管发现肿瘤中的致癌基因和表观遗传学变化还不能使泌尿肿瘤学中的特定基因组变化或诊断测试的药物获得批准，但其他肿瘤疾病，如黑色素瘤已经是这种情况。例如，维莫非尼（Zelboraf®）于2011年被FDA批准用于治疗通过FDA批准的测试检测出*BRAF*基因特定突变的黑色素瘤患者。然而，在不久的将来，泌尿系统肿瘤的基因组靶向诊断和治疗也有望实现。例如，在PCA中，目前正在进行临床试验，根据特定标志物的存在来选择患者，包括*BRAC1*和*BRAC2*基因。

**（二）泌尿系统肿瘤基因组研究面临的机遇与挑战**

对于泌尿系统肿瘤来说，肿瘤存在的基因异质性意味着需要了解这组疾病的分子基础。最近在分子鉴定方面的进展导致了生物标志物的迅速扩大，以及对泌尿系统恶性肿瘤患者的潜在预测信息。在各种疾病状态下，不同的分子亚型已经被确定，其中包括有可能为管理策略的选择提供信息。预测对标准疗法（如基于铂类的化疗）反应的生物标志物正在出现。在一些恶性肿瘤中，特别是肾细胞癌和CRPC，针对普遍改变的信号通路的靶向治疗已经成为标准治疗。最后，针对各种疾病中罕见患者（定义为<2%的患者）出现特殊靶点的靶向治疗，有可能极大改变了护理模式和治疗方案的选择。

在临床试验中积极开展分子或基因组精准医疗仍处于摸索阶段，需要克服一些障碍进一步发展。

尽管在大规模的研究中已经确定了驱动癌症类型发展和进展的突变，但泌尿系统肿瘤还没有被深入描述。新技术和从既往的基因组研究中获得的知识可用于确定许多癌症的全部驱动突变。例如，比较同一患者的肿瘤和正常DNA的能力可能允许发现肿瘤的潜在驱动突变。

对癌症基因组的综合分析表明，在单一类型的癌症中，遗传异常的情况有很大的多样性。这些癌症中反复出现的基因改变往往只涉及少量的病例。因此，发现有意义的基因改变仍是一个挑战。

另一个障碍是需要获得高质量的生物样本，特别是对于不常见的肿瘤类型或主要不通过手术治疗的肿瘤。

此外，另一个需求是扩大目前对基因组学方法的使用，以调查临床表型的分子基础。这种方法可以有助于识别区分侵袭性和非侵袭性癌症的基因变化。类似的方法可用于研究特定治疗反应的分子基础，以及治疗的抗性机制。

1. 来自癌症基因组研究的丰富数据将越来越多地与患者的病史和临床数据相结合。这些信息可用于开发更有针对性的诊断和治疗方法，以及改进预测癌症风险、预后和治疗反应的方法。

2. 开发能够涵盖人类癌症多样性的细胞系和动物模型仍然是一个未达到的需求。罕见的癌症亚型的模型可能代表性不足或甚至不存在。

3. 基因组工具对于分析精准医疗临床试验的结果也将至关重要。管理和分析基因组研究中涉及的大量数据是该领域的额外挑战。这一领域的研究需要一个高效的生物信息学基础设施和跨学科团队提供的强大专业知识。

4. 需要在临床试验的背景下进行进一步的前瞻性研究，包括接受研究治疗和标准护理的患者，这将有助于确定可靠的预测性生物标志物和新的治疗目标，从而真正改善患者的治疗效果。

5. 最后，癌症基因组研究包括机会和机遇，但也为研究人员和医生增加了进一步的伦理责任，当基因组数据生成时，包括推定的但尚未证实的与疾病风险、进展和治疗反应预测相关的价值。在临床试验内外随意使用基因组信息，不仅会带来益处，也会造成危害，同时考虑到患者及其亲属可能面临的困境，以及有关（未经充分验证的）基因组标记的具体知识。

## 七、泌尿肿瘤学相关临床试验的特点

### （一）泌尿系统肿瘤的治疗

一般来说，泌尿肿瘤学临床试验的原则与本章所述的所有其他临床试验的原则相同。另外，也有一些与疾病相关的特殊情况，如在规划临床试验时需要考虑的一些疾病。这些考虑因素主要与个体患者群体、疾病状态、治疗顺序，以及试验计划和开始时的整体治疗情况有关。在一本书的框架内，要反映所有可能的个体临床试验设计和实施的情况可能是很困难的。

在本章节中主要关注 PCA，因为近年来，大多数泌尿肿瘤学的临床试验都是针对这种疾病进行的。因此，开展临床试验的经验，包括确定障碍和正确执行的建议，也可以作为其他泌尿肿瘤疾病的模板。此外，PCWG3（Scher 等，2016）为临床试验的开展和结果测量提供了最全面的指导。

在其最近的更新中，为临床试验的规划与管理提供了新的建议。在 PCA 患者中进行传导，主要是由于过去几年中，随着对疾病生物学认识的提高，治疗形势发生了很大的变化。这些方面使得我们甚至有必要以不同的方式重新定义疾病和治疗阶段（Scher 等，2016）。PCWG3 最近修订建议的额外考虑是，通过关注那些最有可能对预后产生不利影响的疾病表现，使药物开发更接近于临床实践中未满足的需求。

PCWG3 重新定义了疾病的概念，这意味着疾病状态模型已经被修改，以便根据特定状态的临床需求定义试验目标（图 3-2）（Scher 等，2016）。

PCWG3 的决策里程碑是基于由原发肿瘤状态、影像学上是否存在远处疾病（转移性与非转移性）、睾丸激素水平和先前的化疗接触所确定的疾病状态。此外，其还进一步强调在生物标志物的背景下设计临床试验，并注重生物标志物的

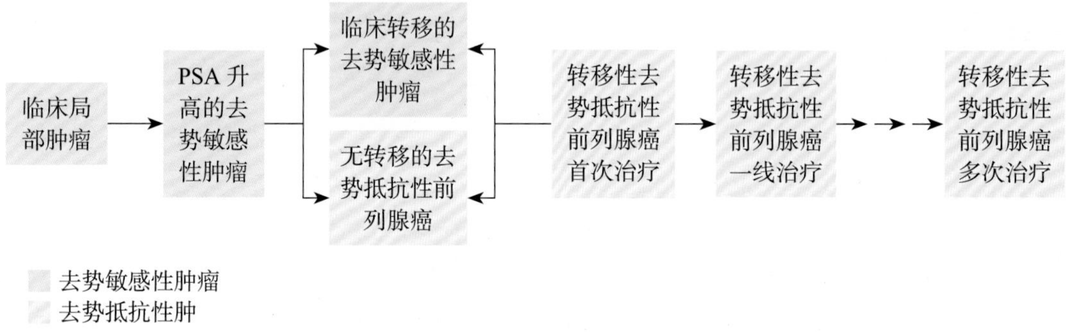


▲ 图 3–2 重新定义的前列腺癌临床分期模型

引自 Prostate Cancer Clinical TrialsWorking Group 3；Scher et al. 2016

开发，以进行结果预测、管理指导和加强临床决策（表 3–4）。修订后的模型与目前批准的药物的指标和实际用途相一致，并为决策树提供了一个紧跟当代临床实践的框架。主要建议包括将腺癌与其他组织逻辑类型（如纯小细胞癌和具有神经内分泌分化的变体）进行区分。此外，化疗前与化疗后的治疗环境已被治疗顺序及肿瘤对每种治疗的敏感性所取代。此外，针对由肿瘤扩散模式决定的不同 CRPC 表型及非转移性 CRPC 状态下的试验设计也得到发展。最终，使用基于血液的肿瘤物质检测、图像或转移性肿瘤部位的活检，强调了疾病进行连续的生物学描述的重要性。目的是确定原发性或适应性耐药的机制，并根据疾病生物学选择更好的治疗方法（Scher 等，2016）。

人们也越来越多地认识到疾病的异质性和正在出现的耐药性的现象。因此，PCWG3 的建议中包括了额外的考虑。在泌尿系统癌症疾病中，包括 PCA、膀胱癌和肾癌，已经发现了具有独立癌症亚克隆的瘤内异质性（intratumoral heterogeneity，ITH）（Gerlinger 等，2015）。考虑到预后和预测标志物的异质性，可以想象单个肿瘤亚克隆之间也存在功能上的差异（Gerlinger 等，2015；Aziz 等，2015）。如上所述，来自转移的连续活检是重点；然而，当 ITH 不仅与原发肿瘤中不同细胞克隆的分布有关，而且还在转移性分布中显示时，需要从多个转移性病变的多次活检来考虑这一点。此外，当从原发肿瘤进行活检时，少数克隆甚至可能不被识别，它们可能是转移的唯一来源，这进一步挑战了传统的肿瘤诊断生物标志物方法。此外，表型表达标记如 RNA 和蛋白质在不同的肿瘤细胞类型和整个疾病过程中都有所不同。此外，一些可评估的基因改变在单个肿瘤中被鉴定为亚克隆。这就提出了一个问题，即患者是否真的能从针对这种单一改变的特殊治疗中获益，这种情况需要在临床试验中进一步评估（Gerlinger 等，2015）。特别是 PCA 还具有几个致癌基因和肿瘤上位基因突变的特点，如 *PTEN*、*BRAF*、*EGFR*、*FGFR3*、*KRAS* 等（Gerlinger 等，2015；Mitelman 等，2007；Tomlins 等，2005；Agarwal 等，2012）。这些包括核苷酸的插入、缺失或替换，以及染色体的增加、缺失或重排，如涉及转录因子癌症 E-26（ETS）家族成员的融合（Gerlinger 等，2015；Mitelman 等，2007；Taplin 等，2012）。对 ITH 的核算可能代表了基因组生物标志物评估的最大障碍。Gerlinger 最近指出，还需要评估对某一特定生物标志物有阳性反应的亚克隆的绝对和相对丰度对总体结果的影响，以促进开发整合多种生物标志物结果的算法（Aziz 等，2015）。考虑到

表 3-4　临床试验设计和实施相关概念

| 试验指标 | 相应措施 |
|---|---|
| 临床肿瘤分期 | 1. 在考虑 mCRPC 的时候，应该考虑先前的治疗药物，而不是与多西他赛治疗有关<br>2. 特定系统性治疗应按实施顺序进行记录，包括开始和停止日期及反应（如果存在）<br>3. 不同的 PCA 组织学（小细胞癌、纯神经内分泌癌）应与其他组织学腺癌相区别<br>4. 对疾病进行连续的生物特征分析，在新疗法开始时和疾病进展时都很重要 |
| 试验进行的原则 | 1. 应发现反映患者益处或作为益处替代品用于监管申报的治疗后结果，以加速药物批准<br>2. 始终如一地报告试验进展与临床需要在进展后继续特定治疗，只要患者在治疗后受益，需要加以区分 |
| 入组标准 | 1. 应用资格标准，使用临床和生物参数，以同质化患者的预后，同时丰富最有可能对治疗有反应的肿瘤生物标志物谱<br>2. 应采用在中心实验室进行的准确测量 1～2ng/dl 的睾酮测定水平<br>3. 淋巴结的大小应根据短轴进行评估。消除了对可测量疾病的 2cm 大小的要求<br>4. 需要根据影像学转移的位置和分布定义的不同临床表型进行特定的试验设计 |
| 治疗：确定剂量、疗程及药理学标志物 | 1. 需要进行药效学结果测量，以确认其作用机制，并确定针对特定药物对恶性肿瘤发挥疗效的剂量和疗程<br>2. 应更加重视药效学生物标志物，以建立机制证明，也可用于在生物学和安全性的基础上确定剂量和时间表，而非仅仅是安全性<br>3. 评估抗肿瘤活性的治疗后生物标志物，应根据每种药物的作用机制以固定的间隔进行 |
| 基础疾病评估 | 1. 基础评估应包括肿瘤组织学、时间、持续时间和之前所有系统性治疗的反应（如果存在）并对基于血液、基于 PRO 和基于成像的生物标志物及肿瘤的分子特征进行标准化的评估<br>2. 除了五种临床亚型（由转移的程度和位置决定）外，还应包括 CRPC 的分子 / 生物学亚型的信息。进入试验时的进展类型被定义为仅有 PSA 的进展，按疾病扩散部位的放射学进展，或两者都有；对于放射学进展，应记录进展是由现有病变的增长、新病变的出现，还是两者都有造成的 |
| 衡量结果和报告：基于血液 - 生化指标测量 | 1. 当有进展中的病变时，重新进行活检，并进行组织学和建议对进展中的转移部位进行生物标志物评估<br>2. PSA 的结果应该在药物的背景下进行解释。应考虑其作用机制，以及对 PSA 的潜在有利 / 不利影响的预期时间<br>3. 对如何确定和报告与 CTC 计数有关的结果提出了定义（使用 CellSearch 平台） |
| 评估结果和报告：PROS | 1. 在前列腺癌临床试验中，患者的体验很重要。有必要进一步优化 PRO 数据的评估、收集、分析和展示<br>2. 建议通过有效的工具测量与疾病相关的症状，包括疼痛强度和干扰及身体功能<br>3. 应收集使用 NCI 的 PRO-CTCAE 的患者报告的 AE |
| 评估结果和报告：影像学及临床指标 | 1. 应该考虑到，可能会有不同的反应被指定为疾病异质性的一种表现应记录疾病的进展是否代表增长<br>2. 原有病变、新病变的发生，或两者兼而有之；需要单独记录是否发生在单一器官或疾病部位与多个部位的进展情况<br>3. 建议将治疗后的第一次骨扫描作为基线扫描，与今后所有的扫描进行比较；应注意新型骨靶向药物的出现所引起的骨质反应<br>4. 应分别记录结节疾病（盆腔与盆腔外）和内脏疾病（肺 / 肝 / 肾 /CNS）的位置，以了解预后的影响<br>5. 每个部位最多有 5 个单独的病变（如结节、肺、肝作为单独的部位）应被记录和跟踪，以解决疾病的异质性<br>6. 对患有 nmCRPC 的男性在入院时首次发生转移性疾病的情况制订了新标准<br>7. 骨骼相关的结果、SRE 和 SSE（建议以 SSE 为重点）代表了对患者更直接的临床益处<br>8. 引入了超越进展期治疗的概念，即观察到一种或多种疾病表现的临床益处，从而确定了 NLCB 的目标 |

改编自 PCWG3 recommendations 2016

预后和药物敏感性的预测可能基于肿瘤中最严重的亚克隆，治疗期间的重复分析可能允许对治疗进行调整。ITH 的程度也可能与基因组不稳定性相关，ITH 本身可能也应被视为预测治疗抗性的一个新的生物标志物（Gerlinger 等，2015）。

此外，我们需要确定患者不再从治疗中获益的时间点。不再有临床疗效（no longer clinically benefiting，NLCB）这一术语也被引入作为潜在的终点，且优于等待病情进展的第一个证据出现。

### （二）泌尿肿瘤外科随机临床试验的注意事项

如前所述，设计合理的 RCT 致力于为评估某些干预措施的有效性提供最高水平。RCT 的设计和报道的质量是确保代表患者的医学进步的关键决定因素。20 世纪 90 年代初，RCT 透明度方面的缺陷迫使科学界根据 CONSORT 标准来规范报告。最初的 CONSORT 建议发表于 1996 年，后来于 2001 年更新（Shamseer 等，2016）。这些指导原则随后被一些医学期刊采用，他们似乎改善了随机对照试验的质量。然而，仍然只有不到 50% 的泌尿外科试验符合 CONSORT 标准（Scales 等，2007）。

泌尿肿瘤学涉及大量手术；因此，RCT 在未来研究中的大规模应用受阻。外科 RCT 在可行性、可接受性、方法和伦理方面面临特殊的挑战，特别是盲法在外科手术中实际上是不可能实现的。

### （三）泌尿肿瘤外科 RCT 的主要障碍（但不限于下述内容）

1. 历史因素

在临床试验的概念被设计出来之前，一些外科治疗方案已经被提前引入，并实现了从死亡到治愈的医疗效果。一旦一种治疗方法被确立并成为标准的护理方法，就很难用安慰剂来测试它。新的外科治疗方法的疗效相对较小，因此，进行与安慰剂相比较的随机临床试验可能被认为是不道德的。

2. 商业竞争对新治疗数据客观性的影响

目前约有 50% 的 RCT 是由公司资助和进行的，这可能会影响到结果的展示。最近的一项研究分析了行业伙伴和研究人员之间的出版协议，大多数医生提到公司有权批准或不批准所提出的手稿（Kasenda 等，2016）。

3. 外科医生的公正性

外科医生最重要的共同特点之一是能够在手术室里根据需要在短时间内作出重要的临床决定。这种质量可能导致对评估两种不同治疗方案的优缺点的能力的不确定性。这种公正性是 RCT 的必要条件。

4. 缺乏资金、基础设施和数据收集的经验

在一份对四种主要泌尿学期刊的研究报道中，指出了报道质量的主要缺陷，包括随机化过程的描述、盲法和研究撤销的描述。

5. 缺乏临床流行病学方面的教育

最近对泌尿外科 RCT 的分析强调了在方法学报道方面进一步培训的必要性。在泌尿外科文献中共分析了 82 个 RCT，其中 23% 报道为肿瘤学，几乎 50% 为工业界资助。此外，在肿瘤学亚组中，CONSORT 报告的平均值为 15.9，自 2004 年最后一次扫描以来增加了 4 分（Narayan 等，2016）。

6. 罕见、紧急、危及生命的情况

在这些环境中，应用知情同意和随机化是具有挑战性的。

7. 手术学习曲线

泌尿系肿瘤手术可能很复杂，需要重复进行才能掌握。在学习曲线中，更有可能发生错误和不良反应及不良事件，这代表了在手术领域开发和执行临床试验的另一个障碍。例如，强有力的数据支持腹腔镜前列腺癌根治术是一种需要熟练度的手术，其学习曲线比开腹手术要慢。在进行了 750 次腹腔镜手术后，复发率明显下降到 9% 以下（Vickers 等，2009）。

8. 外科手术流程的定义

外科手术流程是在指南中描述的；然而，每个外科医生以不同的方式进行类似的手术。在比较手术时，需要对技术的极限和可接受的变化进行明确的定义，因为这些变化可能意味着结果的

差异。相反，在比较药物的试验中，这个问题并不适用。SWOG 目前正在招募患者参与一项关于浸润性膀胱癌膀胱切除术中使用有限的盆腔淋巴结清扫与扩展的 RCT（NCT01224665）；为了招募患者，医生必须提供经批准的淋巴结清扫证明（图片）；此外，每一个登记的患者都需要在其手术过程中进行图像成像，这增加了在临床试验中外科手术程序标准化的困难。

9. 质控监测

提供质量差的手术显然会影响对肿瘤手术的结果；因此，确保最低质量标准是任何外科 RCT 的要求。根据 Herr 的报道，手术因素是影响膀胱癌结果的最关键因素（Herr 等，2004）。作者分析了肌层浸润性膀胱癌的新辅助化疗试验（SWOG8710）的数据，报道说，最有力的预测阳性手术结果的因素是具有泌尿外科肿瘤学奖学金的泌尿外科医生的专业培训。

10. 发展与研究

RCT 需要大量的资源，因此，对于一些关于治疗技术的小改动，RCT 是不适用的。一般来说，外科手术的进展是通过那些共同提供进展的修改来进行的。在历史上，从洗手到使用消毒剂再到无菌手术环境的过程中，手术感染的发病率变化很大，但每一步的增量都很小，足以让人产生怀疑。例如，术前消毒剂预防手术部位感染的话题是外科环境中的一个热点问题。关于聚维酮与氯己定在预防 SSI 方面的优越性，已经进行了一些 RCT，结果存在争议和矛盾。最近，通过提供一个关于 RCT 的 Cochrane Meta 分析，增加了一个更高层次的证据，在这个问题上无法提供一个明确的答案（Park 等，2016；Dumville 等，2015）。

11. 患者的平等性

通常有三种类型的 RCT 被描述为手术。第一类试验是标准的 RCT，在手术治疗的患者中比较药物疗效。第二类是比较手术技术，第三类是非手术与手术治疗的比较。最后一种亚型在患者平衡方面提供了特殊的困难。患者经常拒绝随机对照试验，因为他们不希望自己的治疗由随机系统决定。第三类试验增加了这种顾虑，因为不良反应差别很大，而且手术选择是不可逆的。这方面的一个例子是在酪氨酸激酶抑制药对转移性 RCC（mRCC）治疗中进行的减瘤性肾切除术（CNx）的评估试验。有关免疫治疗的两项 RCT 表明，在免疫治疗之前进行的肾切除术具有明显的生存优势。针对 mRCC 的口服靶向治疗（VEFG 抑制药和 TKI）的引入，提出了在新情况下 CNx 的最佳时机问题。另有两项 RCT 启动，即法国 CARMENA 试验（CNx 联合舒尼替尼 vs. 舒尼替尼单药）和欧洲 SURTIME 试验（舒尼替尼 +CNx+ 舒尼替尼 vs. CNx+ 舒尼替尼）。由于缺乏受试者，SURTIME 试验于 2016 年初结束，CARMENA 正在法国缓慢进行。缺乏受试者的主要原因与治疗方案疗效间缺乏可比性有关。在英国泌尿科医生和医学肿瘤学家提供的 34 种 mRCC 方案中，根据医学肿瘤学家的说法，只有 8 种方案符合 CARMENA（Stewart 等，2016）。

12. 缺少对临床试验实施过程中的障碍（受试者招募和留存）的认识，以及缺乏统计规划和临床试验发展方面的专业知识

另一个关于患者公平性存在的障碍及对潜在障碍认识和临床试验开展中主动管理的缺失例子来自德国 PREFERE 研究的经验。PREFERE 试验[①]于 2013 年开始招募，最近由于招募情况不佳而停止。该研究拟将低风险或早期中度风险的 PCA 男性随机分配到四个不同的管理方案中的一个，即根治性的前列腺切除术、外部放疗、植入放射源近距离放疗和积极监测。患者还可以选择在这些选项中的 1、3 和 4 中随机选择，这在 1 个随机对照试验中总共产生了 11 个亚研究。主要终点是癌症特异性生存率，次要终点包括总生存期、疾病进展、毒性和生活质量。该研究的设计是基于治疗组的结果将是相似的预期；因

此，统计设计被开发来证实四组之间的非劣效性。对 7600 名参与者进行为期 4 年的招募，并进行了 13 年的随访。最终，截至 2016 年 6 月底，只招募了 384 例患者，随后于 2016 年 11 月停止了试验的登记和资助[①]（Zu wenig Probanden Krebsforscher）。基于这些不成功的临床试验，可以得出一些结论和教训，为未来的试验规划提供参考。

(1) 患者的平等性：为测试手术和非手术管理方案的比较研究的一个要点。因此，考虑到不同的招募情况，全面的试验计划是必不可少的。

(2) 医生倾向于高估临床试验的招募人数：对登记的现实期望可能会降低到医生期望的 10%～25% 甚至更多，取决于特定的环境和疾病阶段。

(3) 新的研究应该关注那些尚未在可比试验中得到验证的问题，即 PEFERE 重点关注已经被更多大型随机对照试验解决的问题（如斯堪的纳维亚研究、PIVOT 和 START 研究、ProtecT 研究）；该领域的其他试验已经完成了针对相关问题的累积试验（不包括近距离放射治疗），尽管对 PCA 风险类别的限制较少。

(4) 对于所述问题的临床相关性和回答这些问题的统计能力，需要有现实的期望，即基于非劣效设计，由于只有很少的参与者死于 PCA，两组之间的结果只有很小的差异，因此即使在考虑适当的入组和分析，也不应该预期临床实际结果的改变（Expertise Ian Tannock）。

（四）泌尿肿瘤学试验测量结果和报告

在谈到泌尿肿瘤学临床试验结果的报告时，建议使用控制 / 缓解 / 消除终点来评估预计能杀死肿瘤细胞的疗法的抗肿瘤效果，特别是在临床开发的早期阶段。对于预计不会杀死肿瘤细胞的疗法，应该使用延迟或预防终点。因此，在早期试验中评估疗效的终点，如 PSA 的下降、循环肿瘤细胞（circulating tumor cell，CTC）的变化及进展的时间点，都是为证明有足够的抗肿瘤活性来支持进一步的研究，需要与注册试验中使用的终点区分开来，因为注册试验的目的是获得监管部门的批准，需要证明临床效果。一般来说，在选择和确定用于支持药物审批的临床试验的终点时，强烈建议与监管机构进行协商，因为证明临床益处的疗效终点是否合适取决于具体情况（FDA，2007）。虽然以总生存率作为主要终点可能存在困难，但我们认为所有的试验，特别是 RCT，都会继续跟踪患者的生存情况，以报告生存结果。如果可能的话，应记录干预后的所有治疗，尽可能包括开始和停止日期，直到受试者死亡。因为在治疗后进行的其他干预措施可能会降低证明治疗延长总生存率的能力。

治疗过程中的评估应包括体格检查、症状评估和实验室研究，以评估安全性，并适当归因于疾病或治疗。无论患者在入组时是否有这些部位受累，影像学检查都应包括胸部、腹部和骨盆的横断面成像，以及骨扫描或其他方法来评估潜在的晚期疾病。成像部位应限于已知的疾病风险部位，以避免新部位的疾病进展。

正如 PCWG3 在 PCA 试验中推荐的，在泌尿肿瘤试验中，疾病评估应在固定的时间间隔进行，以更好地了解抗肿瘤作用何时发生，尽量减少患者暴露于无效治疗，并更好地评估药物抗肿瘤作用的时机。对于 PCA 试验，基于以前的试验结果，建议在前 6 个月每 8～9 周评估一次，之后每 12 周评估一次（Fizazi 等，2015；Beer 等，2014；Ryan 等，2013）。这种相对较短的间隔也有助于明确骨扫描耀斑（第一次随访扫描中出现的改变可能并不代表进展，而是有利的治疗

① https://clinicaltrials.gov/ct2/show/NCT01717677?term=prefere&rank=1

反应）。对于 RCC 或 UCB，也是类似的建议，但尚未全面标准化；对于睾丸或阴茎癌，随访间隔主要取决于分期和风险分类，但同时必须考虑其他因素。

使用包括影像学在内的短间隔疾病评估也将为随后的试验提供最佳评估间隔，这对生物疗法特别重要，因为生物疗法可能会有延迟的抗肿瘤效果。值得注意的是，免疫调节的 RECIST 对 PCA 的适用性标准还没有确定，特别是早期淋巴结或内脏病变增大代表免疫效应细胞的招募或肿瘤的生长还不明确（Gerlinger 等，2012）。同样值得注意的是，无论是 RECIST 标准还是免疫修改的 RECIST 标准都没有涉及骨质病变( Scher 等，2016 )。

泌尿肿瘤学临床试验的主要推荐如下（改编自 PCWG3 recommendations for PCA and relevant also for other uro-oncology diseases）（Scher 等，2016）。

1. 基础患者评估应包括肿瘤组织学、先前系统治疗和反应的详细记录，以及根据转移扩散的模式对疾病亚型的详细报告。应描述具有特定疾病模式的患者比例，并对特定的疾病模式进行分层。

2. PCWG3 对试验结果测量的新建议，包括在首次发病时间和病情进展时间之外，使用症状性骨相关事件（symptomatic skeletal events，SSE）这一时间终点。

3. 应考虑采用 NLCB 的概念，以强调进展的第一个证据出现与需要改变临床治疗方案之间的区别。现有病变的进展应与新病变的发展分开报告。

4. 建议将 PRO 聚焦于疾病相关症状、身体功能和 AE 的核心概念，以提高 PRO 在泌尿肿瘤临床试验中的标准化。

5. 如果一项试验是为了寻求对药物批准的支持，建议与监管部门进行协商。

6. 临床试验策略中应纳入详细的肿瘤分子评估，包括使用连续肿瘤样本的生物学分析，以更好地了解疾病生物学，了解耐药机制，并确定对特定治疗的敏感性预测因子。这就需要在考虑治疗时对患者肿瘤的个体分子特征进行分析。为保证试验的临床意义，应该评估个体结果测量和分子生物学或遗传决定因素之间的早期变化的相关程度。

7. 转移病灶中的分子生物标志物可以通过定向活检（或使用基于血液的检测方法，如 PCA 中的 CTC）和无细胞核酸（RNA、DNA 或蛋白质）进行评估，必须认识到同一患者不同病灶的生物特征和基于血液的检测结果可能并不相同（Gerlinger 等，2012；Spritzer 等，2013）。

8. 在单个转移部位内存在特定改变的肿瘤细胞的数量也可能有所不同，因此，仅仅在低频率下检测到它的存在可能不能预测敏感性。

9. 组织学上的亚型应该被区分开来，患者参加临床试验的资格也应该以之前接受的治疗为基础。这将使人们更加关注为不同的临床亚型制订不同方案。

10. 对于解释影响免疫系统的治疗结果仍然需要标准。虽然症状和（或）功能状态的改善本身就可以带来临床益处，但确定 PRO 指标的统计学上的显著变化的临床意义是另一个重点领域。

11. 针对患者可能对目前接受治疗存在 NLCB，我们需要区分何时需要持续观察或终止治疗。

12. 药物开发过程应更贴近日常工作中遇到的常见临床情况。它还旨在允许在治疗开始时和随着时间的推移，对宿主及其疾病进行更全面的描述，这有助于确定继续治疗的价值和益处。

## 八、结论

在泌尿肿瘤学治疗领域，若为患者提供最有

效和安全的治疗方案，重点在于理解针对肿瘤治疗和外科干预的临床试验所涉及的关键概念。大众媒体对基于安全的药物上市后撤回的关注强调了这一点。了解试验设计背后的伦理原则和规范也有助于应对未来的研究困境。此外，合理设计和执行临床试验可以极大地促进卫生保健事业的提升。通过对新药开发及对改良外科技术和进一步的干预措施进行严密监管，医生自身和患者可以对医生推荐的质量方案和干预措施保持信心。

## 九、注意事项

1. 强调安全性第一，研究一种新疗法最常见的途径是从人群中建立 MTD（Ⅰ期临床），到药效学、药动学研究和探索疗效（Ⅱ期临床），随后在更大的受试者群体中，将其与标准护理或安慰剂进行疗效比较（Ⅲ期），并最终对普通人群使用时的不良反应和有效性进行上市后评估（Ⅲb 期和Ⅳ期）。

2. 应采用报告试验综合标准声明中所述的结构化研究设计和实施，并在公共试验数据库中注册。

3. 由选择性纳入标准和临床试验中的特定环境所产生的内部有效性必须与将研究结果转化为实际临床实践相平衡（即可推广性或外部有效性）。

4. 为了合理地达到研究的预期目标，必须仔细选择入组和治疗方法、终点、方法分配、比较技术和统计分析。应事先确定与临床相关的终点，并在此基础上进行统计分析，保证对研究结果进行无偏倚的分析和报告。

5. 在实验性治疗与标准护理的比较中，在正在进行的 RCT 中，预先计划的中期分析可以通过评估益处、危害或无用性来帮助维持临床公正性，从而可以决定继续或终止试验。

6. 早期和晚期临床试验均应考虑纳入 PRO-CTCAE。PRO-CTCAE 分析的结果可以帮助确定最佳剂量和耐受性，并可以为治疗的风险 – 效益评估提供信息。

7. 有必要进一步确定和验证预测性和替代性标志物，一方面，尽管有用于临床试验中化合物疗效排序，但仍可对其进行疗效评估，另一方面也允许早期评估治疗的有效性、敏感性或对特定治疗的耐药性，并在临床环境中作出相应的治疗决策。

8. 生物标志物开发面临的主要障碍是：①在临床试验中对现有生物标志物的评估和验证有限；②在错误的条件或不恰当的疾病分期中评估正确的标志物；③泌尿系肿瘤中存在相当大的肿瘤异质性，缺乏从理论到实践的过程，难以临床常规中实施标志物并使其具有临床效用。因此，进行临床试验时需要对包括肿瘤标本评估和转移瘤进行活检，最好是连续的活检。

9. 自愿参加Ⅰ期临床研究的受试者（或招募患者的实际医生）有可能将Ⅰ期临床试验的目的误解为治疗。改善知情同意书有助于减少这些误解，同时保持足够的入组人数。

10. 有意义的和无意义的结果都应客观地报告和公布。潜在的利益冲突和资金来源应在研究报道或出版物中予以声明。

11. 需要医药卫生产业、学术界、研究人员、监管机构和卫生当局的共同努力，以患者的最大利益开展临床试验，并在严格执行高质量的临床试验标准的基础上产生可靠的结果。

12. 保证自愿参加临床试验的受试者的安全是泌尿肿瘤学临床试验开展的主要原则和基本要求。毫无疑问，现代临床试验建立在众多不断发展的伦理原则和实践之上，这些原则和实践指导研究者在不违反希波克拉底誓言的情况下进行人体研究。维护临床试验数据的完整性和可信性是伦理前提和必然要求。

# 参考文献

[1] Administration USFaD. AERS patient outcomes by year. 2010.
[2] Agarwal N, Sonpavde G, Sternberg CN. Novel molecular targets for the therapy of castration-resistant prostate cancer. Eur Urol. 2012;61(5):950–60.
[3] Akobeng AK. Assessing the validity of clinical trials. J Pediatr Gastroenterol Nutr. 2008;47:277–82.
[4] Altar CA. The biomarkers consortium: on the critical path of drug discovery. Clin Pharmacol Ther. 2008;83:361–4.
[5] Altman DG, Bland JM. Statistics notes. Treatment allocation in controlled trials: why randomise? BMJ. 1999;318:1209.
[6] Altman DG, Schulz KF, Moher D, Egger M, Davidoff F, Elbourne D, et al. The revised CONSORTstatement for reporting randomized trials: explanation and elaboration. Ann Intern Med. 2001;134: 663–94.
[7] American Dental Association, Council on Scientific Affairs. American Dental Association. Program guidelines: products for the treatment of dentinal hypersensitivity. 2012.
[8] Available from: www.ada.org. Armstrong AJ, Garrett-Mayer E, Ou Yang YC, Carducci MA, Tannock I, de Wit R, et al. Prostate-specific antigen and pain surrogacy analysis in metastatic hormonerefractory prostate cancer. J Clin Oncol. 2007;25:3965–70.
[9] Arya R, Antonisamy B, Kumar S. Sample size estimation in prevalence studies. Indian J Pediatr. 2012;79:1482–1488.; Perspect Clin Res. 2016;7(2):75–80.
[10] Aus G. Second-line therapy after radical prostatectomy failure: for whom? When? How? Eur Urol. 2007;51:1155–7.
[11] Autio KA, Bennett AV, Jia X, Fruscione M, Beer TM, George DJ, et al. Prevalence of pain and analgesic use in men with metastatic prostate cancer using a patientreported outcome measure. J Oncol Pract. 2016;9:223–9.
[12] Aziz A, Kempkensteffen C, May M, Lebentrau S, Burger M, Chun FK, Brookman-May S. Prognostic, predictive and potential surrogate markers in castration-resistant prostate cancer. Expert Rev Anticancer Ther. 2015;15(6):649–66.
[13] Review Basch E, Trentacosti AM, Burke LB, Kwitkowski V, Kane RC, Autio KA, et al. Pain palliation measurement in cancer clinical trials: the US food and drug administration perspective. Cancer. 2014;120:761–7.
[14] Basch e. Patient-Reported Outcomes – Harnessing Patients' Voices to Improve Clinical Care. N Engl J Med. 2017;376(2):105–108. https://doi.org/10.1056/ NEJMp1611252.
[15] Beer TM, Armstrong AJ, Rathkopf DE, Loriot Y, Sternberg CN, Higano CS, et al., PREVAIL Investigators. Enzalutamide in metastatic prostate cancer before chemotherapy. N Engl J Med. 2014;371(5):424–433.
[16] Berkman ND, Santaguida PL, Viswanathan M, Morton SC. The empirical evidence of bias in trials measuring treatment differences. Rockville: Agency for Healthcare Research and Quality; 2014.
[17] Report No.: 14–EHC050–EF. AHRQ Methods for Effective Health Care. Berlin JA, Colditz GA. The role of meta-analysis in the regulatory process for foods, drugs, and devices. JAMA. 1999;281(9):830–4.
[18] Berthold DR, Pond GR, Roessner M, de Wit R, Eisenberger M, Tannock AI. Treatment of hormonerefractory prostate cancer with docetaxel or mitoxantrone: relationships between prostate-specific antigen, pain, and quality of life response and survival in the TAX-327 study. Clin Cancer Res. 2008;14:2763–7.
[19] Brenner DE. Cancer prevention: chemoprevention. In: DeVita Jr VT, Lawrence TS, Rosenberg SA, editors. Cancer principles & practice of oncology. 8th ed. Philadelphia: Lippincott Williams & Wilkins; 2008. p. 609–35.
[20] Cahana A, Romagnioli S. Not all placebos are the same: a debate on the ethics of placebo use in clinical trials versus clinical practice. J Anesth. 2007;21(1):102–5.
[21] Cella D. Progression-free survival, patient-reported outcomes and the holy grail. J Community Support Oncol. 2014;12(8):265–6.
[22] Chapman SJ, Shelton B, Mahmood H, Fitzgerald JE, Harrison EM, Bhangu A. Discontinuation and non-publication of surgical randomised controlled trials: observational study. BMJ. 2014;349:g6870.
[23] Chin R, Lee BY. Principles and practice of clinical trial medicine. Amsterdam: Academic Press; 2008. p. 3–16.
[24] ClinicalTrials.gov. Learn about clinical studies. http:// clinicaltrials.gov/ct2/info/understand. Accessed 39 Sep 2017.
[25] Cohen J. A power primer. Psychol Bull. 1992;112:155–9.
[26] Collins R, MacMahon S. Reliable assessment of the effects of treatment on mortality and major morbidity, I: clinical trials. Lancet. 2001;357:373–80.
[27] Common Terminology Criteria for Adverse Events (CTCAE) Version 4.0.
[28] May 28, 2009 (v4.03: June 14, 2010); ICH GCP. DeWit R, Fizazi K, Jinga V. Phase 3, randomized, placebocontrolled trial of orteronel (TAK-700) plus prednisone in patients (pts) with chemotherapy-naïve metastatic castration-resistant prostate cancer (mCRPC) (ELM-PC 4 trial). Oral presentation at ASCO 2014.
[29] van Delden JJ, van der Graaf R. Revised CIOMS international ethical guidelines for health-related research involving humans. JAMA. 2016. https://doi.org/ 10.1001/jama.2016.18977.[Epub ahead of print]
[30] Doll R. Sir Austin Bradford Hill and the progress of medical science. BMJ. 1992;305(6868):1521–6.
[31] Dumville JC, McFarlane E, Edwards P, Lipp A, Holmes A, Liu Z. Preoperative skin antiseptics for preventing surgical wound infections after clean surgery. Cochrane Database Syst Rev. 2015;4:CD003949.
[32] Ellenberg S, Hamilton JM. Surrogate endpoints in clinical trials: cancer. Stat Med. 1989;8:405–13.
[33] Ellenberg S, Fleming TR, DeMets DL. Data monitoring committees in clinical trials: a practical perspective. New York: John Wiley & Sons; 2002.
[34] Expertise Ian Tannock; Stiftung Männergesundheit. http://www.stiftung-maennergesundheit.de/fileadmin/maenner gesundheit/media/downloads/Statements/Tannock_Criti que_of_the_PREFERE_study_und_Gutachten.pdf. Accessed at 11 Dec 2012.
[35] Fisch MJ, Lee JW, Weiss M, Wagner LI, Chang VT, Cella D, et al. Prospective, observational study of pain and analgesic prescribing in medical oncology outpatients with breast, colorectal, lung, or prostate cancer. J Clin Oncol. 2012:1980–8.
[36] Fizazi K, Jones R, Oudard S, Efstathiou E, Saad F, de Wit R, et al. Phase III, randomized, double-blind, multicenter trial comparing orteronel (TAK-700) plus prednisone with placebo plus prednisone in patients with metastatic castration-resistant prostate cancer that has progressed during or after docetaxel-based therapy: ELM-PC 5. J Clin Oncol. 2015;33:723–31.
[37] Flecha OD, Douglas de Oliveira DW, Marques LS, Gonçalves PF. A commentary on randomized clinical trials: how to produce them with a good level of evidence. Perspect Clin Res. 2016;7(2):75–80.
[38] Fleming TR. Current issues in non-inferiority trials. Stat Med. 2008;27(3):317–32.
[39] Fleming TR, DeMets DL. Surrogate end points in clinical trials: are we being misled? Ann Intern Med. 1996;125 (7):605–13.
[40] Fleming TR, Sharples K, McCall J, Moore A, Rodgers A, Stewart R. Maintaining confidentiality of interim data to enhance trial integrity

and credibility. Clin Trials. 2008;5:157–67.
[41] Foddy B. A duty to deceive: placebos in clinical practice. Am J Bioeth. 2009;9(12):4–12.
[42] Fontanarosa PB, Rennie D, DeAngelis CD. Postmarketing surveillance–lack of vigilance, lack of trust. JAMA. 2004;292(21):2647–50.
[43] Food and Drug Administration. Guidance for industry: clinical trial endpoints for the approval of cancer drugs and biologics. 2007. http://www.fda.gov/down loads/Drugs/Guidances/ucm071590.pdf.
[44] Freedman B. Equipoise and the ethics of clinical research. N Engl J Med. 1987;317:141–5.
[45] Fries JF, Krishnan E. Equipoise, design bias, and randomized controlled trials: the elusive ethics of new drug development. Arthritis Res Ther. 2004;6:R250–5.
[46] Gerlinger M, Rowan AJ, Horswell S, Larkin J, Endesfelder D, Gronroos E, et al. Intratumor heterogeneity and branched evolution revealed by multiregion sequencing. N Engl J Med. 2012;366(10):883–92.
[47] Gerlinger M, Catto JW, Orntoft TF, Real FX, Zwarthoff EC, Swanton C. Intratumour heterogeneity in urologic cancers: from molecular evidence to clinical implications. Eur Urol. 2015;67(4):729–37.
[48] Good clinical practice guidelines for essential documents for the conduct of a clinical trial. In: International conference on harmonisation. Geneva: ICH Secretariat c/o IFPMA; 1994.
[49] Gravetter FJ, Forzano LAB. Research methods for the behavioral sciences. 3rd ed. Belmont: Wadsworth Cengage Learning; 2009.
[50] Guidance for Industry. E6. Good clinical practice–consolidated guidance. Bethesda: US Department of Health and Human Services; 1996.
[51] Halabi S, Vogelzang NJ, Kornblith AB, Ou SS, Kantoff PW, Dawson NA, et al. Pain predicts overall survival in men with metastatic castration-refractory prostate cancer. J Clin Oncol. 2008;26:2544–9.
[52] Halabi S, Vogelzang NJ, Ou SS, et al. Progression-free survival as a predictor of overall survival in men with castrate-resistant prostate cancer. J Clin Oncol. 2009;27:2766–71.
[53] Hennekens CH, Demets D. The need for large-scale randomized evidence without undue emphasis on small trials, meta-analyses, or subgroup analyses. JAMA. 2009;302(21):2361–2.
[54] Herr HW, Faulkner JR, Grossman HB, Natale RB, de Vere White R, Sarosdy MF, et al. Surgical factors influence bladder cancer outcomes: a cooperative group report. J Clin Oncol. 2004;22(14):2781–9.
[55] Hill AB. Medical ethics and controlled trials. Br Med J. 1963;1(5337):1043–9.
[56] Hollis S, Campbell F. What is meant by intention to treat analysis? Survey of published randomised controlled trials. BMJ. 1999;319:670–4.
[57] Hoos A, Eggermont AM, Janetzki S, Hodi FS, Ibrahim R, Anderson A, et al. Improved endpoints for cancer immunotherapy trials. J Natl Cancer Inst. 2010;102:1388–97.
[58] Hussain M, Smith MR, Sweeney C, et al. Cabozantinib (XL184) in metastatic castration-resistant prostate cancer (mCRPC): results from a phase II randomized discontinuation trial. J Clin Oncol (Meeting Abstracts). 2011;29:4516.
[59] Ioannidis JPA. Effect of the statistical significance of results on the time to completion and publication of randomized efficacy trials: a survival analysis. J Am Med Assoc. 1998;279:281–6. 28,29
[60] Jüni P, Altman DG, Egger M. Systematic reviews in health care: assessing the quality of controlled clinical trials. BMJ. 2001;323: 42–6.
[61] Kantoff PW, Higano CS, Shore ND, Berger ER, Small EJ, Penson DF, et al. Sipuleucel-T immunotherapy for castration-resistant prostate cancer. N Engl J Med. 2010;363(5):411–22.
[62] Kasenda B, von Elm E, You JJ, Blümle A, Tomonaga Y, Saccilotto R, et al. Agreements between industry and academia on publication rights: a retrospective study of protocols and publications of randomized clinical trials. PLoS Med. 2016;13(6):e1002046.
[63] Kelly WK, Halabi S, Carducci MA, George DJ, Mahoney JF, Stadler WM. A randomized, double-blind, placebocontrolled phase III trial comparing docetaxel, prednisone, and placebo with docetaxel, prednisone, and bevacizumab in men with metastatic castrationresistant prostate cancer (mCRPC): survival results of CALGB 90401. J Clin Oncol (Meeting Abstracts). 2010;28:LBA4511.
[64] Lebwohl D, Kay A, Berg W, Baladi JF, Zheng J. Progression-free survival: gaining on overall survival as a gold standard and accelerating drug development. Cancer J. 2009;15:386–94.
[65] Lilford RJ, Braunholtz DA, Greenhalgh R, Edwards SJL. Trials and fast changing technologies: the case for tracker studies. Br Med J. 2000;320:43–6.
[66] Maro JC, Platt R, Holmes JH, et al. Design of a national distributed health data network. Ann Intern Med. 2009;151(5):341–4.
[67] Mello MM, Studdert DM, Brennan TA. The rise of litigation in human subjects research. Ann Intern Med. 2003;139(1):40–5.
[68] Michaelson MD, Oudard S, Ou YC, Sengeløv L, Saad F, Houede N, et al. Randomized, placebo-controlled, phase III trial of sunitinib plus prednisone versus prednisone alone in progressive, metastatic, castrationresistant prostate cancer. J Clin Oncol. 2014;32 (2):76–82.
[69] Mitelman F, Johansson B, Mertens F. The impact of translocations and gene fusions on cancer causation. Nat Rev Cancer. 2007;7: 233–45.
[70] Moher D, Pham B, Lawson ML, Klassen TP. The inclusion of reports of randomised trials published in languages other than English in systematic reviews. Health Technol Assess. 2003;7:1–90.
[71] Naing L, Winn T, Rusli BN. Practical issues in calculating the sample size for prevalence studies. Arch Orofac Sci. 2006;1:9–14.
[72] Narayan VM, Cone EB, Smith D, Scales CD Jr, Dahm P. Improved reporting of randomized controlled trials in the urologic literature. Eur Urol. 2016;70(6):1044–9.
[73] NCT# 01224665. https://clinicaltrials.gov/ct2/results? term=NCT%23+01224665&Search=Search
[74] Pagano M, Gauverau K. Principles of biostatistics. Cengage Learning: São Paulo; 2012.
[75] Pannucci CJ,Wilkins EG. Identifying and avoiding bias in research. Plast Reconstr Surg. 2010a;126:619–25.
[76] Pannucci CJ,Wilkins EG. Identifying and avoiding bias in research. Plast Reconstr Surg. 2010b;126:619–25.
[77] Park HM, Han SS, Lee EC, Lee SD, Yoon HM, Eom BW, et al. Randomized clinical trial of preoperative skin antisepsis with chlorhexidine gluconate or povidoneiodine. Br J Surg. 2016;104(2):e145–e150.
[78] Polit DF, Gillespie BM. Intention-to-treat in randomized controlled trials: recommendations for a total trial strategy. Res Nurs Health. 2010;33:355–68.
[79] Prentice RL. Surrogate endpoints in clinical trials: definition and operational criteria. Stat Med. 1989;8 (4):431–40.
[80] Reith C, Landray M, Devereaux PJ, Bosch J, Granger CB, Baigent C, et al. Randomized clinical trials – removing unnecessary obstacles. N Engl J Med 2013;369: 1061–1065; Neuropsychiatr Dis Treat. 2016;12:1341–9. https://doi.org/10.2147/NDT.S101938. eCollection 2016.
[81] Ryan CJ, Shah S, Efstathiou E, Smith MR, Taplin ME, Bubley GJ, et al. Phase II study of abiraterone acetate in chemotherapy-naive metastatic castration-resistant prostate cancer displaying bone flare discordant with serologic response. Clin Cancer Res. 2011;17: 4854–61.
[82] Ryan CJ, Smith MR, de Bono JS, Molina A, Logothetis CJ, de Souza P, et al., COUAA-302 Investigators. Abiraterone in metastatic prostate cancer without previous chemotherapy. N Engl J Med.

2013;368:138–148.
[83] Scales CD Jr, Norris RD, Keitz SA, Peterson BL, Preminger GM, Vieweg J, Dahm P. A critical assessment of the quality of reporting of randomized, controlled trials in the urology literature. J Urol. 2007;177 (3):1090–4.
[84] Scher HI, Mazumdar M, Kelly WK. Clinical trials in relapsed prostate cancer: defining the target. J Natl Cancer Inst. 1996;88:1623–34.
[85] Scher HI, Warren M, Heller G. The association between measures of progression and survival in castratemetastatic prostate cancer. Clin Cancer Res. 2007;13:1488–92.
[86] Scher HI, Halabi S, Tannock I, et al. Design and end points of clinical trials for patients with progressive prostate cancer and castrate levels of testosterone: recommendations of the Prostate Cancer Clinical Trials Working Group. J Clin Oncol. 2008;26: 1148–59.
[87] Scher HI, Morris MJ, Stadler WM, Higano C, Basch E, Fizazi K, et al. Trial design and objectives for castration-resistant prostate cancer: updated recommendations from the prostate cancer clinical trials working group 3. J Clin Oncol. 2016;34 (12):1402–18.
[88] Schulz KF. Randomised trials, human nature, and reporting guidelines. Lancet. 1996;348:596–8.
[89] Scott NW, McPherson GC, Ramsay CR, Campbell MK. The method of minimization for allocation to clinical trials: a review. Control Clin Trials. 2002;23 (6):662–74.
[90] Shamseer L, Hopewell S, Altman DG, Moher D, Schulz KF. Update on the endorsement of CONSORT by high impact factor journals: a survey of journal "instructions to authors" in 2014. Trials. 2016;17(1):301.
[91] Simmons MN, Stephenson AJ, Klein EA. Natural history of biochemical recurrence after radical prostatectomy: risk assessment for secondary therapy. Eur Urol. 2007;51:1175–84.
[92] Spieth PM, Kubasch AS, Penzlin AI, Illigens BM, Barlinn K, Siepmann T. Randomized controlled trials – a matter of design. Neuropsychiatr Dis Treat. 2016;12:1341–9.
[93] Spritzer CE, Afonso PD, Vinson EN, Turnbull JD, Morris KK, Foye A, et al. Bone marrow biopsy: RNA isolation with expression profiling in men with metastatic castration-resistant prostate cancer–factors affecting diagnostic success. Radiology. 2013;269:816–23.
[94] Stanley K. Design of randomized controlled trials. Circulation. 2007;115:1164–9.
[95] Steinberg L, Thissen D. Using effect sizes for research reporting: examples using item response theory to analyze differential item functioning. Psychol Methods. 2006;11:402–15.
[96] Steinbrook R. Protecting research subjects—the crisis at Johns Hopkins. N Engl J Med. 2002;346(9):716–20.
[97] Stern JM, Simes RJ. Publication bias: evidence of delayed publication in a cohort study of clinical research projects. Br Med J. 1997;315:640–5.
[98] Stewart GD, Aitchison M, Bex A, Larkin J, Lawless C, Méjean A, et al. Cytoreductive nephrectomy in the tyrosine kinase inhibitor era: a question that may never be answered. Eur Urol. 2016.; pii: S0302–2838 (16):30743–6. [Epub ahead of print]
[99] Strom BL. Potential for conflict of interest in the evaluation of suspected adverse drug reactions: a counterpoint. JAMA. 2004;292(21):2643–6.
[100] Taplin ME, Montgomery RB, Logothetis C, et al. Effect of neoadjuvant abiraterone acetate (AA) plus leuprolide acetate (LHRHa) on PSA, pathological complete response (pCR), and near pCR in localized high-risk prostate cancer (LHRPC): results of a randomized phase II study. Oral presentation at ASCO 2012.
[101] Temple R. Are surrogate markers adequate to assess cardiovascular disease drugs? JAMA. 1999;282(8):790–5.
[102] The Belmont report: ethical principles and guidelines for the protection of human subjects of research. 2000. Available at https://videocast.nih.gov/pdf/ohrp_appen dix_belmont_report_vol_2.pdf.
[103] Thuret R, Massard C, Gross-Goupil M, Escudier B, Di Palma M, Bossi A, et al. The postchemotherapy PSA surge syndrome. Ann Oncol. 2008;19:1308–11.
[104] Tomlins SA, Rhodes DR, Perner S, et al. Recurrent fusion of TMPRSS2 and ETS transcription factor genes in prostate cancer. Science. 2005;310:644–8.
[105] Umscheid et al. Code of federal regulations–the common rule: protection of human subjects. vol. 45. 2009. p. 10; Postgrad Med. Author manuscript; available in PMC 2012 February 6.
[106] Umscheid MD, Margolis DJ, Grossman CE. Key concepts of clinical trials: a narrative review. Postgrad Med. 2011;123(5):194–204.
[107] US Food and Drug Administration Website. 2000. Memorandum of understanding between the FDA, NCI, and CMS for the FDA/NCI/CMS Oncology Biomarker Qualification Initiative [document MOU 225-06- 8001]. http://www.fda.gov/AboutFDA/Partnerships Collaborations/MemorandaofUnderstandingMOUs/DomesticMOUs/ucm115681.htm.
[108] Vicini FA, Vargas C, Abner A, Kestin L, Horwitz E, Martinez A. Limitations in the use of serum prostate specific antigen levels to monitor patients after treatment for prostate cancer. J Urol. 2005;173:1456–62.
[109] Vickers A, Goyal N, Harland R, Rees R. Do certain countries produce only positive results? A systematic review of controlled trials. Control Clin Trials. 1998;19:159–66.26.
[110] Vickers AJ, Savage CJ, Hruza M, Tuerk I, Koenig P, Martínez-Piñeiro L, et al. The surgical learning curve for laparoscopic compared to open radical prostatectomy: a retrospective cohort study. Lancet Oncol. 2009;10 (5):475–80.
[111] Walker E, Nowacki AS. Understanding equivalence and noninferiority testing. J Gen Intern Med. 2011;26 (2):192–6.
[112] Wellek S, Blettner M. On the proper use of the crossover design in clinical trials: part 18 of a series on evaluation of scientific publications. Dtsch Arztebl Int. 2012;109 (15):276–81.
[113] Whelan DB, Dainty K, Chahal J. Efficient designs: factorial randomized trials. J Bone Joint Surg Am. 2012;94 (Suppl 1):34–8.
[114] Wilcox CM. Exploring the use of the sham design for interventional trials: implications for endoscopic research. Gastrointest Endosc. 2008;67(1):123–7.
[115] Wunsch H, Linde-Zwirble WT, Angus DC. Methods to adjust for bias and confounding in critical care health services research involving observational data. J Crit Care. 2006;21:1–7.
[116] Xie W, Sweeney C, Regan M, Nakabayashi M, Buyse M, Clarke N. Metastasis free survival (MFS) is a surrogate for overall survival (OS) in localized prostate cancer (CaP). Ann Oncol. 2016;27(6):243–65. https://doi.org/ 10.1093/annonc/mdw372.
[117] Zhang Z, Peluso MJ, Gross CP, Viscoli CM, Kernan WN. Adherence reporting in randomized controlled trials. Clin Trials. 2014;11:195–204.
[118] Zu wenig Probanden. Krebsforscher blamieren sich mit Vorzeigestudie. Spiegel online. http://www.spiegel.de/ gesundheit/diagnose/prostatakrebs-studie-prefere-sche itert-zu-wenige-probanden-a-1122280.html. Accessed 22 Nov 2016.

# 第4章 泌尿系统恶性肿瘤骨转移的靶向治疗

## Bone Target Therapy in Urologic Malignancies

Simone Bier  Tilman Todenhöfer  Arnulf Stenzl 著

徐万海 郭鹏宇 译  陈 光 校

摘 要

接近 90% 的晚期前列腺癌及 30% 的尿路上皮癌和肾细胞癌会发生骨转移。骨转移的患者易发生骨折和脊髓受压等骨相关事件，进而对患者生活质量产生影响并导致肿瘤进展。双膦酸盐和对 NF-κB 受体激活蛋白配体的靶向抗体地舒单抗对 SRE 具有显著疗效。Ⅲ期随机试验证实了地舒单抗和唑来膦酸对预防转移性去势抵抗性前列腺癌导致的 SRE 具有一定作用，但此类药物在膀胱癌和 RCC 转移所致 SRE 中的疗效鲜有报道。在没有骨转移的去势抵抗性前列腺癌患者中，地舒单抗已被证明能延缓骨转移的发生，而唑来膦酸则未能证明其预防骨转移的作用。在一项临床试验中，唑来膦酸在去势敏感性前列腺癌中并未取得相应疗效。因此，关于唑来膦酸在 CSPC 中的应用仍有争议。

对于晚期 PC 和多处骨转移的患者，放射性药物治疗是主要治疗方式，起到至关重要的作用。在初始的Ⅲ期试验和早期回访的数据中，通过 $^{223}RaCl_2$ 的治疗均可显著延迟 SRE 的出现并改善总生存率。但在其他泌尿系统恶性肿瘤中，关于 $^{223}Ra$ 的研究仍然不足。

### 一、概述

虽然大多数泌尿系统恶性肿瘤在初诊时均为早期局限性肿瘤，但随着疾病的进展，患者晚期常伴有骨转移。例如，多达 90% 晚期前列腺癌（prostate cancer，PC）患者（Bubendorf 等，2000）和高达 1/3 的晚期膀胱尿路上皮癌和肾细胞癌（renal cell carcinoma，RCC）患者都会出现骨转移（Jemal 等，2006；Wang 等，2013）（表 4–1）。

PC 患者最常出现成骨性骨病变，而 RCC 及尿路上皮癌常常出现成骨 / 溶骨混合型转移（Bubendorf 等，2000；Wood 和 Brown，2012）。成骨及溶骨性病变都会导致骨骼稳定性下降，因此，骨转移常常导致承重骨发生病理性骨折。在实体瘤骨转移的患者中，约有 20% 的患者会发生病理性骨折（Coleman，2006）。

除病理性骨折外，骨转移患者会发生其他并发症。当出现如脊髓受压和疼痛时，患者常常需要接受手术或者放疗，这些并发症被统称为“骨相关事件”（skeletal-related event，SRE）。SRE 导致患者生活质量下降，活动能力减弱，病死率上升，以及医疗费用增加（Oster 等，2013）。出现骨转移的患者平均每 3～6 个月就会发生一次 SRE（Coleman，2006）。

由前列腺和肾脏肿瘤引起的骨转移常造成脊

表 4-1　晚期泌尿系统恶性肿瘤患者骨转移的发生率及类型（Bubendorf 等，2000；Wood 和 Brown，2012）

| 肿　瘤 | 骨转移率 | 骨转移类型 |
|---|---|---|
| 前列腺癌 | 85%～90% | 成骨性转移为主 |
| 膀胱尿路上皮癌 | 35%～40% | 混合型转移 |
| 肾细胞癌 | 20%～35% | 溶骨性转移为主 |

柱的继发性受累。其中 20% 椎体转移的患者会发生脊髓受压。由于神经系统受累，骨转移可导致如运动无力、感觉障碍和括约肌功能失常等症状（Coleman，2006；Healey 和 Brown，2000）。

因为骨转换率的增加，骨转移患者常出现高钙血症。这会导致包括神经系统功能失调和心律失常等严重并发症（Coleman，2006）。

## 二、PC 患者的骨转移

### （一）流行病学

在诊初诊患者中，4%～7% 的患者已有骨转移。而在根治性前列腺切除术后的患者中，约 1/6 在根治性前列腺切除术后 15 年内出现骨质病变（Popiolek 等，2013）。超过 50% 的骨转移患者随着时间的推移会出现 SRE（Oster 等，2013）。此外，前列腺癌特异性治疗会诱发骨质丢失，可能会损害骨骼的稳定性并增加骨折的风险。骨转移和治疗引起的骨质丢失可能造成患者活动受限、疼痛和生活质量的显著下降（Todenhofer 等，2013）。

### （二）病理生理学

在 PC 骨转移发生之前，就可观察到骨密度的减低，以及血液和骨髓中各种生化标志物的改变（Hussain 等，2003；Todenhofer 等，2013）。

骨转移病灶的数量，分布模式有所不同，但主要涉及骨转移的部位为胸椎、腰椎及髂骨（表 4-2）（Wang 等，2013）。PC 骨转移好发的一个重要原因是椎静脉系统（Batson's plexus），它收

表 4-2　骨转移灶病变部位取决于转移灶的数量（Wang 等，2013）

| 病变部位 | 少量骨转移灶 | 中量骨转移灶 | 大量骨转移灶 |
|---|---|---|---|
| 胸椎 | 17.2% | 24.2% | 13.9% |
| 腰椎 | 39.7% | 13.7% | 6.5% |
| 髂骨 | 10.3% | 13.7% | 13.9% |
| 肋骨 | 8.6% | 13.7% | 30.9% |

集回流来自前列腺的血液并与脊柱相邻（Batson，1967）。另一个重要因素是这些部位的造血组织，即红骨髓的含量高。而此类造血干细胞生态位容易被扩散的 PC 细胞通过竞争性入侵的方式产生转移（Carlin 和 Andriole，2000）。

已有研究表明，扩散的 PC 细胞能够与造血干细胞竞争并占据造血干细胞的生态位（Shiozawa 等，2011）。约 20% 的 PC 患者可以检测到这些播散性肿瘤细胞（disseminated tumor cell，DTC）。然而，DTC 对评估患者预后的价值仍不清楚，具体机制目前正处在研究中（Todenhofer 等，2015a；Weckermann 等，2001）。

骨转移的发展取决于肿瘤细胞与骨髓微环境间相互作用（Roodman，2004）。成骨细胞转移在 PC 中最常见，可导致新生骨微观结构异常并因此降低骨骼的机械稳定性。一方面，这些成骨性转移灶由分泌的成骨细胞刺激因子导致，如血管内皮生长因子、血小板源性生长因子和内皮素 1（Logothetis 和 Lin，2005；Nelson 等，1995）；另一方面，破骨细胞活性增加促进骨转移灶的发生发展，这也导致了骨转换标志物的升高。因此，骨转换标志物在成骨性转移瘤中高于溶骨性转移瘤（Demers 等，2000）。

NF-κB 受体激活蛋白配体通路是骨转移另一个重要影响因素。在 PC 患者中，无论肿瘤细胞或成骨细胞均可检测到 RANKL 表达的增加。RANKL 属于 TNF 受体家族，与破骨细胞前体细胞的结合能够导致破骨细胞生成和骨转换增加

（Odero-Marah 等，2008）。破骨细胞活性增强导致细胞因子（包括 RANKL）的释放，进一步刺激破骨细胞。这便是骨转移的恶性循环过程（图 4–1）。

### （三）PC 骨转移的诊断

#### 1. 血清学检查结果及临床检查

一些危险因素能用来预测初诊 PC 患者是否会发生骨转移。这些危险因素包括 Gleason 评分、局部肿瘤分期，以及血清 PSA 浓度。研究已经证实，PSA 值为 100ng/ml 并不能 100% 预测患者发生骨转移（Rana 等，1992）。目前的指南指出只有 Gleason4 级及以上的患者或 PSA≥20 才需要进一步诊断患者是否发生骨转移（Mottet 等，2016）。

一些危险因素可以预测初次治疗（放疗、手术）后复发的患者是否存在远处转移。如较短的治疗后和 PSA 复升之间的时间间隔,PSA 倍增快，诊断时 Gleason 评分较高（Pound 等，1999）。

#### 2. 骨扫描

骨扫描对于初诊 PC 患者的阴性率为 87%～100%（Miller 等，1992；Oesterling 等，1993）。如上所述，其诊断应用取决于患者 PSA 值、Gleason 评分和临床分期，但出现相关症状的患者则必须进行骨扫描。

骨扫描结果的判读较为困难，因为疾病进展的图像和治疗引起的骨质改变存在相似性，在监测患者治疗疗效时尤其困难（Eisenhauer 等，2009）。但是，骨扫描可以对肿瘤负荷进行定量评估。因此，PC 临床试验第三工作组规定，在

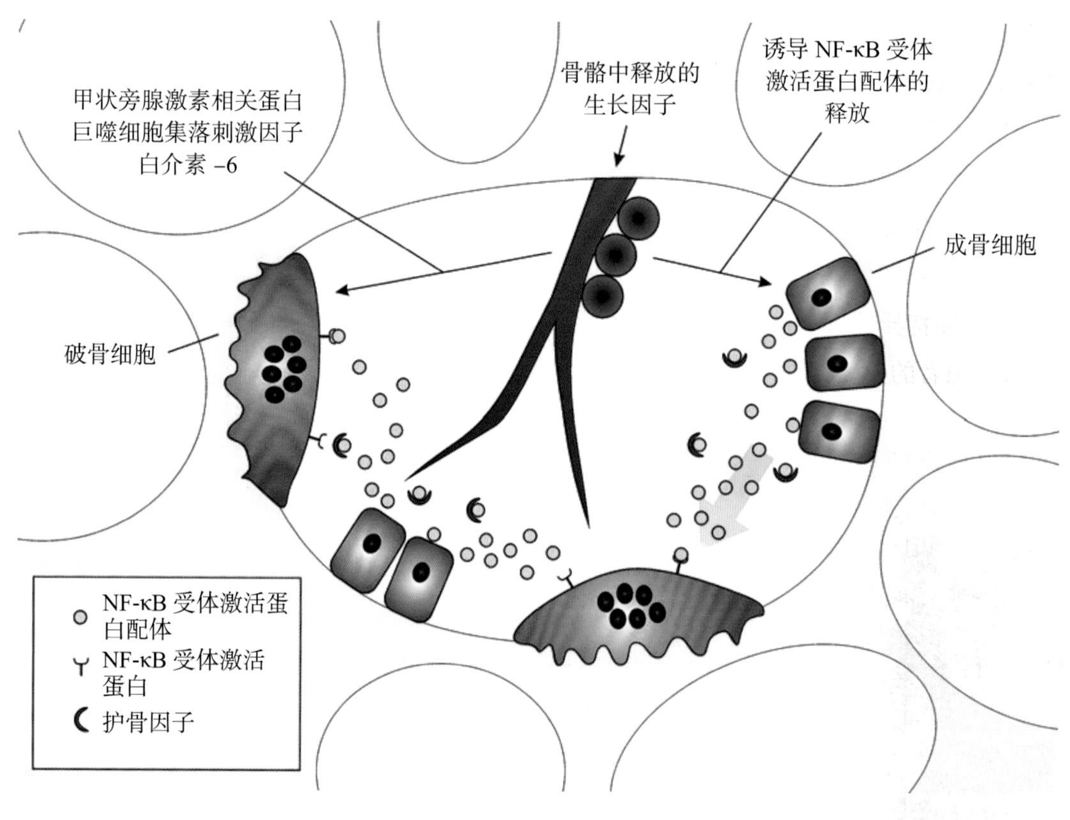


▲ 图 4–1 骨转移瘤 – 病理生理学

肿瘤细胞引起成骨细胞释放 NF-κB 受体激活蛋白配体，NF-κB 受体激活蛋白配体激活破骨细胞。肿瘤细胞通过分泌细胞因子（甲状旁腺激素相关蛋白、巨噬细胞集落刺激因子、白介素 -6）增强破骨细胞活性。骨质吸收导致骨形成蛋白的激活，以及破骨细胞释放细胞因子。这些因素刺激了肿瘤细胞的增殖

第一次随访骨扫描中发现至少两个新的病灶后，需要继续进行治疗，并在 6 周以后再次行骨扫描确认。如果证实有两个或更多的病灶，则表明疾病进展（Scher 等，2016）。

3. MRI

检测 PC 骨转移时，全身 MR 成像的敏感性高于骨扫描（82% vs. 71%；$P<0.05$）。但全身 MR 成像敏感性又低于 FDG-PET 扫描（82% vs. 90%）（Daldrup-Link 等，2001）。

4. PET-CT

与胆碱代谢相比，大多数 PC 患者过表达前列腺特异性膜抗原（prostate specific membrane antigen，PSMA）。因此，$^{68}$Ga 标记的 PSMA 配体作为正电子发射断层扫描的示踪剂，其敏感性优于 $^{18}$F 标记的胆碱类物质。一项研究显示使用 PSMA-PET/CT 对病变的检出率明显高于 FDG-PET/CT（$P$=0.04），特别是在 PSA 水平较低的患者中（图 4–2）（Afshar-Oromieh 等，2014）。

此外，PET/CT 和 F-PET 的敏感性也优于骨扫描。然而，此类应用与 MRI 一样，由于成本及硬件条件限制了普及（Brogsitter 等，2013）。

5. PC 骨转移的血清学标志物

由于敏感性和特异性有限，目前还没有明确的用于评估 PC 患者的血清骨转换标志物。

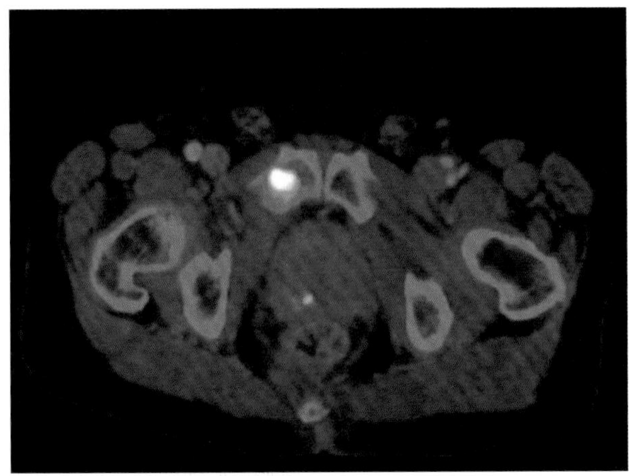

▲ 图 4–2 **PSMA-PET/CT：PC 原发病灶及转移瘤对 PSMA 的摄取**

骨骼碱性磷酸酶（alkaline phosphatase，AP）是一种经常用于评估骨转移瘤负荷的标志物（Lorente 等，1996），它也适用于评估疗效或 SRE 的风险分层（Izumi 等，2012；Sonpavde 等，2012）。

另一个重要的骨质吸收标志物是氨基末端肽（N-telopeptide，NTx）。研究表明，在治疗雄激素依赖性和去势抵抗性 PC 患者期间，尿液中 NTx 的减少常伴随患者总生存率的上升（Som 等，2012）。

一项研究将对接受双膦酸盐治疗的 1824 名实体瘤患者分为高、中、低 NTx 三组。在 PC 和其他实体瘤患者中，高 NTx 组发生第一次 SRE 的事件显著早于低 NTx 组（$P<0.001$ 和 $P<0.001$）。同时与 NTx 水平低的患者相比，NTx 高、中组患者的无进展生存期显著降低（$P<0.001$ 和 $P$=0.015）。高或中度 NTx 水平常伴随 PC 患者死亡风险的增加（$P<0.001$ 和 $P<0.001$），在其他实体瘤中也是如此（$P<0.001$ 和 $P<0.001$）（Coleman 等，2005）。

骨转换标志物的增加可能是骨转移和雄激素剥夺治疗的结果。无论是否进行过雄激素剥夺治疗，成骨标志物“吡啶啉交联的羧基末端Ⅰ型胶原蛋白的端肽”（pyridinoline cross-linked carboxy-terminal telopeptide of type I collagen，ICTP）和破骨标志物“Ⅰ型胶原氨基末端原胶原前肽”（amino-terminal procollagen propeptide of type I collagen，PINP）都可以用于检测放射性检查还不能监测到的骨转移。一项针对 64 名 PC 患者的小样本研究评估了以上两种检查方式的预测价值。骨转移患者在第一次骨扫描呈阳性前 8 个月就可以检测到 PINP 的增加（Koopmans 等，2007）。

**（四）PC 骨转移的治疗**

1. 抗骨化治疗

抗骨化治疗的目标是预防 SRE。此外，抗骨化治疗可以减少骨转移患者的骨骼疼痛。因此，在肿瘤性骨质受累的患者中，应考虑进行抗骨化治疗（表 4–3）。

表 4–3 抗骨化药物说明书（Todenhöfer 等，2015b）

| | 双膦酸盐 | 地舒单抗 |
|---|---|---|
| 靶点 | 破骨细胞 | 破骨细胞 |
| 作用机制 | 对甲羟戊酸途径的抑制 | NF-κB 受体激活蛋白配体抗体 |
| 给药方式 | 静脉注射 / 口服 | 皮下注射 |
| 禁忌证 | 肾功能不全 | 低钙血症 |
| 不良反应 | 下颌骨坏死，急性期反应，胃肠道反应（口服给药） | 下颌骨坏死，低钙血症 |

(1) 双膦酸盐：双膦酸盐是骨转移患者的主要治疗药物。骨转移患者应用抗骨化药物的主要目的是通过与破骨细胞的相互作用以抑制骨转换。但也有观点认为抗骨化治疗可直接与肿瘤细胞发生作用。近年来研究发现抗骨化治疗也直接与肿瘤细胞发生作用。很多研究显示双膦酸盐对不同类型的肿瘤细胞，包括 PC 细胞系，都具有抗癌作用（Clezardin 等，2005；Green，2004；Roelofs 等，2006）。唑来膦酸在新一代双膦酸盐药物中药理作用最强。唑来膦酸的特点是它能够结合并抑制甲羟戊酸途径中的法尼焦磷酸，而法尼焦磷酸是不同的 GTP 酶翻译后异戊二烯化的关键物质。GTP 酶对细胞生存至关重要，总体而言，唑来膦酸的结合会导致细胞死亡和凋亡（Benford 等，1999；Raikkonen 等，2010；Rondeau 等，2006；van Beek 等，1999）。

目前的研究主要集中于双膦酸盐在转移性 CRPC（metastatic CRPC，mCRPC）患者中的应用。一项Ⅲ期试验对唑来膦酸在 mCRPC 患者中的作用进行了研究，643 例 mCRPC 和骨转移的患者被随机分为三组：前两组分别静脉注射 4mg 和 8mg 的唑来膦酸，第三组接受安慰剂治疗，每 4 周给药一次。8mg 组患者表现出唑来膦酸的肾脏毒性，因此 8mg 组剂量也被减少到 4mg。尽管如此，治疗组显著延缓了首次 SRE 的出现，即安慰剂组、8mg 唑来膦酸组、4mg 唑来膦酸组首次出现 SRE 的时间分别为 321 天、363 天及 428 天。此外，SRE 的总发生率显著降低，即安慰剂组、8mg 唑来膦酸组、4mg 唑来膦酸组 SRE 总发生率分别为 49%、41% 及 38%（Saad 等，2004）。基于这些结果，唑来膦酸已被纳入 PC 骨转移患者的标准治疗方案。

但在转移性去势敏感性 PC（castration-sensitive PC，CSPC）患者中，使用唑来膦酸治疗没有使患者受益。

在一项大样本Ⅲ期试验中，对 645 名骨转移的 CSPC 患者进行唑来膦酸治疗。与安慰剂相比，唑来膦酸治疗未能显著延缓首次 SRE 出现的时间（29.8 个月 vs. 31.9 个月），也没有增加总生存期（Smith 等，2013）。

在 2016 年发表的一项适应性的、多臂的、多阶段的、多平台的随机对照试验，将 2962 名患有 PC 的男性被随机分配到四个不同的治疗组，即标准护理组、标准护理 + 多西他赛组、标准护理 + 唑来膦酸组和标准护理 + 唑来膦酸 + 多西他赛组。其主要终点是总生存期。在这项研究中，唑来膦酸对总生存期没有影响（HR=0.94，95%CI 0.79～1.11，*P*=0.450）。标准治疗组的中位总生存期为 71 个月，标准治疗 + 多西他赛组为 81 个月（HR=0.78，95%CI 0.66～0.93，*P*=0.006），标准护理 + 多西他赛 + 唑来膦酸组为 76 个月（HR=0.82，95%CI 0.69～0.97，*P*=0.022）（James 等，2016）。

在双膦酸盐治疗 PC 的研究中，其另一个作用是可能具有潜在的预防骨转移进展的疗效。在临床前模型中，双膦酸盐已被阐明具有根除骨骼中播散性肿瘤细胞的作用（Banys 等，2013）。然而，这种效果还没有在临床试验中得到证实。在一项旨在评估唑来膦酸对骨转移发生的预防作用的Ⅲ期研究中，1433 例未发生转移的 PC 患者分别进行标准 PC 治疗或标准 PC 治疗联合每 3 个月 4mg 唑来膦酸治疗。结果显示，使用地舒单抗不能改善患者骨转移发生的时间和总生存期（Wirth 等，2015）。

双膦酸盐具有明显的不良反应，其中一种常见的不良反应是与静脉注射双膦酸盐有关的急性期反应（18%）。虽然下颌骨坏死的发生率低于 2%，但可能长期存在，而且对患者来说非常痛苦。由于药物通过肾脏代谢，唑来膦酸的给药剂量必须根据患者肾功能进行调整。

其他双膦酸盐类药物在治疗 PC 所致骨转移中并不发挥主要作用。氯膦酸是一种口服的双膦酸盐，能够明显减少妇科肿瘤骨转移灶相关的骨骼疼痛。此外，使用氯膦酸治疗并没有预防 SRE 的作用，但能改善总生存期。虽然总生存期得到了改善，但由于不能改善 SRE 导致氯膦酸的应用受到了局限（Ernst 等，2003）。

(2) 地舒单抗：地舒单抗是用于皮下注射的 RANKL 单克隆抗体。与静脉注射唑来膦酸相比，由于没有快速的血药浓度波动的优点，地舒单抗能够长期（注射后 5～21 天）维持较为稳定的血药浓度（Chen 等，2004）。

地舒单抗对 mCRPC 患者具有显著疗效。一项Ⅲ期试验将地舒单抗与唑来膦酸进行了比较，即 1904 例 mCRPC 患者分别接受了为期 4 周的 4mg 唑来膦酸或 120mg 地舒单抗的治疗。该研究的第一个终点是第一次 SRE 的出现。地舒单抗显著延缓了这一时间点（20.7 个月 vs. 17.1 个月）（HR=0.82，95%CI 0.71～0.95；$P$=0.0002 为非劣效性）（Fizazi 等，2011）。在治疗晚期 PC 患者中可改善进展至中等程度的疼痛时间（4.7 个月 vs. 3.7 个月，$P$=0.05），同时可减轻疼痛的恶化，提升患者生活质量（Henry 等，2014）。

因为缺乏临床试验数据，地舒单抗对 mCSPC 患者 SRE 产生的影响尚不清楚。

一项针对 CRPC 患者的Ⅲ期临床试验指出，地舒单抗是首个能够能预防骨转移的发生的药物。在这项试验中，1432 例具有骨转移高风险的 CRPC 患者随机分组后接受每 4 周 120mg 地舒单抗或使用安慰剂治疗。使用地舒单抗治疗的患者显著延缓了出现首次骨转移时间。而且 PSA 倍增时间较短的患者能够对地舒单抗获得更多的益处（Smith 等，2012 和 2013）。

地舒单抗在癌症治疗引起的骨质丢失（cancer treatment induced bone loss，CTIBL）中也具有重要作用。在非转移性 PC 患者及进行雄激素剥夺治疗过程中，地舒单抗可显著延缓新发骨折的出现并增加骨矿物质密度（Smith 等，2009）。

与唑来膦酸的治疗类似，下颌骨坏死是地舒单抗的严重不良反应。另一个值得注意的不良反应是低钙血症，其在接受地舒单抗治疗的患者中比使用唑来膦酸治疗发生率更高（表 4-4）。因此，在应用地舒单抗过程中补充钙和维生素 D 是必要的。此外，必须定期检查血清钙水平（Todenhofer 等，2015b）。

表 4-4　唑来膦酸及地舒单抗的不良反应（Fizazi 等，2011）

| 不良反应 | 唑来膦酸（%） | 地舒单抗（%） |
|---|---|---|
| 急性期反应 | 18 | 8 |
| 感染 | 43 | 40 |
| 骨骼疼痛 | 26 | 25 |
| 周围性水肿 | 18 | 20 |
| 下颌骨坏死 | 1 | 2 |
| 低钙血症 | 6 | 13 |
| 新发恶性肿瘤 | 1 | 2 |

2. 外照射治疗

骨转移常常引起疼痛，从而导致患者生活质量降低。对于存在单发骨转移灶的患者，外照射治疗对疼痛的控制非常有效（Dy 等，2008；

Hartsell 等，2005）。

此外，对于有脊髓受压的患者，外照射治疗是一种重要的预防手段，是进一步阻止脊髓损伤的补救性治疗，即怀疑存在脊髓受压时，必须立即应用大剂量糖皮质激素。在放射学诊断为脊髓受累后，应立即行减压手术后再进行外照射治疗。若手术减压不可行，外照射治疗与全身治疗联合治疗是首选治疗方案（Marco 等，2000）。

对于有多处骨转移的患者，外照射治疗可以作为一种理论上的治疗方案，但有可能会出现潜在的严重不良反应。迄今为止，在多发性骨转移患者中使用放疗的研究数据非常有限。

3. 射波刀立体定向放射外科治疗

放射外科治疗在治疗单发转移性病灶方面具有很高的疗效。在不同实体瘤的骨转移患者中，放射外科治疗能有效控制疼痛并改善脊柱肿瘤或脊柱骨转移治疗后的生活质量（Degen 等，2005）。在 PC 患者中使用射波刀放射外科治疗的研究数据有限。一项针对 40 例有一个或两个转移灶的 PC 患者的小型试验，评估了影像引导下的机器人放射外科治疗。该治疗方法对局部肿瘤能够实现有效控制，限制了局部肿瘤复发（Muacevic 等，2013）。

4. 放射性药品

在存在多处骨转移的患者中，静脉注射放射性核素是可行的治疗方式，可有效减轻疼痛及提高患者生活质量。特别是在成骨性骨转移的患者中，放射性核素治疗能够使患者受益。放射性核素的主要缺点是具有较高的血液学不良反应，其血液毒性可以引起白细胞减少和血小板减少。研究证实白细胞和血小板可低至治疗前的 30%～70%（表 4–5），并常在治疗结束后 3 个月内恢复至正常。因此，对于治疗前有严重骨髓抑制的患者，不应考虑进行放射性核素治疗（Todenhofer 等，2015b）。

**表 4–5 $^{223}$Ra 治疗不良反应的比较（Parker 等，2013）**

| | 不良反应 | $^{223}$Ra | 安慰剂 |
|---|---|---|---|
| 血液学不良反应 | 贫血 | 31% | 31% |
| | 血小板减少症 | 12% | 6% |
| | 中性粒细胞减少症 | 2% | 3% |
| 非血液学不良反应 | 腹泻 | 25% | 15% |
| | 疲倦 | 26% | 26% |
| | 骨骼疼痛 | 50% | 62% |

常用放射性药品多释放 β 射线，如 $^{89}SrCl_2$、$^{153}$Sm-EDTMP，$^{186}$Re-HEDP、$^{188}$Re-HEDP，而 $^{223}RaCl_2$ 是唯一释放 α 射线的物质。所有放射性核素都会与配体结合，然后在骨转换增加的区域积累（Jong 等，2016）。

(1) β 放射源：出现骨转移症状的 PC 患者对 β 放射源的反应率为 65%～80%（Schoeneich 等，1998）。此外，使用 β 放射源可使 15%～30% 患者的疼痛完全缓解，这种作用最长可持续 6 个月（Kraeber-Bodere 等，2000）。β 放射源可以与细胞毒性药物或靶向药物联合应用。一项针对 72 例患者的Ⅱ期试验表明，多柔比星和 $^{89}SrCl_2$ 的联合治疗总生存期显著高于单纯化疗（Tu 等，2001）。另一项试验显示，以多西他赛为基础的化疗方案与 $^{153}$Sm 联用可明显减轻疼痛。然而，在此试验中没有显示出对联合治疗能够显著延缓无进展生存期（Fizazi 等，2009）。

β 放射源可能产生血液学不良反应，这导致其应用受到了限制，特别是在进行附加化疗的患者中。最近的研究表明 β 放射源治疗的不良反应可能被夸大。虽然中度的不良反应仍然存在，但是可以接受的（Morris 等，2009）。

(2) α 放射源（$^{223}$Ra）：$^{223}$Ra 是常用的 α 放射源。一项针对 mCRPC 患者的Ⅲ期试验对其疗效进行了评估。该试验包括 921 例有 2 个或 2 个以上骨转移灶的有症状的 CRPC 患者。$^{223}$Ra 治疗组相比安慰剂组显著延长了总生存期（14 个月 vs. 11.2

个月）。本试验将有内脏转移的患者被排除在这项试验之外。在本试验中，无论既往是否接受过多西他赛化疗的患者在接受 $^{223}$Ra 治疗后在生存率上都能获益。此外，$^{223}$Ra 治疗组比安慰剂组出现有症状 SRE 的时间明显推迟（13.6 个月 vs. 8.4 个月）。然而，亚组分析结果表明，这种疗效只发生在额外进行双膦酸盐治疗的患者中（Sartor 等，2014）。

与其他放射性核素相比，$^{223}$Ra 的血液学不良反应较低。此外，这种血液学毒性的降低伴随着更高的细胞毒性，这意味着较小的剂量就能诱导肿瘤细胞死亡。这对于小的骨转移瘤尤其重要，因为它对放射性核素的吸收能力较弱，因此 $^{223}$Ra 在治疗微小转移灶具有明显的优势（Sgouros 等，2010）。

此外，高能量 α 射线放射性粒子的细胞毒性在缺氧的情况下更明显，因此可产生比 β 放射源更强的肿瘤细胞杀伤作用（Wenzl 和 Wilkens，2011）。

### （五）被批准用于 mCRPC 治疗的其他药物的骨相关作用

为明确骨转移在 CRPC 患者中的重要性，最新针对 mCRPC 患者的研究的评价指标包括了与骨骼病变相关终点，如首次发生 SRE 的时间。它可以证明应用阿比特龙和恩扎鲁胺对骨转移相关的并发症有积极作用。

#### 1. 阿比特龙

醋酸阿比特龙能有效地阻断睾酮合成中至关重要的细胞色素 $P_{450}c17$（CYP17）。因此，它是雄激素生物合成的选择性抑制药（de Bono 等，2011）。无论患者既往是否进行过化疗，阿比特龙联合泼尼松龙可延长无进展生存期和总生存期。此外。既往未进行化疗但接受醋酸阿比特龙治疗的患者，能够显著延长最终诱导化疗的时间（Ryan 等，2013）。

为评估阿比特龙对骨转移的作用，一项大型临床试验在 1195 例既往进行过以多西他赛为基础的化疗方案的 CRPC 患者中评估了阿比特龙对 SRE 的影响。在这项试验中，患者被随机分配到用阿比特龙和泼尼松龙治疗组或使用泼尼松龙和安慰剂治疗组。阿比特龙组首次发生 SRE 时间显著长于安慰剂组（25.0 个月 vs. 20.3 个月；HR=0.61，$P$=0.0001）（Logothetis 等，2012）。

值得注意的是，阿比特龙和泼尼松龙能够导致肝功能紊乱和水肿等相关不良反应。

#### 2. 恩扎鲁胺

恩扎鲁胺是雄激素受体的选择性抑制药。在大型临床试验中，无论患者既往是否进行化疗，恩扎鲁胺治疗能延长患者无进展生存期及总生存期（Scher 等，2012）。

在既往进行过化疗的 1199 例 CRPC 患者的Ⅲ期试验中，通过用恩扎鲁胺或安慰剂进行对比治疗发现，在接受恩扎鲁胺治疗的组别中，出现首次 SRE 的时间明显延长（16.7 个月 vs. 13.3 个月；HR=0.69，$P \leq 0.001$）。此外，以影像学检查为评估标准发现恩扎鲁胺治疗组无进展生存期（8.3 个月 vs. 2.9 个月；HR=0.4，$P < 0.001$）及总生存期都受到获益（18.4 个月 vs. 13.3 个月；HR=0.63，$P < 0.001$）（Scher 等，2012）。

## 三、膀胱尿路上皮癌中的骨转移

### （一）流行病学

75%～80% 的尿路上皮癌患者在初诊时病变局限于黏膜或黏膜下层。这些患者发生原发性骨转移的风险可以忽略不计。在晚期 / 转移性膀胱癌（bladder cancer，BC）患者中，出现转移性病变的风险高达 30%～40%。

大量研究表明，30%～50% 的 BC 患者在行根治性膀胱切除术后 5 年内出现复发。其中 75% 的患者在病程中出现远处转移，其中 33% 为骨转移（Yafi 等，2011 和 2012）。大多数根治性膀胱切除术后的骨转移在术后 2 年内发生（Yafi 等，2012）。总的来说，发生在膀胱的转移性尿路上皮癌患者中有 30%～40% 出现骨转移。

### （二）诊断

由于膀胱尿路上皮癌的骨转移在诊断时非常罕见，因此没必要对初诊的患者进行常规骨扫描。而患者有特殊症状提示骨骼受累时，建议进行骨扫描（Stenzl 等，2011）。

高达 50% 的患者在进行膀胱癌根治术后可出现远处转移，这取决于肿瘤的分期和淋巴结受累情况。骨骼是 BC 最可能发生远处转移的部位之一（Ghoneim 等，2008）。根治性膀胱癌切除术后是否需要定期监测目前仍有争议。这主要是由于超过 50% 的远处转移是在有症状后才被诊断出来的（Stenzl 等，2011）。

### （三）BC 患者骨转移的抗骨化治疗

双膦酸盐衍生物通过抑制骨质吸收能够延缓 SRE 的发生。一项针对 40 例既往对受累骨骼行姑息性放疗的 BC 相关骨转移患者的小型试验，将患者随机分为两组，分别用 4mg 唑来膦酸或安慰剂治疗。在这项试验中，与安慰剂组的患者相比，唑来膦酸组首次出现 SRE 的中位时间跨度明显延长。此外，唑来膦酸治疗的患者总生存期得到延长（$P$=0.004），同时 1 年无 SRE 生存率也显著上升（$P$=0.001）（Zaghloul 等，2010）。

为评估 RANKL 抑制药地舒单抗对实体瘤的疗效，一项含 1175 例实体瘤患者的双盲随机研究对此进行了研究。该研究以首次 SRE 出现作为终点，并将患有 PC、乳腺癌和多发性骨髓瘤的患者排除在外。在整个队列中，有 63 名 BC 患者被纳入（Henry 等，2011）。与唑来膦酸治疗组相比，使用地舒单抗治疗的患者首次出现 SRE 的时间明显延长（Henry 等，2014）。然而本研究没有针对 BC 患者进行亚组分析。

总的来说，使用地舒单抗或唑来膦酸进行抗骨化治疗应作为出现骨转移 BC 患者的推荐治疗。在开始抗骨化治疗前，医生和患者必须了解这两种治疗方案可能产生的不良反应。对于低钙血症及下颌骨坏死的预防治疗是至关重要的。

对于慢性肾功能不全的患者，应谨慎使用唑来膦酸治疗，因为不同于地舒单抗，这些患者使用唑来膦酸时治疗剂量需要进行调整（Rosen 等，2004）。

## 四、肾细胞癌患者的骨转移

### （一）流行病学

在初诊时，15%～20% 的 RCC 患者会出现远处转移。根据分期的不同，随时间推移，高达 40% 的 RCC 患者在接受治疗后仍会出现远处转移（Motzer 等，1999）。除肺转移外，骨转移是晚期 RCC 患者最常见的远处转移部位。从形态上看，约 66% 的患者会同时出现成骨性和溶骨性骨转移。然而，转移瘤的这种“混合型”组成使通过计算机断层扫描和骨扫描的成像诊断变得复杂。只有 33% 的患者病变是纯溶骨性的（Zekri 等，2001）。

与其他实体瘤相比，RCC 的骨转移 SRE 发生率较高（表 4–6）。此外，除已确定的风险因素外，RCC 相关骨浸润是影响总生存期的额外风险因素（Patil 等，2011）。

**表 4–6　RCC 骨转移患者 SRE 分布（Woodward 等，2011）**

| SRE | SRE 占患者比例 |
| --- | --- |
| 放疗 | 78.3% |
| 高钙血症 | 12.2% |
| 脊髓受压 | 26.8% |
| 骨科手术 | 28.3% |
| 骨折 | 9.3% |

### （二）诊断

由于大多数的骨转移都有特定的症状，因此没有必要在初诊时进行常规的骨扫描。然而，对于有特异性症状或实验室指标异常的患者，必须进行骨扫描（Powles 等，2016）。

根据临床分期和术后病理结果，应选择后续放射学检查进行监测。不推荐骨扫描和 PET 或 PET/CT 作为随访监测指标（Powles 等，2016）。

### （三）骨转移的局部治疗

一项由 60 例出现骨转移的 RCC 患者参加的小型试验，对局部手术治疗后单发骨转移的患者生存率进行了评估。在这项研究中，对转移灶的广泛切除并没有提高生存率，但能够对 SRE 及相关并发症的预防产生一定的价值（Fuchs 等，2005）。

在另一项试验中，评估了外照射治疗与大剂量立体定向全身放疗对疼痛性脊柱转移瘤的疗效。两种治疗方案都缓解了疼痛，但并未证明两种方案的优劣（Hunter 等，2012）。

这两项研究都是回顾性的、非随机性的比较，且都是小队列研究，因此没有对 EAU 指南产生影响。然而，放疗能够改善局部症状，因此该治疗方式可以作为一种适用于单发骨转移瘤的治疗方案。

### （四）RCC 骨转移患者的抗骨化治疗

对晚期 RCC 患者的骨转移进行抗骨化治疗面临着两个挑战，一个挑战是原发肿瘤的标准治疗是（部分）肾切除术，其潜在的不良反应是肾衰竭。而对于肾衰竭的患者，需要对唑来膦酸的剂量进行调整，并对肾功能进行频繁监测。

另一个挑战是抗骨化治疗的潜在不良反应，即下颌骨坏死。酪氨酸激酶抑制药是晚期肾细胞癌的标准治疗方法之一，下颌骨坏死可能因同步应用酪氨酸激酶抑制药而加重（Brunello 等，2009）。因此，提醒患者注意口腔卫生并定期由牙医进行检查对于预防相关并发症的发生显得尤为重要。

一项针对骨转移性实体瘤患者的Ⅲ期试验，对比了唑来膦酸治疗与安慰剂治疗的疗效。在整个队列中，有 46 名 RCC 患者被纳入研究。在唑来膦酸治疗后 SRE 的发生明显减少。此外，唑来膦酸治疗组的首次 SRE 出现时间点明显延长（Lipton 等，2003 和 2004）。

在另一项针对 45 名骨转移性 RCC 患者的试验中，患者被随机分为两组，一组使用唑来膦酸治疗，一组使用安慰剂。该试验的主要终点是总生存期。使用唑来膦酸治疗的患者显示出总生存期的显著改善（$P$=0.0034）及 SRE 的显著减少（$P$=0.0453）。同时脊柱受压风险在接受唑来膦酸治疗后也明显降低（$P$=0.0479）（Yasuda 等，2013）。

在另一项试验中，比较了地舒单抗与唑来膦酸在晚期实体瘤和骨转移患者的疗效，两种治疗方案都能降低 SRE 的发生率，但地舒单抗降低 SRE 的发生及缓解疼痛效果更好（Henry 等，2011 和 2014）（图 4–1 和图 4–2）。

## 参考文献

[1] Afshar-Oromieh A, Zechmann CM, Malcher A, Eder M, Eisenhut M, Linhart HG, Holland-Letz T, Hadaschik BA, Giesel FL, Debus J, et al. Comparison of PET imaging with a (68)Ga-labelled PSMA ligand and (18)F-choline-based PET/CT for the diagnosis of recurrent prostate cancer. Eur J Nucl Med Mol Imaging. 2014;41:11–20.

[2] Banys M, Solomayer EF, Gebauer G, Janni W, Krawczyk N, Lueck HJ, Becker S, Huober J, Kraemer B, Wackwitz B, et al. Influence of zoledronic acid on disseminated tumor cells in bone marrow and survival: results of a prospective clinical trial. BMC Cancer. 2013;13:480.

[3] Batson OV. The vertebral system of veins as a means for cancer dissemination. Prog Clin Cancer. 1967;3:1–18.

[4] Benford HL, Frith JC, Auriola S, Monkkonen J, Rogers MJ. Farnesol and geranylgeraniol prevent activation of caspases by aminobisphosphonates: biochemical evidence for two distinct pharmacological classes of bisphosphonate drugs. Mol Pharmacol. 1999;56:131–40.

[5] Brogsitter C, Zophel K, Kotzerke J. 18F-choline, 11C-choline and 11C-acetate PET/CT: comparative analysis for imaging prostate cancer patients. Eur J Nucl Med Mol Imaging. 2013;40(Suppl 1):S18–27.

[6] Brunello A, Saia G, Bedogni A, Scaglione D, Basso U. Worsening of osteonecrosis of the jaw during treatment with sunitinib in a patient with metastatic renal cell carcinoma. Bone. 2009;44:173–5.

[7] Bubendorf L, Schopfer A, Wagner U, Sauter G, Moch H, Willi N, Gasser TC, Mihatsch MJ. Metastatic patterns of prostate cancer: an autopsy study of 1,589 patients. Hum Pathol. 2000;31:578–83.

[8] Carlin BI, Andriole GL. The natural history, skeletal complications, and management of bone metastases in patients with prostate carcinoma. Cancer. 2000;88:2989–94.

[9] Chen D, Zhao M, Mundy GR. Bone morphogenetic proteins. Growth Factors. 2004;22:233–41.

[10] Clezardin P, Ebetino FH, Fournier PG. Bisphosphonates and cancer-induced bone disease: beyond their antiresorptive activity. Cancer Res. 2005;65:4971–4.

[11] Coleman RE. Clinical features of metastatic bone disease and risk of skeletal morbidity. Clin Cancer Res. 2006;12:6243s–9s.

[12] Coleman RE, Major P, Lipton A, Brown JE, Lee KA, Smith M, Saad F, Zheng M, Hei YJ, Seaman J, et al. Predictive value of bone resorption and formation markers in cancer patients with bone metastases receiving the bisphosphonate zoledronic acid. J Clin Oncol. 2005;23:4925–35.

[13] Daldrup-Link HE, Franzius C, Link TM, Laukamp D, Sciuk J, Jurgens H, Schober O, Rummeny EJ. Wholebody MR imaging for detection of bone metastases in children and young adults: comparison with skeletal scintigraphy and FDG PET. AJR Am J Roentgenol. 2001;177:229–36.

[14] de Bono JS, Logothetis CJ, Molina A, Fizazi K, North S, Chu L, Chi KN, Jones RJ, Goodman OB Jr, Saad F, et al. Abiraterone and increased survival in metastatic prostate cancer. N Engl J Med. 2011;364:1995–2005.

[15] Degen JW, Gagnon GJ, Voyadzis JM, McRae DA, Lunsden M, Dieterich S, Molzahn I, Henderson FC. CyberKnife stereotactic radiosurgical treatment of spinal tumors for pain control and quality of life. J Neurosurg Spine. 2005;2:540–9.

[16] Demers LM, Costa L, Lipton A. Biochemical markers and skeletal metastases. Cancer. 2000;88:2919–26.

[17] Dy SM, Asch SM, Naeim A, Sanati H, Walling A, Lorenz KA. Evidence-based standards for cancer pain management. J Clin Oncol. 2008;26:3879–85.

[18] Eisenhauer EA, Therasse P, Bogaerts J, Schwartz LH, Sargent D, Ford R, Dancey J, Arbuck S, Gwyther S, Mooney M, et al. New response evaluation criteria in solid tumours: revised RECIST guideline (version 1.1). Eur J Cancer. 2009;45:228–47.

[19] Ernst DS, Tannock IF,Winquist EW, Venner PM, Reyno L, Moore MJ, Chi K, Ding K, Elliott C, Parulekar W. Randomized, double-blind, controlled trial of mitoxantrone/prednisone and clodronate versus mitoxantrone/prednisone and placebo in patients with hormone-refractory prostate cancer and pain. J Clin Oncol. 2003;21:3335–42.

[20] Fizazi K, Beuzeboc P, Lumbroso J, Haddad V, Massard C, Gross-Goupil M, Di Palma M, Escudier B, Theodore C, Loriot Y, et al. Phase II trial of consolidation docetaxel and samarium-153 in patients with bone metastases from castration-resistant prostate cancer. J Clin Oncol. 2009;27:2429–35.

[21] Fizazi K, Carducci M, Smith M, Damiao R, Brown J, Karsh L, Milecki P, Shore N, Rader M, Wang H, et al. Denosumab versus zoledronic acid for treatment of bone metastases in men with castration-resistant prostate cancer: a randomised, double-blind study. Lancet. 2011;377:813–22.

[22] Fuchs B, Trousdale RT, Rock MG. Solitary bony metastasis from renal cell carcinoma: significance of surgical treatment. Clin Orthop Relat Res. 2005;431:187–92.

[23] Ghoneim MA, Abdel-Latif M, el-Mekresh M, Abol-Enein- H, Mosbah A, Ashamallah A, el-Baz MA. Radical cystectomy for carcinoma of the bladder: 2,720 consecutive cases 5 years later. J Urol. 2008;180:121–7.

[24] Green JR. Bisphosphonates: preclinical review. Oncologist. 2004;9(Suppl 4):3–13.

[25] Hartsell WF, Scott CB, Bruner DW, Scarantino CW, Ivker RA, Roach M 3rd, Suh JH, Demas WF, Movsas B, Petersen IA, et al. Randomized trial of short- versus long-course radiotherapy for palliation of painful bone metastases. J Natl Cancer Inst. 2005;97:798–804.

[26] Healey JH, Brown HK. Complications of bone metastases: surgical management. Cancer. 2000;88:2940–51.

[27] Henry DH, Costa L, Goldwasser F, Hirsh V, Hungria V, Prausova J, Scagliotti GV, Sleeboom H, Spencer A, Vadhan-Raj S, et al. Randomized, double-blind study of denosumab versus zoledronic acid in the treatment of bone metastases in patients with advanced cancer (excluding breast and prostate cancer) or multiple myeloma. J Clin Oncol. 2011;29:1125–32.

[28] Henry D, Vadhan-Raj S, Hirsh V, von Moos R, Hungria V, Costa L, Woll PJ, Scagliotti G, Smith G, Feng A, et al. Delaying skeletal-related events in a randomized phase 3 study of denosumab versus zoledronic acid in patients with advanced cancer: an analysis of data from patients with solid tumors. Support Care Cancer. 2014;22: 679–87.

[29] Hunter GK, Balagamwala EH, Koyfman SA, Bledsoe T, Sheplan LJ, Reddy CA, Chao ST, Djemil T, Angelov L, Videtic GM. The efficacy of external beam radiotherapy and stereotactic body radiotherapy for painful spinal metastases from renal cell carcinoma. Pract Radiat Oncol. 2012;2:e95–e100.

[30] Hussain SA, Weston R, Stephenson RN, George E, Parr NJ. Immediate dual energy X-ray absorptiometry reveals a high incidence of osteoporosis in patients with advanced prostate cancer before hormonal manipulation. BJU Int. 2003;92:690–4.

[31] Izumi K, Mizokami A, Itai S, Shima T, Shigehara K, Miwa S, Maeda Y, Konaka H, Koh E, Namiki M. Increases in bone turnover marker levels at an early phase after starting zoledronic acid predicts skeletal-related events in patients with prostate cancer with bone metastasis. BJU Int. 2012;109:394–400.

[32] James ND, Sydes MR, Clarke NW, Mason MD, Parmar MK. STAMPEDE trial and patients with non-metastatic prostate cancer – authors' reply. Lancet. 2016;388:235–6.

[33] Jemal A, Siegel R, Ward E, Murray T, Xu J, Smigal C, Thun MJ. Cancer statistics, 2006. CA Cancer J Clin. 2006;56:106–30.

[34] Jong JM, Oprea-Lager DE, Hooft L, de Klerk JM, Bloemendal HJ, Verheul HM, Hoekstra OS, van den Eertwegh AJ. Radiopharmaceuticals for palliation of bone pain in patients with castration-resistant prostate cancer metastatic to bone: a systematic review. Eur Urol. 2016;70:416–26.

[35] Koopmans N, de Jong IJ, Breeuwsma AJ, van der Veer E. Serum bone turnover markers (PINP and ICTP) for the early detection of bone metastases in patients with prostate cancer: a longitudinal approach. J Urol. 2007;178:849–53.

[36] discussion 853; quiz 1129 Kraeber-Bodere F, Campion L, Rousseau C, Bourdin S, Chatal JF, Resche I. Treatment of bone metastases of prostate cancer with strontium-89 chloride: efficacy in relation to the degree of bone involvement. Eur J Nucl Med. 2000;27:1487–93.

[37] Lipton A, Zheng M, Seaman J. Zoledronic acid delays the onset of skeletal-related events and progression of skeletal disease in patients

with advanced renal cell carcinoma. Cancer. 2003;98:962–9.

[38] Lipton A, Colombo-Berra A, Bukowski RM, Rosen L, Zheng M, Urbanowitz G. Skeletal complications in patients with bone metastases from renal cell carcinoma and therapeutic benefits of zoledronic acid. Clin Cancer Res. 2004;10:6397S–403S. Logothetis CJ, Lin SH. Osteoblasts in prostate cancer metastasis to bone. Nat Rev Cancer. 2005;5:21–8.

[39] Logothetis CJ, Basch E, Molina A, Fizazi K, North SA, Chi KN, Jones RJ, Goodman OB, Mainwaring PN, Sternberg CN, et al. Effect of abiraterone acetate and prednisone compared with placebo and prednisone on pain control and skeletal-related events in patients with metastatic castration-resistant prostate cancer: exploratory analysis of data from the COU-AA-301 randomised trial. Lancet Oncol. 2012;13:1210–7.

[40] Lorente JA, Morote J, Raventos C, Encabo G, Valenzuela H. Clinical efficacy of bone alkaline phosphatase and prostate specific antigen in the diagnosis of bone metastasis in prostate cancer. J Urol. 1996;155:1348–51.

[41] Marco RA, Sheth DS, Boland PJ, Wunder JS, Siegel JA, Healey JH. Functional and oncological outcome of acetabular reconstruction for the treatment of metastatic disease. J Bone Joint Surg Am. 2000;82:642–51.

[42] Miller PD, Eardley I, Kirby RS. Prostate specific antigen and bone scan correlation in the staging and monitoring of patients with prostatic cancer. Br J Urol. 1992; 70:295–8.

[43] Morris MJ, Pandit-Taskar N, Carrasquillo J, Divgi CR, Slovin S, Kelly WK, Rathkopf D, Gignac GA, Solit D, Schwartz L, et al. Phase I study of samarium-153 lexidronam with docetaxel in castration-resistant metastatic prostate cancer. J Clin Oncol. 2009;27: 2436–42.

[44] Mottet N, Bellmunt J, Bolla M, Briers E, Cumberbatch MG, De Santis M, Fossati N, Gross T, Henry AM, Joniau S, et al. EAU-ESTRO-SIOG guidelines on prostate cancer. Part 1: screening, diagnosis, and local treatment with curative intent. Eur Urol. 2016;71 (4):618–29.

[45] Motzer RJ, Mazumdar M, Bacik J, BergW, Amsterdam A, Ferrara J. Survival and prognostic stratification of 670 patients with advanced renal cell carcinoma. J Clin Oncol. 1999;17:2530–40.

[46] Muacevic A, Kufeld M, Rist C,Wowra B, Stief C, Staehler M. Safety and feasibility of image-guided robotic radiosurgery for patients with limited bone metastases of prostate cancer. Urol Oncol. 2013;31:455–60.

[47] Nelson JB, Hedican SP, George DJ, Reddi AH, Piantadosi S, Eisenberger MA, Simons JW. Identification of endothelin-1 in the pathophysiology of metastatic adenocarcinoma of the prostate. Nat Med. 1995;1:944–9.

[48] Odero-Marah VA, Wang R, Chu G, Zayzafoon M, Xu J, Shi C, Marshall FF, Zhau HE, Chung LW. Receptor activator of NF-kappaB ligand (RANKL) expression is associated with epithelial to mesenchymal transition in human prostate cancer cells. Cell Res. 2008;18: 858–70.

[49] Oesterling JE, Martin SK, Bergstralh EJ, Lowe FC. The use of prostate-specific antigen in staging patients with newly diagnosed prostate cancer. JAMA. 1993;269:57–60.

[50] Oster G, Lamerato L, Glass AG, Richert-Boe KE, Lopez A, Chung K, Richhariya A, Dodge T, Wolff GG, Balakumaran A, et al. Natural history of skeletalrelated events in patients with breast, lung, or prostate cancer and metastases to bone: a 15–year study in two large US health systems. Support Care Cancer. 2013;21:3279–86.

[51] Patil S, Figlin RA, Hutson TE, Michaelson MD, Negrier S, Kim ST, Huang X, Motzer RJ. Prognostic factors for progression-free and overall survival with sunitinib targeted therapy and with cytokine as first-line therapy in patients with metastatic renal cell carcinoma. Ann Oncol. 2011;22:295–300.

[52] Parker C, Nilsson S, Heinrich D, Helle SI, O'Sullivan JM, Fossa SD, Chodacki A, Wiechno P, Logue J, et al. Alpha Emitter Radium-223 and Survival in Metastatic Prostate Cancer. NEJM 2013;369:213–23.

[53] Popiolek M, Rider JR, Andren O, Andersson SO, Holmberg L, Adami HO, Johansson JE. Natural history of early, localized prostate cancer: a final report from three decades of follow-up. Eur Urol. 2013;63:428–35.

[54] Pound CR, Partin AW, Eisenberger MA, Chan DW, Pearson JD, Walsh PC. Natural history of progression after PSA elevation following radical prostatectomy. JAMA. 1999;281:1591–7.

[55] Powles T, Staehler M, Ljungberg B, Bensalah K, Canfield SE, Dabestani S, Giles R, Hofmann F, Hora M, Kuczyk MA, et al. Updated EAU guidelines for clear cell renal cancer patients who fail VEGF targeted therapy. Eur Urol. 2016;69:4–6.

[56] Raikkonen J, Monkkonen H, Auriola S, Monkkonen J. Mevalonate pathway intermediates downregulate zoledronic acid-induced isopentenyl pyrophosphate and ATP analog formation in human breast cancer cells. Biochem Pharmacol. 2010;79:777–83.

[57] Rana A, Karamanis K, Lucas MG, Chisholm GD. Identification of metastatic disease by T category, gleason score and serum PSA level in patients with carcinoma of the prostate. Br J Urol. 1992;69: 277–81.

[58] Roelofs AJ, Thompson K, Gordon S, Rogers MJ. Molecular mechanisms of action of bisphosphonates: current status. Clin Cancer Res. 2006;12:6222s–30s. Rondeau JM, Bitsch F, Bourgier E, Geiser M, Hemmig R, Kroemer M, Lehmann S, Ramage P, Rieffel S, Strauss A, et al. Structural basis for the exceptional in vivo efficacy of bisphosphonate drugs. ChemMedChem. 2006;1:267–73.

[59] Roodman GD. Mechanisms of bone metastasis. Discov Med. 2004;4:144–8.

[60] Rosen LS, Gordon D, Tchekmedyian NS, Yanagihara R, Hirsh V, Krzakowski M, Pawlicki M, De Souza P, Zheng M, Urbanowitz G, et al. Long-term efficacy and safety of zoledronic acid in the treatment of skeletal metastases in patients with nonsmall cell lung carcinoma and other solid tumors: a randomized, phase III, double-blind, placebo-controlled trial. Cancer. 2004;100:2613–21.

[61] Ryan CJ, Smith MR, de Bono JS, Molina A, Logothetis CJ, de Souza P, Fizazi K, Mainwaring P, Piulats JM, Ng S, et al. Abiraterone in metastatic prostate cancer without previous chemotherapy. N Engl J Med. 2013;368: 138–48.

[62] Saad F, Gleason DM, Murray R, Tchekmedyian S, Venner P, Lacombe L, Chin JL, Vinholes JJ, Goas JA, Zheng M, et al. Long-term efficacy of zoledronic acid for the prevention of skeletal complications in patients with metastatic hormone-refractory prostate cancer. J Natl Cancer Inst. 2004;96:879–82.

[63] Sartor O, Coleman R, Nilsson S, Heinrich D, Helle SI, O'Sullivan JM, Fossa SD, Chodacki A, Wiechno P, Logue J, et al. Effect of radium-223 dichloride on symptomatic skeletal events in patients with castration-resistant prostate cancer and bone metastases: results from a phase 3, double-blind, randomised trial. Lancet Oncol. 2014;15:738–46.

[64] Scher HI, Fizazi K, Saad F, Taplin ME, Sternberg CN, Miller K, de Wit R, Mulders P, Chi KN, Shore ND, 4 Bone Target Therapy in Urologic Malignancies 91 et al. Increased survival with enzalutamide in prostate cancer after chemotherapy. N Engl J Med. 2012;367:1187–97.

[65] Scher HI, Morris MJ, Stadler WM, Higano C, Basch E, Fizazi K, Antonarakis ES, Beer TM, Carducci MA, Chi KN, et al. Trial design and objectives for castrationresistant prostate cancer: updated recommendations from the prostate cancer clinical trials working group 3. J Clin Oncol Off J Am Soc Clin Oncol. 2016;34:1402–18.

[66] Schoeneich G, Muller SC, Palmedo H. Indications for nuclear medicine therapy in advanced prostate carcinoma. Der Urologe Ausg A. 1998;37:162–6.

[67] Sgouros G, Roeske JC, McDevitt MR, Palm S, Allen BJ, Fisher

DR, Brill AB, Song H, Howell RW, Akabani G, et al. MIRD pamphlet no. 22 (abridged): radiobiology and dosimetry of alpha-particle emitters for targeted radionuclide therapy. J Nucl Med. 2010;51:311–28.

[68] Shiozawa Y, Pedersen EA, Havens AM, Jung Y, Mishra A, Joseph J, Kim JK, Patel LR, Ying C, Ziegler AM, et al. Human prostate cancer metastases target the hematopoietic stem cell niche to establish footholds in mouse bone marrow. J Clin Invest. 2011;121:1298–312.

[69] Smith MR, Egerdie B, Hernandez Toriz N, Feldman R, Tammela TL, Saad F, Heracek J, Szwedowski M, Ke C, Kupic A, et al. Denosumab in men receiving androgendeprivation therapy for prostate cancer. N Engl J Med. 2009;361:745–55.

[70] Smith MR, Saad F, Coleman R, Shore N, Fizazi K, Tombal B, Miller K, Sieber P, Karsh L, Damiao R, et al. Denosumab and bone-metastasis-free survival in men with castration-resistant prostate cancer: results of a phase 3, randomised, placebo-controlled trial. Lancet. 2012;379:39–46.

[71] Smith MR, Saad F, Oudard S, Shore N, Fizazi K, Sieber P, Tombal B, Damiao R, Marx G, Miller K, et al. Denosumab and bone metastasis-free survival in men with nonmetastatic castration-resistant prostate cancer: exploratory analyses by baseline prostate-specific antigen doubling time. J Clin Oncol Off J Am Soc Clin Oncol. 2013;31:3800–6.

[72] Som A, Tu SM, Liu J, Wang X, Qiao W, Logothetis C, Corn PG. Response in bone turnover markers during therapy predicts overall survival in patients with metastatic prostate cancer: analysis of three clinical trials. Br J Cancer. 2012;107:1547–53.

[73] Sonpavde G, Pond GR, Berry WR, de Wit R, Armstrong AJ, Eisenberger MA, Tannock IF. Serum alkaline phosphatase changes predict survival independent of PSA changes in men with castration-resistant prostate cancer and bone metastasis receiving chemotherapy. Urol Oncol. 2012;30:607–13.

[74] Stenzl A, Cowan NC, De Santis M, Kuczyk MA, Merseburger AS, Ribal MJ, Sherif A, Witjes JA, European Association of, U. Treatment of muscleinvasive and metastatic bladder cancer: update of the EAU guidelines. Eur Urol. 2011;59:1009–18.

[75] Todenhofer T, Hennenlotter J, Schmiedel BJ, Hohneder A, Grimm S, Kuhs U, Salih HR, Buhring HJ, Fehm T, Gakis G, et al. Alterations of the RANKL pathway in blood and bone marrow samples of prostate cancer patients without bone metastases. Prostate. 2013;73: 162–8.

[76] Todenhofer T, Hennenlotter J, Faber F, Wallwiener D, Schilling D, Kuhs U, Aufderklamm S, Bier S, Mischinger J, Gakis G, et al. Significance of apoptotic and non-apoptotic disseminated tumor cells in the bone marrow of patients with clinically localized prostate cancer. Prostate. 2015a;75:637–45.

[77] Todenhofer T, Stenzl A, Hofbauer LC, Rachner TD. Targeting bone metabolism in patients with advanced prostate cancer: current options and controversies. Int J Endocrinol. 2015b;2015:838202.

[78] Tu SM, Millikan RE, Mengistu B, Delpassand ES, Amato RJ, Pagliaro LC, Daliani D, Papandreou CN, Smith TL, Kim J, et al. Bone-targeted therapy for advanced androgen-independent carcinoma of the prostate: a randomised phase II trial. Lancet. 2001;357:336–41.

[79] van Beek E, Pieterman E, Cohen L, Lowik C, Papapoulos S. Farnesyl pyrophosphate synthase is the molecular target of nitrogen-containing bisphosphonates. Biochem Biophys Res Commun. 1999;264:108–11.

[80] Wang CY,Wu GY, Shen MJ, CuiKW, Shen Y. Comparison of distribution characteristics of metastatic bone lesions between breast and prostate carcinomas. Oncol Lett. 2013;5:391–7.

[81] Weckermann D, Muller P, Wawroschek F, Harzmann R, Riethmuller G, Schlimok G. Disseminated cytokeratin positive tumor cells in the bone marrow of patients with prostate cancer: detection and prognostic value. J Urol. 2001;166:699–703.

[82] Wenzl T, Wilkens JJ. Theoretical analysis of the dose dependence of the oxygen enhancement ratio and its relevance for clinical applications. Radiat Oncol. 2011;6:171.

[83] Wirth M, Tammela T, Cicalese V, Gomez Veiga F, Delaere K, Miller K, Tubaro A, Schulze M, Debruyne F, Huland H, et al. Prevention of bone metastases in patients with high-risk nonmetastatic prostate cancer treated with zoledronic acid: efficacy and safety results of the Zometa European study (ZEUS). Eur Urol. 2015;67:482–91.

[84] Wood SL, Brown JE. Skeletal metastasis in renal cell carcinoma: current and future management options. Cancer Treat Rev. 2012;38:284–91.

[85] Yafi FA, Aprikian AG, Chin JL, Fradet Y, Izawa J, Estey E, Fairey A, Rendon R, Cagiannos I, Lacombe L, et al. Contemporary outcomes of 2287 patients with bladder cancer who were treated with radical cystectomy: a Canadian multicentre experience. BJU Int. 2011;108: 539–45.

[86] Yafi FA, Aprikian AG, Fradet Y, Chin JL, Izawa J, Rendon R, Estey E, Fairey A, Cagiannos I, Lacombe L, et al. Surveillance guidelines based on recurrence patterns after radical cystectomy for bladder cancer: the Canadian bladder cancer network experience. BJU Int. 2012;110:1317–23.

[87] Yasuda Y, Fujii Y, Yuasa T, Kitsukawa S, Urakami S, Yamamoto S, Yonese J, Takahashi S, Fukui I. Possible improvement of survival with use of zoledronic acid in patients with bone metastases from renal cell carcinoma. Int J Clin Oncol. 2013;18:877–83.

[88] Zaghloul MS, Boutrus R, El-Hossieny H, Kader YA, El-Attar I, Nazmy M. A prospective, randomized, placebo-controlled trial of zoledronic acid in bony metastatic bladder cancer. Int J Clin Oncol. 2010;15:382–9.

[89] Zekri J, Ahmed N, Coleman RE, Hancock BW. The skeletal metastatic complications of renal cell carcinoma. Int J Oncol. 2001;19:379–82.

# 第二篇 前列腺癌

## Prostate Cancer

# 第5章 前列腺癌筛查

## Screening of Prostate Cancer

Martijn B. Busstra Monique J. Roobol 著

刘 军 译 米 悦 佟 明 张智慧 校

**摘 要**

本章的目的是通过癌症登记处和（随机）临床试验的大量数据了解前列腺癌早期检测和治疗的效果。前列腺癌是男性患癌的主要类型，常见于60—80岁人群，很多情况下可终身无症状。前列腺癌发病率高及早期无症状等特点决定了筛查的必要性和范围。基于人群的大规模前列腺癌筛查，主要目的是降低疾病的特异性死亡率。在20年后，前列腺癌的疾病特异性死亡率明显降低，但新的问题也随之来，包括过度诊断和过度治疗。然而，由于对照组前列腺特异性抗原受到污染及不断推陈出新的诊断工具和治疗选择，在一定程度上干扰了临床试验数据的合理解读。如今，前列腺癌的发病率和生活质量与生存同等重要。目前前列腺癌筛查方案中的诊断策略，是在早期阶段检测出高风险的前列腺癌，并尽量避免检测到低负荷、低级别的肿瘤。但是，理想的检测方法还尚不存在，这意味着非显著癌仍然会被诊断出来，而显著癌可能会被遗漏。在融合更先进的标志物和诊断工具、更微创的治疗手段和主动监测策略至个性化定制算法中，并显示出更高成本效益之前，仍然需要患者和医生共同决定是否进行前列腺癌筛查。

### 一、前列腺癌的流行病学

在全球范围内，前列腺癌是第四大常见的癌症，2012年有110万男性被确诊。在发达国家，每年每10万名男性中有69.5人被诊断为前列腺癌，而在发展中国家，每年每10万名男性中有14.5人被诊断前列腺癌（Ferlay等，2015）。在发达国家施行以前列腺特异性抗原为基础的早期检测策略，并且社会经济水平较高的人群普及率更高（Weber等，2013；Tabuchi等，2015；Guessous等，2016）。与发病率相比，死亡率变化较小，但在发展中国家仍然较高。非裔的死亡率通常较高，而亚裔的死亡率非常低（Ferlay等，2015）。由于前列腺癌的发病率随着年龄的增长而增加，故高预期寿命和广泛应用PSA筛查的人群被诊断为前列腺癌的比例更高。

在20世纪80年代初以前，早期前列腺癌仅在直肠检查或前列腺增生行经尿道前列腺切除手术时发现。在这种情况下，只有43%前列腺癌局限于局部，25%已经发生远处转移（Johansson等，1989），约2/3的男性死于前列腺癌（Hsing等，2000）。在20世纪90年代初，PSA检测开始广泛应用，前列腺癌也可以在更早的阶段被发现。在筛查发现的肿瘤患者中，常见没有任何主诉的患者突然诊断为癌症。在低级别、低瘤负荷的前列腺癌病例中，即使不治疗，肿瘤也很可能保持无症状。这些肿瘤通常被称为临床非显著癌。临床非显著癌的标准定义为：在系统 TRUS 或 MRI 引导下的前列腺活检中，评估的主要区域 Gleason 评分＜4，肿瘤长度＜6mm（Stark 等，2009；Ahmed 等，2011；Wolters 等，2011）。越早发现临床非显著癌，前列腺癌的持续时间越长，即前置时间（Black 和 Ling，1990；Bokhorst 等，2015）。通过 PSA 检验可至少实现 5 年的前置时间。在一项前瞻性老龄化研究中，将 PSA 临界值取为 4ng/ml，研究发现，78% 患有局限性前列腺癌患者的诊断比临床诊断平均早 4.9 年，而患有转移性前列腺癌患者的血清 PSA 水平升高比临床诊断早 11.2 年（Carter 等，1992）。但即使在 PSA 检测早期，高级别前列腺癌的死亡率也比低级别的明显高 10 倍（Chodak 等，1994）。尽管这部分肿瘤在早期发现的前列腺癌中占比很低，但它们有望从早期发现和早期治疗中得到最大获益。即使是 75 岁以后诊断出的前列腺癌也往往分期较晚，其前列腺癌相关死亡率超过 50%（Scosyrev 等，2012）。

预期寿命在诊断和治疗决策中起重要作用。在过去 30 年中，人们的预期寿命有了显著提高。尽管筛查方案倾向于对预期寿命小于 10 年的人群不进行任何 PSA 化验，但对一个人预期寿命的估计必须考虑多种因素，如基础疾病、年龄、经济状况、种族、家族史、饮食习惯、BMI，甚至地理位置（De Angelis，2014）。即使是较长的预期寿命也会使决策变得困难，即越年轻患前列腺癌的风险越低，且具有更长的预期寿命，但随之而来的是会升高有临床意义的前列腺癌的可能性，即使是极低风险的前列腺癌。美国国家综合癌症网络（NCCN）的前列腺癌指南涉及诸多预测工具，但针对个体很难做出准确的预期寿命估算（Mohler，2017）。

## 二、前列腺癌的重要影响

### （一）预期寿命

早期无症状阶段筛查的意义在于发现后可降低疾病发病率和（或）死亡率。这种获益应该与检查的创伤、成本及诊断后的治疗策略相平衡。阴性的检测结果应足够令人放心：不能接受漏诊过多的潜在侵袭性肿瘤。阳性检测结果应该只检测出临床显著癌。因此，理论上需要检测的人群数量应与预防前列腺癌死亡或有症状的转移性肿瘤患者的数量达到平衡。

在过去 30 年中，反映前列腺癌负担的参数发生了很大变化。前列腺癌的发病率增加，诊断检测得到了改善，治疗方法得到了改进，也更加个体化。此外，允许主动监测的标准已经规范化，并适用于相当一部分新诊断患者。

如果局限性前列腺癌不治疗会怎样？很明显，出现症状的患者只占少数，10 年内死亡的患者则更少，但许多患者会期待更长的预期寿命。最近，瑞典的一项研究描述了预期随访的局限性前列腺癌患者的长期随访数据，结果显示，即使在低风险肿瘤中，前列腺癌的特异性生存率在随访 15～25 年期间也从 81% 下降到 31%（Popiolek 等，2013）。同样，预期寿命起着至关重要的作用。

多数情况下，治疗意向必须被视为一种长期策略，并且只会影响预期寿命大于 10 年的健康男性的总体生存率。因此，新的诊断工具旨在早期发现中、高危前列腺癌，尽量不发现低瘤负荷、低级别的前列腺癌。

### （二）发病率

多数前列腺癌患者存在长期无症状阶段是前列腺癌的特点。1992—2009 年，65 岁及以上的 SEER 居民和 $T_{1\sim2}$ 期前列腺癌患者的长期随访数据（$n$=31 137）清楚地表明，基础疾病和年龄是竞争性死亡的主要原因（图 5-1）（Lu-Yao 等，2015）。

在前列腺癌患者首次出现症状至癌症所致特异性死亡之前，患者也可能在多年后才会出现与疾病相关的症状，如骨相关事件、贫血、肾积水和其他泌尿系统症状。在患者随后的生活中，大多数症状是由雄激素剥夺治疗和其他局部或全身姑息治疗引起。对局限性前列腺癌的患者推荐有治愈目的的治疗方式，如根治性前列腺切除术和不同形式的放射治疗。微创治疗，如 HIFU、冷冻疗法、质子疗法、光动力疗法和保留器官的局部疗法，通常仍被认为是实验性的，其缺乏长期的肿瘤随访结果，或者应用受到器械可及性或药品试剂配送的限制（Porres 等，2012；van den Bos 等，2014）。尽管围术期及麻醉的心血管风险有所改善，但根治性前列腺切除术仍然被认为是大手术。虽然死亡率较低，但仍有部分患者有术后并发症发生（Abdollah 等，2012；Ficarra 等，2012a 和 b；Bjorklund 等，2016）。保留神经、尖部游离及缝合技术都有了改良与进步，但并不能完全避免术后并发症的发生，因为术前的疾病信息可能与术中发现和术后结果不同。我们在预测治疗后肿瘤结局及治疗必要性方面做得越好，患者就越能接受治疗所带来的功能性不良反应（Korfage 等，2006）。我们在预测疾病预后方面做得越好，患者就能更好地面对治疗决策及功能性和肿瘤预后。

虽然对那些注定会在人的一生中造成伤害的前列腺癌进行选择性诊断是合理的，但这目前无法做到。这意味着同时也会检测到那些可能永远不会造成伤害的前列腺癌。正在应用的主动监测方式就是为了避免因过度治疗造成更多伤害。典型的主动监测策略是每 3 个月进行一次随访，每 6 个月进行一次前列腺特异性抗原检测、直肠检查，并反复进行前列腺活检（每年或间隔两年或更长时间）。在某些情况下，磁共振成像可为

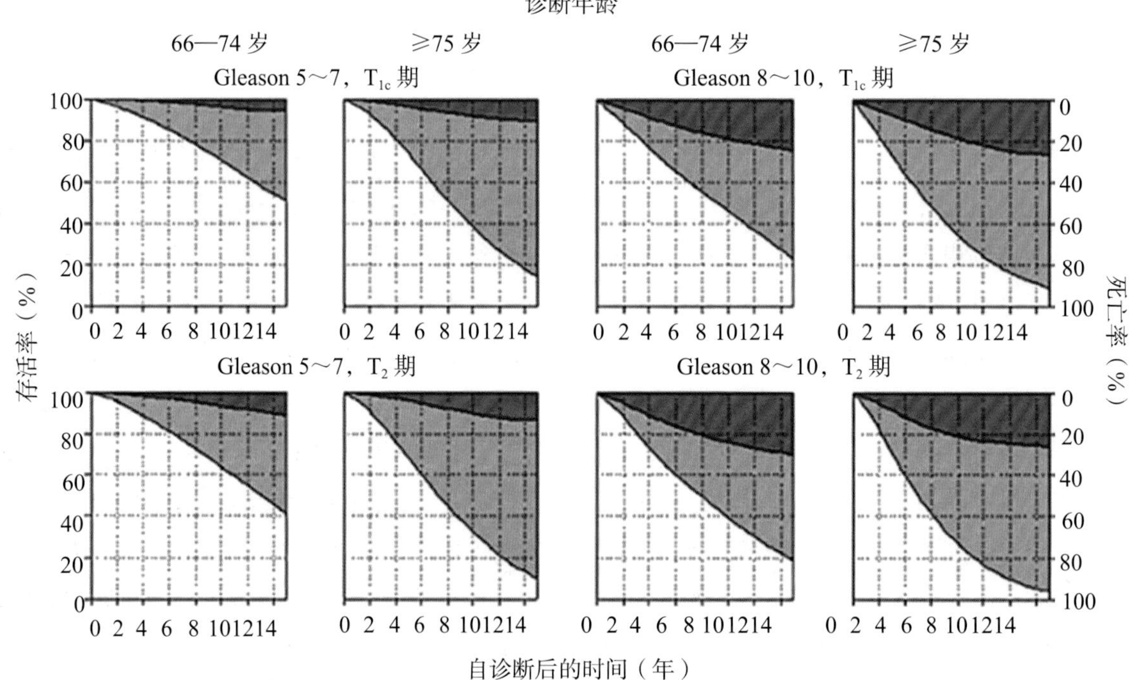


**▲ 图 5-1　死亡竞争风险包括疾病诊断年龄、肿瘤分期和分级**

深色阴影表示前列腺癌特异性死亡率，浅色阴影表示由于竞争因素导致的死亡率；非阴影区域表示存活率。由于样本量有限，估值不稳定，故未显示高分化前列腺癌的结果（图片经许可转载）

判断疾病进展提供更多的信息。尽管身为癌症患者，不论做什么，每次就诊都会引起一些焦虑，但就诊本身也能让人安心。虽然诊断工具有所改进，但选择理想的主动监测对象仍然是一项挑战。在临床实践中，24%～40% 的主动监测患者在被诊断前列腺癌后的 5 年内需要接受治疗（Tosoian 等，2016）。其原因可能是由于前列腺癌分级升高或疾病进展，但也与患者的焦虑情绪相关，即使疾病的自然病程非常乐观。有些患者在他们害怕的痛苦中备受煎熬，但他们害怕的对象可能永远不会出现。然而在另一部分主动监测的人群中，129 名男性中只有 6 人（5%）因焦虑和痛苦停止主动监测（Venderbos 等，2015）。

根据 D'Amico（1998）的研究，预期寿命大于 10 年的男性和中、高危前列腺癌患者通常推荐更具侵入性的治疗策略，以期治愈肿瘤或延缓癌症复发。尽管有可治愈的治疗方式，目前可用的预测工具在了解肿瘤负荷和判断预后方面也是非常有帮助的，如纪念斯隆 – 凯特琳癌症中心网站的前列腺癌列线图（Center，2017）和 Briganti 表格（Boehm 等，2016）。尽管根治性前列腺切除术和放射治疗的技术均得到了改进，但这些治疗仍有不良反应，会对患者生活质量（QoL）有重大影响（Whiting 等，2016；Venderbos，2017）。持续关注前列腺癌患者的生活质量对于优化治疗决策至关重要（Villa 等，2017）。

前列腺癌的治愈结果使治疗相关的不良反应更容易被接受（Korfage 等，2007）。在复发或转移的情况下，与转移性疾病相关的并发症和治疗相关的不良反应可能更难处理。现如今，主动监测在局限性、低风险肿瘤中发挥越来越重要的作用，对无症状、进展缓慢的前列腺癌普遍采取延迟全身治疗的策略。但越来越多的证据表明，即使在转移性前列腺癌中，对原发病灶的治疗也是有益的（Culp 等，2014）。并且在转移性前列腺癌中，早期 ADT 可能会改善患者的预期寿命。有效的全身治疗方式正在不断增加，并逐渐可以报销。在过去的 5 年中，一系列的系统治疗（Crawford 等，2015）已经证明能显著延长转移性去势抵抗性前列腺癌患者的疾病特异性生存时间，多西紫杉醇在早期激素敏感转移性前列腺癌的应用结果更新了诊疗常规（Sweeney 等，2015）。局部区域补救疗法也有望推迟全身治疗（Ostet 等，2016）。尽管如此，转移性前列腺癌毕竟是不可治愈的，虽然诸多疗法可延长生存期，但可能会以降低生活质量为代价。幸运的是，在保证缓解疼痛、预防骨相关事件或缓解尿路梗阻等姑息治疗明确获益的前提下，控制治疗毒性的知识和经验正在不断积累。

## 三、前列腺癌筛查

筛查的临床研究开展时，PSA 检测并没有像现在这样被广泛应用，其是在 TRUS 引导下进行的，通常以 6 点系统随机穿刺活检为标准。针对人群筛查的两个最大的临床研究是美国前列腺癌、肺癌、结直肠癌和卵巢癌（PLCO）筛查试验（Andriole 等，2009）和欧洲前列腺癌筛查随机研究（ERSPC）（Schroder 等，2014）。在这些研究中普遍的做法是体检。越来越多的男性和医生意识到可能诊断出疾病，但往往会忽视其潜在的不利因素。随机分配到对照组的男性进行 PSA 检测、随后的前列腺活检及早期诊断（定义为“沾染”）会损害随机研究中基于 PSA 的筛查效力（Shoag 等，2016a）。最近 PLCO 研究清楚地表明，由于对照组 Shoag 等（2016a 和 b）数据中沾染程度非常高，因此无法得出基于 PSA 的筛查对疾病特异性死亡率无影响的初步结论。

与 PLCO 研究相比，在 ERSPC 筛查研究中，沾染的影响要小得多。这项试验进行了 20 年，以便能够深入了解对转移性前列腺癌和疾病特异性死亡率的总体影响。正如上文所述，由于疾病特殊的自然病程，即大多数前列腺癌生长缓慢，最终的疾病程度取决于患者的预期寿命。尽管基于 PSA 的筛查降低了前列腺癌特异性死亡率和更为重要的转移性肿瘤的发病率，但是筛查会导致过度诊断和过度治疗，并伴有治疗不良反应和生活质量的下降。降低前列腺癌发病率、死亡率与筛查所致危害的理想平衡尚未建立。根据 ERSPC 试验中目前可用的随访数据表明，与未经筛查的情况相比，为了预防 1 例前列腺癌患者死亡，需对 781 名男性进行筛查，还需诊断 27 例前列腺癌患者（Schroder 等，2014）。男性需要接受太多的不必要活检（承受潜在风险，如高达 5% 的败血症）和其他侵入性或昂贵的诊断操作。

20 世纪 90 年代逐渐增多的临床 PSA 检测和随机研究的中期结果均显示，低风险前列腺癌的检出率显著提高，因此临床诊疗指南中推荐 PSA 检测。2002 年，两项筛查研究的随访时间仍被认为太短，美国预防医学工作组（USPSTF）无法决定是否应广泛实施基于 PSA 的前列腺癌筛查。2008 年，USPSTF 为 75 岁的男性定为 D 级（建议不要筛查），2012 年为所有年龄的男性定为 D 级（Force，2002；Force，2008；Moyer 和 Force，2012）。USPSTF 的建议与全世界泌尿学协会的推荐指南背道而驰。尽管 USPSTF 给出了否定的建议，但自 2012 年后，许多医生仍然定期进行 PSA 检测以进行筛查，许多男性也要求医生为其进行 PSA 检测。在所有年龄组中，PSA 筛查检测率均下降了 3%～10%。但令人担忧的是，疾病分级和分期略有变化，并且向侵袭性更强肿瘤和转移性肿瘤的方向发展。但是，得出任何关于潜在受益或损害的结论还为时过早（Fleshner 等，2017）。

然而，显而易见，单纯基于 PSA 的筛选方法并不是唯一出路。在过去 20 年中，诊断技术有了显著的改善。如果应用新的血清标志物、尿液标志物、mpMRI 成像、常规超声设备，甚至弹性测量设备或 PET 成像技术，寻找基于人群筛查优势，必须在一段时间内重复进行大规模临床试验，而不可能将充分知情的患者随机分配至对照组。尽管如此，我们仍然可以将既往试验的数据应用于模拟模型中，以改进现有的列线图和治疗决策辅助（Bertsimas 等，2016）。

德国的 PROBASE 研究（基于青年男性“基线”PSA 值的前瞻性、随机性、风险调整前列腺癌早期检测研究）进一步探索改进筛查策略，其中 PSA＜1.5ng/ml 的男性（45 岁或 50 岁）仅需在 5 年后再次筛查。只有基线 PSA 升高，才可能导致后续更频繁的筛查随访（Arsov 等，2013）。

另一个基于风险的前列腺癌筛查是应用所谓的 STHLM3 模型（结合临床数据、血清生物标志物和 SNP）。在斯德哥尔摩Ⅲ期临床研究中，活检次数减少 32%（95%CI 24～39），避免 44%（35%～54%）良性活检，同时不降低诊断前列腺癌（以 Gleason 评分至少 7 分）的能力（Gronberg 等，2015）。其中许多正在进行的类似研究包含了广泛多种血清标志物和成像模式，生物样本库将针对筛查队列中有价值的未来生物标志物加速测试研发。

在英国，学界对 CAP 研究结果拭目以待。2002 年启动的 ProtecT（CAP）集群随机对照研究通过比较在初级保健中心仅一次前列腺特异性抗原检测（干预）或标准临床护理以评估前列腺癌筛查的有效性。这将使我们深入了解单次筛查与重复筛查的利弊（Lane 等，2010）。

迄今为止，立陶宛是唯一一个在研究以外提供前列腺癌筛查项目的国家。自 2006 年以来，早期前列腺癌检测计划（EPCDP）的目标人群是 50—75 岁的男性和有前列腺癌家族史的年轻男性（＞45 岁）。最近的分析显示，前列腺癌的发病率有前所未有的增长，即 20 年来增加了 7 倍多，死亡率保持相对稳定。过度诊断和过度治疗是一种风险，参与研究的男性与其他男性一样，也应充分了解 PSA 筛查的利与弊（Gondos 等，2015）。

## 四、早期检测的诊断工具：一切都与风险分层有关

如前所述，自 20 世纪 80 年代末以来，前列腺癌的诊断工具已取得长足进步。如今预测工具广泛应用于临床实践，因此可利用最新的外部验证信息不断改进这些工具。

通过分析现有数据得出的结论均已纳入指南。显然，用 PSA 作为单一参数评估预测前列腺癌检出率是不够的。通过增加前列腺体积、使用 PSA 密度可以显著提高检出率并避免不必要的活检（图 5-2）。根据 ERSPC 初始筛查的鹿特丹数据，活检前把除 PSA 外其他相关信息（如 DRE 和体积评估）纳入进来，预测能力得到显著改善。结合包括前列腺体积在内的相关信息是众所周知且反复外部验证的前列腺癌风险计算器（www.prostatecancer-riskcalulator.com 或应用程序商店内的 RPCRC）的关键信息。

这类预测工具需综合直肠前列腺指检结果、既往前列腺活检结果和次数、既往 PSA 值，并考虑年龄、阳性家族史及非裔美国人等多因素，强调采用多变量方法，并且以便于临床应用的形式呈现。

近期 AUA 和 SAR 共识声明中阐述（Rosenkrantz 等，2016），支持在首次前列腺活检阴性但持续怀疑前列腺癌时应用 mpMRI 扫描监测。mpMRI 用于首选监测手段（Ahmed 等，2017）在理论上同样具有吸引力，但需要进一步研究，成本效益分析依赖于充分的证据。

通过与模板前列腺活检比较，PROMIS 研究证明了 mpMRI 在主要诊断工具中的潜在优势（Ahmed 等，2017）。

尿液标志物，如 PCA3 和 SelectMDX，在怀疑前列腺癌的情况下也有一定应用价值，但价值较为有限，因为其没有成像，无法定位疑似区域进行靶向活检。

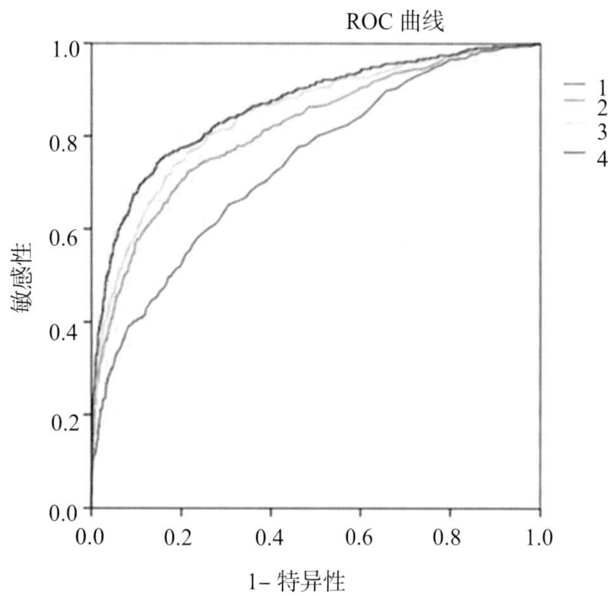


| 模 型 | 模型描述 | AUC | 95%CI |
|---|---|---|---|
| 1 | PSA | 0.74 | 0.71～0.77 |
| 2 | PSA+DRE | 0.82 | 0.79～0.84 |
| 3 | PSA+DRE+DRE 评估体积 | 0.85 | 0.82～0.87 |
| 4 | PSA+DRE+TRUS+DRE 评估体积 | 0.86 | 0.84～0.88 |

PSA. 前列腺特异型抗原；DRE. 直肠指检；TRUS. 经直肠超声检查

▲ 图 5-2 **用 ROC 图中的曲线下面积描述特定人群中诊断测试的准确性**

该图显示了通过增加直肠指检结果和经直肠超声结果的信息，PSA 检测得到改良（在鹿特丹 ERSPC 研究的筛选队列中，3616 名男性进行了活检，885 名被发现存在肿瘤）。这里描述了检测 Gleason ＞ 6 分的癌症的检出效能（图片由 Roobol 提供分析）

列表中有多种可用的生物标志物，几乎每天都在增加。生物标志物大致可分为尿液和血清标志物，如 PSA 亚型、基因组学或影像学。其中一些标志物和诊断方法很有前景（表 5-1）（Gaudreau 等，2016；Loeb 等，2016；Hendriks 等，2017）。

作为技术进步的典型，循环肿瘤细胞（mCPC）的检测被认为是一个非常有前途的工具。但到目前为止，只在少数智利男性中进行了测试。在不

**表 5-1 相关的新型生物标志物和与 Gleason ≥ 7 分前列腺癌检测相关的性能评估（Murray 等，2016；Carlsson 和 Roobol，2017；Hendriks 等，2017）**

| | 漏诊 GS ≥ 7 分的前列腺癌（%） | 避免前列腺活检（%） |
|---|---|---|
| 游离 PSA | 23 | 66 |
| PCA3 | 3～13 | 46 |
| PHI | 5 | 36～41 |
| 4K panel | 1.3～4.7 | 30～58 |
| mCPC | 6 | 54 |
| STHLM3 模型 | 0 | 32 |
| MiPS | 1 | 35 |
| SelectMDX | 2 | 42 |
| mpMRI- 靶向前列腺穿刺 | 20 | 27 |
| ERSPC 风险计算器 12.5% 截断值 | 0 | 33 |

从每一个标志物中，都给出了可以避免的不必要活检的数量，而代价是漏诊的 Gleason ≥ 7 分前列腺癌的数量。然而，没有单独标记的头对头比较

同人群中，诊断测试的情况可能有很大差异，因此应谨慎比较生物标志物和其他诊断工具。

此外，筛状生长模式等病理分级系统改进有助于更好地了解疾病负荷，从而有助于开发更好的预测工具（Kweldam 等，2016）。

mpMRI 和其他个体化标志物的作用已被广泛研究，但如前所述，在大型筛查队列中对不同标志物的头对头比较还不够。到目前为止，这些创新还没有引起诊疗常规中的重大变化。当然，mpMRI 和靶向活检是非常有前途的。但在广泛应用前，必须对成本效益及使用时机进行完善的分析。

前列腺癌筛查最终目标是在不漏诊过多的高危前列腺癌和避免不必要的活检之间取得平衡。尽管像 mpMRI 这样的影像技术提高了高级别前列腺癌的检出率，但是高瘤负荷 Gleason=6 分的前列腺癌仍然无法被发现。对于预期寿命较长的患者，这些肿瘤仍具有临床意义。新的成像方式，如用 PSMA 或铃蟾肽类似物进行 PET 成像，可能在检测低级别肿瘤方面有附加价值，但这有待进一步探索。直到今天，我们仍需要前列腺活检的病理证实以诊断前列腺癌。总之，检测手段和影像技术的数量在不断增加，显示出检测到高级别前列腺癌的潜力也在增加。然而，在筛查中我们绝不能忘记成本效益和普适性原则。

## 五、筛查何时开始及何时结束

通过将具有高级别肿瘤的最高风险的男性纳入队列，可提高筛查策略的有效性。年龄、家族史、种族和中年 PSA 基线水平等危险因素可作为筛查开始时机和重复检测间隔时间的参考因素。由于前列腺癌在老年人中更为普遍，因此开始第一次前列腺癌筛查检测的年龄应相对较高。但年龄越大，在某些情况下错过治愈机会的概率也越高。PROBASE 研究（Arsov 等，2013）旨在表明，如果初始 PSA<1.5μg/L，在 45—50 岁的男性中进行第一轮筛查可能会导致第二轮筛查推迟 5 年。然而在实践中，首次筛查时医生和患者均提高了认识，或者每年均例行体检，关于何时筛选检测、何时不筛选检测的建议可能会被忽视（即随机研究或 USPSTF 建议的筛查间隔内进行 PSA 检测）。

然而，何时停止筛查也是一个难题。很明显，高级别前列腺癌的死亡率比低级别前列腺癌高 10 倍（Chodak 等，1994）。尽管仅少数高级别肿瘤能被早期发现，但它们有望从早期发现和早期治疗中实现最大获益。尽管 75 岁以上患者诊断出的前列腺癌往往是晚期肿瘤，前列腺癌相关的死亡率超过 50%（Scosyrev 等，2012），但是预期寿命较长的健康男性仍会从较高年龄的筛查中受益。因此，必须考虑到对生活质量和成本效

益的综合影响（Carlsson 等，2016）。最后，风险计算器和辅助决策工具需要支持个人选择，并将可靠的预估寿命和威胁生命的前列腺癌风险都纳入分析。

## 六、结论

基于人群的前列腺癌筛查的随机对照研究表明，目前应用的筛查方法需要改进。人们对诊断工具寄予厚望，因为理想的诊断工具能检测出早期尚可治愈的中高危前列腺癌，而不检测出健康人一生中永远不会引发症状或死亡的前列腺癌。在研究不良反应极低的前列腺癌疗法之前，必须改进人群筛查策略。这些随机对照研究为我们提供了大量数据，可以帮助我们计算诊断潜在的优化程度。现有数据表明，个体风险分层是一种必然的需要。只有这样，我们才能保护利益并控制危害。个体前列腺癌筛查将持续存在，完全不进行 PSA 检测的建议已证明是无效的，甚至起到反作用。因此，最重要的是只对那些很可能受益的人群进行检测。目前正在进行的新型生物标志物的探索及将其与临床数据相结合的预测模型是研究的新方向。显然，决策过程中应考虑到患者的个人意愿，与充分知情的个体共同作出是否进行前列腺癌筛查的决定。每个患者都必须就成本和收益的平衡作出个人选择。事实上，前列腺癌患者疾病“旅程”的第一步始于前列腺癌诊断前，即决定是否接受前列腺癌风险评估的那一刻。至今，前列腺癌筛查的主动权不源自基础人群，也不源自政府机构，而主要源自男性与主治医师的两难选择。

## 参考文献

[1] Abdollah F, Sun M, Suardi N, Gallina A, Bianchi M, Tutolo M, Passoni N, Tian Z, Salonia A, Colombo R, Rigatti P, Karakiewicz PI, Montorsi F, Briganti A. Prediction of functional outcomes after nervesparing radical prostatectomy: results of conditional survival analyses. Eur Urol. 2012;62(1):42–52.

[2] Ahmed HU, Hu Y, Carter T, Arumainayagam N, Lecornet E, Freeman A, Hawkes D, Barratt DC, Emberton M. Characterizing clinically significant prostate cancer using template prostate mapping biopsy. J Urol. 2011;186(2):458–64.

[3] Ahmed HU, El-Shater Bosaily A, Brown LC, Gabe R, Kaplan R, Parmar MK, Collaco-Moraes Y, Ward K, Hindley RG, Freeman A, Kirkham AP, Oldroyd R, Parker C, Emberton M, P. s. group. Diagnostic accuracy of multi-parametric MRI and TRUS biopsy in prostate cancer (PROMIS): a paired validating confirmatory study. Lancet. 2017;389:815–22.

[4] Andriole GL, Crawford ED, Grubb RL 3rd, Buys SS, Chia D, Church TR, Fouad MN, Gelmann EP, Kvale PA, Reding DJ, Weissfeld JL, Yokochi LA, O'Brien B, Clapp JD, Rathmell JM, Riley TL, Hayes RB, Kramer BS, Izmirlian G, Miller AB, Pinsky PF, Prorok PC, Gohagan JK, Berg CD, Team PP. Mortality results from a randomized prostate-cancer screening trial. N Engl J Med. 2009;360(13):1310–9.

[5] Arsov C, Becker N, Hadaschik BA, Hohenfellner M, Herkommer K, Gschwend JE, Imkamp F, Kuczyk MA, Antoch G, Kristiansen G, Siener R, Semjonow A, Hamdy FC, Lilja H, Vickers AJ, Schroder FH, Albers P. Prospective randomized evaluation of risk-adapted prostate-specific antigen screening in young men: the PROBASE trial. Eur Urol. 2013;64(6):873–5.

[6] Bertsimas D, Silberholz J, Trikalinos T. Optimal healthcare decision making under multiple mathematical models: application in prostate cancer screening. Health Care Manag Sci. 2016.

[7] Bjorklund J, Folkvaljon Y, Cole A, Carlsson S, Robinson D, Loeb S, Stattin P, Akre O. Postoperative mortality 90 days after robot-assisted laparoscopic prostatectomy and retropubic radical prostatectomy: a nationwide population-based study. BJU Int. 2016;118 (2):302–6.

[8] Black W, Ling A. Is earlier diagnosis really better? The misleading effects of lead time and length biases. AJR Am J Roentgenol. 1990;155(3):625–30.

[9] Boehm K, Larcher A, Beyer B, Tian Z, Tilki D, Steuber T, Karakiewicz PI, Heinzer H, Graefen M, Budaus L. Identifying the most informative prediction tool for cancer-specific mortality after radical prostatectomy: comparative analysis of three commonly used preoperative prediction models. Eur Urol. 2016;69(6): 1038–43.

[10] Bokhorst LP, Kranse R, Venderbos LD, Salman JW, van Leenders GJ, Schroder FH, Bangma CH, Roobol MJ, E. R. S. Group. Differences in treatment and outcome after treatment with curative intent in the screening and control arms of the ERSPC rotterdam. Eur Urol. 2015;68(2):179–82.

[11] Carlsson SV, Roobol MJ. Improving the evaluation and diagnosis of clinically significant prostate cancer in 2017. Curr Opin Urol. 2017;27:198–204.

[12] Carlsson SV, de Carvalho TM, Roobol MJ, Hugosson J, Auvinen A, Kwiatkowski M, Villers A, Zappa M, Nelen V, Paez A, Eastham JA, Lilja H, de Koning HJ, Vickers AJ, Heijnsdijk EA. Estimating the harms and benefits of prostate cancer screening as used in common practice versus recommended good practice: a microsimulation screening analysis. Cancer. 2016;122 (21):3386–93.

[13] Carter HB, Pearson JD, Metter EJ, Brant LJ, Chan DW, Andres R, Fozard JL, Walsh PC. Longitudinal evaluation of prostate-specific antigen levels in men with and without prostate disease. JAMA. 1992;267(16):2215–20.

[14] CenterMSKC. https://www.mskcc.org/nomograms/prostate. From

https://www.mskcc.org/nomograms/prostate. 2017. Accessed 11 Feb 2017.

[15] Chodak GW, Thisted RA, Gerber GS, Johansson JE, Adolfsson J, Jones GW, Chisholm GD, Moskovitz B, Livne PM, Warner J. Results of conservative management of clinically localized prostate cancer. N Engl J Med. 1994;330(4):242–8.

[16] Crawford ED, Higano CS, Shore ND, Hussain M, Petrylak DP. Treating patients with metastatic castration resistant prostate cancer: a comprehensive review of available therapies. J Urol. 2015;194(6):1537–47.

[17] Culp SH, Schellhammer PF, Williams MB. Might men diagnosed with metastatic prostate cancer benefit from definitive treatment of the primary tumor? A SEERbased study. Eur Urol. 2014;65(6):1058–66.

[18] D'Amico AV, Whittington R, Malkowicz SB, Schultz D, Blank K, Broderick GA, Tomaszewski JE, Renshaw AA, Kaplan I, Beard CJ, Wein A. Biochemical outcome after radical prostatectomy, external beam radiation therapy, or interstitial radiation therapy for clinically localized prostate cancer. JAMA. 1998;280 (11):969–74.

[19] De Angelis R, Sant M, Coleman MP, Francisci S, Baili P, Pierannunzio D, Trama A, Visser O, Brenner H, Ardanaz E, Bielska-Lasota M, Engholm G, Nennecke A, Siesling S, Berrino F, Capocaccia R, E.–W. Group. Cancer survival in Europe 1999–2007 by country and age: results of EUROCARE-5 – a population-based study. Lancet Oncol. 2014;15(1):23–34.

[20] Ferlay J, Soerjomataram I, Dikshit R, Eser S, Mathers C, Rebelo M, Parkin DM, Forman D, Bray F. Cancer incidence and mortality worldwide: sources, methods and major patterns in GLOBOCAN 2012. Int J Cancer. 2015;136(5):E359–86.

[21] Ficarra V, Novara G, Ahlering TE, Costello A, Eastham JA, Graefen M, Guazzoni G, Menon M, Mottrie A, Patel VR, Van der Poel H, Rosen RC, Tewari AK, Wilson TG, Zattoni F, Montorsi F. Systematic review and meta-analysis of studies reporting potency rates after robot-assisted radical prostatectomy. Eur Urol. 2012a;62(3):418–30.

[22] Ficarra V, Novara G, Rosen RC, Artibani W, Carroll PR, Costello A, Menon M, Montorsi F, Patel VR, Stolzenburg JU, Van der Poel H, Wilson TG, Zattoni F, Mottrie A. Systematic review and metaanalysis of studies reporting urinary continence recovery after robot-assisted radical prostatectomy. Eur Urol. 2012b;62(3):405–17.

[23] Fleshner K, Carlsson SV, Roobol MJ. The effect of the USPSTF PSA screening recommendation on prostate cancer incidence patterns in the USA. Nat Rev Urol. 2017;14(1):26–37.

[24] Force, U. S. P. S. T. Screening for prostate cancer: recommendation and rationale. Ann Intern Med. 2002;137 (11):915–6.

[25] Force, U. S. P. S. T. Screening for prostate cancer: U.S. Preventive Services Task Force recommendation statement. Ann Intern Med. 2008;149(3):185–91.

[26] Gaudreau PO, Stagg J, Soulieres D, Saad F. The present and future of biomarkers in prostate cancer: proteomics, genomics, and immunology advancements. Biomark Cancer. 2016;8(Suppl 2): 15–33.

[27] Gondos A, Krilaviciute A, Smailyte G, Ulys A, Brenner H. Cancer surveillance using registry data: results and recommendations for the Lithuanian national prostate cancer early detection programme. Eur J Cancer. 2015;51(12):1630–7.

[28] Gronberg H, Adolfsson J, Aly M, Nordstrom T,Wiklund P, Brandberg Y, Thompson J, Wiklund F, Lindberg J, Clements M, Egevad L, Eklund M. Prostate cancer screening in men aged 50–69 years (STHLM3): a prospective population-based diagnostic study. Lancet Oncol. 2015;16(16):1667–76.

[29] Guessous I, Cullati S, Fedewa SA, Burton-Jeangros C, Courvoisier DS, Manor O, Bouchardy C. Prostate cancer screening in Switzerland: 20–year trends and socioeconomic disparities. Prev Med. 2016;82:83–91.

[30] Hendriks RJ, van Oort IM, Schalken JA. Blood-based and urinary prostate cancer biomarkers: a review and comparison of novel biomarkers for detection and treatment decisions. Prostate Cancer Prostatic Dis. 2017;20(1): 12–9.

[31] Hsing AW, Tsao L, Devesa SS. International trends and patterns of prostate cancer incidence and mortality. Int J Cancer. 2000;85(1): 60–7.

[32] Johansson JE, Adami HO, Andersson SO, Bergstrom R, Krusemo UB, Kraaz W. Natural history of localised prostatic cancer. A population-based study in 223 untreated patients. Lancet. 1989;1(8642):799–803.

[33] Korfage IJ, Hak T, de Koning HJ, Essink-Bot ML. Patients' perceptions of the side-effects of prostate cancer treatment – a qualitative interview study. Soc Sci Med. 2006;63(4):911–9.

[34] Korfage IJ, de Koning HJ, Essink-Bot ML. Response shift due to diagnosis and primary treatment of localized prostate cancer: a then-test and a vignette study. Qual Life Res. 2007;16(10):1627–34.

[35] Kweldam CF, Kummerlin IP, Nieboer D, Verhoef EI, Steyerberg EW, van der Kwast TH, Roobol MJ, van Leenders GJ. Disease-specific survival of patients with invasive cribriform and intraductal prostate cancer at diagnostic biopsy. Mod Pathol. 2016;29(6):630–6.

[36] Lane JA, Hamdy FC, Martin RM, Turner EL, Neal DE, Donovan JL. Latest results from the UK trials evaluating prostate cancer screening and treatment: the CAP and ProtecT studies. Eur J Cancer. 2010;46 (17):3095–101.

[37] Loeb S, Lilja H, Vickers A. Beyond prostate-specific antigen: utilizing novel strategies to screen men for prostate cancer. Curr Opin Urol. 2016;26(5):459–65.

[38] Lu-Yao GL, Albertsen PC, Moore DF, Lin Y, DiPaola RS, Yao SL. Fifteen-year outcomes following conservative management among men aged 65 years or older with localized prostate cancer. Eur Urol. 2015;68(5):805–11.

[39] Mohler JM. NCCN guidelines, prostate cancer version 1. 2017.

[40] Moyer VA, Force USPST. Screening for prostate cancer: U.S. Preventive Services Task Force recommendation statement. Ann Intern Med. 2012;157(2):120–34.

[41] Murray NP, Reyes E, Orellana N, Fuentealba C, Jacob O. Head to head comparison of the chun nomogram, percentage free PSA and primary circulating prostate cells to predict the presence of prostate cancer at repeat biopsy. Asian Pac J Cancer Prev. 2016;17(6): 2941–6.

[42] Ost P, Jereczek-Fossa BA, As NV, Zilli T, Muacevic A, Olivier K, Henderson D, Casamassima F, Orecchia R, Surgo A, Brown L, Tree A, Miralbell R, De Meerleer G. Progression-free survival following stereotactic body radiotherapy for oligometastatic prostate cancer treatment-naive recurrence: a multi-institutional analysis. Eur Urol. 2016;69(1):9–12.

[43] Popiolek M, Rider JR, Andren O, Andersson SO, Holmberg L, Adami HO, Johansson JE. Natural history of early, localized prostate cancer: a final report from three decades of follow-up. Eur Urol. 2013;63(3):428–35.

[44] Porres D, Pfister D, Heidenreich A. Minimally invasive treatment for localized prostate cancer. Minerva Urol Nefrol. 2012;64(4): 245–53.

[45] Rosenkrantz AB, Verma S, Choyke P, Eberhardt SC, Eggener SE, Gaitonde K, Haider MA, Margolis DJ, Marks LS, Pinto P, Sonn GA, Taneja SS. Prostate magnetic resonance imaging and magnetic resonance imaging targeted biopsy in patients with a prior negative biopsy: a consensus statement by AUA and SAR. J Urol. 2016;196(6):1613–8.

[46] Schroder FH, Hugosson J, Roobol MJ, Tammela TL, Zappa M, Nelen V, Kwiatkowski M, Lujan M, Maattanen L, Lilja H, Denis LJ, Recker F, Paez A, Bangma CH, Carlsson S, Puliti D, Villers A, Rebillard X, Hakama M, Stenman UH, Kujala P, Taari K, Aus G, Huber A, van der Kwast TH, van Schaik RH, de Koning HJ, Moss

SM, Auvinen A and ERSPC Investigators. Screening and prostate cancer mortality: results of the European Randomised Study of Screening for Prostate Cancer (ERSPC) at 13 years of follow-up. Lancet. 2014;384(9959):2027–35.

[47] Scosyrev E, Messing EM, Mohile S, Golijanin D, Wu G. Prostate cancer in the elderly. Cancer. 2012;118 (12):3062–70.

[48] Shoag JE, Mittal S, Hu JC. Reevaluating PSA testing rates in the PLCO trial. N Engl J Med. 2016a;374(18): 1795–6.

[49] Shoag JE, Mittal S, Hu JC, et al. More on reevaluating PSA testing rates in the PLCO trial. N Engl J Med. 2016b;375(15):1500–1.

[50] Stark JR, Perner S, Stampfer MJ, Sinnott JA, Finn S, Eisenstein AS, Ma J, Fiorentino M, Kurth T, Loda M, Giovannucci EL, Rubin MA, Mucci LA. Gleason score and lethal prostate cancer: does 3 + 4 = 4 + 3? J Clin Oncol. 2009;27(21):3459–64.

[51] Sweeney CJ, Chen YH, Carducci M, Liu G, Jarrard DF, Eisenberger M, Wong YN, Hahn N, Kohli M, Cooney MM, Dreicer R, Vogelzang NJ, Picus J, Shevrin D, Hussain M, Garcia JA, DiPaola RS. Chemohormonal therapy in metastatic hormone-sensitive prostate cancer. N Engl J Med. 2015;373(8):737–46.

[52] Tabuchi T, Nakayama T, Fukushima W, Matsunaga I, Ohfuji S, Kondo K, Kawano E, Fukuhara H, Ito Y, Oshima A. Determinants of participation in prostate cancer screening: a simple analytical framework to account for healthy-user bias. Cancer Sci. 2015; 106 (1):108–14.

[53] Tosoian JJ, Carter HB, Lepor A, Loeb S. Active surveillance for prostate cancer: current evidence and contemporary state of practice. Nat Rev Urol. 2016;13 (4):205–15.

[54] van den Bos W, Muller BG, Ehdaie B, Scardino P, de la Rosette JJ. What is still needed to make focal therapy an accepted segment of standard therapy? Curr Opin Urol. 2014;24(3):247–55.

[55] Venderbos LD. Long-term follow-up after active surveillance or curative treatment: quality of life outcomes of men with low-risk prostate cancer. Qual Life Res. 2017;26(6):1635–45.

[56] Venderbos LD, van den Bergh RC, Roobol MJ, Schroder FH, Essink-Bot ML, Bangma CH, Steyerberg EW, Korfage IJ. A longitudinal study on the impact of active surveillance for prostate cancer on anxiety and distress levels. Psycho-Oncology. 2015;24(3):348–54.

[57] Villa S, Kendel F, Venderbos L, Rancati T, Bangma C, Carroll P, Denis L, Klotz L, Korfage IJ, Lane AJ, Magnani T, Mastris K, Rannikko A, Roobol M, Trock B, Van den Bergh R, Van Poppel H, Valdagni R, Bellardita L. Setting an agenda for assessment of health-related quality of life among men with prostate cancer on active surveillance: a consensus paper from a European School of Oncology Task Force. Eur Urol. 2017;71(2):274–80.

[58] Weber MF, Cunich M, Smith DP, Salkeld G, Sitas F, O'Connell D. Sociodemographic and health-related predictors of self-reported mammogram, faecal occult blood test and prostate specific antigen test use in a large Australian study. BMC Public Health. 2013;13: 429.

[59] Whiting PF, Moore TH, Jameson CM, Davies P, Rowlands MA, Burke M, Beynon R, Savovic J, Donovan JL. Symptomatic and quality-of-life outcomes after treatment for clinically localised prostate cancer: a systematic review. BJU Int. 2016;118(2):193–204.

[60] Wolters T, Roobol MJ, van Leeuwen PJ, van den Bergh RC, Hoedemaeker RF, van Leenders GJ, Schroder FH, van der Kwast TH. A critical analysis of the tumor volume threshold for clinically insignificant prostate cancer using a data set of a randomized screening trial. J Urol. 2011;185(1):121–5.

# 第 6 章 基于分子基因标志物的前列腺癌风险评估

## Risk Assessment Based on Molecular and Genetic Markers in Prostate Cancer

Derya Tilki Thenappan Chandrasekar Alexander Kretschmer Felix K. Chun 著
刘 军 译 米 悦 成 波 校

**摘 要**

生物标志物的检测有助于对患者进行分层和辅助决策，目前在前列腺癌的治疗模式中已越来越重要。在过去 10 年中，许多新型生物标志物的快速发展使得前列腺癌治疗模式更具挑战性。本章我们将对广泛使用的、有临床证据支持的生物标志物进行全面综述，重点将关注诊断生物标志物（PHI®、4K 评分、IsoPSA®、SelectMDx®、ConfirmMDx®、PCA3、TMPRSS2：ERG 基因融合）和预后生物标志物（OncTypeDX GPS®、Prolaris®、ProMark®、Decipher®）上。为了更好地理解生物标志物在临床决策中的价值，我们在回顾文献时将着重描述临床背景。

**关键词**

生物标志物；前列腺癌；分子标志物；基因标志物；预后

## 一、概述

如今，前列腺癌已超过肺癌，成为美国男性最常见的实体恶性肿瘤。仅 2016 年就有 180 890 例新发前列腺癌病例（Siegel 等，2016）。虽然基于前列腺特异性抗原数值、影像学诊断和组织病理学评分（如 Gleason 评分）可将患者群体进行风险分层，然而患者中仍存在显著个体差异。因此，预测某个前列腺癌患者的预后十分困难。由于这种不确定性，部分患者可能接受有创的过度治疗，而另一部分患者可能被本能获益的治疗拒绝。

随着前列腺癌治疗多元变化，对能辅助医生和患者作出治疗决策的可靠生物标志物的需求越来越迫切。随着潜在的惰性低风险前列腺癌数量的增加，关于临界中风险肿瘤患者的管理仍存在不确定性。另一方面，在某些经过筛选的进展期前列腺癌患者中，越来越多的辅助治疗具有良好的临床效果。虽然目前基于证据的国际指南已向前列腺癌患者提供多种治疗选择，但需要强调，对于此类不断增长的患者群体，仍迫切需要有效的生物标志物来指导治疗决策。但是由于缺乏强有力的临床数据，指南没有推荐任何特定的生物标志物（Thompson 等，2007；Mohler 等，2016；Mottet 等，2017）。

在本章中，我们将重点介绍临床上广泛使用并得到大量证据支持的用于诊断、预后和预测性生物标志物。虽然在过去的几年中引入了多种新型生物标志物，但本章内容将重点关注新型生物标志物可能指导临床决策的情况。由于前列腺癌治疗连续的过程，许多生物标志物在临床应用中可能会重叠，但不会相互排斥。

## 二、诊断生物标志物

传统上，使用直肠指检和单独 PSA 对高危患者进行风险分层。虽然这样能对许多患者进行准确分层，但治疗医生仍不确定是否应对相当一部分患者进行有创前列腺活检。在这种临床情况下，诊断性生物标志物可能有助于指导医生关于哪些患者需要初次活检，哪些患者在初次活检阴性但持续怀疑 PCa 后需要再次活检。表 6–1 提供了研究总结。

### （一）前列腺健康指数 PHI®（Beckman Coulter，Brea，USA）

尽管 PSA 的出现无疑彻底地改变了前列腺癌的诊断，但它对前列腺癌没有特异性这一事实严重限制了其应用。尽管有许多针对此项缺陷的进一步研究，但是目前还没有被广泛接受的测量标准或任何用于筛查目的的标准临界值。Thompson 等（2004）表明，尽管 PSA 水平＜4.0ng/ml，但仍有相当一部分男性患有前列腺癌。并且据报道，使用该临界值时，PSA 的特异性仅为 12.8%，即会导致较高的假阳性率和后续不必要的活检（Filella 等，2014）。

由于单独使用 PSA 判断病情不够准确，已尝试增加其效用。除总 PSA 外，还有两个可测量的亚型，即游离 PSA 百分比（%fPSA）和（–2）proPSA（p2PSA）。前列腺健康指数（prostate health index，PHI）（Beckman Coulter，Brea，USA）将这三种 PSA 参数组成单一数学评分，并在多中心进行了评估（Le 等，2010）。Stephan 等（2013）分析了 1362 名总 PSA 值为 1.6～8.0ng/ml 并接受了 10 针或更多穿刺的系统性前列腺活检的患者。PHI（AUC=0.74）单独优于每个亚型，如 %p2PSA（AUC=0.72）、p2PSA（AUC=0.63）、%fPSA（AUC=0.61）和 tPSA（AUC=0.56）。此外，在 Gleason≥7 分的前列腺癌患者中，中位 PHI 得分显著更高（PHI=60 vs. PHI=53，$P$=0.0018）。最近，Tosoian 等（2017）分析了 118 名 PSA 水平＞2.0ng/ml 且直肠指检阴性的患者，这些患者接受了 PHI 检测和随后的前列腺活检。在这项研究中，他们通过将前列腺体积加入计算出 PHI 密度。根据活检结果，有显著前列腺癌的患者的中位 PHI 密度为 0.70（IQR=0.43～1.21），而无显著前列腺癌或活检阴性的患者的中位 PHI 密度为 0.53（IQR=0.36～0.75）（$P$＜0.001）。作者定义的 PHI 密度最佳临界值为 0.43，据此检测出临床显著前列腺癌的灵敏度为 97.9%，特异性为 38.0%，以及对 Gleason≥7 分的前列腺癌灵敏度为 100.0%。与 tPSA（AUC=0.52）、%fPSA（AUC=0.75）和单独应用 PHI（AUC=0.76）相比，PHI 密度（AUC=0.84）的诊断准确率更高。与 PSA 密度相似，PHI 密度可能是有前景的诊断工具，最终可减少不必要的活检数量。

与使用前列腺体积数据增强 PHI 不同，另一个研究方向是将 PHI 与目前可用的成像诊断工具相结合。Gnanapragasam 等（2016）研究了 279 名接受多参数 MRI 引导的经会阴二次活检的患者。数据表明，与 mpMRI 和 PSA 单独使用（分别为 AUC=0.64 和 AUC=0.69）相比，PHI 能够为 mpMRI 提高所有前列腺癌（AUC=0.71）和临床显著前列腺癌（AUC=0.75）诊断的预测价值。

作者发现，当与 mpMRI 联合使用并且 PHI 阈值为 35 时，排除临床显著性前列腺癌的阴性预测值为 0.97。重要的是，21 例临床显著前列腺癌中只有 1 例被漏诊，42% 的患者可以免于二次活检。

综上，PHI 与前列腺体积或影像诊断工具相结合，代表一种潜在的重要工具，可辅助对前列腺癌患者进行风险分层并穿刺活检。

表 6-1 诊断性生物标志物研究综述

| 研究 | 生物标志物（患者入组） | 分析终点 | 简要总结 |
|---|---|---|---|
| Stephan 等（2013） | PHI（1362） | 检测到任何 PCa | 与 %p2PSA（AUC=0.72）、p2PSA（AUC=0.63）、%fPSA（AUC=0.61）和 tPSA（AUC=0.56）相比，PHI（AUC=0.74）具有更好的诊断效能 |
| Tosoian 等（2017） | PHI（118） | 检测到临床显著 PCa | PHI 密度对临床显著性 PCa 的敏感性 97.9%，特异性 38.0%，PHI 密度对 Gleason ≥ 7 分，PCa 的敏感性 100% |
| Gnanapragasam 等（2016） | PHI（279） | 检测的任何 PCa/具有临床意义的 PCa（除 mpMRI 外） | 在 mpMRI 中加入 PHI 可提高任何 PCa 和具有临床意义 PCa 的检测能力（AUC=0.71 和 AUC=0.75，NPV0.97） |
| Vickers 等（2010） | 4K 评分（2914） | 检测的任何及高级别 PCa | 与仅包含 tPSA 和年龄的假设模型相比，增加 %fPSA、intact tPSA 和 hK2 改善了 AUC（0.76 vs. 0.64）（$P < 0.001$） |
| Stattin 等（2015） | 4K 评分（1423） | 不同 tPSA 水平的转移性 PCa 风险和基于 4K 评分的统计模型 | 在 tPSA ＞ 2ng/ml 的男性中，4K 评分与单独 tPSA 相比，显著改善了转移性 PCa 的预测能力（$P < 0.01$） |
| Nordstrom 等（2015） | PHI/4K 评分（513） | 检测的任何及高级别 PCa | 4K 评分：AUC=69.0（任何 PCa）和 71.8（高级别 PCa）/PHI：AUC=70.4 和 AUC=71.1 |
| van Neste 等（2016） | SelectMDX（905） | 检测到临床显著 PCa | 多模式方法（mRNA 标记、tPSA 密度、既往阴性活检、tPSA、年龄、家族史），总 AUC=0.90（95%CI 0.85～0.95） |
| Stewart 等（2013） | ConfirmMDx（483） | 检测到任何 PCa | NPV 为 90%（灵敏度 68%，特异性 64%）和任何 PCa 的独立预测因子的生物标志物组合（OR=3.17，95%CI 1.81～5.53；$P < 0.001$） |
| Partin 等（2014） | ConfirmMDx（350） | 检测到任何 PCa | NPV 为 88%（95%CI 85～91），是任何 PCa 的独立预测因素（OR=2.69，95%CI 1.60～4.51） |
| Fradet 等（2004） | PCA3（443） | 检测到任何 PCa | 总体灵敏度 68%，总体特异性 89%/NPV:84%[vs. 80%（tPSA 临界值 4.0ng/ml）],PPV75%（vs. 38%），总体准确度 81%（vs. 47%） |
| Haese 等（2008） | PCA3（463） | 检测到任何 PCa | 与 PCA3 水平＜ 35 的患者（22%，$P < 0.0001$）相比，PCA3 水平为≥ 35（39%）的阳性再活检结果风险增加 /PCA3 评分是再活检中 PCA 检测的独立预测因子（$P < 0.007$） |

（续表）

| 研究 | 生物标志物（患者入组） | 分析终点 | 简要总结 |
|---|---|---|---|
| de la Taille 等（2011） | PCA3（516） | 检测到任何 PCa | PCA3 水平升高与阳性活检结果概率增加相关（平均 PCA3 水平：69.1 vs. 31.0；$P<0.0001$）/ PCA3 评分与年龄、tPSA 和前列腺体积无关 |
| Wei 等（2014） | PCA3（859） | 检测到任何 PCa（初次活检为 PPV，重复活检为 NPV） | 初始活检：PCA3 水平＞ 60/ 重复活检的 PPV 为 80%（95%CI 72～86）；PCA3 水平＜ 35 的 NPV 为 88%（81～93） |
| Ploussard 等（2011） | PCA3（106） | 预测临床显著性 PCa | PCA3 水平与肿瘤体积相关（$P<0.001$，R=0.409），PCA3 评≥ 25 是肿瘤体≥ 0.5cm$^3$（OR=5.4；$P$=0.010）和显著 PCA（OR=12.7；$P$=0.003）的独立预测因素 |
| Demichelis 等（2007） | TMPRSS2：ERG（252） | CSS | TMPRSS2：ERG 状态和 CSS 之间存在显著相关性（95%CI 1.3～5.8；$P<0.01$） |
| Pettersson 等（2012） | TMPRSS2：ERG（1180） | BCR 和 CSS | TMPRSS2：ERG 与诊断时分期相关 [RR（≥ pT3vs.pT2）1.23；95%CI 1.16～1.30]，但与 BCR（RR=1.00；95%CI 0.86～1.17）和致死性 PCa（RR=0.99；95%CI 0.47～2.09）无关 |
| Leyten 等（2014） | TMPRSS2：ERG/ PCA3（497） | 与 tPSA 和 ERSPC 风险工具相比，检测到任何 PCa | PCA3 和 TMPRSS2-ERG 为 ERSPC 风险工具增加了显著的 PV（$P<0.001$，$P$=0.002，组合的 AUC=0.842）/ 增加 TMPRSS2：ERG 使 PCA3 的灵敏度从 68% 增加至 76% |
| Klein 等（2017） | IsoPSA（261） | 与 tPSA 相比，检测到任何及高危 PCa | 在检测任何 PCa[AUC=0.79（IsoPSA）vs. 0.61（tPSA）] 和高级别癌症（0.81 vs. 0.69）方面优于 PSA。KR 临界值 35 时，90% 的灵敏度 /48% 的特异度，来识别任何 PCa。高危 PCa：KR 临界值 17% → 96%NPV，而 KR 临界值 70% → 76%PPV |

AUC. 曲线下面积；BCR. 生化复发；CI. 置信区间；CSS. 癌症特异性生存期；DRE. 直肠指检；mpMRI. 多参数 MRI；NPV. 阴性预测值；OR. 比值比；PCa. 前列腺癌；PHI；前列腺健康指数；tPSA. 总前列腺特异性抗原；%fPSA. 游离 PSA 的百分比；PPV. 阳性预测值；PV. 预测值；RR. 风险比

### （二）4K 评分

与 PHI 相比，4K 评分将年龄、DRE 与四种不同的激肽释放酶标志物（tPSA、%fPSA、intact PSA、hK2）相结合。经评分最初由 Vickers 等描述（2010），其目标是检测出潜在致命的前列腺癌，而减少不必要的活检，并减少对临床非显著或惰性前列腺癌的诊断。在 2914 名因 PSA≥3ng/ml 而接受前列腺活检的男性中，28% 的男性检测到前列腺癌。在 PSA 水平和年龄中加入激肽释放酶标志物可显著提高诊断准确性，包括 DRE 结果（AUC=0.78 vs. 0.70，*P*＜0.001），但不包括 DRE 结果（AUC=0.76 vs. 0.64，*P*＜0.001）。基于此，在 1000 名 PSA 水平升高的男性中，4K 评分将使活检数量减少 513 人次。然而，每 100 例高级别癌症中有 12 例会被遗漏。随后 Stattin 等对 40 379 名患者进行的基于人群的病例对照研究中完成了验证（2015）。他们测量了冻存血液中的 4K 标志物，并分析了标志物组合在长期随访中对远处转移风险的诊断价值。在研究 PSA 水平＞3.0ng/ml 的患者的统计模型中，患者被 4K 评分分组：＞7.5%（所有患者的 62%）和≤7.5%（38%）。使用该方法，发现高危＞7.5%组的 5 年、10 年、15 年、20 年远处转移风险为 2.4%、5.6%、9.9%、16.4%，低危≤7.5% 组分别为 0%、0.2%、1.0%、1.8%。

### （三）PHI® 和 4K 评分相结合

Nordstrom 等（2015）将这两项指标组合，进一步推进了诊断研究。在 513 名因 PSA 水平升高（范围在 3～15ng/ml）而接受初次前列腺活检的男性中，评估了该组合的预测价值。PHI 和 4K 两项指标的 AUC 在预测所有前列腺癌［69.0（4K 分数）与 70.4（PHI）］及高级别前列腺癌（71.8 vs. 71.1）相近，并且两项指标都优于单独 PSA 水平（两者 *P*＜0.0001）。在定义了两个评分的临界值［10%（4K 评分）、39（PHI 评分）］后，研究者发现，基于严格遵循临界值水平的组合模型可以避免 29% 的活检，但会遗漏 10% 的高级别前列腺癌。作者得出结论，与仅使用 PSA 筛查相比，将两个标志物相结合，使同样简单的血液检测，可减少不必要的前列腺活检，因此代表了减少创伤的优化选择。

### （四）IsoPSA®（Cleveland Diagnostics，Cleveland，USA）

与 4K 评分和前列腺健康指数（关注 PSA 各种异构体的浓度）不同，克利夫兰诊所开发的一项新技术重点关注 PSA 的结构。利用双相水溶液，将 PSA 的异构体分离；并且由于广泛评估了 PSA 的结构变化，它不受患者群体中异构体表达的限制。

Klein 等（2017）在一项多机构前瞻性研究中描述了 IsoPSA 的初步经验。该研究计划在 5 个临床试验中心对 261 名男性进行前列腺活检。在活检后 30 天内取得样本后，患者接受了最初的 12 针经直肠超声或 MRI-TRUS 融合穿刺。直接使用 IsoPSA 测定读数或检测参数 K 对患者进行分类，也通过逻辑回归转换为个体风险概率 KR。IsoPSA K 与血清 PSA 水平之间没有显著相关性。在检测出任一前列腺癌［AUC=0.79（IsoPSA）vs. 0.61（tPSA）］和高级别前列腺癌（0.81 vs. 0.69）方面，IsoPSA 的表现优于 PSA。作者确定了 35% 的 KR 临界值，它为诊断任一前列腺癌提供高灵敏度（90%）和特异性（48%）。tPSA 的临界值是 4ng/ml，具有相似的灵敏度（87%），但特异性明显较差（15%）。同样，在评估高风险前列腺癌与低风险 / 良性疾病时，作者指出 KR 临界值为 17% 时，NPV 为 96%，而 KR 临界值为 70% 时，PPV 为 76%。

虽然 IsoPSA 概念新颖，但这种生物标志物仍处于早期临床评估阶段。在基于其应用提出任何建议之前，需要进一步的验证研究。

**（五）SelectMDx®（MDx Health，Irvine，USA）**

SelectMDx 检测使用逆转录 PCR 测定 DRE 后立即获得尿样中的双基因检测组套（DLX1 和 HOXC6）的信使 RNA（mRNA）水平，同时使用 KLK3 表达作为内参（Leyten 等，2015）。结合传统的危险因素，如 tPSA、年龄、前列腺活检史和家族史等，该检测还可用作诊断分析。

Van Neste 等（2016）对来自两项独立前瞻性临床试验的 905 名患者的 DRE 后尿液样本进行了临床验证。他们评估了双基因检测组套对前列腺活检标本的诊断价值和临床效用。在验证队列中使用基因检测组套与上述传统风险因素时，其总体 AUC=0.90（95%CI 0.85～0.95）。然而，加入 DRE 后，AUC=0.86（95%CI 0.80～0.92）。随后，进行决策曲线分析以评估该模型的临床效用，将其与其他决策模型（如带有或不带有 PCA3 测试的前列腺癌预防试验风险模型）进行比较，观察到该模型的活检总数减少了 42%，不必要的活检减少了 53%。它还与具有临床显著 Gleason≥7 分前列腺癌的阴性预测值 98% 相关。

**（六）ConfirmMDx®（MDx Health，Irvine，USA）**

在所有肿瘤阶段中经常观察到的表观遗传改变中，DNA（高）甲基化被认为非常适合作为评估的生物标志物。由于甲基化发生非常频繁，可以诱导各自基因非常稳定的敲低，也可以导致细胞生物学的显著变化。特别是 GSTP1（谷胱甘肽 -S- 转移酶 P1），已被重点关注为一种有前景的组织标志物。Van Neste 等（2012）在最近的 Meta 分析中证明，在标准化队列中，GSTP1 甲基化检测出前列腺癌的灵敏度为 81.8%（特异性 94.9%，NPV94.9%，准确度 92.0%）。通过在生物标志物组套检测中加入肿瘤抑制基因 APC（腺瘤性息肉病）的甲基化状态，他们发现可以将灵敏度提高到 92.8%，而特异性为 95.3%，NPV 为 97.9%。Trock 等（2012）将 86 名前列腺活检阴性后初次活检标本中 GSTP1 和 APC 的甲基化状态与二次活检标本中的结果进行比较时，发现了类似的结果。APC 高甲基化的灵敏度和 NPV 分别为 95% 和 96%，GSTP1 高甲基化的灵敏度和 NPV 分别为 43% 和 80%。

通过分析 GSTP1、APC 和 RASSF1（Ras 相关区域包含蛋白 1）的甲基化状态，ConfirmMDx 这一种商业化的生物标志物检测，扩展了表观遗传改变影响基因表达而不改变基因组的观点。通过假设场效应（晕轮效应）与 DNA 水平上癌症的存在相关，该生物标志物评估了前列腺癌病变周围的表观遗传光环，尽管在病理学家的显微镜评估下具有正常的形态学外观。因此，它利用既往阴性活检的残余组织作为其来源材料以排除前列腺癌。Stewart 等（2013）评估了 483 名初始活检和随后在 30 个月内再次活检呈阴性的患者，以评估 ConfirmMDx 标志物检验组套的诊断性能。由于试验的目标是有效排除前列腺癌，主要终点是 NPV，他们发现 NPV 为 90%（敏感性 68%，特异性 64%）。生物标志物检验组套是“前列腺活检中的任一前列腺癌”的独立预测因子（OR=3.17，95%CI 1.81～5.53；$P$<0.001）。Partin 等（2014）在 5 家临床中心完成的 350 名患者的临床验证研究中，NPV 为 88%。这两项研究的主要不足是，研究目的是排除任一前列腺癌，而不是临床显著癌。因此，在当前强调临床显著前列腺癌诊断的时代，其诊断作用受到限制。当前指南指出，在再次活检时使用该检测可获取更多信息；然而，由于证据有限，迄今尚未提出任何应用建议。

**（七）前列腺癌抗原 3（Progensa，Bedford，USA）**

另一个评估 DRE 后尿液样本及初段尿样本中 mRNA 的检测是 Progensa 前列腺癌抗原 3

（PCA3）生物标志物检验。Fradet 等（2004）的初步研究中发现，与单独 tPSA 检测的 PPV（38%）相比，PCA3 检测对 PSA 水平低于 4ng/ml 的患者预测阳性活检结果的敏感性为 74%（特异性 91%，阳性预测值 75%）。然而，后续步骤确定 PCA3 临界值并不简单。Haese 等（2008）在一项包括 463 名男性既往前列腺活检阴性的前瞻性研究中，将临界值设为 35。此研究发现，相对于 PCA3 水平＜35（22%）的患者，PCA3 水平≥35（39%，$P$＜0.0001）二次活检阳性的风险增加。在单变量和多变量分析中，PCA3 评分被确认为是二次活检时检测到任一前列腺癌的独立预测因子（$P$＜0.007），并且具有比 %fPSA 更高的诊断准确性（临界值 25%）。在另一项包括 516 名 PSA 水平可疑男性的欧洲多中心研究中，再次设定临界值为 35。研究中，作者发现临界水平为 35（敏感性 64%，特异性 76%）时诊断准确率最高。与 PSA 水平≥4ng/ml（AUC=0.760）的患者相比，tPSA 水平＜4ng/ml（AUC=0.754）的患者的 AUC 相似，活检结果阳性的患者平均 PCA3 水平升高（69.6 vs. 31.0，$P$＜0.0001）。最终，与 PSA 一样，PCA3 也是一个连续变量，在单变量逻辑回归模型上，预测任一前列腺癌时连续 PCA3 分数优于 tPSA，PSA 密度（PSAD）和 %fPSA，显示出最高的准确性（OR=1.02，95%CI 1.01～1.02，$P$＜0.001，预测准确性 0.749）（de la Taille 等，2011）。此外，由于初次活检前 PCA3 水平＞60 的 PPV 为 80%，初次活检阴性后再次活检前 PCA3 水平＜20 的 NPV 为 88%。Wei 等（2014）得出结论，PCA3 水平＞60 显著增加了初次活检前列腺癌检测的概率。

PCA3 检测也已转化为一种预后指标，用于指导低风险前列腺癌患者的主动监测。Ploussard 等（2011）得出结论，在 106 例根治性前列腺切除术（radical prostatectomy，RP）前的低风险前列腺癌患者中，PCA3 临界值为 25 时，PCA3 评分、肿瘤体积和临床显著前列腺癌的发生率增加相关。从这些研究结果看出，目前尚不能确定全球公认的 PCA3 评分的临界值，临界值应根据生物标志物检测的指征进行评估。自 2012 年 FDA 批准初次活检阴性后行重复活检以来，指南推荐在初次活检阴性后、再次活检前使用 PCA3 检测，但不作为主动监测的工具。

#### （八）跨膜丝氨酸蛋白酶 2：ERG（TMPRSS2：ERG 基因融合）

基因融合在癌症患者中并不少见，在高达 50% 的前列腺癌中可以检测到跨膜丝氨酸蛋白酶 2（TMPRSS2）和 *ERG* 基因的融合。TMPRSS2：ERG 基因融合的重复导致一项纳入 445 名患者的观察等待队列研究中 8 年总生存率显著降低（25% vs. 90%，$P$＜0.001）（Attard 等，2008）。Demichelis 等（2007）发现 TMPRSS2：ERG 基因融合与癌症特异性死亡率之间存在显著统计学相关性（95%CI 1.3～5，0.8；$P$＜0.01），再次证实了先前的结果。然而，前列腺癌根治术后 TMPRSS2：ERG 基因融合的预后价值似乎较低。Pettersson 等（2012）对 5074 名前列腺癌根治术后的生化复发患者和 2049 名死亡患者进行了 Meta 分析，没有发现 TMPRSS2：ERG 基因融合状态与生化复发（95%CI 0.86～1.17，RR=1.00）或死亡（95%CI 0.47～2.09，RR=0.99）之间存在显著相关性。

另一方面，在前列腺癌根治术前，Leyten 等（2014）证明增加 TMPRSS2：ERG 基因融合状态能够将 PCA3 检测的敏感性从 68% 提高到 76%。但是，由于这些结果无法在验证研究中得到证实，TMPRSS2：ERG 基因融合状态对预后和诊断的价值仍存在争议。

## 三、预后生物标志物

与之前回顾的用于诊断的生物标志物不同，

以下生物标志物侧重于预测肿瘤特异性结局。正如指南中指出，传统的肿瘤特异性结局，如肿瘤特异性生存率和总生存率，虽然在临床上很重要，但需要长期随访以充分评估差异。这些传统指标的替代物，包括无生化复发生存率、无转移生存率及根治性前列腺切除术发生的并发症等，已经成为临床评估这些新生物标志物的重要工具。

下面的检测可以通过预测肿瘤特异性结果来辅助指导决策，从而更好地告知患者和医生。表6-2总结了本节讨论的研究。

### （一）OncTypeDX 基因组前列腺评分®（Genomic Health，Redwood City，USA）

OncotypeDX 基因组前列腺评分基于多个生物学途径的组合可以提高评估单个途径测试的预测准确性，其包含了17个基因（12个与雄激素代谢、细胞组织、增殖和基质反应及5个参考基因）。GPS专门用于风险评估，以选择适合主动监测的患者人群，预测根治性前列腺切除术时的不良病理特征，特别是对于活检标本中的小体积肿瘤患者作出合理推断（Klein 等，2014）。Knezevic 等（2013）对该分析进行了分析验证，结果表明重复性和准确度都非常好，只有很小的偏差（100分制的标准偏差2.11和1.86）。

Klein 等（2014）通过三个独立研究队列评估了GPS的预后准确性并进行了临床验证。在1984—2004年接受RP治疗的441名患者组成的发现队列中，110名患者出现生化复发（BCR），并与未发生BCR的患者1∶3匹配。剩下的两个队列是167名在1999—2007年前列腺活检6个月内行前列腺癌根治术的患者，以及395名适合主动监测但在诊断后6个月内选择RP的患者。在研究初期，作者在732个候选基因中分多步确认出上述17个基因。在前瞻性研究队列中生成并验证了GPS（范围为0～100），其中较高的分数表示更具侵袭性的疾病。尽管考虑到经过验证的CAPRA评分（OR=2.1，95%CI 1.4～3.2，$P<0.005$），GPS仍然能够预测高级别（Gleason≥7）和高分期（pT分期≥3）的前列腺癌［20U的OR=2.3，95%CI 1.5～3.7，$P<0.001$（高级别）；OR=1.9，95%CI 1.3～3.0，$P=0.003$（高分期）］。通过评估多种途径，作者认为GPS可以克服肿瘤异质性和多灶性问题，因此可以降低前列腺活检时因采样不足所致的风险。Cullen 等（2015）更关注预后，研究纳入431名活检证实为低风险或中风险的前列腺癌患者，中位随访时间为5.2年，评估队列中患者的无复发生存率。在此期间62例患者（15%）有BCR，GPS能够显著预测复发时间（20U的HR=2.73，95%CI 1.84～3.96，$P<0.001$）。并且在多变量分析中，GPS是BCR的独立预测因子（HR=1.69，95%CI 1.08～2.66，$P=0.022$）。

如果考虑主动监测，医生可以使用Oncotype$^{DX}$，因为它有助于预测哪些患者在RP时疾病分期或分级更高，也可预测更高的BCR率。然而现行指南指出，需要等待前瞻性多中心试验的结果才能提出GPS的应用建议。

### （二）Prolaris®（Myriad Genetics Inc.，Salt Lake City，USA）

Prolaris 检测（Myriad Genetics Inc.，Salt Lake City，USA）是基于 Cuzick 等（2011）的工作，根据基因签名和连续评分构建的，并评估细胞周期调节的改变，这些变化是癌症转化的关键因素。基于96份商业化的前列腺癌组织标本和对126个与细胞周期调控相关的基因评估，研究者开发了一个由31个细胞周期基因组成的基因标记。利用RT-PCR针对15个管家基因进行标准化，研究者量化了相应基因的RNA表达。随后的数学分数称为CCP分数，反映了细胞周期调节因子的表达。正值对应过度表达，负值对

表 6-2　预后生物标志物研究汇总

| 研究 | 生物标志物（入组患者数） | 研究终点 | 简要结论 |
|---|---|---|---|
| Klein 等（2014） | Oncotype DX GPS（1003） | 临床复发率，肿瘤特异性死亡率，RP 术后不良病理 | 基于 17 个基因组 /GPS 的评分可预测 RP 样本中的高级别（OR=2.3；95%CI 1.5～3.7；$P<0.001$）和高分期（OR=1.9；95%CI 1.3～3.0；$P=0.003$）肿瘤 |
| Cullen 等（2015） | Oncotype DX GPS（431） | 无复发生存率，RP 术后不良病理，转移性疾病的时间 | GPS 可预测复发时间（HR=2.73，95%CI 1.84～3.96，$P<0.001$），是 BCR 的独立预测因素（1.69，1.08～2.66，$P=0.022$） |
| Cuzick 等（2011） | Prolaris（703） | BCR（RP 组），CSS（WW 组） | CCP 评的增加预测 BCR（HR=1.77，95%CI 1.40～2.22，$P<0.0001$）和 CSS（HR=2.57，95%CI 1.93～3.43，$P<0.0001$） |
| Freedland 等（2013） | Prolaris（141） | BCR | CCP 评分增加可独立预测 BCR（HR=2.11，95%CI 1.05～4.25，$P=0.034$） |
| Bishoff 等（2014） | Prolaris（582） | BCR，转移性疾病（基于活检） | CCP 评分独立预测 BCR（HR=1.47，95%CI 1.23～1.76，$P<0.0001$）和转移性疾病（HR=4.19，95%CI 2.08～8.45，$P<0.0001$） |
| Cooperberg 等（2013） | Prolaris（413） | 生化 / 临床复发 | CCP 可预测生化复发（HR=1.7；95%CI 1.3～2.4），能够对临床风险较低的患者进行分层（HR=2.3；95%CI 1.4～3.7） |
| Cuzick 等（2015） | Prolaris（585） | 肿瘤特异性死亡率 | CCP 评分可预测肿瘤特异性死亡率（HR=2.08，95%CI 1.76～2.46，$P<0.001$） |
| Shipitsin 等（2014b） | ProMark（380） | 肿瘤特异性死亡率，RP 术后不良病理 | 12 种生物标志物组合与高风险 PCa（AUC=0.72；OR=20.0，95%CI 4.3～257.0）和肿瘤特异性死亡率（AUC=0.71；HR=36.0，95%CI 3.3～2889）相关 |
| Blume-Jensen 等（2015） | ProMark（657） | RP 术后不良病理 | 8 种生物标志物组合：低危病理低风险患者的 PPV：87.2%/ 低危病理学结果的预测（AUC=0.68；OR=20.9，$P<0.0001$）和 Gleason-6 PCa（AUC=0.65；OR=12.95，$P<0.0001$） |
| Den 等（2014） | Decipher（139） | BCR，转移性前列腺癌 | 新开发的基因组分类器能够预测无转移（AUC=0.78）和无 BCR（AUC=0.75） |
| Karnes 等（2018） | Decipher（561） | 10 年肿瘤特异性死亡率 | 基因组分类工具作为 10 年 PCSM 的独立预测因子（高风险与低风险，OR=3.91，95%CI 2.43～6.29，AUC=0.77） |
| Ross 等（2014） | Decipher（85） | 转移性前列腺癌 | 预测前列腺切除术后生化复发的转移性疾病进展的基因组分类工具 |
| Klein 等（2016） | Decipher（57） | 转移性前列腺癌 | 基因组分类工具能够预测前列腺活检时 RP 后 10 年转移性 PCa 风险（HR=1.75，95%CI 1.97～2.81，$P=0.02$） |

AS. 主动监测；AUC. 曲线下面积；BCR. 生化复发；CCP. 细胞周期进展；CI. 置信区间；CSS. 肿瘤特异性存活率；HR. 风险比；OR. 比值比；PCa. 前列腺癌；PPV. 阳性预测值；tPSA. 总前列腺特异性抗原；RP. 根治性前列腺切除术；WW. 观察等待

应表达不足，CCP 分数增加一个单位代表基因表达加倍。然后在两个队列中对 CCP 分数进行了回顾性分析。在第一个队列中，包括 366 名前列腺癌根治术后的男性，生化复发是预期的终点。第二个队列包括 337 名因良性前列腺增生行经尿道前列腺切除术后偶然发现前列腺癌的男性，主要终点是肿瘤特异性生存率。CCP 分数的增加能够独立预测 RP 队列中的 BCR（HR=1.77，95%CI 1.40～2.22，*P*＜0.0001）和观察等待 TURP 队列中的肿瘤特异性生存率（HR=2.57，95%CI 1.93～3.43，*P*＜0.0001）。与初次手术治疗不同，在一个回顾性队列研究中，共有 141 名患者接受前列腺癌放疗，CCP 评分增加一个单位能够独立预测 BCR（HR=2.11，95%CI 1.05～4.25，*P*=0.034）（Freedland 等，2013）。Bishoff 等（2014）回到了基于活检的 CCP 评分分析。

CCP 评分是 BCR 的重要预测因子（每分值单位的 HR=1.47，95%CI 1.23～1.76，*P*＜0.0001），并且也是转移前列腺癌的强效预测因子，即使在调整临床变量后（每分值单位的 HR=4.19，95%CI 2.08～8.45，*P*＜0.0001）。因此作者得出结论，CCP 评分可能是在前列腺癌诊断时提高预后精度的合适工具。Cooperberg 等（2013）评估了关于前列腺癌根治术结果的预测和风险分层的 CCP 评分，发现 CCP 评分能够识别临床低风险患者（HR=2.3，95%CI 1.4～3.7）。在 2000—2003 年诊断为前列腺癌并接受观察等待方案的 585 名患者的队列中，Cuzick 等（2015）评估了 CCP 评分对肿瘤特异性生存的预后价值，研究者发现 CCP 评分具有显著影响（HR=2.17，95%CI 1.83～2.57，OR=89.0，*P*＜0.0001）。因此得出结论，CCP 评分为 CAPRA 评分或 Kattan 列线图等传统工具增加了预后评估价值。

与预后价值相反，一些研究已经评估了 CCP 评分在选择治疗决策中的作用。在发给泌尿外科医生和 294 名患者的问卷中，Shore 等（2014）分析了该评分的临床应用。从泌尿外科医生的角度来看，55% 的人表示该检测产生的死亡率风险高于或低于预期。更重要的是，1/3 的人表示测试结果肯定或潜在地改变了治疗决策。同样，Crawford 等（2014）发现 CCP 检测后的侵袭性治疗建议减少了 37.2%，最终导致外科干预和放疗分别减少了 49.5% 和 29.6%。

尽管专家意见在 CCP 评分的效用方面存在很大差异，但它可能在未来改善治疗前风险分层和治疗决策方面发挥作用。最终目标是减少不必要的干预治疗。与其他生物标志物一样，目前指南指出，需要等待前瞻性多中心试验的结果才能做出相关建议。

### （三）ProMark®（Metamark，Cambridge，USA）

与基因组学不同，ProMark 检测是基于蛋白质组学平台的。Shipitsin 等（2014a 和 b）已经完成了这种生物标志物相关大部分工作。在 160 个候选样本中，使用定量多重蛋白质组原位成像系统确定了 12 个生物标志物。根据分析结果，制订了一个范围为 0～1 的风险评分。随后，在一个研究队列中对 380 名前列腺癌根治术患者进行检测，平均随访近 4 年，主要终点是“致死性疾病”和“侵袭性疾病”进展。ProMark 检测与侵袭性疾病的发展（AUC=0.72；每单位风险评分变化 20.0，95%CI 4.3～257.0）和致死结果（AUC=0.71；每单位风险评分变化 36.0，95%CI 3.3～2889）显著相关。在进行临床验证研究之前，将 12 个标志物改进为更为具体的 8 个标志物检测。在一项临床验证研究中，新的 ProMark 组合在两个队列中进行了测试：381 名具有活检并匹配的前列腺癌根治术标本的患者和一个由 276 名男性组成的单盲验证队列，对病理结果判断为“良好”和“非良好”的能力进行了分析。当 ProMark 组合临界值设置为≤0.33 时，D'Amico

低风险患者良好病理的PPV为87.2%。另一方面，当临界值>0.8时，不良病理的PPV为76.9%。ProMark组合可以区分验证队列中的良好和不良病理结果（AUC=0.68；OR=20.9，$P$<0.0001）或Gleason 6分与非Gleason 6分疾病(AUC=0.65；OR=12.95，$P$<0.0001)。因此研究者得出结论，ProMark可能有助于评估进行主动监测的患者（Blume-Jensen等，2015）。然而，由于没有基于未经治疗患者研究的证据，因此决策时需斟酌。在提出更强的推荐之前，还需要更多数据。

### （四）Decipher®（Genome$^{DX}$，Vancouver，Canada）

Decipher基因特征由代表多个生物途径的22个基因组套组成，最初由Nakagawa等描述（2008）。它评估了与侵袭性前列腺癌有关的通路，包括细胞增殖、细胞结构、免疫系统调节、细胞周期进程和雄激素信号传导。其专门开发用于预测明确治疗后的全身进展，它的得分为0～1，其中>0.6认为是疾病进展的高风险水平。

对于前列腺癌根治术后患者，三项随机对照研究的1级证据表明辅助外照射放疗有益，特别是对患者的无进展生存率和无复发生存率（Bolla等，2012；Thompson等，2009；Wiegel等，2014）。研究重点均在RP时具有不良病理特征的患者身上，包括包膜外侵犯和手术切缘阳性。然而，有相当一部分接受辅助放疗的患者没有得到任何获益。在这种情况下，分子生物标志物可能会改善并潜在地指导患者选择辅助EBRT的决策。

Decipher基因特征的初始评估是在139名患者的队列中进行的，这些患者因高风险特征（如$pT_3$期疾病或RP手术切缘阳性）而接受辅助或挽救性放疗，然后根据基因组分类工具分为三个风险组（低风险，<0.4；中风险，0.4～0.6；高风险，>0.6）。与高风险组相比，低风险组的8年BCR率（21% vs. 81%高风险，$P$<0.0001）和8年远处转移发生率（0% vs. 17%高风险，$P$=0.032）要低得多。它还可预测无转移（AUC=0.78）及无生化复发（AUC=0.75）。将Decipher分类器添加到Stephenson模型（一种经过验证的临床模型）可以提高预测值（生化失败的AUC=0.78，远处转移的AUC=0.80）。在分类工具评分较高的患者中，发生生化复发和远处转移的风险比分别为8.1和14.3（Den等，2014）。在最近的一项研究中，Karnes等（2018）评估了561名男性，平均随访时间为13.0年，并将患者分为高（>0.6）和低（≤0.6）基因组分类工具评分组。结合并控制已验证的CAPRA-S模型，研究者发现RP术后10年内前列腺癌特异性死亡率（PCSM）的比值为3.91（95%CI 2.43～6.29），AUC=0.77，与单独使用CAPRA-S相比增加了0.04。利用基因组分类和CAPRA-S分层，可观察到10年累积PCSM发生率范围从低风险CAPRA-S/GC≤0.6患者的2.8%到高风险CAPRA-S/GC>0.6患者的30%。在最近的一篇文章中，Klein等（2016）证明，即使早在前列腺活检时，基因组分类工具也能够预测前列腺癌根治术后10年内的转移风险（HR=1.75，95%CI 1.97～2.81，$P$=0.02）。

Badani等（2015）评估了基因组分类法对临床决策的影响，要求51名美国委员会认证的泌尿科医生从110名前列腺癌根治术后具有不良病理特征的患者中随机选择10名患者，给出辅助治疗建议。在没有Decipher测试结果、仅根据临床变量提出建议时，建议57%的患者进行观察，36%的患者接受辅助放疗，其余7%的患者接受其他治疗。随着Decipher测试结果的加入，31%患者的治疗决策发生了变化（95%CI 27%～35%）。例如，如果添加基因组分类风险评分，40%的既往建议放疗的患者改为观察（95%CI 33%～47%），而既往建议观察的患者中只有13%改为放疗（95%CI 9%～17%）。基因组分类得分是决策的主导因素（OR=8.6，95%CI 5.3～14.3，*P*＜0.001）。Gore 等（2017）开展了一项更大的延伸研究，在 275 名考虑前列腺癌根治术后后行辅助或挽救性放疗的患者的管理中，评估了在 Decipher 测试之前和之后医生的临床决策。研究者发现，计划辅助治疗组 18%（95%CI 12%～25%）的治疗建议发生了变化，而计划挽救治疗组 32%（95%CI 24%～42%）的管理建议发生了变化。在高危亚组中，该百分比要高更多，即在计划辅助放疗和挽救性放疗的高危患者中，这一比例分别为 31% 和 56%。Decipher 测试的使用减少了临床医生内部的决策矛盾，并减少了双臂组中低风险患者的焦虑。研究者得出结论，这两项研究中实施 Decipher 基因组评分导致在确定性手术治疗后治疗高危前列腺癌患者的临床决策发生重大变化。

与其他生物标志物一样，当前指南中尚未提及 Decipher 测试。专家认为其是迄今为止唯一可用的决策工具。根据目前的专家意见，如果考虑对高危前列腺癌患者进行辅助放疗，Decipher 测试可作为辅助临床决策的合理工具。

## 四、结论

尽管合理使用生物标志物依据逐渐增多，并且临床迫切需要将其纳入分析，然而大多数研究要么是小队列研究，要么是回顾性研究，因此对其应谨慎使用。正如指南所言，缺乏前瞻性研究限制了它们的使用。由于上述研究中可捕获的事件数量很少，因此需要大型队列研究来真正评估这些新型生物标志物的效能。此外，目前现有生物标志物的研究，尤其是关于治疗前决策的研究，大多独立于快速进步的影像诊断领域，包括引入多参数 MRI 技术和 PSMA PET/CT。最后，基于组织样本的生物标志物受到前列腺癌潜在的多灶性和异质性的限制，可能导致采样不足的风险。基于肿瘤病灶的组织，来源于组织的新型生物标志物可能无法准确评估单个患者的临床风险或潜在进展风险。

虽然这些限制众所周知，但前列腺癌生物标志物仍然具有重要的临床意义。通过提供诊断、预后和预测信息，在多种临床场景它们可以帮助患者并辅助临床医生管理前列腺癌。例如，有助于潜在选择主动监测的低风险前列腺癌患者决策的生物标志物代表了大量未满足的需求。通过提供关于患者进展风险的额外信息，上述生物标志物可以改变预期的治疗决策或帮助患者再次明确既往制订的治疗方案。然而，由于目前生物标志物众多，还没有一项前瞻性随机试验可以明确最佳选择。相互矛盾的专家意见和不明确的国际指南导致缺乏明确的证据。

因此，今后的挑战是改进患者人群的选择以增加这些生物标志物的作用。此外，特别是在诊断方面，还必须考虑成本效益分析，因为有大量患者会受到影响。

值得注意的是，生物标志物永远不会单独使用。因此，研究和指南需以互补的方式结合分子生物标志物、临床和组织病理学特征及影像诊断，以提供尽可能最佳的患者选择。

## 参考文献

[1] Attard G, Clark J, Ambroisine L, Fisher G, Kovacs G, Flohr P, et al. Duplication of the fusion of TMPRSS2 to ERG sequences identifies fatal human prostate cancer. Oncogene. 2008;27(3):253–63.

[2] Badani KK, Thompson DJ, Brown G, Holmes D, Kella N, Albala D, et al. Effect of a genomic classifier test on clinical practice decisions for patients with high-risk prostate cancer after surgery. BJU Int. 2015;115 (3):419–29.

[3] Bishoff JT, Freedland SJ, Gerber L, Tennstedt P, Reid J, Welbourn W, et al. Prognostic utility of the cell cycle progression score generated from biopsy in men treated with prostatectomy. J Urol. 2014;192(2):409–14.

[4] Blume-Jensen P, Berman DM, Rimm DL, Shipitsin M, Putzi M,

Nifong TP, et al. Development and clinical validation of an in situ biopsy-based multimarker assay for risk stratification in prostate cancer. Clin Cancer Res: Off J Am Assoc Cancer Res. 2015;21 (11):2591–600.

[5] Bolla M, van Poppel H, Tombal B, Vekemans K, Da Pozzo L, de Reijke TM, et al. Postoperative radiotherapy after radical prostatectomy for high-risk prostate cancer: long-term results of a randomised controlled trial (EORTC trial 22911). Lancet (London, England). 2012;380(9858):2018–27.

[6] Cooperberg MR, Simko JP, Cowan JE, Reid JE, Djalilvand A, Bhatnagar S, et al. Validation of a cellcycle progression gene panel to improve risk stratification in a contemporary prostatectomy cohort. J Clin Oncol: Off J Am Soc Clin Oncol. 2013;31 (11):1428–34.

[7] Crawford ED, Scholz MC, Kar AJ, Fegan JE, Haregewoin A, Kaldate RR, et al. Cell cycle progression score and treatment decisions in prostate cancer: results from an ongoing registry. Curr Med Res Opin. 2014;30(6):1025–31.

[8] Cullen J, Rosner IL, Brand TC, Zhang N, Tsiatis AC, Moncur J, et al. A biopsy-based 17–gene genomic prostate score predicts recurrence after radical prostatectomy and adverse surgical pathology in a racially diverse population of men with clinically low- and intermediate-risk prostate cancer. Eur Urol. 2015;68 (1):123–31.

[9] Cuzick J, Swanson GP, Fisher G, Brothman AR, Berney DM, Reid JE, et al. Prognostic value of an RNA expression signature derived from cell cycle proliferation genes in patients with prostate cancer: a retrospective study. Lancet Oncol. 2011;12(3):245–55.

[10] Cuzick J, Stone S, Fisher G, Yang ZH, North BV, Berney DM, et al. Validation of an RNA cell cycle progression score for predicting death from prostate cancer in a conservatively managed needle biopsy cohort. Br J Cancer. 2015;113(3):382–9.

[11] de la Taille A, Irani J, Graefen M, Chun F, de Reijke T, Kil P, et al. Clinical evaluation of the PCA3 assay in guiding initial biopsy decisions. J Urol. 2011;185 (6):2119–25.

[12] Demichelis F, Fall K, Perner S, Andren O, Schmidt F, Setlur SR, et al. TMPRSS2:ERG gene fusion associated with lethal prostate cancer in a watchful waiting cohort. Oncogene. 2007;26(31): 4596–9.

[13] Den RB, Feng FY, Showalter TN, Mishra MV, Trabulsi EJ, Lallas CD, et al. Genomic prostate cancer classifier predicts biochemical failure and metastases in patients after postoperative radiation therapy. Int J Radiat Oncol Biol Phys. 2014;89(5):1038–46.

[14] Filella X, Foj L, Auge JM, Molina R, Alcover J. Clinical utility of %p2PSA and prostate health index in the detection of prostate cancer. Clin Chem Lab Med. 2014;52(9):1347–55.

[15] Fradet Y, Saad F, Aprikian A, Dessureault J, Elhilali M, Trudel C, et al. uPM3, a new molecular urine test for the detection of prostate cancer. Urology. 2004;64 (2):311–5; discussion 5–6

[16] Freedland SJ, Gerber L, Reid J, Welbourn W, Tikishvili E, Park J, et al. Prognostic utility of cell cycle progression score in men with prostate cancer after primary external beam radiation therapy. Int J Radiat Oncol Biol Phys. 2013;86(5):848–53.

[17] Gnanapragasam VJ, Burling K, George A, Stearn S, Warren A, Barrett T, et al. The prostate health index adds predictive value to multi-parametric MRI in detecting significant prostate cancers in a repeat biopsy population. Sci Rep. 2016;6:35364.

[18] Gore JL, Plessis MD, Santiago-Jimenez M, Yousefi K, Thompson DJS, Karsh L, et al. Decipher test impacts decision making among patients considering adjuvant and salvage treatment after radical prostatectomy: interim results from the multicenter prospective PRO-IMPACT study. Cancer. 2017;123 (15):2850–2859. https://doi.org/10.1002/cncr.30665. Epub 2017 Apr 19.

[19] Haese A, de la Taille A, van Poppel H, Marberger M, Stenzl A, Mulders PF, et al. Clinical utility of the PCA3 urine assay in European men scheduled for repeat biopsy. Eur Urol. 2008;54(5):1081–8.

[20] Karnes RJ, Choeurng V, Ross AE, Schaeffer EM, Klein EA, Freedland SJ, et al. Validation of a genomic risk classifier to predict prostate cancer-specific mortality in men with adverse pathologic features. Eur Urol. 2018;73(2):168–175. https://doi.org/10.1016/j.eururo. 2017.03.036. Epub 2017 Apr 8

[21] Klein EA, Cooperberg MR, Magi-Galluzzi C, Simko JP, Falzarano SM, Maddala T, et al. A 17–gene assay to predict prostate cancer aggressiveness in the context of Gleason grade heterogeneity, tumor multifocality, and biopsy undersampling. Eur Urol. 2014;66(3): 550–60.

[22] Klein EA, Haddad Z, Yousefi K, Lam LL, Wang Q, Choeurng V, et al. Decipher genomic classifier measured on prostate biopsy predicts metastasis risk. Urology. 2016;90:148–52.

[23] Klein EA, Chait A, Hafron JM, Kernen KM, Manickam K, Stephenson AJ, et al. The single-parameter, structurebased IsoPSA assay demonstrates improved diagnostic accuracy for detection of any prostate cancer and highgrade prostate Cancer compared to a concentrationbased assay of total prostate-specific antigen: a preliminary report. Eur Urol. 2017;72(6):942–949.

[24] Knezevic D, Goddard AD, Natraj N, Cherbavaz DB, Clark-Langone KM, Snable J, et al. Analytical validation of the oncotype DX prostate cancer assay – a clinical RT-PCR assay optimized for prostate needle biopsies. BMC Genomics. 2013;14:690.

[25] Le BV, Griffin CR, Loeb S, Carvalhal GF, Kan D, Baumann NA, et al. [-2]Proenzyme prostate specific antigen is more accurate than total and free prostate specific antigen in differentiating prostate cancer from benign disease in a prospective prostate cancer screening study. J Urol. 2010;183(4):1355–9.

[26] Leyten GHJM, Hessels D, Jannink SA, Smit FP, de Jong H, Cornel EB, et al. Prospective multicentre evaluation of PCA3 and TMPRSS2–ERG gene fusions as diagnostic and prognostic urinary biomarkers for prostate cancer. Eur Urol. 2014;65(3):534–42.

[27] Leyten GH, Hessels D, Smit FP, Jannink SA, de Jong H, Melchers WJ, et al. Identification of a candidate gene panel for the early diagnosis of prostate cancer. Clin Cancer Res: Off J Am Assoc Cancer Res. 2015;21 (13):3061–70.

[28] Mohler JL, Armstrong AJ, Bahnson RR, D'Amico AV, Davis BJ, Eastham JA, et al. Prostate cancer, version 1.2016. J Natl Compr Cancer Netw: JNCCN. 2016;14 (1):19–30.

[29] Mottet N, Bellmunt J, Bolla M, Briers E, Cumberbatch MG, De Santis M, et al. EAU-ESTRO-SIOG guidelines on prostate cancer. Part 1: screening, diagnosis, and local treatment with curative intent. Eur Urol. 2017;71(4):618–629. https://doi.org/10.1016/j.eururo.2016.08.003. Epub 2016 Aug 25.

[30] Nakagawa T, Kollmeyer TM, Morlan BW, Anderson SK, Bergstralh EJ, Davis BJ, et al. A tissue biomarker panel predicting systemic progression after PSA recurrence post-definitive prostate cancer therapy. PLoS One. 2008;3(5):e2318.

[31] Nordstrom T, Vickers A, Assel M, Lilja H, Gronberg H, Eklund M. Comparison between the four-kallikrein panel and prostate health index for predicting prostate cancer. Eur Urol. 2015;68(1):139–46.

[32] Partin AW, Van Neste L, Klein EA, Marks LS, Gee JR, Troyer DA, et al. Clinical validation of an epigenetic assay to predict negative histopathological results in repeat prostate biopsies. J Urol. 2014;192(4):1081–7.

[33] Pettersson A, Graff RE, Bauer SR, Pitt MJ, Lis RT, Stack EC, et al. The TMPRSS2:ERG rearrangement, ERG expression, and prostate cancer outcomes: a cohort study and meta-analysis. Cancer Epidemiol Biomark Prev. 2012;21(9):1497–509.

[34] Ploussard G, Durand X, Xylinas E, Moutereau S, Radulescu C, Forgue A, et al. Prostate cancer antigen 3 score accurately predicts tumour volume and might help in selecting prostate cancer patients for active surveillance. Eur Urol. 2011;59(3):422–9.

[35] Ross AE, Feng FY, Ghadessi M, Erho N, Crisan A, Buerki C, Sundi D, Mitra AP, Vergara IA, Thompson DJ, Triche TJ, Davicioni E,

Bergstralh EJ, Jenkins RB, Karnes RJ, Schaeffer EM. Prostate Cancer Prostatic Dis. 2014;17 (1):64–9. https://doi.org/10.1038/pcan.2013.49. Epub 2013 Oct 22.

[36] Shipitsin M, Small C, Giladi E, Siddiqui S, Choudhury S, Hussain S, et al. Automated quantitative multiplex immunofluorescence in situ imaging identifies phospho-S6 and phospho-PRAS40 as predictive protein biomarkers for prostate cancer lethality. Proteome Sci. 2014a;12:40.

[37] Shipitsin M, Small C, Choudhury S, Giladi E, Friedlander S, Nardone J, et al. Identification of proteomic biomarkers predicting prostate cancer aggressiveness and lethality despite biopsy-sampling error. Br J Cancer. 2014b;111(6):1201–12.

[38] Shore N, Concepcion R, Saltzstein D, Lucia MS, van Breda A, Welbourn W, et al. Clinical utility of a biopsybased cell cycle gene expression assay in localized prostate cancer. Curr Med Res Opin. 2014;30(4):547–53.

[39] Siegel RL, Miller KD, Jemal A. Cancer statistics, 2016. CA Cancer J Clin. 2016;66(1):7–30.

[40] Stattin P, Vickers AJ, Sjoberg DD, Johansson R, Granfors T, Johansson M, et al. Improving the specificity of screening for lethal prostate cancer using prostate-specific antigen and a panel of kallikrein markers: a nested casecontrol study. Eur Urol. 2015;68(2):207–13.

[41] Stephan C, Vincendeau S, Houlgatte A, Cammann H, Jung K, Semjonow A. Multicenter evaluation of [–2] proprostate-specific antigen and the prostate health index for detecting prostate cancer. Clin Chem. 2013;59(1):306–14.

[42] Stewart GD, Van Neste L, Delvenne P, Delree P, Delga A, McNeill SA, et al. Clinical utility of an epigenetic assay to detect occult prostate cancer in histopathologically negative biopsies: results of the MATLOC study. J Urol. 2013;189(3):1110–6.

[43] Thompson IM, Pauler DK, Goodman PJ, Tangen CM, Lucia MS, Parnes HL, et al. Prevalence of prostate cancer among men with a prostate-specific antigen level < or =4.0 ng per milliliter. N Engl J Med. 2004;350(22):2239–46.

[44] Thompson I, Thrasher JB, Aus G, Burnett AL, Canby- Hagino ED, Cookson MS, et al. Guideline for the management of clinically localized prostate cancer: 2007 update. J Urol. 2007;177(6): 2106–31.

[45] Thompson IM, Tangen CM, Paradelo J, Lucia MS, Miller G, Troyer D, et al. Adjuvant radiotherapy for pathological T3N0M0 prostate cancer significantly reduces risk of metastases and improves survival: long-term followup of a randomized clinical trial. J Urol. 2009;181(3):956–62.

[46] Tosoian JJ, Druskin SC, Andreas D, Mullane P, Chappidi M, Joo S, et al. Prostate health index density improves detection of clinically-significant prostate cancer. BJU Int. 2017;120:793–8.

[47] Trock BJ, Brotzman MJ, Mangold LA, Bigley JW, Epstein JI, McLeod D, et al. Evaluation of GSTP1 and APC methylation as indicators for repeat biopsy in a highrisk cohort of men with negative initial prostate biopsies. BJU Int. 2012;110(1):56–62.

[48] Van Neste L, Herman JG, Otto G, Bigley JW, Epstein JI, Van Criekinge W. The epigenetic promise for prostate cancer diagnosis. Prostate. 2012;72(11):1248–61.

[49] Van Neste L, Hendriks RJ, Dijkstra S, Trooskens G, Cornel EB, Jannink SA, et al. Detection of high-grade prostate cancer using a urinary molecular biomarker-based risk score. Eur Urol. 2016;70(5):740–8.

[50] Vickers A, Cronin A, Roobol M, Savage C, Peltola M, Pettersson K, et al. Reducing unnecessary biopsy during prostate cancer screening using a four-kallikrein panel: an independent replication. J Clin Oncol: Off J Am Soc Clin Oncol. 2010;28(15):2493–8.

[51] Wei JT, Feng Z, Partin AW, Brown E, Thompson I, Sokoll L, et al. Can urinary PCA3 supplement PSA in the early detection of prostate cancer? J Clin Oncol: Off J Am Soc Clin Oncol. 2014;32(36): 4066–72.

[52] Wiegel T, Bartkowiak D, Bottke D, Bronner C, Steiner U, Siegmann A, et al. Adjuvant radiotherapy versus waitand- see after radical prostatectomy: 10–year follow-up of the ARO 96–02/AUO AP 09/95 trial. Eur Urol. 2014;66(2):243–50.

# 第7章 使用现代影像学方法评估前列腺癌的局部和系统性分期

# Local and Systemic Staging by Modern Imaging Modalities in Prostate Cancer

Francesco Ceci Stefano Fanti Jochen Walz 著

叶林·木拉提 译 范 宇 费 翔 南锡浩 校

摘 要

前列腺癌的治疗方式在很大程度上取决于治疗前的疾病分期。局部或器官局限性前列腺癌的治疗方法不同于局部晚期前列腺癌、局部盆腔淋巴结阳性的前列腺癌，或骨、远处淋巴结甚至伴内脏转移的前列腺癌。在以下几种临床情况下可能需要对患者进行分期：①诊断前列腺癌时的初始分期评估；②在疾病发生生化复发或临床复发时的疾病评估；③在晚期或转移性疾病全身系统性治疗前或治疗中的评估。

由于通过全身成像方式检测微小的或局部的前列腺包膜外侵犯或淋巴结浸润很难准确完成，因此传统影像学对前列腺癌的局部分期作用有限。

对于淋巴结转移的评估，有文献的初步结果显示，与基于胆碱酯酶的分子成像技术相比，PSMA PET 成像在前列腺癌的区域分期中可能发挥更优的作用。

评估远处转移时，现代成像技术，如全身 MRI 和胆碱或 PSMA 作为示踪剂或配体的分子成像，优于骨扫描和断层扫描技术等常规传统成像技术。值得注意的是，当患者出现生化复发时，mpMRI 对检测前列腺癌根治性放疗后的局部复发有特殊意义。

## 一、概述

前列腺癌的治疗在很大程度上取决于治疗前的疾病阶段。局部或器官局限性前列腺癌的治疗方式将与局部进展性、局部盆腔淋巴结转移的前列腺癌，或骨、远处淋巴结甚至内脏转移性前列腺癌的不同（Mottet 等）。在几种临床情景下，可能需要对患者进行分期评估，如新诊断前列腺癌的初始分期、生化复发或临床复发疾病复发时的疾病评估，以及局部进展性或转移性疾病系统性治疗前或治疗期间的疾病评估。由此可以看出，前列腺癌的分期在疾病的综合管理和临床决策中起着关键作用。几年前，前列腺癌的分期包括以下内容：直肠指检探寻在前列腺后方的肿物，来判断前列腺癌包膜外侵犯或精囊侵犯疾病的可能。经直肠超声检查寻找前列腺轮廓的变形和前列腺包膜外侵犯的图像证据；使用 $^{99m}$Tc 标记的双膦酸盐进行骨扫描，寻找矿物质代谢率增加的骨病变，提示可能的骨转移。用计算机断层扫描进行横断面成像，寻找肿大的淋巴结和骨质结构的变化，即成骨性或罕见的溶骨性病变，以及肺或肝等内脏部位的病变。如今，几种新的影像学工具可用于前列腺癌的分期，如全身磁共振成像和盆腔或前列腺多参数磁共振成像，以及使用多种示踪剂（如 $^{11}$C- 胆碱、$^{18}$F- 胆碱及 Ga 标记的前列腺特异性膜抗原）的正电子发射断层扫描。所有这些方式都旨在提高前列腺癌分期的诊断性能，使检查结果更加可靠和精确，并能更好地描述患者的情况，更好地进行个性化治疗。第 8 章将讨论在上述不同临床情况下进行分期的每一种影像学工具。

## 二、初始分期

在通过前列腺活检诊断疾病后，对前列腺癌的初步分期能得到很多重要信息。首先它可以了解疾病是器官局限性的，还是侵犯到前列腺外周围脂肪或组织抑或精囊的局部进展性疾病。这一信息对于调整局部治疗策略是非常重要的，如保留神经血管束的手术，或放疗联合雄性激素剥夺疗法。最初的分期也可以了解疾病是否已经扩散到区域淋巴结信息，通过手术盆腔淋巴结清扫或放疗扩大范围到盆腔，仍有可能治愈区域淋巴结阳性的疾病。此外，初始分期可以评估疾病是否已经扩散到远处的淋巴结，如腹膜后淋巴结，或是否有骨或内脏转移，如肺、肝等转移，来确定首诊时是否为转移性疾病，需要进一步通过雄性激素剥夺疗法或化疗进行早期系统性治疗。初始分期的信息对临床决策和患者管理有重要的机制。分期越可靠，患者的个体化治疗就越精准，患者的短期、中期和长期结果也就越好。这适用于肿瘤控制，也适用于有关尿失禁和勃起功能的功能性结果。

## 三、局部分期

### （一）经典方法

直肠指检作为一个经典的分期检查方法，目前仍然在疾病分期中发挥重要作用。一旦经指探查出前列腺背面肿物，前列腺包膜外扩展的风险就会增加 2～4 倍（Ohori 等，2004；Steuber 等，2006）。这一信息可与 PSA、活检 Gleason 评分和活检肿瘤体积信息一起用于构建多变量预测模型，以判断局部进展性疾病的风险。TRUS 也是一种分期检查工具，可以为临床医生提供有关前列腺包膜外侵犯和精囊侵犯的信息。文献中报道的关于 TRUS 局部分期的表现各不相同，此项检查有很强的操作者依赖性。TRUS 在局部分期中的敏感性、特异性和准确性分别为 15%～50%、85%～97% 和 80%～84%（Brock 等，2012；Ukimura 等，1998）。TRUS 的一个局限性是难以检测到微小的前列腺包膜外侵犯，这也是所有其他用于前列腺癌局部分期的影像学工具的共同缺点。

由于 CT 在骨盆中的软组织分辨率低，因此在局部分期中无用。CT 是无法区分盆腔肌肉结构和前列腺组织的，因此无法对前列腺癌局部侵犯精确识别。

### （二）mpMRI

盆腔 mpMRI 拥有高软组织分辨度，可以清楚地识别前列腺的分区解剖，以及与前列腺周围组织和邻近结构的边界，如盆腔肌肉结构、精囊、前列腺周围脂肪、直肠和尿道括约肌等。这些特点使 mpMRI 成为局部分期的潜在工具。值得注意的是，mpMRI 在前列腺癌的检测和诊断中的表现在本书的其他章节均有所涉及。

文献报道了变化范围很大的前列腺包膜外侵犯或精囊侵犯的检测诊断性能，表明 mpMRI 对中心、经验、序列、技术、患者特征和患者选择有很大的依赖性。目前对分期MRI的技术建议是使用3T MRI或1.5T MRI，并配有肛门内线圈以降低信噪比。在文献中，报道的检测前列腺包膜外侵犯的敏感性为30%～78%，特异性为78%～98%（de Rooij等，2016）。这种巨大的异质性为数据的解读造成困难。近年发表的一项Meta分析的结果进行了更详细的相关讨论（de Rooij等，2016）。它包括75项中等质量的研究和9796名患者，显示检测前列腺包膜外侵犯的总体灵敏度为0.57（95%CI 0.49～0.65），总体异质性为0.91（95%CI 0.88～0.93）。检测精囊侵犯的总体灵敏度为0.58（95%CI 0.47～0.68），总体特异度为0.97（95%CI 0.95～0.98）。检测$T_3$期疾病的总体敏感性和特异性分别为0.61（95%CI 0.54～0.67）和0.88（95%CI 0.85～0.91）。这篇Meta分析还讨论了以下问题：是否存在关于技术方面以及取决于癌症和患者特征的差异。关于技术方面，使用mpMRI而不是单纯使用$T_2$加权成像检测前列腺包膜外侵犯的敏感性更高；相比于1.5T MRI，使用3T MRI也有同样的改善。在使用3T MRI而不使用肛门内线圈的研究中观察到最高的灵敏度。关于精囊侵犯的检测，使用mpMRI比单独使用$T_2$加权成像展现出了更高的敏感性；然而，使用3T或1.5T扫描仪的敏感度没有区别。使用没有肛门内侧线圈的3T MRI显示出相对于使用肛门内侧线圈的更高灵敏度；而使用1.5T扫描仪时情况正好相反，使用肛门内侧线圈拥有更高灵敏度。使用多参数的3T MRI达到了最高的灵敏度。基于这一分析，可以认为使用多参数3T MRI（而非使用直肠内侧线圈）将获得前列腺癌局部分期的最可靠结果，这也证实了目前的建议。考虑到患者的特点，相比于中低风险组，高风险组的患者检测前列腺包膜外侵犯或精囊侵犯的敏感性最高，即便敏感性仍然保持在较低的水平，约为0.60（de Rooij等，2016）。

基于这一Meta分析结果，可以得出如下结论：对局部进展性疾病的检测性能是有限的或较差的。这些结果又与宏观影像学方法难以检测微小的前列腺包膜外侵犯的局限性有关。值得注意的是，该检查特异性较高，表明如果发现有前列腺包膜外侵犯或精囊侵犯的迹象，提示为局部进展性疾病的可能性较高。

### （三）PET

PET/CT也可用于前列腺内部的检测，但不能用于局部分期，因为在小盆腔中，PET的空间分辨率和CT的软组织对比度都很差。在过去10年中，研究人员对胆碱PET/CT评估前列腺内病变的作用进行了评估。Farsad等在36名患者的队列中进行基于六分区的组织学对比的首次研究（Farsad等，2005）。$^{11}$C-胆碱PET/CT显示出次优的性能，报告灵敏度为66%，特异性为81%，准确性为71%，阳性预测值为87%，阴性预测值为55%。在过去10年中，一些研究陆续评估了胆碱PET/CT在评估前列腺内病变方面缺乏准确性（Martorana等，2006；Giovacchini等，2008）。最近，Bundschuh等研究了前列腺中$^{11}$C-胆碱PET/CT的摄取与组织病理学的相关性（Bundschuh等，2013）。结果显示灵敏度并不理想，只有46%的组织学评估的病变显示出胆碱摄取量增加。在Grosu等提出的一项研究中，在肿瘤和非肿瘤组织中都发现了$^{11}$C-胆碱摄取的增加（Grosu等，2014）。在某些情况下，非肿瘤组织中胆碱摄取的强度甚至更高。Van den Bergh等评估了$^{11}$C-胆碱PET对mpMRI检查的额外价值，显示两种方式结合起来，灵敏度提高，特异度降低（Van den Bergh等，2012）。因此，根据文献报道，胆碱PET/CT在评估前列腺内病变方面的主要缺点是由于微小病灶的存在导致灵敏度较差；同时一些可能导致胆碱摄取代谢增加的良性疾病的存在（如良性前列腺增生、前列腺炎）等使其特异性受到影响。

最近，有人提出用基于 PSMA 的成像在前列腺根治术前评估患者。Fendler 等在 21 名前列腺癌患者的队列中评估了 $^{68}$Ga-PSMA PET/CT 在初始诊断时对前列腺和周围组织中的癌组织进行定位的准确性（Fendler 等，2016）。评估结果如下：敏感性为 0.67、特异性为 0.92、准确性为 0.72、PPV 为 0.97、NPV 为 0.42。组织病理学阳性段（100/126；79%）的平均最大 SUV 明显高于组织病理学阴性段。然而，尽管有较好的特异性和 PPV 值，但如果与胆碱 PET/CT 相比，其敏感性仍然是次优的。因此，最近提出将基于 PSMA 的 PET 与 MRI 相结合，以提高两种方法的性能。Zamboglou 等在一个小队列中证明，两种方法的结合在敏感性（0.82）和特异性（0.89）方面表现更好（Zamboglou 等，2017）。Eiber 等证实了这些结果，并在 53 名患者的队列中比较了同步 $^{68}$Ga-PSMA PET/MRI 对原发性前列腺癌定位的诊断性能与 mpMRI 联合单纯 PET 性能比较（Eiber 等，2016）。同时进行的 PET/MRI 在精确定位前列腺癌方面的表现明显优于 mpMRI 和 PET 成像，在 98% 的病例中正确检测到病变，敏感性为 0.76，特异性为 0.98（MRI 单独分别为 0.43 和 0.98，PET 单独分别 0.58 和 0.82）。

此外，根据目前文献中的数据，似乎有理由认为基于 PSMA 的成像能够很准确地区分前列腺内病变和前列腺增生症（Fendler 等，2016；Eiber 等，2016）。

综上所述，mpMRI 仍然是在根治性治疗前检测局部前列腺癌的参考标准。基于胆碱酯酶的成像具有次优性能，而文献中的初步结果支持基于 PSMA 的 PET/MRI 联合方案对原发性前列腺癌的定位发挥作用。

## 四、淋巴结分期

### （一）经典分期

CT 或 MRI 等横断面成像技术可用于区域和远处分期，寻找淋巴结转移和（或）骨转移或内脏转移。为了检测淋巴结转移，使用 CT 或 MRI 只定义形态学标准。淋巴结在横断面成像中越圆，越怀疑为淋巴结转移。淋巴结的大小也被用来区分淋巴结转移和正常淋巴结。通常情况下，淋巴结短轴上 8～10mm 的分界线被用于区分。值得注意的是，选择作为可疑淋巴结的尺寸标准值越低，检测淋巴结转移的敏感性就越高，但同时也会导致特异性降低，导致更多的假阳性。选择的尺寸标准点越高，敏感性就越低，特异性就越高。此外，淋巴结大小的变化也是一种信息。如果一个淋巴结的大小随着时间的推移而增加，则很可能是淋巴结转移。遗憾的是，只有在既往进行过横断面成像才可获得这种动态信息，而这种情况在新诊断的疾病患者中很少能得到满足。CT 或 MRI 的横断面成像在淋巴结分期中的表现较差。一般来说，正确识别淋巴结转移的敏感度为 0.20～0.60，特异性为 0.78～0.92（Daneshmand 等，2012；Giannarini 等，2012）。一项较早的 Meta 分析使用 CT 对前列腺肿瘤患者进行淋巴结分期，共分析了 4264 名患者，其中 15% 确认有淋巴结转移，结果显示敏感度为 0.07，准确度为 1.0（Abuzallouf 等，2004）。最近的研究表明，即使在淋巴结转移风险较高的患者中，其表现也是有限的。Briganti 等的研究表明，在接受扩大的盆腔淋巴结清扫的患者中，使用 10mm 的尺寸分界线，总体灵敏度为 0.13，准确度为 0.96（Briganti 等，2012）。当局限于高风险的前列腺癌患者时，CT 正确识别淋巴结转移的敏感度为 0.18，准确度为 0.94。即使是根据列线图具有非常高的淋巴结转移风险的患者，其性能仍然较差，敏感性和准确度为 0.24 和 0.95（Briganti 等，2012）。近期，Budiharto 等另一项研究使用全身 MRI 与扩散加权成像，根据列线图对同样具有高风险的淋巴结侵犯的患者进行分期，显示 MRI 识别每个区域的淋巴结转移的性能很低，敏感性为 0.19，准确度为

0.98（Budiharto 等，2011）。在一个淋巴结转移风险非常高的队列中（68% 的患者有转移），其表现较好，据报道其敏感性和准确度分别为 0.77～0.82 和 0.05～0.96（Lecouvet 等，2012）。鉴于横断面成像技术在淋巴结分期方面的表现不佳，手术盆腔淋巴结清扫仍然是前列腺癌淋巴结分期的金标准。值得注意的是，淋巴结分期及盆腔淋巴结清扫术的适应证取决于淋巴结侵犯的风险，这种风险可以根据治疗前的变量，如临床分期、PSA、活检 Gleason 评分和活检肿瘤体积信息来估计（Briganti 等，2006）。目前，最可靠的方法是使用预测模型，可以系统地将淋巴结转移风险计算给个体患者。

### （二）PET

最近，Evangelista 等（2013）在一项系统综述中讨论了基于胆碱酯酶的成像技术对评估淋巴结受累的诊断效能。在该 Meta 分析中，多数都证实了初步的结论，显示出对淋巴结分期的敏感性不足，但特异性较高。在基于患者的分析中，总体的敏感性和特异性分别为 0.49 和 0.95（Evangelista 等，2013）。一方面，$^{11}$C- 胆碱 PET/CT 的低灵敏度可以用微转移的存在来解释，因为 $^{11}$C- 胆碱 PET/CT 几乎不可能发现＜5mm 的病变。另一方面，假阳性结果的主要原因是由于淋巴结存在炎症，可能导致胆碱增加摄取量。因此，即使在高危患者中，胆碱 PET/CT 在淋巴结转移的前期分期中也只有有限的地位。

目前，PSMA PET/CT 在初始分期中的作用仍在研究之中。Budäus 等在 30 名患者的队列研究中得到的第一个结果显示，PSMA PET/CT 在识别淋巴结转移方面的敏感性较差：在以患者为单位分析中评估的敏感性为 0.33，而在以单侧前列腺为单位的分析中评估的敏感性为 0.27（Budaus 等，2016）。相反，根据作者的评估，在以患者为单位和前列腺侧叶为单位的分析中，特异性和 PPV 都达到了 1.0。然而，这项研究有几个局限性，包括研究的回顾性设计和入组人群中淋巴结转移的低发生率（608 个淋巴结切除中的 53 个淋巴结转移为 8.7%）（Budaus 等，2016）。在 Maurer 等进行的研究中，在 130 名患者的队列中测试了 PSMA PET/CT 评估前列腺根治术前是否存在淋巴结转移的诊断性能（Maurer 等，2016）。基于患者的分析，PSMA PET 的敏感性、特异性和准确性分别为 0.66、0.99 和 0.89，而传统形态成像工具的敏感性、特异性和准确性则为 0.44、0.85 和 0.72。在 734 个解剖的淋巴结模板中，117 个（15.9%）显示有转移。在基于单侧腺叶的分析中，PSMA PET 的敏感性、特异性和准确性分别为 0.68、0.99 和 0.95，而形态学成像的敏感性、规格性和准确性分别为 0.27、0.97 和 0.87。在 ROC 分析中，PSMA PET 在基于患者和模板的分析中的表现明显优于单纯的形态学成像（$P$=0.002 和 $P$＜0.001）（Maurer 等，2016）。这些结果得到了 van Leeuwen 等研究的证实，van Leeuwen 等评估了 PSMA PET/CT 在 30 名中危和高危前列腺癌患者队列中进行淋巴结分期的准确性（van Leeuwen 等，2017）。有 37% 的患者出现了淋巴结转移：共对 180 个淋巴结进行了分析，在组织学分析中确定了 26 个淋巴结转移灶。基于患者分析显示，PSMA PET/CT 的敏感度为 0.64，特异性为 0.95。在基于区域的分析中，敏感性为 0.56，特异性为 0.98（van Leeuwen 等，2017）。

### （三）远处转移或系统性疾病的分期

前列腺癌的转移扩散方向为区域或远处的淋巴结或骨转移。在活检或前列腺切除标本显示 Gleason=5 分的前列腺癌患者中发现，转移到内脏器官，如肺部或肝脏的情况相当罕见。当涉及转移性疾病的分期，特别是骨转移时，标准的检查是骨扫描。值得注意的是，前列腺癌的骨转移的发生是由于前列腺癌细胞表达了与造血干细胞类似的黏附分子而导致骨髓的渗透（Rahim 等，2014）。因此，前列腺癌的骨转移将首先在骨髓中发展，随后才会引起骨质结构本身的变化。这对于解释现代影像学模式和经典影像学模式（如 CT 或骨扫描）在检测骨转移的敏感性方面的差异非常重要。用骨扫描检测骨转移时，骨矿物质代谢率＞10% 是使病变可见的必要条件（Messiou 等，2009）。为了用传统的 X 线或 CT 检测骨转移，骨矿化的变化是必要的，并且通常在相对于骨闪烁扫描可以检测病变的阶段，在更晚的阶段变得明显。骨扫描和常规 X 线或 CT 的结合被认为是确定骨分期的金标准，并且在评估新的影像学方法的研究中经常代表参考标准。因此，其敏感性被认为是 1.0。然而其特异性低于 1.0，因为当显示骨创伤或骨良性病变等一些矿物质代谢率增加的病变时，骨显像可能出现假阳性。在最近的一项 Meta 分析中，其特异性约为 0.82（Lecouvet 等，2012；Oesterling 等，1993；Bruwer 等，1999；Shen 等，2014）。

## 五、用于骨病变分期的现代影像学方法

有两种现代影像学工具可用于前列腺癌的全身系统性分期，即全身 MRI 和 PET 扫描。

### （一）全身磁共振成像

全身磁共振成像至少是整个中轴骨骼的磁共振扫描，但最好是覆盖从头部到胫骨的全身骨骼范围，包括 $T_1$ 和 $T_2$ 加权成像及扩散加权成像。MRI 对骨髓的早期变化很敏感，这些变化在骨细胞反应之前，通常由经典影像学工具来描述（Messiou 等，2009）。这些与骨转移有关的变化导致 $T_1$ 加权成像中的信号消失，与周围的骨髓脂肪高信号形成对比。这种浸润可以在任何骨质结构的变化之前被描述出来。如前所述，骨扫描与传统的 X 线相结合被作为一种参考标准性的检查。因此，要想证明新的成像技术性能比标准联合方案更好，只能通过量化检测标准方案能检测到的病变以外的病变来评估，而不是通过标准方案能确定的病变。因此，在这种情况下，很难应用常规的敏感性和特异性方法。当使用全身 MRI 检测前列腺癌骨转移的可能性很高时，相对于用骨扫描和 X 线 /CT 确定的病变，全身 MRI 能多检测 22%～38% 的转移性骨病变。根据经典影像学方法没有转移性疾病，但被诊断为转移性疾病的患者将增加 15%～22%（Lecouvet 等，2012 和 2007；Del Vescovo 等，2014）。这些数据表明，全身 MRI 比经典的分期模式在检测骨转移上更加敏感。这项技术的主要缺点是缺乏标准化的序列，限制了其可重复性。此外，全身磁共振成像需要大量 MRI 构台时间来进行检查，因此耗费较多时间和资源。目前尚不清楚医疗系统和资源是否允许将其作为前列腺癌患者的标准成像方式进行系统性使用。

### （二）PET

与骨扫描相比，使用 $^{18}$F- 氟化钠、$^{11}$C- 胆碱或 $^{18}$F- 胆碱 PET/CT 可以发现更多的骨骼病变。越来越多的证据表明，$^{18}$F- 氟尿酸钠和 $^{11}$C- 胆碱可以改善患者的管理，既可以作为首选影像学方法，也可作为骨扫描后的影像学方法（Gandaglia 等，2014；Fuccio 等，2012）。目前，PSMA 成像在分期工作中评估是否存在骨转移的作用还没有得到检验。然而，根据发表的关于发生 BCR 的患者的研究数据来看，PSMA PET/CT 显示出检测骨病变的最佳性能。特别是，在迄今为止发表的最大的患者队列研究中，$^{68}$Ga-PSMA PET/CT 展示出最佳肿瘤 – 背景比，对疑似骨转移灶表现出合适的可视化（Afshar-Oromieh 等，2015；Eiber 等，2015）。此外，在 PSMA PET/CT 和胆碱 PET/CT 的直接比较中，无论 PSA 水平如何，PSMA 的检出率都高于胆碱（Morigi 等，2015）。

在这个患者群中，共有 16 个骨病变被 PSMA 识别出来，而只有 9 个病变被胆碱识别出来。

目前还没有研究对同一患者群中的全身 MRI、PET/CT 和骨扫描进行头对头比较。然而，最近有一项 Meta 分析，包括 18 项研究，分析了 1102 名患者（Shen 等，2014）。该 Meta 分析对纳入分析的研究采用了相同的方法和质量标准，从而可以对性能的差异做出一些结论。对于骨转移的检测，该分析显示全身 MRI 的总体灵敏度为 0.95，PET/CT 为 0.87，而骨扫描为 0.79。汇总后的特异性结果如下：全身 MRI 为 0.96，PET/CT 为 0.97，骨扫描为 0.82。ROC 曲线下面积的结果如下：全身 MRI 为 0.99，PET/CT 为 0.95，骨扫描为 0.89（Shen 等，2014）。根据这一分析，似乎全身 MRI 在检测骨转移方面的表现最好，其次是 PET/CT 和骨扫描。值得注意的是，PET/CT 在检测淋巴结转移方面的效能优于全身 MRI，因此可能是最全能的分期方法，能够可靠地检测骨转移，且在尚未行盆腔淋巴结清扫术前检测是否淋巴结转移的效能最好。

### （三）根治性治疗后生化复发和临床复发时的分期

当 PSA 在根治性治疗（如根治性前列腺切除术或体外放射治疗）后达到最低点后可检测到或上升，原因可能来自于前列腺床或前列腺的局部复发、局部淋巴结，或来自于远处转移性疾病如骨转移，抑或以上情况的随机组合。局部或局部区域复发可以接受挽救性治疗，可能尚可治愈。真正的全身性疾病与骨转移的治愈可能性较低，此时需要接受全身性治疗而不是局部抢救性治疗（Suardi 等，2015）。因此，在生化复发时，需要回答的重要问题是患者是局部复发还是远处转移复发，或者两者都有。较早的研究表明，在局部治疗后，30%～40% 的患者会出现局部复发，其余为远处复发或局部和远处复发相结合（Pound 和 Partin，2000；Coen 等，2002）。一般来说，复发疾病的分期是通过 CT 和骨扫描来完成的，这两种方法的诊断率都很低，诊断性能欠佳，除非 PSA 出现异常（＞20ng/ml）（Beresford 等，2010）。值得注意的是，如果在根治性前列腺切除术或放射治疗后，对局部复发患者进行挽救性治疗，需要在低 PSA 水平下尽早进行。根治性前列腺切除术后挽救性放疗的研究结果显示，当挽救性放疗时的 PSA＜0.5ng/ml 时，患者能获得约 50% 长期无病生存率。如果 PSA 为 0.5～1ng/ml，则长期无病生存率下降到 30%，如果 PSA＞1ng/ml，则长期无病生存率下降到 10%（Stephenson 等，2007）。理想情况下，应在生化复发的时点上（0.2ng/ml）作出是否需要挽救性放疗的决定。这同样适用于放疗后的挽救性前列腺切除术的结果，行挽救手术前最佳 PSA 水平为＜4ng/ml（Chade 等，2011）。如果考虑挽救治疗，早期治疗是有效的关键，PSA 是这种情况下预后的主要驱动因素之一，因为 PSA 与肿瘤体积具有较大相关性。

### （四）mpMRI 在检测局部复发中的作用

与前列腺癌初始诊断的情况类似，mpMRI 越来越多地被用于检测根治性切除术或放疗后的局部复发，尤其是在放疗后显示出令人鼓舞的结果。Wu 等最近进行的一项 Meta 分析显示，用 MRI 检测前列腺根治术后的局部复发，其灵敏度和特异性分别为 0.82 和 0.87（Wu 等，2013）。而对这个令人满意的结果贡献最大的是动态对比增强序列，其可以识别手术后瘢痕组织区域中呈高灌注的癌组织。值得注意的是，扩散加权成像的作用有限，因为它容易出现与前列腺手术后经常遇到的手术钳相关的伪影。纳入研究的主要限制在于检查的时间点，PSA 范围为 0.84～2.2ng/ml（Wu 等，2013）。如上所述，为了具有临床意义和实际帮助，局部复发需要在 PSA＜0.5ng/ml 的范围被可靠地识别；因此上述 PSA 范围太高，超出了有意义的 PSA 范围（更有利于挽救性放疗决定的 PSA 范围）。因此，根据目前的证据，MRI 在前列腺根治术后检测局部复发的临床意义非常有限。同样的 Meta 分析也涉及 mpMRI 在检测放疗后局部复发方面的表现。结果显示总体的敏感性和特异性分别为 0.82 和 0.74。与根治性前列腺切除术后的局部复发检测一样，最具参考价值的参数是动态对比度增强 MRI 序列，可以识别放疗后前列腺瘢痕组织中的高灌注癌组织。这些研究的 PSA 范围在 2.1～2.8ng/ml 的临床相关范围内（Wu 等，2013）。由于放疗后的生化复发被定义为 PSA 比最低点增加 2ng/ml，所以具有临床意义的 PSA 范围应＞2ng/ml。综上可以得出结论，mpMRI 在检测放疗后的局部复发方面具有临床意义，但在根治性前列腺切除术后则暂时没有意义。

### （五）PET

在有意义的 PSA 水平识别复发病变的目的下，目前胆碱 PET 的性能是有限的，因为当 PSA＜1ng/ml 时，胆碱 PET 检查仅在 5%～20% 的情况下呈阳性；而当 PSA＜0.5ng/ml 时，胆碱 PET 检查仅在 5%～8% 的情况下呈阳性（Castellucci 等，2014；Giovacchini 等，2010a 和 b；Mitchell 等，2013；Rybalov 等，2013）。不幸的是，为了在复发时获得最佳的治愈机会，挽救治疗的最佳时机是 PSA 水平较低或非常低的时候，此时肿瘤负担仍然有限（Stephenson 等，2007）。此外，当胆碱 PET 发现阳性结果时，存在不可忽视的疾病低估风险。

Passoni 等的研究表明，在胆碱 PET 上有阳性结节的患者接受了严格的挽救性淋巴结清扫后显示，61% 的病例其他区域的阳性结节没有被胆碱 PET 检测到（Passoni 等，2014）。Decconick 等的另一项研究显示，在同样的临床情景和设计中，79% 的阳性结节没有被胆碱 PET 检测到（Deconinck，2014）。在这种临床情况下，PET 的表现优于 CT 和骨扫描等传统成像，这可以说是重大的改进，但如果胆碱 PET 要真正为标准临床路径的增加附加价值，则需要看清上述的局限性，将胆碱 PET 用于正确的临床情景。在过去的几年中，已经有一些新的探针被开发使用，能够提供相较于更好的胆碱 PET/CT 更优的表现，特别是在 BCR 期间 PSA 水平较低的情况下性能更强。开发探针是专门靶向前列腺癌细胞中过量表达的细胞外结构底物的放射性示踪剂，可促进治疗学示踪剂的发展，对诊断和治疗都有价值。最早的调查报道显示，与胆碱 PET/CT 相比，PSMA PET/CT 检测疑似前列腺癌转移的准确性更高，而且在 PSA 水平较低的情况下也有很好的表现（图 7-1）（Eiber 等，2015；Morigi 等，2015）。在迄今为止发表的较大的队列研究之一中，Eiber 等报道了 PSMA PET/CT 在 248 名生化复发性前列腺癌患者中的表现（中位 PSA 为 1.99ng/ml）（Eiber 等，2015）。

研究人员观察到 PSMA PET/CT 的总体阳性率为 89.5%，这令人欣喜。研究人员观察到低 PSA 水平的阳性率也相当高，PSA 值在 1～2ng/ml 的阳性率为 93.0%（67/72），在 0.5～1ng/ml 的阳性率为 72.7%（24/33），以及 PSA 值为 0.2～0.5ng/ml 的占 57.9%（11/19）（Eiber 等，2015）。最近，Ceci 等也研究了 PSMA PET/CT 对复发前列腺癌的作用，并评估了哪些临床和病理特征与 PET/CT 阳性率有关（Ceci 等，2015）。在 70 名患者的队列中（中位 PSA 为 1.7ng/ml），阳性率为 74.2%。PSA 水平 0.83ng/ml，PSA 倍增时间 6.5 个月被认为是有诊断为阳性或阴性扫描结果最优临界线。扫描时的 PSA 和 PSA 倍增时间与是否出现阳性 PET/CT 扫描结果有显著相关（$P<0.05$）（Ceci 等，2015）。最近，Albisinni 等研究了 PSMA PET/CT 对根治性治疗后生化复发前列腺癌患者

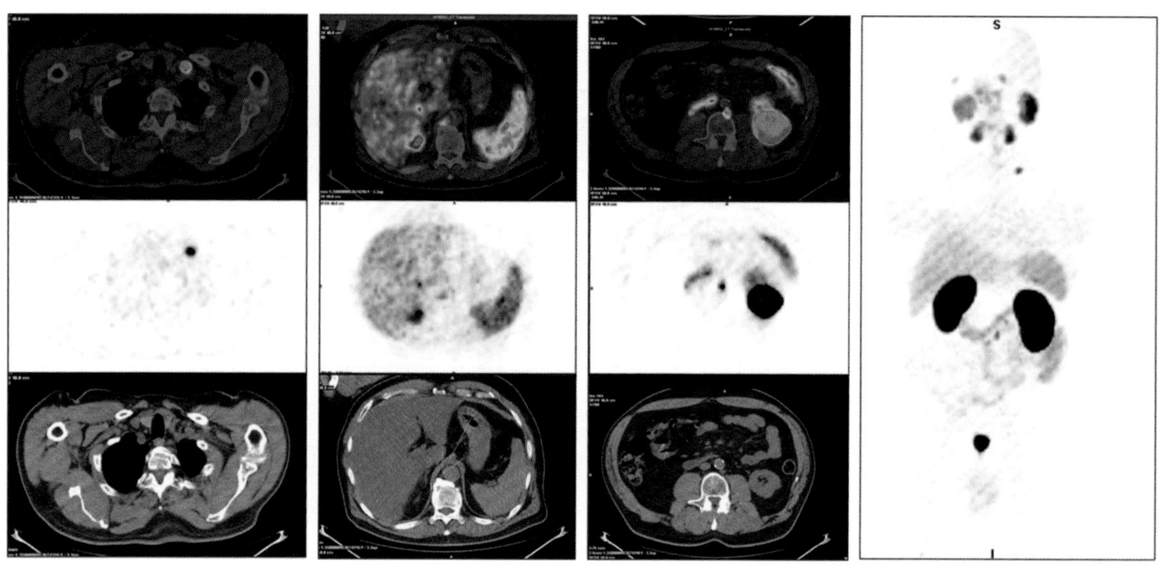

▲ 图 7-1 **PSMA PET/CT**：一位 **64** 岁的患者在接受根治性前列腺切除术和辅助放疗后，出现 **PSMA** 复发，在进行 **PSMA PET/CT** 检查时点的 **PSA** 为 **1.27ng/ml**，**PSA** 倍增时间为 **4.1** 个月。**PSMA PET/CT** 检测到两个主动脉旁淋巴结，一个小的膈肌淋巴结和一个左锁骨上淋巴结。对腹外淋巴结进行活检并证实了前列腺癌的转移

管理的临床影响（Albisinni 等，2016）。在一个 131 名前列腺癌患者的连续队列中（中位 PSA 为 2.2ng/ml），PET/CT 的总检出率为 75%，对 99/131 名患者（76%）的后续治疗管理产生了影响。其中主要的后续管理包括继续监测、激素操作、立体定向放射治疗、挽救性放射治疗、挽救性结节切除或挽救性局部治疗（Albisinni 等，2016）。

根据文献中的数据，这种新方法证明了其在检测前列腺癌方面的优异表现，证实了该影像学方法对于精准确定复发部位的重要性。Pfister 等比较了 PSMA PET/CT 与胆碱 PET/CT 作为诊断工具指导挽救性淋巴结清扫的效用（Pfister 等，2016）。结果显示，与胆碱 PET（0.71 和 0.86）相比，以组织病理学为参考标准，PSMA（0.87 和 0.93）检测淋巴结转移方面具有更好的敏感性和特异性（Pfister 等，2016）。这些结果与 Rauscher 等得到的数据结果一致：PSMA PET/CT 与形态学成像相比，以组织病理学为参考标准，评估生化复发患者的淋巴结转移的准确性（Rauscher 等，2016）。结果显示，与传统的 CT 和（或）MRI 的形态学成像相比，PSMA 在指导挽救性淋巴结清扫方面要更加准确（图 7-2）。对于评估淋巴结转移，Rauscher 等发现 PSMA 敏感性为 0.78，特异性为 0.97，而传统形态学成像的灵敏度为 0.27，特异性为 0.99（Rauscher 等，2016）。

最近，寡转移性疾病的概念作为转移性疾病的一个子概念出现，将具有低肿瘤负荷和转移数量的患者重新分组，这些患者也可能以治愈疾病为目的通过局部、全身及图像靶向消融治疗相结合来综合治疗前列腺癌（图 7-3）（Hellman 和 Weichselbaum，1995）。这一概念来自于最初的局部治疗后疾病复发的临床情况，但这一概念也可以扩展到前列腺癌首次诊断可能的低容量转移性疾病的患者。由于 PET 比传统成像更为敏感，它可能在未来新的临床情景下发挥重要作用（Mottet 等；Suardi 等，2015）。目前仍然需要进一步的研究来检验这些新方法是否会改善前列腺癌患者的治疗效果，评估这一概念的几项研究正在开展。

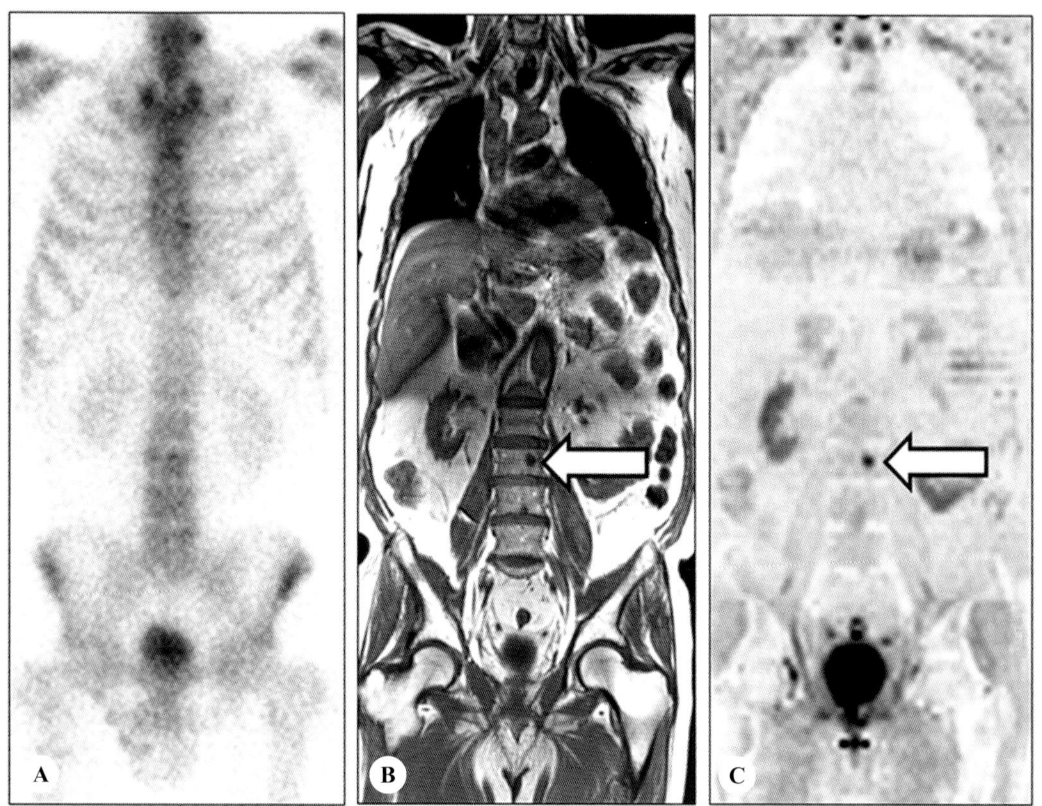


▲ 图 7-2　**全身 MRI：在一名具有较高转移风险的新诊断的前列腺癌患者中，全身 MRI 与骨扫描相比呈现的优越性**

A. 骨扫描没有显示异常；B 和 C. $T_1$ 和扩散加权的 MRI 序列显示 $L_2$ 椎体内有骨转移（箭），提示有寡转移状态（图片由 Frédéric Lecouvet，Department of Radiology，Universite catholique de Louvain，Brussels，Belgium 提供）

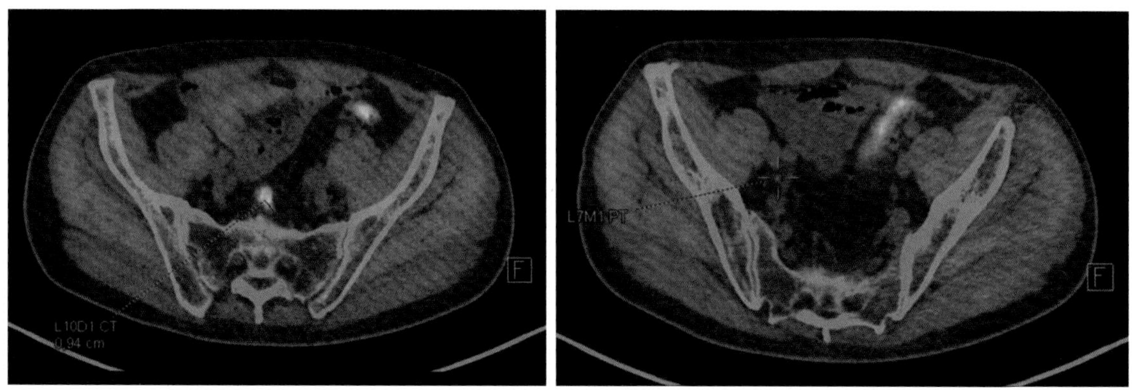


▲ 图 7-3　**生化复发时的 $^{18}$F- 胆碱 PET/CT：一位 69 岁患者接受了前列腺根治术和挽救性放疗的局部治疗。PSA 复发后行 $^{18}$F- 胆碱 PET/CT 时，PSA 在 1.81ng/ml。PET 显示骶前和右侧盆腔淋巴结阳性。挽救性淋巴结清扫后的病理结果显示有 2 个淋巴结转移（2/21），并侵犯淋巴包膜**

# 参考文献


[1] Abuzallouf S, Dayes I, Lukka H. Baseline staging of newly diagnosed prostate cancer: a summary of the literature. J Urol. 2004;171(6 Pt 1):2122–7.

[2] Afshar-Oromieh A, Avtzi E, Giesel FL, Holland-Letz T, Linhart HG, Eder M, et al. The diagnostic value of PET/CT imaging with the (68) Ga-labelled PSMA ligand HBED-CC in the diagnosis of recurrent prostate cancer. Eur J Nucl Med Mol Imaging. 2015;42(2):197–209.

[3] Albisinni S, Artigas C, Aoun F, Biaou I, Grosman J, Gil T, et al. Clinical impact of 68 Ga-prostate-specific membrane antigen (PSMA) positron emission tomography/ computed tomography (PET/CT) in patients with prostate cancer with rising prostate-specific antigen after treatment with curative intent: preliminary analysis of a multidisciplinary approach. BJU Int. 2016;

[4] Beresford MJ, Gillatt D, Benson RJ, Ajithkumar T. A systematic review of the role of imaging before salvage radiotherapy for post-prostatectomy biochemical recurrence. Clin Oncol (R Coll Radiol). 2010;22(1):46–55.

[5] Briganti A, Chun FK, Salonia A, Zanni G, Scattoni V, Valiquette L, et al. Validation of a nomogram predicting the probability of lymph node invasion among patients undergoing radical prostatectomy and an extended pelvic lymphadenectomy. Eur Urol. 2006;49(6):1019–26; discussion 26–7

[6] Briganti A, Abdollah F, Nini A, Suardi N, Gallina A, Capitanio U, et al. Performance characteristics of computed tomography in detecting lymph node metastases in contemporary patients with prostate cancer treated with extended pelvic lymph node dissection. Eur Urol. 2012;61(6):1132–8.

[7] Brock M, von Bodman C, Sommerer F, Loppenberg B, Klein T, Deix T, et al. Comparison of real-time elastography with grey-scale ultrasonography for detection of organ-confined prostate cancer and extra capsular extension: a prospective analysis using whole mount sections after radical prostatectomy. BJU Int. 2012;108(8 Pt 2): E217–22.

[8] Bruwer G, Heyns CF, Allen FJ. Influence of local tumour stage and grade on reliability of serum prostate-specific antigen in predicting skeletal metastases in patients with adenocarcinoma of the prostate. Eur Urol. 1999;35(3):223–7.

[9] Budaus L, Leyh-Bannurah SR, Salomon G, Michl U, Heinzer H, Huland H, et al. Initial experience of (68) Ga-PSMA PET/CT imaging in high-risk prostate cancer patients prior to radical prostatectomy. Eur Urol. 2016;69(3):393–6.

[10] Budiharto T, Joniau S, Lerut E, Van den Bergh L, Mottaghy F, Deroose CM, et al. Prospective evaluation of 11C-choline positron emission tomography/computed tomography and diffusion-weighted magnetic resonance imaging for the nodal staging of prostate cancer with a high risk of lymph node metastases. Eur Urol. 2011;60(1):125–30.

[11] Bundschuh RA, Wendl CM, Weirich G, Eiber M, Souvatzoglou M, Treiber U, et al. Tumour volume delineation in prostate cancer assessed by [11C]choline PET/CT: validation with surgical specimens. Eur J Nucl Med Mol Imaging. 2013;40(6):824–31.

[12] Castellucci P, Ceci F, Graziani T, Schiavina R, Brunocilla E, Mazzarotto R, et al. Early biochemical relapse after radical prostatectomy: which prostate cancer patients may benefit from a restaging 11C-choline PET/CT scan before salvage radiation therapy? J Nucl Med. 2014;55(9):1424–9.

[13] Ceci F, Uprimny C, Nilica B, Geraldo L, Kendler D, Kroiss A, et al. (68)Ga-PSMA PET/CT for restaging recurrent prostate cancer: which factors are associated with PET/CT detection rate? Eur J Nucl Med Mol Imaging. 2015;42(8):1284–94.

[14] Chade DC, Shariat SF, Cronin AM, Savage CJ, Karnes RJ, Blute ML, et al. Salvage radical prostatectomy for radiation-recurrent prostate cancer: a multi-institutional collaboration. Eur Urol. 2011;60(2):205–10.

[15] Coen JJ, Zietman AL, Thakral H, Shipley WU. Radical radiation for localized prostate cancer: local persistence of disease results in a late wave of metastases. J Clin Oncol. 2002;20(15):3199–205.

[16] Daneshmand S, Ahmadi H, Huynh LN, Dobos N. Preoperative staging of invasive bladder cancer with dynamic gadolinium-enhanced magnetic resonance imaging: results from a prospective study. Urology. 2012;80(6):1313–8.

[17] Deconinck. AUA annual meeting 2014 abstract. J Urol. 2014; 191(Suppl)

[18] Del Vescovo R, Frauenfelder G, Giurazza F, Piccolo CL, Cazzato RL, Grasso RF, et al. Role of whole-body diffusion-weighted MRI in detecting bone metastasis. Radiol Med. 2014;119(10):758–66.

[19] Eiber M, Maurer T, Souvatzoglou M, Beer AJ, Ruffani A, Haller B, et al. Evaluation of hybrid (6)(8)Ga-PSMA ligand PET/CT in 248 patients with biochemical recurrence after radical prostatectomy. J Nucl Med. 2015;56 (5):668–74.

[20] Eiber M, Weirich G, Holzapfel K, Souvatzoglou M, Haller B, Rauscher I, et al. Simultaneous 68Ga-PSMA HBED-CC PET/MRI improves the localization of primary prostate cancer. Eur Urol. 2016;70(5):829–36.

[21] Evangelista L, Guttilla A, Zattoni F, Muzzio PC, Zattoni F. Utility of choline positron emission tomography/ computed tomography for lymph node involvement identification in intermediate- to high-risk prostate cancer: a systematic literature review and meta-analysis. Eur Urol. 2013;63(6):1040–8.

[22] Farsad M, Schiavina R, Castellucci P, Nanni C, Corti B, Martorana G, et al. Detection and localization of prostate cancer: correlation of (11)C-choline PET/CT with histopathologic step-section analysis. J Nucl Med. 2005;46(10):1642–9.

[23] Fendler WP, Schmidt DF, Wenter V, Thierfelder KM, Zach C, Stief C, et al. 68Ga-PSMA PET/CT detects the location and extent of primary prostate cancer. J Nucl Med. 2016;57(11):1720–5.

[24] Fuccio C, Castellucci P, Schiavina R, Guidalotti PL, Gavaruzzi G, Montini GC, et al. Role of 11C-choline PET/CT in the re-staging of prostate cancer patients with biochemical relapse and negative results at bone scintigraphy. Eur J Radiol. 2012;81(8):e893–6.

[25] Gandaglia G, Abdollah F, Schiffmann J, Trudeau V, Shariat SF, Kim SP, et al. Distribution of metastatic sites in patients with prostate cancer: a population-based analysis. Prostate. 2014;74(2):210–6.

[26] Giannarini G, Petralia G, Thoeny HC. Potential and limitations of diffusion-weighted magnetic resonance imaging in kidney, prostate, and bladder cancer including pelvic lymph node staging: a critical analysis of the literature. Eur Urol. 2012;61(2):326–40.

[27] Giovacchini G, Picchio M, Coradeschi E, Scattoni V, Bettinardi V, Cozzarini C, et al. [(11)C]choline uptake with PET/CT for the initial diagnosis of prostate cancer: relation to PSA levels, tumour stage and antiandrogenic therapy. Eur J Nucl Med Mol Imaging. 2008;35(6):1065–73.

[28] Giovacchini G, Picchio M, Briganti A, Cozzarini C, Scattoni V, Salonia A, et al. [11C]choline positron emission tomography/computerized tomography to restage prostate cancer cases with biochemical failure after radical prostatectomy and no disease evidence on conventional imaging. J Urol. 2010a;184(3):938–43.

[29] Giovacchini G, Picchio M, Scattoni V, Garcia Parra R, Briganti A, Gianolli L, et al. PSA doubling time for prediction of [(11)C]choline PET/CT findings in prostate cancer patients with biochemical failure after radical prostatectomy. Eur J Nucl Med Mol Imaging. 2010b;37(6):1106–16.

[30] Grosu AL, Weirich G, Wendl C, Prokic V, Kirste S, Geinitz H, et al. 11C-choline PET/pathology image coregistration in primary localized prostate cancer. Eur J Nucl Med Mol Imaging. 2014;41(12):2242–8.
[31] Hellman S, Weichselbaum RR. Oligometastases. J Clin Oncol. 1995;13(1):8–10.
[32] Lecouvet FE, Geukens D, Stainier A, Jamar F, Jamart J, d'Othee BJ, et al. Magnetic resonance imaging of the axial skeleton for detecting bone metastases in patients with high-risk prostate cancer: diagnostic and costeffectiveness and comparison with current detection strategies. J Clin Oncol. 2007;25(22):3281–7.
[33] Lecouvet FE, El Mouedden J, Collette L, Coche E, Danse E, Jamar F, et al. Can whole-body magnetic resonance imaging with diffusion-weighted imaging replace Tc 99m bone scanning and computed tomography for single-step detection of metastases in patients with high-risk prostate cancer? Eur Urol. 2012;62 (1):68–75.
[34] van Leeuwen PJ, Emmett L, Ho B, Delprado W, Ting F, Nguyen Q, et al. Prospective evaluation of 68Galliumprostate- specific membrane antigen positron emission tomography/computed tomography for preoperative lymph node staging in prostate cancer. BJU Int. 2017;119(2):209–15.
[35] Martorana G, Schiavina R, Corti B, Farsad M, Salizzoni E, Brunocilla E, et al. 11C-choline positron emission tomography/ computerized tomography for tumor localization of primary prostate cancer in comparison with 12–core biopsy. J Urol. 2006;176(3):954–60; discussion 60
[36] Maurer T, Gschwend JE, Rauscher I, Souvatzoglou M, Haller B, Weirich G, et al. Diagnostic efficacy of (68) gallium-PSMA positron emission tomography compared to conventional imaging for lymph node staging of 130 consecutive patients with intermediate to high risk prostate Cancer. J Urol. 2016;195(5):1436–43.
[37] Messiou C, Cook G, deSouza NM. Imaging metastatic bone disease from carcinoma of the prostate. Br J Cancer. 2009;101(8):1225–32.
[38] Mitchell CR, Lowe VJ, Rangel LJ, Hung JC, Kwon ED, Karnes RJ. Operational characteristics of (11)c-choline positron emission tomography/computerized tomography for prostate cancer with biochemical recurrence after initial treatment. J Urol. 2013;189(4):1308–13.
[39] Morigi JJ, Stricker PD, van Leeuwen PJ, Tang R, Ho B, Nguyen Q, et al. Prospective comparison of 18F-Fluoromethylcholine versus 68Ga-PSMA PET/CT in prostate Cancer patients who have rising PSA after curative treatment and are being considered for targeted therapy. J Nucl Med. 2015;56(8):1185–90.
[40] Mottet N, Bellmunt J, Briers E, van den Bergh RCN, Bolla M, van Casteren NJ, Cornford P, Culine S, Joniau S, Lam T, Mason MD, Matveev V, van der Poel H, van der Kwast TH, Rouvière O, Wiegel T. Guidelines on prostate cancer. Eur Assoc Urol. n. d.. Web site https://uroweb.org/guideline/prostate-can cer/. Accessed 17 May 2016.
[41] Oesterling JE, Martin SK, Bergstralh EJ, Lowe FC. The use of prostate-specific antigen in staging patients with newly diagnosed prostate cancer. JAMA. 1993;269 (1):57–60.
[42] Ohori M, Kattan MW, Koh H, Maru N, Slawin KM, Shariat S, et al. Predicting the presence and side of extracapsular extension: a nomogram for staging prostate cancer. J Urol. 2004;171(5):1844–9; discussion 9
[43] Passoni NM, Suardi N, Abdollah F, Picchio M, Giovacchini G, Messa C, et al. Utility of [11C]choline PET/CT in guiding lesion-targeted salvage therapies in patients with prostate cancer recurrence localized to a single lymph node at imaging: results from a pathologically validated series. Urol Oncol. 2014;32(1):38 e9–16.
[44] Pfister D, Porres D, Heidenreich A, Heidegger I, Knuechel R, Steib F, et al. Detection of recurrent prostate cancer lesions before salvage lymphadenectomy is more accurate with (68)Ga-PSMA-HBED-CC than with (18)F-Fluoroethylcholine PET/CT. Eur J Nucl Med Mol Imaging. 2016;43(8):1410–7.
[45] Pound CR, Partin AW. What does prostate-specific antigen recurrence mean? Curr Urol Rep. 2000;1(1):28–35.
[46] Rahim F, Hajizamani S, Mortaz E, Ahmadzadeh A, Shahjahani M, Shahrabi S, et al. Molecular regulation of bone marrow metastasis in prostate and breast cancer. Bone Marrow Res. 2014;2014:405920.
[47] Rauscher I, Maurer T, Beer AJ, Graner FP, Haller B, Weirich G, et al. Value of 68Ga-PSMA HBED-CC PET for the assessment of lymph node metastases in prostate cancer patients with biochemical recurrence: comparison with histopathology after salvage lymphadenectomy. J Nucl Med. 2016;57(11):1713–9.
[48] de Rooij M, Hamoen EH, Witjes JA, Barentsz JO, Rovers MM. Accuracy of magnetic resonance imaging for local staging of prostate cancer: a diagnostic metaanalysis. Eur Urol. 2016;70(2):233–45.
[49] Rybalov M, Breeuwsma AJ, Leliveld AM, Pruim J, Dierckx RA, de Jong IJ. Impact of total PSA, PSA doubling time and PSA velocity on detection rates of 11C-choline positron emission tomography in recurrent prostate cancer. World J Urol. 2013;31(2):319–23.
[50] Shen G, Deng H, Hu S, Jia Z. Comparison of choline-PET/ CT, MRI, SPECT, and bone scintigraphy in the diagnosis of bonemetastases in patients with prostate cancer: a meta-analysis. Skelet Radiol. 2014;43(11):1503–13.
[51] Stephenson AJ, Scardino PT, Kattan MW, Pisansky TM, Slawin KM, Klein EA, et al. Predicting the outcome of salvage radiation therapy for recurrent prostate cancer after radical prostatectomy. J Clin Oncol. 2007;25 (15):2035–41.
[52] Steuber T, Graefen M, Haese A, Erbersdobler A, Chun FK, Schlom T, et al. Validation of a nomogram for prediction of side specific extracapsular extension at radical prostatectomy. J Urol. 2006;175(3 Pt 1):939–44; discussion 44
[53] Suardi N, Gandaglia G, Gallina A, Di Trapani E, Scattoni V, Vizziello D, et al. Long-term outcomes of salvage lymph node dissection for clinically recurrent prostate cancer: results of a single-institution series with a minimum follow-up of 5 years. Eur Urol. 2015;67(2):299–309.
[54] Ukimura O, Troncoso P, Ramirez EI, Babaian RJ. Prostate cancer staging: correlation between ultrasound determined tumor contact length and pathologically confirmed extraprostatic extension. J Urol. 1998;159 (4):1251–9.
[55] Van den Bergh L, Koole M, Isebaert S, Joniau S, Deroose CM, Oyen R, et al. Is there an additional value of (1)(1) C-choline PET-CT to T2–weighted MRI images in the localization of intraprostatic tumor nodules? Int J Radiat Oncol Biol Phys. 2012;83(5):1486–92.
[56] Wu LM, Xu JR, Gu HY, Hua J, Zhu J, Chen J, et al. Role of magnetic resonance imaging in the detection of local prostate cancer recurrence after external beam radiotherapy and radical prostatectomy. Clin Oncol (R Coll Radiol). 2013;25(4):252–64.
[57] Zamboglou C, Drendel V, Jilg CA, Rischke HC, Beck TI, Schultze-Seemann W, et al. Comparison of 68Ga- HBED-CC PSMA-PET/ CT and multiparametric MRI for gross tumour volume detection in patients with primary prostate cancer based on slice by slice comparison with histopathology. Theranostics. 2017;7(1):228–37.

# 第8章　前列腺癌活检：策略

# Prostate Cancer Biopsy: Strategies

Niklas Westhoff　Manuel Ritter　著

叶林·木拉提　译　　范　宇　王　赫　校

摘　要

几十年来，前列腺活检是诊断前列腺癌的金标准。技术和材料的进步使得10～12针系统性活检成为针对PSA水平升高或直肠指诊疑诊的前列腺癌诊断中最先进的技术。

由于前列腺成像方式能够显示出潜在的恶性区域，活检方式开始向有利于最优地检测出癌症具有针对性的靶向活检改变。多参数磁共振成像的应用目前被认为可以提高有临床意义的癌症检出率，改善早期危险分层，并建议患者进行适当的治疗。各种不同融合技术和活检平台已经被开发出来，通过结合活检和局部治疗，显示出诊断相关性和治疗相关性，因而具有巨大的未来潜力。

然而，对于采取系统性、靶向性或饱和性活检的正确指征及如何进行活检仍存在争议。活检策略应遵从以下目标：准确检测有临床意义的癌症、减少对无意义癌症的过度检测、高阴性预测值、预测前列腺切除术标本的最终病理进行风险评估、低发病率和临床适用性。

## 一、概述

最早的前列腺活检报告来自于1922年，当时Barringer进行了经会阴穿刺活检。他的活检样本中只有50%含有前列腺组织（Barringer，1922）。Astraldi是第一位使用经会阴入路从前列腺获取样本的泌尿科医生，尽管活检仅通过触诊来对可疑的前列腺区域手动定位（Astraldi，1937）。

后来在1971年，将经直肠超声用于前列腺成像是向影像引导的活检技术迈出的第一步（Watanabe等，1971）。在此期间，将目标定位在肿瘤可疑的低回声病灶首次成为活检策略的标准。然而，进一步的调查发现，系统性活检的效果优于目标性技术。六分区活检是由Hodge等研发的，他们对每个前列腺叶的底部、中部和尖部均进行了一次活检（Hodge等，1989）。最后，将该技术向另外的侧部活检扩展后，10～12针活检成为目前泌尿外科协会指南推荐的初次活检标准（American Urological Association，2013；Deutsche Gesellschaft für Urologie，2016；European Association of Urology，2016）。

近10年来，创新的成像方式彻底改变了既往的前列腺活检，新的方式在活检前进行定位和风险归因，并可用于定向取样。然而，有关最佳的活检策略仍存在争论。目前活检技术的发展目标是以机动性和简单的临床适用性，最准确地检测具有临床意义的癌症。

## 二、活检技术、相关性和局限性

### （一）超声引导下系统性活检

1. 系统性经直肠超声活检

传统的经直肠超声引导下系统性前列腺活检是一项可在住院部或在门诊进行的检查。在美国，2014 年进行了大约 130 万次前列腺活检（Howlader 等，2015）。因为其低成本和患者可接受的舒适度，这种活检技术是应用最广泛的。

干预前必须考虑以下几个条件：至少在活检前 24h 取得患者知情同意，评估凝血功能或抗凝治疗，以及在一些特殊情况下排除尿路感染和直肠耐药菌。

患者可以取左侧卧位或截石位，这取决于泌尿科医生的偏好。通常情况下，不需要进行全身麻醉。灌注麻醉性润滑剂可能足以减轻疼痛。此外，通过注射 10～20ml 局部麻醉药对前列腺和精囊交界处的神经血管束进行局部浸润可显著减少不适。如果患者在这种情况下仍不能忍受手术，则应进行镇痛镇静或全身麻醉。特别是如果直肠括约肌仍然紧张，往往需要采取这些措施。

在对前列腺进行初步直肠指检以确定可疑癌症的较硬区域后，将 TRUS 探头插入直肠。超声探头有两种类型，“侧向发射”的探头横向投射 / 探头是横向的。探头必须通过扭动来移动，同时保持其轴线中立。相反，“末端发射”的探头从探头的末端发射一个平面（图 8–1）。为了从底部到尖部观察整个前列腺，探头必须是弯曲的。通过调整合适的患者姿势来促进足够的活动自由度是很重要的。

现代双平面经直肠超声探头可同时显示矢状面和横断面，简化了定位过程。此外，通过同时收集多个平面上的数据，可以实现前列腺的三维可视化。另外，3D 体积可通过现代超声设备磁场内探头上的传感器来计算和可视化。这两种方法都能优化活检样本的准确定位。

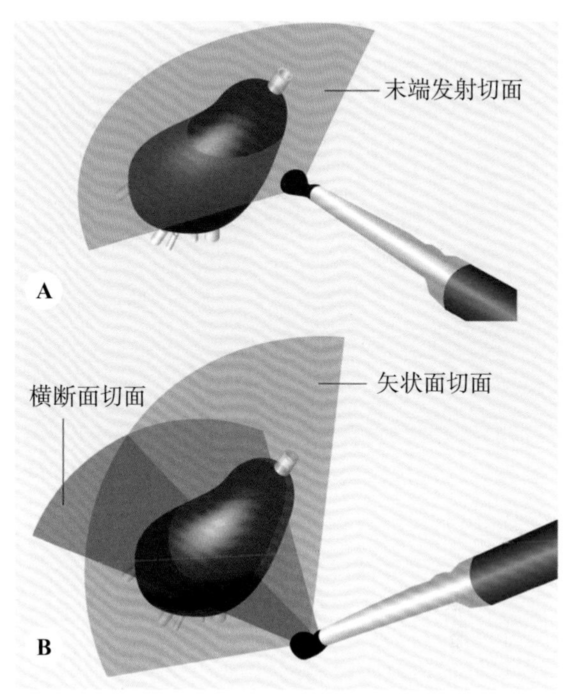


▲ 图 8–1　不同发射模式的超声探头

A. 末端发射探头；B. 双平面探头（横断面和矢状面）

指南建议使用直径至少为 20 号标准尺寸的活检针。系统活检的取样应覆盖前列腺从底部到尖部的两个叶。详细来说，应从每个内侧和外侧的底部、中部 / 中叶和尖部获得 5～6 个样本。因此，有必要在取材前向前推动针穿过组织，以达到同样的远端定位。此外，侧面活检需要精确的取样，因为周围部最有可能藏有癌症。

经直肠超声的恶性标准是低回声病变、轮廓不规则和包膜中断（图 8–2）。然而，低回声病变只出现在某些癌症中，并可被良性病变如感染、钙化、肌肉组织或纤维化所掩盖。因此，经直肠超声检测前列腺癌的特异性较低。基于此，不建议将 TRUS 用于初次诊断，但应在系统活检的基础上对可疑病变进行取样（Deutsche Gesellschaft fur Urologie，2016）。

活检样本的标准化处理意味着每针均应分别包埋并对其定位进行明确地描述。这对于前列腺切除术保留神经或确定局部治疗范围的治疗计划制订是最基础的（van der Kwast 等，2003）。

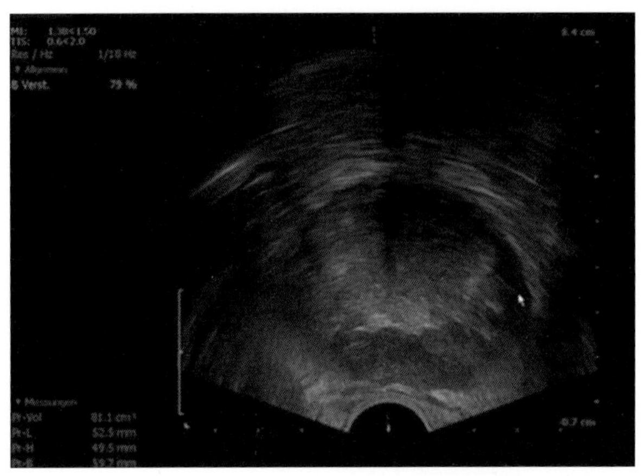

▲ 图 8-2 一个外周带前列腺癌的 TRUS 横断面视野

一方面，上述系统性活检为简单和具有成本效益的诊断方式提供了机会，甚至在门诊环境中也是如此。由于持续时间短，它对患者的损伤较温和。另一方面，随机取样也存在很大的局限性。首先，随机活检受制于取样误差，并很大程度上依赖于操作人员。临床上，Gleason＞6（3+3）分或肿瘤体积＞$0.5m^3$ 的癌症可因局部进展或转移而出现有症状的病症和总生存率上的降低。它们通常是多灶性或是较小尺寸的。因此，这种活检方式常常无法检测到它们。高达 30%～80% 的有临床意义的癌症会出现取样不足的问题（Siddiqui 等，2013 和 2015）。此外，从系统性活检到前列腺切除标本的升级证明了错误的风险归因高达 50%（Shaw 等，2014）。其次，相当多的患者患有惰性病程的低风险癌症。随机活检增加了这些癌症的检出率，并导致后续的过度治疗。

2. 系统性经会阴活检

经会阴的系统性活检是一种替代技术，在 20 世纪 80 年代之前被常规使用。与经直肠穿刺相比，经会阴的活检通常需要对患者进行全身麻醉，使其处于截石位。由于取针是通过穿刺会阴部获得的，所以该手术必须在无菌条件下进行。因此，要对会阴部进行彻底消毒。活检由经直肠超声引导，超声探头兼容显示矢状面和横断面。通常情况下，在会阴部前面安装一个模板，便于控制活检枪和准确放置针头，类似于近距离反射治疗程序（图 8-3）。网格内的穿刺缝隙之间的距离通常为 5mm。此外，使用模板可以对样品进行标记。另外，只需在会阴部穿刺一次或几次，就可以获得所有的样本，这可能会降低机动性和准确性。

在过去的几十年里，人们开发了不同的活检模式，以确保对所有与癌症发生有关的前列腺区域进行最佳的覆盖。特别是对于前部和移行区的肿瘤，经会阴进入的路径被认为是最合适的，因为这些区域的角度和距离都很有挑战性。一般来说，经会阴的系统活检作为能覆盖整个前列腺的活检获得了重视，以提高癌症检出率。通常情况下，要获得 12 个以上的样本；因此，经阴部的活检往往相当于饱和活检（见下文）。

经会阴技术的主要局限性是需要大量的精力来准备和执行该手术。由于穿刺会阴部比经直肠活检更痛苦，局部麻醉通常对经会阴穿刺不适用。因此，经会阴活检很难在门诊环境下进行。穿刺前列腺前部或移行区的好处仍不清楚。一些数据表明经会阴穿刺有优势，而另一些数据则没有发现差异，并显示经会阴或直肠进入的路径在准确性方面是相同的。此外，特别是在大的前列腺中，耻骨联合可能会阻碍对前列腺前部和顶端

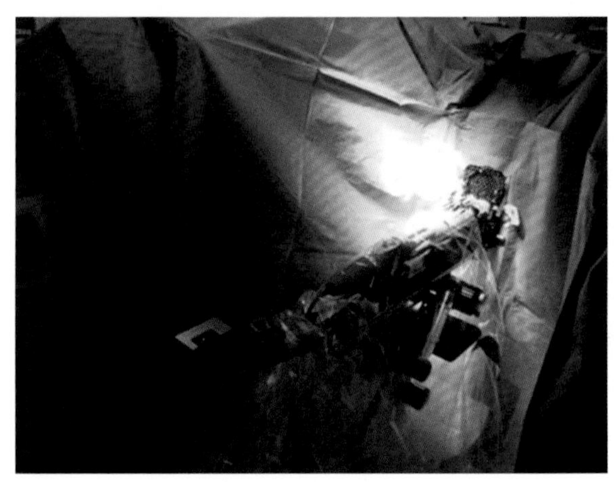

▲ 图 8-3 经阴部活检装置，患者处于截石位状态，模板网格安装在会阴部前方

的穿刺，针头必须通过更多的前列腺组织向前推进才能到达基底病灶。有必要进一步调查以证明这些点。

直接比较经直肠和经会阴活检的研究很少。一项研究比较了前列腺根治术标本的升级率，发现使用经会阴方法时，升级率明显降低（8% vs. 52%）（Crawford 等，2013）。Scott 等的研究却没能证实这一点，在他们的研究中，没有发现这两种方法之间在 Gleason 评分升级、最终病理分期和肿瘤体积方面存在差异（Scott 等，2015）。此外，另一个研究揭示了同等的总体癌症检出率，但表明经会阴活检方法的主要并发症发生率较低，但同时是一个更耗时的方法。

3. 饱和活检

在不断发展的不同前列腺穿刺观念的推动下，在认识到 10～12 针比 6 针活检更好后，扩大的系统活检或整个腺体覆盖穿刺已被开发出来。今天，尽管扩大活检在某些情况下可以提高癌症的检测率，但最佳的核心数量仍然存在争议。

饱和活检可以从经直肠或经会阴进入路径进行，包括 20 针以上的穿刺。扩大系统穿刺方案最初旨在覆盖较大前列腺的所有区域，现在用于特殊区域的额外取样，如前区。如前文所述，经会阴的活检通常用于超过标准的 12 针活检方案。相反，Barzell 等开发了一个三维路径图作为经会阴方案的标准建议。他们将前列腺分为八分区，每个分区又分为三个亚区域。此外，再加一个近端和一个远端中线穿刺和 2～8 针 TRUS 穿刺加在一起共完成 28～34 针（图 8–4）（Barzell 和 Melamed，2007）。经会阴部地图式活检被定义为通过穿刺所有模板缝隙对腺体进行完整取样。因此，样本之间的距离只有 5mm，这不仅增加对肿瘤体积较大的临床显著性肿瘤的检测，同时也增加了对临床不显著肿瘤的检测。

一些研究评估了使用扩大系统性穿刺或饱和穿刺作为初始活检策略。他们发现，与 12 针的系统性活检相比，没有统计学上的显著差异。然而，在一些研究中，从 12～21 针的总体肿瘤检出率增加了约 10%（de la Taille 等，2003）。此外，不同的研究还分析了之前的 12 针或扩大活检阴性再行重复扩大或饱和活检的癌症是否会导致检出率更高。他们发现这两种技术的假阴性率相当，结论是，扩展或饱和活检应该仍然在重复活检的情况下被推荐。

### （二）靶向活检

1. 超声靶向穿刺

(1) ANNA/C-TRUS：计算机（C）–TRUS 与人工神经的关系网络分析（ANNA）是基于将实时超声图像与一个不断扩大的数据库进行比较。该数据库由成千上万张具有不同回声的前列腺经直肠超声图像组成。此外，数据库还同时储存了相应的前列腺切除标本的结果。在对前列腺进行 TRUS 检查后，外科医生能够通过传输到一个安全的服务器和基于计算机的分析，将生成的图像与数据库进行对比。如果有肿瘤可疑区域，它们将被传送回来，并以红色突出显示这些区域。在对前列腺进行第二次超声检查时，标记划定的区域应可以看到，以便进行目标活检。ANNA C-TRUS 是一个动态数据库，通过不断上传新的 TRUS 图像和病理结果进行升级。

该系统于 2001 年推出，能够以低成本和简单的程序进行目标活检。不同的验证研究使用 ANNA/C-TRUS 招募了约 5000 名患者进行活检。在一项针对 132 名男性的试验中，与根治性前列腺切除术标本的最终病理结果相比，靶向活检漏检 12 例肿瘤，能够预测 85% 病灶的最终 Gleason 评分（Grabski 等，2011）。

(2) 弹性成像：细胞和微血管的增加在大多数情况下会引起前列腺癌的僵化。弹性的测量代表了前列腺弹性成像检测肿瘤的概念。使用实时

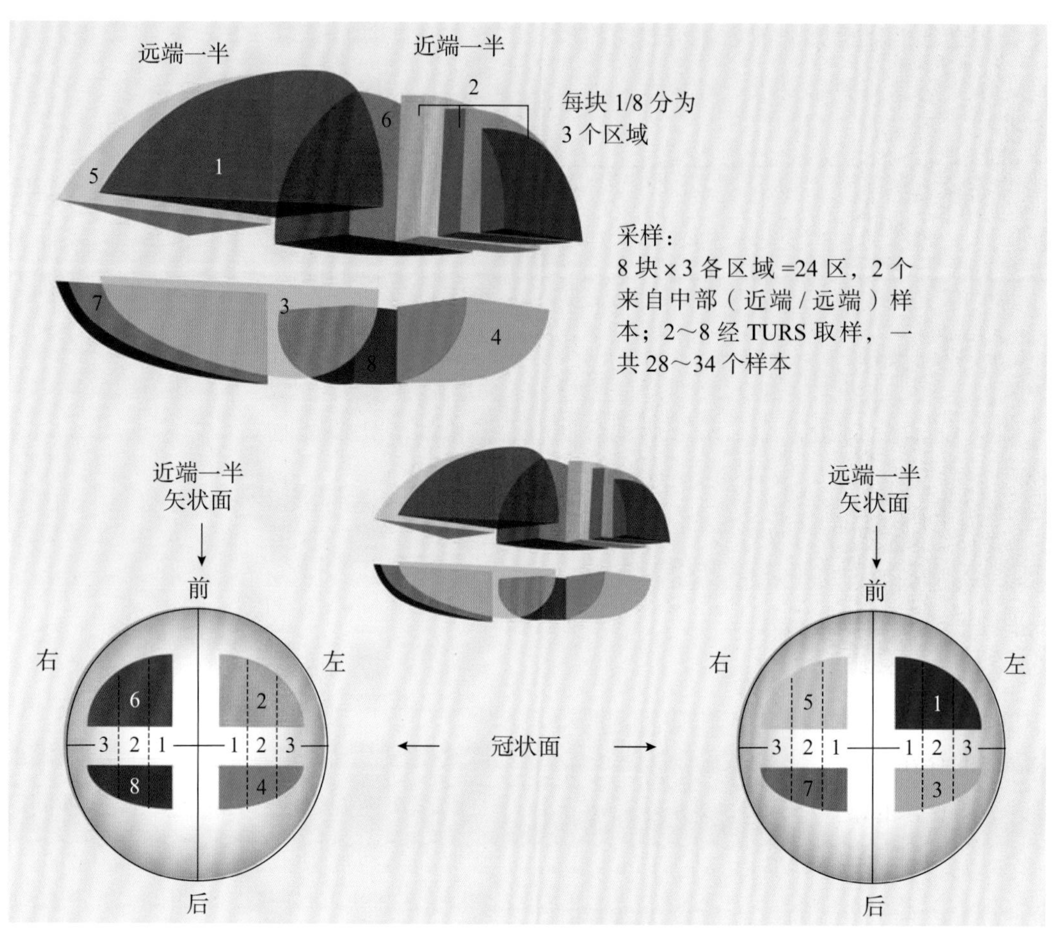


▲ 图 8-4 经阴部活检示意图

引自 Barzell and Melamed 2007

超声检查，僵硬的前列腺区域被突出显示为目标活检的颜色编码（图 8-5）。

有两种不同的技术用于产生声波。应变弹性成像技术记录的是前列腺因 TRUS 探针运动而产生的周期性组合的声波。较新的剪切波弹性成像技术通过精确的量化测量自动诱导的剪切波在前列腺组织中的传播速度来实现。

在最近的一项 Meta 分析中，比较了应变弹性成像和根治性前列腺切除术的样本，该检测的总体敏感性为 72% 和特异性为 76%（Zhang 等，2014）。应变弹性成像引导的靶向活检和系统的 12 针活检相结合，导致癌症检测率增加 53%（van Hove 等，2014）。然而手动前列腺活动和对颜色图的解释是相当主观的，取决于操作者的判断。由于没有绝对的硬度测量，因此不可能在患者之间进行比较，也不可能对硬度进行量化。相比之下，对剪切波弹性成像的研究较少，其敏感度和准确度高达 93%（Ahmad 等，2013）。

分析多参数 MRI 和弹性成像的研究显示了可比的结果，弹性成像在前列腺尖部和中部的位置表现比较突出（Pelzer 等，2013）。未来两种成像技术的结合可能会提高诊断的准确性，目前正在调查中。

(3) 对比度增强型超声：CEUS 可以看到肿瘤区域扩大的微血管。因此，可以向静脉注射一种由小的微气泡组成的对比剂。这些可通过毛细血管的气泡在血管中流动，可在几分钟内被超声检测到。识别对比度增强或检测到不对称的血管可

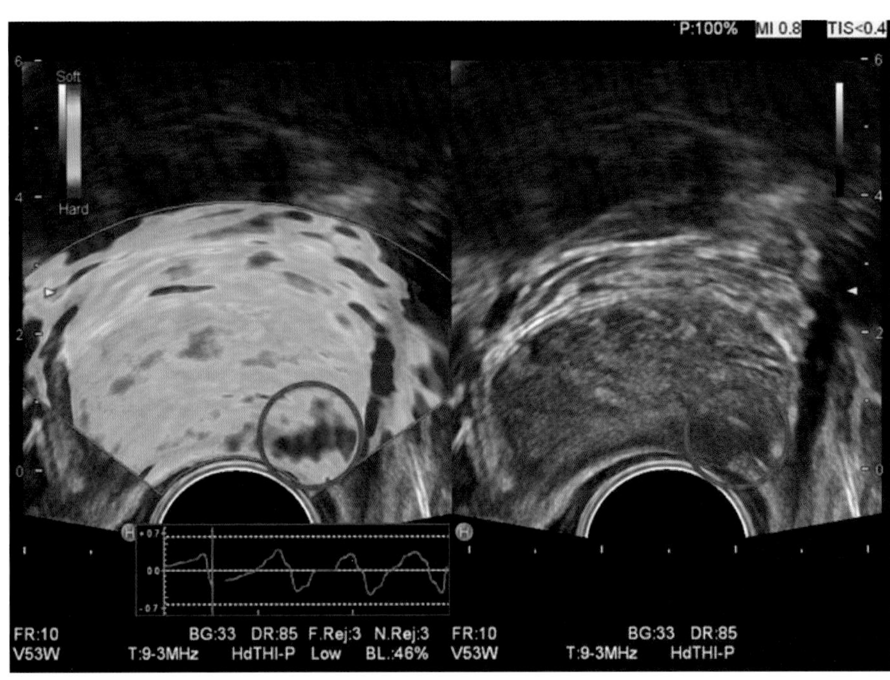


◀ 图 8-5 弹性成像显示可疑病变（红圈）为蓝色，因为其硬度不同。在 **B** 型模式下，它显示为一个低回声区

能会提示癌症的存在。

据描述，CEUS 的敏感性和特异性分别高达 70% 和 74%（Li 等，2013）。单纯的 CEUS 靶向活检未能发现相关数量的临床重要癌症；而与单纯的系统活检相比，与系统 12 针活检的结合提高了检测率。

(4) 多普勒超声：与 CEUS 相比，多普勒超声是一种更简单的检测肿瘤区域的方法，这些区域往往灌注增强。血管生成是临床显著肿瘤发展的特征，如前所述，会导致微血管密度增加。彩色多普勒超声检测的是血细胞所反射的超声波，判断这些血细胞是正向还是远离仪器超声探头，并以不同的颜色显示出方向的区别。它在检测微血管方面受到限制，只有由大血管供养的、具有较高 Gleason 评分的侵袭性肿瘤才可能被显示出来。功率多普勒超声比多普勒超声对小至 1mm 的血管更敏感。

多普勒超声的附加价值在不同的研究中差异很大。最大的一项研究比较了 620 个系统灰度超声和功率多普勒超声引导下的前列腺根治术标本，发现与只做系统灰度超声相比，联合检测穿刺的标本阳性率有所提高（47%～74%），而敏感性有所下降（58%～47%）（Eisenberg 等，2010）。

(5) 多参数超声：与多参数磁共振相似，不同的超声方式可以结合使用，以提高诊断的准确性。多参数超声包括对肿瘤组织的不同物理特性的评估。由于灰度超声和 C-TRUS 评估的是解剖结构，CEUS 和多普勒超声分析的是微血管，弹性成像评估的是增加的硬度，使用所有的模式应该有助于更具体地检测癌症。

到目前为止，有关其使用的数据有限，但初步研究显示，将联合模式与系统活检作为参考，在癌症检测方面有良好的效果。添加多种模式可以提高敏感性和特异性。但仍然需要进一步研究，将多种模式组合检测与根治性前列腺切除术标本作为参考标准进行比较。此外，目前仍缺乏类似于 PIRADS 系统的评分系统，该系统可以实现标准化的图像解释和风险评判。

2. 磁共振靶向穿刺

(1) 多参数 MRI：前列腺 MRI 在 20 世纪 80 年代被引入，以实现腺体的可视化。通过结合高空间分辨率的 $T_2$W 序列的形态学上的多参数扩散加权成像和动态对比增强超声等功能模式，在过去的几年中，MRI 在前列腺癌的成像诊断中越来越收到关注。最初，磁共振波谱是对这些序列的补充，但在目前的建议中被省略了。多参数 MRI 旨在对前列腺癌进行定位，以获得肿瘤可疑区域的活检靶向，并在诊断时对癌症的侵袭性和患者的风险进行最佳预测。标准化的 MRI 解释对于广泛的临床使用和诊断准确性的比较是非常重要的。ESUR 于 2012 年推出了前列腺成像报告和数据系统（Prostate Imaging Reporting and Data System，PIRADS）以满足这些标准。第一个版本和最近更新的第二个版本根据不同参数序列在每个前列腺区域的重要程度来评估。它采用了一个 5 级评分系统，根据前列腺病变与具有临床意义的肿瘤相关的可能性进行评分。1 级病变“很可能”是良性的，而 5 级病变“很可能”与有临床意义的肿瘤有关。许多研究表明，PIRADS 评分与癌症检出率相关，5 级病变的检出率高达 95%。在最近的评论中，MRI 靶向活检与系统性 TRUS 引导下的活检相比，显示出相似的总体检测率，但增加了临床显著癌的检测率（91% vs. 76%），而不显著癌从 83% 下降到 44%（Schoots 等，2015）。然而，仍有相当大的假阴性率，导致 10%～15% 的临床显著癌被 MRI 可疑病灶的靶向活检所遗漏（Baco 等，2015；Hoeks 等，2012；Siddiqui 等，2015）。特别是在小病灶中，以及活检后的出血或感染出现低密度，与癌症影像学表现相似。由于这个原因，建议在需要重新活检的情况下，在前一次活检后至少 6 周后再进行 mpMRI 检查（Vargas 等，2016）。

(2) MRI 认知融合穿刺：目前有三种磁共振图像融合活检的方法。认知融合活检是最简单的方法，即将磁共振和超声导航的信息结合使用。

这种方法是基于事先进行的多参数 MRI 检查结果的视觉估计。泌尿外科医生对关注的区域进行定位，这些区域之前已经由放射科医生描述。解剖学标志，如囊肿、尿道、膀胱颈或钙化，有助于标记并记忆腺体内的位置。之后这些标志有助于识别超声图像中的位置。这个过程比其他方法更快、更有利，并且很容易将认知融合的靶向活检整合到一个系统的采样方案中。数据显示，与仅在 TRUS 引导下的系统性活检相比，认知图像融合活检在临床意义上的癌症检出率明显增加，尤其是在尖部肿瘤中（Lawrentschuk 等，2010）。此外，这种技术更有效率，每个穿刺针的阳性率显著下降，不显著癌的检出率有所下降（Haffner 等，2011）。然而，这种融合技术依赖于对 MRI 和超声图像的极其主观的解释。准确取样存在一个相关的学习曲线。此外，如果超声缺乏对解剖标志的可视化，或者两种影像学工具的剖面不同，那么识别 MRI 病变仍然是一个挑战。

(3)“孔内”活检：孔内活检直接使用 MRI 引导行靶向穿刺。活检时由放射科医生进行诊断性 mpMRI 并解读。随后，放射科医生直接通过磁共振机架穿刺可疑区域获得病变单个样本。因此，患者通常需要进行局部或全身麻醉。特殊的活检导航或模板和无菌针头是必要的，它们能与磁场兼容并支持导航。根据所使用的系统，患者被放置在一个改良截石位或平卧位（图 8–6）。在重复 $T_2W$ 序列下进行针的定位，通常只对特定的目标病变进行采样。每次取针后，都要再进行正确位置的验证。

这种技术的优点是高度精确的定位和较少的取样核心，有可能减少发病率。此外，控制精确度的磁共振成像序列能够提供即时的视觉反馈。

然而，由于相关的限制，“孔内”活检在临床上的应用并不广泛。显然，与其他活检技术相比，该方法需要大量成本。它是高度成本密集型和耗时的，因此对患者各方面来说都是一种压力。从理论上讲，只取目标样本可以减少对不明显的癌症的过度检测。然而，事实上由于缺乏系统性的活检，会导致大量临床显著肿瘤的出现。

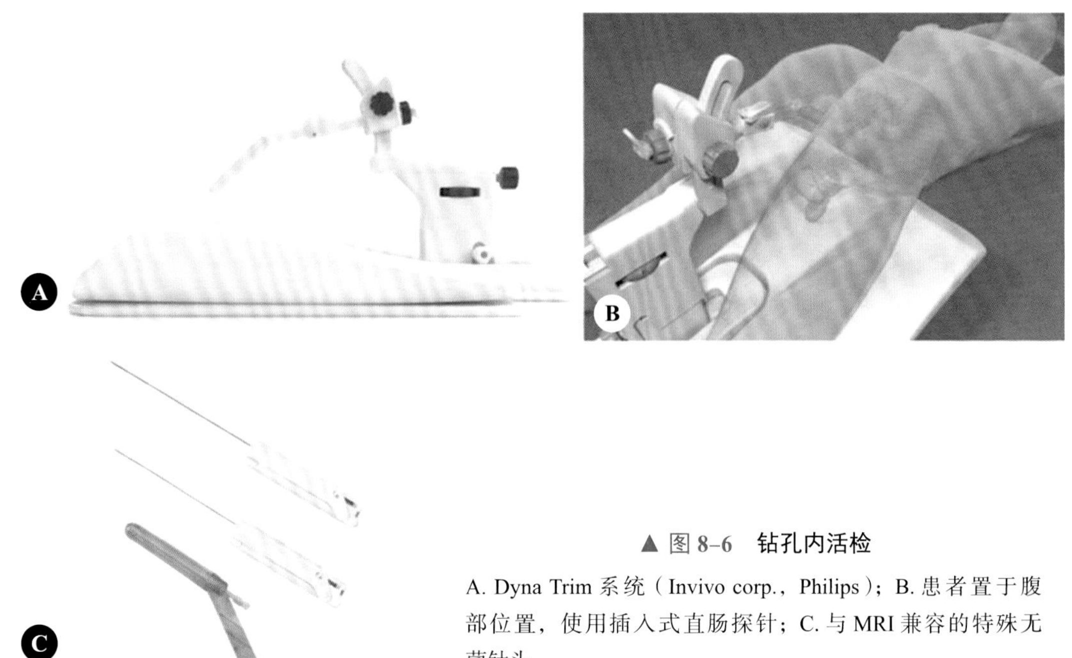

▲ 图 8–6　钻孔内活检

A. Dyna Trim 系统（Invivo corp.，Philips）；B. 患者置于腹部位置，使用插入式直肠探针；C. 与 MRI 兼容的特殊无菌针头

报道临床显著性癌检测的系列报道表明，中度和高度风险癌症的诊断增加了 17.7%。在既往活检结果为阴性的患者中，癌症检出率高达 42%，临床显著性癌高达 42%（Quentin 等，2014）。此外，该结果还描述了低风险癌症的检测率降低了 89.4%，在同一研究中，14.7% 的人在最终的 Gleason 评分中得到升级（Overduin 等，2013）。

(4) MRI/ 超声融合：第三种融合方法是基于软件的磁共振和超声的联合配准，它的开发是为了克服认知融合和磁共振 / 磁共振融合技术的局限性。

目前已经开发了各种商业化销售的 MRI/ 超声活检设备。它们能够在超声引导下进行活检，自动叠加既往获得的 MRI 图像和实时超声。大多数系统需要在 MRI 图像中手动划定前列腺的边界和关注区域，从而在数据传输后在实时超声中获得可视化的虚拟目标。这些平台在活检的进入路径（经直肠与经会阴）、超声图像采集（三维容积、二维扫描等）、图像融合技术（刚性与弹性）、超声探头的跟踪机制（电磁与电动机械）、自由操作或机器人辅助的针头引导等方面有很大不同。这凸显了一些突出的优势：融合错误可能会减少，手术对操作者的依赖性降低，活检的准确性可能会提高。此外，大多数设备都能存储所取样本的位置，这对接受主动监测方案的患者或计划接受重点治疗的患者具有重要意义。

目前临床使用最广泛的一些磁共振 / 超声融合活检平台有以下几种。

Artemis™（Eigen，USA）是一个基于软件的平台，通过一个半机械臂来稳定 TRUS 探头，以确保准确定位可疑病灶（图 8–7）。首先，使用专有的“ProFuse”软件在 MRI 上标记出前列腺的轮廓和感兴趣的区域。数据传输到活检平台后，通过手动旋转 TRUS 探头获得前列腺的三维超声模型。MRI 和超声图像通过刚性融合和随后的弹性融合进行融合。刚性融合可作为叠加正确图像层和前列腺位置的基础。弹性融合的目的是为了纠正在活检过程中可能由于探针操作、患者的体位、膀胱或直肠的充盈而造成的前列腺轮廓的变形问题。系统活检的自动显示器根据前列腺体积和形状进行调整，并显示感兴趣的区

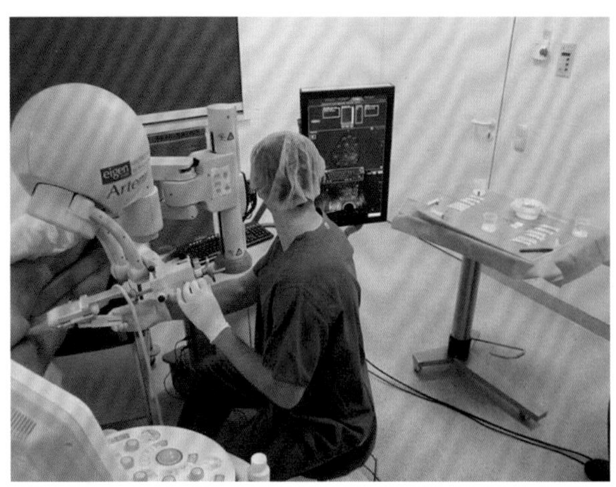

▲ 图 8-7 **Artemis™ 活检仪（Eigen，USA），使用典型的半自动机械臂进行针头引导**

域。Artemis™ 使用电磁跟踪，编码器安装在机械臂上。可以通过经直肠或经会阴的活检获得活检针，在三维模型记录穿刺位置等信息为重新及病灶规划需要服务。在包括 1000 多名患者的大型试验中，Artemis™ 与系统的 12 针活检相比，对临床显著肿瘤的检测率提高了 11%～25%。临床不显著肿瘤的检测率可减少 38%（Filson 等，2016）。

Urostation®（Koelis，France）使用人工引导的经直肠超声和单纯的弹性图像融合。它是基于软件的图像配准，使用一个三维超声探头来创建三维模型。该模型与 MRI 图像进行弹性融合，以确定病变位置，使超声模型内的目标可视化。它能在取针前进行虚拟活检。对于每个样本，必须进行一次新的短程扫描。根据病变可疑程度，检测率可高达 91%，融合活检与系统性活检相比，发现更多具有临床显著性肿瘤（$P$=0.03）（Mozer 等，2015；Rud 等，2012）。

UroNav（Invivo Corp.，Philips，USA）是一种使用外部电磁场发生器来跟踪经直肠或经会阴前列腺活检的设备（图 8-8）。与前面提到的平台类似，先进行二维扫描，再创建前列腺的三维模型。使用“DynaCAD for Prostate”平台对 MRI 进行预处理。UroNav 在进行刚性图像融合后可以进行经直肠或经会阴的活检。Siddiqui 等研究展示了 1003 名接受 UroNav 融合活检和系统活检的患者的结果。融合靶向活检发现的临床显著性肿瘤（Gleason 评分为 4+3 分）增加了 30%，对不显著肿瘤的发现率降低了 17%。此外，系统活检漏掉了靶向活检能发现的 18% 临床显著性肿瘤，而靶向活检只漏掉了 8%（Siddiqui 等，2015）。

BiopSee®（MedCom，Germany）是一个用于经会阴、经直肠和经腹融合活检的平台。对于经会阴的活检，使用了一个安装在手术台上的机械步进器。三维图像通过对经直肠超声探头的机电跟踪被登记。前列腺和目标区域的轮廓和图像可以在之后被弹性地融合。活检可以使用会阴前的样本采集板或手动自由取样。可以为以后的分

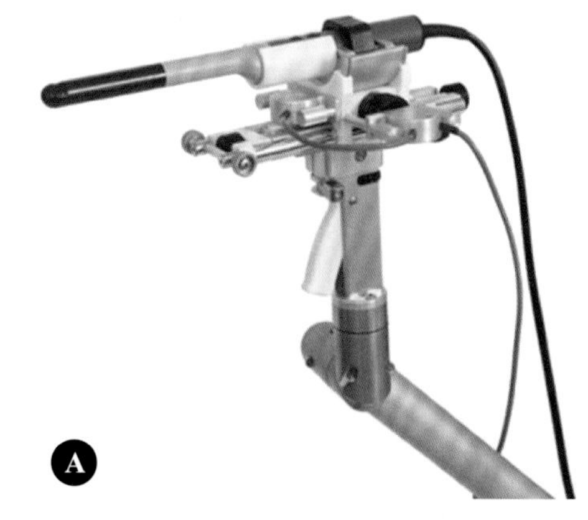


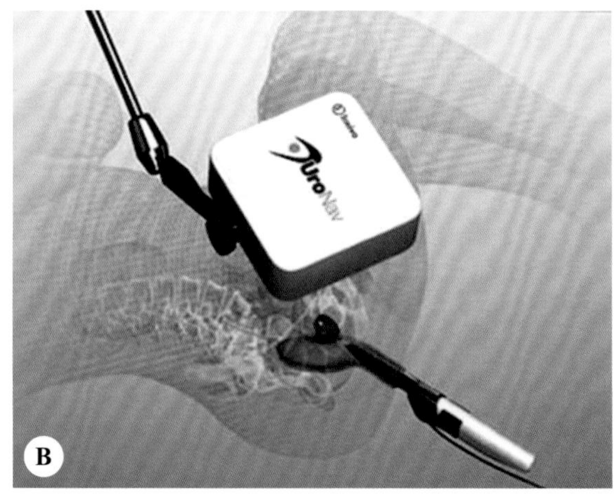


▲ 图 8-8 **UroNav（Invivo corp.，Philips）用于针头追踪的电磁场是由一个位于患者上方的外部发生器所产生**

析进行穿刺针登记。与系统性活检相比，使用 BiopSee® 进行的靶向活检被证明能检测到更多临床显著的肿瘤。而系统性活检则检测到更多不显著的肿瘤（Distler 等，2016）。

日立实时虚拟超声成像（HI-RVS；Hitachi，Japan）是基于对经直肠或经会阴超声探头在外部电磁场中的追踪，如 UroNav。磁场发生器被放置在患者附近，传感器被安装在探头上。用于图像融合的软件是超声机的一个集成部件。HI-RVS 在之前对 MRI 图像中的可疑目标进行轮廓分析后，采用刚性图像融合的方式工作。Miagawa 等证明了在既往系统活检阴性的 85 名患者中，癌症总检出率为 61%，87% 经 HI-RVS 的靶向活检发现存在肿瘤，而融合活检能更好地预测肿瘤的侵袭性（Miyagawa 等，2010）。在另一个队列的 310 名患者中，靶向活检比系统活检发现更多的 Gleason 8 分肿瘤（28% vs. 15%）（Maxeiner 等，2014）。

其他一些设备，如 BioJet（D&K Techn-ologies，Germany）或 iSR'obot 蒙娜丽莎（Biobot Surgical，Singapore）完整构成了融合活检平台的广泛领域。总之，无论是哪种单一设备，大多数研究都证明了能够提高对临床显著性肿瘤的检测。然而，由于单独的靶向活检并不能检测出所有的癌症，目前靶向和系统活检的结合是不可避免的，此为 MRI 直接孔内活检仍然不适合成为标准化的融合活检的主要原因。只要 MRI 的敏感性和特异性是有限的，且钻孔内活检不允许对腺体进行系统性取样，那么单纯孔内活检就很有可能遗漏显著性肿瘤。此外，尤其是较小的病灶准确定位是一个具有挑战性的过程，需要一个漫长的学习曲线。综上所述，通过（半）机器人手臂和基于软件的图像融合技术来支持针头引导的平台似乎可以减少认知融合技术的局限性，缩短学习曲线。一些系列研究直接比较了视觉测量和基于软件的图像融合。而 Puech 等发现认知融合与基于软件的刚性融合在整体癌症检测上仅有 47% 的差异，Delongchamps 等证明特别是弹性图像融合明显优于认知融合（Delongchamps 等，2013；Puech 等，2013）。Wysock 等的研究表明，与视觉估计的融合相比，使用 Artemis™ 的融合活检提高了重大癌症的检测率，两者都与同一患者的系统性 12 针活检相结合（Wysock 等，2014）。

对活检平台的比较研究很少。因此，对基于软件的活检平台的决定必须以其适当性为基础。首先，主要的技术障碍是 MRI 和超声图像的联合配准融合。自动配准可以缓解两种模式之间不同形状和变形的困难。刚性图像融合不改变图像本身使得图像无吸引力，但不会改变解剖学的完整性。由于弹性融合创造了边界的优化匹配，所以操作者通过探针的插入深度来手动纠正这种差异，从而不会被误导。其次，手动或机械臂辅助的导针可能会影响准确性。特别是将针插入探针处的导引和活检过程中的手部运动可能会导致偏离计划的目标。为了克服这些不准确性，可以使用步进器或机器人手臂来稳定探针。此外，强烈推荐能够记录活检样本和精确可视化的活检平台，因为它能够准确定位腺体内的肿瘤。这使得越来越多的患者在接受主动监测时可以精确地重新取样，以减少对肿瘤大小和侵略性变化的疏忽。前列腺癌治疗的另一个新兴领域是对局部肿瘤的病灶治疗，如通过高强度聚焦超声波（HIFU）、冷冻疗法或不可逆电穿孔（IRE）。一些活检平台可与超声波聚焦治疗设备结合使用，将融合活检纳入治疗计划。目前，这有望为局部癌症的治疗提供最高精度。目前仍不清楚经直肠或经会阴的融合活检是否会带来更好的结果。然而，能够实现这两种进入路径的平台为每种操作都提供了机会。

除了技术上的差异，还必须考虑临床应用能力和成本。一些平台需要一个额外的超声设备。虽然大多数尺寸相当紧凑，但成本范围很广

（35 000～165 000 欧元）。

## 三、并发症

前列腺活检是一种侵入性的诊断，并发症较少，一般较为安全，但潜在的风险也会给患者造成并发症。在进行活检之前，必须考虑一些先决条件，以避免发生重大不良事件。

感染是经直肠活检术后最常出现的并发症。在过去的几年中，泌尿道感染、菌血症和败血症的发生明显增加，这些患者需要更频繁地住院治疗。这与越来越多的喹诺酮耐药性有关，多年来喹诺酮是抗生素预防的标准建议。导致喹诺酮耐药性的潜在风险因素有：在耐药菌风险较高的国家进行跨国旅行、近期的抗生素治疗、住院治疗，以及既往泌尿系统感染。此外，除喹诺酮类药物外，还有其他抗生素耐药性的报道，其中对庆大霉素、哌拉西林、氨苄西林和甲氧苄啶的影响为 22%～94%（Feliciano 等，2008）。直肠菌群向前列腺和周围组织的移位被认为是导致感染的原因。大多数致病菌是大肠杆菌。可能导致感染性问题的病因除了有耐药菌外，老年患者和慢性疾病，如糖尿病等也是容易造成活检后感染的高风险因素。此外，关于影响感染率的活检技术仍有争议。经会阴取样避免了穿过直肠黏膜，因此可能更无菌。然而，不同技术相关感染率的头对头比较几乎没有，因此其益处仍不明确。最近，一项系统综述评估了与该手术相关的并发症，发现经会阴和经直肠的活检类型之间没有明显的差异。1.1% 的经直肠活检和 0.9% 的经会阴活检需要住院治疗，而败血症的发生率分别为 0.8% 和 0.1%（Bennett 等，2016）。然而，所纳入的研究在研究人群、活检技术和抗生素方案方面是不一样的。总之，目前仍然缺乏高质量的研究来比较两种技术在当前抗生素标准下的感染性并发症。重复活检的影响、取样针的数量和取样部位也必须进行分类。

除了最初的会阴疼痛外，最常见的并发症是出血。由于膀胱和尿道的损伤，约 50% 的经直肠活检会出现血尿。经直肠的出血和血精症也经常出现。必须告知患者，血精症可能会持续 4～6 周。大多数情况下，出血并不复杂，而且是自限性的，像膀胱填塞这样的严重后果是罕见的。术前必须了解患者的情况和病史，如果知道有出血倾向则必须对血液进行检测。除阿司匹林外，若条件允许，则应在手术前中断抗凝血治疗。

术后前列腺的水肿（或血肿），导致阻塞性排尿症状和尿潴留是另一种并发症。有时，临时留置导尿管是不可避免的。

经直肠和经会阴的活检并发症发生率不同。血尿在经直肠活检中更常见，这可能是由于穿刺方向通过尿道引起。相反，经阴部活检和前列腺体积大与尿潴留发生风险增加有关。据报道，经会阴部活检的尿潴留率为 4.2%，而经直肠活检为 0.9%（Hara 等，2008）。

一种罕见的并发症是暂时性的勃起功能障碍，两种穿刺活检途径都有报道。但一般来说，它的损害较小，并会在几周内自动消退。

## 四、抗生素管理

由于活检后感染负担和抗生素耐药性的增加，需要在手术前和手术中进行精确的个体化管理。一般来说，应该对每个患者进行尿液培养以排除急性泌尿系统感染。事实证明，当使用术前直肠拭子或粪便培养后，与单一的抗生素预防相比，有针对性的精准抗菌治疗可以减少尿路感染和败血症的发生（4.55% 和 2.21% vs. 0.72% 和 0.48%）（Cussans 等，2016）。根据抗菌图谱，必须在活检前至少 24h 前开始有针对性的抗生素治疗，并术后持续使用 3 天。

基于严重感染性并发症的潜在风险存在，即使无菌尿的患者在活检期间也应接受抗生素预防。口服或静脉注射氟喹诺酮类药物仍被推荐为首选抗生素，因为其抗菌谱广泛。环丙沙星被证明优于其他喹诺酮。然而，氟喹诺酮类药物的耐药率高达 23%（Cussans 等，2016）。此外，目前的指南还提到，喹诺酮类药物耐药性的增加会导致更严重的活检后感染（American Urological Association，2013；European Association of Urology，2016）。

避免抗药菌引起的并发症的有效策略应包括以下内容。如前所述，危险因素的评估是必须的，即在过去 6 个月内接受过氟喹诺酮类药物治疗，以及到已知耐药率高的国家进行旅行的患者，除了尿液培养外，还应进行直肠拭子培养。如果出现耐药菌，应根据药敏结果选择有针对性的抗生素治疗。除此之外，应考虑改善一线抗生素疗法。评估不同的抗生素联合治疗方案的研究表明，多种抗生素（联合使用）预防疗法显示出优越性，如结合头孢菌素和氨基糖苷类药物。然而，这种联合策略更多会对于复杂的细菌感染或有危险因素的患者而保留。对于无并发症的患者，第三代头孢菌素是替代氟喹诺酮类药物的合适选择。

一些研究提出，除了抗生素预防之外，还可以使用直肠消毒剂，如灌肠。与只使用抗生素预防相比，术后菌血症的发生率有所下降。活检针的消毒和活检针数量的减少可能会导致术后感染并发症进一步的减少。然而，目前还没有可靠的数据支持。

## 五、适应证和未来展望

目前的国际指南仍然建议在怀疑有前列腺癌的情况下进行系统的 10～12 针活检作为基线活检（American Urological Association，2013；Deutsche Gesellschaft für Urologie，2016；European Association of Urology，2016）。欧洲指南指出，活检可以通过经直肠或经阴部进入路径进行，因为在使用相同数量的样本时，肿瘤检测率是相同的。应对直肠指检 /TRUS 发现的可疑区域进行额外的穿刺。

虽然越来越多的患者在初始活检穿刺前接受影像学方法检测，但这种情况下的融合活检并不是目前指南的一部分。基于随机对照试验结果显示，融合活检在初次活检中没有任何益处（Baco 等，2016；Panebianco 等，2015）。然而，许多其他系列报道显示，即使在最初的活检中也能提高临床显著性肿瘤的检测率。德国指南建议，在初始评估时收集的 MRI 或超声数据可进一步用于靶向活检（Deutsche Gesllschaft für Urologie，2016）。在未来几年内，成像和融合活检也有可能被推荐用于初始穿刺。

在最初穿刺为阴性活检后，仍持续怀疑前列腺癌的情况，建议在重复活检的情况下通过 mpMRI 进行前列腺成像（Deutsche，2016；European，2016）。用 mpMRI 进行重复系统性活检，可以避免错过癌症病灶的风险。在目前的指南中，新型超声模式不被推荐用于初级诊断。然而，从已发表的数据中可以得出新技术在癌症检测方面的改进。因此，如果没有 MRI 作为替代工具，它们可以作为系统性活检的补充，或者与 MRI 结合使用以提高诊断准确性。必须考虑几种超声技术之间诊断性能的差异。

饱和活检与 MRI/ 超声融合活检进行了比较，发现临床上重要癌症的检出率相似，但效率较低，临床不显著肿瘤较多（Radtke 等，2015）。因此，饱和活检只应在融合活检后阴性结果但仍怀疑肿瘤存在时级联使用。

对于既往活检呈阳性的患者，mpMRI 可以改善风险分层，特别是对于接受主动监测的候选人。它有助于排除临床显著性肿瘤，并以较少的创伤性方式监测患者。许多试验表明，mpMRI 中出现的阳性病变会导致重复活检时 Gleason 评分升级。相反，没有 mpMRI 病变的情况下，Gleason 评分重新分类和疾病进展的风险均较低

（Mullins 等，2013）。

最后，对于根治性放射治疗或局部手术治疗后考虑可能复发的患者，mpMRI 或正电子发射断层扫描可用于早期检测和定位局部癌症复发。它们也可用于图像融合引导的活检。

前列腺成像和靶向活检的未来发展，应该集中在优化 mpMRI 和超声模式的预测价值上。新技术及 mpMRI 和功能性超声技术的联合使用可能会提高癌症检测的敏感性和精确性。同时，必须进一步研究活检的准确性，而不受成像类型和现行的解读种类的影响。在广泛的活检技术领域，比较研究必须确定具有最精确靶向性和临床适用性的技术，作为一种标准化的技术，其不仅适用于少数泌尿科专家，更应适用于所有教育水平的泌尿科医生。尽管融合活检已经在风险调整和局部治疗计划中取得了突出的贡献，但它们可能会被新的血液和（或）尿液生物标志物和风险列线图所补充，以便为患者选择合适的治疗。

## 六、相关章节参考

1. 第 5 章　前列腺癌筛查

2. 第 6 章　基于分子基因标志物的前列腺癌风险评估

3. 第 7 章　使用现代影像学方法评估前列腺癌的局部和系统性分期

4. 第 10 章　局限性前列腺癌的自然病程：积极监测的合理性

5. 第 13 章　局部前列腺癌治疗后非转移性失败的处理

## 参考文献

[1] Ahmad S, Cao R, Varghese T, Bidaut L, Nabi G. Transrectal quantitative shear wave elastography in the detection and characterisation of prostate cancer. Surg Endosc. 2013;27(9):3280–7.

[2] American Urological Association (AUA). Early detection of prostate cancer: AUA guideline [Internet]. 2013 [updated 2013 Apr; cited 2017 Jan 25]. Available from: https://www.auanet.org/common/pdf/education/ clinical-guidance/Prostate-Cancer-Detection.pdf.

[3] Astraldi A. Diagnosis of cancer of the prostate: biopsy by rectal route. Urol Cutan Rev. 1937;41:421.

[4] Baco E, Ukimura O, Rud E, Vlatkovic L, Svindland A, Aron M, et al. Magnetic resonance imaging-transectal ultrasound image-fusion biopsies accurately characterize the index tumor: correlation with step-sectioned radical prostatectomy specimens in 135 patients. Eur Urol. 2015;67(4):787–94.

[5] Baco E, Rud E, Eri LM, Moen G, Vlatkovic L, Svindland A, et al. A randomized controlled trial to assess and compare the outcomes of two-core prostate biopsy guided by fused magnetic resonance and Transrectal ultrasound images and traditional 12-core systematic biopsy. Eur Urol. 2016;69(1):149–56.

[6] Barringer BS. Carcinoma of the prostate. Surg Gynecol Obstet. 1922;34:168–76.

[7] Barzell WE, Melamed MR. Appropriate patient selection in the focal treatment of prostate cancer: the role of transperineal 3-dimensional pathologicmapping of the prostate – a 4-year experience. Urology. 2007;70(6 Suppl):27–35.

[8] Bennett HY, Roberts MJ, Doi SA, Gardiner RA. The global burden of major infectious complications following prostate biopsy. Epidemiol Infect. 2016;144(8):1784–91.

[9] Crawford ED, Rove KO, Barqawi AB, Maroni PD, Werahera PN, Baer CA, et al. Clinical-pathologic correlation between transperineal mapping biopsies of the prostate and three-dimensional reconstruction of prostatectomy specimens. Prostate. 2013;73(7):778–87.

[10] Cussans A, Somani BK, Basarab A, Dudderidge T. The role of targeted prophylactic antimicrobial therapy prior to transrectal ultrasound (TRUS) guided prostate biopsy in reducing infection rates: a systematic review. BJU Int. 2016;117(5):725–31.

[11] de la Taille A, Antiphon P, Salomon L, Cherfan M, Porcher R, Hoznek A, et al. Prospective evaluation of a 21-sample needle biopsy procedure designed to improve the prostate cancer detection rate. Urology. 2003;61(6):1181–6.

[12] Delongchamps NB, Peyromaure M, Schull A, Beuvon F, Bouazza N, Flam T, et al. Prebiopsy magnetic resonance imaging and prostate cancer detection: comparison of randomand targeted biopsies. JUrol. 2013;189(2):493–9.

[13] Deutsche Gesellschaft für Urologie e.V. (DGU). Interdisziplinäre Leitlinie der Qualität S3 zur Früherkennung, Diagnose und Therapie der verschiedenen Stadien des Prostatakarzinoms [Internet]. 201. [updated 2016 Dec; cited 2017 Jan 25]. Available from: http://www.awmf.org/uploads/tx_szleitlinien/043- 022OLl_S3_Prostatakarzinom_2016-12.pdf.

[14] Distler F, Radtke JP, Kesch C, Roethke M, Schlemmer HP, Roth W, et al. Value of MRI/ultrasound fusion in primary biopsy for the diagnosis of prostate cancer. Der Urologe Ausg A. 2016;55(2):146–55.

[15] Eisenberg ML, Cowan JE, Carroll PR, Shinohara K. The adjunctive use of power Doppler imaging in the preoperative assessment of prostate cancer. BJU Int. 2010;105(9):1237–41.

[16] European Association of Urology (EAU). Guidelines on prostate cancer [Internet]. 2016 [updated 2016 Mar; cited 2017 Jan 25]. Available from: http://uroweb.org/ guideline/prostate-cancer/.

[17] Feliciano J, Teper E, Ferrandino M, Macchia RJ, BlankW, Grunberger I, et al. The incidence of fluoroquinolone resistant infections after prostate biopsy – are fluoroquinolones still effective prophylaxis? J Urol. 2008;179(3):952–5. discussion 5

[18] Filson CP, Natarajan S,Margolis DJ, Huang J, Lieu P, Dorey FJ, et al. Prostate cancer detection with magnetic resonance-ultrasound fusion biopsy: the role of systematic and targeted biopsies. Cancer. 2016;122(6):884–92.
[19] Grabski B, Baeurle L, Loch A, Wefer B, Paul U, Loch T. Computerized transrectal ultrasound of the prostate in a multicenter setup (C-TRUS-MS): detection of cancer after multiple negative systematic random and in primary biopsies. World J Urol. 2011;29(5):573–9.
[20] Haffner J, Lemaitre L, Puech P, Haber GP, Leroy X, Jones JS, et al. Role of magnetic resonance imaging before initial biopsy: comparison of magnetic resonance imagingtargeted and systematic biopsy for significant prostate cancer detection. BJU Int. 2011;108(8 Pt 2):E171–8.
[21] Hara R, Jo Y, Fujii T, Kondo N, Yokoyoma T, Miyaji Y, et al. Optimal approach for prostate cancer detection as initial biopsy: prospective randomized study comparing transperineal versus transrectal systematic 12–core biopsy. Urology. 2008;71(2):191–5.
[22] Hodge KK, McNeal JE, Stamey TA. Ultrasound guided transrectal core biopsies of the palpably abnormal prostate. J Urol. 1989;142(1):66–70.
[23] Hoeks CM, Schouten MG, Bomers JG, Hoogendoorn SP, Hulsbergen-van de Kaa CA, Hambrock T, et al. Three- Tesla magnetic resonance-guided prostate biopsy in men with increased prostate-specific antigen and repeated, negative, random, systematic, transrectal ultrasound biopsies: detection of clinically significant prostate cancers. Eur Urol. 2012;62(5):902–9.
[24] Howlader N, Noone AM, Krapcho M, Miller D, Bishop K, Altekruse SF, Kosary CL, Yu M, Ruhl J, Tatalovich Z, Mariotto A, Lewis DR, Chen HS, Feuer EJ, Cronin KA, editors. SEER cancer statistics review, 1975–2013. Bethesda: National Cancer Institute; 2015.
[25] Lawrentschuk N, Haider MA, Daljeet N, Evans A, Toi A, Finelli A, et al. 'Prostatic evasive anterior tumours': the role of magnetic resonance imaging. BJU Int. 2010;105 (9):1231–6.
[26] Li Y, Tang J, Fei X, Gao Y. Diagnostic performance of contrast enhanced ultrasound in patients with prostate cancer: a meta-analysis. Acad Radiol. 2013;20 (2):156–64.
[27] Maxeiner A, Fischer T, Stephan C, Cash H, Slowinski T, Kilic E, et al. Real-time MRI/US fusion-guided biopsy improves detection rates of prostate cancer in pre-biopsied patients. Aktuelle Urol. 2014;45 (3):197–203.
[28] Miyagawa T, Ishikawa S, Kimura T, Suetomi T, Tsutsumi M, Irie T, et al. Real-time Virtual Sonography for navigation during targeted prostate biopsy using magnetic resonance imaging data. Int J Urol. 2010;17 (10):855–60.
[29] Mozer P, Roupret M, Le Cossec C, Granger B, Comperat E, de Gorski A, et al. First round of targeted biopsies using magnetic resonance imaging/ultrasonography fusion compared with conventional transrectal ultrasonography-guided biopsies for the diagnosis of localised prostate cancer. BJU Int. 2015;115(1):50–7.
[30] Mullins JK, Bonekamp D, Landis P, Begum H, Partin AW, Epstein JI, et al. Multiparametric magnetic resonance imaging findings in men with low-risk prostate cancer followed using active surveillance. BJU Int. 2013;111 (7):1037–45.
[31] Overduin CG, Futterer JJ, Barentsz JO. MRI-guided biopsy for prostate cancer detection: a systematic review of current clinical results. Curr Urol Rep. 2013;14(3):209–13.
[32] Panebianco V, Barchetti F, Sciarra A, Ciardi A, Indino EL, Papalia R, et al. Multiparametric magnetic resonance imaging vs. standard care in men being evaluated for prostate cancer: a randomized study. Urol Oncol. 2015;33(1):17 e1–7.
[33] Pelzer AE, Heinzelbecker J, Weiss C, Fruhbauer D, Weidner AM, Kirchner M, et al. Real-time sonoelastography compared to magnetic resonance imaging using four different modalities at 3.0 T in the detection of prostate cancer: strength and weaknesses. Eur J Radiol. 2013;82(5):814–21.
[34] Puech P, Rouviere O, Renard-Penna R, Villers A, Devos P, Colombel M, et al. Prostate cancer diagnosis: multiparametric MR-targeted biopsy with cognitive and transrectal US-MR fusion guidance versus systematic biopsy–prospective multicenter study. Radiology. 2013;268(2):461–9.
[35] Quentin M, Blondin D, Arsov C, Schimmoller L, Hiester A, Godehardt E, et al. Prospective evaluation of magnetic resonance imaging guided in-bore prostate biopsy versus systematic transrectal ultrasound guided prostate biopsy in biopsy naive men with elevated prostate specific antigen. J Urol. 2014;192 (5):1374–9.
[36] Radtke JP, Kuru TH, Boxler S, Alt CD, Popeneciu IV, Huettenbrink C, et al. Comparative analysis of transperineal template saturation prostate biopsy versus magnetic resonance imaging targeted biopsy with magnetic resonance imaging-ultrasound fusion guidance. J Urol. 2015;193(1):87–94.
[37] Rud E, Baco E, Eggesbo HB. MRI and ultrasound-guided prostate biopsy using soft image fusion. Anticancer Res. 2012;32(8):3383–9.
[38] Schoots IG, RoobolMJ, NieboerD, BangmaCH, Steyerberg EW, Hunink MG. Magnetic resonance imaging-targeted biopsy may enhance the diagnostic accuracy of significant prostate cancer detection compared to standard transrectal ultrasound-guided biopsy: a systematic review and meta-analysis. Eur Urol. 2015;68(3): 438–50.
[39] Scott S, Samaratunga H, Chabert C, Breckenridge M, Gianduzzo T. Is transperineal prostate biopsy more accurate than transrectal biopsy in determining final Gleason score and clinical risk category? A comparative analysis. BJU Int. 2015;116(Suppl 3):26–30.
[40] Shaw GL, Thomas BC, Dawson SN, Srivastava G, Vowler SL, Gnanapragasam VJ, et al. Identification of pathologically insignificant prostate cancer is not accurate in unscreened men. Br J Cancer. 2014;110 (10):2405–11.
[41] Siddiqui MM, Rais-Bahrami S, Truong H, Stamatakis L, Vourganti S, Nix J, et al. Magnetic resonance imaging/ ultrasound-fusion biopsy significantly upgrades prostate cancer versus systematic 12–core transrectal ultrasound biopsy. Eur Urol. 2013;64(5):713–9.
[42] Siddiqui MM, Rais-Bahrami S, Turkbey B, George AK, Rothwax J, Shakir N, et al. Comparison of MR/ultrasound fusion-guided biopsy with ultrasoundguided biopsy for the diagnosis of prostate cancer. JAMA. 2015;313(4):390–7.
[43] van der Kwast TH, Lopes C, Santonja C, Pihl CG, Neetens I, Martikainen P, et al. Guidelines for processing and reporting of prostatic needle biopsies. J Clin Pathol. 2003;56(5):336–40.
[44] van Hove A, Savoie PH, Maurin C, Brunelle S, Gravis G, Salem N, et al. Comparison of image-guided targeted biopsies versus systematic randomized biopsies in the detection of prostate cancer: a systematic literature review of well-designed studies. World J Urol. 2014;32(4):847–58.
[45] Vargas HA, Hotker AM, Goldman DA, Moskowitz CS, Gondo T, Matsumoto K, et al. Updated prostate imaging reporting and data system (PIRADS v2) recommendations for the detection of clinically significant prostate cancer using multiparametric MRI: critical evaluation using whole-mount pathology as standard of reference. Eur Radiol. 2016;26(6):1606–12.
[46] Watanabe H, Kaiho H, Tanaka M, Terasawa Y. Diagnostic application of ultrasonotomography to the prostate. Investig Urol. 1971;8(5):548–59.
[47] Wysock JS, Rosenkrantz AB, Huang WC, Stifelman MD, Lepor H, Deng FM, et al. A prospective, blinded comparison of magnetic resonance (MR) imaging- ultrasound fusion and visual estimation in the performance of MR-targeted prostate biopsy: the PROFUS trial. Eur Urol. 2014;66(2):343–51.
[48] Zhang B, Ma X, ZhanW, Zhu F, Li M, Huang J, et al. Realtime elastography in the diagnosis of patients suspected of having prostate cancer: a meta-analysis. Ultrasound Med Biol. 2014;40(7):1400–7.

# 第 9 章　前列腺癌病理学评估

## Pathological Assessment of Prostate Cancer

Sven Perner　Verena Sailer　Anne Offermann　著

李志存　译　　孟一森　郝　翰　校

摘　要

前列腺癌诊断需要组织病理学和免疫组化分析。本章介绍了针对不同方式获取前列腺癌标本的病理诊断方法，以及病理医生出具病理报告时需包含的基本信息。本节还阐述了前列腺癌诊断的组织形态学基础知识，以及前列腺癌和良性前列腺病变在组织形态上的重要鉴别点。前列腺癌的分级与本身形态学密切相关，这是前列腺癌病理诊断中较为重要的信息之一。本章列举了常用诊断和预后分析的前列腺癌免疫组化标记，阐述了前列腺癌的主要分子生物学特征，这些特征有原发前列腺癌的异质性、影响雄激素受体信号通路的基因组病变，以及在疾病进展中主要组织学变化三部分。

### 一、前列腺癌的组织病理学评价

#### （一）前列腺癌的分类

前列腺癌包括几种不同组织细胞来源的肿瘤。目前最常见的前列腺癌起源于上皮组织，腺癌是前列腺癌中最常见的组织类型。其他组织类型包括导管腺癌、尿路上皮癌、鳞状细胞癌、基底细胞癌及神经内分泌癌。

前列腺间质肿瘤起源于前列腺间质细胞，但临床十分少见。

此外，还有介于良性肿瘤和恶性肿瘤之间的交界性肿瘤。

在一些罕见病例中，血液系统肿瘤也可浸润累及前列腺。

除了细胞来源不同外，不同类型的前列腺癌在发病率、流行病学、组织形态学、分子特征、自然病程和治疗方式等方面都存在显著差异（Holger Moch 等，2016）。

本节着重讨论占所有前列腺肿瘤的 90% 以上的前列腺腺癌，同时本节还会讨论前列腺癌的组织形态学和免疫组化分析。

#### （二）前列腺癌的诊断方法

在临床实践中，血清 PSA 升高、直肠指诊异常、影像学异常及远处转移证据往往提示疑诊前列腺癌，穿刺活检是确诊前列腺癌的标准流程。目前，前列腺癌穿刺活检的标准方法是 10～12 个系统的穿刺活检联合影像学引导下的靶向穿刺活检。MRI 及 MRI 与超声联合引导下的精准穿刺活检有望提高前列腺癌活检的检出效率。前列腺的活检标本需要进行多层面的病理学分析（Holger Moch 等，2016；Grignon，2018；Verma 等，2017）。

良性前列腺增生的患者经尿道前列腺切除术

或经尿道前列腺剜除术中的标本可用于诊断 $T_1$ 期的偶发前列腺癌。如果患者术后标本重量<12g，此时需要对所有标本进行病理学检查；如果患者术后标本重量>12g，此时可以对标本进行选择性的病理学检查（Holger Moch 等，2016）。

前列腺癌根治术后标本往往需要进行系统及全面的评估；特别是手术切缘、病理分期和评分是影响术后患者诊疗方案的重要预后因素（Holger Moch 等，2016；Grignon，2018）（图 9-1）。图 9-1 展示了获取前列腺癌标本的不同方式。

### （三）标本肉眼观察

如上所述，医生需要仔细评估前列腺癌根治术后标本；因此肉眼观察在诊断过程中作用较小。部分前列腺肿瘤，特别是 $T_{1c}$ 期的肿瘤肉眼观察并不明显，部分前列腺肿瘤标本切面表现为间断的棕褐色、白色或黄色，部分前列腺肿瘤触诊比较明确（Holger Moch 等，2016）。

### （四）组织病理学

对于前列腺癌的诊断，病理医生依据组织形态结构、细胞特征及免疫表型分层进行判断。明确识别对于区分良恶性肿瘤的组织病理学特征十分重要。除去肿瘤良恶性诊断外，病理医生需要对组织学变异进行识别，对肿瘤最终的治疗效果及预后因素进行分析，对前列腺癌恶性程度进行分级。病理医生还需要区分前列腺癌及其他类型的肿瘤侵犯前列腺。

通常来说，前列腺癌的病理诊断是基于一系列支持恶性肿瘤的组织病理学特征所做出的。部分组织病理学特点在良性前列腺疾病中并不存在，可以作为前列腺癌的诊断依据。黏液纤维增生、肾小球样改变、点状出血和周围神经浸润等特征可以在细针穿刺活检标本中见到（Baisden 等，1999）。黏液纤维增生也称为胶原微结节，其特征是纤维组织疏松，可见成纤维细胞向内生长，最终形成蓝色黏液分泌物（Baisden 等，1999）。肾小球样改变指的是前列腺腺体呈筛状，上皮增生突出至腺体腔，呈单层附着在腺体边缘，这种结构与肾小球结构类似，故称之为肾小球样改变（Baisden 等，1999）。神经周围癌浸润这一特征可作为前列腺癌病理诊断的单一诊断依据。如果发现癌灶沿神经生长、神经内累及或部分环绕神经周围生长，可以结合其他组织学特征以诊断前列腺癌（图 9-2）（Holger Moch 等，2016）。实际上绝大部分前列腺癌标本都会出现神经周围侵犯。

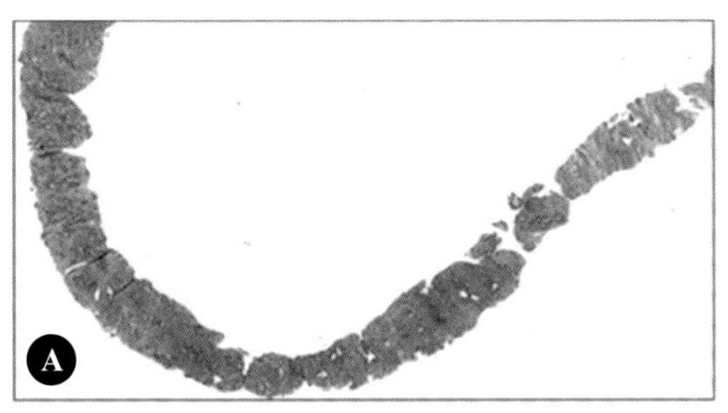


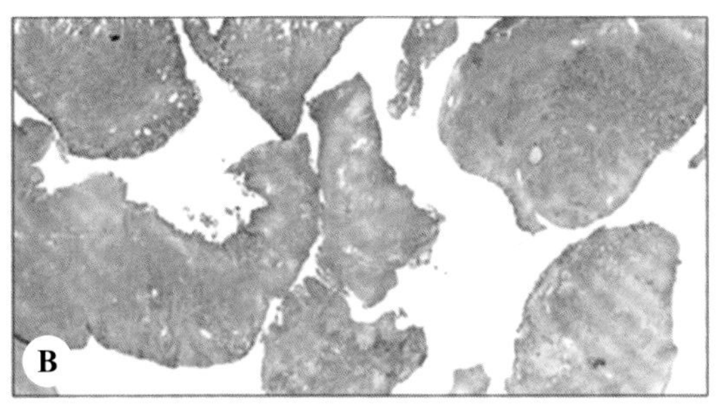


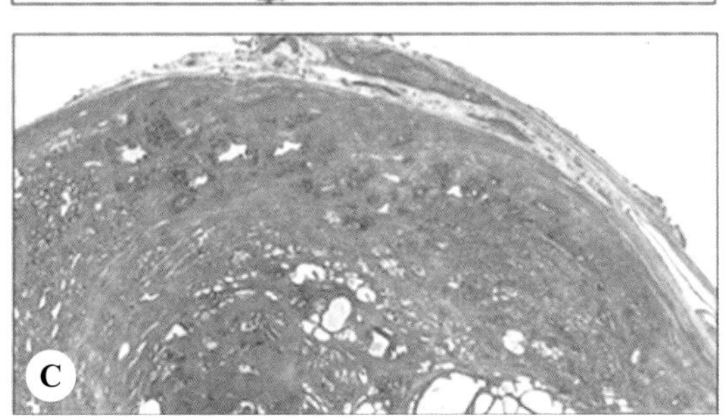


▲ 图 9-1　前列腺癌组织学诊断方法

A. 细针穿刺活检；B. 经尿道前列腺切除术标本；C. 前列腺根治术标本（A 至 C.×1）

Gleason 评分反映了前列腺癌的组织结构特征，具体分值由肿瘤的生长模式决定。前列腺癌区别于良性前列腺疾病的一大组织学特点是不典型的腺体结构，在正常的腺体两侧可见一层上皮细胞。良性前列腺疾病也可表现为滤泡状，但其在正常腺体周围不会孤立存在腺体结构（Holger Moch 等，2016；Epstein，1995；Iczkowski 和 Bostwick，2000）。该级别肿瘤的特征包括前列腺腺体结构融合、筛状结构、肾小球样改变及单层细胞浸润（Pierorazio 等，2013）。

前列腺癌的细胞学特征涉及肿瘤细胞核特征和细胞质特征，这一特点不应单独作为前列腺癌的诊断标准。核仁明显可以疑诊前列腺癌（图 9-2C）；但在部分良性前列腺疾病中也能见到明显的核仁，在某些前列腺癌的区域的核仁也可能并不明显（Epstein，1995；Varma 等，2002）。前列腺癌的细胞核特点还包括细胞核增大、核深染、核分裂象及凋亡小体；在高级别前列腺癌中，凋亡小体更为常见（Holger Moch 等，2016；Iczkowski 和 Bostwick，2000）。

值得一提的是，细胞核形态和细胞核大小的高度异质性可以排除其他浸润前列腺癌的恶性肿瘤（图 9-3）。

除了细胞外形特征之外，前列腺腺体腔的内容物也可用于鉴别前列腺癌与良性前列腺疾病。良性疾病的前列腺腺体腔内通常为边缘连续的圆形或椭圆形淀粉样物质（图 9-4A）。前列腺晶体在前列腺癌的腺体腔内更为常见（图 9-4B），通常为不同形状的嗜酸性物质（Holger Moch 等，2016；Epstein，1995；Ro 等，1986；Christian 等，2005）。此类结构也可在前列腺增生的标本中见到，但是其细胞形态与前列腺癌的细胞形态完全不同。蓝色黏液状腔内容物和粉红色不定型腔内容物也可作为支持前列腺癌诊断依据（Holger Moch 等，2016）。

### （五）腺泡腺癌的常见组织学变异

前列腺腺泡腺癌的某些组织学变异可能导致其与良性前列腺难以区分。大部分的变异出现在腺泡腺癌中。萎缩性腺癌的特征表现为细胞质减少及细胞核扁平，这些多出现在腺泡腺癌组织中。单纯通过镜下观察难以将这一类腺癌和良性萎缩的腺体区分开，这种情况通常需要进行免疫组化检测（Holger Moch 等，2016；Kaleem 等，1998）。腺癌的假性增生模式与良性前列腺

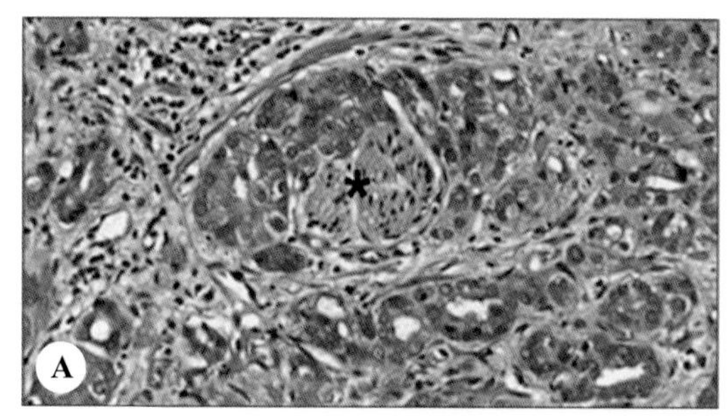


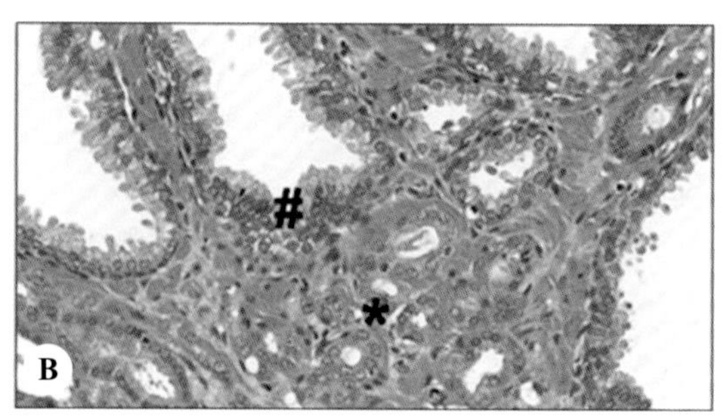


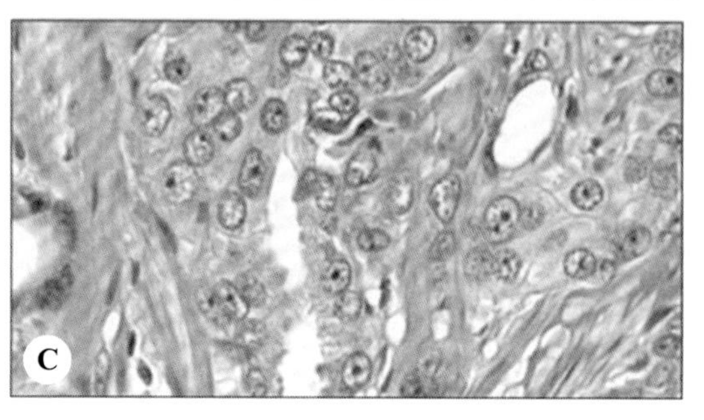


▲ 图 9-2　前列腺癌的组织学特点

A. 神经侵犯（*）；B. 被覆单层线状上皮的不典型腺体（*），非肿瘤性腺体存在基底细胞层和腔内细胞层（#）；C. 疑诊前列腺癌的细胞学特征：核仁突出，细胞核增大（A 至 C. ×40）

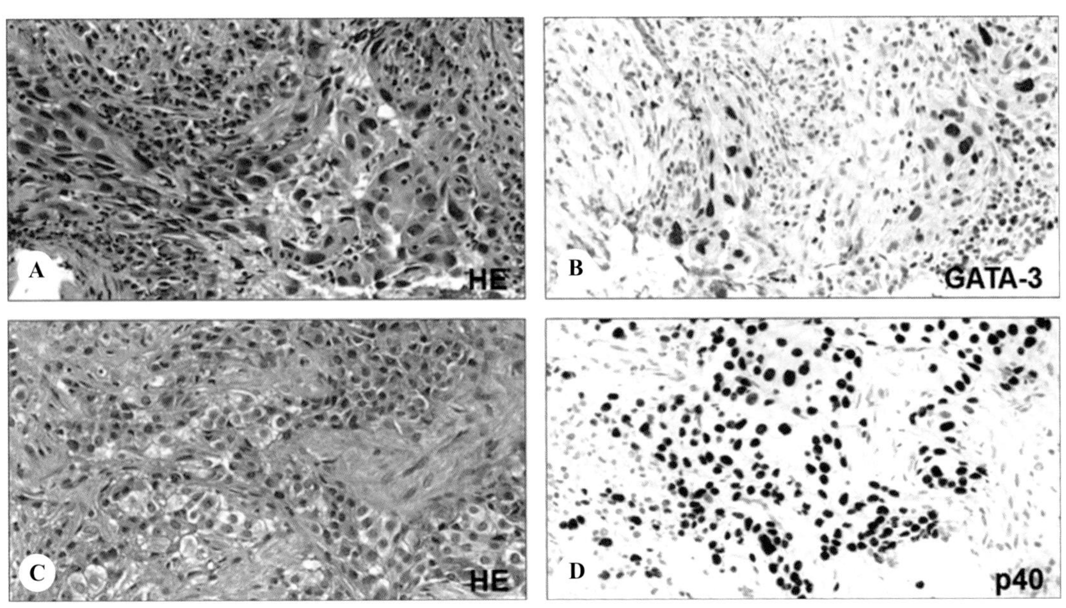


▲ 图 9-3　非前列腺来源的浸润性肿瘤

A. 尿路上皮癌浸润前列腺，穿刺活检示细胞核高度多形性；B. 尿路上皮标志物 GATA-3 的表达；C. 鳞状细胞癌浸润前列腺；D. p40 免疫组化染色（A 至 D. ×40）

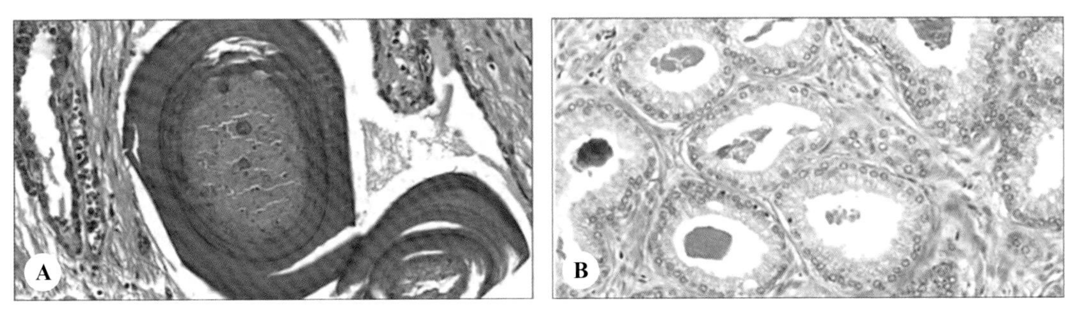


▲ 图 9-4　腺腔内容物

A. 良性前列腺腔内的淀粉酶体；B. 疑诊前列腺癌腔内的前列腺晶体（A 和 B. ×40）

增生类似，均表现为乳头状折叠和分枝状非浸润性生长。此时主要依靠腺泡腺癌的细胞背景及基底细胞的缺失来诊断前列腺癌（Holger Moch 等，2016；Humphrey 等，1998）。少数的腺泡腺癌表现为恶性腺体的微囊状区域，其以具有萎缩性细胞外观的膨胀的囊性腺体为特点。细胞质 AMACR 的表达和基底细胞的缺失现象可以作为前列腺癌的诊断依据（Holger Moch 等，2016；Yaskiv 等，2010）。泡状腺癌与腺泡腺癌相关，其细胞胞质丰富，可见核固缩，但是细胞核不大，核仁不明显（图 9-5A）（Hudson 等，2012）。

此外还有四种不同组织学特征的罕见变异，此类患者往往预后较差。黏蛋白变异由细胞外黏液池的恶性腺体组成，此类患者的 Gleason 评分多为 7 或 8 分（Holger Moch 等，2016）。目前已发表的此类患者的预后数据确与常见的腺泡腺癌的预后不一（Marcus 等，2012）。此外，印戒细胞变异、多形性巨细胞变异和肉瘤样变异都与临床患者进展性病程相关（Holger Moch 等，2016；Marcus 等，2012）。

（六）治疗效果

在接受放射或继续治疗后，前列腺癌细胞

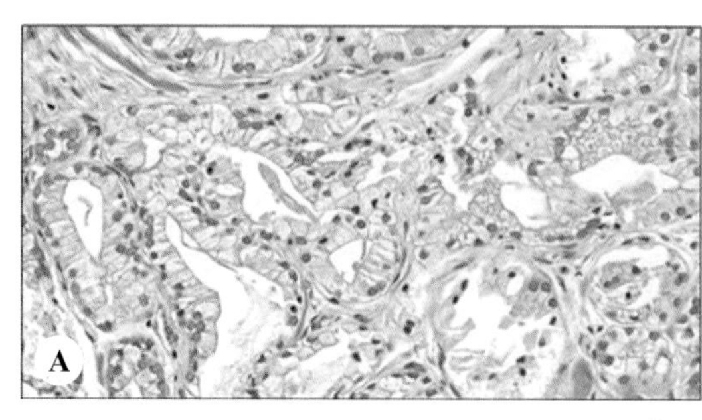


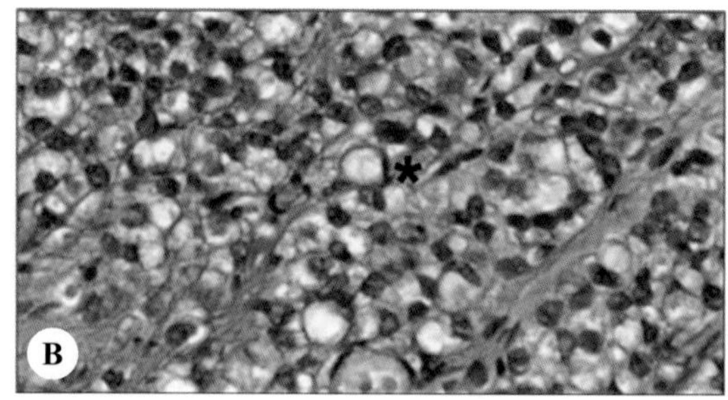


▲ 图 9-5 前列腺癌的组织学变异

A. 前列腺腺泡腺癌的泡沫腺变异；B. Gleason 评分 5 分前列腺癌中的印戒细胞（A 和 B. ×40）

和正常前列腺细胞都存在特征性表现。放射治疗后，正常前列腺内可见不典型的良性前列腺改变，其表现为细胞密度不一及基质瘢痕；而癌细胞往往表现为胞质空泡和细胞核减小，这种表现容易被忽视（Goldstein 等，1998）。与放疗类似，去势治疗在良性和恶性细胞间的表现也不一致。良性前列腺腺体表现为弥漫性的萎缩及基底细胞突出，部分良性腺体可见不成熟化生。而恶性细胞多表现为成簇、成行或单个细胞，其细胞学特征改变不明显（Holger Moch 等，2016）。

目前尚未发现可体现或预测治疗反应的常规生物标志物。

### （七）前列腺癌分级

前列腺癌分级单纯依靠肿瘤细胞的结构模式，这也是 Gleason 评分和 WHO 分级的基础。Gleason 评分 3 分表现为腺体大小不一但腺体形态正常。Gleason 评分 4 分表现为腺体结构不良，相互融合，可见筛状及肾小球样改变。Gleason 评分 5 分表现为单个癌细胞浸润，实性癌巢及呈粉刺状癌（Pierorazio 等，2013）。前列腺导管腺癌往往呈筛状或乳头状生长，通常的 Glesson 评分为 4+4=8 分。若其中可见粉刺状癌，此时可评分为 Gleason5 分（图 9-6E）（Holger Moch 等，2016）。

由于前列腺癌的异质性和多灶性，Gleason 评分规定为两种最为常见的结构 Gleason 评分之和（Holger Moch 等，2016）。如果细针穿刺活检和前列腺切除标本中低级别癌占比＜5%，可忽略低级别癌，报道两种最常见的 Gleason 评分（Epstein 等，2005）。无论占比多少，在细针穿刺活检样本中，更高级别的肿瘤都应用于 Gleason 评分；此时应选择最多和最差的 Gleason 之和来最终确定 Gleason 评分（Holger Moch 等，2016；Epstein，1995）。对于细针穿刺活检组织，每一针需要单独计算 Gleason 评分。从 2016 年起，我们建议病理科医生同时报告 Gleason 评分和 WHO 分组（Holger Moch 等，2016；Pierorazio 等，2013）。WHO 自 2016 年起建议病理科医生报告 WHO 分组 2 组和 3 组患者中 Gleason 评分 4 分组织的所占比重以改善患者的个体治疗选择，提高病理报告的预后价值（Choy 等，2016）。

### （八）如何进行细针穿刺活检样本的病理报告

如下几个组织学依据与预测术后肿瘤分期、预后及疾病特异性生存周期密切相关，在临床决策中十分重要。在细针穿刺活检样本中，我们建议报告前列腺癌的组织学类型、Gleason 评分、有无前列腺外侵犯、有无精囊浸润及肿瘤占比。其中肿瘤占比指阳性针数与总穿刺针数的比例及每一针中癌细胞的组织长度占比（Holger Moch 等，2016；Srigley 等，2009）。

### （九）如何进行前列腺根治术后样本的病理报告

除前列腺癌的组织学类型、Gleason 评分和肿瘤定量之外，病理分期和手术切缘状况也是

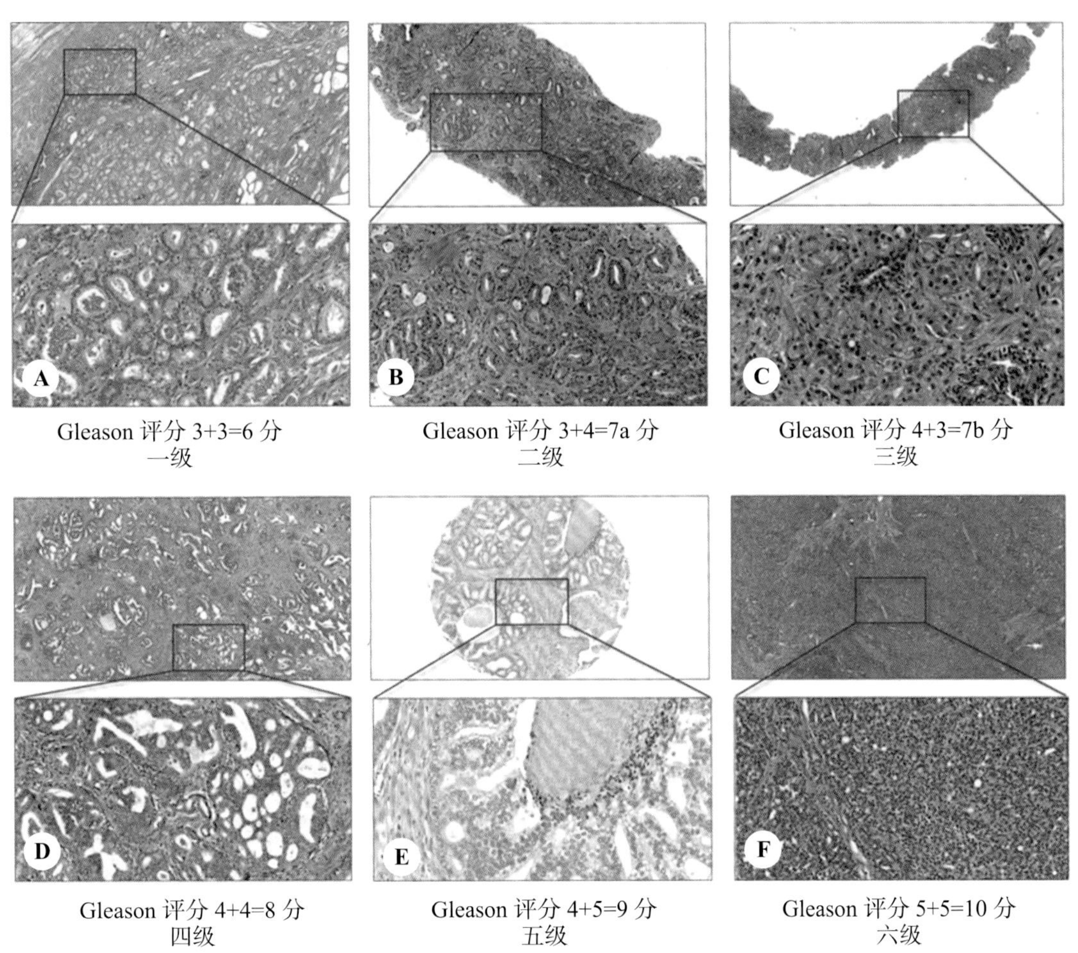


▲ 图 9-6　根据前列腺癌细胞的结构模式进行分级

上图 . × 10；下图 . × 40

预测前列腺癌复发和死亡率的重要依据（Holger Moch 等，2016）。值得一提的是，相较于细针穿刺活检，前列腺癌根治术后标本的 Gleason 评分上升十分常见（Epstein 等，2012），所以术后再次明确 Gleason 评分十分重要。局限于前列腺内的前列腺癌分期为 $pT_2$，$pT_{2a}$ 指肿瘤局限于前列腺一叶的 1/2 之内，$pT_{2b}$ 指肿瘤超过前列腺一叶的 1/2 但未累及另一叶，$pT_{2c}$ 指肿瘤同时累及前列腺两叶。以上 3 类 $pT_2$ 分期预后类似，临床意义不大；但是肿瘤超出前列腺包膜与前列腺癌的复发密切相关。$pT_{3a}$ 指肿瘤侵犯单侧或双侧前列腺包膜，$pT_{3b}$ 指肿瘤侵犯精囊（图 9-7）。病理医生需要报告肿瘤超出前列腺包膜的程度，并区分局灶性与非局灶性侵犯。$pT_4$ 指肿瘤固定或侵犯除精囊之外的其他邻近器官，如膀胱颈、尿道外括约肌、直肠、肛提肌和（或）盆壁（Holger Moch 等，2016）。

手术切缘状况与术后生化复发的风险相关。病理科医生应报告切缘阳性的部位及范围，区分局灶性切缘阳性或广泛切缘阳性，报告切缘的 Gleason 评分。在报告时应使用毫米（mm）作为单位（Holger Moch 等，2016；Stephenson 等，2014）。如果术中进行淋巴结清扫，应报告阳性淋巴结与所有淋巴结数目（Holger Moch 等，2016）（图 9-8）。

## 二、前列腺上皮内瘤变

前列腺上皮内瘤变指局限于前列腺上皮内肿

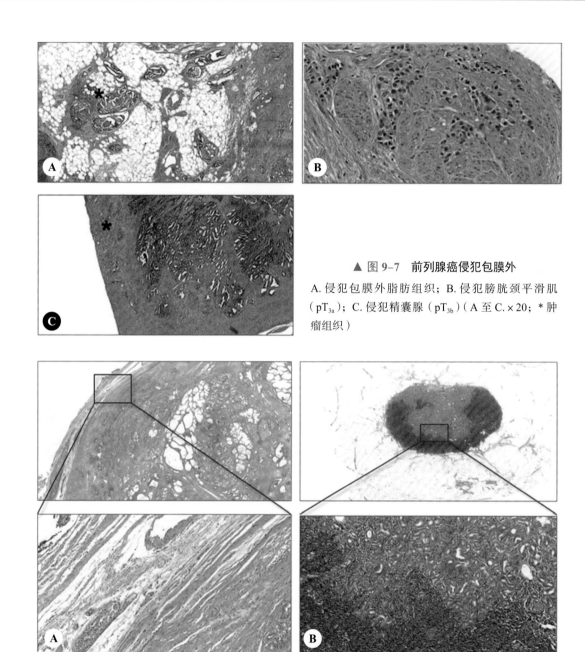

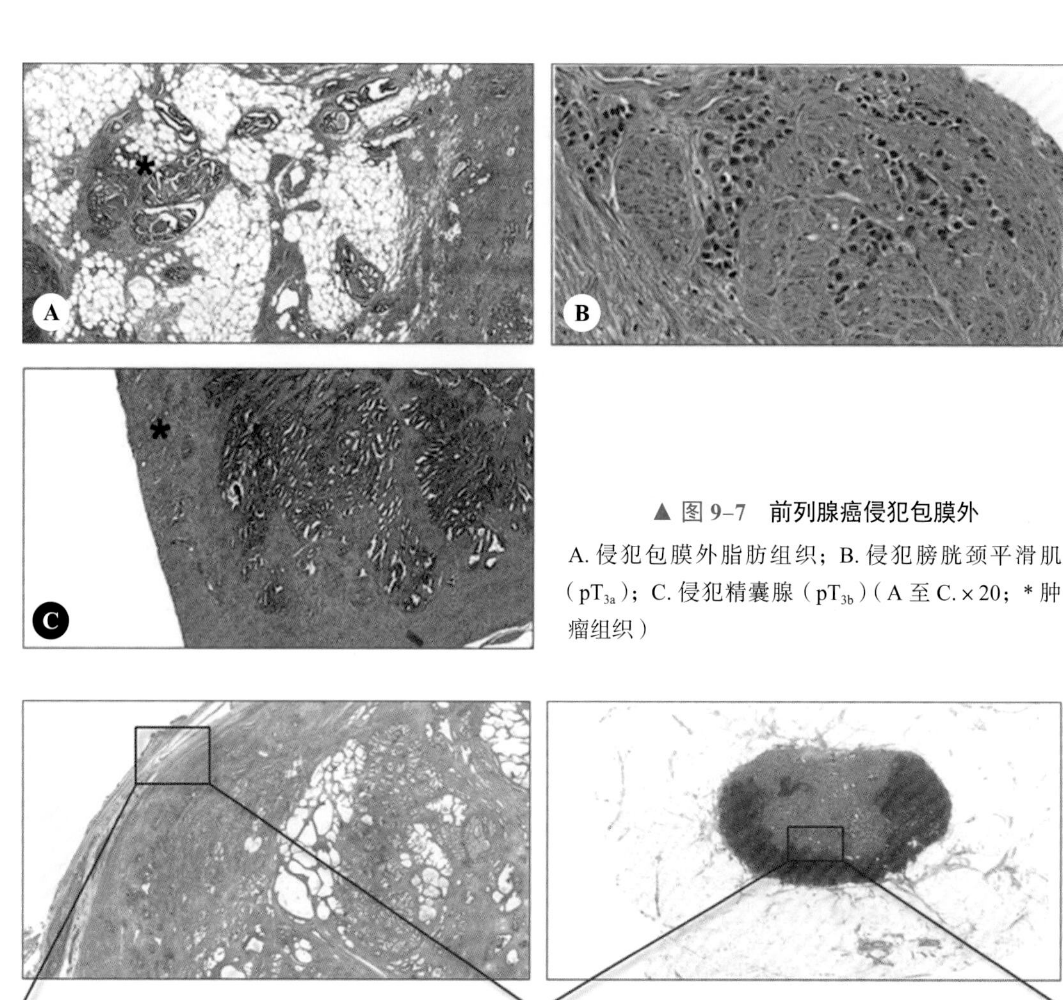

▲ 图 9–7 前列腺癌侵犯包膜外

A. 侵犯包膜外脂肪组织；B. 侵犯膀胱颈平滑肌（$pT_{3a}$）；C. 侵犯精囊腺（$pT_{3b}$）（A 至 C. ×20；* 肿瘤组织）

▲ 图 9–8 手术切缘和淋巴结评估

A. 前列腺癌 $R_0$ 切除；B. 前列腺癌淋巴结转移（上图 . ×10，下图 . ×40）

瘤性病变，分为低级和高级两个等级，通常只报告高级别 PIN（Egevad 等，2006）。据统计，高达 16% 的前列腺细针穿刺活检中可检出不伴前列腺癌的孤立高级别 PIN（HGPIN）；而前列腺癌阳性的细针穿刺活检 80%～100% 可检出高级别 PIN。高级别 PIN 后诊断前列腺癌的中位风险约为 21%，因此这类患者需要严密监测（Netto 和 Epstein，2006）。

在组织学上，PIN 表现为中型或大型腺体，内衬不典型上皮细胞，细胞核深染，细胞核增大，核仁明显，细胞质表现为双嗜性（图 9–9）。PIN 可表现为多种组织形态结构，如上皮细胞分层或折叠及微乳头状、筛状或平坦状结构。PIN 与低级别前列腺癌最重要的区别是 PIN 存在完整或不连续的基底细胞层，该层次可由 p63 或高分子量细胞角蛋白等基底细胞标志物所标记（Holger

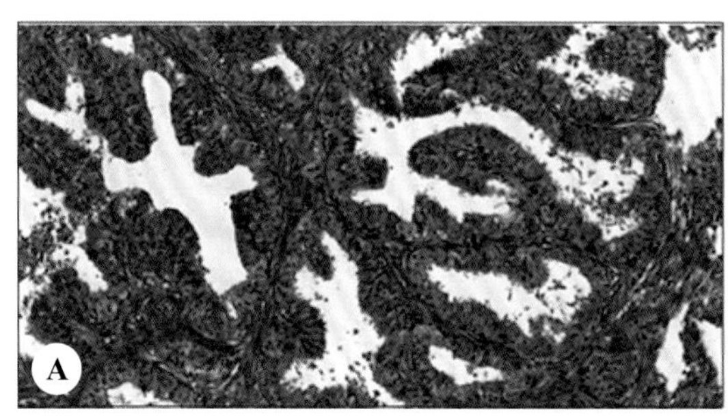
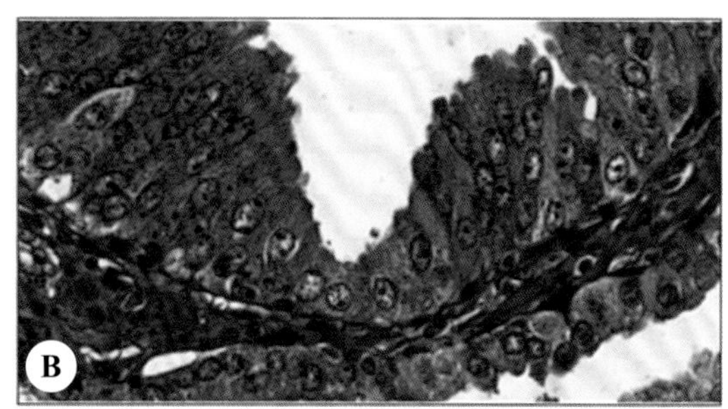

▲ 图 9-9　高级别前列腺上皮内瘤变

A. 低倍镜，示分层和折叠的不典型上皮细胞；B. 高倍镜，示细胞核的不典型表现

Moch 等，2016）。

在分子水平上，19% 的与前列腺癌并发的高级别 PIN 细胞可检测到 TMPRSS2-ERG 基因融合（Perner 等，2007），而在孤立 PIN 中以上改变较为少见，这提示了 PIN 与前列腺癌之间的遗传学关联。其他分子水平的改变有非整倍体 DNA、8p 染色体缺失及原癌基因和抑癌基因突变，这些改变出现在高级别 PIN 的部分细胞内，但是高级别 PIN 细胞中 PTEN 完整表达，这也许能用以鉴别高级别 PIN 与导管内前列腺癌（Lotan 等，2013）。

## 三、非典型小腺泡增生

非典型小腺泡增生（atypical small acinar proliferation，ASAP）用于描述达不到前列腺癌诊断标准，但具有部分前列腺癌特征病变的组织（Srirangam 等，2017）。通常来说，腺泡结构在较小的部分存在非典型改变及一定程度的结构扭曲（图 9-10）。此时病理报告表述为“疑诊癌症”。30%～60% 诊断 ASAP 的患者在后续活检中确诊前列腺癌，但这些患者的 Gleason 评分通常较低，前列腺癌体积通常较小（Ericson 等，2017；Iczkowski 等，1997）。约 8% 的 ASAP 患者后续确诊高级别前列腺癌，因此目前指南建议 ASAP 患者在 3～6 个月内须再次活检（Leone 等，2016）。

## 四、免疫组化在前列腺癌诊断中的应用

免疫组化被广泛用于对特定细胞质成分、细胞核或膜蛋白进行染色。因此 IHC 可用于区分组织细胞来源。

下文将针对细针穿刺活检标本进行阐述，但是本文提及的方法同样适用于经尿道切除前列腺标本或前列腺根治术标本。一般而言，国际泌尿外科病理学会（International Society of Urological Pathology，ISUP）不建议对确诊前列腺癌或确

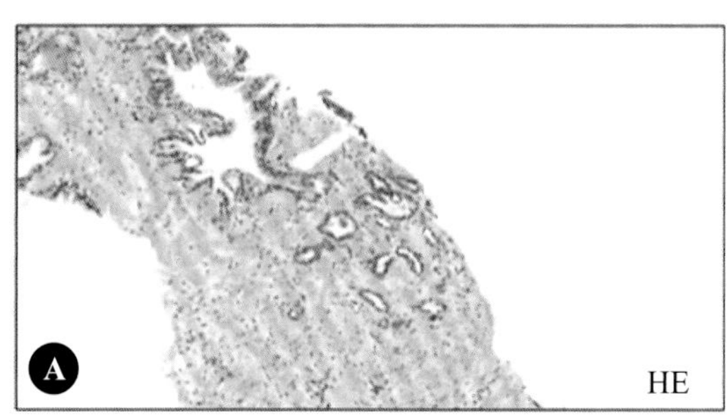

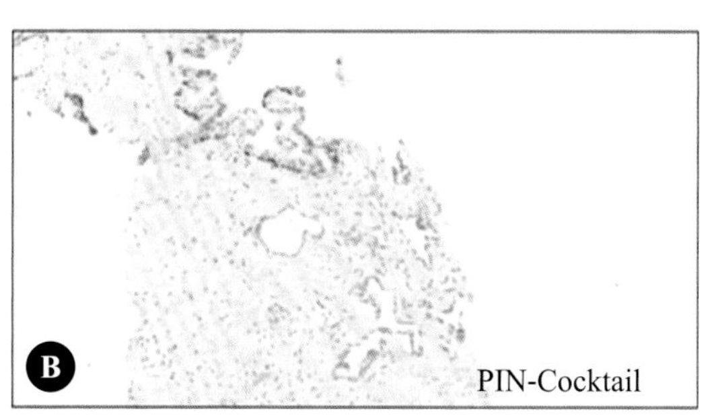


▲ 图 9-10　ASAP

A. 小腺泡结构无明显变形；B. 基底细胞缺如，AMACR 不表达

诊正常前列腺的细针穿刺标本进行免疫组化染色（Amin 等，2014）。IHC 有助于对可疑腺体的小病灶进行评估从而避免再次活检。

上文中提到，基底细胞缺失是前列腺腺癌的标志之一，免疫组化染色可以很好地评估基底细胞的状况。由于基底细胞与腔内上皮细胞免疫表型不同，免疫组化染色可用于鉴别基底细胞有无缺如（Hameed 和 Humphrey，2005）。该技术对于小的非典型腺体改变，特别是<1mm 的病变意义重大。基底细胞最常用的抗体是针对高分子量细胞角蛋白（如 34βE12）或针对转录因子 p63 或其异构体 ΔNp63（p40 抗体），其中 p63 是 TP53 的同系物（Sailer 等，2013）。除去基底细胞染色结果外，进行良恶性评估时还需考虑浸润性生长及核异型性等其他恶性肿瘤的评价标准。包括前列腺萎缩、前列腺部分萎缩及前列腺增生等疾病在内的多种疾病也可能表现为基底细胞的缺如（Giannico 等，2017）。值得注意的是，某些肿瘤细胞可表现出不同于基底细胞分布的 p63 阳性结果（Tan 等，2015）。

某一两个基底细胞标志物可特异性的与恶性肿瘤细胞相结合，如 α- 甲基酰基 CoA 消旋酶（AMACR，即 p504s）。在检测前列腺癌中，AMACR 有 97% 的灵敏度和 100% 的特异性（Rubin 等，2002）。因此，基底细胞的丢失和 AMACR 的阳性染色可以帮助评估前列腺穿刺活检中的小型非典型腺体（图 9-11）。因此，ISUP 建议使用双重或三重鸡尾酒方案以达到 93.8%～100% 的灵敏度和 100% 的特异度（Ng 等，2007；Molinie 等，2004）。

**IHC 在诊断和预后分析中的应用**

除了这些已建立和广泛使用的标志物之外，已经在前列腺组织样品中评估了大量标志物以鉴定前列腺癌和（或）提供预后信息。在鉴别困难的情况下，这些检测标志物意义重大。

其中最为重要的是 ERG 蛋白，由于 TMPRSS2 与 ETS 家族成员的前列腺癌细胞中特异性融合，其在前列腺癌组织中表达丰富（Tomlins 等，2005）。约 40% 的前列腺肿瘤表达 ERG 蛋白，10%～20% 的伴发前列腺癌的 HGPIN 中表达 ERG 蛋白（Carver 等，2009）。因此，如果某些可疑腺体表达 ERG 蛋白，其可被诊断为前列腺癌。Shah 等发现与 p63 和 AMACR 结合使用，可在约 28% 的

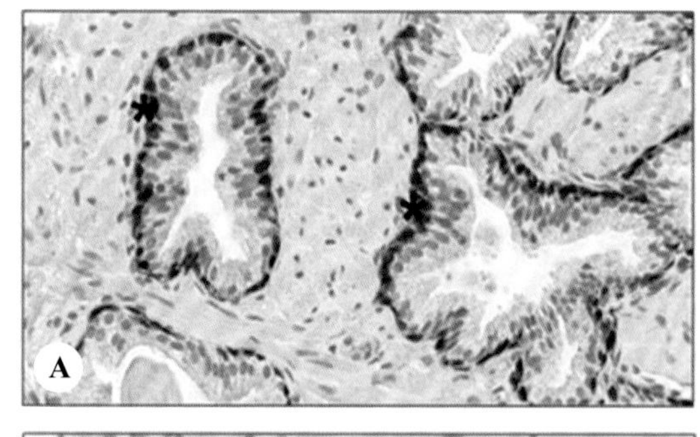


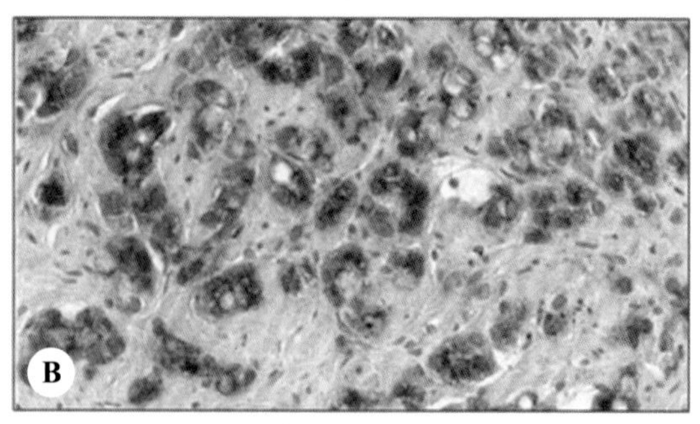


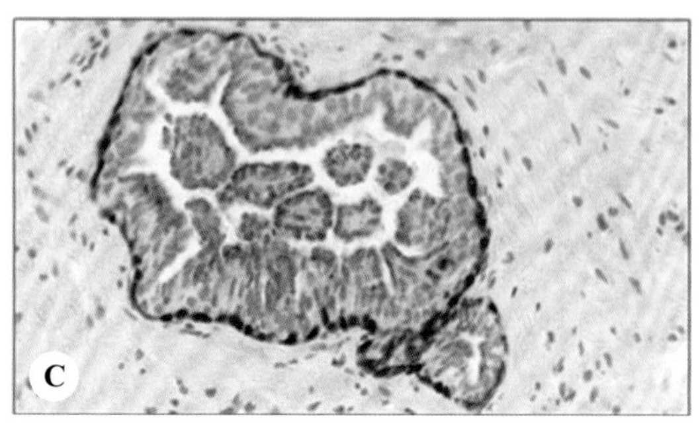


▲ 图 9-11 **前列腺癌的免疫组化染色**

A. 正常腺体周围的基底细胞，呈棕色，×40；B. 前列腺癌腺体基底细胞缺如，AMACR 染色阳性，呈红色，×40；C. HGPIN 腺体 AMACR 染色阳性，呈红色，基底细胞存在，呈棕色，×40

非典型小腺体中确诊前列腺癌（Shah 等，2013）。值得注意的是，ERG 阴性并不能除外前列腺癌。虽然 TMPRSS2–ERG 融合与预后的相关性尚未明确，但 ERG 表达似乎对正在接受积极监测的患者具有预后价值，因为 ERG 阳性状态是肿瘤进展的预后因素（Bostrom 等，2015；Berg，2016）。

PTEN 是 PI3KI/AKT 通路的负调节因子，由于缺失或失活突变，高达 17% 的原发性前列腺癌细胞不表达 PTEN（the Molecular Taxonomy of Primary Prostate Cancer，2015）。PTEN 可用于区分导管内前列腺癌和 HGPIN（Morais 等，2015）。此外，PTEN 表达缺失与低风险肿瘤患者的总生存率降低有关（Lokman 等，2017）。

在大约 10% 的 ETS 阴性肿瘤中，丝氨酸肽酶抑制药，如 Kazal 1 型（SPINK1）过表达，并且可作为前列腺根治术后生化复发的独立预测因素（Tomlins 等，2008）。我们可以使用 ERG 双重染色方法评价 SPINK1（Fontugne 等，2016）。迄今为止，还没有系统分析来评估 SPINK1 在前列腺细针穿刺活检中作为诊断标志物的作用。由于 SPINK1 与 ERG 表达互斥，我们可以使用双重染色的方式鉴别前列腺细胞间分子水平上的差异，进而检测孤立的原发性前列腺癌，从而影响临床决策。

脂肪酸合成酶（fatty acid synthase，FASN）在前列腺癌中过表达，其有希望成为前列腺癌预后标志物（Epstein 等，1995）。由于 FASN 可以在 AMACR 阴性肿瘤中表达，所以其可为疑难病例提供额外信息（Tischler 等，2010）。

如果细针穿刺活检中肿瘤未见明显前列腺相关分化，需排除浸润性尿路上皮癌或结直肠癌。转录因子 GATA-3 和 p63 在尿路上皮癌中高度敏感，这些蛋白在前列腺癌中不表达（图 9–3）（Hoang 等，2015）。因此 ISUP 建议应用两者鉴别前列腺癌和尿路上皮癌（Amin 等，2014）。结直肠癌可以通过使用 CDX2 和 CK20 标记来排除，这些标记在前列腺癌中通常为阴性，但在结直肠癌中通常为阳性（Owens 等，2007）。其余部位的原发肿瘤很少转移至前列腺，前列腺活检中淋巴瘤的浸润也较为少见。这些病例应结合患者病史、临床表现及影像学检查结果，必要时完善免疫组化分析这些病例。前列腺转移癌的诊断，尤其是在前列腺癌确诊之前的诊断十分困难。前列腺特异性抗原、雄激素受体和前列腺特异性膜抗原三个免疫组化标记的组合可用于诊断前列腺癌转移，其淋巴结敏感性高达 98%，远处转移敏感性高达 100%（Queisser 等，2015）。

## 五、原发性和转移性前列腺癌的分子特征

### （一）原发性前列腺癌的分子特征

测序技术的快速发展为癌症的分子基础提供了独到优势。局限性前列腺癌的特征在于复杂的结构染色体改变，包括拷贝数变异和染色体重排。事实上，复发性非同义点突变在局限性、激素性前列腺癌中发生的频率明显低于其他癌症（Beltran 等，2013）。

### （二）分子特征的复杂性和异质性

前列腺癌在肿瘤间和肿瘤内部存在高度的遗传异质性，这为前列腺癌的临床可变行为提供分子证据。有研究证实同一患者的不同癌灶之间和不同患者的肿瘤间存在高度的遗传和转录水平的多样性（Tosoian 和 Antonarakis，2017）。这种异质性为区分具有不同遗传或转录水平特征、临床病程和治疗反应的前列腺癌分子亚群提供了证据。现阶段临床上有多种分子亚型模型用于前列腺癌分类，以期确定转移和复发高危的前列腺癌亚群（Walker 等，2017）。

前列腺癌的全基因组测序已鉴定出复杂但密切关联的基因组重排，被称之为“染色体异常”。

该模型描述了癌症发生过程中源于少量基因事件的克隆进化模型，进而导致基因组表达紊乱（Baca 等，2013）。作为本报告的补充，其他几项研究证实了前列腺癌遗传学的高度复杂性。

### （三）染色体改变

在局限性前列腺癌中，已经观察到高表达的影响红细胞增多病毒 E26 转化特异性（ETS）转录因子家族成员的复发基因融合（Tomlins 等，2009）。作为致癌转录因子的 ETS 成员与作为 5′ 融合伴侣的雄激素调节基因之间的融合导致雄激素介导的原癌基因过表达。在 ETS 转录因子家族成员中，*ERG*（21q22.2）、*ETV1*（7p21.2）和 *ETV4* 可以与雄激素反应基因 *TMPRSS2* 融合（Tomlins 等，2009；Barros-Silva 等，2013）。*ERG* 的其他雄激素反应 5′ 融合伴侣是 *SLC45A3*、*HER-PUD1* 和 *NDRG1*（Barros-Silva 等，2013；Pflueger 等，2009；Rubin 和 Demichelis，2018）。*TMPRSS2-ERG* 融合是局限性前列腺癌中最常见的基因融合，其在约 50% 的前列腺肿瘤均可观察到（Tomlins 等，2005）。还有几个功能模型显示 ETS 成员促进促进癌症发病机制，这也支持了其假设的 ETS 成员的致癌作用（Klezovitch 等，2008）。

此外，不涉及 ETS 家族成员的基因融合已被确定为驱动融合，然而，其发生频率远低于 ETS 重排。在 ETS 重排阴性前列腺癌中，配对末端转录组测序可确定存在复发性重排导致 RAF 途径异常，其中包括 *SLC45A3-BRAF* 和 *ESRP1-RAF1* 之间的基因融合（Rubin 和 Demichelis，2018；Palanisamy 等，2010）。有趣的是，它在前列腺细胞中的表达诱导了对 RAF 和丝裂原活化蛋白激酶（MAPK）抑制药敏感的肿瘤表型（Palanisamy 等，2010）。

从机制上讲，最近的发现提供了驱动基因组重排的潜在分子机制的可能解释，其过程涉及下游转录因子的雄激素受体信号传导，最终将拓扑异构酶 2B（TOP2B）募集到靶基因启动子，导致基因座特异性双链断裂和随后的基因转录（Ju 等，2006）。与此相合的是，雄激素受体和 TOP2B 在发生 *TMPRSS2-ERG* 融合的前列腺癌前体病变中共表达。其他机制包括以雄激素受体依赖的方式招募 DNA 断裂诱导酶到易位断点（Mani 等，2009；Haffner 等，2010）。

总之，已知在局部前列腺癌中改变的转录因子和途径有助于形成基因座特异性基因组重排。

既往的研究已在前列腺癌样品中描述了位于 10q 和 8p 的基因的杂合性缺失，而不同的基因座作为复发性缺失的位点被理解为诱导了抑癌基因失活（Rubin 和 Demichelis，2018）。

### （四）影响雄激素受体信号传导的基因组损伤

雄激素受体轴与前列腺癌密切相关。雄激素受体本身的基因组改变包括基因扩增、点突变和剪接变体，这些改变仅出现在转移性去势抵抗性前列腺癌中（Taylor 等，2010）。事实上，几种雄激素受体调节因子的基因改变已经在转移性和局部激素不敏感型前列腺癌中被发现（Rubin 和 Demichelis，2018）。综合分析显示，约 50% 的原发性前列腺癌存在影响雄激素受体信号轴的遗传改变。转录因子、雄激素受体共激活因子、核心加压因子、相互作用分子和染色质调节元件的异常调节已确认影响了雄激素受体轴（Taylor 等，2010）。

在受影响最大的基因中，核受体共激活因子（NCOA2）有着显著扩增，在约 8% 的局限性前列腺癌中出现体细胞突变（Holger Moch 等，2016；Barbieri 等，2012）。

其他受影响的成分包括非酪氨酸激酶 TNK2、腺病毒 E1A 相关细胞 p300 转录共激活蛋白 EP300（p300）和雄激素受体相互作用伴侣 FOX1A 等，这些因子均在局限性前列腺癌中出现点突变或染色体畸变（Barbieri 等，2012；Ren 等，2017）。

综上，这些数据支持雄激素受体信号传导通路异常在转移性去势抵抗性和局部激素不敏感型前列腺癌发生过程中的重要性。

### （五）复发性体细胞突变

与其他类型癌症相比，局限性前列腺癌中复发突变出现的频率显著降低；而在转移型和去势抵抗型前列腺癌中可以检测到更高的复发突变频率。

局限性前列腺癌中最常见的突变基因是位于 17 号染色体上的斑点型 POZ 蛋白（SPOP）基因（Barbieri 等，2012）。在治疗去势抵抗型前列腺癌时，SPOP 的突变率为 6%～14%（Holger Moch 等，2016；Blattner 等，2014）。根据对 SPOP 在浸润性癌旁上皮内瘤变（高级别 PIN）中突变的研究，*SPOP* 突变被认为是前列腺肿瘤发生的早期事件。

SPOP 作为 $E_3$ 泛素蛋白连接酶适配器招募泛素化底物。*SPOP* 的错义突变影响了其效率或特异性，进而导致具有潜在抑癌作用或原癌作用的蛋白质被差异性降解（Zhuang 等，2009；Theurillat 等，2014）。

同时发生的不同类型的基因事件将 *SPOP* 突变的肿瘤被指定为一种前列腺癌亚型。*SPOP* 突变与 ERG 重排呈负相关，这表示两者在前列腺癌发生过程中的不同驱动作用。事实上，SPOP 突变与导致抑癌基因缺失的复发性 5q 和 6q 缺失密切相关（Rubin 和 Demichelis，2018）。

在约 50% 的局限性前列腺癌中可以检测到抑癌基因磷酸酶张力蛋白同源物（PTEN）（10q23）因基因缺失而失活的现象（Barbieri 等，2013）。导致 *PTEN* 功能缺失的突变或体细胞基因的缺失的发生率要低很多，为 5%～10%。*PTEN* 功能缺失与原发性前列腺癌中的 TMPRSS2–ERG 融合显著相关，针对两者功能上的研究提示两者在前列腺癌发病机制中具有协同作用（Barbieri 等，2012；Carver 等，2009b）。

除了 PTEN 外，TP53 属于前列腺癌中最常突变的抑癌基因之一。约 50% 原发前列腺癌的患者出现 TP53 因基因缺失或点突变而失活，这与 *PTEN* 缺失和 *ETS* 重排有显著相关（Holger Moch 等，2016）。

某些参与染色质调节的基因在不同的癌症类型中发生了突变。在前列腺癌中最常见的是抑癌基因，即染色域螺旋酶 DNA 结合蛋白 1（5q21）（Taylor 等，2010）。其失活主要基于纯合基因缺失，并与主要在 2q、5q 和 6q 上的额外拷贝数丢失相关。进一步的研究发现 CHD1 的体细胞点突变频率较低。

## 六、转移性前列腺癌的分子特征

原发性前列腺癌通常呈多灶性，但通常只有一个不明确的基因异常克隆导致转移性前列腺癌（Liu 等，2009）。因此转移性去势抵抗型前列腺癌（mCRPC）的分子改变与原发肿瘤中发现的分子水平改变有着较大差异（the Molecular Taxonomy of Primary Prostate Cancer，2015）。例如，在转移性前列腺癌中发现拷贝数改变和基因突变的负担明显高于原发性前列腺癌。而有些改变，如 *TMPRSS2-ERG* 融合，在原发性和转移性前列腺中发生概率类似（图 9–12）。

mCRPC 中有几条信号通路发生改变，如 AR 信号通路、PI3K、细胞周期和 DNA 修复机制。有趣的是，雄激素受体（AR）基因的改变在原发性前列腺癌中并不常见，但是超过 70% 的转移性前列腺癌以突变扩增的形式发生 *AR* 基因的改变（Robinson 等，2015）。这可能与去势治疗带来的自然选择压力相关。此外，参与 AR 信号传导的基因，如转录因子 *FOXA1* 和 AR 调节因子 *NCOR1/2* 也经常发生突变（Robinson 等，2015）。

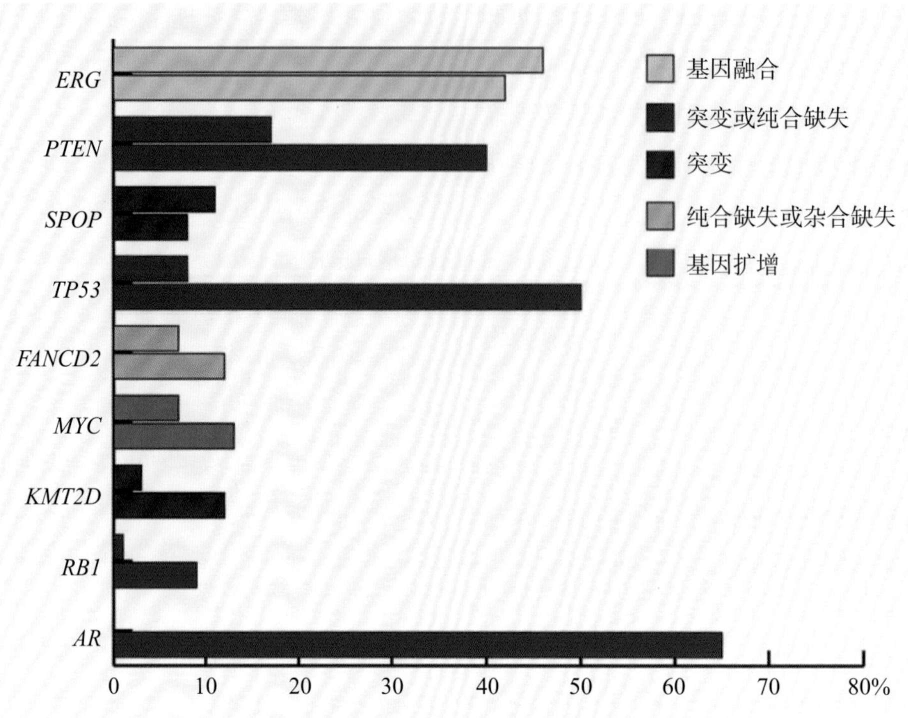


▲ 图 9-12 原发性前列腺癌（上栏）和转移性前列腺癌（下栏）分子水平差异

改编自 TCGA（The Molecular Taxonomy of Primary Prostate Cancer，2015）

而 *SPOP* 突变在转移性前列腺癌中发生机会较少（the Molecular Taxonomy of Primary Prostate Cancer，2015）。这一改变在临床中的应用是检测 AR 可变剪接体 AR-V7。AR-V7 作为一种转录因子，缺乏一个配体结合结构域，该结构域则是恩扎鲁胺和阿比特龙的作用靶点（Antonarakis 等，2014）。

PI3K 通路的改变在转移性前列腺癌中更为频繁，*TP53* 和 *RB1* 的改变也类似（the Molecular Taxonomy of Primary Prostate Cancer，2015）。在大约 20% 的 mCRPC 样本中发现了导致肿瘤抑制因子丢失的 B1 改变。此外，在近 10% 的病例中发现了编码细胞周期调节因子 cyclin D1 的 CCND1 的局灶性扩增（Robinson 等，2015）。在大约 25% 的 mCRPC 患者中，*TP53* 和 *RB1* 的同时缺失可导致前列腺肿瘤从高级腺癌向神经内分泌表型的转化（Mosquera 等，2013），该过程由 *SOX2* 介导（Mu 等，2017）。去势治疗的机制即前列腺癌转化为神经内分泌性质且雄激素非依赖性表型，这一过程依赖细胞周期调节因子 AURKA 和转录因子 MYCN 的扩增(Mosquera 等，2013）。截至目前，在 mCRPC 中使用 AURKA 抑制药的试验结果不佳（Lin 等，2016）。

近 50% 的 mCRPC 表现出 PI3K 通路的改变，其以缺失、扩增、激活突变和融合等多种方式出现（Robinson 等，2015）。这一改变的价值在于在临床上可能被应用，但目前针对 PI3K 通路的药物有效性尚未验证（Statz 等，2017；Armstrong 等，2017）。

值得注意的是，约 12% 的 mCRPC 患者存在 DNA 修复基因谱系缺陷（Pritchard 等，2016）。约 20% 的 mCRPC 患者发现了同一途径的体细胞突变，常见的有 BRCA2、BRCA1 和 ATM（Robinson 等，2015）。DNA 修复基因中的种系和体细胞缺陷都会破坏同源重组途径，从而为 PARP 抑制药的治疗提供理论依据。在转移性疾病和 DNA

修复缺陷的临床试验患者中，约88%的患者对PARP抑制药奥拉帕利治疗有反应（Mateo等，2015）。

其他类型的突变发生的频率低于前文所列举突变，但可能与FGFR2和RAF中的突变类似（Beltran等，2016）。

总之，虽然在原发性前列腺癌和转移性前列腺癌中激活相同的分子途径，但单克隆进化导致这些突变发生频率存在明显差异，其中的某些差异也可能与抗肿瘤治疗的自然选择压力有关。

## 参考文献

[1] Amin MB, Epstein JI, Ulbright TM, Humphrey PA, Egevad L, Montironi R, Grignon D, Trpkov K, Lopez-Beltran A, Zhou M, Argani P, Delahunt B, et al. Best practices recommendations in the application of immunohistochemistry in urologic pathology: report from the International Society of Urological Pathology consensus conference. Am J Surg Pathol. 2014;38:1017–22.

[2] Antonarakis ES, Lu C, Wang H, Luber B, Nakazawa M, Roeser JC, Chen Y, Mohammad TA, Fedor HL, Lotan TL, Zheng Q, De Marzo AM, et al. AR-V7 and resistance to enzalutamide and abiraterone in prostate cancer. N Engl J Med. 2014;371:1028–38.

[3] Armstrong AJ, Halabi S, Healy P, Alumkal JJ, Winters C, Kephart J, Bitting RL, Hobbs C, Soleau CF, Beer TM, Slottke R, Mundy K, et al. Phase II trial of the PI3 kinase inhibitor buparlisib (BKM-120) with or without enzalutamide in men with metastatic castration resistant prostate cancer. Eur J Cancer. 2017;81:228–36.

[4] Baca SC, Prandi D, Lawrence MS, Mosquera JM, Romanel A, Drier Y, Park K, Kitabayashi N, MacDonald TY, Ghandi M, Van Allen E, Kryukov GV, et al. Punctuated evolution of prostate cancer genomes. Cell. 2013;153:666–77.

[5] Baisden BL, Kahane H, Epstein JI. Perineural invasion, mucinous fibroplasia, and glomerulations: diagnostic features of limited cancer on prostate needle biopsy. Am J Surg Pathol. 1999;23:918–24.

[6] Barbieri CE, Baca SC, Lawrence MS, Demichelis F, Blattner M, Theurillat JP, White TA, Stojanov P, Van Allen E, Stransky N, Nickerson E, Chae SS, et al. Exome sequencing identifies recurrent SPOP, FOXA1 and MED12 mutations in prostate cancer. Nat Genet. 2012;44:685–9.

[7] Barbieri CE, Bangma CH, Bjartell A, Catto JW, Culig Z, Gronberg H, Luo J, Visakorpi T, Rubin MA. The mutational landscape of prostate cancer. Eur Urol. 2013;64:567–76.

[8] Barros-Silva JD, Paulo P, Bakken AC, Cerveira N, Lovf M, Henrique R, Jeronimo C, Lothe RA, Skotheim RI, Teixeira MR. Novel 50 fusion partners of ETV1 and ETV4 in prostate cancer. Neoplasia. 2013;15:720–6.

[9] Beltran H, Yelensky R, Frampton GM, Park K, Downing SR, MacDonald TY, Jarosz M, Lipson D, Tagawa ST, Nanus DM, Stephens PJ, Mosquera JM, et al. Targeted next-generation sequencing of advanced prostate cancer identifies potential therapeutic targets and disease heterogeneity. Eur Urol. 2013;63: 920–6.

[10] Beltran H, Antonarakis ES, Morris MJ, Attard G. Emerging molecular biomarkers in advanced prostate cancer: translation to the clinic. Am Soc Clin Oncol Educ Book. 2016;35:131–41.

[11] Berg KD. The prognostic and predictive value of TMPRSS2–ERG gene fusion and ERG protein expression in prostate cancer biopsies. Dan Med J. 2016;63(12).

[12] Blattner M, Lee DJ, O'Reilly C, Park K, MacDonald TY, Khani F, Turner KR, Chiu YL, Wild PJ, Dolgalev I, Heguy A, Sboner A, et al. SPOP mutations in prostate cancer across demographically diverse patient cohorts. Neoplasia. 2014;16:14–20.

[13] Bostrom PJ, Bjartell AS, Catto JW, Eggener SE, Lilja H, Loeb S, Schalken J, Schlomm T, Cooperberg MR. Genomic predictors of outcome in prostate cancer. Eur Urol. 2015;68:1033–44.

[14] Cancer Genome Atlas Research Network. The Molecular Taxonomy of Primary Prostate Cancer. Cell 2015;163:1011–25.

[15] Carver BS, Tran J, Chen Z, Carracedo-Perez A, Alimonti A, Nardella C, Gopalan A, Scardino PT, Cordon-Cardo C, Gerald W, Pandolfi PP. ETS rearrangements and prostate cancer initiation. Nature. 2009a;457:E1; discussion E2–3

[16] Carver BS, Tran J, Gopalan A, Chen Z, Shaikh S, Carracedo A, Alimonti A, Nardella C, Varmeh S, Scardino PT, Cordon-Cardo C, Gerald W, et al. Aberrant ERG expression cooperates with loss of PTEN to promote cancer progression in the prostate. Nat Genet. 2009b;41:619–24.

[17] Choy B, Pearce SM, Anderson BB, Shalhav AL, Zagaja G, Eggener SE, Paner GP. Prognostic significance of percentage and architectural types of contemporary Gleason pattern 4 prostate cancer in radical prostatectomy. Am J Surg Pathol. 2016;40:1400–6.

[18] Christian JD, Lamm TC, Morrow JF, Bostwick DG. Corpora amylacea in adenocarcinoma of the prostate: incidence and histology within needle core biopsies. Mod Pathol. 2005;18:36–9.

[19] Egevad L, Allsbrook WC, Epstein JI. Current practice of diagnosis and reporting of prostatic intraepithelial neoplasia and glandular atypia among genitourinary pathologists. Mod Pathol. 2006;19: 180–5.

[20] Epstein JI. Diagnostic criteria of limited adenocarcinoma of the prostate on needle biopsy. Hum Pathol. 1995;26:223–9.

[21] Epstein JI, Carmichael M, Partin AW. OA-519 (fatty acid synthase) as an independent predictor of pathologic state in adenocarcinoma of the prostate. Urology. 1995;45:81–6.

[22] Epstein JI, Allsbrook WC Jr, Amin MB, Egevad LL. The 2005 International Society of Urological Pathology (ISUP) Consensus conference on Gleason grading of prostatic carcinoma. Am J Surg Pathol. 2005;29:1228–42.

[23] Epstein JI, Feng Z, Trock BJ, Pierorazio PM. Upgrading and downgrading of prostate cancer from biopsy to radical prostatectomy: incidence and predictive factors using the modified Gleason grading system and factoring in tertiary grades. Eur Urol. 2012;61:1019–24.

[24] Ericson KJ, Wenger HC, Rosen AM, Kiriluk KJ, Gerber GS, Paner GP, Eggener SE. Prostate cancer detection following diagnosis of atypical small acinar proliferation. Can J Urol. 2017;24:8714–20.

[25] Fontugne J, Davis K, Palanisamy N, Udager A, Mehra R, McDaniel AS, Siddiqui J, Rubin MA, Mosquera JM, Tomlins SA. Clonal evaluation of prostate cancer foci in biopsies with discontinuous tumor involvement by dual ERG/SPINK1 immunohistochemistry. Mod Pathol. 2016;29:157–65.

[26] Giannico GA, Arnold SA, Gellert LL, Hameed O. New and emerging diagnostic and prognostic immunohistochemical biomarkers in prostate pathology. Adv Anat Pathol. 2017;24:35–44.

[27] Goldstein NS, Martinez A, Vicini F, Stromberg J. The histology of radiation therapy effect on prostate adenocarcinoma as assessed by needle biopsy after brachytherapy boost. Correlation with biochemical failure. Am J Clin Pathol. 1998;110:765–75.

[28] Grignon DJ. Prostate cancer reporting and staging: needle biopsy and radical prostatectomy specimens. Mod Pathol. 2018;31: S96–109.

[29] Haffner MC, Aryee MJ, Toubaji A, Esopi DM, Albadine R, Gurel B, IsaacsWB, Bova GS, LiuW,Xu J,MeekerAK, Netto G, et al. Androgen-induced TOP2B-mediated double-strand breaks and prostate cancer gene rearrangements. Nat Genet. 2010;42:668–75.

[30] Hameed O, Humphrey PA. Immunohistochemistry in diagnostic surgical pathology of the prostate. Semin Diagn Pathol. 2005;22: 88–104.

[31] Hoang LL, Tacha D, Bremer RE, Haas TS, Cheng L. Uroplakin II (UPII), GATA3, and p40 are highly sensitive markers for the differential diagnosis of invasive urothelial carcinoma. Appl Immunohistochem Mol Morphol. 2015;23:711–6.

[32] Holger Moch PAH, Ulbright TM, Reuter VE, editors. WHO classification of tumours of the urinary S<stem and male genital organs. 4th ed. Lyon: IARC; 2016.

[33] Hudson J, Cao D, Vollmer R, Kibel AS, Grewal S, Humphrey PA. Foamy gland adenocarcinoma of the prostate: incidence, Gleason grade, and early clinical outcome. Hum Pathol. 2012;43:974–9.

[34] Humphrey PA, Kaleem Z, Swanson PE, Vollmer RT. Pseudohyperplastic prostatic adenocarcinoma. Am J Surg Pathol. 1998;22:1239–46.

[35] Iczkowski KA, Bostwick DG. Criteria for biopsy diagnosis of minimal volume prostatic adenocarcinoma: analytic comparison with nondiagnostic but suspicious atypical small acinar proliferation. Arch Pathol Lab Med. 2000;124:98–107.

[36] Iczkowski KA, MacLennan GT, Bostwick DG. Atypical small acinar proliferation suspicious for malignancy in prostate needle biopsies: clinical significance in 33 cases. Am J Surg Pathol. 1997;21: 1489–95.

[37] Ju BG, Lunyak VV, Perissi V, Garcia-Bassets I, Rose DW, Glass CK, Rosenfeld MG. A topoisomerase IIbetamediated dsDNA break required for regulated transcription. Science. 2006;312:1798–802.

[38] Kaleem Z, Swanson PE, Vollmer RT, Humphrey PA. Prostatic adenocarcinoma with atrophic features: a study of 202 consecutive completely embedded radical prostatectomy specimens. Am J Clin Pathol. 1998;109:695–703.

[39] Klezovitch O, Risk M, Coleman I, Lucas JM, Null M, True LD, Nelson PS, Vasioukhin V. A causal role for ERG in neoplastic transformation of prostate epithelium. Proc Natl Acad Sci U S A. 2008;105:2105–10.

[40] Leone A, Gershman B, Rotker K, Butler C, Fantasia J, Miller A, Afiadata A, Amin A, Zhou A, Jiang Z, Sebo T, Mega A, et al. Atypical small acinar proliferation (ASAP): is a repeat biopsy necessary ASAP? A multi-institutional review. Prostate Cancer Prostatic Dis. 2016;19:68–71.

[41] Lin J, Patel SA, Sama AR, Hoffman-Censits JH, Kennedy B, Kilpatrick D, Ye Z, Yang H, Mu Z, Leiby B, Lewis N, Cristofanilli M, et al. A Phase I/II study of the investigational drug alisertib in combination with abiraterone and prednisone for patients with metastatic castration-resistant prostate cancer progressing on abiraterone. Oncologist. 2016;21:1296–7e.

[42] Liu W, Laitinen S, Khan S, Vihinen M, Kowalski J, Yu G, Chen L, Ewing CM, Eisenberger MA, Carducci MA, Nelson WG, Yegnasubramanian S, et al. Copy number analysis indicates monoclonal origin of lethal metastatic prostate cancer. Nat Med. 2009;15:559–65.

[43] Lokman U, Erickson AM, Vasarainen H, Rannikko AS, Mirtti T. PTEN loss but not ERG expression in diagnostic biopsies is associated with increased risk of progression and adverse surgical findings in men with prostate cancer on active surveillance. Eur Urol Focus. 2017;pii:S2405–4569.

[44] Lotan TL, Gumuskaya B, Rahimi H, Hicks JL, Iwata T, Robinson BD, Epstein JI, De Marzo AM. Cytoplasmic PTEN protein loss distinguishes intraductal carcinoma of the prostate from high-grade prostatic intraepithelial neoplasia. Mod Pathol. 2013;26:587–603.

[45] Mani RS, Tomlins SA, Callahan K, Ghosh A, Nyati MK, Varambally S, Palanisamy N, Chinnaiyan AM. Induced chromosomal proximity and gene fusions in prostate cancer. Science. 2009;326:1230.

[46] Marcus DM, Goodman M, Jani AB, Osunkoya AO, Rossi PJ. A comprehensive review of incidence and survival in patients with rare histological variants of prostate cancer in the United States from 1973 to 2008. Prostate Cancer Prostatic Dis. 2012;15:283–8.

[47] Mateo J, Carreira S, Sandhu S, Miranda S, Mossop H, Perez-Lopez R, Nava Rodrigues D, Robinson D, Omlin A, Tunariu N, Boysen G, Porta N, et al. DNA-repair defects and olaparib in metastatic prostate cancer. N Engl J Med. 2015;373:1697–708.

[48] Molinie V, Herve JM, Lebret T, Lugagne-Delpon PM, Saporta F, Yonneau L, Botto H, Baglin AC. Value of the antibody cocktail anti p63 + anti p504s for the diagnosis of prostatic cancer. Ann Pathol. 2004;24:6–16.

[49] Morais CL, Han JS, Gordetsky J, Nagar MS, Anderson AE, Lee S, Hicks JL, Zhou M, Magi-Galluzzi C, Shah RB, Epstein JI, De Marzo AM, et al. Utility of PTEN and ERG immunostaining for distinguishing high-grade PIN from intraductal carcinoma of the prostate on needle biopsy. Am J Surg Pathol. 2015;39:169–78.

[50] Mosquera JM, Beltran H, Park K, MacDonald TY, Robinson BD, Tagawa ST, Perner S, Bismar TA, Erbersdobler A, Dhir R, Nelson JB, Nanus DM, et al. Concurrent AURKA and MYCN gene amplifications are harbingers of lethal treatment-related neuroendocrine prostate cancer. Neoplasia. 2013;15:1–10.

[51] Mu P, Zhang Z, Benelli M, Karthaus WR, Hoover E, Chen CC, Wongvipat J, Ku SY, Gao D, Cao Z, Shah N, Adams EJ, et al. SOX2 promotes lineage plasticity and antiandrogen resistance in TP53– and RB1–deficient prostate cancer. Science. 2017;355:84–8.

[52] Netto GJ, Epstein JI. Widespread high-grade prostatic intraepithelial neoplasia on prostatic needle biopsy: a significant likelihood of subsequently diagnosed adenocarcinoma. Am J Surg Pathol. 2006;30:1184–8.

[53] Ng VW, Koh M, Tan SY, Tan PH. Is triple immunostaining with 34betaE12, p63, and racemase in prostate cancer advantageous? A tissue microarray study. Am J Clin Pathol. 2007;127:248–53.

[54] Owens CL, Epstein JI, Netto GJ. Distinguishing prostatic from colorectal adenocarcinoma on biopsy samples: the role of morphology and immunohistochemistry. Arch Pathol Lab Med. 2007;131:599–603.

[55] Palanisamy N, Ateeq B, Kalyana-Sundaram S, Pflueger D, Ramnarayanan K, Shankar S, Han B, Cao Q, Cao X, Suleman K, Kumar-Sinha C, Dhanasekaran SM, et al. Rearrangements of the RAF kinase pathway in prostate cancer, gastric cancer and melanoma. Nat Med. 2010;16:793–8.

[56] Perner S, Mosquera JM, Demichelis F, Hofer MD, Paris PL, Simko J, Collins C, Bismar TA, Chinnaiyan AM, De Marzo AM, Rubin MA. TMPRSS2–ERG fusion prostate cancer: an early molecular event associated with invasion. Am J Surg Pathol. 2007;31:882–8.

[57] Pflueger D, Rickman DS, Sboner A, Perner S, LaFargue CJ, Svensson MA, Moss BJ, Kitabayashi N, Pan Y, de la Taille A, Kuefer R, Tewari AK, et al. N-myc downstream regulated gene 1 (NDRG1) is fused to ERG in prostate cancer. Neoplasia. 2009;11:804–11.

[58] Pierorazio PM,Walsh PC, Partin AW, Epstein JI. Prognostic Gleason grade grouping: data based on the modified Gleason scoring system. BJU Int. 2013;111:753–60.

[59] Pritchard CC, Mateo J, Walsh MF, De Sarkar N, Abida W, Beltran H, Garofalo A, Gulati R, Carreira S, Eeles R, Elemento O, Rubin

MA, et al. Inherited DNA-repair gene mutations in men with metastatic prostate cancer. N Engl J Med. 2016;375:443–53.
[60] Queisser A, Hagedorn SA, Braun M, VogelW, Duensing S, Perner S. Comparison of different prostatic markers in lymph node and distant metastases of prostate cancer. Mod Pathol. 2015;28:138–45.
[61] Ren S, Wei GH, Liu D, Wang L, Hou Y, Zhu S, Peng L, Zhang Q, Cheng Y, Su H, Zhou X, Zhang J, et al. Whole-genome and transcriptome sequencing of prostate cancer identify new genetic alterations driving disease progression. Eur Urol. 2017;S0302–2838(17) 30720–0.
[62] Ro JY, Ayala AG, Ordonez NG, Cartwright J Jr, Mackay B. Intraluminal crystalloids in prostatic adenocarcinoma. Immunohistochemical, electron microscopic, and x-ray microanalytic studies. Cancer. 1986;57: 2397–407.
[63] Robinson D, Van Allen EM, Wu YM, Schultz N, Lonigro RJ, Mosquera JM, Montgomery B, Taplin ME, Pritchard CC, Attard G, Beltran H, Abida W, et al. Integrative clinical genomics of advanced prostate cancer. Cell. 2015;161:1215–28.
[64] Rubin MA, Demichelis F. The Genomics of Prostate Cancer: emerging understanding with technologic advances. Mod Pathol. 2018;31:S1–11.
[65] Rubin MA, Zhou M, Dhanasekaran SM, Varambally S, Barrette TR, Sanda MG, Pienta KJ, Ghosh D, Chinnaiyan AM. Alpha-Methylacyl coenzyme a racemase as a tissue biomarker for prostate cancer. JAMA. 2002;287:1662–70.
[66] Sailer V, Stephan C, Wernert N, Perner S, Jung K, Dietel M, Kristiansen G. Comparison of p40 (DeltaNp63) and p63 expression in prostate tissues-which one is the superior diagnostic marker for basal cells? Histopathology. 2013;63:50–6.
[67] Shah RB, Tadros Y, Brummell B, Zhou M. The diagnostic use of ERG in resolving an "atypical glands suspicious for cancer" diagnosis in prostate biopsies beyond that provided by basal cell and alpha-methylacyl-CoAracemase markers. Hum Pathol. 2013;44:786–94.
[68] Srigley JR, Humphrey PA, Amin MB, Chang SS, Egevad L, Epstein JI, Grignon DJ, McKiernan JM, Montironi R, Renshaw AA, Reuter VE, Wheeler TM. Protocol for the examination of specimens from patients with carcinoma of the prostate gland. Arch Pathol Lab Med. 2009;133:1568–76.
[69] Srirangam V, Rai BP, Abroaf A, Agarwal S, Tadtayev S, Foley C, Lane T, Adshead J, Vasdev N. Atypical small acinar proliferation and high grade prostatic intraepithelial neoplasia: should we be concerned? An observational cohort study with a minimum follow-up of 3 years. Curr Urol. 2017;10:199–205.
[70] Statz CM, Patterson SE, Mockus SM. mTOR inhibitors in castration-resistant prostate cancer: a systematic review. Target Oncol. 2017;12:47–59.
[71] Stephenson AJ, Eggener SE, Hernandez AV, Klein EA, Kattan MW, Wood DP Jr, Rabah DM, Eastham JA, Scardino PT. Do margins matter? The influence of positive surgical margins on prostate cancer-specific mortality. Eur Urol. 2014;65:675–80.
[72] Tan HL, Haffner MC, Esopi DM, Vaghasia AM, Giannico GA, Ross HM, Ghosh S, Hicks JL, Zheng Q, Sangoi AR, Yegnasubramanian S, Osunkoya AO, et al. Prostate adenocarcinomas aberrantly expressing p63 are molecularly distinct from usual-type prostatic adenocarcinomas. Mod Pathol. 2015;28:446–56.
[73] Taylor BS, Schultz N, Hieronymus H, Gopalan A, Xiao Y, Carver BS, Arora VK, Kaushik P, Cerami E, Reva B, Antipin Y, Mitsiades N, et al. Integrative genomic profiling of human prostate cancer. Cancer Cell. 2010;18:11–22.
[74] Theurillat JP, Udeshi ND, Errington WJ, Svinkina T, Baca SC, Pop M, Wild PJ, Blattner M, Groner AC, Rubin MA, Moch H, Prive GG, et al. Prostate cancer. Ubiquitylome analysis identifies dysregulation of effector substrates in SPOP-mutant prostate cancer. Science. 2014;346:85–9.
[75] Tischler V, Fritzsche FR, Gerhardt J, Jager C, Stephan C, Jung K, Dietel M, Moch H, Kristiansen G. Comparison of the diagnostic value of fatty acid synthase (FASN) with alpha-methylacyl-CoA racemase (AMACR) as prostatic cancer tissue marker. Histopathology. 2010;56:811–5.
[76] Tomlins SA, Rhodes DR, Perner S, Dhanasekaran SM, Mehra R, Sun XW, Varambally S, Cao X, Tchinda J, Kuefer R, Lee C, Montie JE, et al. Recurrent fusion of TMPRSS2 and ETS transcription factor genes in prostate cancer. Science. 2005;310:644–8.
[77] Tomlins SA, Rhodes DR, Yu J, Varambally S, Mehra R, Perner S, Demichelis F, Helgeson BE, Laxman B, Morris DS, Cao Q, Cao X, et al. The role of SPINK1 in ETS rearrangement-negative prostate cancers. Cancer Cell. 2008;13:519–28.
[78] Tomlins SA, Bjartell A, Chinnaiyan AM, Jenster G, Nam RK, Rubin MA, Schalken JA. ETS gene fusions in prostate cancer: from discovery to daily clinical practice. Eur Urol. 2009;56:275–86.
[79] Tosoian JJ, Antonarakis ES. Molecular heterogeneity of localized prostate cancer: more different than alike. Translat Cancer Res. 2017;6:S47–50.
[80] Varma M, Lee MW, Tamboli P, Zarbo RJ, Jimenez RE, Salles PG, Amin MB. Morphologic criteria for the diagnosis of prostatic adenocarcinoma in needle biopsy specimens. A study of 250 consecutive cases in a routine surgical pathology practice. Arch Pathol Lab Med. 2002;126:554–61.
[81] Verma S, Choyke PL, Eberhardt SC, Oto A, Tempany CM, Turkbey B, Rosenkrantz AB. The current state of MR imaging-targeted biopsy techniques for detection of prostate cancer. Radiology. 2017;285:343–56.
[82] Walker SM, Knight LA, McCavigan AM, Logan GE, Berge V, Sherif A, Pandha H, Warren AY, Davidson C, Uprichard A, Blayney JK, Price B, et al. Molecular subgroup of primary prostate cancer presenting with metastatic biology. Eur Urol. 2017;72:509–18.
[83] Yaskiv O, Cao D, Humphrey PA. Microcystic adenocarcinoma of the prostate: a variant of pseudohyperplastic and atrophic patterns. Am J Surg Pathol. 2010;34: 556–61.
[84] Zhuang M, Calabrese MF, Liu J, Waddell MB, Nourse A, Hammel M, Miller DJ, Walden H, Duda DM, Seyedin SN, Hoggard T, Harper JW, et al. Structures of SPOP-substrate complexes: insights into molecular architectures of BTB-Cul3 ubiquitin ligases. Mol Cell. 2009;36:39–50.

# 第 10 章　局限性前列腺癌的自然病程：积极监测的合理性

# Natural History of Untreated Localized Prostate Cancer: Rational for Active Surveillance

Peter C. Albertsen　著

李志存　译　　孟一森　黄　亮　校

**摘　要**

目前针对局限性前列腺癌，特别是通过 PSA 升高发现的前列腺癌的治疗方案存在争议。前列腺癌的终身患病率约为 17%，而前列腺癌死亡的风险约为 3%。这表明相当多的男性患者可能不会从治疗中获益。人们在评价一种治疗措施的价值时，首先应了解该疾病造成的威胁，然后再评估该治疗措施改变自然病程的可能性。

对前列腺癌自然病程预测价值最高的指标是 Gleason 评分。Gleason 评分 8～10 分的患者前列腺癌进展风险高，通常在确诊 5～10 年后死于前列腺癌。预计生存时间与诊断前列腺癌时有无转移相关。通过筛查发现高级别局限性前列腺癌患者预期生存期较转移性前列腺癌患者生存期多 5 年。通过筛查发现体积小、级别低的局限性前列腺癌患者预后最佳。在无任何干预措施的状况下，这类患者通常可以在无症状或无进展生存 15～20 年。前列腺癌死亡率低于 5%。筛查发现中级别病变（Gleason 评分 7 分）的患者的诊疗方案最难决定。这类患者在 10～15 年内不会出现临床症状。这种情况下老年患者往往希望继续监测，而年轻患者往往希望积极干预。

## 一、历史背景

在过去的 150 年内，前列腺癌从一个少见疾病变为男性最常见的恶性肿瘤（Siegel 等，2017）。在 1852 年出版的一本关于前列腺肥大的经典专著中，Thompson 报道了 18 例前列腺癌（Thompson，1852）。19 世纪后期显微镜技术的进步使得德国和法国的报道多个病例的系列。1891 年，von Recklinghausen 认识到前列腺癌的原发病变通常很小，其转移器官倾向于骨骼。到 20 世纪初，法国的 Pasteau 和 Degrais 及美国的 Barringer 等医生正在积极治疗前列腺癌，他们通过将镭针插入前列腺以清除肿瘤细胞。Hugh Hampton Young 发明了一种经会阴前列腺穿刺方法，以活检、放置镭针，他偶尔也会行前列腺切除术。到 20 世纪初，大多数临床医生将前列腺癌视为一种致死性疾病，他们认为前列腺癌通常会引起尿路梗阻，且转移可能性大。出于该考虑，Young 医生主张通过直肠指诊进行早期前列腺癌筛查以尽可能获得治愈（Young，1905）。

病理学家和一些内科医生对前列腺癌有着不同的看法。他们认识到前列腺质硬的男性可能患有前列腺癌；但该疾病通常进展缓慢，大部分患者会带瘤去世，其死因大多不是前列腺癌。Sakr在1996年所著一篇论文指出多达30%的30岁男性和超过70%的70岁男性患有前列腺癌（Sakr等，1996）。Donald Gleason认识到前列腺癌表现为多种组织学形态，其可以表现为腺体结构微小变化，也可表现为几乎难以识别前列腺结构。他记录了九种不同的组织学生长模式，这些模式在经典图表中以Gleason模式1～5（Gleason，1966）的形式呈现。然后，他进一步表明，对初级生长模式和次级生长模式进行分类将产生Gleason评分，该评分高度预测随后的前列腺癌特异性死亡率。Veterans Administration Cooperative Urological Research Group的重要成果之一即验证了Gleason评分系统与患者预后的关联性（Gleason和Melinger，1974）。

在过去的1个世纪中，大多数患者和临床医生都相信癌症进展的Halsted范式（Welch等，2015）。具体而言，癌症发生在靶器官内，在那里生长一段时间，最终通过血液和淋巴管转移到远处。这一模式意味着，如果前列腺癌发现得足够早，可以通过手术切除，或者通过放射、冷冻或其他技术消融，那么前列腺癌是可以治愈的。泌尿科医生使用这些方法已有100多年的历史，结果喜忧参半。对于Barringer来说，在352名接受氡植入治疗的患者中，只有36人在治疗后活了5年以上。Huggins发现前列腺癌是一种内分泌依赖性肿瘤，这一发现彻底改变了这种疾病的治疗方法（Huggins等，1941）。到20世纪50年代初，抗雄激素治疗已司空见惯，随后讨论了去势治疗是姑息性治疗还是提高了生存率（Byar和Corle，1988）。有关其他化疗药物的试验进展不佳。

直到30年前，大多数具有临床意义的前列腺癌患者都表现为骨痛、体重减轻和癌症恶病质。患者通常接受抗雄激素治疗以缓解症状。不幸的是，这些人通常在确诊后3～5年死亡。对于可疑肿瘤局限于前列腺内的患者，Bagshaw在20世纪60年代开始推广外照射疗法，其是针对局限性前列腺癌的一种有效治疗方法。20世纪70年代，Whitmore通过下腹切口推广近距离放射治疗，20世纪80年代，Walsh推广保留神经的根治性前列腺切除术。这些人都认识到治疗之前有效疾病分期的重要性。放疗和手术仅限于前列腺结节或经尿道前列腺电切术后的男性。如果发现淋巴结转移，通常会放弃放疗或手术。

通过了解这些诊断和治疗方案，我们更容易理解Stamey在1987年作的关于前列腺特异性抗原报道和Catalona在1991年提出利用PSA来进行局限性前列腺癌监测的重要意义（Stamey等，1987；Catalona等，1991）。在采用PSA检测的3年内，美国前列腺癌的发病率增加了3倍（Siegel等，2017）。基于先前治疗前列腺癌的经验，大部分泌尿科医生和放疗医生建议患者积极治疗，因为当时主流观点认为如果任前列腺癌发展，会带来致死性后果（Welch和Albertsen，2009）。虽然针对前列腺癌的这种观点在美国的前列腺癌治疗中占主导地位，但在世界范围内并不被接受。瑞典的研究人员和临床医生认识到前列腺癌的不同自然病程，并发表了几项关键研究，最终形成了如今对于前列腺癌的理解。

## 二、基于大量病例数据的前列腺癌自然病程预测

在1977年初，Johansson等开始连续招募早期（$T_{0\sim2}N_xM_0$）前列腺癌患者并随访其病程（Johansson，2004）。到1984年，他们入组了223名患者，随后又对他们进行了21年的随访，并于2004年公布了他们的结论。他们认为大多数早期诊断的低至中度前列腺癌病程缓慢，但局部肿瘤进展和侵袭性转移疾病可能会持续发展。这些患者中有50%是在经尿道前列腺增生切除术后

发现的，另外 50% 是由于可触及结节而发现的。所有患者均未检测 PSA。2/3（148/223）的患者有高分化肿瘤，30%（66/223）有中分化肿瘤。只有 9 名患者有低分化肿瘤，其中 5 名随后死于前列腺癌，平均诊断年龄为 72 岁。Johansson 得出结论，如果患有高分化和中分化疾病的男性预期寿命超过 15 岁，则需要对其进行根治性治疗。

在美国，Potosky 等也认识到前列腺癌发病率的上升与良性疾病经尿道切除手术的增加有关（Potosky 等，1995）。然而，尚不清楚这些肿瘤是否构成临床威胁，以及男性是否从外科或放射治疗中获益。1993 年发表的一项对老年癌症自然史的计算机模拟得出结论，在确诊后 10～15 年，干预最多只能带来相对温和的益处（Fleming 等，1993）。该分析启发了一项基于人群的观察性研究，该研究分析了 Gleason 评分在预测局限性前列腺癌在患者一生中有意义进展的可能性（Albertsen 等，2005）。研究人群为从康涅狄格州肿瘤登记数据库中确定的 767 名男性，他们在 1971 年 1 月 1 日—1984 年 12 月 31 日被诊断为前列腺癌时为康涅狄格州居民。其中 717 名男性在 2004 年 10 月 8 日前死亡，中位观察期为 24 年（16～33 年）。87% 的患者随访超过 20 年。现场提取图表以确定诊断日期、完成的转移评估、治疗方法和任何相关的共病。已接受手术、接受外照射或近距离放射治疗、诊断时已知有转移性疾病的患者被排除在外。其他伴发癌症的患者及诊断后存活不到 6 个月的患者也被排除在外。进行图表提取的研究人员对肿瘤登记库中记录的患者的长期结果不知情。用于确诊的原始组织片从医院病理科取回，并邮寄给病理学家 Gleason 博士，他对长期结果也不知情。标准化分级采用原 Gleason 评分系统进行。许多男性缺乏准确的分期信息，也没有关于 PSA 浓度的信息。大约 71% 的患者在经尿道电切术或单纯开放式前列腺切除术后被诊断为前列腺癌，26% 的患者通过穿刺活检确诊，3% 的患者通过其他或未知方法确诊。

该研究的结果在 2005 年发表在 JAMA 上，其中包含一个被广泛引用的图表（图 10–1）（Albertsen 等，2005）。患有低级别前列腺癌的患者很少在诊断后 20 年内因前列腺癌进展而去世。相反，大多数患有高级别前列腺癌的患者死于前列腺癌，这与诊断时年龄不相关。在相对健康的男性中，分别有 26%、15% 和 8% 的人至少活了 15 年、20 年和 25 年。在诊断时 Charlson 共病评分＞1 分的男性中，分别有 11%、6% 和 3% 存活至少 15 年、20 年和 25 年。在最初 15 年的随访中，前列腺癌死亡率为 33/1000 人年，在 15 年的随访后，前列腺癌死亡率为 18/1000 人年。在对诊断后存活超过 15 年的男性进行更准确的组织学检查后，这些值在统计学上没有差异。

Johansson 研究和 Albertsen 研究认为分化良好的前列腺癌患者很少因前列腺癌去世。对于分化不良的前列腺癌患者，尽管采取了积极的干预措施，其通常在确诊 5～10 年内死亡。中分化的前列腺癌（Gleason7 分）患者，其预后差异最大；这类患者给出诊疗意见的难度最大。其中大多数人将在 15～20 年的时间里死于难以抉择的医疗状况。不幸的是，重复的 PSA 检测引入了多年的前置时间，导致问题更加恶化。Johansson 研究和 Albertsen 研究的数据来自于 PSA 检测发明之前确诊前列腺癌的患者。Draisma 估计在 55 岁时进行 PSA 检查有约 27% 的可能性发现临床无意义的疾病，预期前置时间约 12 年（Draisma 等，2003）。若在 75 岁时行 PSA 筛查试验检测到临床无意义疾病的可能性可高达 56%，预期前置时间仅约 6.0 年。

## 三、估算健康男性前列腺癌患病率

虽然病理学家早就认识到局限性前列腺癌是老年男性尸检的常见结果，但前列腺癌预防试验

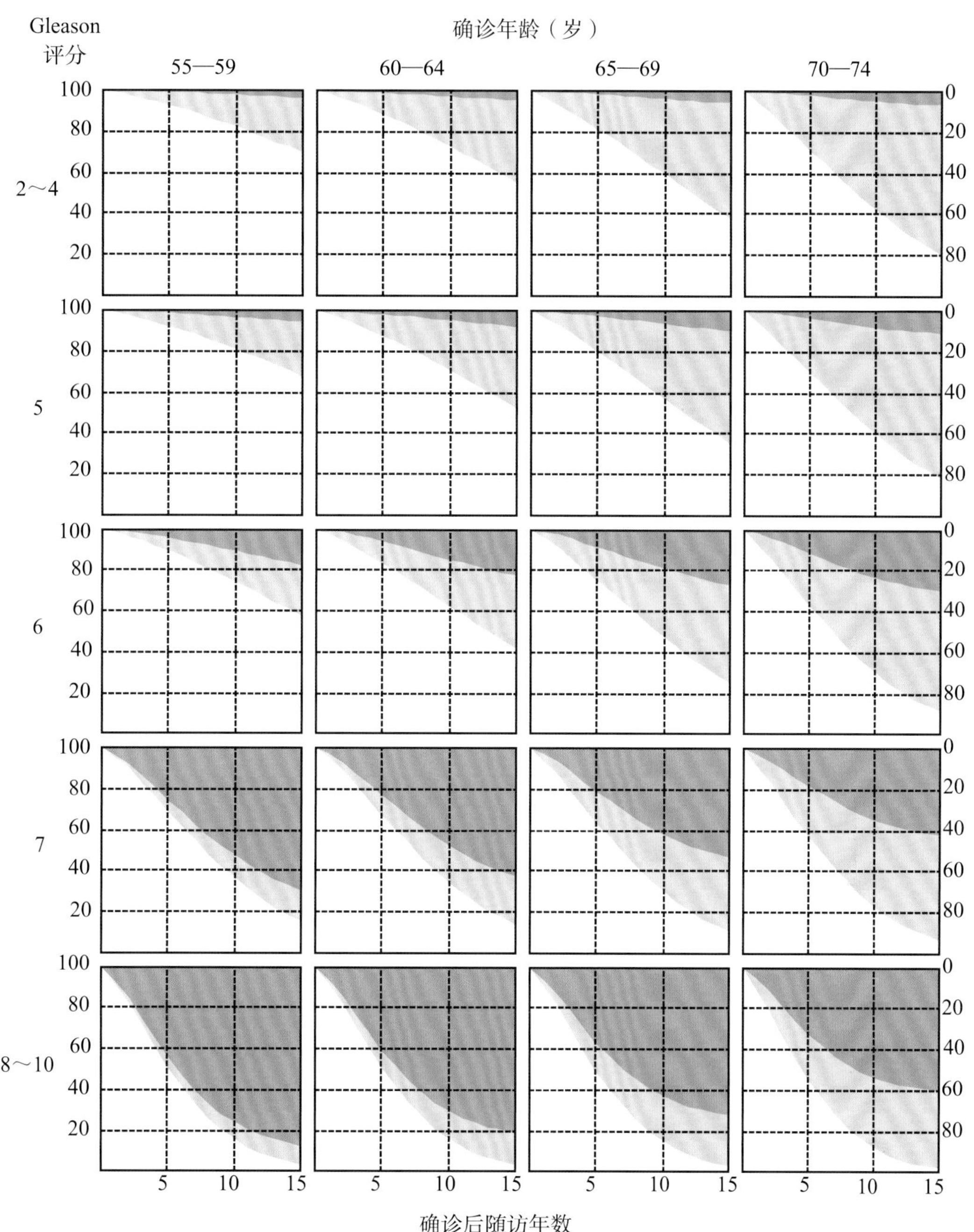


▲ 图 10-1　**前列腺癌和其他疾病的存活率和累积死亡率，按确诊时的年龄和 Gleason 评分分层，直至确诊后 20 年**

（Prostate Cancer Prevention Trial，PCPT）收集的数据极大地提升了我们对前列腺癌患病率的认识（Thompson 等，2003）。PCPT 是一项 3 期随机双盲安慰剂对照研究，评估了在 7 年的治疗期间，奈瑟肽是否可以降低前列腺癌的患病率。该研究要求所有参与者在试验结束时行前列腺活检。最初的研究旨在检测前列腺癌降低 25%，并假设研究人群中的患病率为 6%。在试验结束时，对照组中 24% 的男性被诊断出患有前列腺癌。这项研究揭示了存在于正常健康男性人群中的广泛的高分化前列腺癌。此外，作者还指出在 PSA 水平为 4.0ng/ml 或更低，先前认为正常的男性中，活检检测出前列腺癌并不罕见（Thompson 等，2004）。PSA 水平在 0.5ng/ml 以下的男性前列腺癌患病率为6.6%，0.6～1.0ng/ml的男性前列腺癌患病率为10.1%，1.1～2.0ng/ml的男性前列腺癌患病率为17%，2.1～3.0ng/ml的男性前列腺癌患病率为23.9%，3.1～4.0ng/ml的男性前列腺癌患病率为26.9%。在事后看来，这可能并不意外。病理学家早就知道许多男性患有临床不明显的前列腺癌。Sakr等检查了525名死于意外死亡的男性的前列腺（Sakr等，1993）。他们指出亚临床前列腺癌与年龄密切相关，在60岁以上的男性中的患病率可能在30%～70%。

## 四、前列腺特异性抗原监测对前列腺癌自然病程的估计

评估前列腺癌自然病程的另一个依据来自评估PSA鉴别临床重要疾病的疗效的筛选试验。ERSPC是一项多中心、随机、筛查试验，主要目的是比较受邀参加筛查的干预组与未接受干预的对照组的前列腺癌死亡率（Schroder等，2014）。该试验1993年在荷兰和比利时开始。1994—1998年，其他5个中心（瑞典、芬兰、意大利、西班牙和瑞士）加入了该研究。入选标准为年龄为50—74岁的男性，试验者随后每4年（瑞典为2年）接受一次筛查。随机分组的中位年龄为60.2岁。在第3轮筛查后，比利时、芬兰和西班牙中心停止筛查，荷兰共计筛查5轮，瑞典共计筛查10轮。

试验最新进展如下，干预组诊断出7408例前列腺癌，对照组诊断出6107例。在接受活检的筛查阳性患者中，4883人（24%）在检测后12个月内被诊断为晚期癌症。同期，干预组有355名(4.8%)患者死于疾病，对照组有545名(8.9%)患者死于前列腺癌。虽然这些患者中有许多人因疾病接受了治疗，但许多患有低级别前列腺癌的患者没有接受治疗。随机分组的随访时间为13年，但干预组前列腺癌诊断的中位随访时间仅为6.4年，对照组为4.3年。ESRSPC研究的结果表明，41%的筛查阳性病例是低容量、低级别的前列腺癌，不太可能因前列腺癌而去世。

基于美国的前列腺、肺、结肠和卵巢（the US-based Prostate，Lung，Colon，and Ovary，PLCO）试验于1993年启动，共计在10个中心随机抽取76 683名年龄在55—74岁的男性（Andriole等，2009）。参与人员一半被分配到干预组，另一半被分配到对照组。干预组的男性在基线检查时接受PSA血液检测和直肠指检，连续3年每年接受直肠指检，连续5年每年接受PSA检查。如果PSA＞4ng/ml，则将其归类为异常。参与者及其医生在筛查时未被书面告知任何可疑异常。阳性筛查后的诊断过程由参与者的初级保健医生管理，而不是由试验者决定。

最近报道了15年延长死亡率结果。共有38 340名和38 343名男性分别被随机分为干预组和对照组。干预组共诊断出4250例原发性前列腺癌，对照组诊断出3815例原发性前列腺癌。其中干预组255人（6.0%）死于前列腺癌，对照组244人（6.4%）死于前列腺癌。中位随访时间为18年。正如在ERSPC试验中一样，PLCO试验中的许多患者接受了治疗。总的来说，诊断后13年内死于前列腺癌的可能性远远＜10%。

## 五、随机临床试验对前列腺癌自然病程的评估

对前列腺癌自然进展的最佳评估可能来自随机临床试验的对照组。在三个不同国家进行的三项前列腺癌独立试验的结果已经发表，包括斯堪的纳维亚前列腺癌4组试验（the Scandinavian Prostate Cancer Group 4 trial）、美国前列腺癌干预与观察试验（the US-based Prostate Cancer Intervention versus Observation trial）及英国的ProtecT试验（the UK-based ProtecT trial）。由于这三项试验中的疾病识别方法各不相同，因此应单独观察每一项试验。

### （一）斯堪的纳维亚前列腺癌 4 组试验（SPCG-4）

1989—1999 年，695 名早期前列腺癌患者被随机分配到观察等待或根治性前列腺切除术，并随访至 2012 年（Bill Axelson 等，2014）。在 23 年的随访中，347 名接受手术的男性中有 200 人死亡，348 名接受观察等待的男性中有 247 人死亡。在这些死亡病例中，手术组有 63 例，观察等待组有 99 例是由于前列腺癌。该研究表明，根治性前列腺切除术降低了 11% 的前列腺癌死亡率，但这种益处主要集中在 65 岁以下的男性和中等风险疾病患者中。此外，观察等待组中的大部分长期存活者不需要任何治疗。

仔细观察研究人群发现，大多数患者在经尿道前列腺电切术或直肠检查发现前列腺结节后确诊。在入组时，只有 12% 的患者有不可触及的 $T_{1c}$ 肿瘤。为了将患者纳入研究，患者的肿瘤必须为中等分化。PSA 检测结果使得大量患者被升级为高危疾病。低风险疾病定义为 Gleason 评分＜7 分且 PSA＜10ng/ml。患有高风险疾病的男性 Gleason 评分＞7 分且 PSA 水平＞20ng/ml。所有其他患者均被认为患有中等风险疾病。

在低风险疾病的患者现在被认为是积极监测的适应证群体，该组患者在手术时没有任何淋巴结转移的证据。经过中位 18 年的随访，观察等待的 20 名患者（14%）死于前列腺癌，而手术后死于前列腺癌的患者有 11 名（10%）。在监视等待的 348 名患者中，有 235 名接受了雄激素剥夺治疗，在接受手术的 347 名患者中，有 145 名接受了雄激素剥夺治疗。但是，这些患者大多患有中度和高度恶性肿瘤。在低级别疾病患者中，只有 63 名患者（18%）在观察等待，32 名患者（9%）在手术后接受雄激素剥夺治疗。其余患者不需要任何姑息治疗。两组前列腺癌死亡率无显著差异，但接受手术的男性转移风险降低 10.6%。作者最后得出结论，即观察组患者从未接受治疗，但是其长期生存概率不低；这种现象支持的结论是在经过慎重选择后，积极监测可以作为一种前列腺癌的治疗方案。

### （二）前列腺癌干预与观察试验（PIVOT）

PIVOT 于 20 世纪 90 年代初开始计划，1994 年 11 月正式开始入组，2002 年 1 月结束随访（Wilt 等，2012）。从 44 个退伍军人事务部和 8 个国家癌症研究所招募了 731 名患者。患者必须接受根治性前列腺切除术，并进行组织学证实为临床局限性前列腺癌。在中位随访 10 年期间，分配到根治性前列腺切除术组的 364 名患者中有 171 人（47%）死亡，而分配到观察组 367 名患者中有 183 人（50%）死亡。实验组因前列腺癌去世的患者有 21 位（5.8%），对照组因前列腺癌去世的患者有 31 位（8.4%）。综合分析年龄、种族、共存条件、患者状态或肿瘤分级，不同治疗方式对全因和前列腺癌特定死亡率的影响没有差异。

详细分析研究人群显示，患者诊断时的平均年龄为 67 岁，1/3 的患者为非洲裔美国人，1/2 的患者依据 PSA 值（$T_{1c}$）诊断。中位 PSA 值为 7.8ng/ml。根据病理学评估，52% 的患者患有 Gleason 评分＜6 分，33% 患者被归类为低风险疾病。经过 12 年的随访，与对照组相比，根治性前列腺切除术组的死亡率绝对降低 3.0%（4.4% vs. 7.4%）。在接受根治性前列腺切除术的患者中，有 17 位（4.7%）发生骨转移；而在接受观察的患者中，有 39 位（10.6%）出现骨转移。

在实验组的 148 位低风险（Gleason 评分＜7 且 PSA＜10.0ng/ml）的患者中，有 6 位患者在随访第 12 年因前列腺癌去世，而对照组中有 4 位患者在第 12 年去世。在随访第 12 年，实验组和对照组分别有 56 人（38%）和 50 人（34%）死于其他原因。与 SPCG-4 相比，PIVOT 试验招募的指诊阴性前列腺癌和 PSA 低的患者比例高，这些标准用于确定适合主动监测的患者。与 SPCG-4

相比，PIVOT 试验死于前列腺癌的患者比例低得多（7.1% vs. 19.6%）。对于 PSA＜10ng/ml 的患者，PIVOT 的试验结论非常可靠；该类患者恰恰是 SPCG-4 试验中结论较差的小组。作者的总结是，对于 PSA 值低和患低风险前列腺癌的患者，研究支持对局限性前列腺癌的患者实行主动监测的治疗计划。

### （三）前列腺癌检测和治疗试验（ProtecT）

ProtecT 试验是一项在 1999—2009 年招募男性的综合筛查和治疗试验（Hamdy 等，2016）。共计 82 429 名 50—69 岁的男性接受了一次 PSA 筛查，其中 2664 位被诊断为局限性前列腺癌；其中有 1643 位患者（62%）同意参与试验。有 545 位患者接受主动监测，有 553 位患者接受前列腺根治术，有 545 位患者接受放疗。中位随访 10 年后，17 位患者因前列腺癌去世，其中主动监测组 8 位，手术组 5 位，放疗组 4 位。因前列腺癌死亡率及全因死亡率没有显著差异。主动监测组有 33 位患者出现前列腺癌转移，手术组有 13 位，放疗组有 16 位，主动监测组前列腺癌转移概率较高。整体而言，整个队列 10 年因前列腺癌死亡率（1.0%）和转移发生率较低（3.8%）。

仔细分析研究人群，ProtecT 试验与 PIVOT 试验和 SPCG-4 试验有几处差异。首先其招募的所有患者均无临床表现，而是通过 PSA 确诊。其次大部分患者患有小体积、低级别的前列腺癌。约 77% 的患者 Gleason 分期为 6 分，约 78% 患者为 $T_{1c}$ 期。90% 患者 PSA＜10ng/ml。参与 ProtecT 试验患者更有机会被考虑为满足主动监测要求的患者。同时不同治疗方案的依从性不一；其中主动监测组有 482 名（88%）患者、手术组有 391 名（71%）患者、放疗组有 405 名（74%）患者按要求接受指定治疗方案 9 个月。10 年随访时，85% 手术组和放疗组的患者接受了根治性治疗方案。在主动监测组 545 位患者中，有 291 位（55%）放弃主动监测，于 2015 年 11 月底前接受根治性治疗。

在 10 年的随访期间，共有 204 位（12.4%）发生包括转移在内的疾病进展。主动监测组的发生率高于手术组和放疗组（主动监测 112 例，手术组 46 例，放疗组 46 例）。活动监测组 33 位，手术组 13 位，放射治疗组 16 位患者观察到转移。6.3% 的患者开始雄激素剥夺治疗，其中活动监测组 47 位，手术组 26 位，放射治疗组 30 位。

与 SPCG-4 试验或 PIVOT 试验相比，ProtecT 试验中的全因和前列腺癌特异性死亡率要低得多。这可能与通过基于人群的 PSA 检测招募更健康的队列有关，但更可能是由于与 PSA 检测相关的大量提前期。筛查也可能优先选择患有低度疾病的男性。结果显示疾病进展的可能性较低。主动监测组中几乎有 50% 的男性在 10 年的随访期间没有接受任何干预。

## 六、主动监测对于前列腺癌自然病程的估计

评估前列腺癌自然病程的另一个依据来自于几个关于小体积、低级别的前列腺癌患者病例队列。虽然有关病例队列的报道通常受到选择偏倚的影响，但他们仍然提供了一些有关前列腺癌自然病程的信息。对主动监测病例队列的系统评价确定了位于英国、荷兰、加拿大和美国的七个大型队列（Dall'Era 等，2013）。每个队列入组要求不一；大部分要求 Gleason 评分＜3+3 分，PSA＜10ng/ml，临床分期小于 $T_2$。同时大部分要求活检阳性针数＜3 且阳性比例＜1/3。表 10-1 列出了极低风险和低风险前列腺癌的诊断标准。大多数队列持续时间不长，通常不足 4 年，全因死亡率在 2%～21%；所有队列的前列腺癌特异性死亡率为 0%～1%。

最大规模的队列来自多伦多，目前已入组 993 位患者（Klotz 等，2014）。大多数患者

表 10–1　低风险前列腺癌和极低风险前列腺癌的常见诊断标准

| | PSA（ng/ml） | 临床分期 | Gleason 评分 | 穿刺阳性针数 | 每针癌占比 | PSA 密度（ng/ml） |
|---|---|---|---|---|---|---|
| 极低风险前列腺癌（Epstein 等，2005） | ＜10 | T1c | ≤6 | ≤2 | ＜50% | ＜0.15 |
| 低风险前列腺癌（Dall'Era 等，2012） | ＜10 | T1～2a | ≤6 | ≤33% | ≤50% | |

Gleason 评分＜6 分，少数年龄超过 70 岁的患者 Gleason 评分为 7 且 PSA＜15ng/ml。206 位患者随访超过 10 年，50 位患者随访超过 15 年。总计 993 位患者，149 位去世，819 位健在，25 位失访。3/4 的患者依据 PSA 诊断，分期位 $T_{1c}$ 期。目前有 15 位患者（1.5%）因前列腺癌去世。10 年和 15 年生存率为 98.1% 和 94.3%。13 位患者（1.3%）发生转移，其中 9 位健在，4 位因其他原因去世。在第 5、10、15 年随访中，75.7%、63.5% 和 55.0% 的患者尚未接受治疗，持续主动监测。作者最后总结，在经过选择的小体积、低级别前列腺癌可以认为是相对良性的疾病；15 年随访中只有 2.8% 患者出现转移，有 1.5% 患者因前列腺癌去世。

Godtman 等最近更新了 ERSPC 试验中 Goteborg 部门随访的结果（Godtman 等，2016）。本试验在 1995 年 1 月 1 日—2014 年 12 月 21 日入组 1050 位患者，其中 480 位（6%）未接受即刻治疗；其中 474 位患者适合行主动监测。其中 244 位患者为极低风险，126 位患者为低风险，104 位患者为中风险。在 8 年中位随访后，202 位（43%）患者退出主动监测，其中 108 位因为肿瘤体积或 Gleason 评分增加，50 位因为 PSA 值上升。目前，54 位患者中监测失败，6 位患者死于前列腺癌。10 年和 15 年未转移生存率为 99% 和 93%。同时 108 位患者（23%）因其他原因去世。6 位去世患者中有 4 位的 Gleason 评分上升至 3+4=7 分。该实验的数据与其他大型临床试验观察到的死亡率一直。作者提醒我们，一些极低风险和低风险前列腺癌的患者可能会在 20 年的随访期间出现病情进展。在选择主动监测策略之前，年轻患者需要仔细权衡利弊。

## 七、总结

局限性前列腺癌的治疗仍存在争议，特别是对于前列腺特异性抗原检测发现的肿瘤。虽然终身接受前列腺癌诊断的风险约为 17%，但死于这种疾病的风险仍约为 3%（SEER，2007）。这表明许多患者不太可能从治疗中获益。在评估任何干预措施的价值时，患者必须首先了解其疾病带来的威胁。只有这样他们才能估计不同干预措施的价值。根据从几个来源收集的信息，包括基于人群的研究，随机试验和病例队列分析，现在对于前列腺癌自然病程有了更深刻的认识。

对前列腺癌自然病程预测价值最高的指标是 Gleason 评分。Gleason 评分 8～10 分的患者前列腺癌进展风险高，通常确诊 5～10 年后死于前列腺癌。预计生存时间与诊断时前列腺癌有无转移相关。通过筛查发现高级别局限性前列腺癌患者预期生存期较前者生存期再多 5 年。通过筛查发现体积小、级别低的局限性前列腺癌患者预后最佳。在无任何干预措施的状况下，这类患者通常可以在无症状或无进展生存 15～20 年。前列腺癌死亡率＜5%。

大家应该认识到支持治疗的意义不大。SPCG-4 试验证实了手术治疗的效果，但是与目前筛查出的前列腺癌患者相比，该研究针对的研究人群在诊断时疾病分期偏晚。ProtecT 试验更大比例针对目前筛查出的典型患者，因此10年时前列腺癌死亡的发生率仅为1%，进展的发生率仅为12%。类似的结果同样反映在基于人群的报道，即其他随机试验和主动监测队列的病例队列分析的数据中。虽然高级别前列腺癌通常进展迅速并且通常是致命的，但小体积、低级别前列腺癌的自然进展非常缓慢，并且在15年内导致疾病特异性死亡率为0.1%～1.5%。20年的疾病特异性死亡率估计也不高。肿瘤体积小、恶性程度低的前列腺癌患者是最有可能从主动监测受益的人。患有中度风险前列腺癌的患者，特别是Gleason评分为3+4分的前列腺癌患者临床决断最难。如果他们的预期寿命超过15—20岁，将大概率出现前列腺癌的进展过程。

## 参考文献


[1] Albertsen PC, Hanley JA, Fine J. 20-year outcomes following conservative management of clinically localized prostate cancer. JAMA. 2005;293:2095–101.

[2] Andriole GL, Crawford ED, Grubb RL, et al. Mortality results from a randomized prostate-cancer screening trial. N Engl J Med. 2009;360:1310–9.

[3] Bill-Axelson A, Holmberg L, Garmo H, et al. Radical prostatectomy or watchful waiting in early prostate cancer. N Engl J Med. 2014;370:932–42.

[4] Byar DP, Corle DK. Hormone therapy for prostate cancer: results of the veterans administration cooperative urological research group studies. NCI Monograph. 1988;7:165–70.

[5] Catalona WJ, Smith DS, Ratliff TL, et al. Measurement of prostate-specific antigen in serum as a screening test for prostate cancer. N Engl J Med. 1991;324:1156–61.

[6] Dall'Era MA, Albertsen PC, Bangma C, et al. Active surveillance for prostate cancer: a systematic review of the literature. Eur Urol. 2012;62:976–83.

[7] Draisma G, Boer R, Otto SJ, et al. Lead times and over detection due to prostate-specific antigen screening; estimates from the European randomized study of screening for prostate cancer. J Natl Cancer Inst. 2003;95(12):868–78.

[8] Epstein JI, Allsbrook WC Jr, Amin MB, Egevad LL. The 2005 International Society of Urological Pathology (ISUP) consensus conference on Gleason grading of prostatic carcinoma. Am J Surg Pathol. 2005;29:1228–42.

[9] Fleming C, Wasson JH, Albertsen PC, et al. A decision analysis of alternative treatment strategies for clinically localized prostate cancer. JAMA. 1993;269:2650–8.

[10] Gleason DF. Classification of prostatic adenocarcinoma. Cancer Chemother Rep. 1966;50:125.

[11] Gleason DF, Melinger GT. Veterans administration cooperative urologic research group: prediction of prognosis for prostatic adenocarcinoma by combined histologic grading and clinical staging. J Urol. 1974;111:58–64.

[12] Godtman RA, Holmberg E, Khatami A, Pihl CG, Stanne J, Hugosson J. Long term results of active surveillance in the Goteborg randomized, population-based prostate cancer screening trial. Eur Urol. 2016;70:760–6.

[13] Hamdy FC, Donovan JL, Lane JA, et al. 10-year outcomes after monitoring, surgery, or radiotherapy for localized prostate cancer. N Engl J Med. 2016;375(15):1415–24.

[14] Huggins C, Stevens RE, Hodges CV. Studies on prostatic cancer II. The effects of castration on advanced carcinoma of the prostate gland. Arch Surg. 1941;43:209.

[15] Johansson JE, Andren O, Andersson SO, et al. Natural history of early, localized prostate cancer. JAMA. 2004;291:2713–9.

[16] Klotz L, Vesprini D, Sethukavalan P, et al. Long-term follow-up of a large active surveillance cohort of patients with prostate cancer. J Clin Oncol. 2014;33:272–7.

[17] Potosky AL, Miller BA, Albertsen PC, Kramer BS. The role of increasing detection in the rising incidence of prostate cancer. JAMA. 1995;273:548–52.

[18] Sakr WA, Haas GP, Cassin JD, Pontes JE, Crissman JD. The frequency of carcinoma and intraepithelial neoplasia of the prostate in young male patients. J Urol. 1993;150:379.

[19] Sakr WA, Grignon DJ, Haas GP, Heilbrun LK, Pontes JE, Crissman JD. Age and racial distribution of prostatic epithelial neoplasia. Eur Urol. 1996;30(2):138–44.

[20] Schroder FH, Hugosson J, Roobol MJ, et al. Screening and prostate cancer mortality: results of the European randomized study of screening for prostate cancer (ERSPC) at 13 years of follow up. Lancet. 2014;384:2027–35.

[21] SEER cancer statistics review 1975–2004. Bethesda: National Cancer Institute; 2007.

[22] Siegel RL, Miller KD, Jemal A. Cancer statistics 2017. CA Cancer J Clin. 2017;67(1):7–30.

[23] Stamey TA, Yang N, Hay AR, et al. Prostate-specific antigen as a serum marker for adenocarcinoma of the prostate. N Engl J Med. 1987;317:909–16.

[24] Thompson H. The enlarged prostate: its pathology and treatment. London: John Churchill; 1852.

[25] Thompson IM, Goodman PJ, Tangen CM, et al. The influence of finasteride on the development of prostate cancer. N Engl J Med. 2003;349:215–24.

[26] Thompson IM, Pauler DK, Goodman PJ, et al. Prevalence of prostate cancer among men with a prostate specific antigen level 4.0 ng per milliliter. N Engl J Med. 2004;350:2239–46.

[27] Welch HG, Albertsen PC. Prostate cancer diagnosis and treatment after the introduction of prostate specific antigen screening: 1986–2005. J Natl Cancer Inst. 2009;101:1325.

[28] Welch HG, Gorski DH, Albertsen PC. Trends in metastatic breast and prostate cancer – lessons in cancer dynamics. N Engl J Med. 2015;373(18):1685–7.

[29] Wilt TJ, Brawer MK, Jones KM, et al. Radical prostatectomy versus observation for localized prostate cancer. N Engl J Med. 2012;367:203–13.

[30] Young HH. Early diagnosis and radical cure of carcinoma of the prostate. Bull Johns Hopkins Hosp. 1905;16:314.

# 第 11 章 局限性和局部进展期前列腺癌的手术管理

# Surgical Management of Localized and Locally Advanced Prostate Cancer

Antoni Vilaseca Daniel Phat Nguyen Karim Touijer 著

梁 磊 译 王 宇 虞 巍 校

摘 要

局限性前列腺癌可以根据疾病进展的风险、患者的病情及偏好，采用不同的治疗方案进行管理。被广泛接受的治疗方案包括观察等待、体外放射治疗、近距离放射治疗、冷冻手术、高强度聚焦超声波和根治性前列腺切除术。根治性前列腺切除术在局限性前列腺癌中能带来良好的肿瘤学预后，但也可能导致不同程度的功能性不良事件，如勃起功能障碍和尿失禁。手术技术的改良，如保留神经血管束，可以改善术后性功能障碍和尿失禁的发生率。微创手术的出现促使许多研究探讨其对肿瘤学预后和器官功能保留的潜在益处。

在过去，手术主要是低风险患者的治疗方式，而很少用于高风险患者，但在最近的治疗策略中，手术作为综合治疗的一部分，被重新得到了重视。与其他治疗方案相比，手术的主要优势在于能对原发肿瘤能够进行更准确的病理分级，以及通过对盆腔淋巴结清扫来提供肿瘤的区域分期。

## 一、概述

前列腺癌是一种异质性疾病，局限性前列腺癌有多种不同的治疗方案。随着前列腺特异性抗原检测的开展，前列腺癌的死亡率逐渐出现降低，但同时也使过度诊断和过度治疗的前列腺癌患者数量大大增加。

目前的国际指南认为，观察等待、体外放射治疗、近距离治疗、冷冻手术、高强度聚焦超声和根治性前列腺治疗是局部低风险前列腺癌的治疗选择。最近积累的数据也支持使用根治性前列腺切除术治疗局部晚期的前列腺癌。

在本章中，我们将探讨在局限性和局部晚期前列腺癌患者中使用根治性前列腺切除术的理由，并重点讨论手术技术，以及盆腔淋巴结清扫对疾病准确分期的重要性。

## 二、根治性前列腺切除术与观察等待的对比

### （一）SPCG-4 研究

SPCG-4 在 1989—1999 年将 695 名早期前列腺癌患者随机分配到观察组（$n$=348）或根治性前列腺切除组（$n$=347）(Bill Axelson 等，2008；Bill-Axelson 等，2011；Bill-Axelson 等，2014)。早期前列腺癌的定义为 $cT_1$ 或 $cT_2$、良好或中度分化的肿瘤、PSA＜50ng/ml 且骨扫描阴性。在

1999 年对所有标本的 Gleason 评分进行了分级。值得注意的是，这项研究的患者是在使用 PSA 作为前列腺癌的筛查工具之前纳入的。

这项多中心研究收集了来自瑞典、芬兰和冰岛 14 家医院的患者。他们的主要终点是死于全因死亡、前列腺癌和转移。作为次要终点，他们研究了是否需要启动雄性激素剥夺疗法。根治性前列腺切除组的复发者需要接受雄激素剥夺治疗，即使怀疑仅出现了局部的复发。在 23 年的随访中，根治性前列腺切除组因前列腺癌死亡的总体绝对风险降低了 11%（$P$=0.001）。当依据 D'Arnico 肿瘤风险组进行分层时，中风险组受益更大，总体死亡率降低 15.5%，癌症特定死亡率降低 24.2%，转移风险降低 19.9%。低风险组在总体死亡率（15.6%）和转移风险（10.6%）方面有显著的风险降低，但在肿瘤特异性死亡率方面没有任何差异。高危组的任何结果都没有看到明显的风险降低。另外，一项基于年龄的分层研究显示，65 岁以下的患者进行手术的益处更大。

### （二）PIVOT 实验

前列腺癌干预与观察试验（the Prostate Cancer Intervention versus Observation Trial，PIVOT）于 1994—2002 年将来自 52 家机构的 731 名局限性前列腺癌患者随机分配到根治性前列腺切除组（$n$=364）或观察组（$n$=367）（Wilt 等，2012）。局限性前列腺癌定义为 $cT_1$ 或 $cT_2N_xM_0$。

纳入研究的患者是在 PSA 筛查的早期时代进行的。主要终点为全因死亡率，次要结果是肿瘤相关死亡率。

通过根治性前列腺切除，前列腺癌相关死亡的总体绝对风险降低了 2.6%（$P$=0.09），这并不明显。

对于 PSA＞10ng/ml 的男性，根治性前列腺切除降低了全因死亡率，绝对风险降低了 13.2%（$P$=0.02）。此外，对于中风险组患者（PSA 为 10～20ng/ml，Gleason7 分或 $cT_{2b}$）来说，绝对风险显著降低了 12.6%。然而，在中期病理分析和只关注 Gleason 评分的分析中，没有发现明显的差异。

### （三）SPCG-4 实验 vs.PIVOT 实验

表 11–1 总结了这两项研究的主要差异，这些差异可能是由不同因素造成的。首先，PIVOT 的阴性结果在低风险组特别显著，而在 SPCG-4 试验中，低风险组的代表人数不足。例如，在 PIVOT 研究中，50% 的患者有 $T_{1c}$ 期疾病，这意味着他们是由于 PSA 升高进行直肠指诊而被诊断为前列腺癌。在 SPCG-4 实验中，由于它是在 PSA 筛查时代之前开始的，只有 12% 的人有 $cT_1$ 期的肿瘤。另外，PIVOT 没有达到预先指定的入组目标，限制了检测主要终点显著差异的统计能力。

最后，在 PIVOT 研究中，对所分配的治疗组的依从性较低。在根治性前列腺切除组中，只有 77% 的患者最终接受了手术。相比之下，SPCG-4 试验中对根治性前列腺切除的依从性为 94%（其余 6% 没有接受根治性前列腺切除，因为他们在手术时发现有淋巴结受累）。

### （四）根治性前列腺切除术患者的筛选

对医生和患者来说，选择适合根治性前列腺切除术的患者是一个具有挑战性的过程。在讨论手术治疗的风险和获益时，最重要的是要考虑患者的预期寿命、前列腺癌的自然病程和可治愈性。

临床发现的局限性前列腺癌并不代表直接的生命威胁，只有患者预期寿命足够长，治疗效益才会显现。外科治疗前列腺癌的专家建议，根治性前列腺切除术适合 70 岁以下的男性或预期寿命在 10 年以上的患者（Lepor，2000）。对于预期寿命大于未治疗疾病的潜在生存期的男性，应考虑进行根治性治疗，而不是仅仅基于患者年龄

表 11-1 SPCG-4 研究与 PIVOT 研究结果对比

| | SPCG-4 | PIVOT |
|---|---|---|
| 数量 | 695 | 731 |
| 中位随访时间（年） | 13.4 | 10 |
| PSA 入选标准 | ＜ 50ng/ml | ＜ 50ng/ml |
| 年龄入选标准 | ＜ 75 岁 | ＜ 75 岁 |
| 主要终点 | 全因死亡率<br>肿瘤相关死亡率<br>转移风险 | 全因死亡率 |
| 次要终点 | 雄激素剥夺疗法使用 | 肿瘤相关死亡率 |
| 平均年龄 | 65 岁 | 67 岁 |
| 平均 PSA | 13ng/ml | 7.8ng/ml |
| 风险分层 | 37.8% 低风险组 | 40% 低风险组<br>34% 中风险组<br>21% 高风险组 |
| 根治性前列腺切除组全因死亡率 | 12.7%（$P < 0.001$） | 2.9%（$P=0.22$） |
| 根治性前列腺切除组肿瘤相关死亡率 | 11%（$P=0.001$） | 2.6%（$P=0.09$） |
| 根治性前列腺切除组转移率 | 12.2%（$P < 0.001$） | 6%（$P=0.001$） |
| 根治性前列腺切除组使用雄激素剥夺治疗率 | 25%（$P < 0.001$） | 无 |
| 避免 1 例死亡发生需要治疗的病例数 | 每随访 10 年需要 20 例<br>每随访 18 年需要 8 例 | 无 |

来作出这一决定（Droz 等，2010）。在决定手术治疗的适应证时，应考虑的另一个因素是肿瘤的侵袭性。并非所有患有前列腺癌的男性都有相同的风险。例如，根据一项基于人口的回顾性研究，65—75 岁的男性前列腺癌患者如果没有接受治疗或延迟使用激素治疗，只有当他们的肿瘤 Gleason 评分＞5 分时，他们的预期寿命才会有损失（Albertsen 等，1995）。

同样，未接受治愈性治疗的局部疾病的死亡风险随着年龄的增长而降低，50 岁前为 100%，70 岁为 50%，75 岁以上为 40%（Aus 等，1995）。基于此，对 70 岁以上的前列腺癌男性也应将前列腺癌视为一种临床疾病进行治疗，而非低估前列腺癌的自然病程，对这些患者不做处理。

## 三、根治性前列腺切除术的器官功能预后

根治性前列腺切除术在局限性前列腺癌治疗中出色的肿瘤学结果，引起了人们对评估手术不良反应的兴趣，以试图减少相关并发症（如尿失禁和性功能障碍）的发生率。自从引入 PSA 检测后，前列腺癌出现低龄化和年轻化的趋势，使得减少这些对生活质量有负面影响的并发症的重要性得到了进一步放大。然而，很少有关于不同治疗方案之间比较结果的数据。此外，从转诊中心报告的结果推断到一般人群的价值是有限的，因为大多数系列没有报告治疗前的状态和（或）没有使用有效的工具来分析功能结果。后者是最重要的，因为已经发现医生和患者之间在进行评估功能时存在明显的差异，医生可能会低估并发症对患者的影响（Litwin 等，1998）。

### （一）性能力和性行为

在过去的 20 年中，有大量报道显示根治性前列腺切除术后出现勃起功能障碍（14%～90%）（Tal 等，2009）。不同研究之间的结果差异受多个因素影响，如对勃起功能障碍的定义、测量工具、手术特点、患者选择标准和各组采用的康复方案等（Salonia 等，2012）。双侧神经保留、年龄较小和术前有性能力被认为是根治性前列腺切除术后性能力的预测因素（Rabbani 等，2000）。

根据国际勃起功能指数（International Index of Erectile Function，IIEF）调查问卷，在 1236 名患者中，85% 的男性在术后 4.3 年有某种程度的

勃起功能障碍（Schover 等，2002）。同样，前列腺癌结果研究的数据显示，87% 接受根治性前列腺切除手术的患者在术后 15 年内无法有足够的勃起能力进行性交（Resnick 等，2013）。同样，在 SPCG-4 研究中，接受根治性前列腺切除的患者中，勃起功能障碍发生率为 84%。然而，在接受等待观察治疗的患者中，类似的比率为 80%，在地区和年龄匹配的对照组中，46% 的男性报道有勃起功能障碍（Johansson 等，2011）。自 1982 年 Walsh 和 Donker 描述了神经血管束保留术（Walsh 和 Donker，1982）以来，人们一直应用他们的技术以追求更好的结果。此外，由于手术精度的提高，微创手术的出现也有望改善勃起效果。然而，开放性根治性前列腺切除手术后，在 12 个月的随访中，保留双侧神经的勃起率为 31%～86%（Dubbelman 等，2006），腹腔镜手术后也有类似的结果，即 42%～76%（Ficarra 等，2009a）。一项关于机器人辅助根治性前列腺切除的 Meta 分析报道称，术后 12 个月的勃起功能恢复率为 54%～90%，2 年后为 63%～94%（Ficarra 等，2012a）。在一项比较机器人与开放性根治性前列腺切除术的随机对照 3 期研究的早期结果报道中，在术后 4 个月性功能恢复方面，各组之间没有发现任何差异（35 vs. 38，$P$=0.18）（Yaxley 等，2016）。

由于各研究的方法各不相同，因此很难对不同手术技术的性功能结局进行比较，到目前为止，还没有足够的前瞻性研究数据来得出哪个技术是改善性功能结局最佳技术的明确结论。一些比较开放性前列腺切除术和机器人辅助手术的前瞻性研究报道中，后一种技术在术后 1 年的性功能结局略好（表 11–2）。此外，在 Ficarra 等发表的累积分析报道中，包括 843 名接受开放手术的患者和 756 名接受机器人手术的患者，发现在统计学上，机器人手术有显著优势（OR=2.84；95%CI 1.48～5.43；$P$=0.002）。然而，在比较腹腔镜与机器人手术时，没有看到优势（OR=1.89；95%CI 0.7～5.0S；$P$=0.21）（Ficarra 等，2012a）。

综上所述，在一项 Meta 分析中，机器人手术在勃起功能恢复方面显示出优势。然而，由于缺乏来自随机对照试验的有力证据，以及外科医生经验和技能的重要作用，因此不能对根治性前列腺切除术的金标准技术作出明确的结论，而是需要对随机对照试验进行更长时间的随访，以回答哪种技术更有利于术后勃起功能的恢复这一问题。

**表 11–2　术后 1 年勃起功能障碍率**

| 作　者 | 分　组 | 患者例数（名） | 术后 1 年恢复性功能的比率（%） |
|---|---|---|---|
| Ficarra 等 2009 | 开放手术 | 41 | 49[a] |
| | 机器人手术 | 64 | 81[b] |
| Kim 等 2011 | 开放手术 | 122 | 28 |
| | 机器人手术 | 373 | 57 |
| Di Pierro 等 2011 | 开放手术 | 47 | 26 |
| | 机器人手术 | 22 | 55 |
| Haglind 等 2015 | 开放手术 | 144 | 25 |
| | 机器人手术 | 366 | 29 |

a. 定义为足够性交的勃起状态

b. 男性性健康问卷＞17 分

### （二）尿控能力

根治性前列腺切除术后尿失禁是一种对生活质量影响很大的不良事件（Miller，2005）。这种并发症的发生率在不同研究中因其定义、严重程度、对患者生活质量的影响，以及用于测量的工具而大不相同。尿控能力通常被定义为日常生活中不需要使用尿垫。一些作者将日常生活中需要使用尿垫的患者列入尿失禁组。

据报道，开放手术后 1 年的尿控恢复率为 60%～93%（Ficarra 等，2009a）。与此相类似，腹腔镜手术 1 年后的尿控恢复率为 66%～95%（Ficarra 等，2009a）。在机器人手术相关的文献中，报道的尿控恢复率为 84%～97%（Ficarra 等，2009a）。一项比较机器人手术与开腹和腹腔镜方法的累积分析显示，机器人手术具有统计学上的显著优势（OR=1.53，95%CI 1.04～2.25，$P$=0.03；OR=2.39，95%CI 1.29～4.45，$P$=0.006）（Ficarra 等，2012b）。然而，回顾性数据的发现与早期的对照试验结果形成了鲜明的对比，该试验显示，在扩大前列腺癌综合指数、泌尿领域及开放手术和机器人手术之间的对比，在术后 4 个月的结果没有统计学上的显著差异（84 vs. 83；$P$=0.48）（Yaxley 等，2016）。

尿失禁的病因是一个复杂的问题。一些解剖学和生物学因素已被认为是可能的促成因素（Heesakkers 等，2017）。解剖学因素包括尿道括约肌复合体和尿道的支持结构。尿道括约肌复合体由内部平滑肌和外部骨骼肌组成，由阴部神经分支支配。尿道的支持结构包括前部的耻骨韧带（耻骨韧带、耻骨前列腺韧带和骨盆筋膜的腱弓）和后部的支持（中央会阴肌、Denonvilliers 筋膜、尿道直肠肌和提肛肌群）。生物因素包括年龄的增加、BMI 的增加、既往 TURP 手术史、术前存在的 LUTS、较大的前列腺尺寸和较短的膜性尿道长度（Heesakkers 等，2017）。

### （三）神经血管束保留术的解剖背景

最近的研究使用神经免疫染色和计算机平面测量的方法揭示了神经血管束的解剖结构及它们与周围结构的关系。下腹神经丛下部的远端分支位于膀胱和直肠之间的一个平面内，靠近精囊的外侧，并沿膀胱颈和前列腺构成的夹角继续向背侧延伸（Alsaid 等，2011）。在精囊水平，自主神经代表了盆腔神经丛的大部分。图 11–1 显示了神经血管束的解剖结构。因此，在保留神经血管束的手术中，在靠近精囊的地方进行温和的剥离至关重要。在前列腺水平，前列腺周围自主神经表面的比例在背外侧最高，即 7 点钟和 9 点钟之间的位置。然而，在腹外侧和背侧的位置也有神经的存在（Ganzer 等，2008）。此外，总的神经表面积在基底部是最大的。前列腺周围神经与进入前列腺包膜的神经之比在前列腺尖部为 1.9，在基底部为 3.6，这意味着每条离开神经血管束并分支到前列腺的神经，有 2～4 条分支可能最终有助于其他功能，如排尿和勃起功能（Ganzer 等，2008）。事实上，已经证明在前列腺尖部和尿道的水平上，一些纤维支配尿道括约肌（Alsaid 等，2010），而其他纤维则到达阴茎海绵体和尿道海绵体，提供副交感神经的支配（Alsaid 等，2011）。除了精囊，前列腺尖部是另一个神经血管束可能被破坏的解剖标志，因为神经血管束位于非常接近尿道括约肌和前列腺尖部的位置（Alsaid 等，2011）。

### （四）神经血管束保留和勃起功能

自从引入神经血管束保留技术以来，根治性前列腺切除术后的勃起功能保留率已显著提高。总的来说，双侧神经血管束保留的根治性前列腺切除术后，勃起功能的保留率为 31%～86%，单侧神经血管束保留的根治性前列腺切除术，术后勃起功能保留率为 13%～56%，非神经血管束保留根治性前列腺切除术后的勃起功能保留率

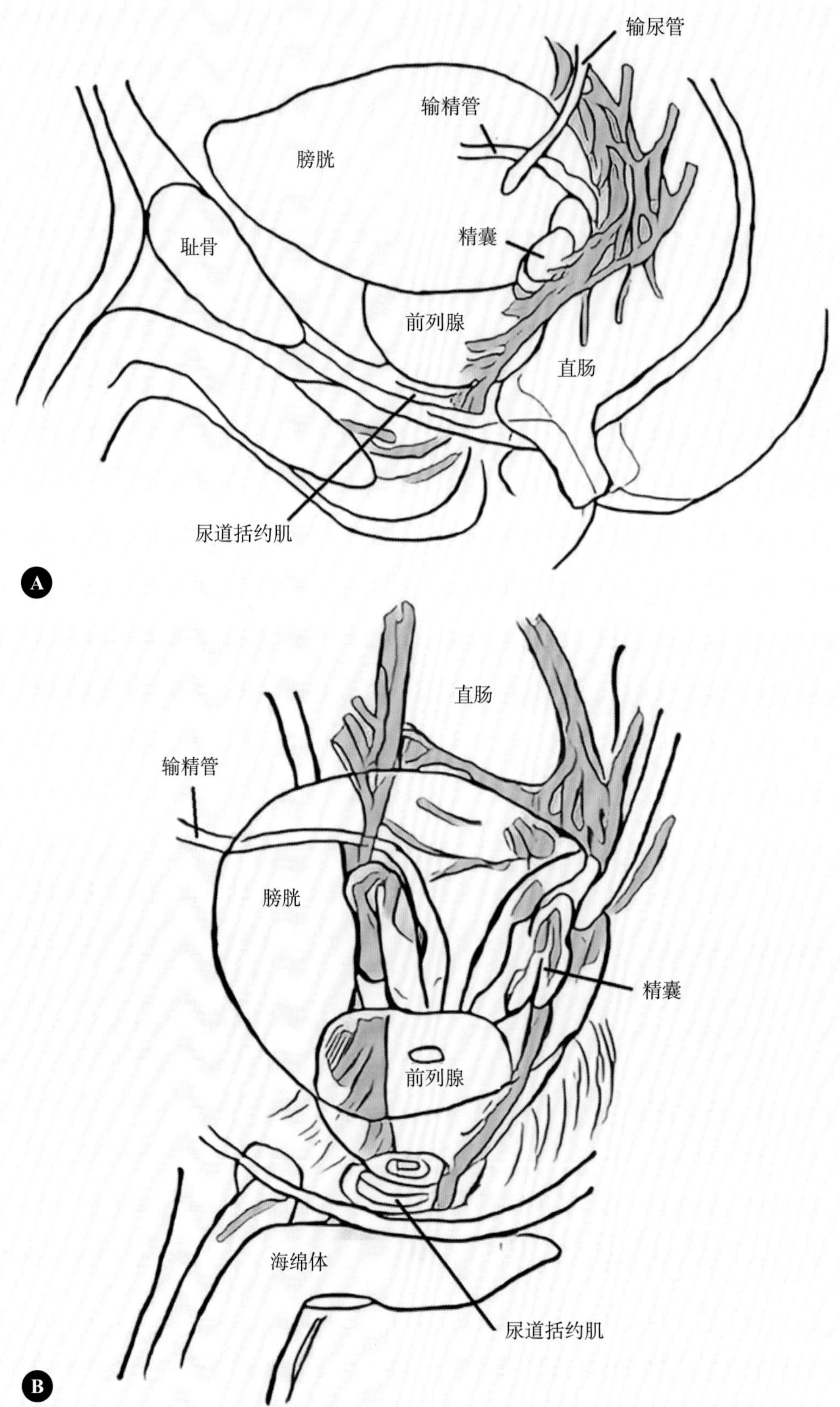


▲ 图 11-1 神经血管束的侧面（A）和斜面（B）视图及其与盆腔其他器官的关系

为 0%～17%（Dubbelman 等，2006）。在多变量分析中，双侧神经血管束保留与单侧或非神经血管束保留相比，勃起功能保留率明显高出 1.84 倍（Marien 等，2009）。因此，神经血管束的切除程度与勃起功能的恢复之间有明显的关联，而另一个影响勃起功能的主要因素则是年龄（Dubbelman 等，2006；Marien 等，2009）。

### （五）神经血管束保留和尿控功能

与勃起功能相比，神经血管束保留对术后尿失禁的作用不太明确。Eastham 等（1996）在多因素分析中发现，在 581 名根治性前列腺切除术的患者中，神经血管束的切除程度与尿失禁之间存在明显的关联。另一项研究显示，在 536 名患者中，与神经血管束保留的患者相比，不保留的患者术后 1 年尿失禁的发生率几乎是前者的 5 倍（Burkhard 等，2006）。沿着同一思路，最近的一项前瞻性研究评估了 3148 名瑞典男性在开放或机器人辅助根治性前列腺切除术后的神经血管束保留程度与术后 1 年尿失禁之间的关系。根据神经血管束保留的程度将神经保留的患者分为七组，范围从双侧筋膜内剥离到不保留。作者发现，神经血管束保留程度与术后 1 年尿失禁之间存在明显的关联，因为没有神经血管束保留的患者在术后 1 年内出现尿失禁的风险比双侧神经血管束保留的患者高 2 倍以上。有趣的是，这种关联无论术前勃起功能如何都存在（Steineck 等，2015）。

观察性研究的结果与试验性神经生理学研究的结果相呼应。Takenaka 等（2007）证明，在根治性前列腺切除期间对神经血管束的电刺激导致了尿道压力的明显增加。沿着同一思路，Kaiho 等（2005）通过术中电生理手段监测海绵体或尿道内压力的变化，从而监测根治性前列腺切除术中的神经血管束保留情况，得出神经血管束保留情况与术后的排尿状况有关的结论。在一项前瞻性研究中，Catarin 等（2008）发现，尿道膜部受损与根治性前列腺切除术后尿失禁有关。这些发现表明，尿道感觉的传入神经可能在尿失禁中起作用，可能是通过诱导脊髓反射或在感觉到尿液进入近端尿道时自发收缩括约肌而发挥作用。

然而，在这些系列中，即使没有注意到神经血管束的保留，大多数患者也取得了良好的效果。例如，在瑞典的研究中，68% 的男性在没有任何神经血管束保留操作的情况下仍有良好的尿控功能（Steilleck 等，2015）。最近一项对 27 项研究的 Meta 分析发现，神经血管束保留可以提高早期的尿失禁恢复率，但不能改善远期的尿失禁率（Reeves 等，2015）。不幸的是，这项 Meta 分析受到了不同偏倚的影响，包括研究设计、患者选择、手术技术、外科医生经验和所使用的定义的变化。

Michl 等最近假设，神经血管束保留手术取得较好的排尿效果的原因是手术技术和前列腺尖部剥离的准确性，而不是保留神经血管束本身。为了验证他们的假设，他们比较了三组患者。第一组先进行不保留神经血管束的手术，第二组进行保留神经血管束的手术，且冰冻病理中手术切缘呈阴性，第三组进行保留神经血管束的手术，但因为冰冻病理中手术切缘呈阳性而对神经血管束进行了彻底的切除。在对这三组进行比较时，作者发现术后 12 个月的尿控恢复率分别为 70.5%、85.4% 和 87%。这些结果证实了这样的观点，即尿失禁更多的是取决于手术技术和对前列腺尖部的细致解剖，而不是对神经血管束的保留（Michl 等，2016）。

综上所述，现有证据表明，即使在术前勃起功能下降的男性中，也应尝试进行一定程度的神经血管束保留，保留自主神经血管束和（或）更细致地解剖前列腺尖部，以避免术后尿失禁的发生。然而，需要进一步研究以更好地了解支配尿控的神经机制和根治性前列腺切除术后尿失禁的病理生理学。

### （六）神经血管束保留和肿瘤学安全性

显然，在尊重肿瘤手术原则的情况下，应尽可能尝试保留神经血管束。到目前为止，还没有数据表明神经血管束保留会因为肿瘤切除不充分而影响肿瘤的安全性。事实上，尽管必须考虑到患者的选择偏差，但在接受神经血管束保留的根治性前列腺切除的患者中，手术切缘阳性的发生率并未发现明显高于接受非神经血管束保留根治性前列腺切除的患者（Ward 等，2004；Palisaar 等，2005）。此外，在包括多因素分析的研究中，神经血管束保留与手术切缘阳性（Ward 等，2004）或生化复发（Ward 等，2004；Palisaar 等，2005）的高风险无关。最近，在 584 名患者中评估了神经血管束保留对勃起功能的影响的一项研究中，对 584 名具有高风险特征的患者［血清 PSA 为 20ng/ml，$T_3$ 阶段和（或）活检 Gleason 评分为 8 分］接受根治性前列腺切除的患者进行了评估。在所有患者中，73% 的患者可以进行双侧神经保留，在单侧或双侧神经保留的患者中，手术切缘阳性率为 24%，而 47% 术前勃起功能良好的患者在 24 个月内恢复了勃起功能（Recabal 等，2016）。这些数据表明，通过使用活检数据和现代成像技术进行仔细的术前规划，在相当一部分具有高风险特征的选定患者中，神经保留是可行和安全的。

进行神经血管束的冰冻切片，又称 NeuroSAFE（neurovascular structure-adjacent frozen section examination），可以增加危险分组中神经血管束保留手术的比例（总体上是 97% vs. 81%），特别是在晚期疾病患者中（$pT_{3b}$88% vs. 40%）。它还降低了特别是在＜$pT_{3b}$ 的肿瘤中最终的手术切缘阳性率（22% vs. 15%），在中位随访时间 2～4 年中对生化复发率没有影响（Schlomm 等，2012）。使用术中冰冻切片可以发现 22%～25% 的阳性切缘在 86%～92% 的病例中可以转化为最终切缘阴性（Schlomm 等，2012；von Bodman 等，2013）。冰冻切片技术有很高的假阳性率，约 75%，最终的病理结果不能证明二次切除的组织中有肿瘤，可能是由于烧灼伪影或未检测到的微小残留肿瘤。Beyer 等测试了 NeuroSAFE 技术在机器人根治性前列腺切除中的应用，结果类似。他们的研究表明，手术的保留神经率从 81% 增加到 97%，最终的手术切缘阳性率从 24% 减少到 16%（Beyer 等，2014）。

因此，只要考虑到基于临床检查、活检结果和术前影像学的风险分层，保留神经的技术是安全的。对于怀疑有突破单侧包膜的患者，神经血管束的保留应限于非肿瘤侧。目前正基于术中冰冻切片的新技术正在逐渐改善功能和肿瘤学结果。

## 四、微创根治性前列腺切除术的出现

### （一）历史和流行病学数据

1997 年，Schuessler 等（1997）报道了第 1 例腹腔镜根治性前列腺切除术。1999 年，Guillonneau 和 Vallancien 发表了一项改进的技术，并取得了可喜的成果（Guillonneau 和 Vallancien，2000）。他们对手术技术的原始描述仍然代表着今天机器人辅助腹腔镜根治性前列腺切除手术的核心。向机器人平台的过渡为外科医生提供了人体工程学的优势，并允许更快地从开放平台向腹腔镜平台进行过渡（Artibani 等，2008）。然而，该系统的高经济成本使得它只能在少数机构中使用（Bolenz 等，2014）。

腹腔镜一直在追求新的进展，现在可以用比机器人更低的成本获得三维视图。此外，尽管尚未得到普及，一些具有改进移动能力的设备已经发布。虽然目前还没有微创技术的长期肿瘤学结果，但有间接的衡量标准，如针对淋巴结清扫范围、手术切缘阳性率、辅助治疗的使用率和生化复发的研究在进行。此外，围术期和器官功能结果也是扩大这些技术传播的关键。

### （二）肿瘤学和器官功能结局

要比较开放手术和微创手术是很困难的，因为现有的数据大多来自于前瞻性的非随机对照研究或回顾性的研究，这些研究的证据水平很低。前瞻性的随机对照试验很难进行，因为许多患者不愿接受最先进的手术方式，或希望选择特定的外科医生。此外，在那些可以进行多种技术的中心，低风险疾病患者更多的是采用微创技术进行手术，而对于那些需要进行扩大淋巴结清扫的高风险疾病患者，则更多的是采用开放手术。

最常用的和报道的肿瘤学结果是手术切缘的阳性率。然而，切缘阳性率受到肿瘤分期、技术错误、手术假象和病理处理的影响，仍然是肿瘤学结果比较的一个问题。De Carlo 等系统地回顾了 44 项对比研究，包括开腹、腹腔镜和机器人方法，只发现机器人方法的结果略好（De Carlo 等，2014）。开腹、腹腔镜和机器人方法的总体阳性切缘率分别为 22.5%、22% 和 21%。虽然机器人技术使得 $pT_2$ 期肿瘤的阳性切缘率较低，但 $pT_3$ 期肿瘤的阳性切缘在开放手术中更低。一项关于手术后 3 年的无生化复发率的比较发现，两种技术之间没有差异（Krambeck 等，2009）。由于现有的研究结果存在争议，不能得出最终结论，需要进行随机试验来回答哪一种技术优于另一种。

由于不同研究之间缺乏标准化，对功能结果的评估是困难的。关于尿失禁，没有统一的定义（无尿垫 / 无漏尿 / 一个安全尿垫），也没有有效的调查问卷。开腹、腹腔镜和机器人方法在 12 个月时的尿控恢复比例分别为 83.22%、70.7% 和 92.78%（De Carlo 等，2014）。然而，许多研究中缺乏有价值的问卷调查，无法对任何技术的优越性作出结论性的声明。根治性前列腺切除后的勃起功能障碍的研究也有与尿控功能的研究相同的问题，很少有研究报道是基于有效的问卷调查结果得出结论的。开腹、腹腔镜和机器人方法的 3 个月勃起恢复率分别为 22.34%、35.12% 和 32.53%。12 个月时，开腹手术的勃起恢复率为 55.85%，机器人手术为 60.93%（De Carlo 等，2014）。

迄今为止，一项比较开放与机器人根治性前列腺切除的随机对照 3 期研究报道称，治疗 12 周后，在尿失禁和勃起功能方面没有差异。更长时间的随访有望阐明微创手术对根治性前列腺切除术后功能结果的潜在好处（Yaxley 等，2016）。

## 五、高风险的前列腺癌：手术管理的作用

### （一）根治性前列腺切除术的临床和生物学理论依据

虽然随着 PSA 检测的引入，高危患者有所减少，但新诊断的患者中约有 15% 会出现一些高危特征（Kane 等，2007；Cooperberg 等，2008）。高危前列腺癌的定义尚未达成共识，表 11-3 总结了最常用的定义。

表 11-3 高危前列腺癌的定义

| 作者或机构 | 定 义 |
|---|---|
| D'Amico | • PSA ＞ 20ng/ml<br>• 和（或）GS ≥ 8<br>• 和（或）临床分期≥ $cT_{2c}$ |
| 欧洲泌尿外科学会（EAU） | • PSA ＞ 20ng/ml<br>• 和（或）GS ≥ 8<br>• 和（或）临床分期≥ $cT_{3a}$ |
| 美国国家综合癌症网络（NCCN） | • PSA ＞ 20ng/ml<br>• 和（或）GS ≥ 8<br>• 和（或）临床分期≥ $cT_{3a}$<br>• 或同时具有以下任意两条：<br>• PSA10～20ng/ml<br>• GS7 $cT_{2b/c}$ |

对这些患者的最佳治疗方法仍有争议。传统上，根治性前列腺切除不被认为是高危前列腺癌的可行治疗方案。然而如表 11-4 所示，良好的

表 11-4　关于根治性前列腺切除术后高危前列腺癌肿瘤学预后的相关研究系列

| 作者 | 国家 | 入组数量 | 高危定义 | PSA 中位值 | 中位随访时间 | 无生化复发生存率（BPFS） | 无肿瘤复发生存率（CPFS） | 无肿瘤复发生存率的定义 | 肿瘤特异性生存率 | 总生存率 | 备　注 |
|---|---|---|---|---|---|---|---|---|---|---|---|
| Joniau 等 2012 | 德国 | 51 例 | $cT_{3b\sim4}$ | 16.9ng/ml | 108 个月 | 53%，5 年<br>46%，10 年 | 78，5 年<br>73%，10 年 | 局部复发或转移 | 92%，5 年<br>92%，10 年 | 88%，5 年<br>71%，10 年 | 35% 未接受新辅助或辅助治疗<br>22% 未接受挽救治疗<br>63% ≥ $pT_{3b}$<br>22%$N^+$ |
| Freedland 等 2008 | 美国 | 62 例 | $cT_{3a}$ | 9.5ng/ml | 13 年 | 62%，5 年<br>49%，10 年<br>49%，15 年 | 90%，5 年<br>80%，10 年<br>73%，15 年 | 转移 | 98%，5 年<br>91%，10 年<br>84%，15 年 | NA | 44% 穿刺 GS ≥ 7<br>74% 病理 GS ≥ 7<br>29% ≥ $pT_{3b}$<br>31%$N^+$ |
| Hsu 等 2007 | 比利时 | 235 例 | 单侧 $cT_{3a}$ | 14.88ng/ml（平均值） | 71 个月（平均值） | 60%，5 年<br>51%，10 年 | 96%，5 年<br>85%，10 年 | 局部复发或转移 | 99%，5 年<br>92%，10 年 | 96%，5 年<br>77%，10 年 | 22% 接受辅助治疗<br>34% 接受挽救治疗<br>20% ≥ $pT_{3b}$<br>9%$N^+$ |
| Carver 等 2006 | 美国 | 176 例 | $cT_3$ | 12.7ng/ml | 6.4 年 | 48%，5 年<br>44%，10 年 | 86%，5 年<br>76%，10 年 | 转移或变为趋势抵抗前列腺癌 | 94%，5 年<br>85%，10 年<br>76%，15 年 | NA | 36% 接受新辅助治疗<br>34% ≥ $pT_{3b}$<br>19%$N^+$ |
| Xylinas 等 2009 | 法国 | 100 例 | $cT_3$ | 11.6ng/ml（平均值） | 69 个月 | 45%，5 年 | NA | NA | 90%，5 年 | NA | 31% 辅助或挽救治疗<br>26% ≥ $pT_{3b}$<br>17%$N^+$ |

（续表）

| 作者 | 国家 | 入组数量 | 高危定义 | PSA 中位值 | 中位随访时间 | 无生化复发生存率（BPFS） | 无肿瘤复发生存率（CPFS） | 无肿瘤复发生存率的定义 | 肿瘤特异性生存率 | 总生存率 | 备 注 |
|---|---|---|---|---|---|---|---|---|---|---|---|
| Ward 等 2005 | 美国 | 843 例 | $cT_3$ | 10.2ng/ml | 14.3 年 | 58%，5 年 | 90%，5 年 | 转移 | 95%，5 年 | 90%，5 年 | 58% 新辅助或辅助治疗 |
| | | | | | | | | | | | 24% ≥ $pT_{3b}$ |
| Mithell 等 2012 | | | | | | 43%，10 年 | 82%，10 年 | | 90%，10 年 | 76%，10 年 | $27\%N^+$ |
| | | | | | | 38%，15 年 | 72%，20 年 | | | 53%，15 年 | |
| Kaushik 等 2016 | 美国 | 87 例 | $pT_4$ | 12.2ng/ml | 9.8 年 | 48%，5 年 | 77%，5 年 | 转移 | NA | 91%，5 年 | 89% 辅助 ADT |
| | | | | | | | | | | | 37% 辅助放疗 |
| | | | | | | 37%，10 年 | 64%，10 年 | | | 70%，10 年 | $46\%N^+$ |
| Loeb 等 2012 | 美国 | 175 例 | D'Amico | NA | 8 年 | 68%，10 年 | 84%，10 年 | 转移 | 92%，10 年 | NA | 5% > $pT_{3b}$ |
| | | | | | | | | | | | $14\%N^+$ |
| Furukawa 等 2016 | 日本 | 382 例 | D'Amico | 15.9ng/ml | 48 个月 | 60%，5 年 | NA | NA | NA | NA | 16% ≥ $pT_{3b}$ |
| | | | | | | | | | | | 5.5%N+ |
| Briganti 等 2012 | 欧洲 | 1366 例 | EAU | 21.3ng/ml | 10.5 年（BPFS，平均值）15.5 年（CSS，平均值） | 69%，5 年 | NA | NA | 96%，5 年 | NA | 40% ≥ $pT_{3b}$ |
| | | | | | | | | | | | 48% 辅助治疗 |
| | | | | | | 54%，10 年 | | | 91%，10 年 | | $23\%N^+$ |
| Boorjian 等 2011 | 美国 | 1238 例 | NCCN | 20.5ng/ml | 10.2 年 | NA | 85%，10 年 | 转移 | 92%，10 年 | 77%，10 年 | 41% 辅助治疗 |

NA. 无资料

肿瘤生存率鼓励一些高危患者通过手术治疗。与其他治疗方案相比，根治性前列腺切除较为重要的好处之一是能够得到准确的原发肿瘤的分级和区域淋巴结分期。在 Abem 等发表的一项研究中，多达 39% 的临床高危 PCa 患者在手术后因为没有侵犯包膜外和精囊、没有淋巴结转移、Gleason 评分<8 分而被降级。这些患者的肿瘤学预后与中风险的患者相似（Abem 等，2014）。

### （二）根治性前列腺切除与放射性治疗

高危局限性前列腺癌的现有治疗方案包括根治性前列腺切除术或联合治疗，即以放疗作为局部治疗，加上雄激素剥夺治疗作为潜在微转移的全身治疗。一些研究报道称，这两种方案的肿瘤学结果是相当的。例如，一项对 1238 名接受手术和 609 名接受放疗的患者（其中一些患者接受了辅助激素治疗）的回顾性研究发现，不同组患者在临床进展和肿瘤特异性死亡率方面没有差异（Boorjian 等，2011）。令人惊讶的是，他们发现放疗加激素组的总体死亡率较高，可能是因为各组在合并症方面存在差异。一项小型研究将 95 名患者随机分为根治性前列腺切除组加雄性激素剥夺治疗组或 60～70Gy 放疗加雄性激素剥夺疗法，随访时间为 102 个月，作者发现两组患者在疾病进展或生存方面没有差异（Akakura 等，2006）。

其他研究表明，根治性前列腺切除对这些患者可能更有效。一项对 68 665 名患者的回顾性研究发现，与放疗相比，根治性前列腺切除组 10 年内的癌症特定死亡率较低。在进行分层分析时，高危组的差异更大，几乎有 5% 的差异（Abdollah 等，2012）。Petrelli 及其同事进行了一项 Meta 分析，包括 17 项研究，涉及 13 000 多名患者，结论是与放疗相比，根治性前列腺切除改善了高危前列腺癌的总生存率、肿瘤特异性和非肿瘤特异性死亡率（Petrelli 等，2014）。与这些结果一致，Zelefsky 等比较了手术和放疗之间的转移风险，这项回顾性研究包括 2380 名男性，接受手术治疗的人在 8 年后的转移风险明显低于接受放射治疗的患者。风险降低的范围随着疾病风险的增加而增加。高危组有 7.8% 的风险降低，而中危组有 3.3%，低危组有 1.8%（Zelefsky 等，2010）。

### （三）多模式治疗的作用

对高风险的局限性前列腺癌进行根治性前列腺切除或放疗可能会带来益处，但相当多的患者会出现疾病复发和进展，需要进一步治疗（Yossepowitch 等，2007）。针对这些高危患者的多模式治疗方法显示，在放疗的基础上增加辅助性雄激素剥夺治疗，其 5 年总生存率为 18%（HR=0.46，$P$=0.0001）、肿瘤特异性生存率为 16%（HR=0.01）（Bolla 等，2002）。对根治性前列腺切除的额外治疗也得到类似的结果。Boorjian 等分析了 507 例根治性前列腺切除时有淋巴结受累的患者，发现立即进行的辅助性激素治疗改善了无生化复发生存率。然而，在肿瘤特异性生存方面没有得到改善（Boorjian 等，2007）。Cochrane 对三项随机试验进行了系统回顾，对局部晚期前列腺手术治疗的辅助放疗与挽救性放疗进行了比较，结果显示辅助治疗对无生化复发生存率有益处。在 10 年的随访中可以看到总的生存优势，但在 5 年的随访中没有出现差异。值得注意的是，生存获益伴随着尿道和膀胱颈狭窄风险的增加及更严重的尿失禁（Daly 等，2011）。

为了改善根治性前列腺切除后的肿瘤治疗效果，人们尝试采用了新辅助内分泌治疗。这些研究的 Meta 分析报道显示，新辅助内分泌治疗的使用改善了手术切缘阳性率、前列腺包膜外受累和淋巴结转移，但对总生存率或无病生存率没有影响（Shelley 等，2009）。最近，人们对根治性前列腺切除术前新辅助治疗的价值重新产生了兴趣，特别是随着新疗法，如醋酸阿比特龙和恩扎鲁胺的出现。一项针对中高危前列腺癌患者的Ⅱ期试验比较了新辅助 LHRH 激动药与新辅助 LHRH 激动药联合醋酸阿比特龙使用，结果显示阿比特龙组的前列腺内雄激素水平明显降低，但迄今为止这一发现的临床意义尚不清楚（Taplin 等，2014）。随着最近发表的 CHAARTED 和 STAMPEDE 试验（Sweeney 等，2015；James 等，2015）显示，在转移性激素抵抗前列腺癌中，ADT 加多西他赛比单用 ADT 有生存优势，这使得评估高危局限性前列腺癌的联合治疗也得到了关注。为了回答新辅助内分泌治疗联合化疗是否能提高局部高危前列腺癌的无生化复发生存率，癌症和白血病小组 B（CALGB）90203 试验（NCT00430183）已经完成招募，很快将报道结果。

### （四）盆腔淋巴结清扫的作用

在进行根治性前列腺切除时，盆腔淋巴结清扫（pelvic lymph node dissection，PLND）的必要性和范围仍然是一个争论不休的话题。人们普遍认为，扩大清扫的范围可以提高分期的准确性。然而，扩大的盆腔淋巴结清扫的生存益处还没有在一个设计良好的、前瞻性的、随机的研究中得到评估。单个中心的经验表明，在淋巴结存在微小转移，或即使在淋巴结阴性的患者亚群中，盆腔淋巴结清扫对远期生存有益。图 11–2 显示了局限性淋巴结清扫及扩大淋巴结清扫的范围。

### （五）淋巴结分期

最近，一些关于前列腺淋巴回流路径研究表明，前列腺回流的淋巴结位于在髂外动脉及闭孔窝之外。事实上，大约 25% 的回流淋巴结位于髂内区（Weckermann 等，2007；Mattei 等，2008），仅有 38% 的回流淋巴结位于髂外区和闭孔窝的范围内（Mattei 等，2008），而 63% 的淋巴结位于扩大淋巴结清扫的范围内，直到髂总动脉的分叉处。通过将解剖范围扩大到包括髂总动脉与输尿管交叉处的区域，大约 75% 可能出现转移的淋巴结被切除。这些发现得到了一项使用吲哚菁

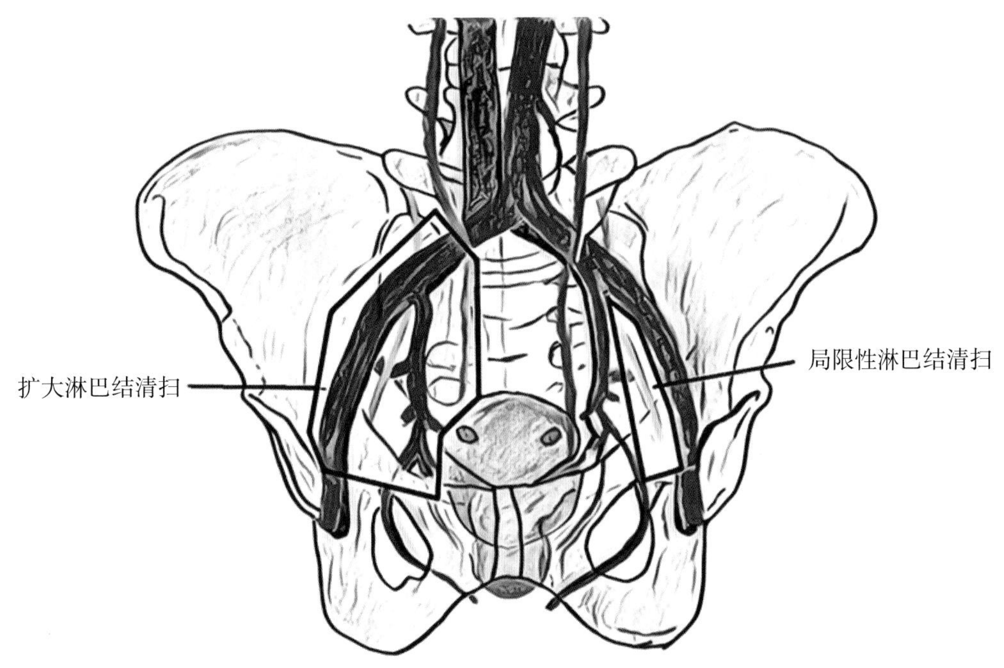


▲ 图 11–2 局限性淋巴结清扫及扩大淋巴结清扫的范围

绿的淋巴结回流研究的支持，该研究发现髂总区包含多达 23% 的前列腺回流淋巴结（Nguyen 等，2016）。同一研究表明，前列腺可以通过对侧的盆腔淋巴结群进行淋巴回流。

因此，双侧、扩大的盆腔淋巴结清扫是唯一考虑到解剖学和淋巴回流路径研究结果的操作，而且很明显，局限性淋巴结清扫错过了大量的回流淋巴结。准确的肿瘤分期确定了恶性肿瘤的范围和位置，有助于确定肿瘤的生物学特性，是形成最佳治疗管理的基础。基于患者和肿瘤特征的术前淋巴结侵犯预测模型有其固有的局限性，其可靠性受到质疑，此外，现代成像技术在盆腔淋巴结的分期中仍然缺乏诊断的准确性。由于所有这些原因，对淋巴结清扫的组织进行病理学检查，目前仍然是最准确和最经济的分期方法。

### （六）淋巴结转移的评估

扩大淋巴结清扫比局限性清扫能检测出更多淋巴结转移的患者。Heidenreich 等发现使用扩大淋巴结清扫的范围，检出阳性淋巴结的数量是局限性清扫的 2 倍（26% vs. 12%；$P<0.03$）（Heidenreich 等，2002）。与此相同，Wawroschek 等在进行包括髂内区的淋巴结清扫的情况下，检测到 35% 的患者有淋巴结转移（Wawroschek 等，2003）。Touijer 等报道说，在调整了其他预后因素后发现，与局限性淋巴结清扫相比，扩大淋巴结清扫检测出淋巴结转移的风险要高出 8 倍多（Touijer 等，2007）。在 Bern 和 Leuven 的病例系列中，58%～59% 转移的淋巴结是沿着髂内血管发现的（Bader 等，2002；Joniau 等，2013）。综上所述，这些研究表明，局限性淋巴结清扫的范围至少漏掉了 40% 可能的转移淋巴结，会低估患者的疾病分期，并且使他们留下了残余的肿瘤病灶。

### （七）与盆腔淋巴结清扫相关的肿瘤学预后

根治性前列腺切除时淋巴结受累通常与低生存率有关。然而，有证据表明，一部分结节阳性的患者，即使没有进行辅助的激素治疗，也有良好的预后。Touijer 等评估了 369 名根治性前列腺切除术后发现淋巴结阳性的患者，报道中称这些人中有 28% 在 10 年内仍然没有复发。≥3 个阳性淋巴结的存在会使生化复发的风险大大增加（Touijer 等，2014）。在 Bern 队列中，122 名淋巴结阳性患者在中位随访时间 5.6 年后，肿瘤特异生存率在 5 年内为 85%，10 年内为 60%。对于存在 1 个、2 个，以及≥3 个阳性淋巴结的患者，10 年的肿瘤特异性生存率为 72%、79% 和 33%。淋巴结的数量是预测肿瘤相关死亡的最重要因素（Schumacher 等，2008）。因此，在淋巴结病变极少的情况下，大量的淋巴结阳性患者有很好的机会获得长期生存。而如果转移的淋巴结被留在体内，似乎是不可能达到这些结果的。

有趣的是，扩大淋巴结清扫已被证明能给病理淋巴结阴性的患者带来生存的好处。Masterson 等的研究表明，切除的淋巴结数与淋巴结阴性患者的生化复发之间有明显的相关性（Masterson 等，2006）。Heidenreich 等报道，在接受局限性的和扩大淋巴结清扫的淋巴结阴性患者中，生化复发率分别为 23% 和 8%（Heidenreich 等，2007）。这些数据表明，扩大淋巴结清扫可能会清除常规病理处理中未发现的微转移。事实上，分子技术可以检测到 30% 的患者的微转移（Pagliarulo，2006）。这些研究的主要结论是对淋巴结转移负担进行准确分期的重要性，从而使其与肿瘤预后有更精确的关联。

总之，现有的证据表明，不仅为了检测阳性淋巴结，而是尽可能多地切除淋巴结应该是盆腔淋巴结的主要目标，以实现准确的分期。

# 参考文献


[1] Abdollah F, et al. Comparison of mortality outcomes after radical prostatectomy versus radiotherapy in patients with localized prostate cancer: a population-based analysis. Int J Urol. 2012;19(9):836–44.

[2] Abern MR, et al. The impact of pathologic staging on the long-term oncologic outcomes of patients with clinically high-risk prostate cancer. Cancer. 2014;120(11):1656–62.

[3] Akakura K, et al. A randomized trial comparing radical prostatectomy plus endocrine therapy versus external beam radiotherapy plus endocrine therapy for locally advanced prostate cancer: results at median follow-up of 102 months. Jpn J Clin Oncol. 2006;36(12): 789–93.

[4] Albertsen PC, et al. Long-term survival among men with conservatively treated localized prostate cancer. JAMA. 1995; 274(8):626–31.

[5] Alsaid B, et al. Tridimensional computer-assisted anatomic dissection of posterolateral prostatic neurovascular bundles. Eur Urol. 2010;58(2):281–7.

[6] Alsaid B, et al. Division of autonomic nerves within the neurovascular bundles distally into corpora cavernosa and corpus spongiosum components: immunohistochemical confirmation with three-dimensional reconstruction. Eur Urol. 2011;59(6):902–9.

[7] Artibani W, et al. Learning curve and preliminary experience with da Vinci-assisted laparoscopic radical prostatectomy. Urol Int. 2008;80(3):237–44.

[8] Aus G, Hugosson J, Norlén L. Long-term survival and mortality in prostate cancer treated with noncurative intent. J Urol. 1995;154(2 Pt 1):460–5.

[9] Bader P et al. Is a limited lymph node dissection an adequate staging procedure for prostate cancer? J Urol. 2002;168(2):514–8.

[10] Beyer B, et al. A feasible and time-efficient adaptation of NeuroSAFE for da Vinci robot-assisted radical prostatectomy. Eur Urol. 2014;66(1):138–44.

[11] Bill-Axelson A, et al. Radical prostatectomy versus watchful waiting in localized prostate cancer: the scandinavian prostate cancer group-4 randomized trial. J Natl Cancer Inst. 2008;100(16): 1144–54.

[12] Bill-Axelson A, et al. Radical prostatectomy versus watchful waiting in early prostate cancer. N Engl J Med. 2011;364(18):1708–17.

[13] Bill-Axelson A, et al. Radical prostatectomy or watchful waiting in early prostate cancer. N Engl J Med. 2014;370(10):932–42.

[14] Bolenz C, et al. Costs of radical prostatectomy for prostate cancer: a systematic review. Eur Urol. 2014;65 (2):316–24.

[15] Bolla M, et al. Long-term results with immediate androgen suppression and external irradiation in patients with locally advanced prostate cancer (an EORTC study): a phase III randomized trial. Lancet. 2002;360 (9327):103–6.

[16] Boorjian SA, et al. Long-term outcome after radical prostatectomy for patients with lymph node positive prostate cancer in the prostate specific antigen era. J Urol. 2007;178(3 Pt 1):864–70; discussion 870–1

[17] Boorjian SA, et al. Long-term survival after radical prostatectomy versus external-beam radiotherapy for patients with high-risk prostate cancer. Cancer. 2011;117(13):2883–91.

[18] Briganti A, et al. Identifying the best candidate for radical prostatectomy among patients with high-risk prostate cancer. Eur Urol. 2012;61(3):584–92.

[19] Burkhard FC, et al. Nerve sparing open radical retropubic prostatectomy – does it have an impact on urinary continence? J Urol. 2006;176(1):189–95.

[20] Carver BS, et al. Long-term outcome following radical prostatectomy in men with clinical stage T3 prostate cancer. J Urol. 2006;176(2):564–8.

[21] Catarin MVG, et al. The role of membranous urethral afferent autonomic innervation in the continence mechanism after nerve sparing radical prostatectomy: a clinical and prospective study. J Urol. 2008;180 (6):2527–31.

[22] Cooperberg MR, et al. High-risk prostate cancer in the United States, 1990–2007. World J Urol. 2008;26 (3):211–8.

[23] Daly Tet al. Adjuvant radiotherapy following radical prostatectomy for prostate cancer. Cochrane Database Syst Rev. 2011; Issue 12. Art. No.:CD007234.

[24] De Carlo F, et al. Retropubic, laparoscopic, and robotassisted radical prostatectomy: surgical, oncological, and functional outcomes: a systematic review. Urol Int. 2014;93(4):373–83.

[25] Di Pierro GB, et al. A prospective trial comparing consecutive series of open retropubic and robot-assisted laparoscopic radical prostatectomy in a centre with a limited caseload. Eur Urol. 2011;59(1):1–6.

[26] Droz JP, et al. Background for the proposal of SIOG guidelines for the management of prostate cancer in senior adults. Crit Rev Oncol Hematol. 2010;73 (1):68–91.

[27] Dubbelman YD, Dohle GR, Schröder FH. Sexual function before and after radical retropubic prostatectomy: a systematic review of prognostic indicators for a successful outcome. Eur Urol. 2006;50(4):711–20.

[28] Eastham JA, et al. Risk factors for urinary incontinence after radical prostatectomy. J Urol. 1996;156 (5):1707–13.

[29] Ficarra V, Novara G, Artibani W, et al. Retropubic, laparoscopic, and robot-assisted radical prostatectomy: a systematic review and cumulative analysis of comparative studies. Eur Urol. 2009a;55(5):1037–63.

[30] Ficarra V, Novara G, Fracalanza S, et al. A prospective, non-randomized trial comparing robot-assisted laparoscopic and retropubic radical prostatectomy in one European institution. BJU Int. 2009b;104(4):534–9.

[31] Ficarra V, Novara G, Ahlering TE, et al. Systematic review and meta-analysis of studies reporting potency rates after robot-assisted radical prostatectomy. Eur Urol. 2012a;62(3):418–30.

[32] Ficarra V, Novara G, Rosen RC, et al. Systematic review and meta-analysis of studies reporting urinary continence recovery after robot-assisted radical prostatectomy. Eur Urol. 2012b;62(3):405–17.

[33] Freedland SJ, et al. Radical prostatectomy for clinical stage $T_{3a}$ disease. Cancer. 2007;109(7):1273–8.

[34] Furukawa J, et al. Oncologic outcome of radical prostatectomy as monotherapy for men with high-risk prostate cancer. Curr Urol. 2016;9(2):67–72.

[35] Ganzer R, et al. Topographical anatomy of periprostatic and capsular nerves: quantification and computerised planimetry. Eur Urol. 2008;54(2):353–61.

[36] Guillonneau B, Vallancien G. Laparoscopic radical prostatectomy: the Montsouris technique. J Urol. 2000;163 (6):1643–9.

[37] Haglind E, et al. Urinary incontinence and erectile dysfunction after robotic versus open radical prostatectomy: a prospective, controlled, nonrandomised trial. Eur Urol. 2015;68(2):216–25.

[38] Heesakkers J et al. Pathophysiology and contributing factors in postprostatectomy incontinence: a review. Eur Urol. 2017; 71(6):936–944.

[39] Heidenreich A, Varga Z, von Knobloch R. Extended pelvic lymphadenectomy in patients undergoing radical prostatectomy: high incidence of lymph node metastasis. J Urol. 2002;167(4):1681–6.

[40] Heidenreich A, Ohlmann CH, Polyakov S. Anatomical extent of pelvic lymphadenectomy in patients undergoing radical prostatectomy. Eur Urol. 2007;52(1):29–37.
[41] Hsu C-Y, et al. Outcome of surgery for clinical unilateral $T_{3a}$ prostate cancer: a single-institution experience. Eur Urol. 2007;51(1):121–9.
[42] James N, et al. Docetaxel and/or zoledronic acid for hormone- naïve prostate cancer: first survival results from STAMPEDE. J Clin Oncol. 2015;33:5001.
[43] Johansson E, et al. Long-term quality-of-life outcomes after radical prostatectomy or watchful waiting: the Scandinavian Prostate Cancer Group-4 randomised trial. Lancet Oncol. 2011;12(9):891–9.
[44] Joniau S, et al. Radical prostatectomy in very high-risk localized prostate cancer: long-term outcomes and outcome predictors. Scand J Urol Nephrol. 2012;46 (3):164–71.
[45] Joniau S, et al. Mapping of pelvic lymph node metastases in prostate cancer. Eur Urol. 2013;63(3):450–8.
[46] Kaiho Y, et al. Intraoperative electrophysiological confirmation of urinary continence after radical prostatectomy. J Urol. 2005;173(4):1139–42.
[47] Kane CJ, et al. Changing nature of high risk patients undergoing radical prostatectomy. J Urol. 2007;177 (1):113–7.
[48] Kaushik D, et al. Oncological outcomes following radical prostatectomy for patients with pT4 prostate cancer. Int Braz J Urol. 2016;42(6):1091–8.
[49] Kim SC, et al. Factors determining functional outcomes after radical prostatectomy: robot-assisted versus retropubic. Eur Urol. 2011;60(3):413–9.
[50] Krambeck AE, et al. Radical prostatectomy for prostatic adenocarcinoma: a matched comparison of open retropubic and robot-assisted techniques. BJU Int. 2009;103(4):448–53.
[51] Lepor H. Selecting candidates for radical prostatectomy. Rev Urol. 2000;2(3):182–9.
[52] Litwin MS, et al. Differences in urologist and patient assessments of health related quality of life in men with prostate cancer: results of the CaPSURE database. J Urol. 1998;159(6):1988–92.
[53] Loeb S, et al. What are the outcomes of radical prostatectomy for high-risk prostate cancer? Urology. 2010;76 (3):710–4.
[54] Marien T, Sankin A, Lepor H. Sexual function/infertility factors predicting preservation of erectile function in men undergoing open radical retropubic prostatectomy. J Urol. 2009;181(4):1817–22.
[55] Masterson TA, et al. The association between total and positive lymph node counts, and disease progression in clinically localized prostate cancer. J Urol. 2006;175 (4):1320–5.
[56] Mattei A, et al. The template of the primary lymphatic landing sites of the prostate should be revisited: results of a multimodality mapping study. Eur Urol. 2008;53 (1):118–25.
[57] Michl U, et al. Nerve-sparing surgery technique, not the preservation of the neurovascular bundles, leads to improved long-term continence rates after radical prostatectomy. Eur Urol. 2016;69(4):584–9.
[58] Miller DC. Long-term outcomes among localized prostate cancer survivors: health-related quality-of-life changes after radical prostatectomy, external radiation, and brachytherapy. J Clin Oncol. 2005;23(12):2772–80.
[59] Mitchell CR, et al. 20–year survival after radical prostatectomy as initial treatment for $cT_3$ prostate cancer. BJU Int. 2012; 110(11):1709–13.
[60] Nguyen DP, et al. A specific mapping study using fluorescence sentinel lymph node detection in patients with intermediate- and high-risk prostate cancer undergoing extended pelvic lymph node dissection. Eur Urol. 2016;70(5):734–7.
[61] Pagliarulo V. Detection of occult lymph node metastases in locally advanced node-negative prostate cancer. J Clin Oncol. 2006;24(18):2735–42.
[62] Palisaar R-J, et al. Influence of nerve-sparing (NS) procedure during radical prostatectomy (RP) on margin status and biochemical failure. Eur Urol. 2005;47(2):176–84.
[63] Petrelli F, et al. Radical prostatectomy or radiotherapy in high-risk prostate cancer: a systematic review and metaanalysis. Clin Genitourin Cancer. 2014;12 (4):215–24.
[64] Rabbani F, et al. Factors predicting recovery of erections after radical prostatectomy. J Urol. 2000;164 (6):1929–34.
[65] Recabal P, et al. Sexual function/infertility erectile function recovery after radical prostatectomy in men with high risk features. J Urol. 2016;196(2):507–13.
[66] Reeves F, et al. Preservation of the neurovascular bundles is associated with improved time to continence after radical prostatectomy but not long-term continence rates: results of a systematic review and meta-analysis. Eur Urol. 2015;68(4): 692–704.
[67] Resnick MJ, et al. Long-term functional outcomes after treatment for localized prostate cancer. N Engl J Med. 2013;368(5):436–45.
[68] Salonia A, et al. Prevention and management of postprostatectomy sexual dysfunctions. Part 1: choosing the right patient at the right time for the right surgery. Eur Urol. 2012;62(2):261–72.
[69] Schlomm T, et al. Neurovascular structure-adjacent frozensection examination (NeuroSAFE) increases nervesparing frequency and reduces positive surgical margins in open and robot-assisted laparoscopic radical prostatectomy: experience after 11 069 consecutive patients. Eur Urol. 2012;62(2):333–40.
[70] Schover LR, et al. Defining sexual outcomes after treatment for localized prostate carcinoma. Cancer. 2002;95 (8):1773–85.
[71] SchuesslerWW, et al. Laparoscopic radical prostatectomy: initial short-term experience. Urology. 1997;50 (6):854–7.
[72] Schumacher MC, et al. Good outcome for patients with few lymph node metastases after radical retropubic prostatectomy. Eur Urol. 2008;54(2):344–52.
[73] Shelley MD, et al. A systematic review and meta-analysis of randomised trials of neo-adjuvant hormone therapy for localised and locally advanced prostate carcinoma. Cancer Treat Rev. 2009;35(1):9–17.
[74] Steineck G, et al. Degree of preservation of the neurovascular bundles during radical prostatectomy and urinary continence 1 year after surgery. Eur Urol. 2015;67(3):559–68.
[75] Sweeney CJ, et al. Chemohormonal therapy in metastatic hormone-sensitive prostate cancer. N Engl J Med. 2015;373(8):737–46.
[76] Takenaka A, et al. Pelvic autonomic nerve mapping around the prostate by intraoperative electrical stimulation with simultaneous measurement of intracavernous and intraurethral pressure. J Urol. 2007;177(1):225–9.
[77] Tal R, et al. Erectile function recovery rate after radical prostatectomy: a meta-analysis. J Sex Med. 2009;6 (9):2538–46.
[78] Taplin M-E, et al. Intense androgen-deprivation therapy with abiraterone acetate plus leuprolide acetate in patients with localized high-risk prostate cancer: results of a randomized phase II neoadjuvant study. J Clin Oncol. 2014;32(33):3705–15.
[79] Touijer K, et al. Standard versus limited pelvic lymph node dissection for prostate cancer in patients with a predicted probability of nodal metastasis greater than 1%. J Urol. 2007;178(1):120–4.
[80] Touijer KA, et al. Long-term outcomes of patients with lymph node metastasis treated with radical prostatectomy without adjuvant androgen-deprivation therapy. Eur Urol. 2014;65(1):20–5.
[81] von Bodman C, et al. Intraoperative frozen section of the prostate decreases positive margin rate while ensuring nerve sparing procedure during radical prostatectomy. J Urol. 2013;190(2): 515–20.
[82] Walsh PC, Donker PJ. Impotence following radical prostatectomy: insight into etiology and prevention. J Urol. 1982;128(3):492–7.
[83] Ward J, et al. The impact of surgical approach (nerve bundle preservation versus wide local excision) on surgical margins and

biochemical recurrence following radical prostatectomy. J Urol. 2004;172(4):1328–32.
[84] Ward JF, et al. Radical prostatectomy for clinically advanced (cT3) prostate cancer since the advent of prostate-specific antigen testing: 15-year outcome. BJU Int. 2005;95(6):751–6.
[85] Wawroschek F, et al. The influence of serial sections, immunohistochemistry, and extension of pelvic lymph node dissection on the lymph node status in clinically localized prostate cancer. Eur Urol. 2003;43(2):1–6.
[86] Weckermann D, et al. Sentinel lymph node dissection for prostate cancer: experience with more than 1,000 patients. J Urol. 2007;177(3):916–20.
[87] Wilt TJ, et al. Radical prostatectomy versus observation for localized prostate cancer. N Engl J Med. 2012;367 (3):203–13.
[88] Xylinas E, et al. Oncological control after radical prostatectomy in men with clinical T3 prostate cancer: a single-centre experience. BJU Int. 2009;103 (9):1173–8.
[89] Yaxley JW, et al. Robot-assisted laparoscopic prostatectomy versus open radical retropubic prostatectomy: early outcomes from a randomised controlled phase 3 study. Lancet. 2016;388:1057–66.
[90] Yossepowitch O, et al. Radical prostatectomy for clinically localized, high risk prostate cancer: critical analysis of risk assessment methods. J Urol. 2007;178(2):493–9.
[91] Zelefsky MJ, et al. Metastasis after radical prostatectomy or external beam radiotherapy for patients with clinically localized prostate cancer: a comparison of clinical cohorts adjusted for case mix. J Clin Oncol. 2010;28 (9):1508–13.

# 第 12 章 局限性和局部进展期前列腺癌的放射治疗管理

# Radiotherapy for Localized and Locally Advanced Prostate Cancer

Alberto Bossi Warren R. Bacorro Gabriele Coraggio 著

梁 磊 译 王 宇 杨 洋 校

摘 要

放疗管理包括前列腺癌的所有阶段。适形和调强技术使剂量递增的外部放疗成为可能，改善了局部疾病的生存效果，减少了术后辅助治疗的不良反应。在严格的条件下，立体定向技术可以实现大分割治疗，缩短了整个治疗时间。在根治性治疗中，这可以成为利用前列腺癌的放射生物学特性进行剂量增加的工具。在姑息性治疗中，这可以缩短治疗方案，更重要的是可以进行再照射。最后，随着经直肠超声检查的出现，前列腺近距离治疗已成为一种多用途的工具，其可以作为治疗低或中度风险前列腺癌的单一疗法，也可以作为高风险疾病的外部放疗补充，或作为挽救性治疗。

## 一、概述

传统的体外放射治疗（external beam radiation therapy，EBRT）治疗早期前列腺癌，需要使用二维规划，利用骨性标志和对比度来识别前列腺和其他放射治疗范围内有危险的器官，并进行标准的四野（前、后和两侧面）照射。这限制了向前列腺提供的射线剂量，导致生存率低下（5 年和 10 年的肿瘤特异性生存率分别为 55%～80% 和 35%～70%），并且有相当大的不良反应。

20 世纪 80 年代末开始 EBRT 技术的进步，即三维适形和调强技术及质子束治疗的出现，伴随着成像技术的进步，带来了更好的靶区辐射输送和危险器官的规避，使得能够进行更高辐射剂量的安全输送。对前列腺进行剂量至少为 72Gy 的 EBRT 时，放射治疗效果与根治性前列腺切除术相当（Kupelian 等，2004），而且辐射剂量的提高使早期前列腺癌的无生化复发生存率得到改善（Deamaley 等，2007；Kuban 等，2008；Al-Mamgani 等，2008；Zietman 等，2010；Beckendorf 等，2011）。最近发表的唯一一项随机对照临床试验结果显示，主动监测、根治性前列腺切除和 EBRT 在前列腺癌特异性死亡率方面没有明显差异，但根治性前列腺切除和 EBRT 的疾病进展和转移发生率较低（Hamdy 等，2016）。

图像引导技术改善了对靶点和靶区其他器官运动的管理及治疗的准确性，但使 EBRT 更加复杂和昂贵。大分割技术被认为是一种解决方案，特别是前列腺癌已被证明具有较低的 α-β 比率。因此，人们开始使用中度分割放疗（每次剂量 2.2～4.0Gy）、立体定向体外放疗技术（每次剂量大于 5.0Gy），以及近距离放射治疗，作为 EBRT 的单一疗法或联合疗法。

一些随机对照试验研究了中度分割方案（如 3Gy × 20，TD 60Gy）在根治性前列腺放疗中的非劣势甚至优势（Wilkins 等，2015；Yeoh 等，2006；Arcangeli 等，2011；Aluwini 等，2015）。在这些研究中，新方案在不良反应和无生化复发生存率的结果上比较好，这些方案有希望很快成为新标准。然而，现在的标准方案仍然是经典的单次剂量为 2Gy 的 EBRT。

立体定向技术需要提供更大的单次照射剂量，因此需要加强限制患者的活动，以及加强对前列腺和靶区其他器官运动的管理。近距离放射治疗通过使用空心针从前列腺内部进行放射，克服了前列腺、直肠和膀胱运动的问题，并通过允许高度适形和局部的剂量，使放射生物学上的等效剂量得到提高。近距离治疗技术的进步，包括实施规划的实现，大大缩短了治疗时间，简化了治疗计划和实施难度，并降低了总体治疗费用。

雄性激素剥夺治疗在中危（短期新辅助治疗）和高危（新辅助治疗、同期治疗和长期辅助治疗）疾病中的作用已经确定，而选择性淋巴结照射（elective nodal irradiation，ENI），特别是在剂量增加的情况下，是否仍有必要，目前正在进行相关的临床试验。

对于具有高风险病理特征的前列腺癌，术后辅助放疗的作用已经确定，但为了减少不良反应，最佳时机（术后立即进行，还是延迟到生化复发失效）仍有争议。EBRT 和近距离放射治疗的进展，与影像学的进展并驾齐驱，使这些方式成为对前列腺癌局部复发进行挽救性治疗的有效且安全的选择。

最后，作为姑息治疗的体外放射治疗可以根据患者的临床状况和需要，安全地进行较短疗程或单次治疗。

### （一）EBRT 技术的进步

适形三维放射治疗（conformal three-dimensional radiotherapy，3D CRT）的特点有三个要素：①使用 CT 来确定靶区和危险器官的三维界限；②由此产生更多的个体化或适形治疗光束；③计算三维剂量分布和剂量 – 体积直方图，用于计划评估和进一步优化。磁共振图像的联合使用可用于更好地指导容积的划分。3D CRT 技术是在不增加肠道或膀胱不良反应的前提下提供足够的外部放疗剂量（至少 72Gy）。

调强放射治疗（intensity-modulated radiotherapy，IMRT）有两个基本方面与 3D CRT 不同：①使用非均匀通量的射束（调制强度），从而允许同时提供不同的剂量水平；②使用计划者指定的优化标准（剂量体积的限制和权重），以实现计算机生成射束方向的一组最佳通量曲线（逆向计算）。这需要一个能够进行逆向计算治疗计划的计算机系统和一个能够按计划提供非均匀通量的系统，即配备有多叶准直器（multi-leaf collimator，MLC）的直线加速器（linear accelerator，LINAC）或螺旋断层放疗机。

装有 MLC 的 LINAC 可以用三种不同的方式进行 IMRT：①静态或步进式发射，将光子束分割成子场，在过渡期内关闭辐射；②动态或滑动窗口发射，即采用扫描准直器生成非均匀光束，进行连续辐照；③拱形治疗，采用 MLC 动态地塑造粒子场和调制强度，同时进行扫描机旋转，从而以弧形而非离散的光束进行辐射。

断层治疗采用调强光束，在 CT 成像期间逐层照射患者（因此称为断层）。

图像引导技术可用于放疗计划和治疗的各个阶段（如成像和患者模拟过程中联合使用 MRI），图像引导放疗（image-guided radiotherapy，IGRT）这一术语意味着在治疗前和治疗过程中使用图像引导进行目标定位，以减少和管理患者在分量中和分量间患者位置和解剖的变化。在前列腺治疗中，使用锥束 CT，而不是放射线，可以更好地验证和纠正患者在治疗中的位置。基准标记共同登记于图像中，有利于位置的验证和纠正。螺旋断层治疗结合了 LINAC 和螺旋 CT 扫描仪的特点。

立体定向体外放射治疗（stereotactic body radiotherapy，SBRT）被定义为一种 EBRT 方法，它能在一个或几个治疗分次中向颅外靶点精确地提供高剂量的照射。这意味着要利用先进的成像和模拟技术、治疗计划、治疗方法的设置和实施，以及最先进的放疗加速器。这允许更精确的放射线输送，更小的治疗边缘，并以更高的等效剂量输送更大的分量。

虽然上述进展涉及使用光子进行外部放疗的改进，但这些技术（3D CRT、IMRT、IGRT）也可用于质子束治疗。质子与光子的不同之处在于其每剂量的放射生物学效应稍大（相对于光子的生物有效性为 1.1），并且其剂量沉积的特点是最初剂量随深度缓慢增加，在其范围的末端出现剂量沉积的急剧增加或峰值（布拉格峰），因此缺乏出射剂量的沉积。

### （二）近距离放射治疗技术的进步

经直肠超声和三维规划系统的出现，解决了近距离放射治疗需要开腹植入和缺乏剂量优化能力的问题，从而在 80 年代开创了现代前列腺近距离治疗的时代。适当的同位素（$^{125}$I、$^{103}$Pd）和后负荷技术的出现导致了低剂量近距离治疗（low-dose-rate brachytherapy，LDRBT）[或永久粒子植入（permanent seed implant，PSI）]和高剂量近距离治疗（high-dose-rate brachytherapy，HDRBT）的发展。这两种技术都需要一个基于坐标系统的仪器和配件进行穿刺，可以是一个多平面经直肠探头进行穿刺引导，或是一个基于超声或 CT 的三维规划系统。

基于超声的规划与逆运算优化软件系统的使用，使 PSI 的术中计划成为可能，其中包括术中预计划、互动计划和动态剂量计算（Nag，2001）。术中预计划类似于传统的预计划技术，但可以在植入的同一天获得经直肠超声图像和计划，从而消除了术前预计划的需要，不需要对患者进行重新定位，也不需要考虑计划与手术间隔期间前列腺解剖结构变化的问题。互动计划需要在术中生成一个优化的计划、放置穿刺针、登记实际的放针位置、计划的重新优化和粒子的沉积。另一方面，动态剂量计算允许根据实际的粒子沉积而不是针的放置来重新优化计划。例如，外围的穿刺针先放置粒子，然后根据粒子的位置优化中央针的放置和装填。

HDRBT 需要使用高剂量的点源和后负荷系统在较短的时间内进行照射。与 PSI 不同，HDRBT 在优化方面有更大的自由度（如在前列腺周围和外部装针），并且不受前列腺或肿瘤萎缩及纤维化导致的剂量测定失真的影响。

多参数 MRI 和三维彩色血流动力多普勒超声的出现，使得对前列腺内病灶定位的精确度更高，从而产生了部分腺体治疗（曲棍球棒形、半腺体、病灶）的概念，包括病灶近距离治疗，可作为单一疗法或联合疗法，这些治疗方法的效果仍在研究中。

## 二、局限性前列腺癌

### （一）低风险前列腺癌

对于低风险的前列腺癌，使用现代剂量增加的 EBRT 技术和单纯近距离放射都具有与手术相当的生化控制率。

使用提高剂量的 3D CRT、IMRT 或质子治疗的 3 期试验的长期结果（Michalski，2012a；Zelefsky 等，2011；Zietman，2005）都证明了低风险前列腺癌的生化控制获益。此外，一项关于手术和放疗对比的回顾性单中心研究报道指出，对于接受 72Gy 治疗的低风险前列腺癌，其无生化复发生存率与接受根治性前列腺切除术的患者相当（Kupelian 等，2004）。

欧洲泌尿外科协会认为，IMRT 无论有无 IGRT，都是 EBRT 治疗局限性前列腺癌的黄金标准，并建议治疗的最低剂量为 74Gy（Mottet 等，2016）。美国国家综合癌症网络指南建议治疗剂量为 75.6～79.2Gy（NCCN，2016）。

最近的一项临床试验表明，将局限性前列腺癌患者随机进行主动监测、根治性前列腺切除或 EBRT 治疗，报道称三组患者的前列腺癌特异性死亡率相似，接受根治性前列腺切除或 EBRT 的患者疾病进展和转移率较低（Handy，2016）。NCCN 推荐主动监测、EBRT、近距离放射治疗或根治性前列腺切除术作为低风险前列腺癌且预期寿命超过 10 年患者的治疗选择（NCCN，2016）。

IGRT 的使用使前列腺放射治疗更加精确，但也更加复杂和昂贵。由于已知的前列腺癌的低 α-β 比率，从放射学逻辑的角度来看，大分割是一种有利且合理的解决方案。此外，适度的大分割（每次剂量 2.5～4.0Gy）已被证明是安全的，但长期疗效有待证明（Koontz 等，2015）。另外，极端大分割（每次剂量 5～10Gy）需要 IGRT 和立体定向技术，目前仍缺乏长期疗效和不良反应的数据。EAU 建议将适度大分割和剂量增加相结合的做法限制在有经验的团队中，并进行严格的放疗质量评估和严格的优化限制，将极端大分割限制在前瞻性的临床试验中（Mottet 等，2016）。NCCN 认为，如果有临床指征，在图像引导和 IMRT 的情况下，中度分割是一种可接受的替代方法；极端大分割和 SBRT 则被认为是需要谨慎考虑的替代方法，只有在具有适当技术、物理学和临床专业知识的诊所才能进行（NCCN，2016）。

目前还没有随机对照临床试验将近距离治疗单独与其他方式进行比较。有报道称，用 PSI 治疗的低风险前列腺癌的长期无生化复发生存率为 82%～98.6%。更高的生物有效剂量，90% 前列腺剂量（$D_{90}$）＞130Gy，更低的治疗前 PSA 水平，以及治疗后 3 年更低的 PSA 最低值，都与更好的生化控制率有关。使用实时术中规划和逆向计算操作，低风险前列腺癌的 5 年无生化复发率达到 98%，在 $D_{90}$＞140Gy（基于植入后第 0 天，而不是第 30 天的 CT 剂量测定）的患者中，生化控制结果得到改善。在 PSI 中加入新辅助或辅助 ADT 的益处尚不清楚。

ESTRO/EAU/EORTC 对 LDR 治疗的适应证达成的共识如下：$cT_{1b\sim2a}N_0M_0$、Gleason 为 6 分＜50% 的活检针数阳性；Gleason 评分为 3+4 分、＜33% 的活检针数阳性、初始 PSA 水平＜10ng/ml、前列腺体积＜50$cm^3$ 且国际前列腺症状评分（International Prostatic Symptom Score，IPSS）＜12 分（Ash 等，2000）。美国近距离治疗协会（American Brachytherapy Society，ABS）的共识指南认为，PSI 单独治疗适用于低风险前列腺癌，与 ADT 一样，除非是为了缩小前列腺体积，否则与 EBRT 的联合使用是不必要的（Davis 等，2012）。此外，以下情况被认为是 TRUS 引导下 PSI 的绝对禁忌证，即预期寿命有限、不可接受操作带来的风险、存在远处转移、直肠缺如、TURP 术后、前列腺内存在较大的缺陷、影响粒子放置空间从而导致无法接受合适的辐射剂量和共济失调症。相对禁忌证包括高 IPSS（＞20）、既往盆腔放射治疗史、TURP 术后存在部分空间缺失、腺体大小在植入时＞60ml，以及合并有炎症性肠病。

HDRBT 作为单一治疗与低急性不良反应和高生化控制率有关，但数据来自有限的病例系列，且缺乏长期数据。GEC/ESTRO 不推荐在正式研究之外使用这种方法（Hoskin 等，2013）。

### （二）中风险前列腺癌

中风险前列腺癌可根据预测的淋巴结转移

风险，采用EBRT及近距离放射治疗单独或联合使用，同时也可加用短期ADT。然而，在激素治疗和（或）剂量增加的情况下，是否需要进行淋巴结照射尚不清楚，对于中风险前列腺癌更是如此。根据定义，中风险前列腺癌在临床上仍为前列腺局限性疾病，但伴有突破包膜（extracapsular extension，ECE）、精囊受累（seminal vesicle involvement，SVI）及较低程度的淋巴结转移概率较高。这需要至少对前列腺和精囊近端部分进行照射。通常通过剂量增加的EBRT或EBRT后的近距离放射治疗来实现，后者能够提供更稳定和更高剂量的辐射。与PSI相比，HDRBT允许植入血小板外周。

与PSI相比，HDRBT可以植入前列腺的外周带和部分精囊（Davis等，2012）。NCCN推荐PSI或HDRBT与EBRT联合使用。

对于特定的前列腺体积的中风险前列腺癌，NCCN认为PSI单独治疗是合适的。ABS建议，对于具有其他低风险特征（如低前列腺体积、Gleason评分主要评分为3分和只有一个不良特征）的特定中风险前列腺癌，不采用联合EBRT或ADT的PSI。NRG Oncology/RTOG0232试验的最初报道比较了PSI单独使用及与EBRT联合使用治疗中风险前列腺癌（$T_{1c\sim2b}$；Gleason2～6分和PSA10～20ng/ml，或Gleason为7分和PSA＜10ng/ml；前列腺体积＜60ml）的情况，结果显示，在PSI后5年内，联合使用EBRT没有益处。入组患者根据T分期、Gleason评分、PSA和新辅助ADT来最终确定患者分组，该研究的最终结果有待公布。

## 三、局部进展期前列腺癌

### 高风险前列腺癌

根治性前列腺切除术与高复发有关，为了避免术后辅助放疗带来较高的不良反应，明确的剂量递增EBRT结合长期雄激素剥夺疗法(long-term androgen deprivation therapy，LTADT）是首选的治疗方法（Mottet，2016；NCCN，2016）。

剂量增加相关的试验表明，对前列腺癌患者的放疗，总辐射量至少应为74Gy，随着辐射量增加到80Gy，疗效会有所改善（Zietman，2010；Beckendorf等，2011；Deamaley等，2014；Kuban等，2011；Heemsbergen等，2014）。NCCN指南推荐常规分次的剂量高达81Gy。这些剂量无论有无图像引导都最好采用IMRT。另外，较低的剂量（45～50Gy）EBRT可以通过联合HDRBT以单次或多次分次进行的方式提升。一项随机对照临床试验表明，联合HDRBT比单独使用EBRT更有优势，然而在该研究中，单用EBRT组使用的剂量明显低于目前的标准。一项系统综述发现，与单用EBRT或EBRT联合PSI相比，使用HDRBT联合EBRT与能有更高的生化控制和总生存率（Zietman等，2005）。

高风险前列腺癌的特点是前列腺外扩展（ECE或SVI），或存在与前列腺外扩展及淋巴结转移风险增加有关的特征。因此，至少要对前列腺和精囊近端部分（如果是SVI，则整个精囊）进行照射。然而，ENI的好处仍不清楚。虽然RTOG94-13研究显示，全盆腔照射联合新辅助内分泌治疗，同时在放疗时进行辅助内分泌治疗优于其他治疗方式（与仅联合使用辅助内分泌治疗，或前列腺与局部盆腔照射（单用或联用内分泌治疗），但其他一些随机对照临床试验未能得到类似的结果（Liebel等，1994；Asbell等，1988；Pommier等，2007）。治疗方案可以通过使用Briganti表和Roach公式估计淋巴结转移的风险，或通过盆腔淋巴结切除术的分期来进行。淋巴结切除术后有微小淋巴结转移的患者应接受ENI联合LTADT治疗（Pilepich等，2005；James等，2014）。

在EBRT基础上增加LTADT，而不是短期ADT，已被证明可以改善高风险前列腺癌的总生存率（Roach 等，2008；D'Amico 等，2008；Lawton 等，2007；Bolla 等，2010；Denham，2011）。LTADT 可以在 EBRT 之前 2～3 个月开始（新辅助治疗）或与 EBRT 同时进行（伴随治疗），并持续 2～3 年的时间。

## 四、术后辅助治疗

根治性前列腺切除术，无论采用何种手术技术，都能对前列腺癌进行较好的局部控制。然而，出现前列腺外受累的患者（$pT_{3\sim4}$，$pN_1$），术后每年的复发率为 15%～40%。其他主要风险因素包括高 Gleason 评分（≥8 分）、高初始 PSA（＞20ng/ml）和切缘受累（involved resection margin，R1）。此外，术后 30 天以上的辅助放疗与复发的风险增加有关。其他相关性较低的危险因素包括年龄＞50 岁，黑人，神经侵犯，肿瘤占前列腺体积的 25% 以上，PSA 密度＞0.7ng（$ml\cdot cm^3$），术前活检中阳性针数和百分比，微血管密度和染色体倍数。具有任何一个主要风险因素或几个次要风险因素的患者应该考虑接受辅助性放疗（NCCN，2016）。

辅助放疗是指在手术后 6 个月内在没有出现生化复发（或进展，在手术后持续检测 PSA 的情况下）或局部复发的情况下，对手术床进行预防性照射。相反，挽救性放疗是指在生化（定义为 PSA≥0.2ng/ml）或局部复发的情况下进行的治疗。

文献中[illegible]疗剂量和时间表各不相同，但美国[illegible]建议对低中风险的患者进行前列腺床[illegible]，以及在淋巴结受累高风险的情况下，如没有充分的淋巴结切除或存在阳性淋巴结时，对盆腔淋巴结区域进行照射。现代放疗技术允许在可接受的不良反应的前提下提供更高的剂量。因为术后放疗时的 PSA 值与无生化复发生存率有关（King 等，2012），欧洲指南推荐的放疗剂量至少为 70Gy，以尽可能地降低放疗后 PSA 值。如果考虑剂量增加（至少达到 76Gy），IMRT 是必要使用的。

将辅助性放疗推迟到第一个复发迹象的出现，可能会减少放疗带来的不良反应。然而，在随机对照临床试验中，这种"观察和等待"的方法与即时辅助放疗相比，生化控制、无复发和总生存率都较差。在 70 岁以下的患者中，辅助性放疗可以改善有囊外扩展或切缘阳性的患者的无生化复发生存率，以及无复发生存率。此外，在进行放疗时，较低的 PSA（＜0.2ng/ml）与较长的无转移生存期有关。

在等待三项前瞻性随机试验（RADICALS、RAVES 和 GETUG17）的结果时，EAU 推荐"观察等待"方法仅作为仅有 PSA 复发和 PSA-DT 较长（＞12 个月）患者的选择。虽然"观察等待"的方法可以避免不必要的辅助性放疗，但它可能会引起患者的焦虑，从而导致生活质量下降，所以应与患者充分讨论这一治疗选择。

## 五、不良反应

放射性不良反应可分为急性和慢性。急性不良反应发生在治疗过程中和治疗结束后的 90 天内，是早期反应组织如肠道、直肠和膀胱黏膜受到辐射影响而出现的。预防和适当处理急性不良反应对预防并发症、避免治疗中断和确保治疗的完成非常重要。急性不良反应是经常发生的，但一般是低度的，可以忍受的，容易用支持性护理和药物来处理，并在治疗结束后 2～4 周内消退。

慢性毒性发生在治疗结束后 90 天以上，是继发于辐射对晚期反应组织的影响，如直肠和膀胱壁的连接组织、血管和肌肉。预防是最好的方法，因为这可能是长期存在的，可能需要长期用药、住院或手术。随着目前放疗技术的发展，以及体积 – 剂量器官耐受性数据的提供，指导放疗剂量的优化，高等级的慢性不良反应并不常见，甚至是罕见的。

RTOG-EORTC 对盆腔照射的急性和慢性毒性的评分标准总结如下（表 12-1）。一般来说，1 级慢性不良反应是指不需要治疗的轻微症状；2 级是指不影响疗效的中度症状，对简单的门诊治疗有反应；3 级指影响身体状况的痛苦症状，需要住院治疗或小手术干预；4 级指威胁生命的症状，需要长期住院治疗和（或）大手术干预。

在前列腺治疗中，放射线可能与消化道、泌尿系统和性方面的不良反应及继发性恶性肿瘤有关。

#### （一）体外放射治疗

随着 3D CRT 和 IMRT 技术的应用，以及关于器官剂量 – 体积限制的有力数据，尽管剂量增加，但前列腺 EBRT 的耐受性较好，后期并发症很少。QUANTEC 关于器官剂量 – 体积限制的建议是基于 3D CRT 技术和常规分型而提出的（表 12-2）。对于低分次和立体定向技术及质子治疗，这些约束条件的应用需要使用放射生物学模型进行计算，并仔细考虑临床情况。

急性 2 级肠道或直肠不良反应（肠炎或直肠炎，表现为腹部不适或疼痛、胀气、腹泻或腹胀）和尿路不良反应（膀胱炎或尿道炎，表现为排尿困难、尿频、尿急），在 60% 的患者中发生，通常在治疗的第 3 周出现，并在治疗结束后 2～4 周内消退。

慢性 3 级不良反应不常见，4 级不良反应罕见，大多在治疗后前 4 年内出现，5 年后很少出现。

在遵守器官剂量 – 体积限制的情况下，2 级慢性肠道或直肠后遗症的发生率可降至 13%，3 级不良反应，包括里急后重和便失禁，可降至 1%～7%。3～4 级并发症，如肠道溃疡、梗阻或穿孔和肛门狭窄，在使用 IMRT 和 IGRT 的情况下，发生概率＜1%。

事实上，与 3D CRT 相比，IMRT 已被证明将胃肠道毒性的风险从 13% 降低到 5%。直肠不良反应与接受＞70Gy（$V_{70}$）的直肠体积有关（Kuban 等，2008）。直肠出血和大便次数增多与肛门肠壁受到的剂量有关，大便失禁与肛管壁远端 3cm 受到的剂量有关。高龄、糖尿病、痔疮、炎症性肠病、既往腹部手术史、ADT、直肠尺寸和严重的急性直肠放射不良反应与慢性放射不良反应的增加有关。对于有炎症性肠病病史的患者，应讨论替代治疗。

使用 3D CRT 后，慢性泌尿系统的不良反应，如膀胱炎、血尿、尿道狭窄或膀胱挛缩的发生率＜5%，与泌尿系统相关需要手术干预或住院治疗的 3 级和 4 级并发症的发生率＜1%。使用 IMRT 的剂量升级到 81Gy 时，≥2 级泌尿系统不良反应的 10 年发生率为 17%（Alicikus 等，2011）。

与直肠不良反应不同的是，膀胱不良反应的剂量 – 体积分界线并不明确，3D CRT 和 IMRT 的泌尿系统不良反应发生率几乎没有差异，这可能是由于 IMRT 或 IGRT 技术不能显著降低尿道剂量的原因。治疗前的泌尿系统症状、既往经尿道前列腺切除术史、新辅助雄性激素剥夺治疗的使用、较高的辐射剂量和急性泌尿系统辐射不良反应可预测慢性泌尿系统不良反应的发生。

勃起功能障碍通常在 EBRT 后 1～2 年出现，根据 Meta 分析（Robinson 等，2002），勃起功能障碍的发生率为 50%～60%。评估 EBRT 对性功能的影响是很复杂的，并受到自然老化过程、现有的合并症和媒介及使用 ADT 的影响而混淆。阴茎球和前列腺周围的神经血管束是勃起功能障碍潜在的目标组织。在 EBRT 术后的勃起功能障碍患者中，发现 63% 的患者有动脉功能障碍，31% 的患者有海绵体功能障碍，3% 的患者有神经性勃起功能障碍；有报道称，74% 的患者在服用西地那非后得到改善。勃起功能障碍的风险与阴茎球部的平均剂量有关。也有研究描述，有患者在接受 EBRT 治疗后，出现性欲减退、射

表 12-1 **RTOG-EORTC 放疗不良反应评分表（Cox 等，1995）**

| | 等级 | | | | | |
|---|---|---|---|---|---|---|
| | 0 | 1 | 2 | 3 | 4 | 5 |
| GI | 无 | • 排便频率增加或排便习惯改变，无须药物治疗<br>• 直肠不适，无须止痛药 | • 腹泻，需要副交感药物（如阿托品）<br>• 黏液分泌物，不需要卫生巾<br>• 直肠疼痛或腹痛，需要止痛药 | • 腹泻，需要肠外营养支持<br>• 黏液或血便，需要卫生巾<br>• 腹胀（腹部 X 线片可见肠袢） | • 急性或亚急性肠梗阻，穿孔或瘘管形成<br>• 消化道出血，需要输血<br>• 腹痛或里急后重需要插管减压或肠管改道 | 致死 |
| GU | 无 | • 尿频或夜尿，预处理期 2 倍的排尿次数<br>• 排尿困难，尿急，无须药物治疗 | • 尿频或夜尿，频率> 1 次 / 小时<br>• 排尿困难，尿急，膀胱痉挛，需要局部镇痛（如马洛芬） | • 尿频或夜尿，每小时 1 次甚至更频繁<br>• 排尿困难，盆腔疼痛或膀胱痉挛，需要规律而频繁的止痛药<br>• 血尿 | • 需要输血的血尿<br>• 非血块通过、溃疡或坏死继发的急性膀胱梗阻 | 致死 |
| 慢性 | | | | | | |
| GI | 无 | • 轻度腹泻<br>• 轻度肠痉挛 / 排便每天 5 次以内<br>• 轻度直肠黏液增多和出血 | • 中度腹泻和肠绞痛，大便> 5 天 / 次，大量直肠黏液或间断出血 | • 梗阻或出血，需要手术 | • 肠坏死<br>• 穿孔瘘 | 致死 |
| GU | 无 | • 轻度上皮萎缩，轻度毛细血管扩张（镜下血尿） | • 中度尿频<br>• 广泛毛细血管扩张<br>• 间断肉眼血尿 | • 严重尿频和排尿困难<br>• 严重毛细血管扩张（通常伴随瘀斑）<br>• 频繁肉眼血尿<br>• 膀胱挛缩（容量< 150ml） | • 坏死<br>• 膀胱挛缩（容量< 100ml）<br>• 重度出血性膀胱炎 | 致死 |

表 12-2 QUANTEC 器官危险剂量推荐[a]

| 器 官 | 体 积 | 终 点 | 剂量或剂量－体积参数 | 发生率（%） |
|---|---|---|---|---|
| 小肠 | 小肠 | ≥ 3 级急性不良反应 | $V_{15} < 120ml$ | < 10 |
| | 腹腔内潜在空间 | ≥ 3 级急性不良反应 | $V_{45} < 195ml$ | < 10 |
| 直肠 | 整个器官 | ≥ 2 级慢性不良反应 | $V_{50} < 50\%$ | < 15 |
| | | ≥ 3 级慢性不良反应 | | < 10 |
| | 整个器官 | ≥ 2 级慢性不良反应 | $V_{60} < 35\%$ | < 15 |
| | | ≥ 3 级慢性不良反应 | | < 10 |
| | 整个器官 | ≥ 2 级慢性不良反应 | $V_{65} < 25\%$ | < 15 |
| | | ≥ 3 级慢性不良反应 | | < 10 |
| | 整个器官 | ≥ 2 级慢性不良反应 | $V_{70} < 20\%$ | < 15 |
| | | ≥ 3 级慢性不良反应 | | < 10 |
| | 整个器官 | ≥ 2 级慢性不良反应 | $V_{75} < 15\%$ | < 15 |
| | | ≥ 3 级慢性不良反应 | | < 10 |
| 膀胱 | 整个器官 | ≥ 3 级慢性不良反应 | $D_{max} < 65$ | < 6 |
| | 整个器官 | ≥ 3 级慢性不良反应 | $V_{65} \leqslant 50\%$[b] | |
| | | | $V_{70} \leqslant 35\%$[b] | |
| | | | $V_{75} \leqslant 25\%$[b] | |
| | | | $V_{80} \leqslant 15\%$[b] | |
| 尿道球部 | 整个器官 | 严重勃起功能障碍 | 95% 器官平均剂量< 50 | < 35 |
| | 整个器官 | 严重勃起功能障碍 | $D_{90} < 50$ | < 35 |
| | 整个器官 | 严重勃起功能障碍 | $D_{60\sim70} < 70$ | < 35 |

a. 使用 3D CRT 和常规分次剂量（每次 1.8～2.0Gy）进行部分器官照射

b. 基于目前 RTOG0415 的建议

精量减少或没有射精，以及性高潮强度下降的症状。

尽管继发性恶性肿瘤的潜伏期很长（5～15 年），但由于近年来前列腺癌诊断时年龄较小，发病时阶段较早，治疗效果较好，因此平均寿命较长，使得继发恶性肿瘤这一不良反应变得更加重要。辐射有关实体瘤（膀胱、直肠、肺、肉瘤）的风险很小，但却很重要，在所有患者中发生继发恶性肿瘤的总概率约为 1/290，治疗后生存 5 年以上的患者中约为 1/125，生存 10 年以上患者中约为 1/70（Brenner 等，2000）

### （二）近距离放射治疗

与 EBRT 和手术相同，近距离放疗与肠道、直肠和膀胱的不良反应有关；然而，用 PSI 治疗的患者已被证明比 EBRT 或根治性前列腺切除的患者有更好的性功能表现。虽然 EBRT 与 PSI 联合使用会增加并发症的发病率，但最近一项试验的早期结果显示，单用 EBRT 和 EBRT 联合 HDR 治疗的发病率相似（Hoskin 等，2012）。

虽然术中实时计划的出现减少了近距离放疗的毒性，但预防植入后的并发症和辐射并发症发病率要从正确选择患者开始。高初始 IPSS（>7～10）和大体积前列腺与泌尿系统并发症发病率增加有关。短程的新辅助 ADT 可能会减小前列腺体积，但不一定会降低植入后的泌尿系统并发症发病率。另一方面，使用预防性的 α 肾上腺素能阻滞药可能会减少高 IPSS 的影响。对于前列腺肥大和 IPSS 值较高的患者，应讨论最终 EBRT 的选择。对于曾经做过 TURP 的患者，尤其是有前列腺有大面积缺损的患者，最好进行植入前的超声评估，以评估尿道的走行和缺损与计划中的粒子植入位置的相容性。另一方面，目前的 PSI 方案（通过外周带植入粒子以避开尿道）不再与植入性排尿困难和既往有 TURP 史的患者出现尿道坏死风险的增加有关。

近距离放射治疗后的辐射不良反应可能是急性的（术后即刻）、亚急性的（植入后 2～12 周）或慢性的（超过 3 个月）。PSI（与持续但不断减少的辐照有关）和 HDR 近距离治疗（与更暂时、快速的辐照有关）造成辐射不良反应发生的时间分布是不同的，并且在使用不同植入粒子的 PSI 中辐射不良反应发生的时间分布也是不同的，半衰期较短的放射源（如 $^{103}$Pd）与半衰期较长的放射源（如 $^{125}$I）相比，急性症状的峰值更早、更激烈。

急性泌尿系统不良反应表现为尿流无力、排尿困难、尿频、尿急和血尿，即使不是普遍现象，也是在术后初期非常常见的。α 肾上腺素能阻滞药，如坦索罗辛、特拉唑辛和多沙唑辛，可以缓解尿流无力和尿频，而尿路镇痛药，如芬那普利，可以缓解排尿困难、尿频和尿急。血尿一般是自限性的，但需要进行膀胱冲洗以防止尿液潴留，特别是对于需要大口径针头的 HDR 近距离放射治疗。

急性尿潴留不太常见（在接受 PSI 治疗的患者中占 5%～15%），似乎与前列腺急性创伤、炎症和水肿有关，因为其发生率与前列腺体积>35ml（放置针头或植入粒子数量较多）和基线 IPSS 或 AUA 评分较高相关，但与放射学参数（如尿道剂量和 VI50）无关。急性尿潴留的患者可能需要长期放置导管，据报道，尿管的中位保留时间为 70 天，范围为 0～469 天（Locke 等，2002）。同样，由于术中创伤导致的血性射精和高潮疼痛可能持续数周。

亚急性泌尿系统不良反应出现在术后 1～2 周，在植入后 4～6 周达到高峰，大多数患者的症状在 12 个月内消失。新辅助 ADT、较高的基线 IPSS 和较多的针头与 2 级急性不良反应的增加有关。对于在用尽医疗手段后仍无法好转的患者，可在同位素的 2～3 个半衰期后进行经尿道切开或切除前列腺尿道（Hu 等，1998），据报道，这种手术术后尿失禁率为 26%。

慢性泌尿系统疾病表现为尿频、尿失禁、尿道狭窄和尿道坏死，通常在术后 6 个月出现，2 级、3 级和 4 级不良反应的 5 年发生率分别为 24%、6% 和<1%。2 级不良反应的危险因素包括较高的基线 IPSS、植入后的最大 IPSS、存在急性不良反应，以及较高的前列腺 $V_{150}$。通过在前列腺外周带植入粒子而避开尿道，可以使慢性尿路不良反应的发生率降低。然而，对于那些前列腺体积大的患者来说，不良反应仍然是最大的，因为外周带的负荷应该对其产生最大的影响。大的前列腺体积和新辅助 ADT 是尿潴留的独立预测因素，一种假设是 ADT 虽然使前列腺缩小，但留下的主要是纤维组织而不是腺体组织，这些组织无法对放射性的炎症反应进行调节（Michalski，2012）。

对于 PSI，2 级直肠不良反应是常见的（4%～12%），3～4 级不良反应是不常见的（<2%）。直肠出血、黏液分泌物增多、腹泻、便秘、肛门疼痛或直肠压力等症状在治疗后的几周出现，在

8～12 个月达到高峰。这些症状通常是自限性的，使用保守治疗即可。晚期直肠不良反应，在植入后 1～2 年内出现，最常见的是自限性直肠炎，但也有直肠溃疡、瘘管形成和大便失禁。直肠炎可以用大便软化剂和局部类固醇进行保守治疗，应尽可能避免直肠活检和激光治疗，因为这可能导致溃疡和瘘管的形成。

直肠出血的剂量－体积效应已被证实。对于接受处方剂量为 160Gy 的患者而言，直肠体积＜0.8ml 的 2 级直肠炎的发生率为 0%；直肠体积为 0.8～1.8ml 的 2 级直肠炎的发生率为 8%；直肠体积为＞1.8ml 的 2 级直肠炎的发生率为 25%。ABS 建议将直肠辐射剂量限制在直肠的 1cm 处（Davis 等，2012）。据报道，根据回顾性数据，近距离方式治疗后，年龄＜60 岁的男性，PSI 治疗后的勃起功能保存率高达 80%～85%，EBRT、ADT 和 PSI 联合治疗后的勃起功能保存率低至 29%。年龄、性别、治疗前的勃起功能和植入剂量是影响勃起功能的重要因素，短期 ADT 的对勃起功能的影响不明确。勃起功能障碍的患者对磷酸二酯酶抑制药的反应率为 62%，如果患者曾接受 ADT 治疗，对磷酸二酯酶抑制药的反应率会更高。

近距离治疗后发生继发肿瘤的相对风险低于或类似于 EBRT（Abdel-Wahab 等，2008）。

## 六、转移瘤的放疗

回顾性数据和一个小型的前瞻性队列研究表明，以手术或放射治疗的形式治疗原发肿瘤可能对诊断时已发生转移的患者有益，特别是那些对 ADT 有反应但只有 1～2 个转移灶的患者。欧洲一项正在进行的Ⅲ期试验（PEACE1）旨在评估在转移性患者中单用内分泌治疗，或联用阿比特龙及放疗。同样，为了推迟全身治疗，有研究者提出对淋巴结转移的患者进行局部放射治疗，但这种方法仍在研究中。

然而，EBRT 是治疗骨转移瘤的一个非常有用的工具，可使 80%～90% 患者的疼痛得到缓解，从而逐步减少止痛药的使用，并减少椎体压缩性骨折的风险。对于非复杂的骨转移瘤，8Gy 的单剂量放疗已被证明与分次治疗方案的效果相当。然而，单剂量和分次治疗应根据每个病例的情况来考虑。使用 $^{233}$Ra 的放射代谢治疗可以作为多种转移患者的有效选择。如果转移性病变伴有神经浸润、脑膜浸润、脊髓压迫，或有骨折、脊柱不稳定及椎体塌陷的重大风险，则首选的治疗方法是手术后再进行 EBRT，或者在紧急情况下，单独进行 EBRT 和激素治疗。剂量和次数没有一个统一标准；单次剂量 8Gy 的放疗，虽然能有效控制疼痛，但与较多的再照射次数有关。

最后，EBRT 已被证明能有效地控制盆腔的不适症状，如疼痛、出血或内脏压迫，特别是对于没有接受过放射治疗的患者有较好的效果。目前仍没有标准的剂量或次数，但预期寿命较长的患者可以从较高的剂量中受益。

## 七、未来的方向

### （一）立体定向放疗

立体定向体外放射治疗，也被称为立体定向放射消融治疗，需要使用极端的低分次（每次剂量＞5Gy）来进行；理论上这是利用了前列腺腺癌的低 α-β 比率。为了降低不良反应，辐射剂量被限制在目标体积和一个严格的边缘中。这需要加强患者的固定，仔细的膀胱和肠道准备，磁共振共同标记，图像引导技术，包括靶标放置、前列腺跟踪，以及 CBCT 成像的实时校正。直肠保护技术的使用也得到了研究，如直肠内球囊和直肠垫片。

在一项对 SBRT 单一疗法治疗局部前列腺癌的前瞻性 2 期试验的汇总分析中低、中和高风险患者的 5 年无生化复发生存率分别为 95.2%、84.1% 和 81.2%，该研究包括 1100 名患者，其中低、中、高风险的患者比例分别为 58%、30% 和 11%，研究中接受剂量为 35～40Gy（分 4～5 次进行）放疗的患者没有出现不良反应。作者得出结论，低危和中危患者的疗效与其他方式相当，这些患者不需要将放疗的剂量增加到 40Gy 以上（King 等，2013）。此外，更高的剂量（37.5Gy，分 5 次与 36.25～35Gy，分 5 次相对比）有更好的无生化复发生存率，而超过 47.5Gy，分 5 次的剂量则有不可接受的不良反应。

HYPO-RT-PC 试验是一项于 2015 年结束的非劣效性试验，该试验将 1200 名患有中度风险（包括 $cT_{3a}$）前列腺癌的男性随机分配到等效的常规分次和极低分次（7 次，每次剂量 6.1Gy）的方案中，主要结果是治疗后 5 年的无生化复发生存率。在 2 年的随访中，两种方案的早期不良反应是相当的；成熟的数据正在等待发表。

NCCN 指南认为，在有适当技术、物理学和临床专业知识的情况下，SBRT 是传统分次治疗的谨慎替代方案；美国放射肿瘤学会认为它是选择低到中风险前列腺癌的适当替代方案。在单次 SBRT 治疗系列中，高风险前列腺癌患者的比例较低，因此很难将结论推广到这一群体。在高危前列腺癌中使用 SBRT 作为体外放疗后的辅助治疗，已被证明耐受性良好，但仍存在争议。

最后，SBRT 也被用于提升低、中危前列腺病变的剂量，其急性不良反应可以接受。然而，目前尚缺乏较长时间的随访。

### （二）挽救性近距离放射治疗

最近，即使是中危和高危前列腺癌中，也越来越多地采用根治性前列腺切除术，并将辅助性放射治疗推迟到 PSA 升高时进行，而术后局部复发的情况更加普遍。此外，即使在 3D CRT、IMRT 和 IGRT 技术时代，20%～50% 的 EBRT 治疗患者在 10 年内会出现治疗失败。剂量递增研究表明，高剂量的治疗效果更好，而 EBRT 技术所提供的剂量肯定低于高度适形近距离治疗所提供的消融剂量（Hoskin 等，2012；Morris 等，2016）。虽然生化控制的结果一直显示 EBRT 联合近距离放射治疗的效果比单独的 EBRT 好，但近来近距离放射治疗的使用却在减少。EBRT 后复发被认为是继发于剂量不足，而不一定是剂量抵抗（Tetrault-Laflamme 等，2016）。近距离治疗技术的进步，加上多参数 MRI 和多普勒成像技术的进步，导致了使用挽救性近距离治疗，无论是全前列腺、部分前列腺或局部治疗，都可以用于 EBRT 后或根治性前列腺切除术后的局部复发。在所有情况下，患者都应该有良好的预期寿命，并且只有当患者既往 EBRT 治疗仅出现 0～1 级的不良反应时，才应考虑再次行放射治疗。

### （三）体外放射治疗后的挽救治疗

有报道称，在挽救性近距离治疗中，$^{125}I$ 的规定剂量为 110～145Gy，$^{103}Pd$ 为 100～120Gy，5 年无生化复发生存率为 34%～77%。在精心挑选的患者中（寿命>5 年，生化复发间隔>2 年，PSA<10ng/ml，PSA 倍增时间>6 个月），有报道称其 5 年无生化复发生存率为 83%（Tetrault-Laflamme 等，2016）。另一方面，之前长期使用 ADT 和去势抵抗前列腺癌与较低的无生化复发生存率有关。

急性不良反应的性质与前期治疗相似（最常见的是尿频和尿急），但持续的时间（24～27 个月）比初始治疗期间长得多。晚期不良反应更为常见，10%～25% 的患者出现 3 级泌尿系统不良反应（需要扩张尿道或 TURP 的尿道狭窄，持续血尿等）；直肠不良反应较少（2%～6%），但可能有其他消化系统 3～4 级的不良反应（溃疡、出血或瘘管，需要做结肠造口等）。由于粘连和纤维化，水凝胶直肠垫可能难以使用，并且在减少直肠不良反应方面没有效果。

以下情况都与不良反应有关，包括再照射间

隔（<4.5 年），前列腺 $D_{90}$ 高（>105%），膀胱 $D_{2ml}$，尿道 $V_{100}$，直肠 $D_{0.1ml}$、$D_{1ml}$、$D_{2ml}$ 和 $V_{100}$，以及剂量不均匀性（通过 $V_{150}$ 和 $V_{200}$ 反映）。以下限制条件已被提出，包括膀胱 $D_{2ml}$<70Gy，尿道 $V_{100}$<0.4ml，直肠 $D_{0.1ml}$<160Gy，$D_{1ml}$<120Gy，$D_{2ml}$<100Gy 和 $V_{100}$<0.35ml（Peters 等，2015 和 2016）。RTOG0526 关于 EBRT 后挽救性 LDR 近距离治疗的 2 期试验定义了剂量（140Gy）、剂量-体积（$V_{100}$ ≥98%，$D_{90}$ ≤125%）和剂量均匀性限制（$V_{150}$<45%，$V_{200}$<10%），研究结果正在等待公布中。

HDR 技术允许植入精囊和囊外扩展，剂量优化的自由度更大，并有机会结合热放射进行挽救治疗。挽救性治疗的效果 HDRBRT 与 LDRBT 相当，3 级不良反应发生率较低（尿路为 0%～14%，直肠为 0%）（Chen 等，2013；Lee 等，2007；Jo 等，2012；Tharp 等，2008，Yamada 等，2014）。有报道称，5 年无生化复发生存率为 69%（Yamada 等，2014）。

局部治疗需要使用多参数 MRI、磁共振波谱、多普勒、胆碱能 PET 和（或）立体定向活检导航，以更好地定义靶体积。局部 LDR 挽救术后的 3 年无生化复发生存率为 60%～71%，不良反应发生率较低（没有 3 级或以上的膀胱、尿道或直肠不良反应）（Hsu 等，2013；Peters 等，2014）。使用局部 HDR 进行挽救治疗的早期结果显示，93% 的生化控制率，没有 3 级以上的不良反应（Guerif 等，2014）。关于病灶 HDR 挽救性治疗和全前列腺 HDR 联合病灶加强挽救性治疗的 2 期试验正在进行（Chung，2016）。

### （四）根治性前列腺切除术后的挽救治疗

早期的研究结果已经证明，对于根治性前列腺切除术后 TRUS 检测到的局部复发，单用或联合 EBRT 进行挽救性近距离治疗的可行性和安全性。没有 3 级以上不良反应的报道，但缺乏长期随访（Losa 等，2003 年；Niehoff 等，2005 年；Traudt 等，2011）。

最近一个使用实时计划的系列报道，5 年无生化复发生存率和肿瘤特异性生存率为 89% 和 97%，急性 1～2 级泌尿系统和消化系统不良反应发生率分别为 49% 和 17%，慢性 1～2 级泌尿系统和消化系统不良反应发生率分别为 12% 和 12%（Gomez-Veiga 等，2012）。

## 参考文献

[1] Abdel-Wahab M, et al. Second primary cancer after radiotherapy for prostate cancer—a SEER analysis of brachytherapy versus external beam radiotherapy. Int J Radiat Oncol Biol Phys. 2008;72:58–68.

[2] Alicikus ZA, et al. Ten-year outcomes of high-dose, intensity-modulated radiotherapy for localized prostate cancer. Cancer. 2011;117:1429–37.

[3] Al-Mamgani A, et al. Update of Dutch multicenter dose escalation trial of radiotherapy for localized prostate cancer. Int J Radiat Oncol Biol Phys. 2008;72 (4):980–8.

[4] Aluwini S, et al. Hypofractionated versus conventionally fractionated radiotherapy for patients with prostate cancer (HYPRO): acute toxicity results from a randomised non-inferiority phase 3 trial. Lancet Oncol. 2015;16 (3):274–83.

[5] Arcangeli G, et al. Acute and late toxicity in a randomized trial of conventional versus hypofractionated threedimensional conformal radiotherapy for prostate cancer. Int J Radiat Oncol Biol Phys. 2011;79:1013–21.

[6] Asbell SO, et al. Elective pelvic irradiation in stage A2, B carcinoma of the prostate: analysis of RTOG 77-06. Int J Radiat Oncol Biol Phys. 1988;15:1307.

[7] Ash D, et al. ESTRO/EAU/EORTC recommendations on permanent seed implantation for localized prostate cancer. Radiother Oncol. 2000;57(3):315–21.

[8] Beckendorf V, et al. 70 Gy versus 80 Gy in localized prostate cancer: 5-year results of GETUG 06 randomized trial. Int J Radiat Oncol Biol Phys. 2011;80 (4):1056–63.

[9] Bolla M, et al. External irradiation with or without longterm androgen suppression for prostate cancer with high metastatic risk: 10-year results of an EORTC randomised study. Lancet Oncol. 2010;11:1066.

[10] Brenner DJ, et al. Second malignancies in prostate carcinoma patients after radiotherapy compared with surgery. Cancer. 2000;88(2):398–406.

[11] Chen CP, et al. Salvage HDR brachytherapy for recurrent prostate cancer after previous definitive radiation therapy: 5-year outcomes. Int J Radiat Oncol Biol Phys. 2013;86(2):324–9.

[12] Chung H. Focal salvage HDR brachytherapy for the treatment of prostate cancer (NCT01583920). 2016. Retrieved from clinicaltrials. gov: https://clinicaltrials. gov/show/NCT01583920

[13] Chung H. Pilot study of whole gland salvage HDR prostate brachytherapy for locally recurrent prostate cancer (NCT02560181). 2016. Retrieved from clinicaltrials. gov: https://clinicaltrials.gov/ct2/show/NCT02560181? term=prostate+salvage+brachytherapy&rank=3
[14] Cox JD, et al. Toxicity criteria of the Radiation Therapy Oncology Group (RTOG) and the European Organization for Research and Treatment of Cancer (EORTC). Int J Radiat Oncol Biol Phys. 1995;31(5):1341–6.
[15] D'Amico AV, et al. Androgen suppression and radiation vs radiation alone for prostate cancer: a randomized trial. JAMA. 2008;299:289.
[16] Davis BJ, et al. American brachytherapy society consensus guidelines for transrectal ultrasound-guided permanent prostate brachytherapy. Brachytherapy. 2012;11:6–19.
[17] Dearnaley DP, et al. Escalated-dose versus standard-dose conformal radiotherapy in prostate cancer: first results from the MRC RT01 randomised controlled trial. Lancet Oncol. 2007;8(6):475–87.
[18] Dearnaley DP, et al. Escalated-dose versus control-dose conformal radiotherapy for prostate cancer: long-term results from the MRC RT01 randomised controlled trial. Lancet Oncol. 2014;15:464.
[19] Denham JW, et al. Short-term neoadjuvant androgen deprivation and radiotherapy for locally advanced prostate cancer: 10–year data from the TROG 96.01 randomised trial. Lancet Oncol. 2011;12:451.
[20] Gomez-Veiga F, et al. Brachytherapy for the treatment of recurrent prostate cancer after radiotherapy or radical prostatectomy. BJU Int. 2012;109(s1):17–21.
[21] Guerif S, et al. Focal salvage HDR brachytherapy for local prostate cancer recurrence after primary radiation therapy: early experience of prospective study. Brachytherapy. 2014;13:S116–7.
[22] Hamdy FC, et al. 10–year outcomes after monitoring, surgery, or radiotherapy for localized prostate cancer. N Engl J Med. 2016;375:1415–1424.
[23] Heemsbergen WD, et al. Long-term results of the Dutch randomized prostate cancer trial: impact of doseescalation on local, biochemical, clinical failure, and survival. Radiother Oncol. 2014;110:104.
[24] Hoskin PJ, et al. Randomised trial of external beam radiotherapy alone or combined with high-dose-rate brachytherapy boost for localised prostate cancer. Radiother Oncol. 2012;103(2):217–22.
[25] Hoskin PJ, et al. GEC/ESTRO recommendations on high dose rate afterloading. Radiol Oncol. 2013;107:325–32.
[26] Hsu CC, et al. Feasibility of MR imaging/MR spectroscopy- planned focal partial salvage permanent prostate implant (PPI) for localized recurrence after initial PPI for prostate cancer. Int J Radiat Oncol Biol Phys. 2013;85(2):370–7.
[27] Hu K, et al. Urinary incontinence in patients who have a TURP/TUIP following prostate brachytherapy. Int J Radiat Oncol Biol Phys. 1998;40:783–6.
[28] James ND, et al. Impact of node status and radiotherapy on failure-free survival in patients with newly-diagnosed non-metastatic prostate cancer: data from >690 patients in the control arm of the STAMPEDE trial. Int J Radiat Oncol Biol Phys. 2014;90:S13.
[29] Jo Y, et al. Salvage high-dose-rate brachytherapy for local prostate cancer recurrence after radiotherapy – preliminary results. BJU Int. 2012;109(6):835–9.
[30] King CR, et al. The timing of salvage radiotherapy after radical prostatectomy: a systematic review. Int J Radiat Oncol Biol Phys. 2012;84(1):104–11.
[31] King CR, et al. Stereotactic body radiotherapy for localized prostate cancer: pooled analysis from a multiinstitutional consortium of prospective phase II trials. Radiol Oncol. 2013;109:217–21.
[32] Koontz BF, et al. A systematic review of hypofractionation for primary management of prostate cancer. Eur Urol. 2015;68(4):683–91.
[33] Kuban D, et al. Long-term results of the M. D. Anderson randomized dose-escalation trial for prostate cancer. Int J Radiat Oncol Biol. 2008;70(1):67–74.
[34] Kuban DA, et al. Long-term failure patterns and survival in a randomized dose-escalation trial for prostate cancer. Who dies of disease? Int J Radiat Oncol Biol Phys. 2011;79:1310.
[35] Kupelian PA, et al. Radical prostatectomy, external beam radiotherapy <72 Gy, external beam radiotherapy > or =72 Gy, permanent seed implantation, or combined seeds/external beam radiotherapy for stage T1–T2 prostate cancer. Int J Radiat Oncol Biol. 2004;58:25–33.
[36] Lawton CA, et al. An update of the phase III trial comparing whole pelvic to prostate only radiotherapy and neoadjuvant to adjuvant total androgen suppression: updated analysis of RTOG 94–13, with emphasis on unexpected hormone/radiation interactions. Int J Radiat Oncol Biol Phys. 2007;69:646.
[37] Lee B, et al. Feasibility of high-dose-rate brachytherapy salvage for local prostate cancer recurrence after radiotherapy: the University of California-San Francisco experience. Int J Radiat Oncol Biol Phys. 2007;67 (4):1106–12.
[38] Leibel SA, et al. The effects of local and regional treatment on the metastatic outcome in prostatic carcinoma with pelvic lymph node involvement. Int J Radiat Oncol Biol Phys. 1994;28:7.
[39] Locke J, et al. Risk factors for acute urinary retention requiring temporary intermittent catheterization after prostate brachytherapy. A prospective study. Int J Radiat Oncol Biol Phys. 2002;52(3):712–9.
[40] Losa A, et al. Salvage brachytherapy for local recurrence after radical prostatectomy and subsequent external beam radiotherapy. Urology. 2003;62:1068–72.
[41] Marks LB, et al. Use of normal tissue complication probability models in the clinic. Int J Radiat Oncol Biol Phys. 2010;76(3 Suppl):S10–9.
[42] Michalski J, et al. Clinical outcome of patients treated with 3D conformal radiation therapy 3D-CRT for prostate cancer on RTOG 9406. Int J Radiat Oncol Biol Phys. 2012a;83:e363–70.
[43] Michalski JM, et al. Prostate cancer. In: Joel T, Gunderson LL, editors. Clinical radiation oncology 3e. Philadelphia: Elsevier Saunders; 2012b. p. 1070–1.
[44] Morris WJ, et al. Androgen suppression combined with elective nodal and dose escalated radiation therapy (the ASCENDE-RT trial): an analysis of survival endpoints for a randomized trial comparing a low-dose-rate brachytherapy boost to a dose-escalated external beam boost for high- and intermediate-risk prostate cancer. Int J Radiat Oncol Biol Phys. 2016;98(2):275–85.
[45] Mottet N, et al. EAU – ESTRO – SIOG guidelines on prostate cancer. European Association of Urology; 2016.
[46] Nag SC. Intraoperative planning and evaluation of permanent prostate brachytherapy: report of the American Brachytherapy Society. Int J Radiat Oncol Biol Phys. 2001;51:1422–30.
[47] National Cancer Comprehensive Network. NCCN guidelines version 3.2016 prostate cancer. 2016.
[48] Niehoff P, et al. Feasibility and preliminary outcome of salvage combined HDR brachytherapy and external beam radiotherapy (EBRT) for local recurrences after radical prostatectomy. Brachytherapy. 2005;4 (2):141–5.
[49] Peters M, et al. Focal salvage iodine-125 brachytherapy for prostate cancer recurrences after primary radiotherapy: a retrospective study regarding toxicity, biochemical outcome and quality of life. Radiother Oncol. 2014;112(1):77–82.
[50] Peters M, et al. Urethral and bladder dosimetry of total and focal salvage iodine-125 prostate brachytherapy: late toxicity and dose constraints. Radiother Oncol. 2015;117(2):262–9.
[51] Peters M, et al. Rectal dose constraints for salvage iodine- 125 prostate brachytherapy. Brachytherapy. 2016;15 (1):85–93.
[52] Pilepich MV, et al. Androgen suppression adjuvant to definitive radiotherapy in prostate carcinoma – longterm results of phase III

RTOG 85–31. Int J Radiat Oncol Biol Phys. 2005;61:1285.
[53] Pommier P, et al. Is there a role for pelvic irradiation in localized prostate adenocarcinoma? Preliminary results of GETUG-01. J Clin Oncol. 2007;25:5366.
[54] Roach M, et al. Short-term neoadjuvant androgen deprivation therapy and external-beam radiotherapy for locally advanced prostate cancer: long-term results of RTOG 8610. J Clin Oncol. 2008;26:585.
[55] Robinson JW, et al. Meta-analysis of rates of erectile function after treatment of localized prostate carcinoma. Int J Radiat Oncol Biol Phys. 2002;54:1063–8.
[56] Tetreault-Laflamme A, et al. Options for salvage of radiation failures for. Semin Radiat Oncol. 2016;27:67–78.
[57] Tharp M, et al. Prostate high-dose-rate brachytherapy as salvage treatment of local failure after previous external or permanent seed irradiation for prostate cancer. Brachytherapy. 2008;7(3):231–6.
[58] Traudt K, et al. Prostate cancer recurrence after radical prostatectomy. Urology. 2011;77:1416–9.
[59] Wilkins A, et al. Hypofractionated radiotherapy versus conventionally fractionated radiotherapy for patients with intermediate-risk localised prostate cancer: 2–year patient-reported outcomes of the randomised, non-inferiority, phase 3 CHHiP trial. Lancet Oncol. 2015;16:1605–16.
[60] Yamada Y, et al. A phase II study of salvage high-dose-rate brachytherapy for the treatment of locally recurrent prostate cancer after definitive external beam radiotherapy. Brachytherapy. 2014;13(2):111–6.
[61] Yeoh EE, et al. Hypofractionated versus conventionally fractionated radiation therapy for prostate carcinoma: updated results of a phase III randomized trial. Int J Radiat Oncol Biol Phys. 2006;66(4):1072–83.
[62] Zelefsky MJ, et al. Dose escalation for prostate cancer radiotherapy: predictors of long-term biochemical tumor control and distant metastases free survival outcomes. Eur Urol. 2011;60:1133–9.
[63] Zietman AL, et al. Comparison of conventional-dose vs high-dose conformal radiation therapy in clinically localized adenocarcinoma of the prostate: a randomized controlled trial. JAMA. 2005;294:1233–9.
[64] Zietman A, et al. A randomized trial comparing conventional-dose with conformal radiation therapy high-dose in early stage adenocarcinoma of the prostate. Long-term results from Proton Radiation Oncology Group (PROG)/American College of Radiology (ACR) 95–09. J Clin Oncol. 2010;28:1106–11.

# 第 13 章 局部前列腺癌治疗后非转移性失败的处理

## Management of Nonmetastatic Failure Following Local Prostate Cancer Therapy

David Ambuehl Silvan Boxler George Niklaus Thalmann Martin Spahn 著

王小飞 译 李德润 张中元 校

摘 要

局限性前列腺癌患者手术治疗或放疗后的生化复发是泌尿系肿瘤学中常见且具挑战性的难题之一。局部复发或转移可能是前列腺特异性抗原升高的潜在原因，这些患者的临床病程变化很大，一些患者只需要观察，而部分患者需要局部和（或）全身治疗。治疗方式取决于多种因素，包括既往的治疗方式、复发的部位、肿瘤特异性参数、PSA 变化、并发症及患者的自身情况。对于低风险、高龄或具有严重合并症的患者可选择观察等待。对于局部复发的患者，挽救性放疗和挽救性前列腺切除术是首选的治疗方案。治疗方式应基于患者的病史，并在多学科团队仔细讨论后选择，以减少治疗相关的不良反应。

关键词

前列腺癌；非转移性失败；生化复发；PSA 升高；挽救性放疗；挽救性根治性前列腺癌切除术；挽救性盆腔淋巴结清扫；挽救性近距离放射治疗；挽救性高能聚焦超声

## 一、概述

尽管根治性前列腺切除术和放射治疗对大多数低危和中危前列腺癌患者是有效的，但是 10 年复发率高达 20%～40%。研究表明，对于局部晚期或者高危前列腺癌患者［PSA＞20ng/ml 和（或）Gleason 评分为 8～10 分和（或）临床分期 $T_{3\sim4}$ 期］，其生化复发率更高，可高达 70%（Grimm 等，2012；Spahn 等，2010；Yossepowitch 等，2007）。局限性前列腺癌的治疗方式包括根治性前列腺切除术、外放射治疗、低剂量或高剂量近距离放射治疗或者这些治疗方式的任意组合。其他治疗方式，如前列腺冷冻消融及高能聚焦超声尚缺乏界定生化复发的 PSA 的临界值，但是遵循本章节疾病管理的一般原则。

局部前列腺癌治疗后 PSA 升高的处理是泌尿系肿瘤最具挑战性的难题之一，PSA 的升高可能是由于局部复发或转移引起的。目前还没有准确的检测方法来区分 PSA 较低的前列腺癌患者是局部复发还是转移。以下几个参数有助于区分患者是局部复发还是远处转移，包括最初的 PSA 水平、肿瘤分期、Gleason 评分、PSA 倍增时间和 PSA 上升速度（American Society for Therapeutic Radiology and Oncology Consensus Panel，1997）。

对这些患者的随访应评估即时和长期的肿瘤结果，并讨论包括早期内分泌治疗及等待观察在内的可能的二线治疗，以期达到治愈的目的。进一步的随访应取决于多种因素，包括既往治疗方式、复发的部位、肿瘤特异性参数、PSA 变化、并发症及患者的自身情况。前列腺癌局部治疗后，反复监测作为器官特异性肿瘤标志物的 PSA 显然是一种成功的监测策略。目前的指南推荐对无症状患者进行常规随访，包括在治疗后 3 个月、6 个月和 12 个月获得特异性病史、检测血清 PSA，并辅以直肠指检，然后每 6 个月检测 1 次，直到第 3 年，之后每年检测 1 次（Cornford 等，2017）。此外，包括 CT、MRI、骨扫描及 PET/CT 在内的影像学检查应仅当在患者出现临床症状或生化复发可能影响治疗决策时再采用。表 13–1 总结了目前使用影像学检查的推荐建议。

前列腺癌局部治疗后 PSA 升高的患者的最佳治疗方案仍不清楚，一方面是由于诊断存在局限性，不能区分是局部复发还是远处转移；另一方面是由于前列腺癌的高度异质性。此外，目前尚没有前瞻性随机对照研究说明应该何时开始局部或全身治疗，以及哪种治疗方式可以延长患者的生存时间。鉴于肿瘤复发的异质性，一些患者可能有较高的转移和癌症相关的死亡风险，而另一些患者转移和死亡风险相对较低。高风险患者可能会在早期挽救性治疗中受益，通过延迟骨性病变的发生，防止肿瘤发生远处转移，从而提高患者生活质量，并最终延长寿命。对于其他患者，观察等待可能是最合适的治疗方式，因为癌症相关的疾病是罕见的，因此不值得冒无益的治疗相关不良反应的风险。PIVOT 试验表明，与接受观察的患者相比，低至中危前列腺癌患者行手术治疗没有明显的生存获益。尽管该研究存在设计不足的缺陷，但其研究结果提出了一个问题，即当观察等待的患者队列无须任何治疗即可获得高达 97% 的 10 年肿瘤特异性生存的情况下，还需要介意生化复发吗？（Wilt 等，2012）。ProtecT 实验最近报道的结果进一步支持在低至中危的生化复发的前列腺癌患者中采用保守的治疗方法。在这个实验中，患者被随机分为三个组，即根治性前列腺切除术、放射治疗和主动检测，结果表明三组的前列腺癌特异性生存率至少为 98.8%，且

**表 13–1 非转移性生化复发的前列腺癌患者影像学指南（Cornford 等，2017）**

| | 前列腺癌根治术后生化复发 | 放射治疗后生化复发 |
|---|---|---|
| PSA < 1ng/ml，不推荐影像学检查（证据等级：3；推荐等级：A） | | |
| PET/CT | PSA ≥ 1ng/ml | 排除适合挽救性治疗的患者的淋巴结受累或远处转移 |
| | 胆碱或 PSMA-PET/CT | 胆碱 –PET/CT |
| | （证据等级：2b；推荐等级：A） | （证据等级：2b；推荐等级：B） |
| 骨扫描和腹腔盆腔 CT | PSA > 10ng/ml 或 PSA 反应动力学不良的患者 | PSA > 10ng/ml 或 PSA 反应动力学不良的患者 |
| | PSA 倍增时间< 6 个月 | PSA 倍增时间< 6 个月 |
| | PSA 上升速度>每月 0.5ng/ml | PSA 上升速度>每月 0.5ng/ml |
| | （证据等级：3；推荐等级：A） | （证据等级：3；推荐等级：A） |
| 多参数 MRI | — | 定位异常区域，并指导考虑进行局部挽救治疗的患者进行活检 |
| | | （证据等级：3；推荐等级：B） |

三组之间的差异无统计学意义（通过 log-rank 检验，*P*=0.48）（Hamdy 等，2016）。

然而值得注意的是，前列腺癌复发的诊断会比最初的确诊给患者带来更大的压力（Cella 等，1990）。对癌症的恐惧和对挽救性治疗的不良反应的恐惧都可能引发患者的焦虑，并对他们的生活质量产生不利影响。

因此，主要的问题不是如何区分局部复发和远处转移的患者，而是如何识别临床显著事件的高危患者，即仅治疗具有远处转移和死亡高风险的患者可能会对患者的生活质量和最终结果产生重大的影响。

## 二、生化复发的定义

PSA 进展通常先于临床进展。前列腺癌根治术和放射治疗后 PSA 水平的期望值不同（Horwitz，2005；Stephenson，2006）。在考虑仅基于 PSA 升高进行进一步治疗之前，必须确认血清 PSA 值单独升高。

在根治性前列腺切除术治疗的患者中，根据 PSA 半衰期（2～3 天），PSA 在治疗成功后 6 周内可望检测不到（Oesterling，1988；Stamey，1989）。这些患者 PSA 持续升高被认为是由于残留的盆腔肿块或微转移。国际共识定义生化复发为根治性前列腺切除术后连续 2 次 PSA≥0.2ng/ml（Boccon-Gibod 等，2004；Moul，2000）。在根治性前列腺切除术后的常规随访中，超敏 PSA 检测仍存在争议。

由于治疗后 PSA 值和至最低点的时间间隔的可变性，定义放疗后的失败更为复杂。与根治性前列腺切除术相比，放疗后 PSA 水平下降速度相较根治术后 PSA 水平下降更缓慢，需要 3 年或更长时间才能达到最低点，通常不会达到无法检测到的水平。尽管最优值存在争议，但最低 PSA＜0.5ng/ml 往往提示良好的预后（Ray 等，2006）。最初美国放射肿瘤学会将放疗后生化复发定义为连续 3 次 PSA 升高，但该定义并不提示预后及生存。因此，在 2005 年 RTOGASTRO 菲尼克斯共识会议定义生化复发为无论是否接受内分泌治疗，体外放射治疗后 PSA 较最低值增高≥2ng/ml（准确度＞80%）（Roach 等，2006）。

目前有各种各样的定义前列腺冷冻消融或高能聚焦超声治疗后 PSA 复发，大多数设定的临界值为＜1ng/ml，且治疗后活检阴性。然而，到目前为止，没有一个终点已经验证了临床特征（Aus，2006）。

## 三、生化复发的处理

生化失败的自然病史和随后的前列腺癌特异性死亡风险在根治性前列腺切除术和放射治疗后有所不同。在诊断 PSA 复发后，区分局部复发和远处转移是很重要的。转移风险可以通过初始病理因素、PSA 动力学和生化复发间隔时间来预测，根治性前列腺切除术后，PSA 缓慢升高最有可能提示局部复发，PSA 迅速升高则提示远处转移。此外，PSA 复发时间和肿瘤分化程度是区分局部复发和远处转移的重要预测因素（Partin 等，1994）。放射治疗后，PSA 倍增时间与复发部位显著相关，即局部复发的患者倍增时间为 9～12 个月，而远处转移的患者的倍增时间为 3～6 个月（Riedinger 等，2009）。局部治疗失败的远处转移和检测不到 PSA 水平是罕见的，大多发生在未分化的肿瘤患者（Oefelein 等，1995）。

对转移灶的影像学评估应仅用于影像学检查结果可能影响治疗决策时，且应记录既往局部治疗方式、PSA 值和 PSA 动力学。依据欧洲泌尿外科协会前列腺癌专业委员会的研究，表 13-1 总结了目前前列腺癌生化复发患者的影像学指南。标准的骨扫描和腹盆部 CT 在初始诊断为生化复发时对前列腺癌转移的诊断阳性率很低。在根治性前列腺癌切除术后，仅有 11%～14% 的生化复发患者 CT 扫描是阳性的，而在 PSA＜7ng/ml

时，仅有＜5% 的骨扫描是阳性的（Beresford 等，2010）。因此，这些常见的影像学检查方法只推荐在 PSA 基线较高或 PSA 动力学不良的患者（表 13-1）。胆碱 PET/CT 对骨转移的检测敏感性（55%～96%）和特异性（57%～100%）较高（Calabria 等，2014）。灵敏度也与 PSA 值和动力学密切相关，当 PSA＜1ng/ml 时，只有 5%～24% 的患者可以检测到转移，但当 PSA＞5ng/ml 时，这一比例可以增加到 67%～100%（Kitajima，2014）。

前列腺特异性膜抗原 PET/CT（PSMA-PET/CT）是一种很有前景的诊断复发性前列腺癌的新的影像学方法。最近的一项系统综述和 Meta 分析显示，当 PSA 为 0～0.2ng/ml、0.2～1ng/ml、1～2ng/ml、＞2ng/ml 时，PET/CT 的阳性率分别为 42%、58%、76% 和 95%，特异性为 86%。较短的 PSA 倍增时间也与 PET/CT 的阳性率密切相关（Perera 等，2016）。对于局部治疗后生化复发的前列腺癌患者的全身或轴位 MRI 的准确性知之甚少。最近发表的一项单中心回顾性研究纳入了 76 例根治性前列腺切除术后疑似复发的患者。其中位 PSA 为 0.36ng/ml（范围小于 0.05～56.12）。在 36/43（84%）前列腺癌患者中同时完善了结合全身 / 多参数 MRI 和其他影像学检查。与 MRI 相比，在骨扫描和 CT 中有 4 例假阴性，在 $^{18}$F-FDG- 胆碱 PET/CT 中有 1 例假阳性。

尽管这些新的影像学方法具有很高的诊断价值，但它们在检测生化复发患者的局部复发、淋巴结和骨转移及与临床预后和生存率的关联仍不确定。

## 四、根治性前列腺切除术后的生化复发

根治性前列腺切除术后生化复发的自然病程是多变的，约翰斯·霍普金斯前列腺癌数据库中的一项研究评估了 304 例根治性前列腺癌切除术后 PSA 复发的患者无转移生存率，只有 34% 发生转移，在发生转移的患者中，43% 的患者死于前列腺癌。PSA 从复发到转移的中位时间为 8 年，从转移到死亡的中位时间为 5.3 年（0.5～15 年）（Pound 等，1999）。在 Freedland 等进行的一项包括一个较大队列的随访研究中发现，在随访年限达到 16 年时，从 PSA 复发到前列腺癌死亡仍未到达中位生存（Freedland 等，2005）。在一项对 2426 例患者进行的报道中证实了这些结果，报道显示临床明显复发的是 23%，癌症特异性死亡的只有 5.6%（Boorjian 等，2011）。这些研究的结果很重要，因为它们表明，即使在转移前没有额外的治疗，PSA 复发的患者可能有很长的无转移和总生存期。

在根治性前列腺切除术后的生化复发患者中，已经确定了几个影响预后的因素，从而确定了转移和前列腺癌特异性死亡率高风险和低风险的患者组（表 13-2）。即使在根治性前列腺切除术后 PSA 生化复发后不进行额外治疗，从根治性前列腺切除术到 PSA 生化复发的间隔时间＞3 年、PSA 倍增时间＞9 个月、Gleason 评分≤7 分、病理分期 $pT_2$ 期、阴性切缘与良好的预后（10 年 PCSM＞75%）密切相关，这些患者可能更适合观察等待（Freedland 等，2005；Brockman 等，2015）。高转移风险和死亡率（10 年 PCSM＞50%）的特点是不良的肿瘤病理特征（Gleason 评分 8～10 分，精囊浸润），从根治性前列腺切除术后到 PSA 复发的时间＜3 年，PSA 倍增时间＜3 个月。此外，这些参数与报道的与肿瘤局部复发相关的参数有显著重叠：Gleason 评分≤7 分、PSA 在术后 2 年后升高、PSA 倍增时间＞12 个月、PSA 上升速度＜每年 0.75ng/ml 等常与肿瘤局部复发有关（American Society for Therapeutic Radiology and Oncology Consensus Panel，1997；Roach 等，2006；Lange 等，1989；Trapasso 等，1994），这些患者可能更适合局部挽救性治疗。然而，由于过去主要分析的是低危和中危前列腺癌患者，因

此这种将患者分为不同危险组的分层应该谨慎使用。由于高危患者经常接受早期和延迟的辅助治疗和挽救治疗的比率很高，因此缺乏可比较的数据（Pound 等，1999；Freedland 等，2005 和 2007）。

总之，根治性前列腺切除术后生化复发的自然病程是多样化的。PSA 复发间隔时间较长的患者、PSA 倍增时间＞9 个月、Gleason 评分≤7 分及良好的肿瘤分期更有可能是局部肿瘤复发，这些患者可能更适合观察或者挽救性放疗。高级别肿瘤患者，或早期 PSA 复发及短的 PSA 倍增时间患者有更高的远处转移风险，因此适合全身挽救性治疗。

## 五、放疗后患者的生化复发

与根治性前列腺切除术后 PSA 复发的患者的自然病程类似，放射治疗后患者的自然病程是高度可变的。在两组回顾性研究中，报道了放射治疗后 5 年的局部无复发和远处无转移生存率分别为 74% 和 53%（Freedland 等，2007；Lee 等，1997）。早期生化复发（放疗结束后＜12 个月）和 PSA 倍增时间＜12 个月明显提示远处转移的存在。5 年的总生存率和癌症特异性生存率分别为 58%～65% 和 73%～76%。其他几项研究试图确定影响转移和前列腺癌特异性死亡率及接受放疗后发生生化复发患者的危险分层的因素（表 13-2）。生化复发时间＞3 年、PSA 倍增时间＞15 个月、活检 Gleason 评分＜7 分及肿瘤分期＜$cT_{3a}$ 的患者具有较好的预后（Zumsteg 等，2015；Denham 等，2008）。有任意两种高危因素的患者（生化复发时间＜3 年，PSA 倍增时间＜3 个月，活检 Gleason 评分为 8～10 分，临床分期 $cT_{3b\sim4}$）发生远处转移和前列腺癌特异性死亡的风险明显高于无危险因素或仅有一种危险因素的患者（Zumsteg 等，2015），这些患者更需要早期挽救性治疗。

## 六、根治性前列腺癌切除术后非转移性失败的处理

目前，针对根治性前列腺癌切除术后发生 PSA 复发的前列腺癌患者尚无标准的治疗方法。挽救性治疗启动的最佳时间和方式存在争议，治疗的方式包括挽救性放射治疗（SRT 定义为至少对前列腺床进行放射治疗）、持续或间歇性内分泌治疗及观察。

通常不推荐确定根治性前列腺切除术后局部复发的准确部位，因为它几乎不影响下一步的治疗计划。然而，确定复发部位可以避免过度治疗和治疗相关的不良反应。在挽救性治疗前，只有在必须有复发的组织学证据或这种定位可能影响治疗计划的情况下，才需要通过影像学方法确定局部复发的准确位置。经直肠超声引导活检对检测局部复发的敏感性较低，检出率很大程度上取决于 PSA 水平和范围，当 PSA＜1ng/ml，活检阳性率是 14%～45%，当 PSA＞1ng/ml 时，活检阳性率为 40%～71%（Rouviere 等，2010）。胆

表 13-2　局部治疗后生化复发的低危和高危患者的前列腺癌特异性死亡率

| | 低　危 | 高　危 |
|---|---|---|
| 根治性前列腺切除术后 | Gleason 评分≤ 7 分、局限于器官内（$pT_2$）、生化复发间隔时间＞ 3 年、PSA 倍增时间＞ 9 个月 | Gleason 评分 8～10 分或侵犯精囊（$pT_{3b}$）、生化复发间隔时间≤ 2 年、PSA 倍增时间＜ 3 个月 |
| 治疗后 | Gleason 评分≤ 7 分、局限于器官内（$pT_2$）、生化复发间隔时间＞ 3 年、PSA 倍增时间＞ 15 个月 | 以下任意两个危险因素：<br>Gleason 评分 8～10 分、临床分期 $cT_{3b\sim4}$、生化复发间隔时间＜ 3 年、PSA 倍增时间＜ 3 个月 |

引自 Freedland 等，2005；Brockman 等，2015；Zumsteg 等，2015；Denham 等，2008

碱-PET/CT可检测肿瘤的局部复发，但其灵敏度低于MRI。动态对比增强MRI对局部复发的检出率最高，其灵敏度为84%～95%，特异度为89%～100%（Cirillo等，2009）。然而，有两项研究用于评估PSA＜0.5ng/ml（挽救性治疗常用的阈值）时直肠内多参数MRI的灵敏度，但其结果存在争议，即当PSA≤0.3ng/ml时，其灵敏度只有13%；当PSA＜0.4ng/ml时，其灵敏度为86%。因此，需要进一步的研究来确定MRI在这些患者中的作用（Liauw等，2013；Linder等，2014）。

由于当患者PSA水平较低时，所有的影像学技术在准确检测患者局部复发部位方面均存在局限性，因此当患者PSA＜0.5ng/ml时，推荐行早期SRT。然而，这种情况在未来可能会发生改变，因为改进的影像学技术，如PSMA-PET-CT在检测肿瘤复发部位方面具有更高的灵敏度。

## 七、挽救性放射治疗

SRT常用于根治性前列腺切除术后PSA进展的挽救性治疗。然而，到目前为止，还没有进行过前瞻性随机试验研究，旨在证明与根治性前列腺切除术后生化复发患者的观察相比，SRT的总体生存获益。

两项随机对照试验评估了在根治性前列腺切除术后进展风险高的患者中辅助放疗的价值。尽管在纳入标准上存在一些差异，但这两项研究证实了立即辅助放疗对生化复发患者的益处（Bolla等，2005；Thompson等，2009），但只有SWOG研究显示无转移生存期和总生存期分别有显著改善，分别为1.8年和1.9年（Thompson等，2009）。随访到第12年，防止一例患者发生转移及死亡分别需要治疗12次及9次。过度治疗的风险是显而易见的，因此，进一步的研究分析了术后行辅助放疗与行早期SRT患者的结果。一项更大规模的回顾性研究分析了890名$pT_3pN_0$，$R_{0\sim1}$前列腺癌患者发现，辅助放疗和早期SRT同样改善了无生化复发患者的生存率（Briganti等，2012）。在本研究中，HT被排除，行SRT前PSA的中位数为0.2ng/ml，辅助放疗组2年和5年无生化复发生存率分别为91.4%和78.4%，而行早期SRT组则分别为92.8%和81.8%，两者2年和5年无生化复发生存率之间无明显差异。目前有3个前瞻性随机试验正在比较这两种方法（辅助放疗 vs. SRT）和新辅助HT的疗效，即英国医学研究委员会进行的“RADICALS”试验（局部手术治疗后行放射治疗与雄激素剥夺联合治疗）、Trans-Tasman肿瘤学组进行的RAVES试验（辅助放疗与早期挽救性治疗）、Groupe d'Etude des Tumeurs Uro-Génitales进行的GETUG-AFU17试验。

多项研究证实了放疗前PSA水平与治疗结果的相关性，即PSA水平越低，治疗效果越好。Stephenson等进行了一项研究，包括了在北美17个三级转诊中心手术后接受放疗的前列腺癌患者，发现术后PSA进展的1603名患者在放疗时其血清PSA浓度与治疗结果之间的显著关系（Stephenson等，2007），当PSA＜0.5ng/ml时，其6年无生化复发生存率为48%，而当PSA水平分别为0.5～1ng/ml、1～1.5ng/ml和＞1.5ng/ml时，其6年无生化复发生存率仅为40%、28%和18%。最近的一项旨在确定早期SRT患者疾病生化控制和晚期毒性的预测因子的系统回顾也发现在行SRT前，无生化复发生存率随着PSA水平的增加而显著下降（PSA每增加1ng/ml，则无复发生存率下降18.1%）（Ohri等，2012）。当PSA≤0.5ng/ml时，5年无生化复发生存率＞60%。有趣的是，最大可达到的5年无生化复发生存率为70%～80%，这表明以治疗为目的的接受SRT的部分患者已经有隐匿性骨盆外病变。

然而，在前瞻性随机对照试验中还没有发现SRT疗法能提高患者总体生存率。一项对635名患者的回顾性比较分析显示，与“观望”策略相比，行 SRT 后癌症特异性生存率增加了 3 倍。值得注意的是，对这三组（无挽救性治疗、SRT、SRT+HT）进行了分析，发现除手术切缘状态外，在所有预后因素上均存在显著差异，且接受无挽救性治疗的患者比接受 SRT 或 SRT+HT 的患者更容易发生淋巴结转移（30%、3% 和 4%；$P<0.001$），从而限制了该项研究的价值（Deo 等，2008）。SRT 治疗的阳性反应包括从根治性前列腺切除术后到 PSA 复发的较长时间间隔（>2～3 年）、较低的 SRT 前 PSA 水平、PSA 上升速度<每年 2ng/ml、手术后 PSA 倍增时间>12 个月、Gleason 评分<7 分、$pT_{2/3a}$ 期肿瘤、手术边缘阳性，以及无淋巴结浸润。这些因素被用来确定 PSA 复发是否由局部复发引起。重要的是，与 SRT 治疗相关的前列腺癌特异性生存率的增加仅限于 PSA 倍增时间<6 个月的患者，在调整了病理分期和其他确定的预后因素后仍然如此。复发后 2 年以上启动 SRT 并没有显著提高前列腺癌特异性生存率。

经皮 SRT 的最佳剂量尚不明确，报道的剂量为 64～70Gy，根据 ASTRO/AUA 指南，64～65Gy 被认为是手术后应给予的最低剂量（Valicenti 等，2013）。目前的 EAU 指南建议对前列腺窝使用更高的剂量，至少应为 66Gy（Cornford 等，2017）。此外，一项系统的综述表明，每增加 1Gy 的 SRT 照射剂量，无复发生存率就会增加 2%，两者之间存在明显的正相关，建议照射剂量应>70Gy（King 等，2012）。然而，虽然 SRT 的严重并发症发生率相对较低，但是它是一种有创的方法，仍然有一些潜在的不良反应，并且当照射剂量>68Gy 时，其发生率和严重程度随着剂量的增加而增加（Ost 等，2011）。

最近在两个随机对照试验中显示，在 SRT 中加入 HT 可以改善前列腺癌患者的预后。RTOG9601 试验显示，与接受放疗和安慰剂组相比，17 个患者在接受放疗的同时，额外接受比卡鲁胺（150mg）治疗 24 个月后，患者的 10 年总生存率从 78% 提高到 82%，死亡率从 7.5% 降低到 2.3%（Shipley 等，2017）。GETUG-AFU16 试验研究了在接受 SRT 治疗的同时，接受短期 HT（戈舍瑞林 6 个月 vs. 安慰剂）治疗的效果，发现 HT 组 5 年无生化进展或无临床进展率更高（80% vs. 62%；$P<0.0001$）（Carrie 等，2016）。该试验的生存率保持不变。

总而言之，从术后到 PSA 复发间隔时间较长的患者，良好的 PSA 动力学和组织病理学参数，以及阳性的手术边缘患者适合行 SRT 治疗。然而，与用这些参数来确定那些仅凭观察就有很好效果的患者有一个显著的重叠。高危患者需要早期和积极的挽救性治疗。在对个别病例进行多学科讨论后，必须仔细的选择患者，以避免过度治疗。

## 八、放疗后非转移性失败的处理

支持放疗后局部复发前列腺癌患者的挽救性治疗的证据很少，没有对标准化管理提出过一般性的建议。治疗方案包括挽救性根治性前列腺切除术、前列腺冷冻消融术、近距离放疗、HIFU 消融术、持续或间歇性内分泌治疗和观察。

根据 ASTRO 的一致建议，常规前列腺活检不再用于放疗后仅 PSA 复发的评估（Valicenti 等，2013）。然而，活检是局部复发的挽救性治疗决策过程中的基石，鉴于局部挽救性治疗的发病率，应该要有复发的组织学证据（Heidenreich 等，2008）。多参数 MRI 对于诊断放疗后局部复发具有较高的准确性，并且比 PET/CT 有更好的空间分辨率（Rouviere 等，2010）。此外，MRI 可用于靶向活检和局部挽救性治疗。

## 九、挽救性根治性前列腺切除术

挽救性根治性前列腺切除术是最初放疗后局

部复发使用时间最长的挽救性治疗方案。然而，前列腺癌战略泌尿学研究进展（CaPSURE）的数据显示，在2336例初次接受放射治疗的前列腺癌患者中，92%的患者在PSA进展后接受了HT治疗（Grossfeld等，2002）。很显然，与最初手术治疗相比，不使用SRP的主要原因是其可能发生不良事件的风险更大（由于放疗后会影响受损的伤口愈合和纤维化）。Chade等通过对40篇文献的系统回顾，报道了放疗后复发的前列腺癌患者行SRP治疗后对肿瘤学及功能学预后的影响。SRP术后5年无生化复发生存率为47%～82%，10年无生化复发生存率为28%～53%。10年肿瘤特异性生存率是70%～83%，总生存率是54%～89%。在SRP前PSA水平及前列腺活检Gleason评分是前列腺癌患者无进展生存期、器官局限性疾病和癌症特异性生存率最强的预后预测因子，进一步预测临床预后的重要的SRP前变量有放疗前临床分期、活检中阳性的比例及PSA倍增时间＞12个月。在术后模型中，器官局限性疾病、手术切缘阴性、无精囊侵犯或淋巴结转移是有利的预后因素。在并发症方面，吻合口狭窄是最常见的并发症，7%～41%的患者会发生吻合口狭窄，0%～28%的患者会发生直肠损伤。术后常见并发症的发生率为0%～25%，其中尿失禁发生率为21%～90%。

综上，当患者合并症不多且预期寿命＞10年时，若满足为器官局限性肿瘤、SRT前无淋巴结转移、Gleason评分＜7分、放疗前PSA＜10ng/ml、放疗后PSA动力学良好时，SRP可被认为是前列腺癌放疗后复发的一种挽救性治疗措施，但仍需权衡其利弊。

## 十、挽救性近距离放射治疗

由于放疗所能给予的总剂量有限，对于先前有治愈目的的放疗患者，通过额外的外部挽救放疗治愈的机会很低，因此没有该治疗方式的适应证。然而，一些相对较小的研究表明，高剂量或低剂量近距离放射治疗的挽救性治疗在明确放疗后局部复发的前列腺癌患者中是有效的，且不良反应相对较小，可以接受。Chen等进行了一项回顾性研究，其中包括52例患者接受了高剂量近距离放射治疗，中位随访时间是59.6个月，5年总生存率为92%，5年无生化复发生存率为51%，3级泌尿生殖毒性和2级胃肠毒性各占4%（Chen等，2013）。另一项研究对37名患者进行了低剂量近距离放射治疗，结果显示患者10年无生化复发生存率为54%（Burri等，2010）。纪念斯隆-凯特琳癌症中心的一项包括42名患者的Ⅱ期临床试验显示，5年无生化复发生存率为68.5%，5年无远处转移生存率为81.5%，癌症特异性生存率为90.3%。迟发2级泌尿生殖系统和胃肠道毒性分别为48%和8%，3例患者（7%）出现2级迟发泌尿生殖系尿毒性反应（尿道狭窄），需要经尿道扩张术矫正，1例出现3级尿失禁（Yamada等，2014）。

总之，挽救性近距离放射治疗可有选择的应用于部分放疗后局部复发患者。

然而，由于研究人群较小，且尚未对其长期不良反应进行结论性研究，因此目前不建议将其作为一种标准化选择，只应在经验丰富的中心开展。

## 十一、挽救性前列腺冷冻消融

挽救性前列腺冷冻消融（salvage cryosurgical ablation of the prostate，SCAP）是20世纪90年代末提出的一种替代SRP的方法，因为SCAP具有较低的并发症发生率和同等的疗效。然而，到目前为止，发表的少数研究结果令人失望。Spiess等报道了对450名前列腺癌患者中位随访40.8个月后，其无生化复发生存率为39.6%（Spiess等，2010）。一项病例匹配对照研究比较了放疗后前列腺癌患者局部复发后行

SRP 和 SCAP 治疗后肿瘤的进展结果（Pisters 等，2009）。平均随访 7.8 年（SRP 组）和 5.5 年（SCAP 组），SRP 组的 5 年无生化复发生存率和总生存率（61%）明显优于 SCAP 组（61% vs. 21%，95% vs. 85%）。

与冷冻消融相关的初始并发症发生率是显著的。尿失禁占 28%～73%，梗阻性症状占 67%，阳痿占 72%～90%，会阴部 / 直肠疼痛占 8%～40%。此外，4% 的患者接受了外科手术来处理治疗相关的并发症（Pisters 等，2008；Cespedes 等，1997）。在过去的 10 年中，第三代技术大大降低了并发症的发生率（尿失禁 12%，梗阻性症状 7%）（Ahmad 等，2013）。

综上所述，放疗失败后是否行 SCAP 治疗仍需要在前瞻性临床试验中进一步评估，目前不推荐使用。

## 十二、挽救性高能聚焦超声消融

目前只有少数小型回顾性研究报道了放疗后行挽救性高能聚焦超声消融治疗的结果，其大部分数据是由一个大容量的中心产生的，随访时间短，并且终点不规范。由于这个原因，因此无法完全评估这种方法的肿瘤学结果。尿路感染（35%）、排尿困难（26%）和尿失禁（6%）是其最常见的不良反应。7% 的患者会出现直肠 - 尿道瘘，这是放疗和 HIFU 治疗后难以处理的主要并发症（Ahmed 等，2012）。2 年无生化复发生存率为 43%～59%（Ahmed 等，2012；Uchida 等，2011）。挽救性 HIFU 热消融目前仍是一项探索性的技术。

## 十三、挽救性淋巴结清扫术

一些回顾性研究分析了在淋巴结转移（复发性）的前列腺癌患者中行挽救性淋巴结清扫术的优势（Karnes 等，2015；Winter 等，2015；Tilki 等，2015）。纵观全局，50% 的患者在短期随访内仍无病生存。然而，高比例（近 2/3 的患者）的雄激素剥夺治疗的使用可能导致对挽救性治疗后无生化复发生存率的高估。此外，研究人群、进展定义、辅助治疗类型和研究终点之间存在的异质性使得我们很难评估 SLND 的确切影响（Ploussard 等，2015）。因此，SLND 目前仅处于探索阶段。

## 十四、生化复发的内分泌治疗

虽然 RP 和 RT 后 PSA 复发的患者经常接受激素治疗，但治疗的有效性并不明确，不同文献显示了相互矛盾的结果。最近发表的一篇系统综述总结了 2000 年以来发表的关于这一主题的数据，包括 27 项研究（2 项随机对照试验，8 项非随机对照研究，17 例个案报道）（van den Bergh 等，2016）。研究人群在肿瘤生物学方面是高度异质性的。只有一篇尚未发表且力度不足的随机对照研究分析了挽救性雄激素剥夺治疗的效果，中位随访时间为 5.0 年（Duchesne 等，2016）。与其他几项研究一样，这项随机对照试验显示，早期 HT 组的生存受益，6 年总生存率从 79% 提高到 86%；其他研究发现 HT 没有良好的效果。目前没有关于不同类型 HT 的有效性数据。Crook 等进行的随机对照试验显示，局部放疗后 PSA 升高的患者间歇性内分泌治疗不劣于持续内分泌治疗。间歇性 HT 在生理功能、疲劳、泌尿问题、潮热、性欲和勃起功能等方面的生活质量有一定改善（Crook 等，2012）。高的 Gleason 评分、高 PSA 水平、短的 PSA 倍增时间（＜6 个月）、高龄及合并症与不良预后密切相关。预期寿命较长的高危患者似乎从 HT 中获益最多。Pinover 等的一项回顾性队列研究分析比较了 248 例放疗后发生生化复发的前列腺癌患者行 HT 和观察等待处理间的差异，结果显示在放疗后 PSA 倍增时间＞12 个月患者中使用 HT 后 5 年无转移生存率无改善（88% vs. 92%，$P$=0.74）（Pinover 等，2003）。

综上所述，由于缺乏疗效及相关的不良反应，全身挽救性 HT 治疗只能在经过仔细筛选的局部治疗后发生生化复发的患者中使用，他们发生转移或 PCSM 的风险高。挽救性 HT 的潜在利益必须与潜在危害相平衡，特别是在老年患者中，如果他们有心血管病危险因素，HT 甚至可能降低其预期寿命（O'Farrell 等，2015）。在 PSA 倍增时间＞12 个月的患者中，HT 似乎没有提供任何好处，因此目前不推荐使用。如果 HT 反应良好，应考虑间歇治疗，以改善患者的生活质量。

## 十五、寡转移性复发性前列腺癌的处理

关于寡转移性前列腺癌复发转移导向治疗的相关文献是由一些小型的异质研究组成。一项回顾性多中心研究从不同机构纳入了 119 例转移灶≤3 处的患者，评估使用立体定向体部放疗治疗寡转移性复发性前列腺癌的疗效。中位远处无进展生存期为 21 个月时，3 年和 5 年的 DPFS 分别为 31% 和 15%。中位 3 年局部无进展生存期为 93%，但在接受≤100Gy 低剂量治疗的患者中，这一比例明显降低（3 年 LPFS 为 79%）（Ost 等，2016）。然而，还需要进一步的前瞻性随机研究来给出明确的诊断建议（如现代影像学技术：MP-MRI、胆碱 –PET-CT、PSMA-PET-CT）及寡转移性前列腺癌复发的处理，同时，患者应当按照转移性疾病治疗原则进行治疗。

## 十六、总结

对于局部治疗后复发的非转移性 PCa，进一步治疗的选择取决于许多因素，包括既往治疗、肿瘤特异性参数、PSA 动力学、合并症和患者的自身情况。在老年人、有严重的合并症、预期寿命＜10 年的低风险患者，观察是一种可行的选择。由于该疾病的自然病程大多为良性，因此也适用于不希望接受二线治疗选择的患者。对于术后局部复发的患者，SRT 是首选的治疗方案。挽救性前列腺切除术是放疗后患者首选的治疗方案，然而，这些挽救性治疗方案可能会有严重的不良反应，并且可能对患者的生活质量产生负面的影响。因此，对于非转移性复发的前列腺癌患者，应当谨慎地选择挽救性治疗方案。在开始挽救性治疗之前，对个别病例进行多学科讨论是至关重要的。

## 参考文献


[1] Ahmad I, Kalna G, Ismail M, Birrell F, Asterling S, McCartney E, et al. Prostate gland lengths and iceball dimensions predict micturition functional outcome following salvage prostate cryotherapy in men with radiation recurrent prostate cancer. PLoS One. 2013;8(8):e69243.

[2] Ahmed HU, Cathcart P, McCartan N, Kirkham A, Allen C, Freeman A, et al. Focal salvage therapy for localized prostate cancer recurrence after external beam radiotherapy: a pilot study. Cancer. 2012;118(17):4148–55.

[3] American Society for Therapeutic Radiology and Oncology Consensus Panel. Consensus statement: guidelines for PSA following radiation therapy. Int J Radiat Oncol Biol Phys. 1997;37(5):1035–41.

[4] Aus G. Current status of HIFU and cryotherapy in prostate cancer – a review. Eur Urol. 2006;50(5):927–34; discussion 34

[5] Beresford MJ, Gillatt D, Benson RJ, Ajithkumar T. A systematic review of the role of imaging before salvage radiotherapy for post-prostatectomy biochemical recurrence. Clin Oncol. 2010;22(1): 46–55.

[6] Boccon-Gibod L, Djavan WB, Hammerer P, Hoeltl W, Kattan MW, Prayer-Galetti T, et al. Management of prostate-specific antigen relapse in prostate cancer: a European Consensus. Int J Clin Pract. 2004;58 (4):382–90.

[7] Bolla M, van Poppel H, Collette L, van Cangh P, Vekemans K, Da Pozzo L, et al. Postoperative radiotherapy after radical prostatectomy: a randomised controlled trial (EORTC trial 22911). Lancet. 2005;366 (9485):572–8.

[8] Boorjian SA, Thompson RH, Tollefson MK, Rangel LJ, Bergstralh EJ, Blute ML, et al. Long-term risk of clinical progression after biochemical recurrence following radical prostatectomy: the impact of time from surgery to recurrence. Eur Urol. 2011;59(6):893–9.

[9] Briganti A, Wiegel T, Joniau S, Cozzarini C, Bianchi M, Sun M, et al. Early salvage radiation therapy does not compromise cancer control in patients with pT3N0 prostate cancer after radical prostatectomy: results of a match-controlled multi-institutional analysis. Eur Urol. 2012;62(3):472–87.

[10] Brockman JA, Alanee S, Vickers AJ, Scardino PT, Wood DP, Kibel AS, et al. Nomogram predicting prostate cancer-specific mortality for men with biochemical recurrence after radical prostatectomy. Eur Urol. 2015;67(6):1160–7.

[11] Burri RJ, Stone NN, Unger P, Stock RG. Long-term outcome and toxicity of salvage brachytherapy for local failure after initial radiotherapy for prostate cancer. Int J Radiat Oncol Biol Phys. 2010;77(5):1338–44.
[12] Calabria F, Rubello D, Schillaci O. The optimal timing to perform 18F/11C-choline PET/CT in patients with suspicion of relapse of prostate cancer: trigger PSA versus PSA velocity and PSA doubling time. Int J Biol Markers. 2014;29(4):e423–30.
[13] Carrie C, Hasbini A, de Laroche G, Richaud P, Guerif S, Latorzeff I, et al. Salvage radiotherapy with or without short-term hormone therapy for rising prostate-specific antigen concentration after radical prostatectomy (GETUG-AFU 16): a randomised, multicentre, openlabel phase 3 trial. Lancet Oncol. 2016;17(6):747–56.
[14] Cella DF, Mahon SM, Donovan MI. Cancer recurrence as a traumatic event. Behav Med. 1990;16(1):15–22.
[15] Cespedes RD, Pisters LL, von Eschenbach AC, McGuire EJ. Long-term followup of incontinence and obstruction after salvage cryosurgical ablation of the prostate: results in 143 patients. J Urol. 1997;157(1):237–40.
[16] Chade DC, Eastham J, Graefen M, Hu JC, Karnes RJ, Klotz L, et al. Cancer control and functional outcomes of salvage radical prostatectomy for radiation-recurrent prostate cancer: a systematic review of the literature. Eur Urol. 2012;61(5):961–71.
[17] Chen CP,Weinberg V, Shinohara K, RoachMIII, Nash M, Gottschalk A, et al. Salvage HDR brachytherapy for recurrent prostate cancer after previous definitive radiation therapy: 5–year outcomes. Int J Radiat Oncol Biol Phys. 2013;86(2):324–9.
[18] Cirillo S, Petracchini M, Scotti L, Gallo T, Macera A, Bona MC, et al. Endorectal magnetic resonance imaging at 1.5 Tesla to assess local recurrence following radical prostatectomy using T2–weighted and contrastenhanced imaging. Eur Radiol. 2009;19(3):761–9.
[19] Cornford P, Bellmunt J, Bolla M, Briers E, De Santis M, Gross T, et al. EAU-ESTRO-SIOG guidelines on prostate cancer. Part II: treatment of relapsing, metastatic, and castration-resistant prostate cancer. Eur Urol. 2017;71(4):630–42.
[20] Crook JM, O'Callaghan CJ, Duncan G, Dearnaley DP, Higano CS, Horwitz EM, et al. Intermittent androgen suppression for rising PSA level after radiotherapy. N Engl J Med. 2012;367(10):895–903.
[21] Denham JW, Steigler A, Wilcox C, Lamb DS, Joseph D, Atkinson C, et al. Time to biochemical failure and prostate-specific antigen doubling time as surrogates for prostate cancer-specific mortality: evidence from the TROG 96.01 randomised controlled trial. Lancet Oncol. 2008;9(11):1058–68.
[22] Deo DD, Rao AP, Bose SS, Ouhtit A, Baliga SB, Rao SA, et al. Differential effects of leptin on the invasive potential of androgen-dependent and –independent prostate carcinoma cells. J Biomed Biotechnol. 2008;2008:163902.
[23] Duchesne GM, Woo HH, Bassett JK, Bowe SJ, D'Este C, Frydenberg M, et al. Timing of androgen-deprivation therapy in patients with prostate cancer with a rising PSA (TROG 03.06 and VCOG PR 01–03 [TOAD]): a randomised, multicentre, non-blinded, phase 3 trial. Lancet Oncol. 2016;17(6):727–37.
[24] Freedland SJ, Humphreys EB, Mangold LA, Eisenberger M, Dorey FJ, Walsh PC, et al. Risk of prostate cancer-specific mortality following biochemical recurrence after radical prostatectomy. JAMA. 2005;294(4):433–9.
[25] Freedland SJ, Humphreys EB, Mangold LA, Eisenberger M, Dorey FJ, Walsh PC, et al. Death in patients with recurrent prostate cancer after radical prostatectomy: prostatespecific antigen doubling time subgroups and their associated contributions to all-cause mortality. J Clin Oncol. 2007;25(13):1765–71.
[26] Grimm P, Billiet I, Bostwick D, Dicker AP, Frank S, Immerzeel J, et al. Comparative analysis of prostatespecific antigen free survival outcomes for patients with low, intermediate and high risk prostate cancer treatment by radical therapy. Results from the Prostate Cancer Results Study Group. BJU Int. 2012;109(Suppl 1):22–9.
[27] Grossfeld GD, Li YP, Lubeck DP, Broering JM, Mehta SS, Carroll PR. Predictors of secondary cancer treatment in patients receiving local therapy for prostate cancer: data from cancer of the prostate strategic urologic research endeavor. J Urol. 2002;168(2):530–5.
[28] Hamdy FC, Donovan JL, Lane JA, Mason M, Metcalfe C, Holding P, et al. 10–Year outcomes after monitoring, surgery, or radiotherapy for localized prostate cancer. N Engl J Med. 2016;375(15):1415–24.
[29] Heidenreich A, Semrau R, Thuer D, Pfister D. Radical salvage prostatectomy: treatment of local recurrence of prostate cancer after radiotherapy. Urologe A. 2008;47(11):1441–6.
[30] Horwitz EM, Thames HD, Kuban DA, Levy LB, Kupelian PA, Martinez AA, et al. Definitions of biochemical failure that best predict clinical failure in patients with prostate cancer treated with external beam radiation alone: a multi-institutional pooled analysis. J Urol. 2005;173(3):797–802.
[31] Karnes RJ, Murphy CR, Bergstralh EJ, DiMonte G, Cheville JC, Lowe VJ, et al. Salvage lymph node dissection for prostate cancer nodal recurrence detected by 11C-choline positron emission tomography/computerized tomography. J Urol. 2015;193(1):111–6.
[32] King CR. The timing of salvage radiotherapy after radical prostatectomy: a systematic review. Int J Radiat Oncol Biol Phys. 2012;84(1):104–11.
[33] Kitajima K, Murphy RC, Nathan MA, Froemming AT, Hagen CE, Takahashi N, et al. Detection of recurrent prostate cancer after radical prostatectomy: comparison of 11C-choline PET/CT with pelvic multiparametric MR imaging with endorectal coil. J Nucl Med. 2014;55(2):223–32.
[34] Lange PH, Ercole CJ, Lightner DJ, Fraley EE, Vessella R. The value of serum prostate specific antigen determinations before and after radical prostatectomy. J Urol. 1989;141(4):873–9.
[35] Lee WR, Hanks GE, Hanlon A. Increasing prostatespecific antigen profile following definitive radiation therapy for localized prostate cancer: clinical observations. J Clin Oncol. 1997;15(1):230–8.
[36] Liauw SL, Pitroda SP, Eggener SE, Stadler WM, Pelizzari CA, Vannier MW, et al. Evaluation of the prostate bed for local recurrence after radical prostatectomy using endorectal magnetic resonance imaging. Int J Radiat Oncol Biol Phys. 2013;85(2): 378–84.
[37] Linder BJ, Kawashima A, Woodrum DA, Tollefson MK, Karnes J, Davis BJ, et al. Early localization of recurrent prostate cancer after prostatectomy by endorectal coil magnetic resonance imaging. Can J Urol. 2014;21 (3):7283–9.
[38] Moul JW. Prostate specific antigen only progression of prostate cancer. J Urol. 2000;163(6):1632–42.
[39] Oefelein MG, Smith N, Carter M, Dalton D, Schaeffer A. The incidence of prostate cancer progression with undetectable serum prostate specific antigen in a series of 394 radical prostatectomies. J Urol. 1995;154 (6):2128–31.
[40] Oesterling JE, Chan DW, Epstein JI, Kimball AW Jr, Bruzek DJ, Rock RC, et al. Prostate specific antigen in the preoperative and postoperative evaluation of localized prostatic cancer treated with radical prostatectomy. J Urol. 1988;139(4):766–72.
[41] O'Farrell S, Garmo H, Holmberg L, Adolfsson J, Stattin P, Van Hemelrijck M. Risk and timing of cardiovascular disease after androgen-deprivation therapy in men with prostate cancer. J Clin Oncol. 2015;33(11):1243–51.
[42] Ohri N, Dicker AP, Trabulsi EJ, Showalter TN. Can early implementation of salvage radiotherapy for prostate cancer improve the therapeutic ratio? A systematic review and regression meta-analysis with radiobiological modelling. Eur J Cancer. 2012;48(6):837–44.
[43] Ost P, Lumen N, Goessaert AS, Fonteyne V, De Troyer B, Jacobs F, et al. High-dose salvage intensity-modulated radiotherapy with or without androgen deprivation after radical prostatectomy for rising

or persisting prostate-specific antigen: 5-year results. Eur Urol. 2011;60(4):842–9.

[44] Ost P, Jereczek-Fossa BA, As NV, Zilli T, Muacevic A, Olivier K, et al. Progression-free survival following stereotactic body radiotherapy for oligometastatic prostate cancer treatment-naive recurrence: a multiinstitutional analysis. Eur Urol. 2016;69(1):9–12.

[45] Partin AW, Pearson JD, Landis PK, Carter HB, Pound CR, Clemens JQ, et al. Evaluation of serum prostatespecific antigen velocity after radical prostatectomy to distinguish local recurrence from distant metastases. Urology. 1994;43(5):649–59.

[46] Perera M, Papa N, Christidis D,Wetherell D, Hofman MS, Murphy DG, et al. Sensitivity, specificity, and predictors of positive 68Ga-prostate-specific membrane antigen positron emission tomography in advanced prostate cancer: a systematic review and meta-analysis. Eur Urol. 2016;70(6):926–37.

[47] Pinover WH, Horwitz EM, Hanlon AL, Uzzo RG, Hanks GE. Validation of a treatment policy for patients with prostate specific antigen failure after three-dimensional conformal prostate radiation therapy. Cancer. 2003;97 (4):1127–33.

[48] Pisters LL, Rewcastle JC, Donnelly BJ, Lugnani FM, Katz AE, Jones JS. Salvage prostate cryoablation: initial results from the cryo on-line data registry. J Urol. 2008;180(2):559–63; discussion 63–4

[49] Pisters LL, Leibovici D, Blute M, Zincke H, Sebo TJ, Slezak JM, et al. Locally recurrent prostate cancer after initial radiation therapy: a comparison of salvage radical prostatectomy versus cryotherapy. J Urol. 2009;182(2):517–25; discussion 25–7

[50] Ploussard G, Almeras C, Briganti A, Giannarini G, Hennequin C, Ost P, et al. Management of node only recurrence after primary local treatment for prostate cancer: a systematic review of the literature. J Urol. 2015;194(4):983–8.

[51] Pound CR, Partin AW, Eisenberger MA, Chan DW, Pearson JD, Walsh PC. Natural history of progression after PSA elevation following radical prostatectomy. JAMA. 1999;281(17):1591–7.

[52] Ray ME, Thames HD, Levy LB, Horwitz EM, Kupelian PA, Martinez AA, et al. PSA nadir predicts biochemical and distant failures after external beam radiotherapy for prostate cancer: a multi-institutional analysis. Int J Radiat Oncol Biol Phys. 2006;64(4):1140–50.

[53] Riedinger JM, Eche N, Bachaud JM, Crehange G, Fulla Y, Thuillier F. PSA kinetics after radiotherapy. Ann Biol Clin. 2009;67(4): 395–404.

[54] Roach M III, Hanks G, Thames H Jr, Schellhammer P, Shipley WU, Sokol GH, et al. Defining biochemical failure following radiotherapy with or without hormonal therapy in men with clinically localized prostate cancer: recommendations of the RTOG-ASTRO Phoenix Consensus Conference. Int J Radiat Oncol Biol Phys. 2006;65(4):965–74.

[55] Robertson NL, Sala E, Benz M, Landa J, Scardino P, Scher HI, et al. Combined whole body and multiparametric prostate magnetic resonance imaging as a 1-step approach to the simultaneous assessment of local recurrence and metastatic disease after radical prostatectomy. J Urol. 2017;198(1):65–70.

[56] Rouviere O, Vitry T, Lyonnet D. Imaging of prostate cancer local recurrences: why and how? Eur Radiol. 2010;20 (5):1254–66.

[57] Shipley WU, Seiferheld W, Lukka HR, Major PP, Heney NM, Grignon DJ, et al. Radiation with or without antiandrogen therapy in recurrent prostate cancer. N Engl J Med. 2017;376(5):417–28.

[58] Spahn M, Joniau S, Gontero P, Fieuws S, Marchioro G, Tombal B, et al. Outcome predictors of radical prostatectomy in patients with prostate-specific antigen greater than 20 ng/ml: a European multi-institutional study of 712 patients. Eur Urol. 2010;58(1):1–7; discussion 10–1

[59] Spiess PE, Katz AE, Chin JL, Bahn D, Cohen JK, Shinohara K, et al. A pretreatment nomogram predicting biochemical failure after salvage cryotherapy for locally recurrent prostate cancer. BJU Int. 2010;106(2):194–8.

[60] Stamey TA, Kabalin JN, McNeal JE, Johnstone IM, Freiha F, Redwine EA, et al. Prostate specific antigen in the diagnosis and treatment of adenocarcinoma of the prostate. II. Radical prostatectomy treated patients. J Urol. 1989;141(5):1076–83.

[61] Stephenson AJ, Kattan MW, Eastham JA, Dotan ZA, Bianco FJ Jr, Lilja H, et al. Defining biochemical recurrence of prostate cancer after radical prostatectomy: a proposal for a standardized definition. J Clin Oncol. 2006;24(24):3973–8.

[62] Stephenson AJ, Scardino PT, Kattan MW, Pisansky TM, Slawin KM, Klein EA, et al. Predicting the outcome of salvage radiation therapy for recurrent prostate cancer after radical prostatectomy. J Clin Oncol. 2007;25 (15):2035–41.

[63] Thompson IM, Tangen CM, Paradelo J, Lucia MS, Miller G, Troyer D, et al. Adjuvant radiotherapy for pathological T3N0M0 prostate cancer significantly reduces risk of metastases and improves survival: long-term followup of a randomized clinical trial. J Urol. 2009;181(3):956–62.

[64] Tilki D, Mandel P, Seeliger F, Kretschmer A, Karl A, Ergun S, et al. Salvage lymph node dissection for nodal recurrence of prostate cancer after radical prostatectomy. J Urol. 2015;193(2):484–90.

[65] Trapasso JG, de Kernion JB, Smith RB, Dorey F. The incidence and significance of detectable levels of serum prostate specific antigen after radical prostatectomy. J Urol. 1994;152(5 Pt 2):1821–5.

[66] Uchida T, Shoji S, Nakano M, Hongo S, Nitta M, Usui Y, et al. High-intensity focused ultrasound as salvage therapy for patients with recurrent prostate cancer after external beam radiation, brachytherapy or proton therapy. BJU Int. 2011;107(3):378–82.

[67] Valicenti RK, Thompson I Jr, Albertsen P, Davis BJ, Goldenberg SL, Wolf JS, et al. Adjuvant and salvage radiation therapy after prostatectomy: American Society for Radiation Oncology/American Urological Association guidelines. Int J Radiat Oncol Biol Phys. 2013;86(5):822–8.

[68] van den Bergh RC, van Casteren NJ, van den Broeck T, Fordyce ER, Gietzmann WK, Stewart F, et al. Role of hormonal treatment in prostate cancer patients with nonmetastatic disease recurrence after local curative treatment: a systematic review. Eur Urol. 2016;69 (5):802–20.

[69] Wilt TJ, Brawer MK, Jones KM, Barry MJ, Aronson WJ, Fox S, et al. Radical prostatectomy versus observation for localized prostate cancer. N Engl J Med. 2012;367 (3):203–13.

[70] Winter A, Henke RP, Wawroschek F. Targeted salvage lymphadenectomy in patients treated with radical prostatectomy with biochemical recurrence: complete biochemical response without adjuvant therapy in patients with low volume lymph node recurrence over a longterm follow-up. BMC Urol. 2015;15:10.

[71] Yamada Y, Kollmeier MA, Pei X, Kan CC, Cohen GN, Donat SM, et al. A phase II study of salvage high-doserate brachytherapy for the treatment of locally recurrent prostate cancer after definitive external beam radiotherapy. Brachytherapy. 2014;13(2):111–6.

[72] Yossepowitch O, Eggener SE, Bianco FJ Jr, Carver BS, Serio A, Scardino PT, et al. Radical prostatectomy for clinically localized, high risk prostate cancer: critical analysis of risk assessment methods. J Urol. 2007;178 (2):493–9; discussion 9

[73] Zumsteg ZS, Spratt DE, Romesser PB, Pei X, Zhang Z, PolkinghornW, et al. The natural history and predictors of outcome following biochemical relapse in the dose escalation era for prostate cancer patients undergoing definitive external beam radiotherapy. Eur Urol. 2015;67(6):1009–16.

# 第 14 章　转移性去势抵抗性前列腺癌的全身治疗

## Systemic Treatment of Castration-Resistant Metastatic Prostate Cancer

Carmel Pezaro　Liang Qu　Ian D. Davis　著

王小飞　译　　李德润　于学炜　校

摘　要

目前对男性去势抵抗性前列腺癌的治疗包括新一代雄激素受体靶向药物醋酸阿比特龙和恩扎鲁胺，细胞毒性药物多西他赛和卡巴他赛，免疫治疗 Sipuleucel-T，骨靶向放射性核素药物二氯化镭（$^{223}Ra$）。对于有骨转移的患者，常用骨靶向药物唑来膦酸或地诺单抗来治疗，但这些药物并不能提高患者生存率。针对特定基因组突变的新的治疗方法正在进行后期临床试验。本章将回顾目前 CRPC 新的治疗方法，包括后期临床试验的局限性和未来的方向。

## 一、概述

去势抵抗性前列腺癌（castration-resistant prostate cancer，CRPC）是指无法通过药物或手术减少全身雄激素来控制的前列腺癌。虽然手术去势可以持续控制一些癌症的进展，但仍需要一些额外的治疗来降低癌症相关的发病率和死亡率。

自 2004 年以来，有 6 种药物在转移性 CRPC（mCRPC）患者中显示出了明显的生存优势。这些“延长生存”的药物包括细胞毒性药物多西他赛和卡巴他赛，新一代雄激素受体靶向药物醋酸阿比特龙和恩扎鲁胺，免疫治疗药物 Sipuleucel-T，以及骨靶向放射性核素药物二氯化镭（$^{223}Ra$）。每一种药物都有其独特的治疗方案和毒性，并且并不是所有药物都能在全球推广。

多种 mCRPC 有效药物的引入为患者和临床医生提供了更多的选择。对其中一种药物治疗有禁忌证的患者可以使用其他药物代替，同时序贯活性药物的使用提高了整个 mCRPC 人群的生存率。尽管有这些优点，但是 mCRPC 的治疗仍有许多未解决的难题。由于多种治疗方案正在进行疗效验证，且受限于临床试验方案，大多数接受临床试验的患者并不能同时接受其他在研的可能延长生存期的药物。目前无法确定后续治疗方案的疗效是否与先前的治疗方案有关，因此目前最佳的治疗顺序仍不清楚。由于大多数药物都是单独试验的，因此目前还不知道药物的联合治疗是否能产生协同效应。在本章中，根据目前 mCRPC 患者的用药情况，对治疗方案进行了分组。

## 二、“浮动”药物

“浮动”药物的疗效数据支持它们在 mCRPC 患者中的使用。目前，“浮动”药物包括阿比特龙和恩扎鲁胺，以及在进行后期临床试验的它们的类似药物。虽然这些药物已被证实在化疗前或化疗后使用具有显著的疗效，但是很少有数据支持在这些药物中应作何选择，同时一些研究表明，当序贯使用第二种药物时，其治疗效果较差。

## 三、醋酸阿比特龙

### （一）概述

阿比特龙（Zytiga®；Janssen Pharmaceuticals）是一种用于 CRPC 的雄激素生物合成抑制药。相关研究已经证实阿比特龙具有延长患者生存期、提高其反应率和生活质量的优势（de Bono 等，2011；Ryan 等，2013）。目前关于阿比特龙与其他药物的序贯或联合治疗，以及潜在的有用的生物标志物正在进一步的研究中。最近，LATITUDE 和 STAMPEDE 的Ⅲ期试验证明在雄激素剥夺治疗开始时使用阿比特龙可显著提高患者的生存率。

### （二）作用机制

AR 信号通路在 CRPC 的发生发展中发挥着重要的作用。虽然采用了雄激素剥夺治疗，但肾上腺前体内残存的雄激素及在肿瘤内合成的雄激素可以促进疾病的进展（Attard 等，2008）。

阿比特龙是一种高亲和力、选择性、不可逆的细胞色素 $P_{450}$CYP17 酶 17α 羟化酶和 C17，20–裂解酶抑制药（Pezaro 等，2012）。在类固醇合成途径中，孕烯醇酮被 17–α 羟化酶转化为 17–羟基孕烯醇酮，而 C17，20– 裂解酶可以促进 17– 羟基孕烯醇酮转化为脱氢表烯二酮（DHEA）。因此，抑制 CYP17 酶将导致脱氢表烯二酮、雄烯二酮和睾酮的水平显著下降（Attard 等，2008）。因此，阿比特龙与 ADT 联合使用，可以防止 LH 代偿性激增（Pezaro 等，2012）。

### （三）在 CRPC 中的疗效

阿比特龙与泼尼松、泼尼松龙或地塞米松合用，在多西他赛治疗 mCRPC 患者前后均具有显著的疗效（表 14–1）。COU-AA-301 Ⅲ期试验招募了 1195 名在多西他赛化疗后进展的 mCRPC 患者，将他们随机分为两组，分别为每天 2 次接受 5mg 泼尼松和 1000mg 阿比特龙，以及每天 2 次接受 5mg 泼尼松和 1000mg 安慰剂（de Bono 等，2011）。COU-AA-302 试验将 1088 名未使用多西他赛化疗的 mCRPC 患者随机分为与如上方案相同的两组（Ryan 等，2013）。在这两个试验中，与单独使用泼尼松相比，阿比特龙联合泼尼松 / 泼尼松龙治疗可提高患者总体生存率、PSA 进展时间、患者 PFS 及 PSA 应答率。

### （四）毒性处理

阿比特龙对 CYP17 酶的抑制作用将会导致其上游生物合成途径产生过量的前体，当作为单一疗法给药时，可导致继发性盐皮质激素过量综合征。COU-AA-301 和 COU-AA-302 试验中报道的相关并发症主要包括轻至中度的体液潴留、高血压和低血钾（de Bono 等，2011；Ryan 等，2013）。其他并发症包括肝功能受损和心脏的不良反应，最常见的是心动过速和心房颤动（de Bono 等，2011；Gillessen 等，2015）。

阿比特龙与低剂量糖皮质激素（如泼尼松龙）的联合用药疗效显著，可避免阿比特龙单药治疗中促肾上腺皮质激素代偿性的增加（Pezaro 等，2012）。然而，这些类固醇激素的使用可能会导致突变的 AR 的激活，从而导致前列腺癌的进展（Richards 等，2012）。盐皮质激素拮抗药依普利酮也被用于抵消 CYP17 酶的抑制作用（Richards 等，2012）。相关的研究数据表明，虽然地塞米松可能在 mCRPC 患者中具有更强的抗癌活性（Venkitaraman 等，2015），但是泼尼松 / 泼尼松龙与阿比特龙联合用药更为常用。

### （五）研究过程

目前有几项Ⅲ期临床试验正在研究阿比特龙对 CRPC 患者的疗效。联合用药试验还包

表 14-1 阿比特龙与泼尼松在 **COU-AA-302**（化疗前）和 **COU-AA-301**（多西他赛后）Ⅲ期试验中的疗效（**de Bono** 等，**2011**；**Ryan** 等，**2013**）

| 终　点 | 化疗前阿比特龙＋泼尼松 | 化疗前安慰剂＋泼尼松 | 多西他赛后阿比特龙＋泼尼松 | 多西他赛后安慰剂＋泼尼松 |
|---|---|---|---|---|
| 总生存期 | NR[a] | 27.7 个月 | 14.8 个月 | 10.9 个月 |
| | HR=0.75 | | HR=0.66 | |
| | $P$=0.01 | | $P < 0.001$ | |
| PSA 反应率 | 62% | 24% | 38.00% | 10.10% |
| 影像学无进展生存期 | 16.5 个月 | 8.3 个月 | 5.6 个月 | 3.6 个月 |
| | HR=0.53 | | HR=0.67 | |
| | $P < 0.001$ | | $P < 0.001$ | |
| PSA 进展时间 | 11.1 个月 | 5.6 个月 | 10.2 个月 | 6.6 个月 |
| | HR=0.49 | | HR=0.58 | |
| | $P < 0.001$ | | $P < 0.001$ | |
| 3 级或 4 级毒性 | 48% | 42% | 未报总数字 | 未报总数字 |

a. COU-AA-302 试验在达到 43% 的预期总生存率后终止
NR. 未达到；HR. 风险比

括阿比特龙与阿帕鲁胺（ARN-509，Janssen；clinicaltrials.gov trial identifier：NCT02257736）、恩扎鲁胺（NCT01949337）及 $^{223}$Ra（NCT02043678）的联合应用。其他试验将研究对一线联合雄激素阻断（CAB）（NCT02405858）治疗反应不佳的 mCRPC 患者使用阿比特龙治疗后，以患者体内的循环肿瘤细胞（circulating tumor cell，CTC）作为疗效反应的指标进行评估（NCT01961843）。此外，还计划对卡巴他赛（NCT02485691）及在生殖细胞存在 DNA 修复缺陷的患者中使用奥拉帕尼（NCT02987543）进行头对头比较研究。

## 四、恩扎鲁胺

### （一）概述

恩扎鲁胺（MDV3100；Xtandi®；Medivation）是第二代 AR 拮抗药。mCRPC 患者可在多西他赛化疗前或化疗后，每天连续口服恩扎鲁胺进行治疗。大多数患者对恩扎鲁胺治疗的耐受较好，但由于恩扎鲁胺可以通过血脑屏障，因此有一些独特的并且有挑战性的并发症。目前的试验主要研究隐匿性转移的 CRPC 患者使用恩扎鲁胺的疗效，以及它与其他抗癌药物联合应用的效果。

### （二）作用机制

恩扎鲁胺是 AR 有效的拮抗药。除了阻断其与配体结合外，恩扎鲁胺还抑制 AR 的核定位及其与 DNA 的结合（Tran 等，2009）。虽然恩扎鲁胺缺乏第一代 AR 拮抗药的部分激动活性，但与使用恩扎鲁胺治疗后出现停药反应相关的病例报道表明，恩扎鲁胺在极少数情况下仍可能有激动作用（Rodriguez-Vida 等，2015）。

### （三）在 CRPC 中的疗效

恩扎鲁胺在 mCRPC 患者中的疗效数据主要来自两个大型Ⅲ期临床试验（表 14-2）。这两个试验在设计上相似，都将恩扎鲁胺与安慰剂进行比较。两项试验均表明，使用恩扎鲁胺治疗可以

表 14-2 Ⅲ期 PREVAIL（化疗前）和 AFFIRM（多西他赛后）恩扎鲁胺试验的结果（Scher 等，2010；Beer 等，2014）

| 终　点 | 恩扎鲁胺化疗前 | 安慰剂化疗前 | 恩扎鲁胺化疗后 | 安慰剂化疗后 |
| --- | --- | --- | --- | --- |
| 总生存期 | 32.4 个月<br>HR=0.71<br>$P < 0.001$ | 30.2 个月 | 18.4 个月<br>HR=0.63<br>$P < 0.001$ | 13.6 个月 |
| PSA 反应率 | 78% | 3% | 54.00% | 2.00% |
| 影像学无进展生存期 | NR<br>HR=0.19<br>$P < 0.001$ | 3.9 个月 | 8.3 个月<br>HR=0.4<br>$P < 0.001$ | 2.9 个月 |
| PSA 进展时间 | 11.2 个月<br>HR=0.17<br>$P < 0.001$ | 2.8 个月 | 8.3 个月<br>HR=0.4<br>$P < 0.001$ | 3.0 个月 |
| 3 级或 4 级毒性 | 43% | 37% | 28% | 34% |

明显地提高患者的生存率，有利于疾病控制，以及提高患者的生活质量（Scher 等，2010；Beer 等，2014）。在 AFFIRM 试验中，患者同时使用恩扎鲁胺与泼尼松 / 泼尼松龙进行治疗。

（四）毒性处理

大多数患者对恩扎鲁胺具有良好的耐受性。Ⅲ期临床试验中最常见的并发症包括疲劳、胃肠功能紊乱、关节痛和潮热（Scher 等，2010；Beer 等，2014）。在 AFFIRM 试验中，5 名患者出现癫痫发作的不良反应，但是每个人都额外地服用其他的药物或具有其他的疾病，这些药物或者疾病都有可能降低他们癫痫发作的阈值。鉴于恩扎鲁胺能够穿过血脑屏障并可能导致癫痫发作，因此有癫痫病史或者脑血管疾病的患者不推荐使用恩扎鲁胺。另外服用其他可以穿过血脑屏障药物的患者，以及有跌倒病史或者先前存在认知障碍的患者，都需慎用恩扎鲁胺。

（五）研究过程

PROSPER 和 SPARTAN 试验（分别为 NCT02003924 和 NCT01946204）正在研究恩扎鲁胺和其类似药物阿帕鲁胺在治疗高 PSA 水平的隐匿性转移的 CRPC 患者中的疗效。目前的Ⅲ期临床试验正在研究将恩扎鲁胺与阿比特龙（NCT01949337）、$^{223}$Ra（mCRPC-PEACE Ⅲ；NCT02194842）和抗 PD-L1 抗体阿替利珠单抗（IMbassador250；NCT03016312）联合应用，以评估其疗效。OZM-054 试验（NCT02254785）将在具有高风险特征及 mCRPC 的人群中使用新一代 AR 靶向药物和卡巴他赛，以评估其疗效，并将其治疗方案推广到一般的 mCRPC 人群中。

（六）“半固定”药物

作为一种“半固定”的药物，多西他赛是首个可以提高 CRPC 患者生存率的药物。在后续的临床试验中，多西他赛被当作重要的抗癌药物进行研究。现有的临床数据表明，$^{223}$Ra、骨靶向药唑来膦酸和地诺单抗也被列入“半固定”药物这一类别。

## 五、多西他赛

### （一）概述

多西他赛是紫杉烷类的化疗药物之一。2004 年发表的 TAX-327 和 SWOG99-16 试验结果显示，多西他赛是第一个被证明可以提高 mCRPC 患者生存率的药物。多西他赛与低剂量的泼尼松 / 泼尼松龙联合用药，具有明显的疗效，因此其被当作一种主要的治疗药物。然而，最近的研究数据显示，患者在出现去势抵抗性前列腺癌之前，多西他赛对其具有显著的疗效，因此其多西他赛在前列腺癌患者中的最佳治疗时机受到质疑，同时，在一些国家，患者是否使用多西他赛还与该地区的报销标准及药物是否容易获取有关。

### （二）作用机制

多西他赛是一种半合成的紫杉烷类的化疗药，最初来源于欧洲紫杉的针叶。紫杉烷类的化疗药是通过抑制细胞的有丝分裂，损害微管的功能而发挥作用。临床数据表明，多西他赛的这种作用可能会间接抑制 AR 进入细胞核，从而防止其促进前列腺癌的发展（Darshan 等，2011）。患者对多西他赛的耐药机制包括肿瘤缺氧、药物输送受损、药物外排泵、微管结构或功能受损，以及凋亡功能紊乱（Antonarakis 和 Armstrong，2011）。

### （三）在 CRPC 中的疗效

TAX-327 试验招募了 1006 名 CRPC 的患者，并将他们随机分为 3 个治疗组，分别为米托蒽醌 3 周、多西他赛每周 30mg/m$^2$ 连续 5～6 周、多西他赛 75mg/m$^2$，每 3 周 1 次。所有患者同时给予泼尼松治疗。与米托蒽醌组相比，3 周多西他赛治疗组可明显提高患者的生存时间（中位总生存时间 18.9 个月 vs. 16.5 个月，HR=0.76，$P$=0.009）（Tannock 等，2004）。在使用多西他赛治疗后，一些次要的疗效指标也得到了明显的改善，其中包括 PSA 水平下降＞50%（45% vs. 32%）、患者的疼痛明显减轻（35% vs. 22%）、患者的生活质量明显改善（22% vs. 13%）。在接受 3 周多西他赛治疗组中，至少有 50% 的患者接受了 9 个或更多周期的多西他赛治疗，其治疗的疗程延长和治疗的剂量减少的患者分别为 24% 和 12%。

在受试者中，多数患者发生了骨转移，因此影像学应答相对较低。患者从开始接受治疗到病情进展或机体产生无法耐受的不良反应，或完成 10 个疗程的治疗计划后，终止治疗。选择此种治疗方案是因为考虑到米托蒽醌的累积毒性，通过延长多西他赛的疗程，不仅可以避免使用米托蒽醌带来的累积毒性，而且可以更好地控制疾病。

SWOG99-16 试验证实了患者接受 3 周多西他赛治疗的益处，同时，该Ⅲ期临床试验也研究了多西他赛与雌莫司汀的联合用药，结果证实了多西他赛的疗效明显优于米托蒽醌与雌莫司汀（Petrylak 等，2004）。

### （四）毒性处理

大多数肿瘤科医生都熟悉多西他赛的不良反应。TAX-327 试验报道了患者在接受 3 周多西他赛治疗后，常见的不良反应是疲劳、恶心、脱发、腹泻、指甲改变、感觉神经病变和厌食症。32% 的患者会出现 3～4 级中性粒细胞减少，其中 3% 的患者为发热性中性粒细胞减少。此外，周围神经病变的发生率随着多西他赛剂量的增加而增加，并且一些患者可能会因为发生周围神经病变而被迫停药。

同时，该试验还报道了不同种族的患者在使用多西他赛治疗后，会有不同的不良反应。例如，为了减少亚洲患者发生不良反应，可能更适合的起始剂量是 60mg/m$^2$（Kenmotsu 和 Tanigawara，2015）。

（五）研究过程

多项Ⅲ期临床试验都在尝试改善多西他赛的单药活性，试图增加一些具有补充、添加或替代多西他赛活性的药物。不幸的是，目前还没有成功。一项小型Ⅲ期临床试验表明，患者接受 2 周多西他赛治疗方案可能会减少治疗后疾病的复发（KellokumpuLehtinen 等，2013）。

最近的 CHAARTED 和 STAMPEDE 试验重新激起了人们对多西他赛的热情，该试验表明，对于开始接受 ADT 治疗的晚期前列腺癌患者，提前化疗具有显著的生存优势（Sweeney 等，2015；James 等，2016）。这些研究结果对于 mCRPC 患者的治疗具有一定的影响，目前人们正在探索是否以同样的方式将多西他赛用于 mCRPC 患者的治疗。

## 六、二氯化镭（$^{223}$Ra）

骨靶向放射性核素药物用于晚期前列腺癌患者的治疗已有多年。虽然 β 射线 – 放射体 $^{89}$Sr 和 $^{153}$Sm 对一些广泛骨转移的 CRPC 患者具有缓解作用，但是在一些小型Ⅲ期临床试验中未发现这些药物可以提高患者的生存率，同时这些药物可能与患者的骨髓抑制有关（Sartor，2004）。

$^{223}$Ra（Xofigo®，Bayer）是一个 α 射线放射体，它一般通过非常短的路径传递辐射。例如，在骨转移患者中，在输注 $^{223}$Ra 后，它可以作为一种钙类似物，被吸收到患者新形成的骨基质中。

由于 $^{223}$Ra 在早期的临床试验中疗效显著，因此进入了 ALSYMPCA Ⅲ期临床试验。该随机安慰剂对照试验的受试者为 921 名具有多发骨转移且无其他显著的非骨性疾病的 mCRPC 患者，他们由于在服用多西他赛后出现疾病进展，或者由于自身虚弱而未接受多西他赛治疗。该试验中共有 395 名患者（43%）未接受多西他赛治疗（Parker 等，2013）。

$^{223}$Ra 以每月 50kBq/kg 的剂量输注患者体内。该试验中患者最多进行 6 次治疗（循环中位数为 6）。在达到中期疗效的阈值后，该试验提前终止。与安慰剂组相比，治疗组中位生存期为 3.6 个月（14.9 个月 vs. 11.3 个月，HR=0.7，$P<0.001$）。患者在接受 $^{223}$Ra 治疗后，SRE 症状出现的时间延长，碱性磷酸酶降低及生活质量得到明显改善。其他相关并发症主要包括轻度的贫血、恶心、胃肠功能紊乱和疲劳。

$^{223}$Ra 在其他患者中的疗效仍在进一步研究中。

## 七、骨靶向药物

前列腺癌具有明显的骨转移倾向，因此导致其治疗的难度大大增加。恶性脊髓压迫是前列腺癌骨转移引起的最严重并发症之一，需要快速识别和及时治疗。恶性高钙血症是另一种与骨转移相关的并发症，如果忽视，可能会危及生命。由于 ADT 治疗时间延长，因此会在转移部位或骨质减少的部位出现病理性骨折。

晚期前列腺癌中骨骼相关事件的发生导致了多种不同的骨靶向药物的出现。双膦酸盐、唑来膦酸及 RANK 配体抑制药地诺单抗可以明显改善患者 SRE 发生率，但这两种药物均无法提高患者的整体生存率。

关于这些药物的研究是一项Ⅲ期双盲非劣效性研究，该研究的 1904 名患者随机接受每月皮下注射地诺单抗 120mg 或静脉注射唑来膦酸 4mg 的治疗。主要终点是 SRE 发生的时间，SRE 定义为病理性骨折、骨放射治疗、骨手术或脊髓压迫的复合情况。研究表明，地诺单抗在预防 SRE 方面比唑来膦酸更有优势（SRE 发生的中位时间为 20.7 个月 vs. 17.1 个月；HR=0.82，$P$=0.008）（Fizazi 等，2011）。

由于唑来膦酸及地诺单抗问世早于其他可能

延长 CRPC 患者生存期的新型药物，因此缺乏与其他抗肿瘤药物联合应用是否存在获益的实验数据。由于方案复杂，对于疗程持续时间并没有明确的推荐。但毒性反应会在改善生存的同时逐渐累积。开放疗程时用药周期与实验相比显著延长，但并没有证据表明有额外的获益。

## 八、“固定”药物

“固定”药物定义为有明确的证据表明患者可以从治疗中获益的药物。研究表明，患者可以从卡巴他赛的治疗中受益，因此其被归为“固定”药物。高等级证据支持在低肿瘤负荷及初始治疗中应用 Sipuleucel-T，因此它也被归为“固定”药物。同时这类药物还包括针对特定基因组突变的新型药物。虽然目前这些治疗尚处于研究阶段，但初步的临床数据表明，这些治疗方法能为部分患者提供新的治疗选择。

## 九、卡巴他赛

### （一）概述

卡巴他塞（XRP6258；Jevtana®；Sanofi）是半合成的紫杉烷类的化疗药。它最初是通过在体内和多西他赛耐药的动物肿瘤模型中筛选紫杉醇耐药细胞系时而被发现的（Yap 等，2012）。卡巴他赛对多西他赛治疗后进展的 CRPC 患者具有显著的疗效；然而，仍需要进行额外的Ⅲ期临床试验来研究卡巴他赛的起始剂量，以避免骨髓抑制并发症的发生。

### （二）作用机制

作为紫杉烷类家族的一员，卡巴他赛通过促进微管蛋白的组装及微管的稳定来调节其活性，但与多西他赛相比，卡巴他赛似乎对 AR 的依赖更少（van 等，2015）。同时，卡巴他赛对药物外排分子 p- 糖蛋白的亲和力较低，因此对血脑屏障有更好的穿透作用（Calcagno 等，2013）。

### （三）在 CRPC 中的疗效

最初的Ⅰ期和Ⅱ期临床试验确定了卡巴他赛 3 周的静脉用药方案，并提出了为减少不良反应，起始剂量为 20mg/m$^2$ 或 25mg/m$^2$（Yap 等，2012）。Ⅰ期试验包括 2 名 CRPC 患者，他们在接受卡巴他赛治疗后，影像学提示存在部分缓解，并且 PSA 显著降低（Yap 等，2012），但仍需要进一步的研究。TROPIC Ⅲ期试验（de Bono 等，2010）包括了 755 名在多西他赛治疗期间或治疗之后出现进展的转移性 CRPC 患者。其中 25% 患者有内脏转移，45% 患者有疼痛症状，约 30% 患者既往接受过两种或两种以上的化疗方案治疗。此外，29% 患者在接受多西他赛治疗后出现进展，提示为原发性难治性前列腺癌，另有 45% 患者在接受多西他赛治疗后 3 个月内出现进展，提示患者预后不良。该研究的主要终点是患者的总生存率，次要终点包括肿瘤的进展、疼痛的加重、死亡，以及其他一些对治疗的反应和疾病进展的指标。

该试验中患者被随机分为 2 组，分别为接受卡巴他赛 25mg/m$^2$，每 3 周一次和米托蒽醌 3 周治疗，所有患者均同时每天口服泼尼松 10mg。当患者出现中性粒细胞减少时，可用粒细胞集落刺激因子进行治疗。

表 14-3 总结了 TROPIC 试验的主要结果。共 10 个周期的治疗计划，其中 28% 的卡巴他塞组（中位 6 个周期）和 12% 的米托蒽醌组（中位 4 个周期）完成了该计划。该试验数据表明，虽然两组患者疼痛反应及疼痛进展时间之间无显著差异，但是与接受米托蒽醌治疗组相比，接受卡巴他赛治疗的患者总体生存率明显改善，同时肿瘤的进展时间和 PSA 反应率均优于米托蒽醌治疗组。

随后在该Ⅲ期临床试验中研究了卡巴他赛的用药时间和剂量。但是目前关于这些结

表 14-3 **TROPIC 试验的结果（de Bono 等，2010）**

| 终 点 | 卡巴他塞 | 米托蒽醌 |
|---|---|---|
| 总生存期 | 15.1 个月 | 12.7 个月 |
| | HR=0.7 | |
| | $P$ < 0.0001 | |
| 总体反应率[a] | 14.40% | 4.40% |
| PSA 反应率 | 39.20% | 17.80% |
| 无进展生存期 | 2.8 个月 | 1.4 个月 |
| | HR=0.74 | |
| | $P$ < 0.0001 | |
| 进展时间 | 8.8 个月 | 5.4 个月 |
| | HR=0.61 | |
| | $P$ < 0.0001 | |
| PSA 进展时间 | 6.4 个月 | 3.1 个月 |
| | HR=0.75 | |
| | $P$=0.001 | |
| 疼痛反应 | 9.30% | 7.70% |
| | $P$=0.63 | |
| 疼痛进展时间 | 未达到 | 11.1 个月 |
| | $P$=0.52 | |
| 3 级或 4 级毒性 | 82% | 58% |

a. 经 RECIST（实体瘤疗效评价标准）可测量的疾病患者

果的数据仍然有限，还需要进一步研究。目前 PROSELICA 试验（NCT01308580）仅以摘要的形式报道了卡巴他赛的用药时间和剂量（Eisenberger 等，2017）。PROSELICA 是一项非劣效性研究，主要比较起始剂量为 20mg/m$^2$ 或 25mg/m$^2$ 的卡巴他赛对患者疗效的影响。该试验达到了其主要终点，即较低剂量的卡巴他赛对患者总生存率的非劣性，HR=1.024（单侧 98.89%CI 的上限为 1.184，小于预先设定的非劣效性边界 1.214）。然而高的 PSA 反应率更常见于高剂量组（42.9% vs. 29.5%，$P$<0.0001），但其不良反应也更大。该研究得出结论，接受起始剂量为 20mg/m$^2$ 卡巴他赛治疗的患者在总体生存率方面并不差，同时具有更好的安全性。

迄今为止，FIRSTANA 试验（NCT01308567）也仅以摘要的形式报道了卡巴他赛的用药时间和剂量（Oudard 等，2017）。本试验的参与者是未接收过化疗的转移性 CRPC 患者，随机分组至接受 20mg/m$^2$ 卡巴他赛组、接受 25mg/m$^2$ 卡巴他赛组或标准多西他赛治疗组。其主要终点是患者的总生存率。该试验的中位随访时间为 24 个月，各组患者之间的总生存率无显著差异。极少数受试者曾接受过恩扎鲁胺或阿比特龙的治疗。

### （四）毒性处理

卡巴他赛的不良反应是 TROPIC 试验研究的一个关键问题。结果显示接受卡巴他赛治疗的患者中有 82% 发生 3 级或 4 级不良事件，而接受米托蒽酮治疗的患者中有 58% 发生不良事件。最常见的并发症是骨髓抑制，其中 8% 患者表现为发热性中性粒细胞减少，2% 患者因中性粒细胞减少而死亡。此外，与接受米托蒽酮治疗组相比，卡巴他赛治疗组患者更易发生腹泻（6% vs.<1%）。两组患者周围神经病变发生率均较低（每组<1%）。后来的研究表明，在临床中发生的不良事件比 TROPIC 试验中所显示的不良事件更易于处理（Moriceau 等，2015）。

## 十、Sipuleucel-T

Sipuleucel-T（PROVENGE®）是一种活细胞免疫疗法，其主要过程包括采集每一位患者的含有抗原呈递细胞的白细胞，将这些细胞暴露于前列腺酸性磷酸酶粒细胞巨噬细胞集落刺激因子（PAP-GM-CSF 重组融合蛋白），然后将这些细胞重新回输。最初进行的两个小型临床试验，均以无进展生存期作为主要终点，以总生存期作为次要终点（Higano 等，2009）。然而两项试验均未能达到其主要终点，但其在总生存期方面显示出一致的优越性。这样的结果出乎人们的意料。因此 IMPACT 试验（NCT00065442）以总生存期作为主要终点（Kantoff 等，2010）。该试验是将 512 名无症状或症状轻微的转移性 CRPC 患者，按 2∶1 比例随机分为 Sipuleucel-T 组和安慰剂组（未接触融合蛋白培养的自体外周血单个核细胞）。该试验的参与者一般预后良好，即只有 15% 的患者曾接受过多西他赛治疗，82% 的患者 ECOG 评分为 0 分，中位确诊时间为 7 年。

该试验的中位随访时间为 34 个月，并且患者对 Sipuleucel-T 的治疗具有良好的耐受性。结果显示与安慰剂组相比，Sipuleucel-T 治疗组的总生存期改善明显：Sipuleucel-T 组中位生存期为 25.8 个月，安慰剂组中位生存期为 21.7 个月（HR=0.78；*P*=0.03）。极少数受试者存在客观缓解。但是两组患者在疾病进展的时间上无差异，虽然在其他类型的免疫治疗中也出现了相似的结果，但目前这一结果仍未得到合理的解释。

美国 FDA 基于以上研究结果，因此批准将 Sipuleucel-T 用于肿瘤的治疗，Sipuleucel-T 是首个被批准用于任何类型实体癌的细胞免疫疗法。然而，这种治疗方法目前只在美国使用，其原因可能与高的生产成本和治疗成本有关（Simpson 等，2015）。目前使用 Sipuleucel-T 治疗肿瘤仍然存在争议，因为一些临床医生担心安慰剂组的结果似乎低于那些可比性试验的结果，因此他们提出了使用安慰剂是否会降低试验结果而不是使用 Sipuleucel-T 改善了试验结果的问题（Huber 等，2012）。Sipuleucel-T 疗法目前仍在其他免疫疗法或联合用药的背景下进行研究。

## 十一、新技术和靶向治疗

临床可以采用基因测序技术对原发性前列腺癌（the Cancer Genome Atlas Research Network，2015）和转移性前列腺癌（Robi-nson 等，2015）的基因组图谱进行详细分析，进而发现特征性的基因突变。原发性前列腺癌中常见的突变事件（the cancer Genome Atlas Research Network，2015）涉及基因融合（如 ERG、ETV1/4、FLI1）或基因突变（如 SPOP、FOXA1、IDH1）的各种亚型，以及表观遗传事件。影响 AR 功能的基因组事件也很常见，特别是在携带 SPOP 和 FOXA1 突变的肿瘤中。PI3K 或 MAPK 通路的损伤及 DNA 修复基因的缺陷也是常见的现象，这些可能预示着肿瘤潜在的治疗靶点。晚期前列腺癌也具有类似的突变事件，以及在 PIK3CA/B、R-spondin、BRAF/RAF1、APC、betacatenin 和 ZBTB16/PLZF 中的突变（Robinson 等，2015）。

CTC 是在外周血中能检测到的癌细胞。这些细胞是异质性的，但有证据表明，癌症生物学的重要信息可以从他们的研究中获得。最简单的评估方法是计数 CTC，这在 CRPC 中已被证实与生存密切相关（de Bono 等，2008）。同样，CTC 计数从“不利”移到“有利”的患者比 CTC 计数保持或变得不利的患者预后更好；这些发现比血清 PSA 水平的变化更具有价值（de Bono 等，2008）。CTC 计数的价值也在新的治疗中得到了证实，如阿比特龙，其中 CTC 计数和血清 LDH 在 COU-AA-301 试验中显示与患者 2 年生存率密切相关（Scher 等，2015）。

通过基因测序技术还可以更详细地了解癌症的生物学特征。例如，在 CTC 中检测 AR mRNA 的剪接变体 ARv7，该变体缺乏受体的配体结合域，与针对 AR 轴的靶向治疗缺乏反应有关（Antonarakis 等，2014）。与无法区分剪接变体蛋白亚细胞定位的试验相比，截断的 ARv7 剪接变体的核特异性定位预测以紫杉烷为基础的治疗具有更好的结果（Scher 等，2017）。然而，尽管这些方法具有很高的特异性，但是其灵敏度并不高，因此还不能用于临床治疗。

检测和评估片段化的无细胞 DNA（cfDNA）是另一种很有前景的用于分析肿瘤基因组生物标

志物的方法。cfDNA 中的雄激素受体突变与 AR 靶向药物如阿比特龙（Ritch 和 Cookson，2016）和恩扎鲁胺（Azad 等，2015；Wyatt 等，2016）的不良应答有关，阐述了 cfDNA 在 mCRPC 无创分子分析方面的潜在价值。cfDNA 中的基因组突变也与治疗预后有关。AR 基因突变包括基因扩增和突变，已被证明与恩扎鲁胺（AR 扩增，AR F877 L 突变）和阿比特龙（AR H874Y 和 T877A 突变）治疗失败有关（Azad 等，2015）。最近，一些 cfDNA 生物标志物被证明与恩扎鲁胺治疗的不良结果相关，包括 AR 扩增、严重突变的 AR（≥2 突变）和 RB1 丢失（Wyatt 等，2016）。在恩扎鲁胺治疗后疾病进展时，cfDNA 测序显示了所有患者的基因突变或拷贝数改变，包括临床可操作的 DNA 损伤修复基因和 PI3K 通路基因的改变。因此，分析 mCRPC 患者的 cfDNA 不仅可以识别治疗耐药的关键生物标志物，还可以通过识别可发挥作用的分子靶点来帮助实现个体化用药。

这些新技术可能更倾向于发现新的治疗靶点，或适用于新定义的需要不同治疗方法的前列腺癌亚群。例如，在 DNA 修复途径中存在体细胞缺陷的前列腺癌，可能受益于 PARP 抑制药或铂类化合物（Mateo 等，2015；Hager 等，2016），针对 AR 的靶向治疗可用于具有突变或剪接变异影响配体结合域的癌症（Myung 等，2013），它通过 N-MYC 驱动的 Aurora A 激酶对神经内分泌肿瘤的分化有抑制作用（Lee 等，2016），甚至可以预测免疫检查点抑制药的反应（Topalian 等，2016）。

## 十二、应答和进展评估

前列腺癌的临床影响差异很大，因此进行彻底的应答评估是一项具有挑战性的任务。此外，使用 PSA 监测疾病的进展可能对疾病状态的反映并不准确。在Ⅲ期临床试验中，早期临床评估侧重于毒性鉴定和管理。第一次生化应答和影像学应答评估通常在治疗 3 个月后进行。根据前列腺癌工作组提出的标准（Scher 等，2008）对 PSA、骨显像及软组织病变进行评估，其中软组织病变应用原始或修订的 RECIST 标准（Eisenhauer 等，2009）来定义。为了避免过早的终止治疗，建议采用临床、生化和影像学进展进行综合评估（表 14-4）（Gillessen 等，2015）。

**表 14-4 mCRPC 治疗期间的反应评估推荐**

| 评估方式 | 评估内容 | 推荐频率 [a] |
|---|---|---|
| 影像学 | 骨扫描 | 定期 |
| | CT | 定期 [b] |
| 生化 | PSA | 定期 |
| | 血细胞计数、碱性磷酸酶、乳酸脱氢酶 | 在初始检查时，作为预后因素 |
| | 临床（新症状，如疼痛） | 定期 |

a. 这些建议是根据圣加仑高级前列腺癌共识会议提出的（2015）。共识（≥ 70% 的专家同意）没有达到建议的评估频率（Gillessen 等，2015）

b. 即使在没有临床指标的情况下，常规 CT 扫描也被一致推荐

## 十三、治疗顺序

也许最有争议的问题仍然是治疗的顺序，一些小型回顾性研究表明，在一线阿比特龙治疗之后使用多西他赛或恩扎鲁胺，或在恩扎鲁胺治疗之后序贯阿比特龙，二线治疗的效果很有限，提示它们之间可能存在显著的交叉耐药。目前为止，关于序贯疗法的一些研究表明，在没有使用任何预测性生物标志物的人群中，序贯疗法的疗效越来越差（Mukherji 等，2014）。

用恩扎鲁胺预处理的动物阻断了多西他赛针对 AR 相关的作用过程，然而，卡巴他赛仍保持其针对 AR 相关的作用活性（van Soest 等，2015）。同样的观察结果也出现在接受这一顺序治疗的患者身上（Mukherji 等，2014）。这表明，

对于接受多西他赛和较新的 AR 靶向疗法（如阿比特龙或恩扎鲁胺）后进展的 CRPC 患者，卡巴他赛可能是更好的选择，而不是转向替代的 AR 靶向疗法。这一假设还需要在精心设计的前瞻性临床试验中得到证实。

## 十四、结论

目前针对 mCRPC 的患者，有许多可以延缓疾病进展、提高患者生活质量和延长患者生存期的治疗药物，这些药物的最佳方案将在后续的临床试验中进行研究，这为 mCRPC 患者提供了希望。虽然一些药物的生物学作用表明它们可能在 CRPC 患者的治疗中具有优势，但是其适应证相对有限或比较固定。目前关于每种治疗方案对后续药物活性影响的数据有限，因此最佳治疗的顺序仍不确定。在去势抵抗性前列腺癌进展之前使用药物将进一步增加这些治疗决策的复杂性。大多数患者可能无法从随机采用的序贯疗法中获益，同时这种治疗方法的成本和不良反应也是巨大的，因此是不合理的。希望与之匹配的生物学标志物和与疾病进展相关的早期标志物的发现会改善现有药物的选择和合理使用，同时也需要选择更合适的人群进行进一步的研究。

## 参考文献

[1] Antonarakis ES, Armstrong AJ. Evolving standards in the treatment of docetaxel-refractory castration-resistant prostate cancer. Prostate Cancer Prostatic Dis. 2011;14(3):192–205.

[2] Antonarakis ES, Lu C, Wang H, Luber B, Nakazawa M, Roeser JC, et al. AR-V7 and resistance to enzalutamide and abiraterone in prostate cancer. N Engl J Med. 2014;371(11):1028–38.

[3] Attard G, Reid AH, Yap TA, Raynaud F, Dowsett M, Settatree S, et al. Phase I clinical trial of a selective inhibitor of CYP17, abiraterone acetate, confirms that castration-resistant prostate cancer commonly remains hormone driven. J Clin Oncol. 2008;26(28):4563–71.

[4] AzadAA, Volik SV, Wyatt AW, Haegert A, LeBihan S, Bell RH, et al. Androgen receptor gene aberrations in circulating cell-free DNA: biomarkers of therapeutic resistance in castration-resistant prostate cancer. Clin Cancer Res. 2015;21(10):2315–24.

[5] Beer TM, Armstrong AJ, Rathkopf DE, Loriot Y, Sternberg CN, Higano CS, et al. Enzalutamide in metastatic prostate cancer before chemotherapy. N Engl J Med. 2014;371(5):424–33.

[6] Calcagno F, Nguyen T, Dobi E, Villanueva C, Curtit E, Kim S, et al. Safety and efficacy of cabazitaxel in the docetaxel-treated patients with hormone-refractory prostate cancer. Clin Med Insights Oncol. 2013;7:1–12.

[7] de Bono JS, Scher HI, Montgomery RB, Parker C, Miller MC, Tissing H, et al. Circulating tumor cells predict survival benefit from treatment in metastatic castrationresistant prostate cancer. Clin Cancer Res. 2008;14 (19):6302–9.

[8] de Bono JS, Oudard S, Ozguroglu M, Hansen S, Machiels J-P, Kocak I, et al. Prednisone plus cabazitaxel or mitoxantrone for metastatic castration-resistant prostate cancer progressing after docetaxel treatment: a randomised openlabel trial. Lancet. 2010;376(9747):1147–54.

[9] de Bono JS, Logothetis CJ, Molina A, Fizazi K, North S, Chu L, et al. Abiraterone and increased survival in metastatic prostate cancer. N Engl J Med. 2011;364(21):1995–2005.

[10] Darshan MS, Loftus MS, Thadani-Mulero M, Levy BP, Escuin D, Zhou XK, et al. Taxane-induced blockade to nuclear accumulation of the androgen receptor predicts clinical responses in metastatic prostate cancer. Cancer Res. 2011;71(18):6019–29.

[11] Eisenhauer EA, Therasse P, Bogaerts J, Schwartz LH, Sargent D, Ford R, et al. New response evaluation criteria in solid tumours: revised RECIST guideline (version 1.1). Eur J Cancer. 2009;45(2):228–47.

[12] Eisenberger M, Hardy-Bessard AC, Kim CS, Géczi L, Ford D, Mourey L, et al. Phase III Study Comparing a Reduced Dose of Cabazitaxel (20 mg/m2) and the Currently Approved Dose (25 mg/m2) in Postdocetaxel Patients With Metastatic Castration-Resistant Prostate Cancer-PROSELICA. J Clin Oncol. 2017;35 (28):3198–3206.

[13] Fizazi K, Carducci M, Smith M, Damiao R, Brown J, Karsh L, et al. Denosumab versus zoledronic acid for treatment of bone metastases in men with castrationresistant prostate cancer: a randomised, double-blind study. Lancet. 2011;377(9768):813–22.

[14] Gillessen S, Omlin A, Attard G, de Bono JS, Efstathiou E, Fizazi K, et al. Management of patients with advanced prostate cancer: recommendations of the St Gallen Advanced Prostate Cancer Consensus Conference (APCCC) 2015. Ann Oncol. 2015;26(8):1589–604.

[15] Hager S, Ackermann CJ, Joerger M, Gillessen S, Omlin A. Anti-tumour activity of platinum compounds in advanced prostate cancer-a systematic literature review. Ann Oncol. 2016;27(6):975–84.

[16] Higano CS, Schellhammer PF, Small EJ, Burch PA, Nemunaitis J,Yuh L, et al. Integrated data from 2 randomized, double-blind, placebo-controlled, phase 3 trials of active cellular immunotherapy with sipuleucel-T in advanced prostate cancer. Cancer. 2009; 115(16):3670–9.

[17] Huber ML, Haynes L, Parker C, Iversen P. Interdisciplinary critique of sipuleucel-T as immunotherapy in castration-resistant prostate cancer. J Natl Cancer Inst. 2012;104(4):273–9.

[18] James ND, Sydes MR, Clarke NW, Mason MD, Dearnaley DP, Spears MR, et al. Addition of docetaxel, zoledronic acid, or both to first-line long-term hormone therapy in prostate cancer (STAMPEDE): survival results from an adaptive, multiarm, multistage, platform randomised controlled trial. Lancet. 2016;387(10024):1163–77.

[19] Kantoff PW, Higano CS, Shore ND, Berger ER, Small EJ, Penson DF, et al. Sipuleucel-T immunotherapy for castration-resistant prostate cancer. N Engl J Med. 2010;363(5):411–22.

[20] Kellokumpu-Lehtinen PL, Harmenberg U, Joensuu T, McDermott R, Hervonen P, Ginman C, et al. 2-weekly versus 3-weekly docetaxel to treat castration-resistant advanced prostate cancer: a randomised, phase 3 trial. Lancet Oncol. 2013;14(2):117–24.

[21] Kenmotsu H, Tanigawara Y. Pharmacokinetics, dynamics and toxicity of docetaxel: why the Japanese dose differs from the Western dose. Cancer Sci. 2015;106(5):497–504.

[22] Lee JK, Phillips JW, Smith BA, Park JW, Stoyanova T, McCaffrey EF, et al. N-Myc drives neuroendocrine prostate cancer initiated from human prostate epithelial cells. Cancer Cell. 2016;29(4): 536–47.

[23] Mateo J, Carreira S, Sandhu S, Miranda S, Mossop H, Perez-Lopez R, et al. DNA-repair defects and olaparib in metastatic prostate cancer. N Engl J Med. 2015;373(18):1697–708.

[24] Moriceau G, Guillot A, Pacaut C, Méry B, Falk AT, Trone JC, et al. Translating clinical evidence-based medicine into the real world: single-center experience with cabazitaxel in metastatic prostate cancer patients. Chemotherapy. 2015;61(3):127–33.

[25] Mukherji D, Omlin A, Pezaro C, Shamseddine A, de Bono J. Metastatic castration-resistant prostate cancer (CRPC): preclinical and clinical evidence for the sequential use of novel therapeutics. Cancer Metastasis Rev. 2014;33(2–3):555–66.

[26] Myung JK, Banuelos CA, Fernandez JG, Mawji NR, Wang J, Tien AH, et al. An androgen receptor N-terminal domain antagonist for treating prostate cancer. J Clin Invest. 2013;123(7):2948–60.

[27] Oudard S, Fizazi K, Sengeløv L,DaugaardG, Saad F,Hansen S, et al. Cabazitaxel Versus Docetaxel As First-Line Therapy for Patients With Metastatic Castration-Resistant Prostate Cancer: A Randomized Phase III Trial- FIRSTANA. J Clin Oncol. 2017;35(28):3189–3197.

[28] Parker C, Nilsson S, Heinrich D, Helle SI, O'Sullivan JM, Fossa SD, et al. Alpha emitter radium-223 and survival in metastatic prostate cancer. N Engl J Med. 2013;369(3):213–23.

[29] Petrylak DP, Tangen CM, Hussain MH, Lara PN Jr, Jones JA, Taplin ME, et al. Docetaxel and estramustine compared with mitoxantrone and prednisone for advanced refractory prostate cancer. N Engl J Med. 2004;351(15):1513–20.

[30] Pezaro CJ, Mukherji D, De Bono JS. Abiraterone acetate: redefining hormone treatment for advanced prostate cancer. Drug Discov Today. 2012;17(5–6):221–6.

[31] Richards J, Lim AC, Hay CW, Taylor AE, Wingate A, Nowakowska K, et al. Interactions of abiraterone, eplerenone, and prednisolone with wild-type and mutant androgen receptor: a rationale for increasing abiraterone exposure or combining with MDV3100. Cancer Res. 2012;72(9):2176–82.

[32] Ritch CR, Cookson MS. Advances in the management of castration resistant prostate cancer. BMJ. 2016;355:i4405.

[33] Robinson D, Van Allen EM, Wu YM, Schultz N, Lonigro RJ, Mosquera JM, et al. Integrative clinical genomics of advanced prostate cancer. Cell. 2015;161(5):1215–28.

[34] Rodriguez-Vida A, Bianchini D, Van Hemelrijck M, Hughes S, Malik Z, Powles T, et al. Is there an antiandrogen withdrawal syndrome with enzalutamide? BJU Int. 2015;115(3):373–80.

[35] Ryan CJ, Smith MR, de Bono JS, Molina A, Logothetis CJ, de Souza P, et al. Abiraterone in metastatic prostate cancer without previous chemotherapy. N Engl J Med. 2013;368(2):138–48.

[36] Sartor O. Overview of samarium sm 153 lexidronam in the treatment of painful metastatic bone disease. Rev Urol. 2004;6(Suppl 10): S3–S12.

[37] Scher HI, Halabi S, Tannock I, Morris M, Sternberg CN, Carducci MA, et al. Design and end points of clinical trials for patients with progressive prostate cancer and castrate levels of testosterone: recommendations of the Prostate Cancer Clinical Trials Working Group. J Clin Oncol. 2008;26(7):1148–59.

[38] Scher HI, Beer TM, Higano CS, Anand A, Taplin ME, Efstathiou E, et al. Antitumour activity of MDV3100 in castration-resistant prostate cancer: a phase 1–2 study. Lancet. 2010;375(9724): 1437–46.

[39] Scher HI, Heller G, Molina A, Attard G, Danila DC, Jia X, et al. Circulating tumor cell biomarker panel as an individual-level surrogate for survival in metastatic castration-resistant prostate cancer. J Clin Oncol. 2015;33(12):1348–55.

[40] Scher HI, Graf RP, Schreiber NA, McLaughlin B, Lu D, Louw J, et al. Nuclear-specific AR-V7 protein localization is necessary to guide treatment selection in metastatic castration-resistant prostate cancer. Eur Urol. 2017;71(6):874–882.

[41] Simpson EL, Davis S, Thokala P, Breeze PR, Bryden P, Wong R. Sipuleucel-T for the treatment of metastatic hormone-relapsed prostate cancer: a NICE single technology appraisal; an evidence review group perspective. Pharmacoeconomics. 2015;33(11): 1187–94.

[42] Sweeney CJ, Chen YH, Carducci M, Liu G, Jarrard DF, Eisenberger M, et al. Chemohormonal therapy in metastatic hormone-sensitive prostate cancer. N Engl J Med. 2015;373(8):737–46.

[43] Tannock IF, deWit R, Berry WR, Horti J, Pluzanska A, Chi KN, et al. Docetaxel plus prednisone or mitoxantrone plus prednisone for advanced prostate cancer. N Engl J Med. 2004;351(15):1502–12.

[44] The Cancer Genome Atlas Research Network. The molecular taxonomy of primary prostate cancer. Cell. 2015;163(4):1011–25.

[45] Topalian SL, Taube JM, Anders RA, Pardoll DM. Mechanism-driven biomarkers to guide immune checkpoint blockade in cancer therapy. Nat Rev Cancer. 2016;16(5):275–87.

[46] Tran C, Ouk S, Clegg NJ, Chen Y, Watson PA, Arora V, et al. Development of a second-generation antiandrogen for treatment of advanced prostate cancer. Science. 2009;324(5928):787–90.

[47] van Soest RJ, de Morree ES, Kweldam CF, de Ridder CM, Wiemer EA, Mathijssen RH, et al. Targeting the androgen receptor confers in vivo cross-resistance between enzalutamide and docetaxel, but not cabazitaxel, in castration-resistant prostate cancer. Eur Urol. 2015;67(6):981–5.

[48] Venkitaraman R, Lorente D, Murthy V, Thomas K, Parker L, Ahiabor R, et al. A randomised phase 2 trial of dexamethasone versus prednisolone in castrationresistant prostate cancer. Eur Urol. 2015;67(4):673–9.

[49] Wyatt AW, Azad AA, Volik SV, Annala M, Beja K, McConeghy B, et al. Genomic alterations in cell-free DNA and enzalutamide resistance in castration-resistant prostate cancer. JAMA Oncol. 2016;2(12):1598–606.

[50] Yap TA, Pezaro CJ, de Bono JS. Cabazitaxel in metastatic castration-resistant prostate cancer. Expert Rev Anticancer Ther. 2012;12(9):1129–36.

# 第 15 章　进展期前列腺癌的雄激素剥夺治疗
## Androgen Deprivation Therapy for Advanced Prostate Cancer

Peter Hammerer　Lukas Manka　著
吴天俣　译　　姚　林　谌　诚　校

摘　要

目前对激素敏感的转移性前列腺癌患者的治疗方法是使用促黄体生成素释放激素激动药、促性腺激素释放激素拮抗药进行药物去势，或者通过睾丸切除术进行外科去势，根据情况可加用抗雄激素治疗。雄激素剥夺治疗联合化疗如多西紫杉醇联合 ADT 或阿比特龙联合 ADT 的治疗方式被证实有显著的生存获益，而且这种联合治疗现在被广泛认为是标准化的治疗手段。对于去势抵抗性前列腺癌的患者，新的治疗方案具有总体生存益处，包括阿比特龙和恩扎鲁胺的联合治疗，非激素治疗如多西紫杉醇和卡巴他赛的化疗、疫苗及 $^{223}$Ra 治疗。根据目前的指南，雄激素剥夺治疗需要持续使用。

## 一、概述

前列腺癌是男性最常见的恶性肿瘤，新诊断转移性前列腺癌患者的中位生存期为 4 年（EAU Guidelines，2017；James 等，2015）。

在 20 世纪 40 年代，Huggins 和 Hodges 证明了前列腺癌对雄激素剥夺治疗（androgen deprivation theropy，ADT）的反应性。从那时起，ADT 是进展期和转移性前列腺癌治疗的基础治疗手段（Huggins 和 Hodges，1972；EAU Guidelines，2017）。

多种治疗方式如睾丸切除术、雌激素、LHRH 激动药和 GNRH 拮抗药都可抑制睾酮分泌，而抗雄激素类药物在受体水平上抑制雄激素的作用。男性的正常睾酮浓度与年龄有关，每天都会有波动，药物或手术去势后血清睾酮水平降至＜50ng/dl（＜1.73nmol/L）。

ADT 越来越多地应用于更早期的前列腺癌。多个Ⅲ期随机试验表明，与单纯放疗相比，放疗与 ADT 联合治疗对局部进展期或高危的局限性前列腺癌患者的生存有显著益处（Bolla 等，2010；Pilepich 等，2005）。

对于进展期前列腺癌的患者，ADT 的初始治疗反应都很明显。然而，这种反应只是暂时的，几乎所有的患者最终都会发展为去势抵抗性前列腺癌。

影响患者生存的预后因素包括骨转移的数量和位置、有无内脏脏器转移、Gleason 评分、生活自理能力等参数，以及如初始 PSA、碱性磷酸酶和血红蛋白等血清肿瘤标志物和 ADT 后的 PSA 反应（Glass 等，2003；Gravis 等，2015）。

对于转移性并且从未接受过内分泌治疗的前列腺癌患者，多西紫杉醇和 ADT 的联合治疗显示出显著的生存益处，这种联合治疗现在被认为是标准化的治疗手段（Sweeney 等，2015；EAU Guidelines，2017；NCCN Guideline，2017）。

对于 CRPC 患者，新的治疗方案包括阿比特龙和恩扎鲁胺，以及非激素治疗包括多西紫杉醇和卡巴他赛的化疗、疫苗和 $^{223}$Ra。根据最近的指南，对于转移性及非转移性的 CRPC，雄激素剥夺治疗应持续进行（Merseburger 等，2015）。

## 二、雄激素剥夺治疗

目前对局限性早期前列腺癌的治疗包括手术、放疗、主动监测或观察等待，而对激素敏感的转移性前列腺癌患者的标准治疗方法是用促黄体生成素释放激素激动药及促性腺激素释放激素（gonadotropin-releasing hormone，GNRH）拮抗药进行药物去势，或者通过睾丸切除术进行外科去势，根据情况可选择是否加用抗雄激素治疗。

1941 年，Huggins 等证明了雄激素剥夺治疗对转移性前列腺癌（metastatic prostate cancer，mPCa）的治疗效果（Huggins 和 Hodges，1972）。然而，这种治疗被认为是进展期前列腺癌的姑息性治疗。

## 三、激素治疗的作用机制

前列腺细胞的生长是雄激素依赖性的。睾酮、脱氢表雄酮和雄烯二酮通过雄激素受体促进前列腺细胞的生长。90% 的雄激素在睾丸间质细胞中产生，另外 10% 由肾上腺皮质释放（Harris 等，2009；Chang 等，2014）。

雄激素的合成是通过下丘脑和垂体两者共同调节的。LHRH 在下丘脑中形成，引起垂体前叶促性腺激素促黄体生成素（luteinizing hormone，LH）和卵泡刺激素（follicular-stimulating hormone，FSH）的形成和释放。LH 刺激间质细胞生长并产生雄激素。FSH 促进人类精子生成，促进睾丸支持细胞中睾酮的形成（Luu 等，2008）。

上述所有这些机制都导致雄激素释放增加，而雄激素释放又通过反馈机制控制下丘脑 – 垂体 – 性腺轴。

循环中只有约 10% 的睾酮是游离性的（free testosterone，FT），大部分释放的睾酮与性激素结合球蛋白（sex hormone binding globulin，SHBG）或白蛋白相结合。

在前列腺中，睾酮转化为双氢睾酮，双氢睾酮对细胞内雄激素受体的结合能力显著高于睾酮（Chang 等，2014）。

## 四、睾酮降低疗法（去势治疗）

### （一）双侧睾丸切除术

外科去势是 ADT 的主要治疗方式。它可使睾酮水平迅速下降至＜50ng/dl（1.7nmol/L）。

目前的分析方法显示，去势后的平均睾酮水平是 15ng/dl。因此，较低的睾酮水平 20ng/dl 作为去势水平的定义可能比以往的标准 50ng/dl（1.7mmol/L）更合适。

双侧睾丸切除术可在局部麻醉下进行（Desmond 等，1988），并在 12h 内达到去势睾酮水平。然而研究表明，与药物去势相比，它会给患者造成更多的心理压力（Nicholson，1986）。大多数进展期或转移性前列腺癌患者选择接受药物去势治疗。

### （二）药物雄激素剥夺治疗

药物雄激素剥夺治疗可以通过抑制睾酮的产生或阻断雄激素受体并维持睾酮的产生来实现。抑制雄激素的产生是通过使用 LHRH 激动药、GNRH 拮抗药和雌激素来实现的。

#### 1. LHRH 激动药

LHRH 是 1971 年发现的一种合成十肽，由下丘脑以脉冲方式分泌，半衰期为 2～5min（Seidenfeld 等，2000）。

LHRH 激动药以高亲和力结合 LHRH 受体，

导致 FSH 和 LH 分泌增加和睾酮生成增加。

持续的受体刺激导致垂体受体的下调，伴随着促性腺激素分泌持续的下降。这种下调发生在 7～10 天后。尽管这一过程是可逆的，但当持续应用 LHRH 激动药时，这一过程可以长期维持（Seidenfeld 等，2000）。

LHRH 激动药自 1980 年用于临床，目前合成的长效 LHRH 激动药是 ADT 最常用的药物。

这些 LHRH 激动药最初通过每日皮下注射或鼻吸入给药。如今，可使用 1、2、3、6 个月或每年一次的长效制剂，显著提高了治疗依从性。

不同的制剂具有实际差异，需要在日常使用中加以考虑，包括最佳储存温度、药物是否可以立即使用或需要重新配制，以及药物是通过皮下注射还是肌内注射给药（EAU Guidelines，162017）。

在使用过程中重要的是要仔细遵循使用特定药物的说明，以避免任何滥用。

不同的激动药之间没有直接比较。然而，它们被认为同样有效，并且通常在 2～4 周后获得足够的睾酮抑制效果（Klotz 等，2008）。

治疗开始时睾酮分泌增加的“反跳”可能导致进展期前列腺癌临床上的“反跳现象”，包括骨痛症状加剧、急性膀胱出口梗阻、梗阻性肾功能衰竭、脊髓压迫，以及由于高凝状态而导致的致命心血管事件和延迟治疗获益。高危患者是高循环容量及有症状的骨病患者，占转移患者的 4%～10%。为防止“反跳”，抗雄激素药物应在服用 LHRH 类似物前一周开始，并应持续 2 周（EAU guideline，2017）。

2. GNRH 拮抗药

这些受体阻滞药拮抗垂体中的促性腺激素释放激素受体，从而拮抗 GNRH。GNRH 拮抗药与天然 GNRH 竞争与 GNRH 受体结合，因此减少或阻断促性腺激素释放激素的作用，引起 LH、FSH 和睾酮水平迅速下降。

LHRH 激动药可通过引起下丘脑 – 垂体 – 性腺轴的初始刺激，进而导致睾丸激素水平激增。与前者不同，GNRH 拮抗药可立即起作用，迅速降低性激素水平，而不会出现初期睾酮水平的上升（Van Poppel，Nilsson，2008；EAU guideline，2017）。

目前批准的促性腺激素释放激素拮抗药包括地加瑞克、阿巴瑞克、西曲瑞克、加尼瑞克四种药物，这些药物可通过用肌内注射或皮下注射给药。此外，恶拉戈利是一种非肽类口服 GNRH 拮抗药，目前仍处于开发阶段。这些药物实际应用的缺点是缺乏长效配方制剂，应用时须每个月给药一次。

这其中地加瑞克是最常用 LHRH 拮抗药，每月皮下注射一次。标准剂量为第一个月 240mg，之后每月注射 80mg。大多数患者在第 3 天达到去势水平（Crawford 等，2011）。数据表明，其与睾丸切除术或 LHRH 类似物相比，心脏毒性较低（Albersen 等，2014）。

3. 雌激素

雌激素是转移性前列腺癌激素治疗中第一种替代睾丸切除术的药物。

雌激素导致血清 LH 水平的下降，从而在数周内睾丸激素水平下降。然而，在雌激素治疗中，心血管并发症增加，且呈剂量依赖性。由于心脏毒性，雌激素不被视为标准治疗（EAU guideline，2017）。

## 五、抗雄激素类药物

这些化合物按其化学结构分类。第一类为类固醇类抗雄激素类药物，如醋酸环丙孕酮（cyproterone acetate，CPA）、醋酸甲地孕酮、醋酸甲羟孕酮。第二类为非甾体类，如比卡鲁胺、氟他胺和尼鲁他胺，这些药物导致睾酮水平不变或略有升高。年轻患者可能会从这种治疗中受益，因为这类药物很少影响性欲或者导致勃起功能障碍。非甾体抗雄激素的不良反应包括女性乳腺增生症和乳腺痛，肝功能紊乱也可能与潜在的严重肝毒性有关（EAU guideline，2017）。

### （一）类固醇类抗雄激素类药物

类固醇类抗雄激素类药物由于额外的孕酮样作用而影响 LH 的释放，从而抑制睾酮的产生。抗雄激素类药物与内源性雄激素竞争结合雄激素受体（Cornford 等，2017）。

醋酸环丙孕酮是一种抗雄激素类药物和孕激素，可口服和静脉注射，半衰期为 40h。它于 1973 年首次上市，是首个用于医疗的抗雄激素类药物。这种药物除在美国没有批准使用，在世界其他各地都有售（Index Nominum，2000）。

它阻断了睾酮的作用及睾酮的产生。不良反应包括男子女性型乳房发育和女性化、性功能障碍、抑郁、疲劳、肝毒性和肾上腺功能不全等精神症状。

### （二）非甾体抗雄激素类药物

非甾体抗雄激素类药物不会抑制睾丸激素的分泌，这可能不会影响患者的性欲、身体功能和骨密度（Smith 等，2004）。

#### 1. 比卡鲁胺

比卡鲁胺是前列腺癌治疗中应用最广泛的抗雄激素类药物。比卡鲁胺吸收良好，半衰期为 6 天。它的常用剂量为每天 50mg，与 LHRH 类似物或睾丸切除术联合治疗，以及每天 150mg 的剂量单药治疗 C 期或 $D_1$ 期局部进展期前列腺癌。由于早期前列腺癌（early prostate cancer，EPC）试验的阴性结果，比卡鲁胺并不推荐用于局限性前列腺癌的治疗（Wellington 和 Keam，2006；Wirth 等，2004）。

常见的不良反应包括乳房增大、乳房压痛、潮热、便秘、女性化、情绪变化和肝毒性及肺毒性。治疗期间建议监测肝酶（Schellhammer 和 Davis，2004）。

#### 2. 氟他胺

氟他胺是一种合成的非甾体抗雄激素类药物（nonsteroidal antiandrogen，NSAA），由于比卡鲁胺具有更好的安全性、耐受性和药代动力学特征，氟他胺目前在很大程度上已经被比卡鲁胺所取代。氟他胺目前被研究用于单药疗法。这种药物是一种前体药物，它的活性代谢物的半衰期为 5～6h，每天使用 3 次。建议每日剂量为 750mg。氟他胺的非雄激素所致药物不良反应为腹泻和肝毒性，似乎没有心血管不良反应的风险（Goldspiel 和 Kohler，1990）。

通过抑制细胞色素 $P_{450}$17α– 羟基 /17，20– 裂解酶（CYP17）的前体雄激素合成类药物（如阿比特龙）已经被批准用于治疗转移性去势抵抗性前列腺癌。新的 CYP17 抑制药，如奥曲奈尔和加泰隆已经被开发出来，它们要么更具选择性，要么对 AR 信号具有共同的抑制作用（Cornford 等，2017）。

#### 3. 醋酸阿比特龙

醋酸阿比特龙（abiraterone acetate，AA）是一种 CYP17 抑制药（17 水解酶和 17–20 裂解酶抑制药的组合）。通过阻断 CYP17，AA 通过抑制肾上腺和癌细胞内睾酮的合成而显著降低细胞内睾酮水平（内分泌机制）。该化合物必须与泼尼松 / 泼尼松龙同时应用（2 × 5mg）以防止药物引起的醛固酮增多症。

根据 COU-AA-301 试验的结果，FDA 于 2011 年 4 月批准在化疗后使用阿比特龙治疗 mCRPC（De Bono 等，2011）。COU-AA-301 试验观察到总生存期获益，前列腺特异性抗原进展时间和无进展生存期增加（OS 中位数分别为 15.8 个月和 11.2 个月，PSA 进展的中位时间分别为 8.5 个月和 6.6 个月，放射学 PFS 中位数分别为 5.6 个月和 3.6 个月）。后来的研究表明，它对未接受过化疗的 mCRPC 患者有效。在一项中位随访时间超过 4 年的Ⅲ期随机试验中，与单用泼尼松相比，应用醋酸阿比特龙治疗延长了 OS（分别为 34.7 个月和 30.3 个月；HR=0.81），表明其在 CRPC 化疗患者中也具有良好的疗效和安全性（Ryan 等，2015）。

4. 奥特罗奈

奥特罗奈（TAK-700）是一种口服非甾体 CYP17A1 抑制药。研究者利用这种药物进行了两项转移性、激素难治性前列腺癌的Ⅲ期临床试验，但未能延长总生存率，于是关于它的研究就停止进展了（Alex 等，2016）。

然而，当按地区对男性进行分层时，尽管各地区间具有相似的临床基线和疾病特征，非欧洲 / 北美地区的男性 OS 显著改善（分别为 15.3 个月和 10.1 个月，$P$=0.019）。不同地区 OS 的差异可能与其他地区试验后对醋酸阿比特龙和恩扎鲁胺暴露的减少有关，因为这些药物在北美和欧洲地区较早上市（Alex 等，2016；Poorthuis 等，2017）。

5. 加来特龙

加来特龙是一种具有多种作用机制的 CYP17 抑制药，包括 CYP17 抑制、AR 拮抗和降低肿瘤内 AR 水平。临床前研究结果表明，与比卡鲁胺或 ADT 相比，加来特龙治疗引起 AR 蛋白表达的显著下调，这可能导致后续 AR 蛋白表达的上调。与醋酸阿比特龙相比，它使肿瘤生长显著受抑制（Alex 等，2016；Poorthuis 等，2017）。

6. 酮康唑

酮康唑是一种合成的咪唑类抗真菌药，最初被用于治疗真菌感染。

酮康唑通过抑制 17α- 羟化酶和 17，20- 裂解酶抑制胆固醇转化为类固醇激素所必需的几种酶的活性。基于这些抗雄激素和抗糖皮质激素作用，酮康唑已被成功地用作某些进展期前列腺癌的二线治疗（Zelefsky 等，2008）。酮康唑是雄激素受体拮抗药，与雄激素如睾酮和双氢睾酮（DHT）竞争结合雄激素受体。

然而，在前列腺癌的治疗中，需要同时给予糖皮质激素以防止肾上腺功能不全（Mahler 等，1993）。

2013 年，欧洲药品管理局人用药品委员会（Medicinal Products for Human Use，CHMP）得出结论认为，酮康唑导致严重肝损伤的风险很高，建议在整个欧盟范围内不要在人体使用口服酮康唑。然而，最近的 NCCN 指南仍然建议将其作为转移性 CRPC 患者的一种治疗方案（NCCN guideline，2017）。

7. 恩扎鲁胺

恩扎鲁胺是一种合成的非甾体抗雄激素类药物，其自身半衰期为 8～9 天，对 AR 受体的亲和力比比卡鲁胺高。2012 年，FDA 根据 AFFIRM 实验的结果批准了恩扎鲁胺用于治疗去势抵抗前列腺癌（Scher 等，2012）。恩扎鲁胺诱导 CYP3A4、CYP2C9 和 CYP2C19 的酶活性。

恩扎鲁胺的不良反应包括男子女性型乳房肥大、乳房疼痛、疲劳、腹泻、潮热、头痛、性功能障碍和癫痫。其他不良反应包括中性粒细胞减少、焦虑、认知障碍、记忆障碍、高血压、皮肤干燥和瘙痒（Tombal 等，2015）。

8. 阿帕他胺

阿帕他胺（ARN-509，JNJ-56021927）是一种非甾体抗雄激素和雄激素受体选择性竞争性拮抗药。与比卡鲁胺相比，它对 AR 的亲和力高出 5～10 倍。阿帕鲁安目前正用于对男性去势抵抗前列腺癌进行的Ⅲ期临床试验。基于 SPARTAN 研究在男性非转移性 CRPC 患者中的Ⅲ期试验阳性结果，该药物被批准用于 PSA 倍增时间短且无转移性疾病证据的男性患者［N Engl J Med. 2018 Apr 12；378（15）：1408-1418］。

阿帕鲁胺对一部分醋酸阿比特龙有获得性耐药的前列腺癌患者也可能有效。阿帕鲁胺显示出 CYP3A4 的有效诱导潜能，类似于恩扎鲁胺（Fizazi 等，2015）。

## 六、雄激素完全阻断

雄激素完全阻断（也称为最大雄激素阻断）包括额外服用抗雄激素类药物进行激素消融术，然后进行睾丸切除术或服用 LHRH 激动药。许多研究中证实了转移性激素依赖性前列腺癌的初级治疗的临床益处。

抗雄激素类药物具有抑制和雄激素受体配体结合的作用和抑制雄激素非依赖性受体激活的作用。在过去的 25 年中，已经发表了 30 多个 CAB 与单一疗法治疗效果对比的临床试验。

在一项对 1286 名 $M_{1b}$ 分期前列腺癌的患者中进行的随机对照试验发现，外科去势加或不加氟他胺没有差异（Eisenberger 等，1998）。

前列腺癌研究者协作小组对 CAB 的 Meta 分析显示，接受 CAB 治疗的患者 5 年生存率具有非显著的 2% 的获益（Schmitt 等，2000）。然而 CAB 加用尼鲁他胺或氟他胺单抗亚组分析显示 5 年生存率显著提高，完全阻断率为 3%；在一小部分患者中，是否应用这种治疗需要综合考虑药物的长期效果与长期使用非甾体抗炎药所带来的不良反应。

## 七、间歇性雄激素剥夺疗法

IAD 包括 6～9 个月的 ADT 诱导期。如果观察到患者对治疗有反应，就停止治疗，让睾丸功能恢复。这可能导致特定不良反应（如潮热）的潜在减少，以及患者勃起功能、骨骼健康和生活质量的改善。

当在标准化睾酮值下观察到肿瘤进展时，这种新型的 ADT 治疗便可以开始了。多次审查（Niraula 等，2013；Sciarra 和 Salciccia，2014；Botrel 等，2014）和 Meta 分析（Brungs 等，2014）分析了 IAD 的临床疗效。

目前，SWOG9346（Hussain 等，2013）是针对 $M_{1b}$ 分期患者进行的最大规模实验。在 SWOG9346 实验中选择的 3040 名患者中，1535 名患者是根据纳入标准随机分组的。这项非劣效性实验导致了无定论的结果，没有达到预先规定的非劣效性限制，并且结果没有显示任何治疗组的显著劣效性。然而仅根据这项研究，不能完全排除 IAD 患者生存率低下的可能。

其他实验没有显示出任何生存率的差异。这些综述和 Meta 分析得出结论，IAD 和持续性雄激素剥夺治疗之间在 OS 或 CSS 方面没有差异，但在生活质量方面，尤其是在治疗相关不良反应方面，IAD 优于后者（Verhagen 等，2014）。

EAU 推荐的治疗可以概括为以下两点，即入组周期应为 6～9 个月；只有在患者知情且依从性好，且未发现临床进展和明确的 PSA 反应时，才应停止 ADT，根据经验，转移性疾病的 PSA＜4ng/ml。当患者临床进展或 PSA 上升超过预定阈值时，ADT 治疗重新开始（Sciarra 和 Salcicia，2014）。

## 八、雄激素剥夺治疗的不良反应

通过将血清睾酮水平降低到去势的水平，可能会出现身体虚弱、疲劳、潮热、性欲丧失、勃起功能障碍、男子女性型乳房、情绪波动、贫血和骨质疏松等特定的不良反应。

Ahmadi 和 Daneshmand 在 2013 年发表了一篇关于长期 ADT 不良反应的系统综述。

雄激素替代疗法的其他全身不良反应包括非转移性骨折，长期 ADT 发生非转移性骨折的风险高达 45%（Smith 等，2006）。

在开始长期 ADT 前，应通过双发射 X 线骨密度仪（dual emission X-ray absorptiometry，DEXA）扫描对有风险的患者进行骨密度评估。低骨密度意味着随后非转移性骨折的高风险。可以应用 WHO FRAX 工具评估风险（http://www.shef.ac.uk/）（EAU Guidelines，2017）。

代谢效应包括脂质改变、胰岛素敏感性降

低、空腹血浆胰岛素水平升高和代谢综合征风险增加（Saylor 和 Smith，2009；Grundy 等，2005）。

代谢综合征是心血管疾病危险因素的关联。定义要求至少符合以下三个标准，如腰围＞102cm，血清甘油三酯＞1.7mmol/L，血压＞130/80mmHg 或用于控制高血压，高密度脂蛋白胆固醇＜1mmol/L，血糖＞5.6mmol/L 或使用药物治疗高血糖。关于心血管疾病发病率的公开数据目前仍没有定论。

ADT 与糖尿病、心血管疾病和心肌梗死的风险增加相关（Keating 等，2010）。然而，RTOG92-02 试验表明，局部进展期前列腺癌患者在辅助 LHRH 治疗时间较长的情况下，心血管死亡率没有增加（Efstathiou 等，2008）。

有研究者认为，与类似物相比，LHRH 拮抗药可能与较低的心血管发病率相关（Albersen 等，2014）。

然而，为了降低心血管风险，最主要的治疗仍然是鼓励患者改变生活方式，增加体力活动、戒烟、减少饮酒，并使 BMI 达到正常标准（EAU Guidelines，2017）。

#### （一）潮热

潮热是 ADT 最常见的不良反应之一，对生活质量有显著影响。目前长期雄激素抑制引起的潮热，常应用甲羟孕酮治疗（每天 20mg），最初治疗 10 周，并在治疗期结束时评估疗效。

如果甲羟孕酮治疗效果一般或者患者无法耐受，目前考虑应用醋酸环丙孕酮（50mg，每日 2 次，持续 4 周）治疗潮热。患者应该知晓目前没有证据能表明使用辅助疗法来治疗潮热能获得满意的疗效。

#### （二）性功能障碍

在开始雄激素剥夺疗法之前，应告诉患者及患者伴侣（如果患者愿意让伴侣知晓）长期雄激素剥夺会导致性欲下降和性功能丧失，并提供精子储存，同时应该确保接受雄激素剥夺治疗的患者能够获得专业的勃起功能障碍咨询及治疗。

目前建议长期服用雄激素剥夺疗法的男性及其伴侣进行性心理咨询，并且应该为长期雄激素剥夺治疗后勃起功能丧失的男性提供 PDE5 抑制药。如果 PDE5 抑制药不能恢复勃起功能或是禁忌证，提供以下选择，包括尿道内插入物、阴茎内注射、阴茎假体、真空器。

#### （三）骨质疏松

在接受雄激素剥夺治疗的前列腺癌患者中，避免常规使用双膦酸盐来预防骨质疏松。考虑对患有前列腺癌及骨质疏松的男性患者进行骨折风险评估，对于这部分患者可以应用双膦酸盐治疗，如果双膦酸盐禁忌或者患者不耐受，可以应用地诺单抗。

#### （四）男性乳房发育症

对于开始长期比卡鲁胺单药治疗（超过 6 个月）的男性，应在治疗的第 1 个月内对两个乳房进行预防性放疗，应用单次 8Gy 的正电压或电子束进行放疗。如果放疗不能成功预防乳房发育，应考虑每周服用三苯氧胺。

#### （五）乏力

应告知那些接受雄激素剥夺疗法的患者，疲劳是这种疗法常见的不良反应，而不一定是前列腺癌导致的症状。应为正在开始或正在接受雄激素剥夺治疗的男性提供每周至少 2 次的有氧运动，并且持续 12 周，以减少疲劳和提高生活质量。

### 九、初始 ADT 治疗非转移性前列腺癌

根治性治疗方式包括手术和放射治疗及积极监测前提下的延迟治疗。

如果患者决定不接受根治性的治疗方式，则应告知他采用等待观察并对症姑息性干预和即刻

ADT 两种治疗方案。患者应了解这两种选择都是姑息性的，且即刻 ADT 与一些不良反应相关（EAU Guidleine，2017）。

即刻 ADT 与患者无进展生存率的提高有关，但对非转移性前列腺癌患者总体生存率的影响尚不清楚（Studer 等，2006）。

## 十、局限性前列腺癌手术治疗前的新辅助 ADT

新辅助治疗和辅助治疗的目标是提高高危疾病患者的长期生存率。新辅助治疗也可以降低局部进展期前列腺癌的分期，提高手术切除率。

为评价新辅助联合治疗的效果，一项研究在根治性前列腺切除术前给予 ADT3 个月。Labrie 等在根治性前列腺切除术前 3 个月使用亮丙瑞林和氟他胺进行了一项前瞻性试验，与仅接受手术治疗的患者进行了比较（Labrie 等，1997）。

研究表明，新辅助治疗联合 ADT 使手术切缘阳性率从 33.8% 降至 7.8%，并导致新辅助组 54% 患者的分期降低。此外，在 6 个手术标本中发现 pCR（占比 6.7%）。研究者得出结论，新辅助联合治疗对疾病分期的影响表明，前列腺癌的发病率和死亡率有了显著改善，新辅助 ADT 的持续时间更长可能会增加受益程度（Labrie 等，1997）。

对局部和局部进展期前列腺癌新辅助激素治疗（neo-adjuvant hormone therapy，NHT）随机试验的系统回顾和 Meta 分析表明，新辅助治疗在降低病理 T 分期、提高器官受限率方面具有显著的统计学意义，降低进展期前列腺癌的手术切缘率，减少病理性分期 $N_1$ 病例数（Shelley 等，2009）。

8 个月的新辅助治疗对手术切缘阳性率和器官受限率的影响明显显著于 3 个月的新辅助治疗。

然而，前列腺切除术前 NHT 并不能提高总生存率或无病生存率。对病理结果的有益影响并未导致患者无病生存率或总生存率的提高。治疗组和对照组在 5 年时的 DFS（定义为生化或临床进展）保持不变。作者的结论是，NHT 与放射治疗联合治疗是具有临床优势的，但在根治性前列腺切除术前使用 NHT 治疗价值很小。是否使用激素治疗的决定应该由患者、临床医生和规则制订者共同根据益处、毒性和成本进行讨论。

基于这些发现，目前指南不建议在手术前使用新辅助 ADT。高危前列腺癌患者根治性前列腺切除术前新辅助治疗的批准将取决于设计严谨的Ⅲ期试验能否得出阳性结果（McKay 等，2013）。

## 十一、局限性前列腺癌术后患者辅助 ADT

各种前瞻性随机试验研究了辅助治疗方案是否能提高前列腺癌根治术患者的总生存率。较大的前瞻性研究之一是早期前列腺癌研究，该研究考察了不同患者组中比卡鲁胺（每天 150mg）辅助给药与标准治疗的治疗效果对比（Wirth 等，2004）。

对局部进展期肿瘤患者，平均随访 7.4 年，无进展生存率明显提高，而总生存率无显著差异。

抗雄激素类药物氟他胺剂量为 3×250mg，在中位随访 6.1 年后，总体生存率也没有差别，然而，无进展生存率有所提高。

Messing 等的前瞻性随机研究调查了接受根治性前列腺切除术及淋巴结切除术的淋巴结转移患者在临床进展时立即辅助激素治疗与延迟激素治疗的效果（Messing 等，2006）。这项研究表明，对于合并淋巴结转移的前列腺癌患者，立即进行激素辅助治疗有明显的生存益处。

然而，这项研究依然存在几方面的局限性，一方面，98 例患者的样本数量较少，本试验中的患者有大量的淋巴结转移患者和不良的肿瘤参数，另一方面，对照组的患者在 PSA 进展时没有接受激素治疗，而仅在临床进展时接受激素治疗。

根据目前的指南，长期激素治疗可能的益处应该结合潜在不良反应一起考虑是否进行激素治疗。在扩大淋巴结清扫的 EAU 指南（2017）指出，对于镜下淋巴结受累<2 个的病例，直到 PSA 进展后再进行延迟激素治疗是一个可接受的选择。

## 十二、接受放射治疗的局限性和局部进展期前列腺癌患者的新辅助 / 辅助 ADT 治疗

新辅助治疗和（或）辅助性 ADT 是否能改善前列腺癌放射治疗的效果也在许多前瞻性随机研究中进行了研究。这些试验包括高危前列腺癌患者，主要是局部进展期前列腺癌患者（$T_{3\sim4}$，$N_{0\sim X}$），以及高危局部分期 $T_{1\sim2}$、$N_{0\sim X}$ 的前列腺癌患者。这些研究得出的最有力的结论来自 EORTC22863 试验，这个试验也是将局部进展期前列腺癌患者的放疗和 ADT 联合作为标准治疗的基础（Bolla 等，2009）。

对于患有中或高危前列腺癌的男性，这些试验已经证明额外的 ADT 有明显的生存优势。

因此，目前的指南建议在放疗前和放疗后对高危局限性前列腺癌患者及中危局限性前列腺癌患者进行新辅助和辅助激素治疗（Hernandez 等，2007）。然而，放射治疗后辅助激素治疗的最佳持续时间尚未明确。

Bolla 等的数据显示，3 年的辅助治疗显著提高了患者的生存率，但关于不同的激素治疗（LHRH 激动药单药治疗与最大雄激素阻断治疗之间的比较或睾酮受体阻滞药单药治疗或 GNRH 拮抗药）的激素戒断问题目前仍在讨论中。

根据最近的指南，ADT 开始时间与放疗同时（对于辅助 ADT）或在长效 ADT 治疗开始前 2～3 个月（对于新辅助 ADT），目前治疗持续时间推荐 2～3 年，建议用于局部进展疾病，而不再推荐持续 6 个月的短期治疗（Bolla 等，2009；Denham 等，2011）。

中、高危局限性前列腺癌患者是否需要加用长期 ADT 治疗，目前尚无定论。RTOG94-08 试验证实放疗前和放疗期间使用短期 ADT 与显著降低疾病特异性死亡率和提高整体生存率有关。根据临时风险分析，中危前列腺癌患者具有显著的治疗获益，低危患者则无获益（Jones 等，2011）（表 15-1 和表 15-2）。

## 十三、根治性手术或放疗后生化复发患者的 ADT

局部前列腺癌手术或放疗的治愈率取决于患者的一级风险分类，在高达 30%～50% 患者中出现生化复发（EAU Guidelines，2017）。仅 PSA 提示复发患者在根治性前列腺切除术或 RT 后开始治疗的时机和治疗方式仍有争议。

患者接受 RP 治疗后，连续两次 PSA 值>0.2ng/ml（Moul，2000）即为生化复发。

患者接受 RT 治疗后，根据 RTOGASTRO-Phoenix 共识会议的定义，生化复发的定位为出现高于先前 PSA 最低值超过 2ng/ml 的 PSA 增加来定义，而与最低点的血清浓度无关（Roach 3rd 等，2006）。

放射治疗后生化复发的治疗选择包括前列腺切除术如前列腺床的放射治疗、雄激素剥夺疗法、间歇性雄激素剥夺，以及观察等待。放疗后出现生化进展患者的治疗选择包括 ADT 或局部治疗，如挽救性根治性前列腺切除术、冷冻治疗、间质近距离放射治疗和高强度聚焦超声治疗（Heidenreich 等，2008；Ahlering 等，1992；Zincke，1992；Lerner 等，1995）。低危亚组的患者通常对挽救性 RT 反应良好，患者 PSA 检测不到的可能性很高（Briganti 等，2014）。

在回顾性研究中，将 ADT 结合挽救性放疗治疗在生化 PFS 方面显示出益处（Goenka 等，

表 15-1 新辅助或辅助激素治疗联合放疗（EAU 指南 2017）

| 试 验 | TNM 分期 | n | 实 验 | ADT | 放 疗 | 对患者 OS 的影响 |
|---|---|---|---|---|---|---|
| RTOG85-31 | $T_3$ 或者 $N_1M_0$ | 977 | EBRT±ADT | 睾丸切除术或者 LHRH 拮抗药 15%RP | 65～70Gy RT | 联合治疗显著获益（*P*=0.002）可能主要是由于 GS7～10 患者导致 |
| RTOG 94-13 | $T_{1c\sim4}N_{0\sim1}M_0$ | 1292 | ADT 治疗时间比较 | 2 个月的新辅助联合辅药对不必 4 个月的辅助抑制 | 整个盆腔范围的放疗 vs. 仅前列腺范围的放疗 70.2Gy | 新辅助联合治疗组与辅助雄激素抑制治疗组之间无显著差异（不除外相互作用） |
| RTOG86-10 | $T_{2\sim4}N_{0\sim1}$ | 456 | EBRT±ADT | 戈舍瑞林联合氟他胺治疗 2 个月前，以及联合治疗 | 65～70Gy RT | 10 年无显著差异 |
| D'Amico AV 等 | $T_2N_0M_0$（局部不利风险） | 206 | EBRT±ADT | LHRH 激动药联合氟他胺治疗 6 个月 | 70Gy<br>3D CRT | 显著差异（HR=0.55，95%CI 0.34～0.90，*P*=0.01）<br>这可能只适用于没有或很少合并疾病的男性患者 |
| RTOG 92-02 | $T_{2c\sim4}N_{0\sim1}M_0$ | 1554 | 短期 ADT vs. 延长 ADT | LHRH 激动药新辅助治疗 4 个月后，继续辅助治疗 2 年 | 65～70Gy<br>RT | *P*=0.73，*P*=0.36（*P*=0.044）<br>（*P*=0.0061）GS8～10 亚组显著获益 |
| EORTC 22961 | $T_{1c\sim2ab}N_1M_0$，$T_{2c\sim4}N_{0\sim1}M_0$ | 970 | 短期 ADT vs. 延长 ADT | 应用 LHRH 激动药 6 个月 vs. 3 年 | 70Gy<br>3D CRT | 治疗 3 年比治疗 6 个月效果更好（患者 5 年生存率获益 3.8%） |
| EORTC22863 | 分化差的 $T_{1\sim2}M_0$，或者 $T_{3\sim4}N_{0\sim1}M_0$ | 415 | EBRT±ADT | 应用 LHRH 激动药 6 个月 vs. 3 年 | 70Gy RT | 联合治疗 10 年后显著获益（HR=0.60，95%CI 0.45～0.80，*P*=0.0 004） |
| TROG 96-01 | $T_{2b\sim4}N_0M_0$ | 802 | 新辅助 ADT | 提前应用 3～6 个月戈舍瑞林联合氟他胺，合并伴随抑制治疗 | 66Gy<br>3D CRT | 报告的 OS 无显著差异；PCa 患者特异性生存期获益（HR=0.56，95%CI 0.32～0.98，*P*=0.04）（10 年：HR=0.84，0.65～1.08；*P*=0.18） |
| RTOG99-10 | 中 危（94%$T_{1\sim2}$，6%$T_{3\sim4}$） | 1579 | 短期 ADT vs. 延长 ADT | LHRH 激动药<br>8+8 周 vs. 8+28 周 | 70.2Gy<br>2D/3D | 67% vs. 68%，*P*=0.62<br>治疗 8 + 8 周 LHRH 作为标准 |

对于患有局部进展期疾病或高危的男性患者，如第Ⅲ期随机对照试验所示，RT 联合 ADT 治疗优于单纯 RT，其次是延迟 ADT。对于中危患者，建议进行 6 个月的 ADT，对于高危患者，建议进行 3 年的 ADT。ADT 联合放疗 PCa 的研究

ADT. 雄激素剥夺治疗；CI. 置信区间；EBRT. 标准放射剂量的电子束放射治疗；GS.Glesason 评分；HR. 危险比；LHRH. 促黄体生成素释放激素；n. 患者样本数；OS. 总体生存率；RP. 根治性前列腺切除术；RT. 放射治疗

表 15-2　单一 ADT 或 ADT 联合 RT 治疗 PCa 的研究

| 试　验 | 年　份 | TNM 分期 | n | Trial | ADT | RT | 对 OS 的影响 |
|---|---|---|---|---|---|---|---|
| SPCG-7/SFUO-3 | 2014 | $T_{1b\sim2}$ 分级 2～3，$T_3N_0M_0$ | 875 | ADTE±BRT | LHRH 兴奋剂治疗 3 年联合持续性氟他胺 | 70Gy 三维适形放疗对比无放疗 | 18.9%（30.7%）vs. 8.3%（12.4%）CSM 为 10（15）年<br>支持联合治疗（HR=0.35；15 年结果为 $P < 0.0001$）NCIC CTG PR. 3/MRC |
| PRO7/SWOG | 2015 | $T_{3\sim4}$（88%），PSA ＞ 20ng/ml（64%），Gleason 评分8～10（36%）<br>$N_0M_0$ | | ADTE±BRT | 持续性 LHRH 兴奋剂 | 65～70Gy 三维适形放疗对比无放疗 | 10 年 OS=49% vs. 55% 支持联合治疗<br>HR=0.7, $P < 0.001$ |
| Mottet2012 | 2012 | $T_{3\sim4}N_0M_0$ | 273<br>264 | ADTE±BRT | LHRH 兴奋剂治疗 3 年 | 70Gy 三维适形放疗对比无放疗 | 显著减少临床进展 5 年 OS 71.4% vs. 71.5% |

ADT. 雄激素剥夺治疗；CSM. 癌症特异性死亡率；EBRT. 电子束放射治疗；HR. 危险比；LHRH. 促黄体生成素释放激素；n. 患者样本数；OS. 总体生存率；RT. 放射治疗

2012；Choo 等，2009）和 PFS 中的“高危”肿瘤（Soto 等，2012）；然而，来自前瞻性随机试验的数据目前是缺失的。

正在进行的试验包括放疗肿瘤学组 RTOG96-01 实验中比较术后放疗加用安慰剂对比放疗加用比卡鲁胺（每日 150mg）联合治疗，以及法国的 GETUG16 试验，对比挽救性 EBRT 单一治疗或挽救性 EBRT 联合持续 6 个月的 ADT 治疗（EAU Guidelines，2017）。

RTOG9601 的最新数据表明，在 SRT 中添加持续 2 年的比卡鲁胺治疗对患者 CSS 和 OS 都有益处。根据 GETUGAFU16 的说法，同样用 GNRH 类似物治疗 6 个月可以显著改善患者 5 年的 PFS。

治疗后 ADT 的临床疗效尚不清楚，目前各研究的数据也不一致；Boorjian 等（2011）报道，对于 PSA 倍增时间较短的高危患者，其疗效良好。

由于对生化复发患者早期进行 ADT 治疗尚未证明有益，治疗方法应基于风险分层进行个体化，包括患者特定因素，如年龄、是否合并其他疾病、患者偏好，以及前列腺癌特定因素，如 Gleason 评分和 PSA 倍增时间（Zumsteg 等，2015）。

根据目前的 EAU 指南，对于 PSA 倍增时间短（<12 个月）和（或）初始 Gleason 评分高（>7 分）且预期寿命长的疾病进展风险高的患者，建议早期 HT。

对于所有其他患者，挽救性 HT 的潜在益处应与其潜在危害结合考虑（EAU Guidelines，2017），这与德国 S3 指南相同，该指南认为对于 PSA 倍增时间<3 个月或有症状局部进展的男性，ADT 可用于生化复发患者。

## 十四、转移性前列腺癌的一线激素治疗

对于有症状的转移性前列腺癌患者，ADT 是过去几十年的标准治疗方法，目前仍应予以推荐（Pagliarulo 等，2012；EAU Guidelines，2017）。

在可选择的对症治疗方案中，ADT 是首选的针对病因的治疗方案，因为未经过激素治疗的前列腺癌有很好的反应率，并且已证明治疗可延长患者无进展生存期。

除此之外，雄激素剥夺疗法对骨骼相关事件和其他并发症（如梗阻和血尿）也有显著影响。

然而，根据大型随机对照试验的数据显示，在过去 5 年中，未经过激素治疗的前列腺癌的治疗方法发生了变化，研究表明当给予 ADT 联合化疗和多西紫杉醇时，转移患者的生存率显著提高（Gravis 等，2013；Sweeney 等，2015；James 等，2015）。

三项研究比较了 ADT 单独作为标准治疗与 ADT 联合即刻多西他赛治疗的治疗效果（$75mg/m^2$，每 3 周）。所有研究中在 ADT 开始后 3 个月内给予化疗。所有 3 项研究的主要研究指标是总生存率。

在 CHAARTED 试验中，所有新诊断的 $M_1$ 分期前列腺癌患者均被纳入研究，并根据转移负荷对患者进行分层；高负荷被定义为存在内脏转移或四个或更多骨转移，至少一个位于脊柱和骨盆外（Sweeney 等，2015）。在法国的 GETUG15 试验中采用了同样的入选标准（Gravis 等，2013）。

STAMPEDE 是一项多组、多阶段的实验，其中对照组采用标准 ADT 单一疗法包括 1184 名患者。其中一个实验组是多西紫杉醇联合 ADT（$n$=593 名患者）（James 等，2015）。

基于这些数据，对于初次出现转移的男性患者，如果他们足够适合接受药物治疗，则应将前期多西紫杉醇联合 ADT 视为新标准（Vale 等，2016）（表 15-3）。

新诊断转移的患者为一组中位生存期至少为 42 个月的患者（James 等，2015）。

目前已经提出了不同的生存预后因素，如骨

表 15-3　激素治疗联合化疗（EAU Guidelines，2017）

| 研　究 | 人口学特征 | n | 中位 FU（月） | 中位 OS（月） | | HR | *P* 值 |
|---|---|---|---|---|---|---|---|
| | | | | ADT 联合多西紫杉醇 | ADT | | |
| Gravis 等 | M1 | 385 | 50 | 58.9 | 54.2 | 1.01（0.75～1.36） | 0.955 |
| ASCO GU 2015 | HV 高容量：47% | | 82.9 | 60.9 | 46.5 | 0.9（0.7～1.2） | 0.44 |
| Sweeney | $M_1$ HV 高容量：65% | 790 | 28.9 | 57.6 | 44 | 0.61（0.47～0.8） | ＜0.001 |
| STAMPEDE | $M_1$（61%）/ 淋巴结阳性（15%）/ 复发 | 1184/593（多西紫杉醇）<br>593（多西紫杉醇联合唑来膦酸） | | 81<br>76 | 71<br>NR | 0.78（0.66～0.93）<br>0.82（0.69～0.97） | 0.006<br>0.022 |
| | 仅 $M_1$ | 725+362（多西紫杉醇） | | 60 | 45 | 0.76（0.62～0.92） | 0.005 |

FU. 随访；HR. 危险比；HV 高容量 . 合并内脏转移或四个以上的骨转移病灶，其中至少一个在脊柱和骨盆外；n. 患者样本数；NR. 未报告

转移的数量和位置、是否存在内脏转移、Gleason评分、表现状态和初始PSA碱性磷酸酶，但这些参数均未在直接比较的研究中得到验证（Gravis等，2015）。

在图表试验中，疾病的预后因素为骨转移的数量和位置，以及是否存在内脏转移（Sweeney等，2015）。

根据ADT治疗后PSA的反应也可区分为不同的预后组。在SWOG9346试验中，ADT后7个月PSA水平区分了3个预后组，PSA<0.2ng/ml的组1中位生存期为75个月，PSA<4ng/ml的组2中位生存期为44个月，PSA>4ng/ml的组3中位生存期仅为13个月（Hussain等，2006）。

## 十五、雄激素剥夺治疗联合其他药物

### 与醋酸阿比特龙联合治疗

转移性前列腺癌患者治疗模式的转变也由两个主要的Ⅲ期临床试验（STAMPEDE Arm G，LATITUDE）的结果导致，这些研究也证明了ADT联合阿比特龙/泼尼松比单独使用ADT具有显著优势。

在STAMPEDE和LATITUDE两个大型随机对照试验中，研究了激素敏感性转移性前列腺癌（men with hormone-sensitive metastatic prostate cancer，mHSPC）患者ADT中添加醋酸阿比特龙（每日1000mg）和泼尼松（每日5mg）（AA+P）的情况（Fizazi等，2017；James等，2017）。两项试验的主要目的都是改善OS。两项试验均显示3年时OS显著获益38%（HR=0.62）。此外，所有次要试验指标，如无进展生存期、影像学进展时间、疼痛时间或化疗时间都支持联合治疗。

基于这些数据，前期多西紫杉醇或阿比特龙联合ADT应该被认为是男性患者首次出现转移的标准治疗方案，前提是他们足够适合接受这些药物（表15-4）。

## 十六、去势抵抗前列腺癌（CRPCa）

根据目前的指南，CRPCa定义为血清睾酮水平<50ng/dl或1.7nmol/L加上两种生化进展的出现，第一种为PSA间隔1周的连续3次并且其中导致两次50%的升高，且PSA>2ng/ml，而第二种为根据RECIST（实体瘤疗效评价标准）（EAU Guidelines，2017）的放射进展。

转移性CRPC中的所有临床试验都包括保持去势睾酮水平的患者，因此临床中在开始阿比特龙、恩扎鲁胺或化疗时应坚持持续ADT的原则（Merseburger等，2015）。

欧洲泌尿学协会指南明确指出，当去势抵抗性前列腺癌发展时，雄激素剥夺疗法应无限期地继续下去；本建议适用于转移性CRPC（mCRPC）和非转移性CRPC（nmCRPC）（EAU Guidelines，2017）。其他指南，如美国泌尿学协会（Cookson等，2013）和国家综合癌症网络（NCCN，2017）的指南，同样提到了在CRPC发展时维持ADT的必要性。

以内分泌途径为靶点的CRPCa治疗方案包括阿比特龙和恩扎鲁胺，非激素疗法，如多西紫杉醇和卡巴他赛的化疗，疫苗和$^{223}$Ra。

阿比特龙选择性抑制酶17α-羟基化酶/C17，20裂解酶（CYP17），从而抑制雄激素生物合成（Attard等，2005）。阿比特龙还具有降低雄激素受体基因表达的直接活性（Soifer等，2012）。

因此，需要消除尽可能多的雄激素受体信号通路的部分这一观点为阿比特龙与ADT联合治疗提供了一个理论基础。最关键的是，试验证据表明，阿比特龙单一疗法所产生的睾酮抑制在非服用阿司匹林的男性中并不持久，而是通过随后的促黄体生成素水平的2～3倍的激增来克服（O'Donnell等，2004）。相反，ADT中添加阿比特龙会导致睾酮和肾上腺类固醇浓度持续下降（Ryan等，2014）。尽管O'Donnell等（2004）

表 15-4　**STAMPEDE arm G 和 LATITUDE 的研究结果（EAU 指南 2017）**

| | **STAMPEDE（James）** | | **LATITUDE（Fizazi）** | |
|---|---|---|---|---|
| | ADT | ADT 联合醋酸阿比特龙及泼尼松 | ADT 联合泼尼松 | ADT 联合醋酸阿比特龙及泼尼松 |
| *n* | 957 | 960 | 597 | 602 |
| 新诊断淋巴结转移 | 20% | 19% | 0 | 0 |
| 新诊断远处转移 | 50% | 48% | 100% | 100% |
| 关键入选标准 | • 计划进行长期 ADT 的患者<br>• 新诊断的 $M_1$ 或者淋巴结阳性患者<br>• 局部进展性（下列 3 项至少符合 2 项，即 $cT_3$ 及 $cT_4$、Gleason 评分 S ≥ 8 分、PSA ≥ 40ng/ml）<br>• 复发性局部疾病（PSA ＞ 4ng/ml 并且 PSA 倍增时间＜ 6 个月，或 PSA ＞ 20ng/ml，或淋巴结或者转移复发） | | 新诊断的 $M_1$ 分期患者及合并下列高危因素 3 项中的 2 项，即 Gleason 评分 ≥ 8 分，≥ 3 个骨转移病变，显著的内脏转移 | |
| 主要目标 | 总体生存期 | | 总体生存期<br>影像学无进展生存期 | |
| 中位随访（月） | 40 | | 30.4 | |
| 3 年总体生存期 | • 83%（ADT 联合醋酸阿比特龙及泼尼松）<br>• 76%（ADT） | | • 66%（ADT 联合醋酸阿比特龙及泼尼松）<br>• 49%（ADT 联合安慰剂） | |
| HR（95%CI） | 0.63（0.52～0.76） | | 0.62（0.51～0.76） | |

仅 $M_1$ 分期

| | | |
|---|---|---|
| *n* | 1002 | 1199 |
| 3 年总体生存期 | NA | • 66%（ADT 联合醋酸阿比特龙及泼尼松）<br>• 49%（ADT 联合安慰剂） |
| HR（95%CI） | 0.61（0.49～0.75） | 0.62（0.51～0.76） |
| HR | 无失败生存期（生物学，影像学，临床或死亡）：0.29（0.25～0.34） | 影像学无进展生存期：0.49（0.39～0.53） |

ADT. 雄激素剥夺治疗；CI. 置信区间；HR. 危险比；n. 患者样本数；NA. 无资料

的药代动力学研究评估了少数男性，但它确实表明，在开始阿比特龙治疗时，需要保持ADT的去势睾酮水平。

ADT与阿比特龙联合应用的这一基本原理已用于Ⅲ期试验。阿比特龙（加用泼尼松龙）对mCRPC患者的疗效在两个关键试验中得到证实；在一项研究中，阿比特龙在化疗前使用，在另一项研究中，阿比特龙在化疗后使用（Ryan等，2010；Fizazi等，2012）。重要的是，随着ADT的继续，这两项研究中睾酮的去势水平保持不变。

对CRPC的患者进行的恩扎鲁胺临床试验包括使用ADT维持去势的需要，这些研究表明，在化疗前和化疗后使用这种联合疗法可以改善OS（Scher等，2012）。

雄激素受体信号在去势期间持续存在，几种机制可能共同导致这种情况的出现（Merseburger等，2015）。在ADT中加入雄激素受体阻滞药可以实现更完全的雄激素阻滞效果（表15–5和表15–6）。

**表15–5 随机Ⅲ期对照试验 – 转移性去势抵抗PCa的一线治疗（EAU指南2017）**

| 激素性药物 | 作　者 | 干　预 | 对　比 | 入选标准 | 主要结果 |
|---|---|---|---|---|---|
| 阿比特龙 | COU-AA-302 Ryan CJ 等，2013 | 阿比特龙联合泼尼松 | 安慰剂联合泼尼松 | • 既往未应用多西紫杉醇<br>• ECOG0～1<br>• PSA 或影像学进展<br>• 无症状或仅有轻微症状<br>• 无内脏转移 | • OS：34.7 个月 vs. 30.3 个月<br>•（HR=0.81，*P*=0.0033）<br>• FU：49.2 个月<br>• rPFS：16.5 个月 vs. 8.3 个月（*P*＜0.0001） |
| 恩扎鲁胺 | PREVAIL Beer TM 等 | 恩扎鲁胺 | 安慰剂 | • 既往未应用多西紫杉<br>• ECOG0～1<br>• PSA 或影像学进展<br>• 无症状或仅有轻微症状<br>• 10% 患者合并内脏转移 | • OS：32.4 个月 vs. 30.2 个月<br>•（*P*＜0.001）<br>• FU：22 个月<br>•（*P*＜0.001,HR=0.71，95%CI 0.60～0.84）<br>• rPFS：20.0 个月 vs. 5.4 个月<br>• HR=0.186（95%CI 0.15～0.23）<br>•（*P*＜0.0001） |

**表15–6 随机对照Ⅲ期二线试验 – 转移性去势抵抗PCa***

| 激素性药物 | 作　者 | 干　预 | 对　比 | 入选标准 | 主要结果 |
|---|---|---|---|---|---|
| 阿比特龙 | Fizazi 等，2012 | 阿比特龙联合泼尼松 HR | 安慰剂联合泼尼松 | 既往多西紫杉醇治疗，ECOG0–2，PSA 或影像学进展 | • OS：15.8 个月 vs. 11.2 个月（*P*＜0.0001）<br>• FU：20.2 个月<br>• 放射学 PFS：无变化 |
| | de Bono 等，2011 | | | | • OS：14.8 个月 vs. 10.9 个月<br>•（*P*＜0.001，HR=0.65；95%CI 0.54～0.77）<br>• FU：12.8 个月<br>• 放射学 PFS：5.6 个月 vs. 3.6 个月 |
| 恩扎鲁胺 | Scher 等，2012 | 恩扎鲁胺 | 安慰剂 | 既往多西紫杉醇治疗，ECOG0–2 | • OS：18.4 个月 vs. 13.6 个月（*P*＜0.001，HR=0.63；95%CI 0.53～0.75）<br>• FU：14.4 个月<br>• 放射学 PFS：8.3 个月 vs. 2.9 个月<br>• HR=0.40，95%CI 0.35～0.47<br>•（*P*＜0.0001） |

CI. 置信区间；ECOG. 东部肿瘤合组；FU. 随访；HR. 危险比；OS. 整体生存期；PFS. 无进展生存期

阿比特龙组的中位总生存期长于安慰剂组

*. 阿比特龙组中位生存期长于安慰剂组［15.8 个月（95%CI 14.8～17.0）vs. 11.2 个月（10.4～13.1）；危害比（HR）为 0.74，95%CI 0.64～0.86；*P*＜0.0001］

由于患者的生活质量是重要的考虑因素，接受 ADT 的患者应知晓有关的不良反应。英国 NICE 指南给出了管理激素治疗可能的不良反应的建议（Graham 等，2014）。

## 参考文献


[1] Ahlering TE, Lieskovsky G, Skinner DG. Salvage surgery plus androgen deprivation for radioresistant prostatic adenocarcinoma. J Urol. 1992;147(3 Pt 2):900–2.

[2] Ahmadi H, Daneshmand S. Androgen deprivation therapy: evidence-based management of side effects. BJU Int. 2013;111(4):543–8.

[3] Albertsen PC, Klotz L, Tombal B, Grady J, Olesen TK, Nilsson J. Cardiovascular morbidity associated with gonadotropin releasing hormone agonists and an antagonist. Eur Urol. 2014;65(3):565–73.

[4] Alex AB, Pal SK, Agarwal N. CYP17 inhibitors in prostate cancer: latest evidence and clinical potential. Ther Adv Med Oncol. 2016;8(4):267–75.

[5] Attard G, Belldegrun AS, de Bono JS. Selective blockade of androgenic steroid synthesis by novel lyase inhibitors as a therapeutic strategy for treating metastatic prostate cancer. BJU Int. 2005;96(9):1241–6.

[6] Bolla M, de Reijke TM, Van Tienhoven G, Van den Bergh AC, Oddens J, Poortmans PM, Gez E, Kil P, Akdas A, Soete G, Kariakine O, van der Steen-Banasik EM, Musat E, Piérart M, Mauer ME, Collette L. EORTC Radiation Oncology Group and Genito-Urinary Tract Cancer Group. Duration of androgen suppression in the treatment of prostate cancer. N Engl J Med. 2009;360 (24):2516–27.

[7] Bolla M, Van Tienhoven G, Warde P, Dubois JB, Mirimanoff RO, Storme G, Bernier J, Kuten A, Sternberg C, Billiet I, Torecilla JL, Pfeffer R, Cutajar CL, Van d, Kwast T, Collette L. External irradiation with or without long-term androgen suppression for prostate cancer with high metastatic risk: 10–year results of an EORTC randomised study. Lancet Oncol. 2010;11(11):1066–73.

[8] Boorjian SA, Thompson RH, Tollefson MK, Rangel LJ, Bergstralh EJ, Blute ML, Karnes RJ. Long-term risk of clinical progression after biochemical recurrence following radical prostatectomy: the impact of time from surgery to recurrence. Eur Urol. 2011;59(6):893–9.

[9] Botrel TE, Clark O, dos Reis RB, Pompeo AC, Ferreira U, Sadi MV, Bretas FF. Intermittent versus continuous androgen deprivation for locally advanced, recurrent or metastatic prostate cancer: a systematic review and meta-analysis. BMC Urol. 2014;14:9.

[10] Briganti A, Karnes RJ, Joniau S, Boorjian SA, Cozzarini C, Gandaglia G, Hinkelbein W, Haustermans K, Tombal B, Shariat S, Sun M, Karakiewicz PI, Montorsi F, Van Poppel H, Wiegel T. Prediction of outcome following early salvage radiotherapy among patients with biochemical recurrence after radical prostatectomy. Eur Urol. 2014;66(3):479–86.

[11] Brungs D, Chen J, Masson P, Epstein RJ. Intermittent androgen deprivation is a rational standard-of-care treatment for all stages of progressive prostate cancer: results from a systematic review and meta-analysis. Prostate Cancer Prostatic Dis. 2014;17(2):105–11.

[12] Chang KH, Ercole CE, Sharifi N. Androgen metabolism in prostate cancer: from molecular mechanisms to clinical consequences. Br J Cancer. 2014;111(7):1249–54.

[13] Choo R, Danjoux C, Gardner S, Morton G, Szumacher E, Loblaw DA, Cheung P, Pearse M. Efficacy of salvage radiotherapy plus 2–year androgen suppression for postradical prostatectomy patients with PSA relapse. Int J Radiat Oncol Biol Phys. 2009;75(4):983–9.

[14] Cookson MS, Roth BJ, Dahm P, Engstrom C, Freedland SJ, Hussain M, Lin DW, Lowrance WT, Murad MH, Oh WK, Penson DF, Kibel AS. Castration-resistant prostate cancer: AUA Guideline. J Urol. 2013;190 (2):429–38.

[15] Cornford P, Bellmunt J, Bolla M, Briers E, De Santis M, Gross T, Henry AM, Joniau S, Lam TB, Mason MD, van der Poel HG, van der Kwast TH, Rouvière O, Wiegel T, Mottet N. EAU-ESTRO-SIOG guidelines on prostate cancer. Part II: treatment of relapsing, metastatic, and castration-resistant prostate cancer. Eur Urol. 2017;71(4):630–42.

[16] Crawford ED, Tombal B, Miller K, Boccon-Gibod L, Schröder F, Shore N, Moul JW, Jensen JK, Olesen TK, Persson BE. A phase III extension trial with a 1–arm crossover from leuprolide to degarelix: comparison of gonadotropin-releasing hormone agonist and antagonist effect on prostate cancer. J Urol. 2011;186 (3):889–97.

[17] de Bono JS, Logothetis CJ, Molina A, Fizazi K, North S, Chu L, Chi KN, Jones RJ, Jr Goodman OB, Saad F, Staffurth JN, Mainwaring P, Harland S, Flaig TW, Hutson TE, Cheng T, Patterson H, Hainsworth JD, Ryan CJ, Sternberg CN, Ellard SL, Fléchon A, Saleh M, Scholz M, Efstathiou E, Zivi A, Bianchini D, Loriot Y, Chieffo N, Kheoh T, Haqq CM, Scher HI. COU-AA-301 Investigators. Abiraterone and increased survival in metastatic prostate cancer. N Engl J Med. 2011;364(21):1995–2005.

[18] Denham JW, Steigler A, Lamb DS, Joseph D, Turner S, Matthews J, Atkinson C, North J, Christie D, Spry NA, Tai KH, Wynne C, D'Este C. Short-term neoadjuvant androgen deprivation and radiotherapy for locally advanced prostate cancer: 10–year data from the TROG 96.01 randomised trial. Lancet Oncol. 2011;12 (5):451–9.

[19] Desmond AD, Arnold AJ, Hastie KJ. Subcapsular orchiectomy under local anaesthesia. Technique, results and implications. Br J Urol. 1988;61(2):143–5.

[20] Efstathiou JA, Bae K, Shipley WU, Hanks GE, Pilepich MV, Sandler HM, Smith MR. Cardiovascular mortality and duration of androgen deprivation for locally advanced prostate cancer: analysis of RTOG 92–02. Eur Urol. 2008;54(4):816–23.

[21] Eisenberger MA, Blumenstein BA, Crawford ED, Miller G, McLeod DG, Loehrer PJ, Wilding G, Sears K, Culkin DJ, Thompson IM Jr, Bueschen AJ, Lowe BA. Bilateral orchiectomy with or without flutamide for metastatic prostate cancer. N Engl J Med. 1998;339(15):1036–42.

[22] Fizazi K, Scher HI, Molina A, Logothetis CJ, Chi KN, Jones RJ, Staffurth JN, North S, Vogelzang NJ, Saad F, Mainwaring P, Harland S, Goodman OB Jr, Sternberg CN, Li JH, Kheoh T, Haqq CM, de Bono JS. COU-AA- 301 Investigators. Abiraterone acetate for treatment of metastatic castration-resistant prostate cancer: final overall survival analysis of the COU-AA-301 randomised, double-blind, placebo-controlled phase 3 study. Lancet Oncol. 2012;13(10):983–92.

[23] Fizazi K, Albiges L, Loriot Y, Massard C. ODM-201: a new-generation androgen receptor inhibitor in castration-resistant prostate cancer. Expert Rev Anticancer Ther. 2015;15(9):1007–17.

[24] Fizazi K, Tran N, Fein L, Matsubara N, Rodriguez- Antolin A, Alekseev BY, Özgüroğlu M, Ye D, Feyerabend S, Protheroe A, De Porre P, Kheoh T, Park YC, Todd MB, Chi KN. LATITUDE Investigators. Abiraterone plus Prednisone in Metastatic, Castration-Sensitive Prostate Cancer. N Engl J Med. 2017;377(4):352–60.

[25] Glass TR, Tangen CM, Crawford ED, Thompson I. Metastatic carcinoma of the prostate: identifying prognostic groups using

recursive partitioning. J Urol. 2003;169 (1):164–9.

[26] Goenka A, Magsanoc JM, Pei X, Schechter M, Kollmeier M, Cox B, Scardino PT, Eastham JA, Zelefsky MJ. Long-term outcomes after high-dose postprostatectomy salvage radiation treatment. Int J Radiat Oncol Biol Phys. 2012;84(1):112–8.

[27] Goldspiel BR, Kohler DR. Flutamide: an antiandrogen for advanced prostate cancer. DICP. 1990;24(6):616–23.

[28] Graham J, Kirkbride P, Cann K, Hasler E, Prettyjohns M. Prostate cancer: summary of updated NICE guidance. BMJ. 2014;348:f7524.

[29] Gravis G, Fizazi K, Joly F, Oudard S, Priou F, Esterni B, Latorzeff I, Delva R, Krakowski I, Laguerre B, Rolland F, Théodore C, Deplanque G, Ferrero JM, Pouessel D, Mourey L, Beuzeboc P, Zanetta S, Habibian M, Berdah JF, Dauba J, Baciuchka M, Platini C, Linassier C, Labourey JL, Machiels JP, El Kouri C, Ravaud A, Suc E, Eymard JC, Hasbini A, Bousquet G, Soulie M. Androgen-deprivation therapy alone or with docetaxel in non-castrate metastatic prostate cancer (GETUG-AFU 15): a randomised, openlabel, phase 3 trial. Lancet Oncol. 2013;14(2):149–58.

[30] Gravis G, Boher JM, Fizazi K, Joly F, Priou F, Marino P, Latorzeff I, Delva R, Krakowski I, Laguerre B, Walz J, Rolland F, Théodore C, Deplanque G, Ferrero JM, Pouessel D, Mourey L, Beuzeboc P, Zanetta S, Habibian M, Berdah JF, Dauba J, Baciuchka M, Platini C, Linassier C, Labourey JL, Machiels JP, El Kouri C, Ravaud A, Suc E, Eymard JC, Hasbini A, Bousquet G, Soulie M, Oudard S. Prognostic factors for survival in noncastrate metastatic prostate cancer: validation of the glass model and development of a novel simplified prognostic model. Eur Urol. 2015;68 (2):196–204.

[31] Grundy SM, Cleeman JI, Daniels SR, Donato KA, Eckel RH, Franklin BA, Gordon DJ, Krauss RM, Savage PJ, Smith SC Jr, Spertus JA, Costa F. American Heart Association; National Heart, Lung, and Blood Institute. Diagnosis and management of the metabolic syndrome: an American Heart Association/National Heart, Lung, and Blood Institute Scientific Statement. Circulation. 2005;112(17):2735–52.

[32] Harris WP, Mostaghel EA, Nelson PS, Montgomery B. Androgen deprivation therapy: progress in understanding mechanisms of resistance and optimizing androgen depletion. Nat Clin Pract Urol. 2009;6(2):76–85.

[33] Heidenreich A, Semrau R, Thüer D, Pfister D. Radical salvage prostatectomy: Treatment of local recurrence of prostate cancer after radiotherapy. Urologe A. 2008;47(11):1441–6.

[34] Hernandez DJ, Nielsen ME, Han M, Partin AW. Contemporary evaluation of the D'amico risk classification of prostate cancer. Urology. 2007;70(5):931–5.

[35] Huggins C, Hodges CV. Studies on prostatic cancer. I. The effect of castration, of estrogen and androgen injection on serum phosphatases in metastatic carcinoma of the prostate. CA Cancer J Clin. 1972;22(4):232–40.

[36] Hussain M, Tangen CM, Higano C, Schelhammer PF, Faulkner J, Crawford ED, Wilding G, Akdas A, Small EJ, Donnelly B, MacVicar G, Raghavan D. Southwest Oncology Group Trial 9346 (INT-0162). Absolute prostate-specific antigen value after androgen deprivation is a strong independent predictor of survival in new metastatic prostate cancer: data from Southwest Oncology Group Trial 9346 (INT-0162). J Clin Oncol. 2006;24(24):3984–90.

[37] Hussain M, Tangen CM, Berry DL, Higano CS, Crawford ED, Liu G,Wilding G, Prescott S, Kanaga Sundaram S, Small EJ, Dawson NA, Donnelly BJ, Venner PM, Vaishampayan UN, Schellhammer PF, Quinn DI, Raghavan D, Ely B, Moinpour CM, Vogelzang NJ, Thompson IM Jr. Intermittent versus continuous androgen deprivation in prostate cancer. N Engl J Med. 2013;368(14): 1314–25.

[38] Index Nominum. International Drug Directory: Taylor & Francis. London: Pharmaceutical Press; 2000. p. 289. ISBN:978–3–88,763–075–1

[39] James ND, Spears MR, Clarke NW, Dearnaley DP, De Bono JS, Gale J, Hetherington J, Hoskin PJ, Jones RJ, Laing R, Lester JF, McLaren D, Parker CC, Parmar MK, Ritchie AW, Russell JM, Strebel RT, Thalmann GN, Mason MD, Sydes MR. Survival with newly diagnosed Metastatic Prostate Cancer in the "Docetaxel Era": data from 917 patients in the control arm of the STAMPEDE trial (MRC PR08, CRUK/06/019). Eur Urol. 2015;67(6):1028–38.

[40] James ND, de Bono JS, Spears MR, Clarke NW, Mason MD, Dearnaley DP, AWSR, Amos CL, Gilson C, Jones RJ, Matheson D, Millman R, Attard G, Chowdhury S, Cross WR, Gillessen S, Parker CC, Russell JM, Berthold DR, Brawley C, Adab F, Aung S, Birtle AJ, Bowen J, Brock S, Chakraborti P, Ferguson C, Gale J, Gray E, Hingorani M, Hoskin PJ, Lester JF, Malik ZI, McKinna F, McPhail N, Money-Kyrle J, O'Sullivan J, Parikh O, Protheroe A, Robinson A, Srihari NN, Thomas C, Wagstaff J, Wylie J, Zarkar A, MKB P, Sydes MR. STAMPEDE investigators. Abiraterone for prostate cancer not previously treated with hormone therapy. N Engl J Med. 2017;377(4):338–51.

[41] Jones CU, Hunt D, McGowan DG, Amin MB, Chetner MP, Bruner DW, Leibenhaut MH, Husain SM, Rotman M, Souhami L, Sandler HM, Shipley WU. Radiotherapy and short-term androgen deprivation for localized prostate cancer. N Engl J Med. 2011;365(2):107–18.

[42] Keating NL, O'Malley AJ, Freedland SJ, Smith MR. Diabetes and cardiovascular disease during androgen deprivation therapy: observational study of veterans with prostate cancer. J Natl Cancer Inst. 2010;102(1):39–46.

[43] Klotz L, Boccon-Gibod L, Shore ND, Andreou C, Persson BE, Cantor P, Jensen JK, Olesen TK, Schröder FH. The efficacy and safety of degarelix: a 12–month, comparative, randomized, open-label, parallel-group phase III study in patients with prostate cancer. BJU Int. 2008;102(11):1531–8.

[44] Labrie F, Cusan L, Gomez JL, Diamond P, Suburu R, Lemay M, Tetu B, Fradet Y, Bélanger A, Candas B. Neoadjuvant hormonal therapy: the Canadian experience. Urology. 1997;49(3A Suppl):56–64.

[45] Lerner SE, Blute ML, Zincke H. Critical evaluation of salvage surgery for radio-recurrent/resistant prostate cancer. J Urol. 1995;154(3):1103–9.

[46] Luu-The V, Bélanger A, Labrie F. Androgen biosynthetic pathways in the human prostate. Best Pract Res Clin Endocrinol Metab. 2008;22(2):207–21.

[47] Mahler C, Verhelst J, Denis L. Ketoconazole and liarozole in the treatment of advanced prostatic cancer. Cancer. 1993;71(3 Suppl):1068–73.

[48] McKay RR, Choueiri TK, Taplin ME. Rationale for and review of neoadjuvant therapy prior to radical prostatectomy for patients with high-risk prostate cancer. Drugs. 2013;73(13):1417–30.

[49] Merseburger AS, Hammerer P, Rozet F, Roumeguère T, Caffo O, da Silva FC, Alcaraz A. Androgen deprivation therapy in castrate-resistant prostate cancer: how important is GnRH agonist backbone therapy? World J Urol. 2015;33(8):1079–85.

[50] Messing EM, Manola J, Yao J, Kiernan M, Crawford D, Wilding G, di'SantAgnese PA, Trump D. Eastern Cooperative Oncology Group study EST 3886.. Immediate versus deferred androgen deprivation treatment in patients with node-positive prostate cancer after radical prostatectomy and pelvic lymphadenectomy. Lancet Oncol. 2006;7(6):472–9.

[51] Moul JW. Prostate specific antigen only progression of prostate cancer. J Urol. 2000;163(6):1632–42.

[52] NCCN Clinical Practice Guidelines in Oncology. Prostate cancer Version 1.2017. Comprehensive Cancer Network. Abstract available at http://www.nccn.org/profes sionals/physician_gls/pdf/prostate.pdf.

[53] Nicholson RH. Medical Research Council multi-centre trial of orchiectomy in carcinoma of the prostate; a follow-up: MRC trial of

orchiectomy in carcinoma of the prostate. IRB. 1986;8(5):1–5.
[54] Niraula S, Le LW, Tannock IF. Treatment of prostate cancer with intermittent versus continuous androgen deprivation: a systematic review of randomized trials. J Clin Oncol. 2013;31(16):2029–36.
[55] O'Donnell A, Judson I, Dowsett M, Raynaud F, Dearnaley D, Mason M, et al. Hormonal impact of the 17alpha-hydroxylase/ C(17,20)-lyase inhibitor abiraterone acetate (CB7630) in patients with prostate cancer. Br J Cancer. 2004;90:2317–25.
[56] Oefelein MG, Feng A, Scolieri MJ, Ricchiutti D, Resnick MI. Reassessment of the definition of castrate levels of testosterone: implications for clinical decision making. Urology. 2000; 56(6):1021–4.
[57] Pagliarulo V, Bracarda S, Eisenberger MA, Mottet N, Schröder FH, Sternberg CN, Studer UE. Contemporary role of androgen deprivation therapy for prostate cancer. Eur Urol. 2012;61(1):11–25.
[58] Pilepich MV, Winter K, Lawton CA, Krisch RE, Wolkov HB, Movsas B, Hug EB, Asbell SO, Grignon D. Androgen suppression adjuvant to definitive radiotherapy in prostate carcinoma – long-term results of phase III RTOG 85–31. Int J Radiat Oncol Biol Phys. 2005;61 (5):1285–90.
[59] Poorthuis MH, Vernooij RW, van Moorselaar RJ, de Reijke TM. First-line non-cytotoxic therapy in chemotherapynaive patients with metastatic castration-resistant prostate cancer: a systematic review of ten randomised clinical trials. BJU Int. 2017; https://doi.org/10.1111/ bju.13764.
[60] Roach M 3rd, Hanks G, Thames H Jr, Schellhammer P, Shipley WU, Sokol GH, Sandler H. Defining biochemical failure following radiotherapy with or without hormonal therapy in men with clinically localized prostate cancer: recommendations of the RTOG-ASTRO Phoenix Consensus Conference. Int J Radiat Oncol Biol Phys. 2006;65(4):965–74.
[61] Ryan C, Smith M, Fong L, Rosenberg J, Kantoff P, Raynaud F, et al. Phase I clinical trial of the CYP17 inhibitor abiraterone acetate demonstrating clinical activity in patients with castration-resistant prostate cancer who received prior ketoconazole therapy. J Clin Oncol. 2010;28:1481–8.
[62] Ryan CJ, Smith MR, de Bono JS, Molina A, Logothetis CJ, de Souza P, Fizazi K, Mainwaring P, Piulats JM, Ng S, Carles J, Mulders PF, Basch E, Small EJ, Saad F, Schrijvers D, Van Poppel H, Mukherjee SD, Suttmann H, Gerritsen WR, Flaig TW, George DJ, Yu EY, Efstathiou E, Pantuck A, Winquist E, Higano CS, Taplin ME, Park Y, Kheoh T, Griffin T, Scher HI, Rathkopf DE; COU-AA-302 Investigators. Abiraterone in metastatic prostate cancer without previous chemotherapy. N Engl J Med. 2013;368 (2):138–48.
[63] Ryan CJ, Peng W, Kheoh T, Welkowsky E, Haqq CM, Chandler DW, Scher HI, Molina A. Androgen dynamics and serum PSA in patients treated with abiraterone acetate. Prostate Cancer Prostatic Dis. 2014;17 (2):192–8.
[64] Ryan CJ, Smith MR, Fizazi K, Saad F, Mulders PF, Sternberg CN, Miller K, Logothetis CJ, Shore ND, Small EJ, Carles J, Flaig TW, Taplin ME, Higano CS, de Souza P, de Bono JS, Griffin TW, De Porre P, Yu MK, Park YC, Li J, Kheoh T, Naini V, Molina A, Rathkopf DE; COUAA- 302 Investigators. Abiraterone acetate plus prednisone versus placebo plus prednisone in chemotherapynaive men with metastatic castration-resistant prostate cancer (COU-AA-302): final overall survival analysis of a randomised, double-blind, placebo-controlled phase 3 study. Lancet Oncol. 2015;16(2):152–60
[65] Saylor PJ, Smith MR. Metabolic complications of androgen deprivation therapy for prostate cancer. J Urol. 2009;181(5): 1998–2006.
[66] Schellhammer PF, Davis JW. An evaluation of bicalutamide in the treatment of prostate cancer. Clin Prostate Cancer. 2004;2(4):213–9.
[67] Scher HI, Fizazi K, Saad F, Taplin ME, Sternberg CN, Miller K, de Wit R, Mulders P, Chi KN, Shore ND, Armstrong AJ, Flaig TW, Fléchon A, Mainwaring P, Fleming M, Hainsworth JD, Hirmand M, Selby B, Seely L. de Bono JS; AFFIRM Investigators. Increased survival with enzalutamide in prostate cancer after chemotherapy. N Engl J Med. 2012;367(13):1187–97.
[68] Schmitt B, Bennett C, Seidenfeld J, Samson D, Wilt T. Maximal androgen blockade for advanced prostate cancer. Cochrane Database Syst Rev. 2000;2: CD001526.
[69] Sciarra A, Salciccia S. A novel therapeutic option for castration-resistant prostate cancer: after or before chemotherapy? Eur Urol. 2014;65(5):905–6.
[70] Seidenfeld J, Samson DJ, Hasselblad V, Aronson N, Albertsen PC, Bennett CL, Wilt TJ. Single-therapy androgen suppression in men with advanced prostate cancer: a systematic review and meta-analysis. Ann Intern Med. 2000;132(7):566–77.
[71] Shelley MD, Kumar S,Wilt T, Staffurth J, Coles B, Mason MD. A systematic review and meta-analysis of randomised trials of neo-adjuvant hormone therapy for localised and locally advanced prostate carcinoma. Cancer Treat Rev. 2009;35:9–17.
[72] Smith MR, Goode M, Zietman AL, McGovern FJ, Lee H, Finkelstein JS. Bicalutamide monotherapy versus leuprolide monotherapy for prostate cancer: effects on bone mineral density and body composition. J Clin Oncol. 2004;22(13):2546–53.
[73] Smith MR, Boyce SP, Moyneur E, Duh MS, Raut MK, Brandman J. Risk of clinical fractures after gonadotropin-releasing hormone agonist therapy for prostate cancer. J Urol. 2006;175(1):136–9.
[74] Soifer HS, Souleimanian N, Wu S, Voskresenskiy AM, Collak FK, Cinar B, et al. Direct regulation of androgen receptor activity by potent CYP17 inhibitors in prostate cancer cells. J Biol Chem. 2012;287:3777–87.
[75] Soto DE, Passarelli MN, Daignault S, Sandler HM. Concurrent androgen deprivation therapy during salvage prostate radiotherapy improves treatment outcomes in high-risk patients. Int J Radiat Oncol Biol Phys. 2012;82(3):1227–32.
[76] Studer UE, Whelan P, Albrecht W, Casselman J, de Reijke T, Hauri D, Loidl W, Isorna S, Sundaram SK, Debois M, Collette L. Immediate or deferred androgen deprivation for patients with prostate cancer not suitable for local treatment with curative intent: European Organisation for Research and Treatment of Cancer (EORTC) Trial 30,891. J Clin Oncol. 2006;24 (12):1868–76.
[77] Sweeney CJ, Chen YH, Carducci M, Liu G, Jarrard DF, Eisenberger M, Wong YN, Hahn N, Kohli M, Cooney MM, Dreicer R, Vogelzang NJ, Picus J, Shevrin D, Hussain M, Garcia JA, DiPaola RS. Chemohormonal therapy in metastatic hormone-sensitive prostate cancer. N Engl J Med. 2015;373(8):737–46.
[78] Tombal B, Borre M, Rathenborg P, Werbrouck P, Van Poppel H, Heidenreich A, Iversen P, Braeckman J, Heracek J, Baskin-Bey E, Ouatas T, Perabo F, Phung D, Baron B, Hirmand M, Smith MR. Long-term Efficacy and Safety of Enzalutamide Monotherapy in Hormone- naïve Prostate Cancer: 1- and 2-Year Open-label Follow-up Results. Eur Urol. 2015;68(5):787–94
[79] Vale CL, Burdett S, Rydzewska LH, Albiges L, Clarke NW, Fisher D, Fizazi K, Gravis G, James ND, Mason MD, Parmar MK, Sweeney CJ, Sydes MR, Tombal B, Tierney JF. STOpCaP Steering Group. Addition of docetaxel or bisphosphonates to standard of care in men with localised or metastatic, hormone-sensitive prostate cancer: a systematic review and meta-analyses of aggregate data. Lancet Oncol. 2016;17(2):243–56.
[80] Van Poppel H, Nilsson S. Testosterone surge: rationale for gonadotropin-releasing hormone blockers? Urology. 2008; 71(6):1001–6.
[81] Verhagen PC, Wildhagen MF, Verkerk AM, Vjaters E, Pagi H, Kukk L, Bratus D, Fiala R, Bangma CH, Schröder FH, Mickisch GH. Intermittent versus continuous cyproterone acetate in bone metastatic prostate cancer: results of a randomized trial. World J Urol. 2014;32(5):1287–94.

[82] Wellington K, Keam SJ. Bicalutamide 150 mg: a review of its use in the treatment of locally advanced prostate cancer. Drugs. 2006;66(6):837–50.

[83] Wirth MP, See WA, McLeod DG, Iversen P, Morris T, Carroll K, et al. Bicalutamide 150 mg in addition to standard care in patients with localized or locally advanced prostate cancer: results from the second analysis of the early prostate cancer program at median followup of 5.4 years. J Urol. 2004;172:1865–70.

[84] Zelefsky MJ, Eastham JA, Sartor OA, Kantoff P. Prostate cancer. In: VT DV, Lawrence TS, Rosenberg SA, editors. Cancer: principles & practice of oncology. 8th ed. Philadelphia: LippincottWilliams &Wilkins; 2008. p. 1443. ISBN:9780781772075.

[85] Zincke H. Radical prostatectomy and exenterative procedures for local failure after radiotherapy with curative intent: comparison of outcomes. J Urol. 1992;147(3 Pt 2):894–9.

[86] Zumsteg ZS, Spratt DE, Romesser PB, Pei X, Zhang Z, Polkinghorn W, McBride S, Kollmeier M, Yamada Y, Zelefsky MJ. The natural history and predictors of outcome following biochemical relapse in the dose escalation era for prostate cancer patients undergoing definitive external beam radiotherapy. Eur Urol. 2015;67(6): 1009–16.

# 第 16 章 转移性未接受去势治疗前列腺癌的治疗

## Management of Metastatic Castration-NaÏve Prostate Cancer

Axel Heidenreich　Maximilian Schmautz　Konstantin Richter　David Pfister　著

吴天俣　译　　姚　林　张景军　校

**摘　要**

大约 10% 的新诊断前列腺癌患者出现全身转移，需要局部和全身治疗。在经过充分筛选的患者中，减瘤性根治性前列腺切除术或局部放射治疗在患者无失败生存率及整体生存率的方面发挥了有益的影响。全身治疗可分为 ADT 单一治疗、ADT 联合多西他赛及 ADT 联合阿比特龙及泼尼松。CHAARTED 和 STAMPEDE 已经证明 ADT 和多西紫杉醇联合应用对患者生存有显著的益处。在 CHAARTED 试验中，这种生存益处仅在高危疾病患者中得到证实，而在 STAMPEDE 试验中没有进行分层。ADT 后 7 个月 PSA 最低点≤0.2 ng/ml 是一个与显著生存获益相关的重要预后指标。此外，在高风险患者的 LATITUDE 试验和整个患者队列的 STAMPEDE 实验中，ADT 联合醋酸阿比特龙和泼尼松对患者生存率有显著的益处。在日常临床实践中，两种联合疗法都能显著提高患者的生存率。目前尚不清楚使用哪种治疗方案更加有益，但应根据患者的个人情况来选择个体化的治疗方案。

**关键词**

前列腺癌；骨转移；雄激素剥夺；LHRH 类似物；LHRH 拮抗药；多西紫杉醇；醋酸阿比特龙

## 一、概述

前列腺癌是报道最多的男性癌症，也是西方男性除非黑色素瘤皮肤病癌症相关死亡的第二大原因（Heidenreich 等，2014）。

即使是现在，10%～15% 的新诊断前列腺癌患者已经出现有或无症状的全身转移。转移性激素缺乏型前列腺癌可能是新诊断 PCa 男性中的一部分，或者是最初器官受限或局部进展期前列腺癌接受局部治疗后的进展所致（Heidenreich 等，2014）。通过包膜下睾丸切除术进行雄激素剥夺治疗早在 70 多年前就开始了，尽管开发了新的药物可以降低体内睾酮浓度，如 LHRH 激动药和 LHRH 拮抗药（Hussain 等，2006），但患者 42 个月的中位生存时间没有显著改变。在 STAMPEDE 试验中，对照组招募 917 名 mPCA 患者，血清 PSA 中位浓度为 112ng/ml，并接受雄激素剥夺治疗（James 等，2015）。经过中位随访 20 个月，患者的中位无失败生存期为 11 个月，中位总生存期为 42 个月，2 年生存率为 72%。在多变量分析中，骨转移的存在独立于内脏转移、高 Gleason 评分、较差的身体功能和较低的年龄，与总生存率密切相关。在患有高转移负荷的男性中，中位总生存期甚至可能降低到 32～35 个月（Sweeney 等，2015；Fizazi 等，2017）。

睾丸切除术、GNRH 类似物或拮抗药持续 ADT 是过去几十年的可选择的治疗方案。与 SWOG9346 试验间歇接受 ADT 组的 5.1 年相比，连续 ADT 治疗患者的中位总生存期为 5.8 年（Hussain 等，2006）。SWOG 试验确实证明，如果 PSA≤0.2ng/ml 和 PSA＞4.0ng/ml，ADT 开始后 7 个月的 PSA 最低点对预后有重大影响，中位总生存期为 78 个月和 17 个月（Fizazi 等，2017）。因此，PSA 最低点可作为讨论的接受间歇性 ADT 治疗患者是否具有良好反应的指标，APCCC94% 的小组成员都同意这一点（Gillessen 等，2015）。

如 STAMPEDE 试验所示，PCA 全身转移患者代表了一组异质性较大的男性，根据转移的位置和程度，存活时间有显著差异，血清碱性磷酸酶和 PSA 浓度，以及患者的工作状况。Gravis 等（2015）评估了年龄、工作状态、Gleason 评分、血红蛋白水平、PSA、碱性磷酸酶、LDH、转移部位、体重指数和疼痛对肿瘤预后的影响。内脏转移、骨转移、PS（0 vs. 1～2）、Hb、ALP、LDH、PSA（≤65ng/ml vs.＞65ng/ml）、转移（诊断时 vs. 局部治疗失败后起病）和疼痛强度（≤16.7 vs. 16.7 或持续）是 OS 的重要单变量预测因子（$P<0.05$）。统计分析表明，碱性磷酸酶是总生存期的最强预测因子，血清碱性磷酸酶浓度正常和异常的患者的中位总生存期分别为 69.1 个月和 33.6 个月。

最近，一些前瞻性随机临床Ⅲ期试验 ADT 结合多西紫杉醇或阿比特龙挑战了传统的治疗方法。此外，很少有回顾性研究评价原发性前列腺癌局部治疗对改善男性 mhPCA 患者治疗效果的作用。

本章的目的是批判性地回顾 mhPCA 患者目前的治疗方案。

## 二、原发性肿瘤的局部治疗

原发性肿瘤在转移性疾病中的治疗作用通常在选择最合适治疗方案的决策过程中被忽略，因为人们普遍认为此类疾病的生物学特性由转移性扩散所决定，而且对前列腺的局部治疗并不能影响预后。然而，最近有研究证明，尽管使用 ADT 和基于多西紫杉醇的化疗进行了广泛的预处理，但致命的 PCA 克隆仍然存在于前列腺内（Tzelepi 等，2011）。此外，临床前研究表明，与单独使用 ADT 相比，前列腺切除术可显著减少接受此术动物的新发转移（Cifuntes 等，2015）。一些回顾性和病例对照研究证明了减瘤性根治性前列腺切除术（cytoreductive radical prostatectomy，cRP）的可行性，并证明了 cRP 在去势抵抗性前列腺癌的发生时间、总生存率和局部进展性 PCA 伴下尿路和上尿路梗阻的频率方面的益处（Heidenreich 等，2015；Culp 等，2014；Sooriakumaran 等，2015；Gratzke 等，2014；Fossati 等，2015；Steuber 等，2017；Leyh Bannurah 等，2017）。

只有很少的回顾性研究报道了 cRP 后的生存结果，这些研究可能产生一些相关假说（Heidenreich 等，2015；Culp 等，2014；Sooriakumaran 等，2015；Gratzke 等，2014；Fossati 等，2015；Steuber 等，2017；LeyhBannurah 等，2017）。Cologne 研究组报道，cRP 治疗后 CSS 和临床 PFS 中位数分别为 47 个月和 38.6 个月，而单纯 ADT 患者分别为 40 个月和 26.5 个月（Heidenreich 等，2015）。在对 8185 例 mPCA 患者进行的回顾性研究中，Culp（2014）证明，与单纯抗激素治疗（22.5% 和 48.7%）相比，接受 cRP 治疗（分别为 67.4% 和 75.8%）或近距离放射治疗（分别为 52.6% 和 61.3%）的患者的 5 年 OS 和预测 DSS 均显著较

高（P＜0.001）。Sooriakumaran 等（2015）报道了 106 名患者的回顾性队列 2 年生存率为 89%。Gratzke 等（2014）回顾性研究了慕尼黑癌症登记处 1538 例骨转移较少的患者，其中 74 例进行了 cRP，1464 例没有手术。手术组的存活率为 55%，而非手术组的存活率为 21%。手术组的存活率为 55%，而非手术组的存活率为 21%。在另一项回顾性分析中，从 2004—2011 年 SEER 数据库中确定了 8197 名 mPCA 患者，以探索局部治疗相对于非局部治疗的潜在益处（Fossati 等，2015）。作者证明了局部治疗对患者的 CSS 有显著的益处（P＜0.0001），尤其是对癌症特异性死亡率＜40% 的患者。在最近发表的研究中，Steuber 等（2017）分析了 43 名接受 cRP 治疗的患者和 40 名仅接受非手术治疗的患者的结果。尽管作者不能确定生存获益，但他们确定 cRP 在预防局部并发症方面有显著益处（7% vs. 35%，P＜0.01），尽管中位随访时间只有 32.7 个月。在另一项对 13 692 例 mPCA 患者（其中 474 例接受了局部治疗）的回顾性研究中，Leyh Bannurah 等（2017）观察到 cRP 后癌症特异性生存率显著提高，尤其是 $M_{1a}$ 分期患者。

最近，Heidenreich 等（2018）报道了一项最大型的试验，包含 121 名经过筛选的未接受过激素治疗的 mPCA 患者的肿瘤相关的临床资料和功能结果，这些患者接受了系统治疗和 cRP 治疗，其目的是改善肿瘤结果和预防进展期原发性 mPCA 的局部并发症。平均 OS 时间和平均临床无复发生存期均较高，分别为 86.5 个月和 72.3 个月（图 16-1 和图 16-2）。此外，1 年、3 年和 5 年生存率分别为 98%、87.8% 和 79%。这些数据强调了 cRP 在新诊断 mPCA 患者个体化治疗中的潜在作用。

尽管该组无法确定哪些术前参数与 OS 相

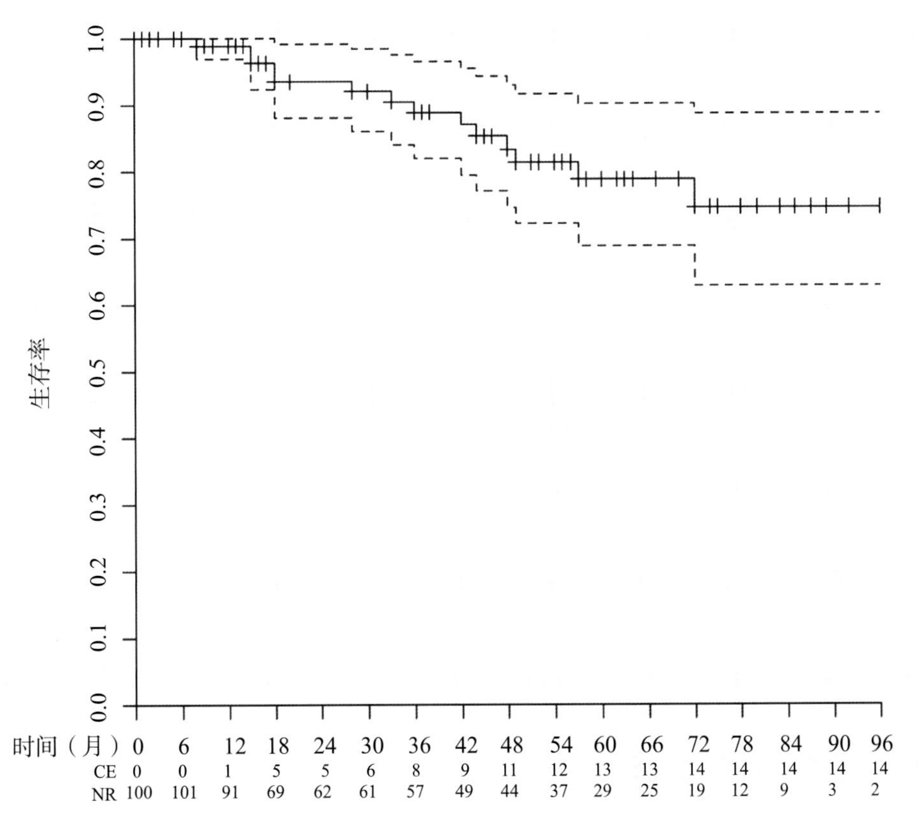


◀ **图 16-1 113 例患者的总体生存率**

CE. 累计事件数；NR. 风险数

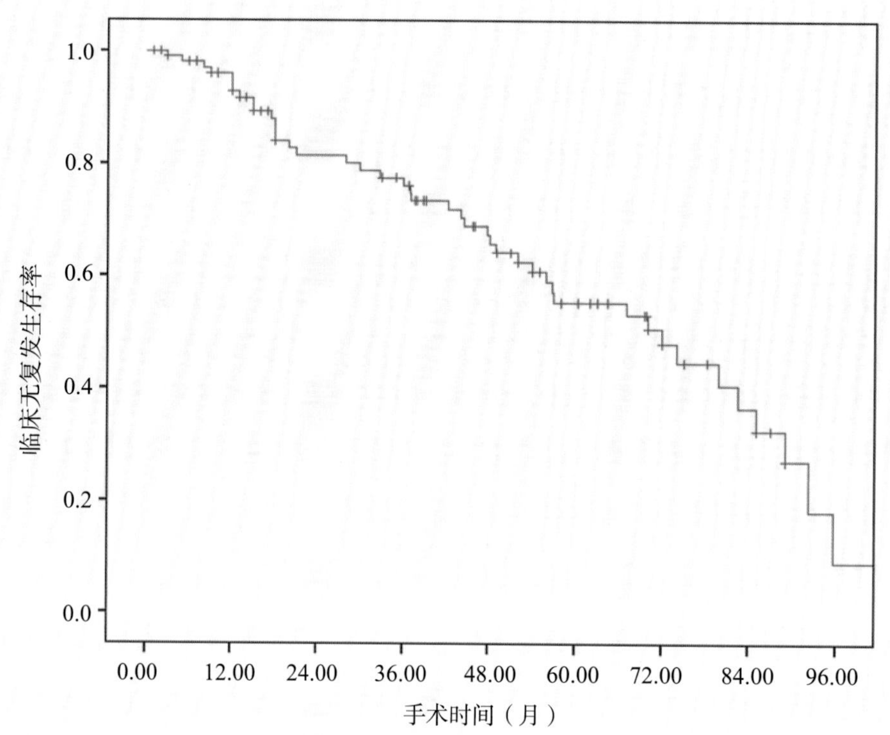


◀ 图 16-2　临床无复发生存率

关，但他们确定术前患者 PSA 和转移性疾病的程度与改善患者生化 PFS 相关的指标。接受新辅助 ADT 治疗后 PSA 最低点小于 1.0ng/ml 的患者、PSA 低于术前 PSA 中位数 8ng/ml 的患者和低容量转移性疾病的患者表现出明显更好的结果。这些患者可能是接受 cRP 最合适的候选者，因为他们的预后似乎很好。

关于手术相关并发症，围术期和 90 天死亡率为 0%。这些数据强调，如果由经验丰富的外科医生进行，cRP 代表了一种技术上可行并且安全的方法。此外，数据还可以证明低负荷转移性疾病、术前 PSA＜4ng/ml 和新辅助 ADT 患者的严重并发症明显减少。

患者术后控尿方面的功能结果也与局部进展期 PCa 患者的 RP 术后数据一致：68% 和 18% 的患者合并完全或轻微的尿失禁。临床 $T_3$ 分期前列腺癌患者接受 RP 治疗后，控尿率波动在 70%～80%，包含那些可以完全控制排尿或使用一个安全垫的患者。

当研究 cRP 的手术相关并发症时，接受 ADT 单药治疗的患者也必须考虑到他们的局部和全身并发症。在他们的两项回顾性研究中，平均随访 44 个月后，29% 的 ADT 组患者出现局部并发症，而 cRP 组患者没有出现此类并发症（Heidenreich 等，2015 和 2018）。同样，Poelaert 等（2017）证明了 cRP 对比 ADT 单一治疗的局部并发症存在显著差异。在 3 个月的随访中，5 例（29.4%）接受 cRP 治疗的患者报告压力性尿失禁，没有任何进一步的局部症状，而分别有 6.8%、37.9% 和 6.8% 的患者单独接受 ADT 治疗后出现急迫性尿失禁、梗阻性排尿和输尿管梗阻。

此外，Rusthoven 等（2016）的研究强调了原发性肿瘤有效局部治疗的重要性。作者证实，与单一 ADT 治疗相比，前列腺 RT 联合 ADT 治疗患者的中位生存期（55 个月 vs. 37 个月）和 5 年 OS（49% vs. 33%）更高（$P$＜0.001）。通过同样的方法，Joensu 等（Heidenreich 等，2018）证明，在一组 46 名 mPCA 患者中，接受 ADT 联合

IMRT 的患者中，5 年总生存率为 81.3%，中位 OS 时间为 8.35 年。

尽管 mPCA 局部治疗取得了良好的效果，但我们必须意识到目前数据存在的局限性。所有的研究都是回顾性的，并且只有选定的一部分患者接受了治疗，因此 mPCA 的减瘤性局部治疗仍然是一种个体化和实验性的治疗，它确实代表了治疗的标准。目前有许多关于 ADT 究竟是否必要合并手术治疗或者放射治疗的前瞻性随机试验正在进行中，这些试验的最终结果对目前的研究会有很大帮助。

## 三、mPCA 的全身治疗

### （一）ADT 联合多西紫杉醇为主的化疗

CHAARTED 试验是第一个比较了雄激素剥夺疗法与 ADT 联合多西紫杉醇的疗效的前瞻性随机临床Ⅲ期试验（Sweeney 等，2015）。在这项实验中，790 名患者被随机分为两组，一组接受含 LHRH 类似物的连续 ADT 治疗或者外科去势治疗（$n$=393），另一组接受含 6 个周期多西紫杉醇联合连续 ADT 治疗，剂量为 75mg/m$^2$，间隔 3 周（$n$=397）。ADT 开始和全身化疗之间的时间间隔为 120 天。试验的主要终点是总生存率的改善。次要终点是无进展生存率、PSA 反应等。

根据年龄、疾病程度（低危与高危）、ECOG 表现状况、骨骼相关事件的医学预防和既往有无接受辅助性 ADT 对患者进行分层。高危疾病的定义是存在内脏转移或存在至少四个骨骼转移，其中一个位于中轴骨之外。

在经过中位随访 28.9 个月后，观察到显著的生存获益（57.6 个月 vs. 44 个月），HR=0.61（95%CI 0.47～0.80，$P$＜0.001），前列腺癌患者死亡的相对风险降低了 39%。唯一对生存率有显著影响的分层是低危和高危疾病这一分层。高危疾病组患者通过 ADT 联合多西紫杉醇获得 17 个月（49.2 个月 vs. 32.2 个月）的生存获益，导致 40% 的相对死亡风险降低（HR=0.60，95%CI 0.45～0.91，$P$＜0.001）。在两组均未达到中位总生存率的低危 PCA 队列中未观察到生存获益（HR=0.60，95%CI 0.32～1.13，$P$=0.11）。即使在长期随访中，低危组也没有观察到生存益处，而高危组的生存益处得到了验证。森林图分析确实证明了所有亚组的生存率都是有益处的，即使是对于那些老年男性、身体功能较差的患者和内脏转移伴或不伴骨转移的患者。

最近，作者使用 SWOG9346 PSA 临界点≤0.2ng/ml、0.2～4.0ng/ml 和＞4.0ng/ml（Harshman 等，2018）在开始治疗 7 个月后进行了生存分析。ADT 后 7 个月开始的中位随访时间为 23.1 个月。当比较 PSA 血清浓度≤0.2ng/ml 与＞4.0ng/ml 时，总队列患者的中位总生存期显著延长（表 16-1）。有内脏转移的患者达不到 PSA≤0.2ng/ml 标准的可能性更高，事实上，7 个月 PSA＞4.0ng/ml 的内脏转移患者的百分比为 20.9%，而 7 个月 PSA

**表 16-1　不同 PSA 最低点患者的 ADT 治疗 7 个月后的中位总生存率**

| 中位生存期（月份数） | | | | | | |
|---|---|---|---|---|---|---|
| | ADT | | | ADT 联合多西紫杉醇 | | |
| PSA（ng/ml） | ≤ 0.2 | ＞ 0.2～4.0 | ＞ 4.0 | ≤ 0.2 | ＞ 0.2～4.0 | ＞ 4.0 |
| 总队列 | 72.8 | NR | 21.6 | 60.4 | 45.5 | 25.2 |
| 低危 | NR | NR[a] | | NR | 29.4[a] | |
| 高危 | 40.1 | 25.4[a] | | 60.4 | 45.4[a] | |

a. 在 ADT 治疗 7 个月时未达到 PSA ≤ 0.2ng/ml 的患者的中位生存期；NR. 未报告

为 0.2ng/ml 的男性患者的百分比仅为 12%（图 16–3）。

STAMPEDE 实验是另一项适应性、多分组、多阶段、随机对照试验，评估了在一线连续 ADT 治疗中联合单药多西紫杉醇、单药唑来膦酸或联合双药治疗的情况（James 等，2016）。在这项实验中，分别有 1184、993、992 和 993 名男性分别接受了标准的激素治疗，ADT 联合唑来膦酸、ADT 联合多西紫杉醇及 ADT 联合唑来膦酸和多西他赛，主要终点是提高总生存率。值得注意的是，共有 2962 名患者被纳入试验，但 1145 名（42.5%）患者没有出现转移，而 1817 名（56.5%）男性新诊断为转移性疾病。

中位随访 43 个月后，单纯 ADT 组 mPCA 患者的中位总生存时间为 45 个月，5 年生存率为 39%。ADT 联合唑来膦酸组中位总生存时间为 46 个月，5 年生存率为 43%（HR=0.93，95%CI 0.77～1.11，*P*=0.416），未观察到益处。然而，ADT 加多西紫杉醇组的中位总生存时间为 60 个月，死亡相对风险降低 24%（HR=0.76，95%CI 0.62～0.92，*P*=0.005），可以观察到显著的生存益处。5 年生存率为 50%。ADT 联合唑来膦酸及多西紫杉醇组也观察到类似的生存益处，中位生存时间为 55 个月，相对死亡风险降低 21%（HR=0.79，95%CI 0.66～0.96，*P*=0.015）。比较 ADT 加多西紫杉醇组和 ADT 联合唑来膦酸及多

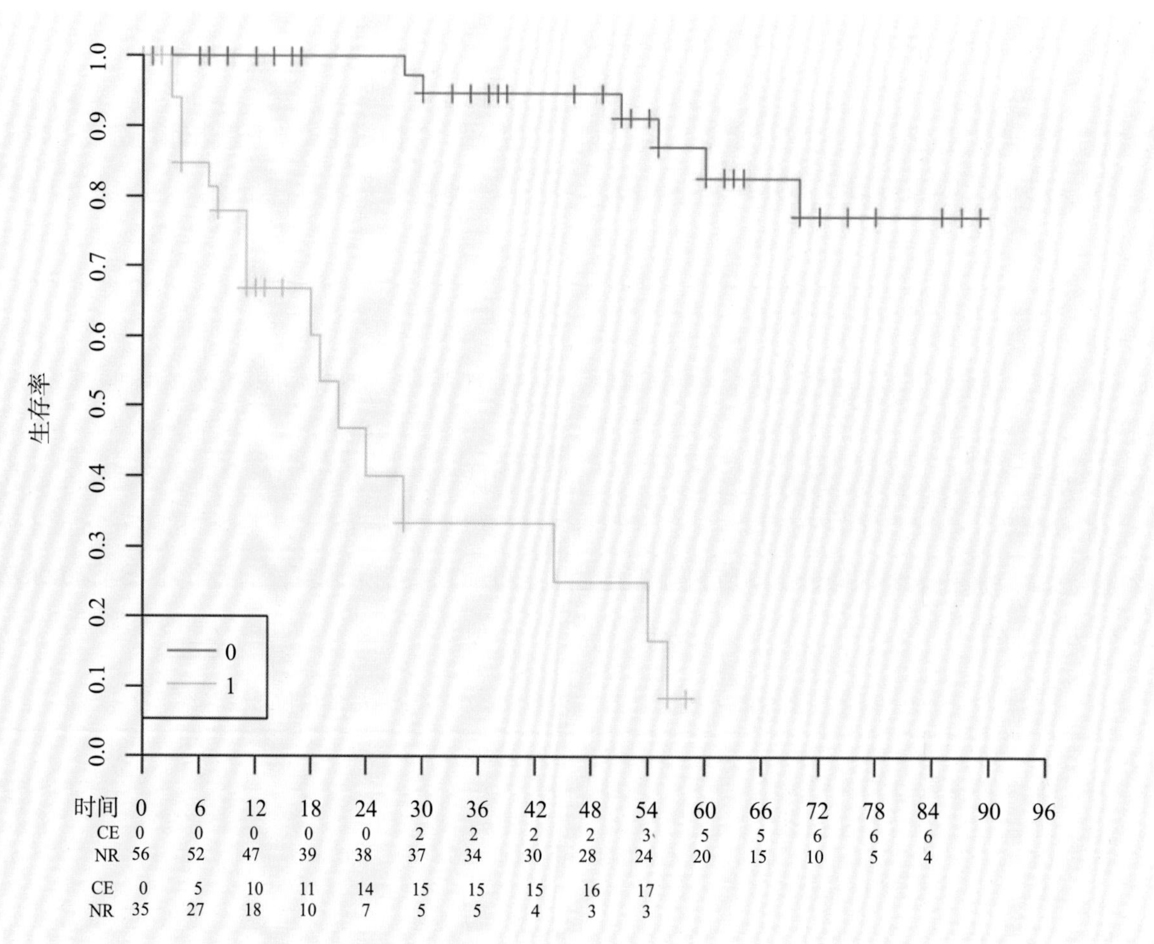


▲ **图 16–3 不同术后 6 周 PSA 血清水平患者的总生存率比较，PSA < 0.1ng/ml（红色），PSA > 0.1ng/ml（蓝色），*P*=0.0003**

CE. 累计事件数；NR. 风险数

西紫杉醇组，没有观察到添加唑来膦酸具有生存益处（HR=1.06，95%CI 0.86～1.30，$P$=0.592）。ADT 联合多西紫杉醇和 ADT 联合唑来膦酸及多西紫杉醇对前列腺癌特异性生存率的影响相似。

此外，还评估了 ZA 对骨骼相关事件发展的潜在积极影响。随机分为单纯 ADT 组的 1184 名患者中有 328 名患者发生 SRE。ADT 联合多西紫杉醇（HR=0.60，95%CI 0.48～0.74，$P$=0.0000127）和 ADT 联合唑来膦酸及多西紫杉醇（HR=0.55，95%CI 0.44～0.69，$P=0.277\times10^{7}$）改善了首次 SRE 的时间，但 ADT 联合唑来膦酸没有改善（HR=0.89，95%CI 0.73～1.07，$P$=0.221）。以骨转移患者为研究对象，ADT 联合唑来膦酸对首次 SRE 发生的时间和频率无明显影响（HR=0.94，95%CI 0.76～1.16；$P$=0.564）。考虑到整个患者队列，单纯 ADT 组、ADT 联合多西紫杉醇、ADT 联合唑来膦酸及多西紫杉醇组的 SRE 发展的中位数分别为 61.4 个月、68.0 个月和 68.3 个月。

最后，GETUG-15 试验（Gravis 等，2013）在中位随访 83.3 个月，中位生存期为 48.6 个月和 62.1 个月后（HR=0.88，95%CI 0.68～1～14，$P$=0.3），未发现单纯 ADT 和 ADT 联合多西紫杉醇组之间的生存益处。亚组分析有利于高容量疾病患者联合治疗的生存优势。然而，这些亚组太小，无法进行结论性的数据分析。

基于这些数据，所有国际指南都建议对高容量疾病的男性患者联合使用化学激素治疗，而对于低容量、转移性未接受过激素治疗的前列腺癌患者，单独使用 ADT 应是首选治疗方法（Morris 等，2018；Gillessen 等，2018）。除了单纯 ADT 或 ADT 联合多西紫杉醇治疗外，不建议添加唑来膦酸。

### （二）ADT 联合阿比特龙及泼尼松

在研究者们得知阿比特龙及泼尼松对接受多西紫杉醇化疗前后的转移性去势抵抗性 PCA 患者的延长寿命影响作用后，两项试验评估了 ADT 联合醋酸阿比特龙及泼尼松与单独 ADT 对新诊断的未经过激素治疗的 mPCA 患者的治疗效果（Fizazi 等，2017；James 等，2017）。

LATITUDE 试验共招募了 1199 名 mhPCA 患者，他们至少表现出三个高风险标准中的两个，即 Gleason 评分≥8 分，≥3 个骨扫描病灶存在内脏转移（Fizazi 等，2017）。患者以 1∶1 的方式随机分组，597 名患者被随机分为联合治疗组（醋酸阿比特龙 1000mg/d，泼尼松 2×5mg/d，并且连续使用 LHRH 激动药）和 602 名男性被随机纳入标准组，共同主要终点是总生存率和无进展生存率。次要终点是疼痛进展时间、PSA 进展时间、有症状 SRE 时间、化疗时间和安全性。

在中位随访 30.4 个月后，ADT 联合醋酸阿比特龙及泼尼松组中位总生存期未达到，显示出有统计学意义的生存获益，而 ADT 组的中位总生存期为 34.7 个月（HR=0.62，95%CI 0.51～0.76，$P$＜0.0001）。此外，次要终点的无进展生存率为 18.2（33.0 个月 vs. 14.8 个月），具有统计学意义（HR=0.47，95%CI 0.39～0.55，$P$＜0.0001）。此外，ADT 联合醋酸阿比特龙及泼尼松组的所有次要终点均得到满足，并显示出具有统计学意义的益处（表 16–2）。

与安慰剂组相比，治疗组没有出现更高频率或更严重程度的治疗相关不良反应。不良反应的情况类似于在 COUGAR-301 和 COUGAR-302 试验中的醋酸阿比特龙及泼尼松治疗方案。

关于进展时的治疗顺序，很明显，治疗组中只有 53% 的患者被认为适合接受二线治疗，而安慰剂组为 78%。此外，只有 38% 的治疗组和安慰剂组分别有 46% 的患者接受了某种全身化疗。

采用类似的方法，在 STAMPEDE 试验中，1917 名未接受激素治疗的 PCA 患者以 1∶1 的比

表 16-2 LATITUDE 试验中治疗组和安慰剂组的次要终点

| 终 点 | ADT 合并阿比特龙及泼尼松组（*n*=597） | ADT 联合安慰剂组（*n*=602） | HR（95%CI） | *P* |
|---|---|---|---|---|
| 疼痛进展的中位时间 | NR | 16.6 个月 | 0.70（0.58～0.83） | ＜0.001 |
| PSA 进展的中位时间 | 33.2 个月 | 7.4 个月 | 0.30（0.26～0.35） | ＜0.001 |
| 合并有症状的 SRE 的中位时间 | NR | NR | 0.70（0.54～0.92） | 0.009 |
| 化疗中位时间 | NR | 38.9 个月 | 0.44（0.35～0.56） | ＜0.001 |
| 下次 PCA 特异性治疗的中位时间 | NR | 21.8 个月 | 0.42（0.35～0.50） | ＜0.001 |
| PSA 反应性的患者[a] | 91% | 67% | 1.36（1.28～1.45） | ＜0.001 |

a. PSA 反应 = PSA 从基线下降 50%；NR. 未报告；HR. 风险比

例随机接受 ADT 联合醋酸阿比特龙及泼尼松与单一 ADT 治疗（James 等，2017）。与 LATITUDE 试验不同的是，没有规定只包括高危患者。新诊断和淋巴结阴性的 PCA 患者和新诊断淋巴结阳性和新诊断转移性的 PCA 患者可以被纳入试验。共有 941 例患者属于新诊断的转移性激素敏感性 PCA 组，其中 476 例和 465 例患者被随机分为 ADT 组和 ADT 联合醋酸阿比特龙及泼尼松组。这些患者的临床资料构成了本章的基础。

在中位随访 40 个月后，观察到接受联合治疗的患者组与单纯 ADT 组相比，在统计学上显著的生存优势。ADT 组和 ADT 联合醋酸阿比特龙及泼尼松组分别观察到 218 例和 150 例死亡，导致死亡的相对风险降低 39%（HR=0.61，95%CI 0.49～0.75）。森林图分析显示，除 70 岁以上的老年患者外，所有亚组的 ADT 联合醋酸阿比特龙及泼尼松组的存活受益均有统计学意义。在无失败生存率方面获得了相似的数据，ADT 联合醋酸阿比特龙及泼尼松组的相对风险降低了 69%（HR=0.31，95%CI 0.26～0.37）。

在本研究中，ADT 联合醋酸阿比特龙及泼尼松组的 3～5 级不良事件发生率为 47%，而 ADT 组为 33%。尤其是心血管疾病（10% vs. 4%）、肝脏疾病（7% vs. 1%）和呼吸系统疾病（5% vs. 2%）在 ADT 联合醋酸阿比特龙及泼尼松组中更为常见。然而，在 5 级不良事件方面没有差异（两组均为 1%）。

关于进展期的治疗，与 ADT 联合醋酸阿比特龙及泼尼松组（310 名患者 vs. 131 名患者）相比，ADT 组接受延年剂治疗的患者的绝对数量更高。

基于这两项前瞻性随机试验，在新诊断的转移性和未接受过激素治疗的前列腺癌患者中，与单独使用 ADT 相比，ADT 和醋酸阿比特龙及泼尼松联合应用在总生存率和无失败生存率方面具有统计学意义和临床相关优势（Morris 等，2018；Gillessen 等，2018；James 等，2017；Mottet 等，2017；Rydzewska 等，2017）。患者接受治疗时，必须考虑到 3～5 级心血管、肝脏和呼吸系统不良事件的增加频率。

### （三）排序策略

没有关于最佳排序策略的数据，因此目前无法就最佳排序给出可靠有效的建议（Morris 等，2018；Gillessen 等，2018；James 等，2017；Mottet 等，2017；Rydze-wska 等，2017）。

比较 CHAARTED 和 LATITUDE 的肿瘤疗效，需要考虑各种因素。LATITUE 试验只允许招募高危患者，因此只能比较高危和高负荷疾病（CHAARED）的结果数据。

在高危组和高负荷组中，单一 ADT 的中位总生存期几乎相同，在 LATITUDE 组和 CHAARTED 组分别为 34.7 个月和 34.4 个月。在 LATITUDE 和 CHAARTED 中，单独使用 ADT 组的无进展生存期分别为 14.8 个月和 13.0 个月，而治疗组的无进展生存期分别为 33.0 个月和 27.3 个月，这导致在 LATITUDE 和 CHAARTED 中减少了 53% 和 47%。关于总生存率，两个试验都取得了相似的效果，在这两项试验中死亡的相对风险分别降低了 38% 和 37%。

关于治疗相关的不良事件，在 LATITUDE 试验中，与单一 ADT 相比，联合治疗心血管、肝脏和呼吸事件的风险显著增加（分别为 22% 和 7%）。中位治疗时间为 33 个月，不良反应如疲劳、认知功能障碍等也需要考虑在内。关于 ADT 和多西紫杉醇，在 GETUG-15、CHAARTED 和 STAMPEDE 试验中，中性粒细胞减少的风险分别为 32%、3.1% 和 12%。在 GETUG-15、CHAARED 和 STAMPEDE 试验中，中性粒细胞减少性发热的风险分别为 7%、3.8% 和 15%。考虑到这些不良事件，需要知道的是多西紫杉醇的中位治疗时间为 4.5 个月，基本上所有患者在停止化疗后都能迅速恢复。比较这两种治疗方案，需要考虑到患者是否合并可能干扰阿比特龙或多西紫杉醇的其他慢性疾病。

关于排序，还必须考虑接受醋酸阿比特龙及泼尼松或多西紫杉醇的男性不同的后续治疗率。而在单纯 ADT 组和多西紫杉醇组中，88% 和 83% 的患者接受了延长寿命的二线治疗，而在单一 ADT 组和 ADT 联合醋酸阿比特龙及泼尼松组中，只有 53% 的患者被认为适合接受延长寿命药物的后续治疗。特别是对于接受长期内分泌治疗后化疗的老年患者，需要考虑化疗的相关并发症，这部分人群可能不适合一线化疗。

## 参考文献

[1] Cifuentes FF, et al. Surgical cytoreduction of the primary tumor reduces metastatic progression in a mouse model of prostate cancer. Oncol Rep. 2015;34:2837–44.

[2] Culp SH, Schellhammer PF, Williams MB. Might men diagnosed with metastatic prostate cancer benefit from definitive treatment of the primary tumor? A SEERbased study. Eur Urol. 2014;65(6):1058–66.

[3] Fizazi K, Tran N, Fein L, Matsubara N, Rodriguez- Antolin A, Alekseev BY, Özgüroğlu M, Ye D, Feyerabend S, Protheroe A, De Porre P, Kheoh T, Park YC, Todd MB, Chi KN, LATITUDE Investigators. Abiraterone plus prednisone in metastatic, castration-sensitive prostate cancer. N Engl J Med. 2017;377(4):352–60.

[4] Fossati N, Trinh QD, Sammon J, Sood A, Larcher A, Sun M, Karakiewicz P, Guazzoni G, Montorsi F, Briganti A, Menon M, Abdollah F. Identifying optimal candidates for local treatment of the primary tumor among patients diagnosed with metastatic prostate cancer: a SEER-based study. Eur Urol. 2015;6:3–6.

[5] Gillessen S, Omlin A, Attard G, de Bono JS, Efstathiou E, Fizazi K, Halabi S, Nelson PS, Sartor O, Smith MR, Soule HR, Akaza H, Beer TM, Beltran H, Chinnaiyan AM, Daugaard G, Davis ID, De Santis M, Drake CG, Eeles RA, Fanti S, Gleave ME, Heidenreich A, Hussain M, James ND, Lecouvet FE, Logothetis CJ, Mastris K, Nilsson S, Oh WK, Olmos D, Padhani AR, Parker C, Rubin MA, Schalken JA, Scher HI, Sella A, Shore ND, Small EJ, Sternberg CN, Suzuki H, Sweeney CJ, Tannock IF, Tombal B. Management of patients with advanced prostate cancer: recommendations of the St Gallen Advanced Prostate Cancer Consensus Conference (APCCC) 2015. Ann Oncol. 2015;26(8):1589–604.

[6] Gillessen S, Attard G, Beer TM, Beltran H, Bossi A, Bristow R, Carver B, Castellano D, Chung BH, Clarke N, Daugaard G, Davis ID, de Bono J, Borges Dos Reis R, Drake CG, Eeles R, Efstathiou E, Evans CP, Fanti S, Feng F, Fizazi K, Frydenberg M, Gleave M, Halabi S, Heidenreich A, Higano CS, James N, Kantoff P, Kellokumpu-Lehtinen PL, Khauli RB, Kramer G, Logothetis C, Maluf F, Morgans AK, Morris MJ, Mottet N, Murthy V, Oh W, Ost P, Padhani AR, Parker C, Pritchard CC, Roach M, Rubin MA, Ryan C, Saad F, Sartor O, Scher H, Sella A, Shore N, Smith M, Soule H, Sternberg CN, Suzuki H, Sweeney C, Sydes MR, Tannock I, Tombal B, Valdagni R, Wiegel T, Omlin A. Management of patients with advanced prostate cancer: the report of the Advanced Prostate Cancer Consensus Conference APCCC 2017. Eur Urol. 2018;73(2):178–211.

[7] Gratzke C, Engel J, Stief CG. Role of radical prostatectomy in metastatic prostate cancer: data from the Munich Cancer Registry. Eur Urol. 2014;66:602–3.

[8] Gravis G, Fizazi K, Joly F, Oudard S, Priou F, Esterni B, Latorzeff I, Delva R, Krakowski I, Laguerre B, Rolland F, Théodore C, Deplanque G, Ferrero JM, Pouessel D, Mourey L, Beuzeboc P, Zanetta S, Habibian M, Berdah JF, Dauba J, Baciuchka M, Platini C, Linassier C, Labourey JL, Machiels JP, El Kouri C, Ravaud A, Suc E, Eymard JC, Hasbini A, Bousquet G, Soulie M. Androgendeprivation therapy alone or with docetaxel in non-castrate metastatic prostate cancer (GETUGAFU 15): a randomised, open-label, phase 3 trial. Lancet Oncol. 2013;14(2):149–58.

[9] Gravis G, Boher JM, Fizazi K, Joly F, Priou F, Marino P, Latorzeff I, Delva R, Krakowski I, Laguerre B, Walz J, Rolland F, Théodore C, Deplanque G, Ferrero JM, Pouessel D, Mourey L, Beuzeboc P, Zanetta S, Habibian M, Berdah JF, Dauba J, Baciuchka M, Platini C,

Linassier C, Labourey JL, Machiels JP, El Kouri C, Ravaud A, Suc E, Eymard JC, Hasbini A, Bousquet G, Soulie M, Oudard S. Prognostic factors for survival in noncastrate metastatic prostate cancer: validation of the glass model and development of a novel simplified prognostic model. Eur Urol. 2015;68 (2):196–204.

[10] Harshman LC, Chen YH, Liu G, Carducci MA, Jarrard D, Dreicer R, Hahn N, Garcia JA, Hussain M, Shevrin D, Eisenberger M, Kohli M, Plimack ER, Cooney M, Vogelzang NJ, Picus J, Dipaola R, Sweeney CJ, ECOG-ACRIN 3805 Investigators. Seven-month prostate- specific antigen is prognostic in metastatic hormone-sensitive prostate cancer treated with androgen deprivation with or without docetaxel. J Clin Oncol. 2018;36(4):376–82.

[11] Heidenreich A, Bastian PJ, Bellmunt J, Bolla M, Joniau S, van der Kwast T, Mason M, Matveev V, Wiegel T, Zattoni F, Mottet N, European Association of Urology. EAU guidelines on prostate cancer. Part II: treatment of advanced, relapsing, and castration-resistant prostate cancer. Eur Urol. 2014;65(2):467–79.

[12] Heidenreich A, Pfister D, Porres D. Cytoreductive radical prostatectomy in patients with prostate cancer and low volume skeletal metastases: results of a feasibility and case- control study. J Urol. 2015;193(3):832–8.

[13] Heidenreich A, Fossati N, Pfister D, Suardi N, Montorsi F, Shariat S, Grubmüller B, Gandaglia G, Briganti A, Karnes RJ. Radical cytoreductive prostatectomy in men with prostate cancer and skeletal metastases. Eur Urol Oncol. 2018; (in press).

[14] Hussain M, Tangen CM, Higano C, Schelhammer PF, Faulkner J, Crawford ED, Wilding G, Akdas A, Small EJ, Donnelly B, MacVicar G, Raghavan D, Southwest Oncology Group Trial 9346 (INT-0162). Absolute prostate-specific antigen value after androgen deprivation is a strong independent predictor of survival in new metastatic prostate cancer: data from Southwest Oncology Group Trial 9346 (INT-0162). J Clin Oncol. 2006;24:3984–90.

[15] James ND, Spears MR, Clarke NW, Dearnaley DP, De Bono JS, Gale J, Hetherington J, Hoskin PJ, Jones RJ, Laing R, Lester JF, McLaren D, Parker CC, Parmar MKB, Ritchie AWS, Russell JM, Strebel RT, Thalmann GN, Mason MD, Sydes MR. Survival with newly diagnosed metastatic prostate cancer in the "Docetaxel Era": data from 917 Patients in the control Arm of the STAMPEDE Trial (MRC PR08, CRUK/06/ 019). Eur Urol. 2015;67(6):1028–38.

[16] James ND, Sydes MR, Clarke NW, Mason MD, Dearnaley DP, Spears MR, Ritchie AW, Parker CC, Russell JM, Attard G, de Bono J, Cross W, Jones RJ, Thalmann G, Amos C, Matheson D, Millman R, Alzouebi M, Beesley S, Birtle AJ, Brock S, Cathomas R, Chakraborti P, Chowdhury S, Cook A, Elliott T, Gale J, Gibbs S, Graham JD, Hetherington J, Hughes R, Laing R, McKinna F, McLaren DB, O'Sullivan JM, Parikh O, Peedell C, Protheroe A, Robinson AJ, Srihari N, Srinivasan R, Staffurth J, Sundar S, Tolan S, Tsang D, Wagstaff J, Parmar MK, STAMPEDE Investigators. Addition of docetaxel, zoledronic acid, or both to first-line long-term hormone therapy in prostate cancer (STAMPEDE): survival results from an adaptive, multiarm, multistage, platform randomised controlled trial. Lancet. 2016;387(10024):1163–77.

[17] James ND, de Bono JS, Spears MR, Clarke NW, Mason MD, Dearnaley DP, Ritchie AWS, Amos CL, Gilson C, Jones RJ, Matheson D, Millman R, Attard G, Chowdhury S, Cross WR, Gillessen S, Parker CC, Russell JM, Berthold DR, Brawley C, Adab F, Aung S, Birtle AJ, Bowen J, Brock S, Chakraborti P, Ferguson C, Gale J, Gray E, Hingorani M, Hoskin PJ, Lester JF, Malik ZI, McKinna F, McPhail N, Money- Kyrle J, O'Sullivan J, Parikh O, Protheroe A, Robinson A, Srihari NN, Thomas C, Wagstaff J, Wylie J, Zarkar A, Parmar MKB, Sydes MR, STAMPEDE Investigators. Abiraterone for prostate cancer not previously treated with hormone therapy. N Engl J Med. 2017;377(4):338–51.

[18] Leyh-Bannurah SR, Gazdovich S, Budäus L, Zaffuto E, Briganti A, Abdollah F, Montorsi F, Schiffmann J, Menon M, Shariat SF, Fisch M, Chun F, Steuber T, Huland H, Graefen M, Karakiewicz PI. Local therapy improves survival in metastatic prostate cancer. Eur Urol. 2017;72(1):118–24.

[19] Morris MJ, Rumble RB, Basch E, Hotte SJ, Loblaw A, Rathkopf D, Celano P, Bangs R, Milowsky MI. Optimizing anticancer therapy in metastatic non-castrate prostate cancer: American Society of Clinical Oncology Clinical Practice Guideline. J Clin Oncol. 2018;2:JCO2018780619. https://doi.org/10.12 00/JCO.2018.78.0619. [Epub ahead of print].

[20] Mottet N, De Santis M, Briers E, Bourke L, Gillessen S, Grummet JP, Lam TB, van der Poel HG, Rouvière O, van den Bergh RCN, Cornford P. Updated guidelines for metastatic hormone-sensitive prostate cancer: abiraterone acetate combined with castration is another standard. Eur Urol. 2017; https://doi.org/10.1016/j.eururo.2017.09.029. [Epub ahead of print].

[21] Poelaert F, Verbaeys C, Rappe B, Kimpe B, Billiet I, Plancke H, Decaestecker K, Fonteyne V, Buelens S, Lumen N. Cytoreductive prostatectomy for metastatic prostate cancer: first lessons learned from the multicentric prospective LoMP trial. Urology. 2017; https:// doi.org/10.1016/j.urology.2017.02.051. pii: S0090-4295(17)30372-2. [Epub ahead of print].

[22] Rusthoven CG, Jones BL, Flaig TW, Crawford ED, Koshy M, Sher DJ, Mahmood U, Chen RC, Chapin BF, Kavanagh BD, Pugh TJ. Improved survival with prostate radiation in addition to androgen deprivation therapy for men with newly diagnosed metastatic prostate cancer. J Clin Oncol. 2016;34:2835–42.

[23] Rydzewska LHM, Burdett S, Vale CL, Clarke N, Fizazi K, Kheoh K, Mason MD, Miladinovic B, James ND, Parmar MKB, Spears MR, Sweeney CJ, Sydes MR, Tran NP, Tierney JT, the STOPCaP Abiraterone Collaborators. Adding abiraterone to androgen deprivation therapy in men with metastatic hormone sensitive prostate cancer: a systematic review and metaanalysis. Eur J Cancer. 2017;84:88–101.

[24] Sooriakumaran P, Karnes J, Stief C, Copsey B, Montorsi F, Hammerer P, et al. A Multi- institutional analysis of perioperative outcomes in 106 men who underwent radical prostatectomy for distant metastatic prostate cancer at presentation. Eur Urol. 2015;69:788–94.

[25] Steuber T, Berg KD, Røder MA, Brasso K, Iversen P, Huland H, Tiebel A, Schlomm T, Haese A, Salomon G, Budäus L, Tilki D, Heinzer H, Graefen M, Mandel P. Does cytoreductive prostatectomy really have an impact on prognosis in prostate cancer patients with low-volume bone metastasis? Results from a prospective case-control study. Eur Urol Focus. 2017; pii: S2405–4569(17)30171–2.

[26] Sweeney CJ, Chen YH, Carducci M, Liu G, Jarrard DF, Eisenberger M, Wong YN, Hahn N, Kohli M, Cooney MM, Dreicer R, Vogelzang NJ, Picus J, Shevrin D, Hussain M, Garcia JA, DiPaola RS. Chemohormonal therapy in metastatic hormonesensitive prostate cancer. N Engl J Med. 2015;373(8): 737–46.

[27] Tzelepi V, Efstathiou E, Wen S, Troncoso P, Karlou M, Pettaway CA, Pisters LL, Hoang A, Logothetis CJ, Pagliaro LC. Persistent, biologically meaningful prostate cancer after 1 year of androgen ablation and docetaxel treatment. J Clin Oncol. 2011;29(18): 2574–81.

# 第三篇 膀胱癌

# Bladder Cancer

# 第 17 章　膀胱癌的流行病学及社会文化差异

## Epidemiology and Sociocultural Differences for Bladder Cancer

Francesco Soria　David D'Andrea　Kilian Gust　Shahrokh F. Shariat　著

李浩祯　译　　刘志宇　校

**摘　要**

膀胱癌为发病率位列男性第二位、女性第一位的常见泌尿生殖系统癌症。全球年均确诊发病数多达 40 万余例，死亡患者数达 14.5 万例。膀胱癌流行病学受多种因素的影响，如年龄、性别、种族、地理位置、社会文化地位和危险因素暴露。与男性相比，女性膀胱癌患病风险相对较低；然而，一旦患病，后者的恶性程度更高，且预后更差。与此同时，黑种人患者潜在疾病晚期风险可能更高，且生存率更低。膀胱癌作为一种典型的老年性疾病，在发达国家的发病率更高。然而，随着发达国家和发展中国家吸烟人群结构特征的变化，以及人群预期寿命的提高，发展中国家膀胱癌的发病率逐渐提高。此外，在西方国家中，人口老龄化导致膀胱癌发病率持续攀升，公共卫生负担日益加重。实际上，膀胱癌为人均医疗成本位居首位的癌症，主要归因于该肿瘤的高复发率，以及非肌层浸润性膀胱癌患者持续侵入性监测需要的医疗成本过高。随着大众对膀胱癌认知的不断提高及创新性革命的发展，在不久的将来我们可能将见证膀胱癌形势的改变。

### 一、概述

膀胱癌为发病率位列男性第二位、女性第一位的常见泌尿生殖系统癌症。其发病率高、死亡率较低，以低风险非肌层浸润性膀胱癌（non-muscle invasive bladder cancer，NMIBC）为主，因而，其已成为临床泌尿科医师不得不面对的一大挑战。

了解膀胱癌的流行病学及其在年龄、性别、种族、地理位置和社会经济地位等方面的差异，不仅有助于提高该肿瘤的诊疗水平，且对制订具体初级预防措施和公共卫生政策具有重要意义。同时，据估计，由于人口老龄化、人口增长及吸烟人数的绝对增加，未来几十年全球范围内膀胱癌发病率必将持续攀升，但其高发病地区很可能会从美国、欧洲和澳大利亚转移到世界其他地区。因此，了解膀胱癌的流行病学、经济负担及其发展趋势，对于患者、医疗保健提供者和决策者具有极其重要的意义。其有助于提高膀胱癌的成本管理水平，从而使所有患者能够享受医疗服务。

### 二、膀胱癌的流行病学

#### （一）发病率、患病率和死亡率

膀胱癌为全球第 9 位常见的癌症类型，分别位列男性第 7 位和女性第 17 位（Babjuk 等，

2013；Babjuk，2017）。其占美国癌症新发确诊病例的 4.7%。根据 GLOBOCAN 统计，2012 年新发膀胱癌病例为 430 000 例（图 17–1），其中男性的年龄标准化发病率为 10.1/100 000，女性为 2.5/100 000（Ploeg 等，2009）。根据癌症监测、流行病及其最后结局（Surveillance，Epidemiology，and End Results，SEER）规划相关数据，在西方国家中，约 2.4% 的男性和女性会在其一生中的某个时间点被诊断为膀胱癌（白种人男性和女性的概率分别为 4% 和 1.2%）；同时，2017 年美国预计新发确诊膀胱癌为 79 000 例。

膀胱癌的发病率和患病率因多种因素而异，如危险因素暴露、年龄和性别相关风险，以及社会文化和地理差异（Babjuk 等，2017）。然而，所述差异部分归因于方法和报道的差异性。实际上，一些国家的登记中心在进行膀胱癌发病的数据统计时并未包括 $T_a$ 期疾病（膀胱癌患者占比最大部分）和（或）原位癌（carcinoma in situ，CIS）患者（Crow 和 Ritchie，2003）。若将 $T_a$ 期患者纳入统计，必将导致后者发病率的增加，膀胱癌将因此成为全球第四大常见癌症（Burger 等，2013）。此外，异时性肿瘤的统计数据亦存在差异，如 NMIBC 后的肌层浸润性膀胱癌（Ploeg 等，2009）。因此，考虑到相对较高的偏倚风险，研究学者应谨慎考虑国家登记处来源的流行病学数据，以避免对膀胱癌发病率和患病率的低估。

膀胱癌的患病率和死亡率主要受诊断年龄、发病期、治疗效果及所有其他竞争性死亡原因的影响。实际上，其患病率与某一特定时间点膀胱癌患者的生存人数相对应，可基于发病率和病程直接统计而得。膀胱癌的发病率估计难度较低，然而其病程一直是研究争论的焦点。后者不仅与患者生存率有关，亦与膀胱癌患者的肿瘤无复发生存时间（通常为 5 年或 10 年）有关（Babjuk 等，2017）。因此，全球范围内的膀胱癌患病情况仍难以评估。2012 年，全球膀胱癌的 5 年估计患病人数为 1 319 749 人（男性 1 018 415 人，女性 301 334 人）（图 17–2）（GLOBOCAN 统计报告）。然而，基于美国数据，Ploeg 等并未考虑全球生存率的差异，其估计膀胱癌的总患病人数为 2 677 500 人（Ploeg 等，2009）。纵然上述估计在准确性上仍存在一定不足（Rink 等，2012），相关数据的报道仍具有一定代表性，可有助于了解膀胱癌患病情况。

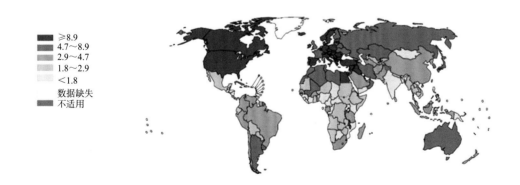


**版权声明**
本出版物中使用的名称和材料的呈现方式并不意味着世界卫生组织 / 国际癌症研究机构就任何国家、地区、城市或地区或其当局的法律地位，或关于其国界或边界的划定发表任何意见。地图上的点线和虚线表示可能尚未完全一致的近似边界线。

**数据来源：**
GLOBOCAN 2012
**地图绘制：**
ARC（http:ligco.iarc.fr/today）
世界卫生组织

© 国际癌症研究机构，2017 年

▲ 图 17–1　**2012 年全球男性及女性膀胱癌的估计年龄标准化发病率（全球）**

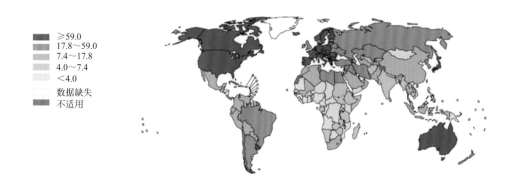




**数据来源：**
GLOBOCAN 2012
**地图绘制：**
ARC（http:ligco.iarc.fr/today）
世界卫生组织



▲ 图 17–2 **2012 年全球男性及女性膀胱癌的估计发病病例数（5 年）**

膀胱癌是全球位列 13 位的癌症相关死亡原因，美国第 9 大癌症死亡原因，根据 2010—2014 年癌症相关死亡人数统计，每年每 100 000 名男性和女性中就有 4.4 人死于膀胱癌（GLOBOCAN 统计报告）（Siegel 等，2015）。总体而言，膀胱癌年死亡人数约为 145 000 人。膀胱癌死亡率主要与 NMIBC 向肌层浸润性疾病的进展率和 MIBC 治愈率较差有关。因此，由于浸润性疾病登记报告的差异较小，各国膀胱癌死亡率亦无明显差异（图 17–3）。然而，我们应予以考虑系统性治疗可行性（系统化疗和免疫治疗）的地理差异这一因素，其原因在于后者可能进一步增加膀胱癌死亡率的地理差异。

### （二）年龄影响

膀胱癌是一种常见于老年人群的疾病，诊断中位年龄为 73 岁，多数新诊断病例集中在 75—84 岁。膀胱癌发病风险随年龄的增长而直接增加，男性和女性发病率在 60 岁前分别为 0.45% 和 0.14%，而在 80 岁前则分别上升至 2.81% 和 0.82%（Ries 等，2008）。男性和女性在 75 岁后发病风险最高。因此，老年膀胱癌患者的死亡率亦较高（Nielsen 等，2007），其中以 75—84 岁人群癌症死亡人数最多，死亡中位年龄为 79 岁（美国数据）（Siegel 等，2015）。因此，年龄被认为是膀胱癌进展和死亡的最主要危险因素（Chromecki 等，2012），且既往研究提出数个假说以解释癌变和衰老之间的关联（Fajkovic 等，2011）。具体而言，首先，累积暴露于致癌物，以及初始细胞转化与疾病临床表现间的时间滞后可能是老年人群膀胱癌发病的潜在原因。其次，基因相关的机制，如癌基因活性增加和 DNA 突变修复能力下降，与年龄亦存在潜在关联性（Shariat 等，2010）。考虑到养老财政负担和多专业策略的局限性，老年人群的膀胱癌管理是目前临床的一大挑战（Grubmueller 等，2016；Soria 等，2016）。

### （三）性别影响

类似于食管癌和喉癌，膀胱癌是性别差异较大的肿瘤之一，男性发病率和死亡率约为女性的 4 倍（Siegel 等，2015）。根据流行病学数据，男

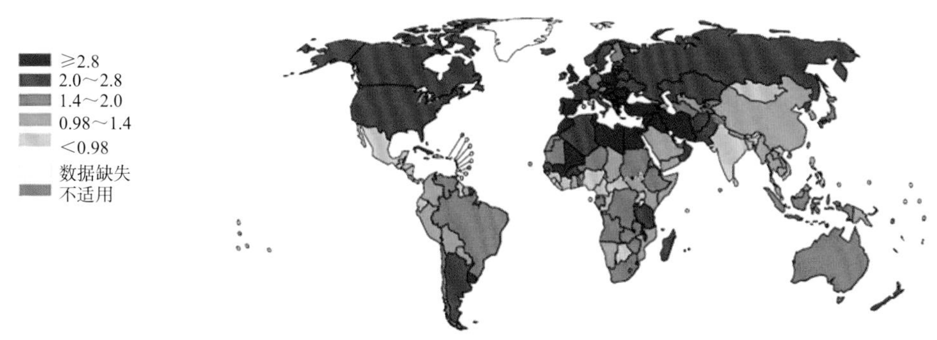




**数据来源：**
GLOBOCAN 2012
**地图绘制：**
ARC（http:ligco.iarc.fr/today）
世界卫生组织

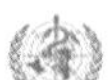
世界卫生组织



▲ 图 17–3　**2012 年全球男性及女性膀胱癌的估计年龄标准化死亡率（全球）**

性一生中患膀胱癌的风险是女性的 3～4 倍，且通常其发病年龄早于女性（Fajkovic 等，2011）。此外，在过去 10 年中，男性膀胱癌发病率比女性高 25%，潜在原因可能归因于男性暴露于吸烟和职业致癌物的差异性增长（Siegel 等，2015）。尽管如此，女性膀胱癌确诊时的临床分期通常更差（Dobruch 等，2016）。实际上，在十大最常见癌症中，仅膀胱癌表现出女性患者的预后更差（Najari 等，2013）。荷兰癌症登记处的一项回顾性研究表明，男性诊断为 NMIBC 的概率更高（71% vs. 63%），即便确诊时转移性疾病的发生并无明显性别差异（Mungan 等，2000）。此外，女性患者病变以高级别、多灶性和大尺寸为主要特征。女性患者潜在不良肿瘤结局的风险更高，虽然男性患者膀胱癌诊断概率约为女性的 3 倍，但其死于该疾病的可能性仅为女性的 2 倍（Shariat 等，2010；Messer 等，2014；Kluth 等，2014）。具体而言，女性患者表现为 NMIBC 膀胱内复发和进展风险的增加，以及根治性膀胱切除术后癌症特异性死亡率的增加。鉴于前述差异，性别作为膀胱癌结局的预测指标，被纳入各种预测工具中（Fernandez-Gomez 等，2009；Aziz 等，2016）。然而，性别似乎并非局部晚期和转移性膀胱癌预后不良的预测因素。

前述性别差异可能是女性患者膀胱癌的漏诊或延迟诊断的潜在原因。纵然膀胱癌症状在男女性间无明显差异，但血尿症状女性患者转诊至泌尿科或接受腹部 / 盆腔检查的可能性较低，因此此类症状的患者通常被误诊为尿路感染。既往一项回顾性人群研究纳入 5416 名男性和 2233 名女性，研究从血尿到膀胱癌确诊的时间，发现女性组延迟诊断（＞6 个月）的比例明显高于男性组（Cohn 等，2014）。然而，诊断延迟并无法单独解释男女间的疾病表现差异。此外，不同吸烟习惯、职业暴露、遗传因素、肿瘤生物学、膀胱解剖特征及性激素影响等因素均可能对膀胱癌的性别差异造成一定影响（Lucca 等，2015）。

### （四）地域差异

不同国家间患者的膀胱癌流行病学特征皆存在差异。据统计，55% 的患者和 43% 的疾病相关死亡均发生在人类发展指数（Human Development Index，HDI）极高国家的 20% 人口中。而仅 5% 的膀胱癌诊断发生在低 HDI 国家（Antoni 等，2017）。欧洲是膀胱癌发病率最高的区域［以西班牙和意大利等南部国家为主，年龄标准化发病率为（33～37）/100 000］，其次为西亚（以色列、土耳其和沙特阿拉伯）和北美。而中美洲、南美洲和非洲的人一生中患此病的概率最低（年龄标准化发病率为 4/100 000）。值得注意的是，膀胱癌仍是埃及最常见的恶性肿瘤，但年龄标准化发病率为（10～30）/100 000（Fedeli 等，2011）。其可能与血吸虫的地方性存在有关，与历史因素有关。血吸虫在穿透膀胱壁后，可诱发慢性膀胱炎症，最终导致鳞状细胞癌（squamous cell carcinoma，SCC）（Mostafa 等，1999）。然而，近年来，SCC 的发病率呈逐年下降趋势，而尿路上皮细胞癌的发病率却在逐年攀升，其可能归因于吸烟和环境污染等其他危险因素的增多（Salem 和 Mahfouz，2012）。

前述地理差异及其相关发病率和患病率趋势主要反映了公认的危险因素（特别是吸烟）的暴露情况。吸烟不仅与膀胱癌的发生有关，且与治疗无效及治疗后疾病复发、进展和高死亡风险均存在关联（Rink 等，2013a 和 b 和 2015；Crivelli 等，2014）。此外，膀胱癌的自然发展情况亦是值得考虑的一大因素，其原因在于当前流行病学数据反映了过去 20～40 年的烟草暴露率，其可构成西方国家高发病率的原因之一。在 20 世纪 70 年代和 80 年代，人群吸烟率非常高（1965 年 42% 的美国男性和 1978 年 63% 的西班牙男性）（Antoni 等，2017；Regidor 等，2010）。在高 HDI 国家，男性吸烟率在过去几十年中呈下降趋势，但由于暴露与疾病发展间的长时间滞后，这种变化的影响仍有待观察，但可能被人口老龄化等其他因素所掩盖。同时，降低竞争性死亡因素的权重后，人群膀胱癌患病率可能更高。在不断增长的经济体中，吸烟流行率初始趋势表现为下降或仍在上升；然而，膀胱癌流行率和死亡率在未来几十年可能并不会下降，甚至仍保持持续增长趋势。而且，在吸烟者比例下降的同时，人口的绝对数量却在增加，导致吸烟者绝对人数不断增加。与此同时，在确诊膀胱癌患者中，全球范围内的患者死亡率仍存在地域差异。西亚和北非的年龄标准化死亡率（分别为 4.6/100 000 和 4.4/100 000）高于较发达国家（Greiman 等，2017）。值得注意的是，吸烟或其他危险因素（如水源砷暴露或职业芳香胺暴露）暴露无法单独解释所述地理差异。在一些国家，医疗保健系统的不足可能会限制患者的诊疗。实际上，死亡率与发病率之比（mortality-to-incidence ratio，MRI）可作为疾病行为或卫生系统相关属性生物学差异的间接衡量指标（Hébert 等，2009），其在较不发达国家更高（西非和东非地区分别为 0.40～0.68，而欧洲和北美地区分别为 0.20）。HDI 和 MIR 间存在显著的反比关系。

最后，由于膀胱癌高发病率主要集中在 75—85 岁，许多发展中国家较低的预期寿命在与较低发病率方面有强烈相关性。鉴于这些国家的预期寿命的不成比例增加，其极有可能导致这些国家的膀胱癌发病率、患病率和死亡率表现出显著的差速增长。

### （五）人种差异

种族对膀胱癌流行病学亦有重要影响。美国白种人膀胱癌的发病率是非裔美国人的 2 倍。此外，西班牙裔和美洲土著人膀胱癌的发病率分别为白种人的 50% 和 1/6（Madeb 和 Messing，2004）。1995—1997 年 SEER 项目数据显示，白种人男性和女性一生中膀胱癌的发生率分别为 3.7% 和 1.2%，而黑种人男性和女性则分别为 1.3% 和 0.8%（Schairer 等，1988）。

尽管发病率较低，但非裔美国人确诊年龄较早，且发病侵袭性更强。其原因可能与黑种人患者中变异和少见组织学（如鳞状细胞癌和腺癌）比例较高有关，导致确诊时分期不理想且生存率较差（Madeb 和 Messing，2004；Rogers 等，2006）。然而，独立于组织学特征，黑种人膀胱癌级别、MIBC 率及诊断时转移性疾病比例均更高（Klaassen 等，2016；Mallin 等，2011；Lee 等，2006）。

鉴于所述差异，种族差异在一定程度上亦可导致不同的生存模式。与白种人相比，非裔美国人在确诊后的前 3～4 年死于膀胱癌的风险明显更高（Scosyrev 等，2009）。在所有种族中，黑种人的 5 年癌症特异性生存率最差，其中白种人、亚太岛民、西班牙裔和黑种人的生存率分别为 82.8%、81.9%、80.7% 和 70.2%（Yee 等，2011）。与此同时，将标准临床病理特征的影响纳入考虑后，种族间死亡率的差异仍然存在，提示患者相关特征（如种族生物变异、致癌物解毒和 DNA 修复机制）的个体差异可能在肿瘤发生的各个阶段发挥一定作用，并导致种族间膀胱癌易感性的差异。然而，加强医疗保健必然可在黑种人膀胱癌患者不良预后差异中发挥有利作用。

同时，在诊断评估和治疗管理方面亦存在一定种族差异。研究发现，在美国人群中，与白种人患者相比，诊断为血尿的非裔美国人患者接受系统血尿评估的概率较低；调整社会经济因素、医疗服务可用性和膀胱癌风险因素的影响分析后，该概率仍然较低（Ark 等，2017）。此外，黑种人 MIBC 患者接受根治性膀胱切除术和盆腔淋巴结清扫的概率相对较低（Williams 等，2017）。更普遍地说，黑种人接受根治性膀胱切除术后的护理质量较低，表现为外科医生和入住医院容量较低，循证护理过程缺乏，以及不良事件发生率较高（Barocas 等，2014）。其可能归因于医疗服务的有限性，后者受如下因素的影响，包括社会经济地位、保险、与医疗设施的距离、交通状况和社会支持等。最后，吸烟习惯和职业暴露等社会因素因种族而异，该差异在回顾性队列研究中无法探究，未来研究应纳入考虑范围之中。

## 三、社会经济方面

对于许多恶性肿瘤，由于多因素影响（如延误诊断和治疗），社会经济弱势群体通常表现出较差的肿瘤预后。该差异似乎同样适用于膀胱癌。例如，既往一项对 90 000 名诊断为乳腺癌、肺癌、结肠癌、直肠癌、卵巢癌、子宫内膜癌、肾癌、膀胱癌和前列腺癌的患者进行的研究表明，诊断时疾病中晚期情况与社会经济贫困程度有独立相关性（Lyratzopoulos 等，2013）。同时，在英国进行的一项单中心研究发现，与来自富裕地区的女性相比，来自贫困地区的女性诊断时已进入中晚期的风险更高，且后者生存率亦表现出明显下降。究其原因，有研究学者指出来自贫困地区的血尿患者更可能延迟到全科医生处就诊，而膀胱癌症状更常被错误地归因于这些患者的尿路感染，导致转诊至泌尿科的延迟（Moran 等，2004）。此外，吸烟不仅是膀胱癌进展的主要危险因素，且其可影响膀胱癌患者预后。因此，不可否认，该差异的出现可部分归因于社会经济弱势群体中吸烟者比例较高。事实上，社会经济弱势群体的男女性更容易长期暴露于烟草、职业危害和致癌物等危险因素中。

## 四、膀胱癌现在及未来的压力

据估计，2012 年全欧洲膀胱癌的医疗成本为 49 亿欧元 / 年，其中 5 个人口最多的国家（德国、法国、西班牙、意大利和英国）占总成本的 3/4。而美国 2010 年膀胱癌的成本估计为 32 亿欧元 / 年（Leal 等，2016；Mariotto 等，2011）。与肺癌的 15%、乳腺癌的 12%、结直肠癌的 10% 和前列腺癌的 7% 相比，膀胱癌占癌症总医疗费用的 3%。然而，考虑不同疾病患病率差异的影响，膀胱癌患者医疗费用位居所有癌症的首位，达 5621 欧元 / 人，导致膀胱癌成为终身医疗成本最高的癌症类型。膀胱癌的超额成本与该疾病极高的复发率，以及患者所需持续侵入性监测密切相关（Svatek 等，2014）。

随着人口老龄化，膀胱癌发病率将持续攀升，其防治成为重大的公共卫生问题（Soria 等，2016）。未来 40 年发达国家>60 岁老龄人口规模预计将翻番。鉴于此，到 2030 年，欧洲膀胱癌的年发病率预计将从当前的 124 000 例增加至 219 000 例，其中 40% 的增长可归因于人口老龄化（Leal 等，2016）。然而，至少在发达国家，通过减少烟草和职业致癌物等危险因素的暴露，由于人口老龄化而增加的膀胱癌发病率有可能得到缓解甚至抵消。例如，近期部分中心的膀胱癌发病率有所下降，主要反映出吸烟习惯和职业规范的改善。然而，值得注意的是，这一趋势在同等发达国家间仍存在一定差异。实际上，出乎意料的是，虽然英国的年龄标准化发病率呈下降趋势，而同期美国白种人的膀胱癌发病率趋势却仍维持稳定增长（Burger 等，2013）。

由于若干因素，发展中国家的膀胱癌医疗负担反而将大大增加。首先，未来 40 年世界人口预计将增加 25 亿，这一增长将几乎完全体现在欠发达地区（GLOBOCAN 统计报告）。其次，吸烟地域变化正在从发达国家向发展中国家转移，其将导致后者地区今后几十年膀胱癌发病率的严峻增长。再者，发展中地区人口预期寿命缓慢而持续的提高将进一步导致膀胱癌发病率、患病率和死亡风险的增加。并且值得注意的是，发展中国家人口比例增长虽然缓慢而稳定，但绝对人口数的爆炸式增长不容忽视。

诚然，全球范围内膀胱癌的发病率在未来可能表现出一定增加，但大多数地区（特别是西方国家）膀胱癌死亡率预期将呈明显下降。事实上，在 1960—1990 年，大多数欧洲国家的男性患者膀胱癌死亡率呈先上升后下降趋势，虽然在女性患者中并未见明显的趋势变化模式。膀胱癌特异性死亡率的降低可能主要归因于危险因素暴露的改变及治疗效果有效性和安全性的提升。一般而言，除影响 NMIBC 外，吸烟亦可对 MIBC 预后造成一定影响，进而与癌症复发及其特异性死亡率有关。此外，戒烟和戒烟后的间隔时间与降低患者癌症复发率和改善预后具有一定相关性，虽然该关联程度仍存在争议（Rink 等，2013a 和 b；Soria 等，2017）。

需要重视的是，膀胱癌死亡率仅表现出中等程度的下降，且其趋势并不稳定（在美国膀胱癌相关死亡率在过去 25 年基本保持不变），主要归因于重度和转移性疾病治疗方案在 40 年间基本保持不变。然而，随着近期免疫治疗药的出现及全身化疗和外科治疗技术的提升，晚期疾病患者的预后将有望从根本上得到改善，进而促进癌症患者预后的显著改善，并有助于在一定程度上提升长期患癌患者的安全性和生活质量。值得庆幸的是，癌症诊断和护理新技术的涌现，以及如集中护理和精确医疗策略等的发展，将为膀胱癌患者带来变革性改善。

## 参考文献


[1] Antoni S, Ferlay J, Soerjomataram I, Znaor A, Jemal A, Bray F. Bladder cancer incidence and mortality: a global overview and recent trends. Eur Urol. 2017;71:96–108. https://doi.org/10.1016/j.eururo.2016.06.010.

[2] Ark JT, Alvarez JR, Koyama T, Bassett JC, Blot WJ,Mumma MT, et al. Variation in the diagnostic evaluation among persons with hematuria: influence of gender, race and risk factors for bladder Cancer. J Urol. 2017;198:1033–8. https://doi.org/10.1016/j.juro.2017.06.083.

[3] Aziz A, Shariat SF, Roghmann F, Brookman-May S, Stief CG, Rink M, et al. Prediction of cancer-specific survival after radical cystectomy in pT4a urothelial carcinoma of the bladder: development of a tool for clinical decision-making. BJU Int. 2016;117:272–9. https:// doi.org/10.1111/bju.12984.

[4] Babjuk M. Trends in bladder cancer incidence and mortality: success or disappointment? Eur Urol. 2017;71:109–10. https://doi.

org/10.1016/j.eururo.2016.06.040.

[5] Babjuk M, Burger M, Zigeuner R, Shariat SF, van Rhijn BWG, Compérat E, et al. EAU guidelines on nonmuscle- invasive urothelial carcinoma of the bladder: update 2013. Eur Urol. 2013;64:639–53. https://doi. org/10.1016/j.eururo.2013.06.003.

[6] Babjuk M, Böhle A, Burger M, Capoun O, Cohen D, Compérat EM, et al. EAU guidelines on non–muscleinvasive urothelial carcinoma of the bladder: update 2016. Eur Urol. 2017;71:447–61. https://doi.org/ 10.1016/j.eururo.2016.05.041.

[7] Barocas DA, Alvarez J, Koyama T, Anderson CB, Gray DT, Fowke JH, et al. Racial variation in the quality of surgical care for bladder cancer. Cancer. 2014;120:1018–25. https://doi.org/10.1002/ cncr.28520.

[8] Burger M, Catto JWF, Dalbagni G, Grossman HB, Herr H, Karakiewicz P, et al. Epidemiology and risk factors of urothelial bladder cancer. Eur Urol. 2013;63:234–41. https://doi.org/10.1016/ j.eururo. 2012.07.033.

[9] Chromecki TF, Mauermann J, Cha EK, Svatek RS, Fajkovic H, Karakiewicz PI, et al. Multicenter validation of the prognostic value of patient age in patients treated with radical cystectomy. World J Urol. 2012;30:753–9. https://doi.org/10.1007/s00345–011–0772–2.

[10] Cohn JA, Vekhter B, Lyttle C, Steinberg GD, Large MC. Sex disparities in diagnosis of bladder cancer after initial presentation with hematuria: a nationwide claims-based investigation. Cancer. 2014;120:555–61. https://doi.org/10.1002/cncr.28416.

[11] Crivelli JJ, Xylinas E, Kluth LA, Rieken M, Rink M, Shariat SF. Effect of smoking on outcomes of urothelial carcinoma: a systematic review of the literature. Eur Urol. 2014;65:742–54. https://doi. org/10.1016/j. eururo.2013.06.010.

[12] Crow P, Ritchie AWS. National and international variation in the registration of bladder cancer. BJU Int. 2003;92: 563–6.

[13] Dobruch J, Daneshmand S, Fisch M, Lotan Y, Noon AP, Resnick MJ, et al. Gender and bladder cancer: a collaborative review of etiology, biology, and outcomes. Eur Urol. 2016;69:300–10. https:// doi.org/10.1016/j. eururo.2015.08.037.

[14] Fajkovic H, Halpern JA, Cha EK, Bahadori A, Chromecki TF, Karakiewicz PI, et al. Impact of gender on bladder cancer incidence, staging, and prognosis.World J Urol. 2011;29:457–63. https://doi. org/10.1007/s00345–011– 0709–9.

[15] Fedeli U, Fedewa SA, Ward EM. Treatment of muscle invasive bladder cancer: evidence from the National Cancer Database, 2003 to 2007. J Urol. 2011;185:72–8. https://doi.org/10.1016/ j.juro.2010.09.015.

[16] Fernandez-Gomez J, Madero R, Solsona E, Unda M, Martinez-Piñeiro L, GonzalezM, et al. Predicting nonmuscle invasive bladder cancer recurrence and progression in patients treated with bacillus Calmette-Guerin: the CUETO scoring model. J Urol. 2009;182:2195–203.

[17] GLOBOCAN 2012 v1.0, cancer incidence and mortality worldwide: IARC cancerbase No. 11. International Agency for Research on Cancer Web site

[18] Greiman AK, Rosoff JS, Prasad SM. Association of Human Development Index with global bladder, kidney, prostate and testis cancer incidence and mortality. BJU Int. 2017. https://doi. org/10.1111/bju.13875.

[19] Grubmueller B, Seitz C, Shariat SF. The treatment of muscle-invasive bladder cancer in geriatric patients. Curr Opin Urol. 2016;26:160–4. https://doi.org/ 10.1097/MOU.0000000000000262.

[20] Hébert JR, Daguise VG, Hurley DM,Wilkerson RC, Mosley CM, Adams SA, et al. Mapping cancer mortality-toincidence ratios to illustrate racial and sex disparities in a high-risk population. Cancer. 2009;115:2539–52. https://doi.org/10.1002/cncr.24270.

[21] Klaassen Z, DiBianco JM, Jen RP, Evans AJ, Reinstatler L, Terris MK, et al. Female, black, and unmarried patients are more likely to present with metastatic bladder urothelial carcinoma. Clin Genitourin Cancer. 2016;14: e489–92. https://doi.org/10.1016/ j.clgc.2016.04.006.

[22] Kluth LA, Rieken M, Xylinas E, Kent M, Rink M, Rouprêt M, et al. Gender-specific differences in clinicopathologic outcomes following radical cystectomy: an international multi-institutional study of more than 8000 patients. Eur Urol. 2014;66:913–9. https://doi. org/10.1016/j.eururo.2013.11.040.

[23] Leal J, Luengo-Fernandez R, Sullivan R, Witjes JA. Economic burden of bladder cancer across the European Union. Eur Urol. 2016;69:438–47. https:// doi.org/10.1016/j.eururo.2015.10.024.

[24] Lee CT, Dunn RL, Williams C, Underwood W. Racial disparity in bladder cancer: trends in tumor presentation at diagnosis. J Urol. 2006;176:927–34. https://doi. org/10.1016/j.juro.2006.04.074.

[25] Lucca I, Klatte T, Fajkovic H, de Martino M, Shariat SF. Gender differences in incidence and outcomes of urothelial and kidney cancer. Nat Rev Urol. 2015;12:653. https://doi.org/10.1038/ nrurol.2015.257.

[26] Lyratzopoulos G, Abel GA, Brown CH, Rous BA, Vernon SA, Roland M, et al. Socio-demographic inequalities in stage of cancer diagnosis: evidence from patients with female breast, lung, colon, rectal, prostate, renal, bladder, melanoma, ovarian and endometrial cancer. Ann Oncol. 2013;24:843–50. https://doi.org/10.1093/ annonc/mds526.

[27] Madeb R, Messing EM. Gender, racial and age differences in bladder cancer incidence and mortality. Urol Oncol Semin Orig Investig. 2004;22:86–92. https://doi.org/ 10.1016/S1078–1439(03)00139–X.

[28] Mallin K, David KA, Carroll PR, Milowsky MI, Nanus DM. Transitional cell carcinoma of the bladder: racial and gender disparities in survival (1993 to 2002), stage and grade (1993 to 2007). J Urol. 2011;185:1631–6. https://doi.org/10.1016/ j.juro.2010.12.049.

[29] Mariotto AB, Robin Yabroff K, Shao Y, Feuer EJ, Brown ML. Projections of the cost of cancer care in the United States: 2010–2020. J Natl Cancer Inst. 2011;103:117–28. https://doi.org/10.1093/ jnci/djq495.

[30] Messer JC, Shariat SF, Dinney CP, Novara G, Fradet Y, Kassouf W, et al. Female gender is associated with a worse survival after radical cystectomy for urothelial carcinoma of the bladder: a competing risk analysis. Urology. 2014;83:863–7. https://doi.org/10.1016/j. urology.2013.10.060.

[31] Moran A, Sowerbutts A-M, Collins S, Clarke N, Cowan R. Bladder cancer: worse survival in women from deprived areas. Br J Cancer. 2004;90:2142–4. https:// doi.org/10.1038/sj.bjc.6601847.

[32] Mostafa MH, Sheweita SA, O'Connor PJ. Relationship between schistosomiasis and bladder cancer. Clin Microbiol Rev. 1999;12:97–111.

[33] Mungan NA, Kiemeney LA, van Dijck JA, van der Poel HG,Witjes JA. Gender differences in stage distribution of bladder cancer. Urology. 2000;55:368–71.

[34] Najari BB, Rink M, Li PS, Karakiewicz PI, Scherr DS, Shabsigh R, et al. Sex disparities in cancer mortality: the risks of being a man in the United States. J Urol. 2013;189:1470–4. https://doi.org/10.1016/ j. juro.2012.11.153.

[35] Nielsen ME, Shariat SF, Karakiewicz PI, Lotan Y, Rogers CG, Amiel GE, et al. Advanced age is associated with poorer bladder cancer-specific survival in patients treated with radical cystectomy. Eur Urol. 2007;51:699–706–8. https://doi.org/10.1016/ j.eururo.2006.11.004.

[36] Ploeg M, Aben KKH, Kiemeney LA. The present and future burden of urinary bladder cancer in the world. World J Urol. 2009;27:289–93. https://doi.org/ 10.1007/s00345–009–0383–3.

[37] Regidor E, Gutierrez-Fisac JL, de los Santos Ichaso M, Fernandez E. Trends in principal cancer risk factors in Spain. Ann Oncol. 2010;21:iii37–42. https://doi.org/ 10.1093/annonc/mdq086.

[38] Ries L, Melbert D, Krapcho M, Stinchcomb D, Howlader N, Horner

M. SEER cancer statistics review, 1975–2005. Bethesda: National Cancer Institute; 2008.

[39] Rink M, FajkovicH,Cha EK,GuptaA,Karakiewicz PI,Chun FK, et al. Death certificates are valid for the determination of cause of death in patients with upper and lower tract urothelial carcinoma. Eur Urol. 2012;61:854–5. https:// doi.org/10.1016/j.eururo.2011.12.055.

[40] Rink M, Furberg H, Zabor EC, Xylinas E, Babjuk M, Pycha A, et al. Impact of smoking and smoking cessation on oncologic outcomes in primary non-muscleinvasive bladder cancer. Eur Urol. 2013a;63:724–32. https://doi.org/10.1016/j.eururo.2012.08.025.

[41] Rink M, Zabor EC, Furberg H, Xylinas E, Ehdaie B, Novara G, et al. Impact of smoking and smoking cessation on outcomes in bladder cancer patients treated with radical cystectomy. Eur Urol. 2013b;64:456–64. https://doi.org/10.1016/j.eururo.2012.11.039.

[42] Rink M, Crivelli JJ, Shariat SF, Chun FK, Messing EM, Soloway MS. Smoking and bladder cancer: a systematic review of risk and outcomes. Eur Urol Focus. 2015;1:17–27. https://doi.org/10.1016/j.euf.2014.11.001.

[43] Rogers CG, Palapattu GS, Shariat SF, Karakiewicz PI, Bastian PJ, Lotan Y, et al. Clinical outcomes following radical cystectomy for primary nontransitional cell carcinoma of the bladder compared to transitional cell carcinoma of the bladder. J Urol. 2006;175:2048–53; discussion 2053. https://doi.org/10.1016/S0022–5347 (06)00317–X.

[44] Salem HK, Mahfouz S. Changing patterns (age, incidence, and pathologic types) of Schistosoma-associated bladder Cancer in Egypt in the past decade. Urology. 2012;79:379–83. https://doi.org/10.1016/j.urology. 2011.08.072.

[45] Schairer C, Hartge P, Hoover RN, Silverman DT. Racial differences in bladder cancer risk: a case-control study. Am J Epidemiol. 1988;128:1027–37.

[46] Scosyrev E, Noyes K, Feng C, Messing E. Sex and racial differences in bladder cancer presentation and mortality in the US. Cancer. 2009;115:68–74. https://doi.org/ 10.1002/cncr.23986.

[47] Shariat SF, Sfakianos JP, Droller MJ, Karakiewicz PI, Meryn S, Bochner BH. The effect of age and gender on bladder cancer: a critical review of the literature. BJU Int. 2010;105:300–8. https://doi.org/10.1111/ j.1464–410X.2009.09076.x.

[48] Siegel RL, Miller KD, Jemal A. Cancer statistics, 2016. CA Cancer J Clin. 2015;66:7. https://doi.org/10.3322/ caac.21332.

[49] Soria F, Moschini M, Korn S, Shariat SF. How to optimally manage elderly bladder cancer patients? Transl Androl Urol. 2016;5:683–91. https://doi.org/10.21037/ tau.2016.04.08.

[50] Soria F, Marra G, Čapoun O, Soukup V, Gontero P. Prevention of bladder cancer incidence and recurrence. Curr Opin Urol. 2017:1. https://doi.org/10.1097/ MOU.0000000000000453.

[51] Svatek RS, Hollenbeck BK, Holmäng S, Lee R, Kim SP, Stenzl A, et al. The economics of bladder cancer: costs and considerations of caring for this disease. Eur Urol. 2014;66:253–62. https://doi.org/10.1016/j. eururo.2014.01.006.

[52] Williams SB, Huo J, Kosarek CD, Chamie K, Rogers SO, Williams MA, et al. Population-based assessment of racial/ethnic differences in utilization of radical cystectomy for patients diagnosed with bladder cancer. Cancer Causes Control. 2017;28:755–66. https://doi.org/10.1007/s10552–017–0902–2.

[53] Yee DS, Ishill NM, Lowrance WT, Herr HW, Elkin EB. Ethnic differences in bladder cancer survival. Urology. 2011;78:544–9. https://doi.org/10.1016/j. urology.2011.02.042.

# 第 18 章　膀胱癌的症状学和诊断方法

# Symptoms and Diagnostic Tools for Bladder Cancer

Tobias Grimm　Jan-Friedrich Jokisch　Alexander Karl　著

李浩祯　译　　刘志宇　校

摘　要

膀胱癌症状变化显著，部分患者仅表现出非特异性排尿困难，伴刺激性或梗阻性症状。无痛性血尿为膀胱癌最常见症状。尿道口或泌尿道肿瘤阻塞可导致肾排尿受损，诱发腰痛症状。晚期局限性膀胱癌可表现为腹胀、盆腔疼痛，甚至可触及肿块，而癌症转移可表现出多种伴发症状。尿检通常为膀胱癌初诊指标。尿细胞学检查（urinary cytology，UC）是一种提取尿路上皮脱落细胞并进行显微镜检查的方法，对高级别（$G_3$）肿瘤和原位癌具有较高诊断敏感性。UC应作为膀胱镜检查的辅助手段，其原因在于阳性UC可提示尿路全程的尿路上皮肿瘤可能性。为提升UC诊断敏感性，临床已开发出多种不同尿路标志物检测；但是，临床并不建议UC作定期筛查之用。对于疑似膀胱癌的患者，白光膀胱镜是诊断的金标准。荧光膀胱镜（光动力学诊断）诊断优势与WLC相媲美，主要表现在前者可提高疾病检出率和患者无复发生存率。同时，窄带成像是另一种具有潜力的可视化工具。此外，尿路计算机断层扫描和磁共振成像均可有助于膀胱和上尿路肿瘤性病变的识别。

## 一、概述

膀胱癌是全球第九大常见的癌症，2012 年新确诊病例达 430 000 例。男性患者为主要发病人群，吸烟为尿路上皮癌的主要危险因素。一般而言，膀胱癌患者生存率具有一定地域差异，高收入国家的膀胱癌死亡率略有下降。然而，全球范围内较不发达地区的膀胱癌负担却持续增长，占所有膀胱癌发病人数的 60% 以上，并占所有癌症死亡相关人数的 50%。

近年来，新型治疗方法和新技术不断发展，以期优化膀胱癌的诊断效果。现阶段医疗技术的发展有助于降低膀胱癌发病率，并提高患者预期生存率。

## 二、临床症状

膀胱癌患者初诊时可能表现出不同的临床症状。众多症状甚至毫无特异性，与其他泌尿系统疾病的相关症状并无明显差异。在疾病早期阶段，多数患者并无明显主诉症状。膀胱癌进展期时可出现出血症状，其原因在于血管生成在肿瘤生长中发挥着重要作用（Wallace 等，2002）。

因此，膀胱癌患者最主要且最常见的症状为无痛性肉眼血尿。在此情况下，患者可发现其尿液呈棕红色变色，但通常在排尿过程中患者并无明显疼痛症状。血尿通常可不治而愈。基于部分研究报道，在膀胱癌患者的症状中，血尿占所有病例的 97.5%，总体阳性预测值高达 10.3%（Fus 和 Gornicka，2016；Carson 等，1979）。同时，另一研究提示＞60 岁男性患者阳性预测值最高，达 22.1%。同时，该研究报道其阳性预测值随着患者年龄的增加而显著降低（Kiragu 和 Cifu，2015）。

以上所述无症状显微血尿亦可提示膀胱癌或泌尿系统恶性肿瘤的可能性。然而，与肉眼血尿相比，无症状显微血尿的诊断敏感性较低，后者病例中的 15% 可确诊为尿路肿瘤。对于无症状显微血尿患者，甚至应考虑膀胱原位癌可能性（Bruyninckx 等，2003；Massey 等，1965）。

一般情况下，膀胱肿瘤，尤其是膀胱原位癌，还可能伴有排尿困难症状。显然，所述症状并非仅男性特有，其同时与所有常见下尿路症状相似。具体而言，一方面，患者可表现出刺激性症状，如排尿频率高、感觉排尿不全、夜间多尿、尿急，甚至排尿淋漓不尽。高达 25% 的膀胱癌患者可出现刺激性症状。其常见原因可能为伴随尿路感染，其可见于高达 40% 的患者中（Cox 等，1969；Turner 等，1977）。其他重要原因可能包括膀胱容量下降、疼痛或肿瘤坏死并伴炎症。近期研究所示，前述变化甚至可反映在患者实验室检测值的变化上，如 CRP 水平升高或白细胞增多（Ozcan 等，2015；Grimm 等，2015）。另一方面，患者亦可能出现尿路梗阻症状，如尿流率低，并伴有持续性尿潴留症状，后者可归因于膀胱颈局部肿瘤导致排尿受阻。

根据肿瘤生长部位和扩散情况的不同，患者症状各异。如前所述，膀胱颈梗阻可诱发下尿路症状，其原因在于靠近膀胱开口的肿瘤生长可能导致输尿管口和输尿管梗阻。因此，其可能对肾盂至膀胱的正常排尿产生不利影响，进而导致患者出现腰痛症状。

对于局部晚期膀胱癌，患者可能出现腹胀、骨盆疼痛、甚至初诊时可触及肿块等症状。转移性膀胱癌患者可能出现转移部位的疼痛，如骨转移或肿瘤淋巴转移导致下肢淋巴引流中断继而引发的疼痛。

原则上，虽然膀胱癌症状存在非特异性，但其症状的出现亦可为诊断提供一定参考。

## 三、诊断方法

膀胱恶性病变的充分诊断是确保非肌层浸润性膀胱癌（non-muscle invasive bladder cancer，NMIBC）和肌层浸润性膀胱癌（muscle-invasive bladder cancer，MIBC）有效治疗的关键。目前，临床尚无充足标记物对该肿瘤进行全面筛查和系统的早期检测，因而膀胱病变的有效诊断仍然依赖于众多诊断工具的应用。

尿检（“试纸”）通常是有症状或无症状患者的初诊指标。尿检试纸可快速有效地检测轻微血尿，且利用率极高。临床应通过尿液样本的光学显微镜下观察促进试纸条检测的推进。其可有助于进一步鉴定红细胞大小和结构，进而辅助明确出血源。

基于尿路上皮脱落细胞提取和显微镜检查的尿细胞学检查（urinary cytology，UC）对膀胱癌细胞具有极高的诊断特异性（90%～100%）。在 $G_3$ 肿瘤中，UC 表现出高度敏感性，而其应用于 $G_1$ 病变诊断时敏感性较低（Turco 等，2011）。此外，对于 CIS 的检测，UC 的诊断灵敏度提高至 21%～100%（Têtu，2009）。因此，UC 应作为膀胱镜检查的辅助手段，用于高危膀胱肿瘤的检查，其原因在于 UC 阳性可提示尿路全程的尿路上皮肿瘤可能性。然而，值得注意的是，若患者检查提示 UC 阴性，其并不能直接排除膀胱恶性肿瘤的可能。UC 准确性受检验者经验影响，局部尿路感染、肾结石和膀胱灌注疗法亦可能对 UC 准确性造成负面影响（Lokeshwar 等，2005；van Rhijn 等，2005）。

为提高 UC 诊断敏感性，临床已开发众多尿液标志物检测方法。既往研究报道，不同标志物系统，如 NMP22、ImmunoCyt、BTA stat、BTA TRAK、细胞角蛋白和 FISH（UroVysion）均已被 FDA 批准用于临床（Tritschler 和 Scharf，2007）。

基于蛋白质的标记系统，即核基质蛋白 22（nuclear matrix protein number 22，NMP22） 可量化有丝分裂活性，进而反映细胞增殖情况。该标记系统利用单克隆抗体进行免疫分析，检测 NMP22（Tritschler 和 Scharf，2007）。同时，膀胱肿瘤抗原（BTA stat 和 BTATRAK）可检测补体因子 H 相关蛋白，后者蛋白在膀胱肿瘤患者尿液中通常呈升高趋势。此外，血尿和感染亦可能影响检测结果；因此，临床不建议将 BTA 作为常规筛查手段（Goodison 等，2013）。细胞角蛋白（cytokeratins，CK）是一种基质蛋白，可在 BC 患者尿液中检测到。同时，CK-18、CK-20 和 CYFRA21-1 等分子水平的升高可作为泌尿系肿瘤的标志物。

基于细胞的标记系统，即 ImmunoCyt 采用三种单克隆抗体对患者尿液进行检测，以检测尿路上皮细胞的存在。而荧光原位杂交（FISH/UroVysion）则用于细胞变异的检测，提示遗传不稳定为恶性肿瘤的标志（Tritschler 等，2013）（表 18-1）。

一般情况下，尿液标志物检测对高级别肿瘤表现出较高诊断敏感性，但其特异性通常低于 UC。因此，当前指南（AUA 和 EAU 指南）并不建议将尿标志物检测用于 BC 患者的筛查、诊断或随访跟踪（Babjuk 等，2015）。在 UC 结果不确定的情况下，可另外考虑 FISH 检查，以增强诊断特异性（Schlomer 等，2010）。

对于疑似恶性肿瘤的患者，硬式或软式白光膀胱镜（white light cystoscopy，WLC）是 NMIBC 和 MIBC 的诊断金标准。例如，有研究报道 WLC 的诊断敏感性和特异性分别在 6%～84%（敏感性）和 43%～98%（特异性）间变化（Jocham 等，2008）。WLC 诊断效能在很大程度上取决于检查医师经验（Babjuk 等，2015）。若确诊 BC，患者须接受经尿道肿瘤切除术。TURB 是组织病理学诊断和病灶完全切除的基础。因此，确诊患者应接受系统而个性化的 TURB 治疗（Babjuk 等，2015）。逼尿肌切除对进一步治疗和患者预后至关重要，以便进行充分的组织学分期并降低复发风险（Herr 和 Machele Donat，2008；Mariappan 等，2010）。然而，对于 CIS 和微乳头状病变患者而言，WCL 和白光 TURB 则表现出一定的诊断局限性。

荧光膀胱镜［光动力诊断（photodynamic diagnosis，PDD）］其诊断优势与 WLC 相媲美（Filbeck 等，2002）。荧光膀胱镜检查通过首先向膀胱内注入光敏剂如 HAL，使产生的荧光物

**表 18-1 尿液标记物总结（根据 EAU 指南）（Babjuk 等，2015）**

| 标志物 | 总体灵敏度（%） | 总体特异性（%） | 对高级别肿瘤的敏感（%） |
|---|---|---|---|
| FISH（UroVysion） | 30～86 | 63～95 | 66～70 |
| Immuncyt/uCyt+ | 52～100 | 63～79 | 62～92 |
| NMP22 | 47～100 | 55～98 | 75～92 |
| 膀胱肿瘤抗原（BTA stat）检测 | 29～83 | 56～86 | 62～90 |
| 膀胱肿瘤抗原（BTA TRAK）检测 | 53～91 | 28～83 | 74～77 |
| 细胞角蛋白 | 12～88 | 73～95 | 33～100 |

质积累在膀胱组织中进行检测。相关研究数据表明，应用患者体内检查（92% vs. 71%）和活检（93% vs. 65%），PDD 检出率明显高于 WLC（Mariappan 等，2010；Mowatt 等，2011；Kausch 等，2010）。与此同时，PDD 对 CIS 病变的检出率高达 40%（Kausch 等，2010；O'Brien 等，2013）。因此，既往研究多推荐在初次 TURB 中应用 PDD（Babjuk 等，2015）。此外，PDD 一般适用于多灶肿瘤、高级别肿瘤史、疑似 CIS 的患者（Babjuk 等，2015；Onkologie，2016）。诚然，PDD 可显著提高患者无复发生存率并延长复发时间，然而，目前尚无证据表明在 TURB 中应用 PDD 可抑制疾病进展（Mowatt 等，2011；Yang，2014）。

同时，作为另一种可视化工具，窄带成像（narrow-band Imaging，NBI）通过应用不同光谱增强尿路上皮和 BC 间的对比度。既往研究已证实 NBI 可提高肿瘤的检出率（Cauberg 等，2010；Zheng 等，2012）。然而，目前尚无证据表明与 WLC 或 PDD 相比，NBI 可有助于抑制疾病进展。

## 四、影像学

若临床证据提示膀胱癌可能，可应用腹部超声进行膀胱无创成像，可有助于识别膀胱内病变。同时，肾脏超声亦有助于确定梗阻性肿瘤浸润引起的肾积水。

与此同时，计算机断层扫描尿路造影术有助于识别膀胱和上尿路的肿瘤性病变。若 CT 尿路造影不可用，可选择 MRT 尿路造影或静脉尿路造影。目前，CT 尿路造影为最先进的尿路成像技术。若患者诊断为膀胱高危病变、多灶性肿瘤或局限于膀胱三角区或输尿管开口附近的肿瘤，建议进行 CT 尿路造影（Onkologie，2016）。若 MIBC 证据充分，则有必要行腹部和胸部 CT 扫描，以确定肿瘤分期。值得注意的是，仅在临床提示影像学检查存在必要性前提下，方建议对头颅进行骨扫描或 CT 扫描。MRT 仅用于评价肿瘤软组织浸润情况。此外，当前临床并不推荐 PET-CT/MRT 作为膀胱癌分期或随访跟踪的常规手段。

## 参考文献


[1] Babjuk M (Chair), Böhle A, Burger M, Compérat E, Kaasinen E, Palou J, Rouprêt M, van Rhijn BWG, Shariat S, Sylvester R, Zigeuner R. EAU-Guidelines on non-muscle-invasive bladder cancer (Ta, T1 and CIS). Eur Urol. 2015;41:105–12.

[2] Bruyninckx R, Buntinx F, Aertgeerts B, Van Casteren V. The diagnostic value of macroscopic haematuria for the diagnosis of urological cancer in general practice. Br J Gen Pract. 2003;53(486):31–5.

[3] Carson CC 3rd, Segura JW, Greene L. Clinical importance of microhematuria. JAMA. 1979;241(2):149–50.

[4] Cauberg EC, Kloen S, Visser M, et al. Narrow band imaging cystoscopy improves the detection of non-muscleinvasive bladder cancer. Urology. 2010;76(3):658–63.

[5] Cox CE, Cass AS, Boyce WH. Bladder cancer: a 26–year review. J Urol. 1969;101(4):550–8.

[6] Filbeck T, et al. Do patients profit from 5–aminolevulinic acid-induced fluorescence diagnosis in transurethral resection of bladder carcinoma? Urology. 2002;60 (6):1025–8.

[7] Fus LP, Gornicka B. Role of angiogenesis in urothelial bladder carcinoma. Cent Eur J Urol. 2016;69 (3):258–63.

[8] Goodison S, Rosser CJ, Urquidi V. Bladder cancer detection and monitoring: assessment of urine- and bloodbased marker tests. Mol Diagn Ther. 2013;17 (2):71–84.

[9] Grimm T, Buchner A, Schneevoigt B, et al. World J Urol. 2015:1–6. https://doi.org/10.1007/s00345–015–1680–7.

[10] Herr HW, Machele Donat S. Quality control in transurethral resection of bladder tumours. BJU Int. 2008;102 (9):1242–6.

[11] Jocham D, Stepp H, Photodynamic RW. Diagnosis in urology: state-of-the-art. Eur Urol. 2008;53(6):1138–48.

[12] Kausch I, Sommerauer M, Montorsi F, et al. Photodynamic diagnosis in non-muscle-invasive bladder cancer: a systematic review and cumulative analysis of prospective studies. Eur Urol. 2010 [cited 2016 Apr 20];57 (4):595–606. http://www.sciencedirect.com/science/ article/pii/S0302283809012032

[13] Kiragu D, Cifu AS. Evaluation of patients with asymptomatic microhematuria. JAMA. 2015;314(17):1865–6.

[14] Lokeshwar VB, Habuchi T, Grossman HB, et al. Bladder tumor markers beyond cytology: International Consensus Panel on bladder tumor markers. Urology. 2005;66 (6):35–63.

[15] Mariappan P, Zachou A, Grigor KM. Detrusor muscle in the first, apparently complete transurethral resection of bladder tumour specimen is a surrogate marker of resection quality, predicts risk of early recurrence, and is dependent on operator experience. Eur Urol. 2010;57 (5):843–9.

[16] Massey BD, Nation EF, Gallup CA, Hendricks ED. Carcinoma of the bladder: 20-year experience in private practice. J Urol. 1965;93:212–6.
[17] Mowatt G, N'Dow J, Vale L, Aberdeen Technology Assessment Review (TAR) Group, et al. Photodynamic diagnosis of bladder cancer compared with white light cystoscopy: systematic review and meta-analysis. Int J Technol Assess Health Care. 2011;27(1):3–10.
[18] O'Brien T, et al. Prospective randomized trial of hexylaminolevulinate photodynamic-assisted transurethral resection of bladder tumour (TURBT) plus singleshot intravesical mitomycin C vs conventional whitelight TURBT plus mitomycin C in newly presenting non-muscle-invasi. BJU Int. 2013;112(8):1096–104.
[19] Onkologie L. S3-Leitlinie Früherkennung, Nachsorge des Harnblasenkarzinoms. 2016;1–371.
[20] Ozcan C, Telli O, Ozturk E, et al. The prognostic significance of preoperative leukocytosis and neutrophil-tolymphocyte ratio in patients who underwent radical cystectomy for bladder cancer. Can Urol Assoc J. 2015;9(11–12):789–94.
[21] Schlomer BJ, et al. Prospective validation of the clinical usefulness of reflex fluorescence in situ hybridization assay in patients with atypical cytology for the detection of urothelial carcinoma of the bladder. J Urol. 2010;183(1):62–7.
[22] Têtu B. Diagnosis of urothelial carcinoma from urine. Mod Pathol. 2009;22(2):53–9.
[23] Tritschler S, Scharf KA. Validation of the diagnostic value of NMP22 BladderCheck test as a marker for bladder cancer by phtotodynamic diagnosis. Eur Urol. 2007;51:403–8.
[24] Tritschler S, Strittmatter F, Karl A, Stief C. [Urine marker systems for diagnosis of urothelial cancer]. Urologe A. 2013 [cited 2015 Feb 10];52(7):965–9. http:// www.ncbi.nlm.nih.gov/pubmed/23784678
[25] Turco P, et al. Is conventional urinary cytology still reliable for diagnosis of primary bladder carcinoma? Accuracy based on data linkage of a consecutive clinical series and cancer registry. Acta Cytol. 2011;55(2):193–6.
[26] Turner AG, Hendry WF, Williams GB, Wallace DM. A haematuria diagnostic service. Br Med J. 1977;2 (6078):29–31.
[27] van Rhijn BWG, van der Poel HG, van der Kwast TH. Urine markers for bladder cancer surveillance: a systematic review. Eur Urol. 2005;47:736–48.
[28] Wallace DM, Bryan RT, Dunn JA, Begum G, Bathers SW. West Midlands Urological Research G. Delay and survival in bladder cancer. BJU Int. 2002;89 (9):868–78.
[29] Yang LP. Hexaminolevulinate blue light cystoscopy: a review of its use in the diagnosis of bladder cancer. Mol Diagn Ther. 2014;18(1):105–16.
[30] Zheng C, Lv Y, Zhong Q, et al. Narrow band imaging diagnosis of bladder cancer: systematic review and meta-analysis. BJU Int. 2012;110(11):680–7.

# 第19章　膀胱癌经尿道电切术及其应用

# Transurethral Resection of Bladder Cancer and Its Applications

Stefania Zamboni　Marco Moschini　Atiqullah Aziz　著

李浩祯　译　　刘志宇　校

**摘　要**

膀胱癌经尿道电切术是一种诊断和分期膀胱癌并可切除所有可见肿瘤的手术。本章重点介绍 TURBT 技术特征、潜在并发症和有助于提高肿瘤切除质量的辅助工具，以正确分期肿瘤，并减少非肌层浸润膀胱癌的复发和进展。

## 一、概述

膀胱肿瘤经尿道电切术（transurethral resection of bladder tumors，TURBT）是一种对所有可见肿瘤进行诊断、分期和切除（若技术可行），并对可疑部位进行活检的初步治疗手段。TURBT 同时兼具诊断和治疗功能。对于疑似膀胱肿瘤，TURBT 仍然是实现膀胱组织病理学确诊的关键。此外，在确定非肌层浸润性疾病治疗中保留器官的方法是否可行，以及在确认肌层浸润性疾病或高危型非肌层浸润性疾病治疗中是否需行根治性膀胱切除术，TURBT 皆是一种必要术式。基于上述，TURBT 是膀胱癌治疗的关键步骤。

## 二、术前诊断

TURBT 的适应证为通过膀胱镜或影像学检查发现疑似膀胱肿瘤。术前应分别进行凝血和肾脏参数的实验室检测。同时，术前应进行肾脏超声检查，以排除肾积水可能；必要时，TURBT 前采取经肾造瘘进行尿流改道。针对局部晚期疾病，则应在组织病理学评估后采用 CT/MRI 对腹部和胸部作进一步成像，以分别排除其他器官占位和转移可能。

## 三、麻醉

麻醉的目的在于通过适当的镇痛及盆底、腹壁和膀胱松弛，实现安全的肿瘤切除。麻醉方式包括全麻、局麻或联合麻醉。在腹腔内膀胱穿孔（基于腹痛表现判断）情况下，局麻可采用硬膜外阻滞或脊髓阻滞麻醉，以保持患者清醒。在 TURBT 期间，刺激靠近膀胱侧壁的闭孔神经可引起闭孔神经反射和腿部收肌的收缩，进而诱发腿部的突然运动，导致膀胱穿孔。针对前述状况，以下两种方法可供选择：其一，使用短小去极化药物控制患者肢体，但此法仅适用于全麻患者；其二，应用“闭孔神经阻滞”。后者可通过多种技术操作实现。例如，采用长针头直接将利多卡因注射至耻骨结节外侧和尾部 2cm 处，针头经神经上支下缘抽出，该法可在肢体运动前实现神经阻滞。另一项技术为经膀胱阻滞，即在使用神经刺激器检测膀胱侧壁神经后，通过膀胱镜的工作通道缓慢注射 10ml 1% 利多卡因进行阻滞。

基于笔者临床经验，半充盈膀胱可降低膀胱侧壁肿瘤切除时闭孔神经反射的风险。

## 四、抗生素预防

麻醉期间，建议应用抗生素静脉注射以预防感染性并发症。抗生素预防类型的选择应根据治疗医院区域内的具体耐药性情况决定。术前试纸检测若发现可疑尿，应行尿培养；如若确认感染，应根据具体病原菌谱进行治疗。

## 五、外科技术

手术操作的位置与传统膀胱镜检查相同。患者仰卧位，取低位取石位，确保膝盖充分打开，以便扩大器械操作空间。手术前，除非肿瘤明显较小且手术无创，应进行双合诊，具体而言，一位外科医生将一根手指伸入患者直肠或阴道，另一位外科医生将手放于患者腹部下部，双手触诊膀胱。通常情况下，若病变可触及，则肿瘤出现肌层浸润，可能浸润至膀胱壁内或穿透膀胱壁。TURBT 结束时应重复进行双合诊。在操作过程中，应润滑 24F 电切镜并将其插入尿道。前尿道和后尿道的精确目视检查应使用摄像机配置的 0° 镜头。若电切镜经过尿道时受阻，应避免用力，灌注无菌水或 1.5% 甘氨酸，以顺利完成置镜。置镜至膀胱，应准确检查膀胱所有表面，以确定在 30° 镜头（笔者偏好；或者 12°、70° 或 120°）下的肿瘤切除顺序。术中观察两侧输尿管口尿液流出情况，寻找潜在上尿路血尿源；若确定来源，应单独采集尿液样本进行细胞学检查。同时应评估膀胱容量，这一操作对于肿瘤的重复切除至关重要。膀胱半充盈状态下的 TURBT 最佳，其原因在于空膀胱可增加膀胱穿孔和过度膨胀风险。如若可能，术中应系统完整地切除所有可见肿瘤，并分别采集各肿瘤标本进行组织病理学评估，其中采样应包括逼尿肌组织。电切术应在单极电切镜或双极电切镜下进行，类似于经尿道前列腺电切术。电切模式应在极性电切环与组织接触之前激活，这可能是确保视觉控制电切的唯一方法。施行 TURBT 包括分期切除和整块切除两大基本操作。TURBT 分期切除将肿瘤切除分为如下几个阶段进行（图 19–1）。首先，切除肿瘤外生部分。其次，以类似方式切除下层组织，直至达肿瘤基底部。最后，切除肿瘤基底部。整块切除一般适用于小尺寸肿瘤（最大尺寸<3cm）（图 19–2）。整块切除的优点在于可实现更为准确的病理评估，其原因在于整块切除可减少烧灼伪影，避免肿瘤碎裂，并保留肿瘤相对于膀胱壁的空间位置。然而，目前尚无研究报道整块切除的优势；现有证据表明，整块切除具有与分段 TURBT 相当的安全性和治疗效果（Kramer 等，2017）。为实现更为精准的肿瘤分期，术中应单独对包括肌层组织在内的切除部位进行采样。同时，由于肿瘤组织凝固难度大，切口的凝固应在作健康组织切口后进行，并从边缘向内部

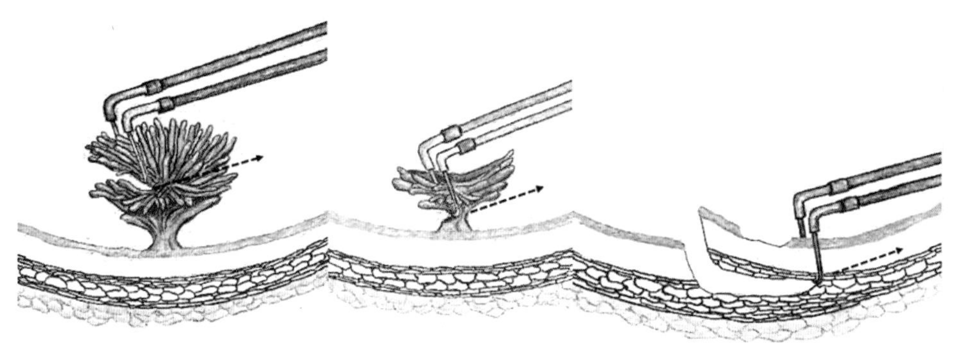

▲ 图 19–1　顺行分期经尿道电切术

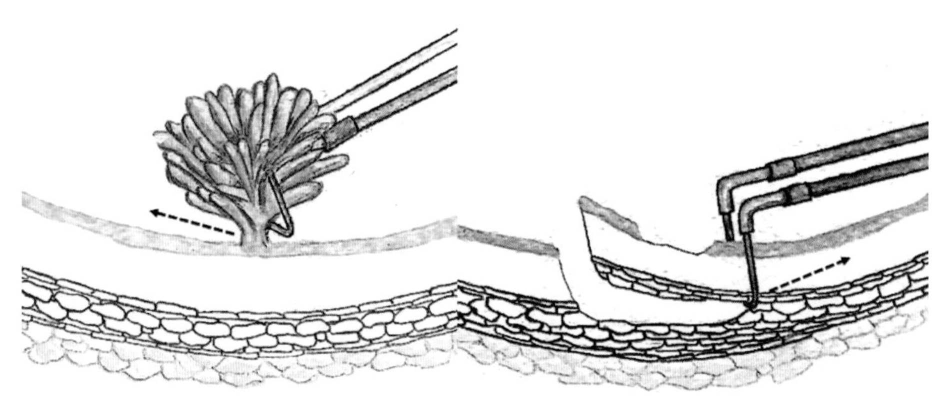

▲ 图 19–2　逆行经尿道整体切除

区域推进。如前所述，在 TURBT 结束时，应在置管前重复双合诊。术后应排空膀胱，仔细触诊所有潜在残余肿瘤，以确定浸润深度、对邻近器官的最终浸润、盆壁固定情况。对于非肌层浸润性膀胱癌，双合诊触及病变的可能性较低。在手术结束时，应插入三腔导尿管，建议应用 0.9% 氯化钠持续冲洗膀胱以清除和防止血栓形成。浅表切除时插管 24h，深部或扩大切除时应插管 2 天以上。

## 六、特殊情况

### （一）膀胱憩室肿瘤

根据定义，膀胱憩室肿瘤与浆膜间无肌层。这一特点使膀胱穿孔风险扩大，导致这类肿瘤的切除极具挑战性。一般情况下，小尺寸低级别恶性肿瘤可采用切除和电切相结合，安全性高；而大尺寸或高度恶性肿瘤应采用憩室切除术、部分或根治性膀胱切除术。

### （二）输尿管口受累

针对输尿管口受累的肿瘤，切除术安全性较高；然而，应尽可能降低电切使用频率，其原因在于该操作可显著增加输尿管口狭窄风险。

### （三）膀胱顶肿瘤

膀胱顶肿瘤的切除极具挑战性，其原因在于该类肿瘤位置难及；同时，若切除过深（尤其是膀胱壁过薄的老年女性患者），可导致腹腔内穿孔风险增加。为有效切除此类肿瘤，外科医生或其助手可在耻骨联合上方施压（图 19–3），同时保持患者头低脚高体位。

## 七、TURBT 活检

在 TURBT 术中，建议对所有可疑区域进行活检。此外，建议对膀胱尿路上皮进行随机活检，尤其是针对既往存在或疑似 CIS 的患者（van der Meijden 等，1999），其原因在于其可能呈现出正常的黏膜外观，而活检有助于避免漏诊；细胞学检查与膀胱镜检查结果不一致时，亦推荐进行随机活检。此外，若已知或疑似 CIS、肿瘤位于膀胱颈、细胞学检查阳性而肉眼可见正常膀胱外观（Mungan 等，2005），或可见尿道黏膜改变，应进行前列腺尿道活检。

## 八、TURBT 并发症

TURBT 总体并发症发生率较低。TURBT 最常见的轻微并发症为术后即刻出现的刺激性症状和轻微出血。其严重并发症较少见，主要包括血尿失控和膀胱壁穿孔（多见于腹膜外，长期经尿道插管治疗）。相反，腹腔穿孔则需手术修补。

## 九、光动力学诊断和窄带成像

膀胱镜检查和 TURBT 通常在白光下进行。

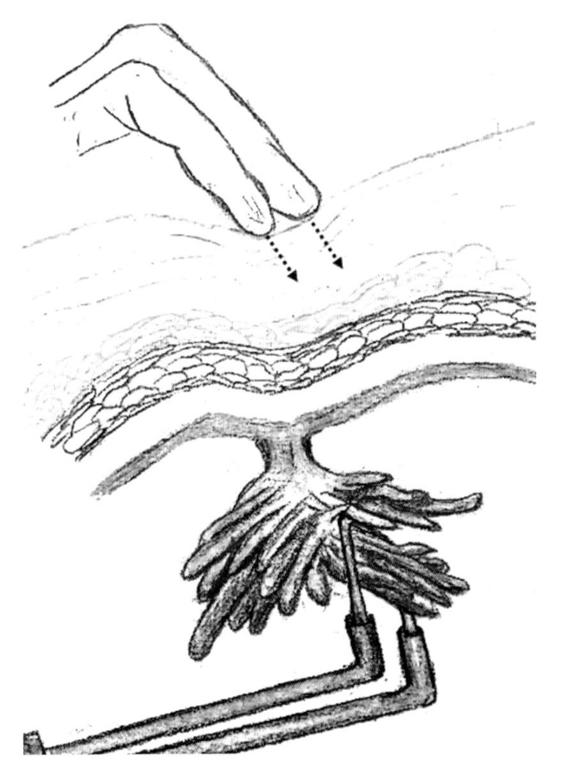

▲ 图 19-3 膀胱顶肿瘤切除

鉴于白光膀胱镜检查后肿瘤残留或复发率高，近年来出现多种新型技术，以改善膀胱疾病的可视化效果和检测水平。

### （一）PDD

在 PDD 过程中，于术前膀胱内灌注荧光液，构成血红素生物合成途径的前体。PDD 可用光敏剂包括 HAL（Hexylaminolevulinate）和 5- 氨基乙酰丙酸盐酸盐（5-aminolevulinic acid，5-ALA）。5-ALA 进入体内后可被所有有核细胞吸收并被转化为一种活性荧光分子，即原卟啉Ⅸ（protoporphyrin Ⅸ，PP Ⅸ），前者在正常情况下其可迅速转化为血红素。与正常尿路上皮细胞相比，肿瘤细胞具有不同代谢，两者差异可导致 PP Ⅸ的选择性积聚，其在肿瘤细胞中的积聚量大约高出正常细胞的 5 倍（Krieg 等，2000）。PP Ⅸ的荧光产生基于吡咯环的存在，当暴露于蓝光（波长约 400nm）时，PP Ⅸ发出红光（635nm）。于 TURBT 手术前约 1h，通过经尿道导管将 50ml 荧光溶液注入膀胱。采用膀胱镜硬镜 D-light 光源系统进行荧光膀胱镜检查，检查时确保膀胱为排空状态。与普通白光内镜相比，PDD 检测膀胱癌具有较高敏感性和较低特异性，且假阳性率较高（Mowatt 等，2011），即使伪影的荧光强度通常低于肿瘤的荧光强度。此外，近期一项 Meta 分析显示，与接受普通白光内镜治疗的患者相比，接受 PDD 引导下 TURBT 治疗的患者肿瘤复发率降低（Chou 等，2017）。目前临床建议，对于新发非肌层浸润性膀胱癌患者使用 PDD。因此，与单独使用普通白光评估的患者相比，使用白光联合 PDD 评估的患者其肿瘤检出率更高（Mowatt 等，2011），且如前所述，肿瘤复发率和进展率明显较低（Chou 等，2017；Gakis 和 Fahmy，2016）。此外，PDD 在检测 CIS（Daneshmand 等，2018）和提高切除质量（Geavlete 等，2010）方面效果显著。PDD 还可用于在细胞学检查阳性而普通白光膀胱镜检查阴性患者，其原因在于 PDD 对此类患者的肿瘤检出率约为 30%。最后，PDD 可用于多灶复发性肿瘤的治疗。

### （二）NBI

基于膀胱癌的高血管性特性，NBI 可通过增强与正常尿路上皮的对比度实现膀胱病变的检测。其由应用于视频内镜系统的光源改良光学滤波器组成，该系统利用滤光器将宽带光波过滤为特定波长的窄带光波（415nm 和 540nm）。蓝光和绿光强度增加，所述窄带光波被高血管性肿瘤组织中的血红蛋白强烈吸收。既往已有研究报道与普通白光内镜相比，NBI 在检测非肌层浸润性膀胱癌及在降低肿瘤复发（尤其针对低风险肿瘤患者，即 $pT_a$ 低分级、＜30mm、无 CIS）方面具有优势（Naito 等，2016）。

## 十、再次 TURBT 的意义

肿瘤完全切除成功率并非 100%，其原因在于部分病灶往往尺寸太大或位于内镜难以触及的区域。此外，TURBT 不完全切除的原因亦包括麻醉时间较短，或由于术中并发症的发生需中断手术。一般情况下，初次 TURBT 后残余肿瘤的发生率较高，且根据病变分级不同该发生率亦存在一定差异（$T_1$ 高分级肿瘤的发生率更高）（Gontero 等，2016）。此外，既往有研究表明，首次 TURBT 时肿瘤分期不足的情况较为常见；且当病理组织标本中无肌层组织采样时，前述可能性可进一步增加（Herr，1999）。基于此，在所有肉眼可见未完全切除的病例中（若病理组织标本中无肌层组织采样）及在所有 $T_1$ 和高级别肿瘤患者中，建议行再次 TURBT。其原因在于再次 TURBT 可降低前述病例的肿瘤复发率和进展率（Gontero 等，2016）。必要时，应在初次手术后 2～6 周行再次 TURBT。

## 参考文献


[1] Chou R, Selph S, Buckley DI, Fu R, Griffin JC, Grusing S, Gore JL. Comparative Effectiveness of Fluorescent Versus White Light Cystoscopy for Initial Diagnosis or Surveillance of Bladder Cancer on Clinical Outcomes: Systematic Review and Meta-Analysis. J Urol. 2017;197:548–558. https://doi.org/10.1016/j. juro.2016.10.061

[2] Daneshmand S, Bazargani ST, Bivalacqua TJ, Holzbeierlein JM, Willard B, Taylor JM, Liao JC, Pohar K, Tierney J, Konety B, Blue Light Cystoscopy with Cysview Registry Group. Blue light cystoscopy for the diagnosis of bladder cancer: Results from the US prospective multicenter registry. Urol Oncol. 2018;36:361.e1–361.e6. https://doi.org/10.1016/j.urolonc.2018.04.013

[3] Gakis G, Fahmy O. Systematic Review and Meta-Analysis on the Impact of Hexaminolevulinate- Versus White- Light Guided Transurethral Bladder Tumor Resection on Progression in Non-Muscle Invasive Bladder Cancer. Bladder Cancer. 2016;2:293–300. https://doi.org/ 10.3233/BLC-160060

[4] Geavlete B, Jecu M, Multescu R, Georgescu D, Geavlete P. HAL blue-light cystoscopy in high-risk nonmuscle-invasive bladder cancer–re-TURBT recurrence rates in a prospective, randomized study. Urology. 2010;76:664–669. https://doi.org/10.1016/j. urology.2010.02.067

[5] Gontero P, Sylvester R, Pisano F, Joniau S, Oderda M, Serretta V, Larré S, Di Stasi S, Van Rhijn B, Witjes AJ, Grotenhuis AJ, Colombo R, Briganti A, Babjuk M, Soukup V, Malmström P-U, Irani J, Malats N, Baniel J, Mano R, Cai T, Cha EK, Ardelt P, Vakarakis J, Bartoletti R, Dalbagni G, Shariat SF, Xylinas E, Karnes RJ, Palou J. The impact of re-transurethral resection on clinical outcomes in a large multicentre cohort of patients with T1 high-grade/Grade 3 bladder cancer treated with bacille Calmette-Guérin. BJU Int. 2016;118:44–52. https://doi.org/10.1111/ bju.13354

[6] Herr HW. The value of a second transurethral resection in evaluating patients with bladder tumors. J Urol. 1999;162:74–76. https://doi.org/10.1097/00005392–199907000–00018

[7] KramerMW, AltieriV,Hurle R, Lusuardi L,MerseburgerAS, Rassweiler J, Struck JP, HerrmannTRW. Current Evidence of Transurethral En-bloc Resection ofNonmuscle Invasive Bladder Cancer. Eur Urol Focus. 2017;3:567–576. https:// doi.org/10.1016/ j.euf.2016.12.004

[8] Krieg RC, Fickweiler S, Wolfbeis OS, Knuechel R. Celltype specific protoporphyrin IX metabolism in human bladder cancer in vitro. Photochem Photobiol. 2000;72:226–233.

[9] Mowatt G, N'Dow J, Vale L, Nabi G, Boachie C, Cook JA, Fraser C, Griffiths TRL, Aberdeen Technology Assessment Review (TAR) Group. Photodynamic diagnosis of bladder cancer compared with white light cystoscopy: Systematic review and meta-analysis. Int J Technol Assess Health Care. 2011;27:3–10. https:// doi.org/10.1017/ S0266462310001364

[10] Mungan MU, Canda AE, Tuzel E, Yorukoglu K, Kirkali Z. Risk factors for mucosal prostatic urethral involvement in superficial transitional cell carcinoma of the bladder. Eur Urol. 2005;48:760–763. https://doi. org/10.1016/j.eururo.2005.05.021

[11] Naito S, Algaba F, Babjuk M, Bryan RT, Sun Y-H, Valiquette L, de la Rosette J, CROES Narrow Band Imaging Global Study Group. The Clinical Research Office of the Endourological Society (CROES) Multicentre Randomised Trial of Narrow Band Imaging-Assisted Transurethral Resection of Bladder Tumour (TURBT) Versus Conventional White Light Imaging- Assisted TURBT in Primary Non-Muscle-invasive Bladder Cancer Patients: Trial Protocol and 1–year Results. Eur Urol. 2016;70:506–515. https:// doi.org/ 10.1016/j.eururo.2016.03.053

[12] van der Meijden A, Oosterlinck W, Brausi M, Kurth KH, Sylvester R, de Balincourt C. Significance of bladder biopsies in Ta,T1 bladder tumors: a report from the EORTC Genito-Urinary Tract Cancer Cooperative Group. EORTC-GU Group Superficial Bladder Committee. Eur Urol. 1999;35:267–271.

# 第 20 章　现代泌尿学中内镜技术的建立

## How Endoscopy Founded Modern Urology

Friedrich H. Moll　Dirk Schultheiss　著

李浩祯　译　　王　梁　校

摘　要

在泌尿科医生的日常临床工作中，应用膀胱镜、诊疗衍生技术及“体内观察”仍是重要的工作之一。对前述内容的了解有助于临床工作者更全面深入地了解临床工作。可视化、显微技术和组织学的协同发展，让科学导向型医学更具“客观”性。

### 一、概述

内镜一词（来自希腊语 ἔνδον éndon，σκοπεῖν），为“检查内部，观察内部”之意。随着早期内镜原型的出土，早期应用原始内镜对阴道或膀胱等类体腔进行检查得到证实。泌尿系统因其可进入性强而受到高度重视，成为人体可视化的主要研究领域。

内镜的应用为一般人群、医学专业人士和医学历史学家提供了一系列关于泌尿学和内镜检查的信息。而膀胱镜作为现代内镜的发展基础，似乎尚处于起步阶段。此外，众多历史学家和医学史学家指出，膀胱镜是这一领域中具有决定性作用的医用工具，其在 19 世纪的前 25 年就已拥有发展成为单独专业的科学根源（Netzhat，2011；Reuter 等，1999；Engel，2007）。

身体内部探查及其器官检查的概念可追溯到远古时代。希波克拉底语料库可能还保留有关于首次成功的内镜检查的初步尝试的记录，在该记录中内镜检查使用内镜勾勒瘘管轮廓；再后来，Galen 的 Levicom 提到了肛门内镜（Moran，2014a）。

### 二、19 世纪初的早期尝试

法兰克福的 Philipp Bozzini（1773—1809）提出将光源直接引入人体的想法，其在 1806 年推出“光导体”（Lichtleiter），试图研究人体器官和体腔（Figdor，2002）。“光导体”是一种被鲨鱼皮覆盖的仪器，在金属烟囱中装有蜡。内部的镜子将蜡烛的光通过附件反射到尿道、阴道或咽部。之后不久又出现两种新方法：一种是基于尿液或液体充盈的膀胱，另一种是基于空气冲洗膀胱（Schultheiss 等，1999）。这一发展具有显著意义。这是第一次使用反射光作为照明光源。遗憾的是，Bozzini 因其独创性而备受指责，因为根据当时习俗，这种仪器的预期用途被认为是一种非自然行为。有一些人作为医用内镜的先驱者被写入历史，直至 Maximilian Nitze（1848—1906）开发的可应用于常规临床的膀胱镜的问世。

1826 年，法国的 Pierre Salomon Segalas（1792—1875）新增一根蜡烛作为光源制作了该仪器（Segalas，1827）。其提出空心导管使用这一策略，进行膀胱引流并方便膀胱腔的检查。为提高手术的安全性和舒适性，该装置采用橡胶弹性材料。尽管有一些改进，这种“尿道膀胱镜”同样无法有效地检查膀胱，且主要用于女性患者。

都柏林的 Francis Cruise（1834—1912）发明的仪器是内镜检查在医学和泌尿学领域的又一里程碑式发展（Cruise，1865）。Antonin Jean Desormeaux（1814—1894）被誉为“内镜”一词的创造者，其于 1853 年 7 月 20 日向巴黎科学院介绍了这一术语并展示了其改进的内镜器械，这也是第一个让更多医生能够进行内镜检查的功能性内镜。其也是第一个成功将内镜应用于活体患者进行手术操作的人。该仪器的主要改进之一是煤气灯的使用，煤气灯由酒精和松节油的混合气体填充，提供了比既往技术更好的照明效果，并改进了内镜的聚焦效果（Reuter 等，1999；Netzhat，2011；Desmoreaux，1867）（图 20-1）。

在美国，值得一提的应该是 John D. Fisher（1798—1850） 和 Phillip Skinner Wales 1860 年的内镜设备（George Tiemann 和 Co，1872）。据报道，Fisher 在 1824 年还是一名医科学生的时候就构思了他的“暗腔照明仪器”（后来改名为更平淡无奇的“食管镜”一词）。Fisher 随后在 1827 年的费城医学与自然科学杂志（*Philadelphia Journal of the Medical and Physical Sciences*） 上发表了他的研究发现。当时 Fisher 所发明的设备还是一台较为笨重的、细长的、有角度的窥视器。

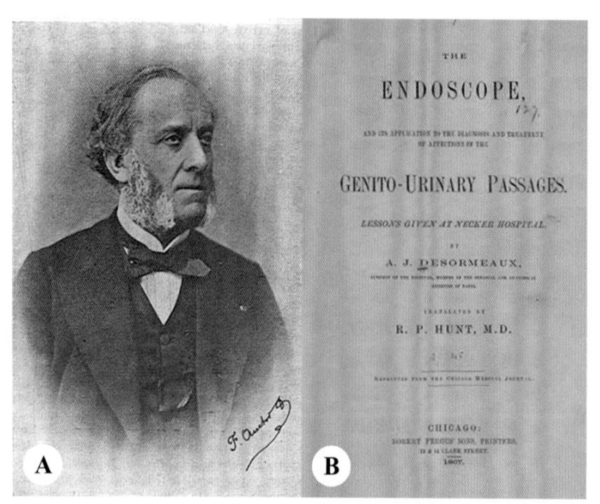


▲ **图 20-1 A. J. Desormeaux（A）（1814—1894），引自 Pousson，A.，Desnos，E.（1914）。*Encyclopédie française d'urologie*，*Doin et fifils*，Paris p 286，头版“The Endoscope”（内镜）英文版由芝加哥的 R. P. Hunt 翻译，由德国泌尿学会图书档案室 Repo Keyn 提供。在 19 世纪中期和最后 25 年期间，著名文稿和书籍的翻译版本是科学发展国际交流中一个主要来源（B）**

Wales 的仪器由费城著名的刀匠 Horatio Kern 制作而成。Wales 的仪器包含一个金属轴，同样有着极为尖锐的前缘结构设计，但其配备有一个眼科镜将光线反射至通道中（Fisher，1827；Museum of Medico historical artifacts，2016）。

## 三、膀胱镜发展的曙光

1878 年，第一台真正的内镜诞生了。那一年，德国内科医生、原泌尿科医生 Maximilian Carl-Friedrich Nitze（1848—1906）制作出第一个可行的膀胱镜（Halling 和 Moll，2016；Herr，2006）[ 与维也纳刀匠 Joseph Leiter（1830—1892）合作创造（Newell，1887）][ 与刀匠 Wilhelm Deicke（1834—1913）创建原型模型 ]，并于 1876 年在 Stadtkra-nkenhaus Dresden（Saxony）的尸体上进行展示（Nitze，1881；Reuter 和 Reuter，1998；Moll 等，2015）（图 20-2）。

Nitze/Leiter 膀胱镜是一座里程碑式的发现，但其绝非完美。Nitze 原本的构思是将镜片按规定的距离放入试管中，以便将图像聚焦以便查看。这一仪器最大的缺点在于用作照明的钨丝极易发热，操作时依赖复杂的水冷系统（Engel，2007）。当 Nitze 能够用所谓的 mignon 灯泡改进仪器时，这种低电流灯泡的构造就像一个小型的爱迪生灯泡，小到可置入膀胱镜的尖端，如此一来，该仪器的应用价值就更为显著了。这些灯泡的应用使更具成本效益、使用更便捷的仪器成为可能。然

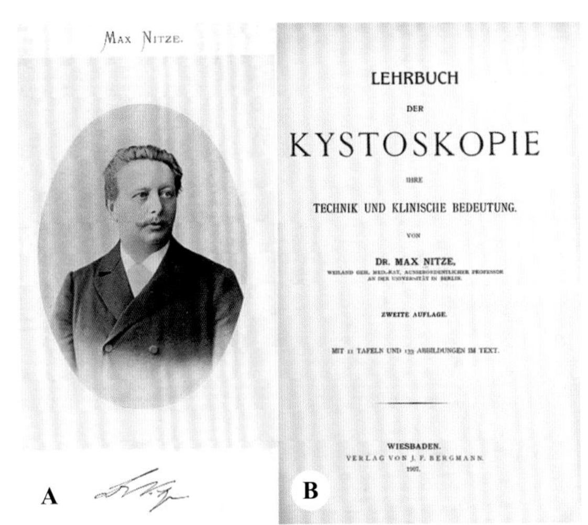


▲ 图 20-2　**A. 泌尿外科先驱 Max Nitze（1848—1906）的唯一照片，具有纪念意义。载于“Galerie hervorragender Ärzte und Naturforscher”（著名医学家与科学家画集），出版于 J.F.Lehmann, Beilage（增刊；无年份印记，光印，未签名），由德国泌尿学会图书档案室收藏。B. 尼采教科书 2 版扉页，J. F.Bergmann 出版社，威斯巴登**

经许可转载，引自 Museum，Library and Archives，German Society of Urology，Repro Keyn

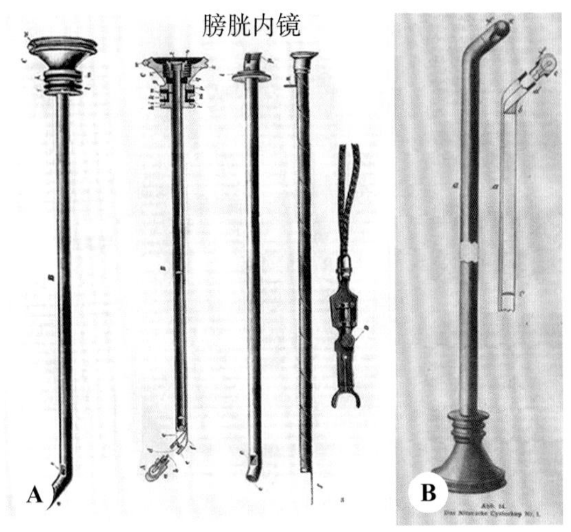


▲ 图 20-3　**A. Nitze Ⅰ型“Kystoskop”（1887），Nitze 对其进行了详细描述 [Nitze M（1907 年）Lehrbuch der Kystoskopie. Ihre Technik und klinische Bedeutung，2. Aufl. Bergmann，Wiesbaden，S 33]；B.Leopold Casper 改进功能的版本，载于第二版 Thieme 膀胱镜教科书**

经许可转载，引自 Museum，Library and Archives，German Society of Urology，Repo Keyn

而，该仪器仍存在唯一的问题，即灯泡容易烧坏，且经常发生在最不合时宜的时候，如在手术过程中。在 Henry Koch 博士和首席电工 Charles Preston 的指导下的电动手术器械（Quarrier 和 Rabinowitz，2017）创造性地应用了一种被称为 mignon 灯泡的部件。遗憾的是，这个故事在内镜检查和泌尿外科发展史上常常被遗忘（Engel，2007；Moran，2010）。Nitze 本人认为该事件具有里程碑的意义："通过一个简单步骤的改进，膀胱镜从一个操作上复杂和技术上困难的仪器摇身一变，成为易于使用的仪器。”然而，鉴于灯泡的缺陷（使开发更方便使用的仪器成为可能），一些医生仍在使用简单的仪器，以免遭受此类故障的影响（图 20-3）。

例如，巴尔的摩约翰斯·霍普金斯大学妇产科主任 Howard A. Kelly（1858—1943）就曾使用一小尺寸的类似内镜的管子，将患者调整至膝胸卧位后进行检查。起初，该设备既无灯光，亦无透镜系统（Schultheiss 等，1999）。在当时，尤其在国外和海外（美国、加拿大和南美）膀胱镜修补困难且费时，其原因在于大多数主要的制造商工艺，如 Hirschmann，Louis 和 H. Loewenstein、Georg Wolff（1873—1938）或 Josef Leiter 均居于德国或奥地利 – 匈牙利。

Reinhold Wappler（1870—1933）于 1890 年从德国奥拉尼恩鲍姆移民到纽约。到达纽约后不久，Reinhold Wappler 便成立了自己的公司，生产美国膀胱镜和维修欧洲仪器。Reinhold Wappler 的新车间开发的第一批仪器之一便是 F.Tilden Brown（1853—1910）复合膀胱镜（1899），后者是一台工艺精湛的仪器，带有直视镜头（其一保持微小角位，另一保持直角位）。该仪器用透镜系统替代了原先盲目插入仪器的闭孔器。Wappler 与 William K. Otis（1860?—1906）（Otis，1893）联合开发了一种新型的配备有半球形透镜的伸缩物镜，为此 Wappler 获得了他的第一个美国专利（Schultheiss 等，1999；Reuter 和 Reuter，1999；Reuter，2000；Barnes，1959；Edmonson，1997）。

德国的 Leopold Casper（1859—1959）（Moll 等，2009）同样是与 Max Nitze 齐名的创新者之一。1895 年，Leopold Casper 发明了一种输尿管膀胱镜，这种膀胱镜每次试验时均可适合于男性和女性，并非偶然。Casper 是首个应用膀胱镜在输尿管插管中产生稳定结果的实践者。然而，该仪器操作并不方便，其在目镜和轴之间采用复杂的镜系统；然而其优点也很突出，即方便进行输尿管插管，而无须刚性角。然而，该仪器没有偏转器来将导管尖端引导到尿道口中，后来古巴裔法国人 Joaquin Albarran（1860—1911）发明了该设备。该器械配有特殊推进器处理输尿管导管。然而，其最终导致了与 Max Nitze 激烈而公开的竞争，他最终以优先权为由向法院提起诉讼（图 20-4）。

## 四、重要发展

Leopold Casper 和 Paul F.Richter（1868—1934）采用输尿管导管插入术是概述肾功能试验的基础（由于纳粹暴行，Richter 在 1933 年后失去了其在 Charité 医院第三医疗诊所的职位），前者是一种可描述肾脏功能的精细化化学检查系统。其使肾脏手术更为安全有效（Casper，1903）。后来，Eugen Joseph（1879—1933）和 Friedrich Voelcker（1872—1955）应用靛蓝胭脂红染色的染色膀胱镜检查，常常取代输尿管导管的使用，因为染料的排出可实现直观的可视化效果（Moll，1996）（图 20-5）。

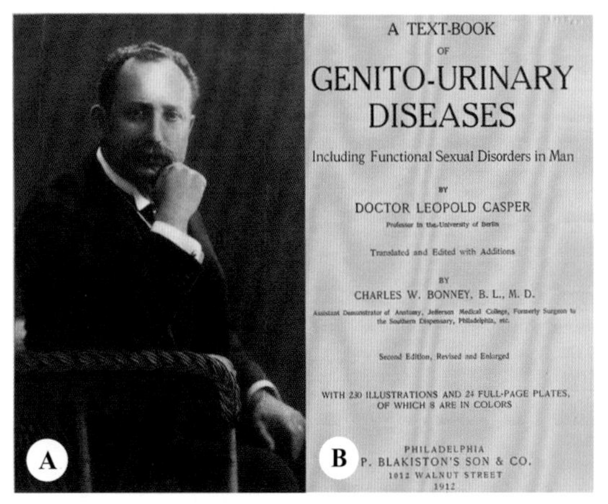


**▲ 图 20-4　A.Leopold Casper（1859—1959）约于 1900 年的影像；B. 其泌尿系统教科书第二版英文版的扉页，Blakiston's Son & Co 出版社**

经许可转载，引自 Museum，Library and Archives，German Society of Urology，Repo Keyn

在美国，来自维也纳的移民 Leo Buerger（1879—1943）来到纽约，基于 F. Tilden Brown（纽约）的设计，改造发明了"美国泌尿学 working horse 膀胱镜"。该仪器随后由 Wappler 电气公司（后来的 ACMI，Gyrus/ACMI，自 2008 年以来的奥林巴斯）生产了近 50 年。该仪器使用方便，可插入输尿管进行导尿，图像效果出色。实际上，每个泌尿科医生都拥有其中的 1 种或 2 种仪器。直到现在，美国泌尿学协会历届会议上，一台当时的翻新仪器仍被授予最佳科学讲座奖。

在膀胱肿瘤治疗领域内，Nitze 提出使用冷 / 热线圈的膀胱镜进行电灼治疗（Nitze，1895）。在布拉格、维也纳和柏林完成研究生学业后，纽约西奈山医院的 Edwin Beer（1876—1938）应用一种利用高频单极电流（Oudin 电流）治疗膀胱内病变的技术，这种方法彻底颠覆了传统膀胱肿瘤治疗方法。由于这一杰出贡献，Edwin Beer 在 1927 年布鲁塞尔会议上获得国际泌尿学会颁发的第一枚金牌（Jardin 和 Moll，2011；Beer，1910）。后来在 20 世纪 20 年代，电灼术被切除术所取代（Moll 和 Pelger，2015；Zorgniotti，1984）（图 20-6）。

## 五、输尿管镜——尿路内镜的进一步发展

在泌尿外科领域中，输尿管镜的发展是 20 世纪 70 年代内镜在泌尿外科的第二大应用。

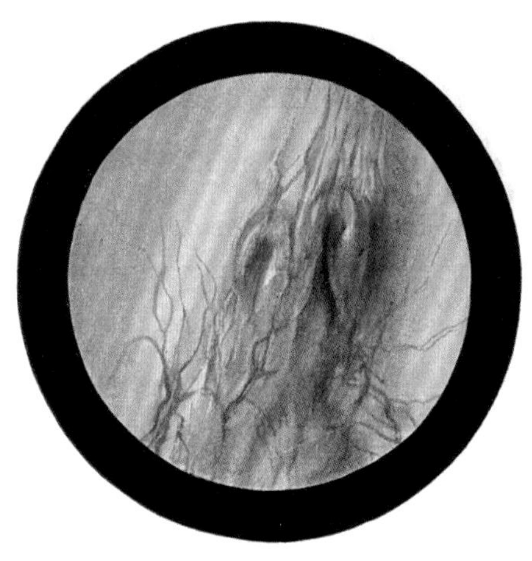

▲ 图 20-5　应用靛蓝胭脂红染色的染色膀胱镜检查

经 Springer Publishing House，Repro Keyn 许可转载，引自 Eugen Joseph，Lehrbuch der diagnostischen und operative Cystoskopie，Julius Springer，1929

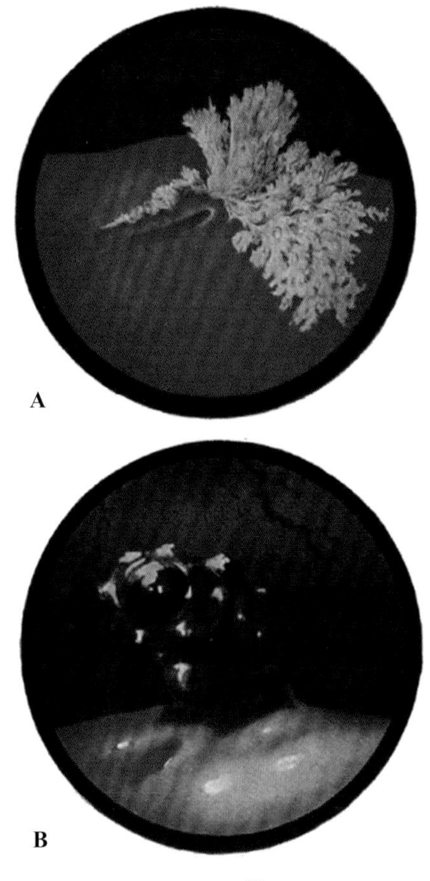

▲ 图 20-6　**A.** 膀胱乳头状瘤；**B.** 电灼化后 **8** 天的外观

B. 经许可转载，引自 Treatise about cystoscopy and urethroscopy translated by Abraham Leo Wolbarst（1872—1978），Mosby，St. Louis，1918，p. 160，Repro Keyn

在 1929 年，H. H. Young（1870—1945） 和 R. McKay 误打误撞地使用膀胱镜进入患有后尿道瓣膜症的儿科患者的输尿管（Young 和 McKay，1929；Dewan，1997）。Tobias Goodman 不仅通过 11F 小儿膀胱镜进入输尿管，且首创通过在输尿管内电灼低级移行细胞瘤对上尿路进行介入手术（Goodman，1997）。1980 年，Enrique Perez-Castro Ellendt 和 Antonio Martinez-Pineiro 研制出更长的仪器，可显示尿路全程，预示着肾输尿管镜检查时代的开始（Perez-Castro 和 Martinez-Piniero，1980）。在同时段，柔性光纤诊断仪问世（Marshall，1964；Takagi 等，1971；Takayasu 和 Aso，1974；Moran，2014b；Moll 等，1990）。

虽然医生们通常将注意力放在仪器的技术发展上，但必须指出，内镜的发明在科学史上真正重要的意义在于其对诊断观点的改变。在泌尿外科新兴专业中，可视化成为获取诊断知识最重要的诊断工具。随着医学发展，可视化取代了传统观念中应用膀胱腔内诊断性测量的测深法。内镜应用优势体现在其可协助医生通过绘图和后续摄影记录检查发现。因此，检查结果得以以数据表（纸、胶片或登记簿）的方式保存，便于公开。这也意味着进行多阶段性文件记载的可能性，使医生得以提出并证明病理发现的详细进展。应用该技术，医生必须首先“学会”看图，以便以适当方式解释新“图”。可视化服务于科学导向型医学，即客观、详细记录检查结果。可视化采图具有客观而直接的特征。因此，截至目前已有众多膀胱镜检查和泌尿内视镜检查图集和教科书的出版，详细描述相关研究发现，其原因在于图像数据本身并不能含义自明，而须采用详细的文字加以概述。因而，临床有必要结合图像数据和文字描述内镜检查结果，以便正确解释内镜检查结果。这一实践有助于惠及更多医生，使其能够学习、解释和练习新方法，最终促进应用文字表述和图像数据的基本原则的确立。在此基础上，特殊图像数据得以形成，奠定了“图像数据证据”的基础。随着体外光源无效性的证实，前人经过众多尝试试图将光源引入身体内部。显而易见，对这一过程的重建有助于了解内镜的发展史及其相关知识（Martin，2012；Martin 和 Fangerau，2011a 和 b；Burri，2008）。

## 参考文献


[1] Barnes RW, Bergman RT, Headly HL. Endoscopy. Berlin: Springer; 1959. p. 13.

[2] Beer E. Removal of neoplasm of the urinary bladder. A new method, employing high frequency (Oudin) currents through a catheterizing cystoscope. JAMA. 1910;52:1768–9.

[3] Burri R. Doing Images. Zur Praxis medizinischer Bilder. Bielefeld: transcript; 2008.

[4] Casper L, Richter PF. Functional diagnosis of kidney disease with special reference to renal surgery. Philadelphia: Blakistons; 1903.

[5] Cruise FR. The endoscope as an aid to the diagnosis and treatment of disease. BMJ. 1865;1:345–7.

[6] Desmoreaux AJ. The endoscope and its application to the diagnosis and treatment of affections of the genitourinary passages. Chicago Med J. 1867;24:177–94.

[7] Dewan PA. Congenital posterior urethral obstruction: the historical perspective. Pediatr Surg Int. 1997;12:86–94.

[8] Edmonson JM. American surgical instruments an illustrated history of their manufacture and a directory of instrument makers to 1900. San Francisco: Norman Publishing; 1997. p. 132–3.

[9] Engel, R. Development of modern cystoscope an illustrated history medscape urology (Internet) 2007. Cited Nov 14, 2016 Available from http://www.medscape. com/viewarticle/561774

[10] Figdor PP. Philip Bozzini: the beginnings of modern endoscopy. Tuttlingen: Endo-Press; 2002.

[11] Fisher J. Instruments for illuminating dark cavities. Phil J Med. 1827;14:409.

[12] George Tiemann and Co. Catalogue of surgical instruments. New York; 1872.

[13] Goodman T. Ureteroscopy with pediatric cystoscope in adults. Urology. 1997;9:394–7.

[14] Halling T, Moll F. Fachkulturelles Gedächtnis und Erinnerungsorte in den medizinischen Wissenschaften, Maximilian Nitze (1848–1906) und die Etablierung der Urologie. Urologe. 2016;55:1221–32.

[15] Herr H. Max Nitze, the cystoscope and urology. J Urol. 2006;176:1313–6.

[16] Jardin A, Moll F. A short history of the SIU with some emphasis on the early years of the AIU and the initial meetings of 1907–1914. Int. Nitze Leiter Society of Endoscopy, Grasl Druck, Bad Vöslau; 2011, p. 20–41.

[17] Marshall VF. Fiber optics in urology. J Urol. 1964;91:110–4.

[18] Martin M. Die Evidenz des endoskopischen Bildes. In: Fangerau H, Müller I, editors. Faszinosum des Verborgenen. Der Harnstein und die (Re-)Präsentation des Unsichtbaren in der Urologie. Stuttgart: Steiner; 2012. p. 47–64.

[19] Martin M, Fangerau H. Einblicke nehmen – die Sichtbarmachung des Unsichtbaren in der Urologie. Zur Geschichte der Technik und Evidenz in der urologischen Endoskopie. Urologe. 2011a;50: 1311–8.

[20] Martin M, Fangerau H. Einblicke nehmen – die Sichtbarmachung des Unsichtbaren in der Urologie. Zur Geschichte der Technik und Evidenz in der urologischen Endoskopie. Urologe. 2011b;50:1–8.

[21] Moll F. Die Entwicklung der Indigokarminprobe unter Betrachtung ihrer Stellung in der funktionellen Nierendiagnostik. In: Voelcker F, Joseph E, editors. Funktionelle Nierendiagnostik ohne Ureterkatheter, Münchener Medizinische Wochenschrift Bd. 50 (1903) Heft 48, 2081–2089, 2. Halbjahresband; Akt Urol. 1996; 27: A28–A33.

[22] Moll F, Pelger R. First steps in elector- urology: from Bottini to TUR prostate. In: Felderhof E, Mattelaer J, Moll F, Schultheiss D, van Kerrebroeck P, editors. Milestones in urology EUA. Leuven: Davidsfonds; 2015. p. 79–83.

[23] Moll F, Fischer N, Deutz F, Entwicklung v. Lithotripsie und Litholapaxie. Urologe B. 1990;30:95–100.

[24] Moll F, Rathert P, Fangerau H. Urologie und Nationalsozialismus am Beispiel von Leopold Casper (1859–1959). Urologe. 2009;48:1094–102.

[25] Moll F, Schipper R, Blitz W. Cystoscopy and chromocystoscopy: two milestones outlining bladder visualisation and kidney function testing. In: Felderhof E, Mattelaer J, Moll F, Schultheiss D, van Kerrebroeck P, editors. Milestones in urology (EAU). Leuven: Davidsfonds Uitgeverij; 2015. p. 74–7.

[26] Moran ME. The light bulb, cystoscopy and Thomas Alva Edison. J Endourol. 2010;24(9):1395–7.

[27] Moran, M. History of ureteroscopy. In: Monga M, editor. Ureteroscopy: indications, Instrumentation & Technique, current clinical urology. New York: Humana Press/Springer Business; 2014a, p. 3–12, p. 9.

[28] Moran, M. History of ureteroscopy. In: Monga, M, editor. Ureteroscopy: indications, Instrumentation & Technique, current clinical urology. New York: Humana Press/Springer Business; 2014b, p. 3–12, 10–11.

[29] Museum of Medico historical artefacts (Internet). Cited 15 11 2016. Available from http://www.mohma.org/ instruments/category/urology/wales_endoscope/

[30] Netzhat C. Netzhart's history of endoscopy historical analysis of Endoscopy's. Ascension since antiquity. Tuttlingen: Endo Press; 2011.

[31] Newell OK. The endoscopic instruments of Joseph Leiter of Vienna and the present development of endoscopy. Boston Med. 1887;117:528–30.

[32] Nitze M. Beiträge zur Endoscopie der männlichen Harnblase. Langenb Arch Klein Chir. 1881;36:661–732.

[33] Nitze M. Über intravesicale Operationen von Blasengeschwülste. Centralbl Chir. 1895;22:971–3.

[34] Otis WK. The „perfected“ urethroscope. New York: M. J. Rooney; 1893.

[35] Perez-Castro EE, Martinez-Piniero JA. Transurethral ureteroscopy – a current urological procedure. Arch Esp Urol. 1980;33:445–60.

[36] Quarrier S, Rabinowitz R. J Urol. 2017;197(4 Suppl): 1062, Surgical instrument company, Rochester, New York

[37] Reuter MA. Die Entwicklung der Endoskopietechnik in Amerika. In: Schultheiss D, Rathert P, Jonas U, editors. Streiflichter aus der Geschichte der Urologie. Heidelberg: Springer; 2000. p. 101–8.

[38] Reuter MA, Reuter HJ. The development of the cystoscope. J Urol. 1998;159:638–40.

[39] Reuter M, Reuter H. The development of endoscopy in America. World

J Urol. 1999;17:176–83.

[40] Reuter M, Reuter HJ, Engel RM. History of endoscopy Vol I–IV. Tuttlingen: Endo Press; 1999. Vol I, p.19, 153, 163.

[41] Schultheiss D, Machtens SA, Jonas U. Air cystoscopy the history of an endoscopic technique from the late 19th century. BJU Intern. 1999;89:571–7.

[42] Segalas PR. Un moyen d'eclairer 'uretre et la vessie de maniere a voir dans l'interieur de ces organs. Revue Medicale Francaise et de L'etrangere. 1827; 1:157–158.

[43] Takagi T, Go T, Takayasu H, Aso Y. Fiberoptic pyeloureteroscopy. Surgery. 1971;70:661–3.

[44] Takayasu H, Aso Y. Recent development for pyeloureteroscopy: guide tube method for this introduction into the ureter. J Urol. 1974;112:176–8.

[45] Young HH, McKay RW. Congenital valvular obstruction of the prostatic urethra. Surg Gynecol Obstet. 1929;48 509–35.

[46] Zorgniotti AW. Bladder cancer in the pre- cystocopic era. Prog Clin Biol Res. 1984;162:A 1–9.

# 第21章 早期浸润性尿路上皮性膀胱癌及非肌层浸润性膀胱癌的灌注治疗

## Early-Invasive Urothelial Bladder Carcinoma and Instillation Treatment of Non-muscle-Invasive Bladder Cancer

Wolfgang Otto Maximilian Burger Johannes Breyer 著

李浩祯 译 王 梁 校

**摘 要**

$T_1$ 期非肌层浸润性膀胱癌是尿路上皮性膀胱癌中极为特殊的亚型之一，其初诊后5年内疾病进展率达50%。本章重点回顾早期浸润性膀胱癌的推荐诊疗方案，包括特殊和保守NMIBC辅助灌注治疗。最后，本章对NMIBC早期即刻膀胱切除术的适应证作进一步讨论。

**关键词**

早期浸润性膀胱癌；$T_1$ 期；预后；膀胱内化疗；卡介苗；早期膀胱切除术

## 一、概述

早期浸润性尿路上皮性膀胱癌是一种 $T_1$ 期非肌层浸润性膀胱肿瘤，临床表现多样。患有此类癌症的患者中，1/3的患者从未复发，另外1/3的患者在进展期复发且必须接受膀胱切除术，以防 $T_2$ 期疾病相关死亡（Shahin 等，2003）。

## 二、$T_1$ 期膀胱癌的诊断

$T_1$ 期膀胱癌的诊断性评估涉及多个环节，需要进行浸润程度分期并对尿路上皮癌进行组织病理学验证。对临床疑为此类癌症的患者须作进一步确认，其原因在于膀胱癌筛查并不可取（Krogsboll 等，2015）。

### （一）临床症状

血尿是膀胱癌患者的主要症状，大多数患者表现为无症状性肉眼血尿（Kamat 等，2016）。仅2%～4%出现显微镜下血尿的患者可确诊为膀胱癌（Sharp 等，2013）。尽管如此，对于暴露于已知危险因素（吸烟史或吸烟、男性、化学物质暴露等）之一的患者，若存在反复出现的镜下血尿，需做进一步检查（Sharp 等，2013）。无血尿症状的患者可能会面临一定的延迟诊断（Mansson 等，1993）。其他可能提示膀胱癌风险的症状有尿急或排尿困难症状。

### （二）体格检查

体格检查并不能作为 $T_1$ 期膀胱癌检查的依据（Babjuk 等，2016），然而腰痛患者应通过该检查确认潜在肾积水风险。输尿管口内或附近区域的乳头状或实质性 $T_1$ 期肿瘤可引起肾积水。

### （三）超声

临床建议采用经腹超声检查膀胱腔内可见肿瘤（Babjuk 等，2016）。此外，超声检查可有助于鉴别诊断血尿样肾肿瘤、肾结石，或因尿路结石或尿路上皮癌梗阻造成的肾积水。

### （四）影像学

临床建议选择性放射学成像，但并不建议其作为膀胱癌的常规诊断手段（Babjuk 等，2016）。多排螺旋 CT 对原发性膀胱癌的敏感性为 79%，特异性为 94%，准确性为 91%，不建议临床常规应用(Babjuk 等，2016;Jinzaki 等，2016)。此外，静脉尿路造影或计算机断层扫描可检测上尿路乳头状肿瘤，但鉴于其低发病率，临床并不推荐使用（Babjuk 等，2016; Goessl 等，1997; Palou 等，2005；Holmäng 等，1998）。同时，腹部 MDCT 检查对上尿路尿路上皮癌诊断效果最佳，敏感性为 93.5%～95.8%，特异性为 94.8%～100%，准确性为 94.2%～99.6%，因此其应成为临床检查首选方案（Babjuk 等，2016；Jinzaki 等，2016）。然而，IVU 的诊断敏感性（75.0%～80.4%）、特异性（81.0%～86.0%）和准确性（80.8%～84.9%）较差（Jinzaki 等，2016）。MDCT 可显示较小肿块，不受腹腔气体影响，并可区分肿瘤和血块或结石（Jinzaki 等，2016）。通过 MDCT 可获取更多有关淋巴结状态和肾内肿瘤的信息。因此，若 CT 不可用，临床建议使用 IVU 作为备选方案（Babjuk 等，2016；Nolte-Ernsting 和 Cowan，2006）。MDCT 和逆行尿路造影的敏感性和特异性相似，其中 MDCT 具有无创性（Razavi 等，2012）。若对于对比剂过敏、怀孕或年轻患者，推荐使用腹部 MRI 检查，但后者亦存在一些局限性，如分辨率较差和伪影；同时，目前尚缺乏针对 MRI 与 MDCT 的大型对比性研究（Vikram 等，2009）。

三角区膀胱肿瘤合并 UTUC 的发病率为 7.5%。若患者存在三角区膀胱肿瘤，应考虑进行上尿路显像（Palou 等，2005）；同时，对于多发性和高危肿瘤的随访，亦可考虑该影像学检查（Millán-Rodríguez 等，2000）。

### （五）尿液细胞学检查

在尿液细胞学检查中，通常检查尿脱落细胞或膀胱冲洗标本以检测脱落肿瘤细胞的存在。尿细胞学检查质量可受多个参数影响。该检查的诊断敏感性取决于肿瘤分级，其中，高分级或 $G_3$ 级肿瘤的敏感性可达 84%，而低分级或 $G_1$ 级肿瘤的敏感性为 16%，CIS 为 60%（Yafi 等，2015；Casey 等，2015）。此外，尿细胞学检查评估具有较明显的观察者间可变性，但其在有经验的观察者中的特异性可达 90%（Babjuk 等，2016；Raitanen 等，2002）。因此，除膀胱镜检查外，细胞学检查亦可用于 CIS、$G_3$ 或高级别肿瘤患者的诊断。值得注意的是，尿细胞学检查阴性并不能直接排除膀胱癌可能；此外，尿路任何部位的尿路上皮癌均可导致尿细胞学检查阳性。

长时间暴露于尿液中的有毒物质可导致细胞溶解，因此尿细胞学检查一般不采用患者晨起第一次排尿的样本（Layfield 等，2004）。应在 24h 排尿记录最后一次排尿后 3～4h 收集尿液样本，并尽快处理样本（Layfield 等，2004）。同时，膀胱镜检查过程中经无菌等渗溶液冲洗的尿洗液亦可用于该检查（Layfield 等，2004）。此外，膀胱内感染、结石、膀胱内灌注治疗和低细胞计数均可影响尿细胞学检查的评估质量（Babjuk 等，2016）。

### （六）尿液标志物检查

鉴于尿细胞学检查的较低敏感性（尤其针对低级别恶性肿瘤），各种无创性尿液检查已成为众多研究的重点（Lokeshwar 等，2005；Glas 等，2003；van Rhijn 等，2005；Vrooman 和 Witjes，2008；Lotan 等，2010；Yutkin 等，2010；

Agarwal 等，2008）。表 21–1 所示为与尿细胞学检查相比，其他不同检查的敏感性和特异性。毫无疑问，尿液检测系统的准确性可受尿路感染、尿石症和其他泌尿系统恶性疾病或操作的影响。

迄今为止，临床尚无任何尿标志物检测可用于（原发性）膀胱癌的常规诊断或有助于降低后续膀胱镜检查频率（Babjuk 等，2016）。如上所述，尿标志物检测亦未应用于膀胱癌的筛查。该检查的适应证极少，尤其针对低风险或中等风险肿瘤，其中尿路检查可为金标准膀胱镜检查提供额外参考信息。由于早期浸润性 $T_1$ 膀胱癌常为高危肿瘤，因此随访时应提高膀胱镜检查频率；而细胞学检查和尿标志物检测则与此无关（Babjuk 等，2016）。

#### （七）膀胱镜检查

临床尿检或影像学检查已有一定程度的改善，然而，膀胱镜检查仍然是膀胱癌诊断的金标准。膀胱镜检查通常可在门诊进行。建议应用软性检查设备对男性进行检查（Babjuk 等，2016；Aaronson 等，2009）。若患者症状提示膀胱癌可能，通过膀胱镜对膀胱进行目视检查可有助于发现乳头状或实性病变；而后须进行经尿道膀胱切除术和组织学评估作进一步确认。膀胱镜检查应秉持系统全面和仔细谨慎的原则，避免遗漏任何一个区域。若患者疑似存在 CIS 伴发症（通常表现为扁平状、红色病变），膀胱镜检查和组织学评估应辅以尿细胞学检查和多次活检，以便更全面的评估（Kurth 等，1995）。

### 三、$T_1$ 期膀胱癌的治疗

#### （一）经尿道切除术

在膀胱镜检查发现乳头状、实性或扁平状病变后，膀胱癌治疗的第一步通常是经尿道膀胱肿瘤电切术的应用。TURB 可有助于明确诊断并切除肉眼可见肿瘤（Babjuk 等，2016）。膀胱肿瘤切除策略因不同类型肿瘤而存在一定差异，即小尺寸肿瘤应作整体切除，而大型肿瘤应在肿瘤外生部分、逼尿肌和肿瘤周围区域作分开切除。同时，若细胞学检查疑似存在无肉眼可见膀胱壁、三角区和膀胱顶肿瘤，则应进行随机活检，以评估肉眼难以发现的原位癌。当下，随机活检已被光动力学诊断取而代之，后者可有助于提升 CIS 检出率（23%）（Kausch 等，2010）。对于外生非肌层浸润性膀胱癌，PDD 可显著提高所有 NMIBC 风险患者的无复发生存率，并可减少住院治疗率，从而降低肿瘤相关医疗费用（Otto 等，2009）。

表 21–1 不同尿液检验的敏感性和特异性（Babjuk 等，2016）

| 检测系统 | 敏感度（%） | 特异度（%） | 对于高级别肿瘤的敏感度（%） |
|---|---|---|---|
| 尿液细胞学检查 | 16～84 | 90 | 84 |
| UroVysion（FISH 实验） | 30～86 | 63～95 | 66～70 |
| 微卫星分析 | 58～92 | 73～100 | 90～92 |
| Immunocyt/uCyt+ | 52～100 | 63～79 | 62～92 |
| 核基质蛋白 22 | 47～100 | 55～98 | 75～92 |
| 膀胱肿瘤抗原（BTA stat）检测 | 29～83 | 56～86 | 62～91 |
| 膀胱肿瘤抗原（BTA TRAK）检测 | 53～91 | 28～83 | 74～77 |
| 细胞角蛋白 | 12～88 | 73～95 | 33～100 |

$T_1$ 期膀胱癌残留肿瘤高达 65%，首次 TURB 肿瘤分期不足风险率为 20%，提示此类患者在首次 TURB 后 2～6 周需接受再次切除( Patschan 等，2017；Hautmann 等，2009 )。$T_1$ 期膀胱癌早期浸润性膀胱癌复发和进展风险极高，进一步治疗尤为必要。

### （二）进一步治疗方案

国际领先泌尿学协会指南建议 NMIBC 患者应至少接受某类灌注治疗。该建议尤其适用于 $T_1$ 期膀胱癌，此类患者至少应接受膀胱内卡介苗灌注治疗进行长期免疫治疗；在某些情况下甚至需进行早期膀胱切除术（如伴发 CIS 的高级别 $T_1$ 期膀胱癌）( Denzinger 等，2008 )。目前，欧洲癌症研究与治疗组织发布的危险因素已成为预测 NMIBC 的决定性因素。

既往一项研究将 7 项试验结果与 2596 例患者的 EORTC 评分相结合，进而预测 NMIBC 患者的复发和进展情况（Sylvester 等，2006 )。该研究包括以下临床和病理参数，即肿瘤数量、肿瘤直径、既往复发率、分期、并发性 CIS 及肿瘤分级（表 21–2 )。结果发现：EORTC 评分适用于早期浸润性膀胱癌 $T_1$ 期的可行性有限，其原因在于纳入试验的患者并未进行再次 TURB 治疗或接受 BCG 维持治疗。此外，膀胱内治疗药物已逐渐退出临床。

因此，CUETO 小组为接受膀胱内 BCG 灌注治疗的患者制订一项评分（Fernandez-Gomez 等，2009 )，评分包括如下临床和病理参数，即性别、年龄、既往复发情况、肿瘤数量、分期、并发性 CIS 及肿瘤分级。由于膀胱内 BCG 灌注治疗效果更显著，患者复发率低于 EORTC 评分系统的预测结果，而进展率仅在高危患者中较低( Fernandez-Gomez 等，2009 )。此外，有研究证实，在接受膀胱内 BCG 灌注治疗的患者中，肿瘤数量和既往复发率为复发的最佳预测指标。而

**表 21–2　疾病复发和进展风险的 EORTC 评分量表（Sylvester 等，2006）**

| 因素 | 相关指征 | 复发 | 进展 |
|---|---|---|---|
| 肿瘤数量 | 单发 | 0 | 0 |
| | 2～7 | 3 | 3 |
| | ≥ 8 | 6 | 3 |
| 肿瘤直径 | < 3cm | 0 | 0 |
| | ≥ 3cm | 3 | 3 |
| 既往复发率 | 原发肿瘤 | 0 | 0 |
| | ≤ 1 复发 / 年 | 2 | 2 |
| | > 1 复发 / 年 | 4 | 2 |
| 肿瘤分期 | $T_a$ 期 | 0 | 0 |
| | $T_1$ 期 | 1 | 4 |
| 并发性 CIS | 无 | 0 | 0 |
| | 有 | 1 | 6 |
| 肿瘤分级 | $G_2$ | 1 | 0 |
| | $G_1$ | 0 | 0 |
| | $G_3$ | 2 | 5 |

对于肿瘤进展，肿瘤分期和分级为关键预测参数( Babjuk 等，2016 )（表 21–3 )。

考虑到肿瘤分级，有研究表明 $T_1$ 期膀胱癌中无分化良好的 $G_1$ 期肿瘤（Mikulowski 和 Hellsten，2005；Otto 等，2011 )。此外，相比区分低级别和高级别肿瘤的双臂 WHO2004/2016 分类系统，区分 $G_1$、$G_2$ 和 $G_3$ 肿瘤的 WHO1973 分类系统比更适合于 $T_1$ 期早期浸润性膀胱癌患者的预后预测（Otto 等，2011；May 等，2010 )。

此外，由于观察者间变异性的存在，有研究报道 $T_a$ 分期与 $T_1$ 和分级结果不符合率达 40%～50%( May 等，2010；Murphy 等，2002；Bol 等，2003；van Rhijn 等，2010a )。与 WHO1973 分类系统相比，WHO2004/2016 分类系统在再现性方面并无明显优势（May 等，2010；Rhijn 等，2010b；Mangrud 等，2014 )。

表 21-3 根据 EORTC 评分的疾病复发和进展概率（Babjuk 等，2016）

| 复发评分 | 1 年复发概率（%） | 5 年复发概率（%） | 复发风险 |
|---|---|---|---|
| 0 | 15（10～19） | 31（24～37） | 低 |
| 1～4 | 24（21～26） | 46（42～49） | 中 |
| 5～9 | 38（35～41） | 62（58～65） | 中 |
| 10～17 | 61（55～67） | 78（73～84） | 高 |
| **进展评分** | **1 年进展概率（%）** | **5 年进展概率（%）** | **进展风险** |
| 0 | 0.2（0～0.7） | 0.8（0～1.7） | 低 |
| 2～6 | 1（0.4～1.6） | 6（5～8） | 中 |
| 7～13 | 5（4～7） | 17（14～20） | 高 |
| 14～23 | 17（10～24） | 45（35～55） | 高 |

### （三）膀胱内灌注化疗

实际上，EORTC 风险因素仍是支持 NMIBC 治疗决策的唯一确定参数。同时，膀胱内化疗或免疫治疗应用与否取决于肿瘤复发或进展率。若复发是患者的首要风险，建议进行膀胱内化疗。而复发风险低的患者仅需进行早期灌注化疗，其可显著降低患者 2 年复发率，具有统计学意义（Hinotsu 等，1999）。然而，此类患者并不建议接受进一步灌注化疗。

对于中、高危复发患者，建议行辅助性膀胱内灌注化疗。对于首发和复发 NMIBC 患者，早期丝裂霉素灌注化疗有助于降低患者肿瘤复发风险，然而其对抑制肿瘤进展无明显优势（Huncharek 等，2000；Huncharek 等，2001）。此外，关于膀胱内灌注化疗的持续时间目前尚无明确建议，多数持续 1 年（Sylvester 等，2008）。

### （四）膀胱内免疫治疗

众多 Meta 分析表明膀胱内 BCG 灌注治疗优于 MMC 灌注治疗和其他膀胱内治疗药物（如表阿霉素），尤其针对复发和进展期高危 NMIBC 的治疗（Järvinen 等，2009；Sylvester 等，2010）。早期浸润性膀胱癌患者应在切除术后进行 BCG 灌注治疗。灌注治疗须持续 6 周，建议进行维持治疗（Böhle 等，2003）。结果显示灌注治疗后患者疾病进展率显著下降，具有统计学意义，然而灌注治疗的持续时间尚无定论。在临床实践中，灌注治疗应持续至少 1 年（维持治疗 27 次），最多 3 年（Lamm 等，2000）。

### （五）BCG 失效与早期切除术

早期即刻膀胱切除术是指对未接受灌注治疗的 NMIBC 患者或膀胱内灌注治疗失败后 NMIBC 复发患者进行的一种根治性膀胱切除术。根据上述分类，$T_1$ 期早期浸润性膀胱癌患者常表现出高风险甚至处于高风险阶段，早期膀胱切除术至少应被视为一种替代膀胱内灌注治疗的方法。除依据早期膀胱切除术的临床和病理参数，该术式的实施须结合患者的年龄、生理和精神状况进行决策。值得注意的是，超过 30% 的 $T_1$ 肿瘤患者在 TURB 中存在分期不足问题（Patschan 等，2017；Hautmann 等，2009；Denzinger 等，2008）。早期膀胱切除术的适应证包括 BCG 灌注治疗失败、BCG 灌注治疗后 $T_1G_3$ 膀胱肿瘤复发、患者拒绝 BCG 灌注治疗、非肌层浸润性憩室 $T_1G_3$ 膀胱肿瘤（Babjuk 等，2016；Golijanin 等，2003）。

早期浸润性膀胱癌的早期膀胱切除术中应进行淋巴结清扫，其原因在于 $T_1G_3$ 膀胱癌根治性膀胱切除标本的分期不足，9%～18% 患者可能出现淋巴结转移（Kulkarni 等，2010）。

除前述适应证外，根治性膀胱切除术的发病率和死亡率亦需纳入考虑。$T_1$ 期膀胱癌的早期膀胱切除术的肿瘤学安全性极高，然而其可导致患者术后尿失禁、性功能障碍，且围术期 90 天死亡率为 9%（Aziz 等，2014）。目前临床尚无明显提示性参数支持即刻或早期膀胱切除术的施行，同时由于该术式不良反应的存在，高风险或最高风险 $T_1$ 膀胱癌的治疗依赖于个体化治疗决策。

## 参考文献


[1] Aaronson DS, Walsh TJ, Smith JF, Davies BJ, Hsieh MH, Konety BR. Meta-analysis: does lidocaine gel before flexible cystoscopy provide pain relief? BJU Int. 2009;104(4):506–9; discussion 509–10.

[2] Agarwal PK, Black PC, Kamat AM. Considerations on the use of diagnostic markers in management of patients with bladder cancer. World J Urol. 2008;26(1):39–44.

[3] Aziz A, May M, Burger M, Palisaar RJ, Trinh QD, Fritsche HM, Rink M, Chun F, Martini T, Bolenz C, Mayr R, Pycha A, Nuhn P, Stief C, Novotny V, Wirth M, Seitz C, Noldus J, Gilfrich C, Shariat SF, Brookman- May S, Bastian PJ, Denzinger S, Gierth M, Roghmann F, PROMETRICS 2011 research group. Prediction of 90–day mortality after radical cystectomy for bladder cancer in a prospective European multicenter cohort. Eur Urol. 2014;66(1):156–63.

[4] Babjuk M, Böhle A, Burger M, Capoun O, Cohen D, Compérat EM, Hernández V, Kaasinen E, Palou J, Rouprêt M, van Rhijn BW, Shariat SF, Soukup V, Sylvester RJ, Zigeuner R, et al. EAU guidelineson non-muscle-invasive urothelial carcinoma of the bladder: update 2016. Eur Urol. 2016; https://doi. org/10.1016/j.eururo.2016.05.041.

[5] Böhle A, Jocham D, Bock PR. Intravesical bacillus Calmette-Guerin versus mitomycin C for superficial bladder cancer: a formal meta-analysis of comparative studies on recurrence and toxicity. J Urol. 2003;169(1):90–5.

[6] Bol MG, Baak JP, Buhr-Wildhagen S, Kruse AJ, Kjellevold KH, Janssen EA, Mestad O, Øgreid P. Reproducibility and prognostic variability of grade and lamina propria invasion in stages ta, T1 urothelial carcinoma of the bladder. J Urol. 2003;169(4):1291–4.

[7] Casey RG, Catto JW, Cheng L, Cookson MS, Herr H, Shariat S, Witjes JA, Black PC. Diagnosis and management of urothelial carcinoma in situ of the lower urinary tract: a systematic review. Eur Urol. 2015;67(5):876–88.

[8] Denzinger S, Fritsche HM, OttoW, Blana A,Wieland WF, Burger M. Early versus deferred cystectomy for initial high-risk pT1G3 urothelial carcinoma of the bladder: do risk factors define feasibility of bladder-sparing approach? Eur Urol. 2008;53:146–52.

[9] Fernandez-Gomez J, Madero R, Solsona E, Unda M, Martinez-Piñeiro L, Gonzalez M, Portillo J, Ojea A, Pertusa C, Rodriguez-Molina J, Camacho JE, Rabadan M, Astobieta A, Montesinos M, Isorna S, Muntañola P, Gimeno A, Blas M, Martinez- Piñeiro JA. Predicting nonmuscle invasive bladder cancer recurrence and progression in patients treated with bacillus Calmette-Guerin: the CUETO scoring model. J Urol. 2009;182(5):2195–203.

[10] Glas AS, Roos D, Deutekom M, Zwinderman AH, Bossuyt PM, Kurth KH. Tumor markers in the diagnosis of primary bladder cancer. A systematic review. J Urol. 2003;169(6):1975–82.

[11] Goessl C, Knispel HH, Miller K, Klän R. Is routine excretory urography necessary at first diagnosis of bladder cancer? J Urol. 1997;157(2):480–1.

[12] Golijanin D, Yossepowitch O, Beck SD, Sogani P, Dalbagni G. Carcinoma in a bladder diverticulum: presentation and treatment outcome. J Urol. 2003;170(5):1761–4.

[13] Hautmann RE, Volkmer BG, Gust K. Quantification of the survival benefit of early versus deferred cystectomy in high-risk non-muscle invasive bladder cancer (T1 G3). World J Urol. 2009;27(3):347–51.

[14] Hinotsu S, Akaza H, Ohashi Y, Kotake T. Intravesical chemotherapy for maximum prophylaxis of new early phase superficial bladder carcinoma treated by transurethral resection: a combined analysis of trials by the Japanese urological Cancer research group using smoothed hazard function. Cancer. 1999;86(9): 1818–26.

[15] Holmäng S, Hedelin H, Anderström C, Holmberg E, Johansson SL. Long-term followup of a bladder carcinoma cohort: routine followup urography is not necessary. J Urol. 1998;160(1):45–8.

[16] Huncharek M, Geschwind JF,Witherspoon B, McGarry R, Adcock D. Intravesical chemotherapy prophylaxis in primary superficial bladder cancer: a meta-analysis of 3703 patients from 11 randomized trials. J Clin Epidemiol. 2000;53(7):676–80.

[17] Huncharek M, McGarry R, Kupelnick B. Impact of intravesical chemotherapy on recurrence rate of recurrent superficial transitional cell carcinoma of the bladder: results of a meta-analysis. Anticancer Res. 2001;21(1B):765–9.

[18] Järvinen R, Kaasinen E, Sankila A, Rintala E, FinnBladder Group. Long-term efficacy of maintenance bacillus Calmette-Guérin versus maintenance mitomycin C instillation therapy in frequently recurrent TaT1 tumours without carcinoma in situ: a subgroup analysis of the prospective, randomised FinnBladder I study with a 20–year follow-up. Eur Urol. 2009;56(2):260–5.

[19] Jinzaki M, Kikuchi E, Akita H, Sugiura H, Shinmoto H, Oya M. Role of computed tomography urography in the clinical evaluation of upper tract urothelial carcinoma. Int J Urol. 2016;23(4):284–98.

[20] Kamat AM, Hahn NM, Efstathiou JA, Lerner SP, Malmström PU, Choi W, Guo CC, Lotan Y, Kassouf W. Bladder cancer. Lancet. 2016;23(16):30512–8. https://doi.org/10.1016/S0140–6736(16)30512–8.

[21] Kausch I, Sommerauer M, Montorsi F, Stenzl A, Jacqmin D, Jichlinski P, Jocham D, Ziegler A, Vonthein R. Photodynamic diagnosis in non-muscleinvasive bladder cancer: a systematic review and cumulative analysis of prospective studies. Eur Urol. 2010;57(4):595–606.

[22] Krogsboll LT, Jorgensen KJ, Gotzsche PC. Screening with urinary dipsticks for reducing morbidity and mortality. Cochrane Database Syst Rev. 2015;1:CD010007.

[23] Kulkarni GS, HakenbergOW, Gschwend JE, Thalmann G, Kassouf W, Kamat A, Zlotta A. An updated critical analysis of the treatment strategy for newly diagnosed high-grade T1 (previously T1G3) bladder cancer. Eur Urol. 2010;57(1):60–70.

[24] Kurth KH, Schellhammer PF, Okajima E, Akdas A, Jakse G, Herr HW, Calais da Silva F, Fukushima S, Nagayama T. Current

methods of assessing and treating carcinoma in situ of the bladder with or without involvement of the prostatic urethra. Int J Urol. 1995;2(Suppl 2):8–22.

[25] Lamm DL, Blumenstein BA, Crissman JD, Montie JE, Gottesman JE, Lowe BA, Sarosdy MF, Bohl RD, Grossman HB, Beck TM, Leimert JT, Crawford ED. Maintenance bacillus Calmette-Guerin immunotherapy for recurrent TA, T1 and carcinoma in situ transitional cell carcinoma of the bladder: a randomized southwest oncology group study. J Urol. 2000;163(4):1124–9.

[26] Layfield LJ, Elsheikh TM, Fili A, Nayar R, Shidham V, Papanicolaou Society of Cytopathology. Review of the state of the art and recommendations of the Papanicolaou Society of Cytopathology for urinary cytology procedures and reporting : the Papanicolaou Society of Cytopathology Practice Guidelines Task Force. Diagn Cytopathol. 2004;30(1):24–30.

[27] Lokeshwar VB, Habuchi T, Grossman HB, Murphy WM, Hautmann SH, Hemstreet GP 3rd, Bono AV, Getzenberg RH, Goebell P, Schmitz-Dräger BJ, Schalken JA, Fradet Y, Marberger M, Messing E, Droller MJ. Bladder tumor markers beyond cytology: international consensus panel on bladder tumor markers. Urology. 2005;66(6 Suppl 1):35–63.

[28] LotanY, Shariat SF, Schmitz-DrägerBJ, Sanchez-CarbayoM, Jankevicius F, RacioppiM,Minner SJ, Stöhr B, Bassi PF, Grossman HB. Considerations on implementing diagnostic markers into clinical decision making in bladder cancer. Urol Oncol. 2010;28(4):441–8.

[29] Mangrud OM, Waalen R, Gudlaugsson E, Dalen I, Tasdemir I, Janssen EA, Baak JP. Reproducibility and prognostic value of WHO1973 and WHO2004 grading systems in TaT1 urothelial carcinoma of the urinary bladder. PLoS One. 2014;9(1):e83192.

[30] Mansson A, Anderson H, Colleen S. Time lag to diagnosis of bladder cancer – influence of psychosocial parameters and level of health-care provision. Scand J Urol Nephrol. 1993;27:363–9.

[31] May M, Brookman-Amissah S, Roigas J, Hartmann A, Störkel S, Kristiansen G, Gilfrich C, Borchardt R, Hoschke B, Kaufmann O, Gunia S. Prognostic accuracy of individual uropathologists in noninvasive urinary bladder carcinoma: a multicentre study comparing the 1973 and 2004 World Health Organisation classifications. Eur Urol. 2010;57(5):850–8.

[32] Mikulowski P, Hellsten S. T1 G1 urinary bladder carcinoma: fact or fiction? Scand J Urol Nephrol. 2005;39(2):135–7.

[33] Millán-Rodríguez F, Chéchile-Toniolo G, Salvador- Bayarri J, Huguet-Pérez J, Vicente-Rodríguez J. Upper urinary tract tumors after primary superficial bladder tumors: prognostic factors and risk groups. J Urol. 2000;164(4):1183–7.

[34] Murphy WM, Takezawa K, Maruniak NA. Interobserver discrepancy using the 1998 World Health Organization/ International Society of Urologic Pathology classification of urothelial neoplasms: practical choices for patient care. J Urol. 2002;168(3):968–72.

[35] Nolte-Ernsting C, Cowan N. Understanding multislice CT urography techniques: many roads lead to Rome. Eur Radiol. 2006;16(12):2670–86.

[36] Otto W, Burger M, Fritsche HM, Blana A, Roessler W, Knuechel R,Wieland WF, Denzinger S. Photodynamic diagnosis for superficial bladder cancer: do all riskgroups profit equally from oncological and economic long-term results? Clin Med Oncol. 2009;3:53–8.

[37] Otto W, Denzinger S, Fritsche HM, Burger M, Wieland WF, Hofstädter F, Hartmann A, Bertz S. The WHO classification of 1973 is more suitable than the WHO classification of 2004 for predicting survival in pT1 urothelial bladder cancer. BJU Int. 2011;107 (3):404–8.

[38] Palou J, Rodríguez-Rubio F, Huguet J, Segarra J, Ribal MJ, Alcaraz A, Villavicencio H. Multivariate analysis of clinical parameters of synchronous primary superficial bladder cancer and upper urinary tract tumor. J Urol. 2005;174(3):859–61; discussion 861.

[39] Patschan O, Holmäng S, Hosseini A, Jancke G, Liedberg F, Ljungberg B, Malmström PU, Rosell J, Jahnson S. Second-look resection for primary stage T1 bladder cancer: a population-based study. Scand J Urol. 2017;51(4):301–7.

[40] Raitanen MP, Aine R, Rintala E, Kallio J, Rajala P, Juusela H, Tammela TL, FinnBladder Group. Differences between local and review urinary cytology in diagnosis of bladder cancer. An interobserver multicenter analysis. Eur Urol. 2002;41(3):284–9.

[41] Razavi SA, Sadigh G, Kelly AM, Cronin P. Comparative effectiveness of imaging modalities for the diagnosis of upper and lower urinary tract malignancy: a critically appraised topic. Acad Radiol. 2012;19(9):1134–40.

[42] Shahin O, Thalmann GN, Rentsch C, Mazzucchelli L, Studer UE. A retrospective analysis of 153 patients treated with or without intravesical bacillus Calmette-Guerin for primary stage T1 grade 3 bladder cancer: recurrence, progression and survival. J Urol. 2003;169(1):96–100; discussion 100.

[43] Sharp VJ, Barnes KT, Erickson BA. Assessment of asymptomatic microscopic hematuria in adults. Am Fam Physician. 2013;88(11):747–54.

[44] Sylvester RJ, van der Meijden AP, Oosterlinck W, Witjes JA, Bouffioux C, Denis L, Newling DW, Kurth K. Predicting recurrence and progression in individual patients with stage Ta T1 bladder cancer using EORTC risk tables: a combined analysis of 2596 patients from seven EORTC trials. Eur Urol. 2006;49(3):466–5; discussion 475–7.

[45] Sylvester RJ, Oosterlinck W, Witjes JA. The schedule and duration of intravesical chemotherapy in patients with non-muscle-invasive bladder cancer: a systematic review of the published results of randomized clinical trials. Eur Urol. 2008;53(4):709–19.

[46] Sylvester RJ, Brausi MA, Kirkels WJ, HoeltlW, Calais Da Silva F, Powell PH, Prescott S, Kirkali Z, van de Beek C, Gorlia T, de Reijke TM. EORTC Genito- Urinary Tract Cancer Group. Long-term efficacy results of EORTC genito-urinary group randomized phase 3 study 30911 comparing intravesical instillations of epirubicin, bacillus Calmette-Guérin, and bacillus Calmette-Guérin plus isoniazid in patients with intermediate- and high-risk stage ta T1 urothelial carcinoma of the bladder. Eur Urol. 2010;57(5): 766–73.

[47] van Rhijn BW, van der Poel HG, van der Kwast TH. Urine markers for bladder cancer surveillance: a systematic review. Eur Urol. 2005;47(6):736–48.

[48] van Rhijn BW, van der Kwast TH, Kakiashvili DM, Fleshner NE, van der Aa MN, Alkhateeb S, Bangma CH, Jewett MA, Zlotta AR. Pathological stage review is indicated in primary pT1 bladder cancer. BJU Int. 2010a;106(2):206–11.

[49] van Rhijn BW, van Leenders GJ, Ooms BC, Kirkels WJ, Zlotta AR, Boevé ER, Jöbsis AC, van der Kwast TH. The pathologist's mean grade is constant and individualizes the prognostic value of bladder cancer grading. Eur Urol. 2010b;57(6):1052–7.

[50] Vikram R, Sandler CM, Ng CS. Imaging and staging of transitional cell carcinoma: part 2, upper urinary tract. AJR Am J Roentgenol. 2009;192(6):1488–93.

[51] Vrooman OP, Witjes JA. Urinary markers in bladder cancer. Eur Urol. 2008;53(5):909–16.

[52] Yafi FA, Brimo F, Steinberg J, Aprikian AG, Tanguay S, Kassouf W. Prospective analysis of sensitivity and specificity of urinary cytology and other urinary biomarkers for bladder cancer. Urol Oncol. 2015;33(2):66.e25–31.

[53] Yutkin V, Nisman B, Pode D. Can urinary biomarkers replace cystoscopic examination in bladder cancer surveillance? Expert Rev Anticancer Ther. 2010;10(6): 787–90.

# 第 22 章　尿路上皮原位癌与膀胱内灌注卡介苗治疗失败的替代治疗

## Urothelial Carcinoma In Situ and Treatment of Bacillus Calmette-Guérin Failures

David D'Andrea　Fred Witjes　Francesco Soria　Shahrokh F. Shariat　著

李浩祯　译　　王　梁　校

摘　要

尿路上皮原位癌以表面生长为主要特征，但其仍是一种侵袭性疾病，复发率和进展率极高。尿路上皮原位癌的宏观和微观诊断均存在挑战性。

卡介苗膀胱内灌注是治疗高危膀胱癌的一种最有效的方法。若卡介苗膀胱内灌注失败，目前阶段尚无其他效果显著的膀胱内治疗替代方案可应用于临床。从肿瘤学角度来看，根治性膀胱切除术仍是当前最有效的治疗方法。

## 一、概述

非浸润性扁平状尿路上皮肿瘤表现特征广泛，包括炎症、异型性、副肿瘤和显著恶化。此外，由于尿路上皮剥脱、炎症反应和辐射致变，其鉴别诊断往往具有挑战性。

### （一）尿路上皮异型增生

尿路上皮异型增生是一种扁平状病变，具有明显细胞形态和结构异常。目前，该病变被认为是癌前病变，但尚不满足原位癌的诊断标准。临床上，尿路上皮异型增生以黏附细胞出现轻微异常细胞核改变为特征。细胞形态改变同时还表现出核仁拥挤、核仁明显、异常核分裂象。伞状细胞可见于异型增生细胞中，但并不可见于原位癌，这一特征有助于两者的鉴别诊断。前述特征主要存在于基底层，并向管腔层过渡。通常，尿路上皮存在于其所有组织层中，然而成熟细胞会脱落，暴露出更深的变质层。

类似于原位癌，在尿路上皮异型增生过程中，9 号染色体等位基因缺失和成纤维细胞生长因子受体 3（FGFR3）突变等遗传不稳定性并不少见，前者可能是导致正常组织向非典型和异型增生转化的最早遗传学异常（Mhawech-Fauceglia 等，2006）。

目前，尿路上皮异型增生的临床相关性及其作为癌前病变的作用仍存在争议。然而，有膀胱癌病史并伴有异型增生的患者具有一定复发风险，其原因在于约 60% 的此类病例可进展为原位癌，因此有必要对此类患者行密切随访（Cheng 等，1999）。

### （二）原位癌

原位癌（carcinoma in situ，CIS）是尿路上

皮表层的扁平状病变，由细胞学分级较高的细胞组成，根据定义，CIS 肿瘤细胞未侵犯固有层。在 $T_1$ 期和更严重肿瘤分期患者中，50%～60% 的膀胱癌患者可伴发 CIS；而原发性 CIS 是一种临床相对罕见的实性病变，其患病率约为所有新诊断膀胱癌的 3%（Moch 等，2016）。根据 TNM 分类，CIS 是一种浅表性癌症，然而区别于低级别 $T_a$ 和 $T_1$，CIS 具有浸润性。在 BCG 疗法引入临床前，既往研究已对CIS发展史作了一定报道。在相关回顾性研究中，浸润性疾病的平均发病率约为 50%，主要发生在弥漫性 CIS 患者中（Utz 等，1969）。

### （三）肉眼检查

肉眼下 CIS 为扁平状充血区，类似于孤立性炎性病变；CIS 有时肉眼完全不可见，导致应用普通白光膀胱镜诊断的难度增大。CIS 的发生可表现为孤立性、弥漫性，或伴随实体瘤。若伴随实体瘤而出现，CIS 可表现为肿瘤周围的红斑区域，被认为是肿瘤的延伸。

### （四）镜下检查

镜下显示，CIS 细胞大、多形性、染色质团块，并多表现出丝分裂异常。

CIS 细胞核大、不规则、深染，呈严重的核异型性，并存在细胞极性丧失。伞状细胞丢失是 CIS 的特征之一，有助于与异型增生的鉴别诊断。同时，细胞无黏性，极容易在膀胱中脱落（Lopez-Beltran 等，2015）。图 22-1 所示为典型 CIS。

几十年来，研究学者一直在致力于探索可反映临床特征的病理分类。然而，即使是经验丰富的病理学家，临床仍极易产生观察者间变异性（Sharkey 和 Sarosdy，1997；Murphy 等，2002）。

### （五）分子生物学检查

组织病理学和分子分析认为尿路上皮癌发病

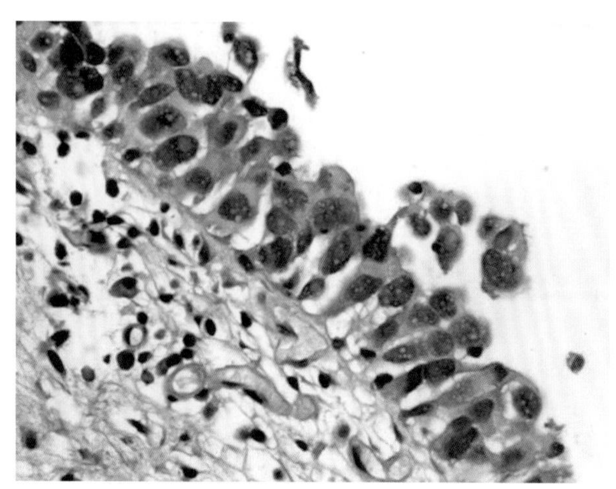

▲ 图 22-1　膀胱原位癌的显微外观

图片由 Prof. A. Haitel，Department of Pathology，Medical University of Vienna，Austria 提供

主要涉及以下两大主要途径。其一，正常尿路上皮退化为低级别非浸润性疾病。其二，正常尿路上皮发展为 CIS 及后续肌层浸润性疾病。既往有研究报道了第三种途径，即正常尿路上皮增生 / 异型增生发展为高度乳头状癌及后续肌层浸润性疾病（图 22-2）（Knowles，2008）。

既往分子学研究表明，正常尿路上皮的异型增生与 75% 的病例中的 9 号染色体缺失，50% 的病例中的 TP53 过度表达，以及所有病例中的细胞生长加速存在关联性（Mallofré 等，2003）。同时，其他一些癌基因和抑癌基因，如成纤维细胞生长因子受体 -3（FGFR3）和 RB1，亦可导致 CIS 的发生。识别前述基因异常的组合和序列对于理解肿瘤自身的生物学特性和改进预测模型至关重要，并且已成为当前转译研究的焦点（Goebell 和 Knowles，2010；Robertson 等，2017）。

一般情况下，单纯基于组织学特征，病理学医生很难对 CIS 和异型增生进行区分。在此情况下，免疫组化的应用意义重大，其有助于两者的鉴别诊断。通常情况下，CIS 表现为 p53 过度表达和遗传畸变，以 9 号和 17 号染色体尤为明显（Hopman 等，2002；Knowles，2008；Goebell 和

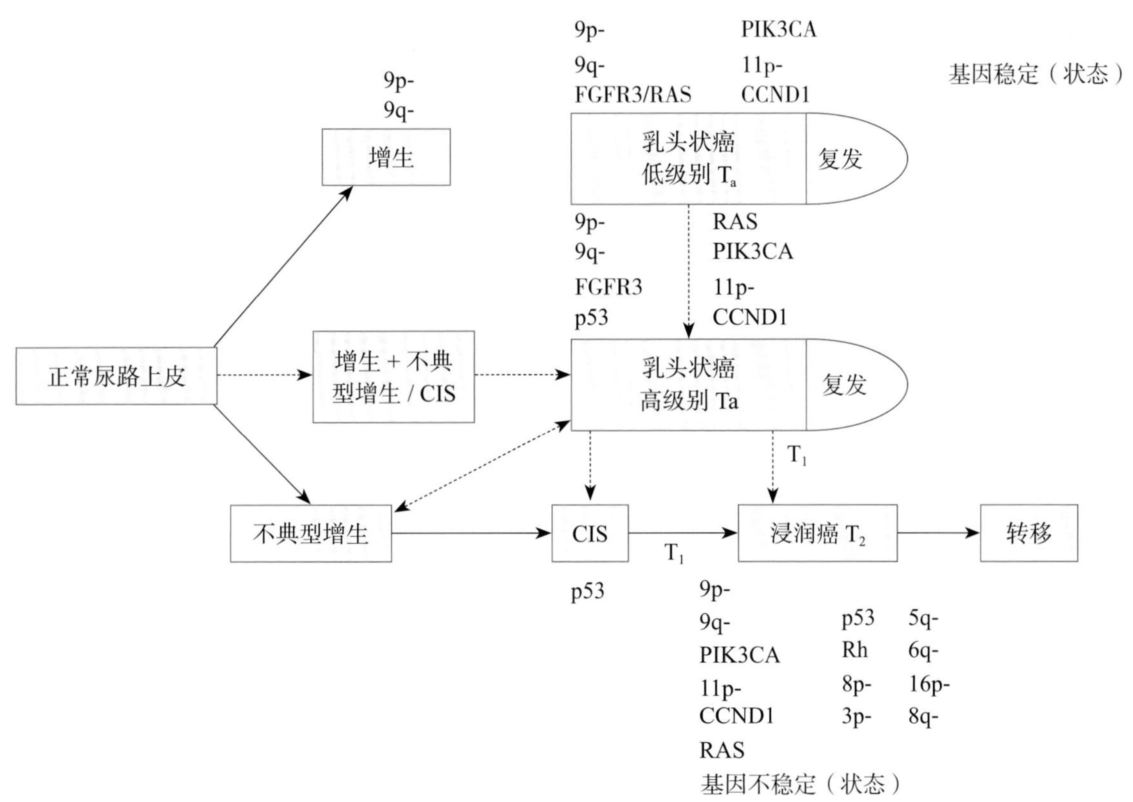


▲ 图 22–2　低级别乳头状膀胱癌和原位癌发病机制的分子途径（**Knowles，2008**）

Knowles，2010）。*FGFR3* 基因异常在低级别恶性肿瘤的发病中发挥着主要作用，提示此类患者具有良好预后和低复发率，而 *FGFR3* 突变在高级别恶性肿瘤和 CIS 中则较为罕见（Hernández 等，2006）。

细胞周期蛋白（即 p53 和 p21）或黏附分子（E-cadherin）的表达与患者临床结局具有一定相关性（Shariat 等，2001 和 2003）。然而，由于缺乏对检测和诊断阈值的一致定义，前述指标在临床中作为生物标志物的应用仍然受到一定限制。

鉴于原发性和伴发性 CIS 在分子水平和预后水平上实则为两种不同的肿瘤实体，对两者进行鉴别诊断则显得尤为必要。实际上，9 号染色体缺失在原发性 CIS 并不常见，而后者的基因异常和分子表达谱与伴随肿瘤相似。原发性与伴发性 CIS 均表现出较高的 *TP53* 突变率和（或）17 号染色体的杂合性缺失（Hopman 等，2002）。所述表达特征提示乳头状癌和浸润性膀胱癌在发生发展途径上差异性。伴发性 CIS 可能代表肿瘤主体的前兆阶段。总之，CIS 的遗传不稳定性极易诱发恶变，从而导致浸润性疾病的发生。

## 二、临床意义

若为症状显现型，原发性 CIS 患者可出现类似于细菌性膀胱炎的刺激性症状。患者可出现肉眼或显微镜下血尿症状。

CIS 的临床诊断并非易事，尤其是在门诊普通白光膀胱镜下，通常极易被忽略。最终诊断通常是在后期诊断检查中（作为标测的一部分），或在 TURB 术中采用增强造影确认，如光动力学诊断。

纵然 CIS 在定义上看似无害，然而其临床行为具有高度侵袭性，若不采取治疗，其进展为肌层浸润性膀胱癌的比率高达 60%（Lamm 等，1998）。自 1976 年首次引入膀胱内卡介苗（bacillus Calmette-Guérin，BCG）灌注治疗并由 Morales 等报道以来，CIS 的自然史发生了一定变化，其发展为广泛性疾病的情况更加罕见。

CIS 的临床表现可分为以下几类，具体如下。

- 无症状的局灶性原发性 CIS，是该病最早和最不具浸润性的表现形式。
- 症状性弥漫性原发性 CIS。
- 与既往或并发 $T_a$ 或 $T_1$ 尿路上皮癌相关的 CIS。

### （一）CIS 诊断

CIS 的检测包括尿液脱落细胞的细胞学检查和白光膀胱镜下随机膀胱活检的组织学评估。

依据欧洲泌尿外科学协会关于标测正常外观尿路上皮活检（B 级）和前列腺尿道活检（C 级）的建议，如果怀疑 CIS 或细胞学检查阳性而无膀胱肿瘤证据，则此类 CIS 级别较低。

当前，科学家已开发了新型成像技术，以提高检出率，目前已广泛应用于临床常规检查。

#### 1. 光动力学诊断

进行 PDD 时，在膀胱镜检查前先将光学显像剂注入膀胱内。注入化合物可诱导内源性光敏剂原卟啉Ⅸ的产生，后者可选择性地积聚在肿瘤细胞中。如果在波长为 380～470nm（蓝光）的光源下进行膀胱镜检查，原卟啉Ⅸ被激活并诱导荧光发射（693nm），从而增强膀胱癌的检测和诊断。

与普通白光膀胱镜相比，PPD 具有更高的诊断敏感性（92% vs. 71%），但其特异性较低（63% vs. 81%）（Mowatt 等，2011）。此外，应用 PPD，CIS 检出率可达 40% 以上（Burger 等，2013），有助于减少肿瘤复发率，但对肿瘤进展率无明显影响（Rink 等，2013）。

5- 氨基乙酰丙酸（ALA）及其衍生物 HEX 作为 PPD 的常见光动力学药物，已被广泛研究且目前主要用于临床常规治疗。与其他化合物相比，这两种物质在肿瘤检测方面均无明显优势（Burger 等，2009）。

ALA 和 HEX 两种试剂均可形成光活性中间体原卟啉Ⅸ和其他光活性原卟啉的前体。原卟啉Ⅸ经波长在 360～450nm 的光激发后，从高能级返回低能级。肿瘤组织的荧光呈鲜红色，且界限分明，而背景正常组织呈深蓝色。与此同时，原卟啉Ⅸ不仅在肿瘤细胞中积累，且通常可在所有代谢增强的细胞中积聚，包括炎症细胞。因而，其在体内的积聚可增加尿路感染风险、最近 3 个月内 TURB 或膀胱内 BCG 灌注治疗患者的假阳性率，虽然在此类患者中 PPD 的诊断敏感性仍高于普通白光膀胱镜检查。因此，对于此类患者，建议进行尿路感染治疗或在最后一次 BCG 灌注后至少间隔 6 周再行该检查。此外，在 TURB 中使用 PDD 可有助于提高肿瘤检出率，并提高肿瘤的根治性切除效果。PPD 亦可有助于降低肿瘤复发率，有研究报道随访第 1 年患者复发绝对降低率达 10%（Burger 等，2013）。

#### 2. 窄带成像

窄带成像将普通白光内径中的光谱去掉，仅释放出 415nm（蓝光）和 540nm（绿光）两种波长。其释放的两种波长为血红蛋白的峰值光吸收，可有助于增强高血管性肿瘤组织的可视性。与 PDD 相比，窄带成像的主要优点在于避免一次性材料的使用和膀胱镜检查前的膀胱灌注。

目前亦有其他几种用于组织分化的可视化技术，主要基于数字滤波器。随着所述技术的发展，未来单纯普通白光膀胱镜的使用可能会逐渐退出临床。

#### 3. 细胞学检查

尿脱落细胞细胞学检查是诊断和监测膀胱癌的一种有效、快速而经济的方法。尿细胞学对

CIS 的诊断敏感性为 28%～100%，但其高度依赖于检查者的经验。此外，尿路感染、尿路结石、留置导尿管等多种因素及尿液回收和处理不当均可能影响检测材料的质量。因此，临床操作过程中有必要告知病理学家详细的相关信息，以提升检测的分析价值。

巴黎工作组近期提出一项标准化报告系统，后者可用于报告和分类尿液样本，同时将患者管理的相关临床资料考虑在内。

- 尿液样本的充分性（充分性）。
- 高级别尿路上皮癌阴性（阴性）。
- 非典型尿路上皮细胞。
- 疑似高度尿路上皮癌（疑似）。
- 低级别尿路上皮瘤变。
- 高级别尿路上皮癌。

总之，孤立性 CIS 是一种高度侵袭性疾病，若不予以治疗，其进展为浸润性疾病的风险极高。新型分子诊断成像技术的发展提升了内镜手术中的 CIS 的鉴别诊断准确率，然而，其临床诊断仍面临巨大挑战。

提高伴发性 CIS 检测效果的总体影响目前尚存在争议。其原因在于伴发性 CIS 的检测可能对改变高危 NMIBC 患者的治疗并无明显影响。然而，其在前述患者及 MIBC 患者中的预后作用对于提升尿路上皮癌的风险分层至关重要且尤为必要（Shariat 等，2007a；Palou 等，2012；Wheat 等，2012；Youssef 等，2011）。

### （二）CIS 治疗

与单纯 TURB 或联合膀胱内灌注化疗相比，TURB 术后膀胱内 BCG 灌注可降低患者复发率，至少在延缓疾病进展方面具有一定作用。因此，其是高危 NMIBC 的标准治疗方法。膀胱内 BCG 灌注可治疗残留乳头状病变，但其不应作为经尿道膀胱肿瘤完全性电切术的替代方案。在此背景下，CIS 的治疗则完全不同。实际上，经尿道电切术主要局限于小肿瘤切除活检，鉴于该局限性，应用该法并无法确保肿瘤的完全切除。因此，对于 CIS 患者，BCG 灌注辅助治疗可行且必要（Casey 等，2015；Chade 等，2010b）。值得指出的是，与伴发性 CIS 或乳头状 NMIBC 继发 CIS 患者相比，原发性 CIS 患者在治疗 6 个月时的缓解率高出 26%（Chade 等，2010a）。

广泛性疾病患者可接受即刻根治性膀胱切除术，其长期效果良好，但其可导致部分患者的过度治疗。

如 SWOG8507 试验亚组分析所示（Lamm 等，2000），BCG 灌注维持治疗对整体治疗的远期疗效至关重要。然而 BCG 灌注维持治疗的时间尚无定论，仍在调查之中。值得肯定的是，有研究指出，对于高危疾病患者而言，相比 1 年的维持治疗，3 年的维持治疗在减少复发率方面效果更显著（Cambier 等，2016）。

BCG 灌注治疗 CIS 的有效率为 72%～93%。然而，有研究报道，50% 的患者可面临肿瘤复发并可能出现疾病进展，需接受终身随访（Takenaka 等，2008；Sylvester 等，2002）。对于首次诱导治疗后 CIS 持续存在的患者，二次诱导治疗可实现完全缓解。因此，CIS 治疗的最终效果应在治疗 6 个月后进行评估。

CIS 患者发生膀胱外复发（如上尿路和前列腺）的风险亦较高，可进一步导致患者生存结局的恶化。若出现前列腺症状，CIS 仅侵犯前列腺尿道或前列腺导管上皮层；其应与侵犯前列腺间质的尿路上皮癌进行明确区分，根据定义前者应为 $T_{4a}$ 期。前列腺 CIS 合并原发性 $pT_1G_3$ 为预后不良的独立预测因子。因此，前列腺尿道活检对于提升危险分层的准确性具有重要的预后意义（Palou 等，2012）。

前述患者可应用 BCG 灌注辅助治疗，然而，优于癌细胞暴露于 BCG 的时间较短，治疗效果并不理想。

临床上，有几种 BCG 菌株可供选择。既往一项 EORTC Meta 分析显示，多种 BCG 菌株在改善肌层浸润性疾病进展方面无明显差异（Sylvester 等，2002）。BCG 菌株的选用取决于医生的临床专业知识和当地医院的药物可用性。

### （三）BCG 疗法失败的定义

临床上须谨慎定义 BCG 灌注治疗失败，因其可推动后续相关治疗方案的调整。因此，须确保患者接受充分而足够长周期的 BCG 灌注治疗计划。

在过去，诱导周期后的复发性或持续性疾病通常被定义为 BCG 灌注治疗失败。前述定义的偏颇归因于早期研究的异质性，并不能准确地描述与治疗持续时间和复发时的组织病理学特征相关的可能情况。事实上，所有相关特征均有其独立的预后特征，不能一概而论。例如，BCG 治疗后非高级别复发并不能被直接定义为 BCG 灌注治疗失败。

EAU 指南小组将 BCG 灌注治疗失败分为三类，如表 22-1 所示。

**表 22-1　膀胱内 BCG 治疗失败分类**

| 若随访期间发现肌层浸润性膀胱癌 | |
|---|---|
| BCG 难治性肿瘤 | 在随访 3 个月时发现高级别、非肌层浸润性乳头状肿瘤。BCG 进一步保守治疗与肿瘤进展风险增加相关 |
| | CIS（无伴发乳头状瘤）在随访 3 个月和 6 个月时均存在。如果患者在随访 6 个月时发现 CIS，则后续 BCG 疗程可实现＞50% 病例的完全缓解 |
| | 如果在 BCG 治疗期间发现高级别肿瘤 |
| BCG 治疗后高级别肿瘤复发。纵然存在初始应答，BCG 维持治疗后仍出现高级别 /3 级（WHO 2004/1973）（Epstein 等，1998；Sauter 等，2004）肿瘤复发 | |

临床亦有少部分患者因为治疗毒性被定义为 BCG 灌注难治性。由于严重的不良反应，这些患者不得不中断治疗且不适用于进一步灌注治疗，因而其复发风险更高。

如前所述，定义 BCG 灌注治疗失败的 6 个月后进行评估，这一点非常重要。在临床实践中，高达 40%～60% 对首个诱导周期无反应的患者，可能对第二个疗程有反应。然而，临床并不建议 BCG 灌注治疗＞两个疗程，其原因在于≤80% 的此类患者可能出现 BCG 灌注治疗失败（Sylvester 等，2005）。最后一次灌注治疗后 6 个月内治疗失败的患者与 BCG 灌注难治性患者似乎有着相似的预后结局。国际膀胱癌组织将此类患者定义为“BCG 灌注治疗无应答”（Kamat 等，2016）。EAU 指南小组提出一种 BCG 灌注治疗失败的 NMIBC 患者的治疗方案（图 22-3）。

## 三、BCG 疗法失败和 BCG 治疗后复发

根据 BCG 灌注治疗失败分类，可为患者提供风险适应性治疗方案。在方案制订过程中应考虑患者既往病史、个人史、组织病理检查结果等因素。

一般而言，膀胱内 BCG 灌注治疗失败患者（除 CIS 外）再次治疗产生应答的可能性较低。因此，EAU 和 AUA 指南小组指出，可选择以根治性治疗为目的的强化治疗，其中根治性膀胱切除术是首选。

对于中等风险疾病或原发性 CIS 患者，可选择二次 BCG 灌注治疗方案。

值得注意的是，对于伴有弥漫性 CIS、内镜下无法完全切除的多发性和（或）大型肿瘤、累及前列腺癌或远端输尿管的肿瘤、尿路上皮癌和伴有淋巴血管浸润的 $T_1$ 肿瘤的某些变异组织学特征的患者，其疾病进展风险极高，可能对膀胱内 BCG 灌注治疗完全无反应。对于这些患者，可考虑即刻根治性膀胱切除术（首诊后）或早期根治性膀胱切除术（膀胱内治疗失败后）。

临床过程中，应始终告知患者有关 NMIBC

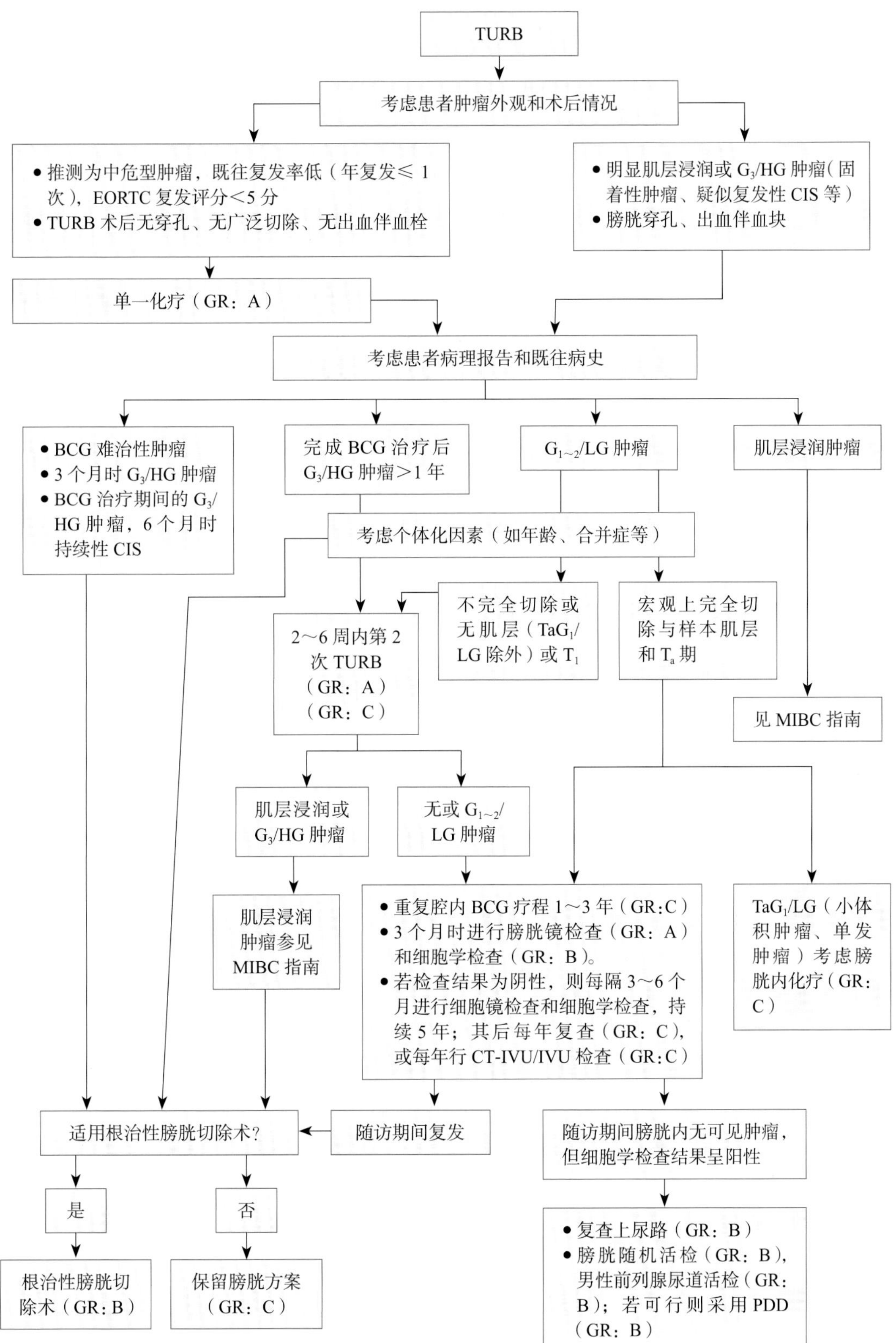


▲ 图 22-3　欧洲泌尿外科协会指南小组提出的 **BCG** 腔内治疗期间或治疗后 **NMIBC** 复发的治疗方案

BCG. 卡介苗；CIS. 原位癌；HG. 高级别；IVU. 静脉尿路造影；LG. 低级别；PDD. 光动力诊断；TURB. 经尿道膀胱切除术

根治性膀胱切除术的风险和益处，并共同讨论决策。然而在某些情况下，即刻根治性膀胱切除术可能有害无利，可导致过度治疗，影响患者生活质量。在此过程中应从以下几方面进行考虑。

- 如果在进展为 MIBC 前进行根治性膀胱切除术，患者 5 年无病生存率可达 80%（Shariat 等，2006）。
- 基于 TURB 采样标本病理检测和影像学检查的临床分期准确率不高，可能导致根治性膀胱切除术时约 40% 的患者的分期提前（Shariat 等，2007b；Tilki 等，2010）。

临床有数种膀胱保留疗法可供患者选择，但均被认为在肿瘤治疗方面效果劣于根治性膀胱切除术。

#### （一）重复应用 BCG

对于首次 BCG 灌注治疗无反应的患者，再次灌注治疗的有效率可达 50%，然而其反应率维持时间较短，需密切随访。而对于两次 BCG 灌注治疗均失败的患者，仅 20% 的患者对重复 BCG 治疗有反应。此类患者疾病进展风险更高，约 50% 的患者可发生肿瘤转移。因此，众多既往研究已证实，第三次 BCG 灌注诱导治疗并不可取（Catalona 等，1987；Rosevear 等，2011；Steinberg 等，2016）。

#### （二）联用 BCG 与 IFN-a

INF-a 成本高，且其疗效并未优于 BCG 灌注治疗，因此临床通常将 INF-a 联合应用作为 BCG 灌注治疗失败的保留方案。在这种情况下，挽救性小剂量 BCG 联合 INF-a 治疗的应答率与首次 BCG 灌注治疗效果相当，患者 24 个月后无病生存率约为 50%（Joudi 等，2006）。

治疗应答率取决于既往 BCG 诱导周期数和相应治疗失败数。有数据指出，对于≥2 次 BCG 灌注治疗失败的 CIS 患者，应用小剂量 BCG 联合 INF-a 治疗，患者 2 年后无病生存率为 14%～23%。而对于仅单次 BCG 灌注治疗失败或未接受该治疗的患者，患者无病生存率分别为 57% 和 69%（Rosevear 等，2011）。

#### （三）皮下植入式输液

为进一步提高患者应答率，既往研究已报道 BCG 与多种免疫刺激药物联合应用的治疗方案。皮内注射 BCG 本身可刺激细胞毒性 T 细胞的产生，且二次暴露可促进膀胱浸润。有学者提出一种四联疗法，即 1/3 剂量的 BCG、5000 万单位的 IFN 和 2200 万单位的白细胞介素 -2 的膀胱内注入液联合 250μg 的沙格莫司皮下注射液，然而，目前有关该四联疗法的患者耐受性和长期效果的数据有限，有待进一步验证（Steinberg 等，2017）。当前，一项研究中的前瞻性试验（NCT02326168）正在探究皮下植入式输液的治疗效果。

#### （四）MCNA

其他免疫调节药物如 MCNA 的使用已有报道。MCNA 是一种由分枝杆菌细胞壁片段与生物活性核酸复合而成的药物，来源于非致病性草分枝杆菌，然而该制剂的使用目前仍处于试验阶段（Morales 等，2015）。

#### （五）早期膀胱切除术

高级别 NMIBC 是一种侵袭性疾病，可采用经尿道电切术和膀胱内辅助治疗。然而，多数患者仍可进展为肌层浸润性疾病。

因此，对于 BCG 灌注治疗失败患者，有必要采取更积极的治疗方案实现最佳的疾病控制。早期根治性膀胱切除术是指在肌层浸润性疾病典型指征出现之前，而首次 BCG 灌注治疗失败的患者中进行的手术。值得注意的是，有必要区分早期根治性膀胱切除术与即刻根治性膀胱切除术，后者是指在 NMIBC 确诊后立即进行的手术。看似过度治疗，该术式的应用仍需若干思考。

不同 BCG 灌注治疗失败的患者其预后大不相同。治疗间隔 6 个月后 BCG 灌注治疗失败的患者复发和进展为肌层浸润性疾病的风险显著高于再次 BCG 灌注治疗失败的患者（Herr 和 Dalbagni，2003）。此外，选择保留膀胱治疗后出现疾病进展的患者，其肿瘤预后往往更差，5 年后总生存率比初诊时出现肌层浸润的患者降低 10%（Lerner 等，2009；Moschini 等，2016）。

如果在 $T_1$ 期进行根治性膀胱切除术，患者癌症特异性生存率可比 $T_2$ 期患者高出 13%（77.5% vs. 64.5%）（Shariat 等，2006）。

另据报道，BCG 难治性 CIS 患者行根治性膀胱切除术后，其分期上升率达 39%，淋巴结转移风险为 6%（Tilki 等，2010）。

前述研究均证实根治性手术的应用价值，以及其在疾病早期的作用，可实现肿瘤治疗最佳效果。然而，值得注意的是，临床有必要在根治性膀胱切除术后疾病进展风险与患者发病率和生活质量改变之间进行权衡。诚然，所有国际指南均支持早期根治性膀胱切除术的应用。然而，2003 年进行的一项调查显示，仅 20% 的美国泌尿科医生会建议对两次 BCG 灌注治疗失败的高级别 NMIBC 患者行根治性膀胱切除术或放射治疗（Joudi 等，2003）。

### （六）腔内化疗药物

三乙烯基硫代磷酰胺（Thiotepa）是一种烷基化剂，已被批准用于 NMIBC 的辅助治疗。其可显著降低肿瘤复发率，但鉴于前瞻性随机试验已证实 BCG 灌注治疗的优势（Martínez-Piñeiro 等，1990），其在高危疾病中的应用受到一定限制。目前尚无 Thiotepa 应用于 BCG 灌注治疗失败患者中的有效性报道。

同时，戊柔比星已被 FDA 批准用于 BCG 难治性 CIS 的治疗。既往一项关键研究中报道 21% 的病例在治疗后 6 个月时病情完全缓解(Steinberg 等，2000）。然而，近期研究表明，治疗后 6 个月和 12 个月时完全缓解率仅分别为 18% 和 16.4%（Dinney 等，2013）。

此外，BCG 灌注治疗失败后应用吉西他滨表现出一定效果，但数据来源样本量有限，有待进一步确认。例如，一项 SWOG S0353 试验招募了 58 名既往接受≥2 个周期 BCG 灌注治疗的患者。结果显示，吉西他滨治疗患者 24 个月后无复发生存率为 21%（Skinner 等，2013）。

既往亦有研究报道应用膀胱内紫杉烷类注射药物治疗 BCG 灌注治疗失败的患者，然而其仅限于初步研究结果且使用仅限于临床试验。例如，既往一项Ⅰ期试验显示，对于每周灌注 6 次多西紫杉醇的患者，其 3 年无复发生存率为 25%（Barlow 等，2013）。此外，与多西紫杉醇相比，纳米白蛋白结合型紫杉醇表现出更高的溶解度和更低的毒性。据一项Ⅰ/Ⅱ期研究报道，36% 的患者在 6 周后出现治疗应答（McKiernan 等，2014）。综上，由于部分局限性的存在，膀胱内灌注化疗仍未作为挽救疗法应用于临床。同时，此类临床试验的评估样本量有限且存在一定异质性，随访时间短，无法确定标准化的灌注持续时间。而且，药物本身的药效学、毒性及在组织中的作用深度有限亦在一定程度上限制了其应用范围。

### （七）器械辅助膀胱灌注化疗

已有研究证据表明，膀胱内灌注化疗在治疗效果上不如 BCG 灌注治疗。因此，BCG 灌注治疗失败后进行膀胱内灌注化疗的作用微乎其微。在过去几年里辅助膀胱内治疗的新型设备不断涌现，其在一定程度上促进可药物在组织中的渗透，从而提高治疗有效性。微波诱导高热疗法和膀胱电化学灌注治疗已成为治疗高危型 NMIBC 的替代疗法，且已有相关数据证实其应用价值；同时，两者亦可作为 BCG 难治性患者的挽救疗法。

1. MIH

MIH 可作用于不同层面。热疗本身可诱导细胞变性，抑制血管生成，并与化疗发挥协同作用。应用该法时，带有微波天线的特殊导管须置于膀胱内，并与提供连续诱导和 915MHz 微波源的外部设备连接。目标温度设置为 41～44℃，总持续时间为 60min。

近期一项前瞻性试验对比分析了膀胱内热灌注化疗与 BCG 灌注辅助治疗的临床疗效。结果发现患者 2 年后复发率无明显差异，但由于进展缓慢，该试验提前结束（Arends 等，2016）。

此外，有研究报道，对于 BCG 灌注治疗失败的患者，应用 EMDA 可使疾病进展率控制在＜5%，1 年和 2 年后无复发生存率分别为 85% 和 56%。研究结果提示维持治疗周期在改善治疗结局方面发挥一定作用（Nativ 等，2009），然而，所述研究发现仍有待未来前瞻性随机试验进一步证实。另有研究对比分析不同化疗药物的治疗效果，结果发现疗效具有可比性（Arends 等，2014）。

2. EMDA

EMDA 利用离子导入技术提高化疗药物在组织中的渗透性。该疗法在腹部皮肤上放置衬垫，并将电极置入膀胱中，操作过程中施加 15～20mA 的梯度电压。治疗时长为 30min，主要作用药物为 MMC。既往一项随机对照试验比较了序贯 BCG 灌注治疗和 EMDA 与单纯使用 BCG 灌注治疗的效果，结果发现应用前一疗法，患者疾病复发率降低 16%，进展率降低 12.6%( Di Stasi 等，2006 )。然而，目前尚无 EMDA 应用于 BCG 灌注治疗失败患者中的作用研究。

### （八）光动力学疗法

光动力学疗法过程中，患者需提前静脉注射或口服光敏剂。不同激光系统发出的特定波长的激光被局部应用于膀胱并激活药物。现阶段，应用光动力学疗法治疗 BCG 灌注治疗失败患者中的研究有限。小规模试验显示，光动力学疗法的有效率为 12%～50%，但与口服 5- 氨基乙酰丙酸相关的不良事件发生率较高（以心脏毒性和血流动力学不稳定为著）。

### （九）放射治疗

NMIBC 放射治疗通常应用于膀胱内灌注治疗失败后拒绝或不适用根治性膀胱切除术的患者。

然而，目前放射治疗应用于 BCG 灌注治疗失败患者中的作用研究多为小型回顾性分析，数据有限。值得注意的是，纳入研究的患者在进展为 MIBC 后接受联合放化疗治疗（Wo 等，2009）。因此，对于 BCG 灌注治疗失败的 NMIBC 患者，一般不建议行放射治疗。

## 参考文献

[1] Arends TJH, Van der Heijden AG, Witjes JA. Combined chemohyperthermia: 10-year single center experience in 160 patients with nonmuscle invasive bladder cancer. J Urol. 2014;192(3):708–13.

[2] Arends TJH, et al. Results of a randomised controlled trial comparing intravesical chemohyperthermia with mitomycin C versus bacillus Calmette-Guérin for adjuvant treatment of patients with intermediate- and highrisk non-muscle-invasive bladder cancer. Eur Urol. 2016;69(6):1046–52.

[3] Barlow LJ, McKiernan JM, Benson MC. Long-term survival outcomes with intravesical docetaxel for recurrent nonmuscle invasive bladder cancer after previous bacillus Calmette-Guérin therapy. J Urol. 2013;189 (3):834–9.

[4] Burger M, et al. Hexaminolevulinate is equal to 5-aminolevulinic acid concerning residual tumor and recurrence rate following photodynamic diagnostic assisted transurethral resection of bladder tumors. Urology. 2009;74(6):1282–6.

[5] Burger M, et al. Photodynamic diagnosis of non-muscleinvasive bladder cancer with hexaminolevulinate cystoscopy: a meta-analysis of detection and recurrence based on raw data. Eur Urol. 2013;64(5):846–54.

[6] Cambier S, et al. EORTC Nomograms and risk groups for predicting recurrence, progression, and disease-specific and overall survival in non-muscle-invasive stage ta-T1 urothelial bladder cancer patients treated with 1–3 years of maintenance bacillus Calmette-Guérin. Eur Urol. 2016;69(1):60–9.

[7] Casey RG, et al. Diagnosis and management of urothelial carcinoma

in situ of the lower urinary tract: a systematic review. Eur Urol. 2015;67(5):876–88.
[8] Catalona WJ, et al. Risks and benefits of repeated courses of intravesical bacillus Calmette-Guerin therapy for superficial bladder cancer. J Urol. 1987;137(2): 220–4.
[9] Chade DC, Shariat SF, Adamy A, et al. Clinical outcome of primary versus secondary bladder carcinoma in situ. J Urol. 2010a;184(2):464–9.
[10] Chade DC, Shariat SF, Godoy G, et al. Clinical outcomes of primary bladder carcinoma in situ in a contemporary series. J Urol. 2010b;184(1):74–80.
[11] Cheng L, et al. Natural history of urothelial dysplasia of the bladder. Am J Surg Pathol. 1999;23(4):443–7.
[12] Di Stasi SM, et al. Sequential BCG and electromotive mitomycin versus BCG alone for high-risk superficial bladder cancer: a randomised controlled trial. Lancet Oncol. 2006;7(1):43–51.
[13] Dinney CPN, Greenberg RE, Steinberg GD. Intravesical valrubicin in patients with bladder carcinoma in situ and contraindication to or failure after bacillus Calmette-Guérin. Urol Oncol. 2013;31(8):1635–42.
[14] Epstein JI, et al. The World Health Organization/International Society of Urological Pathology consensus classification of urothelial (transitional cell) neoplasms of the urinary bladder. Bladder Consensus Conference Committee. Am J Surg Pathol. 1998;22(12):1435–48.
[15] Goebell PJ, Knowles MA. Bladder cancer or bladder cancers? Genetically distinct malignant conditions of the urothelium. Urol Oncol. 2010;28(4):409–28.
[16] Hernández S, et al. Prospective study of FGFR3 mutations as a prognostic factor in nonmuscle invasive urothelial bladder carcinomas. J Clin Oncol. 2006;24 (22):3664–71.
[17] Herr HW, Dalbagni G. Defining bacillus Calmette-Guerin refractory superficial bladder tumors. J Urol. 2003;169 (5):1706–8.
[18] Hopman AHN, et al. Identification of chromosome 9 alterations and p53 accumulation in isolated carcinoma in situ of the urinary bladder versus carcinoma in situ associated with carcinoma. Am J Pathol. 2002;161 (4):1119–25.
[19] Joudi FN, et al. Contemporary management of superficial bladder cancer in the United States: a pattern of care analysis. Urology. 2003;62(6):1083–8.
[20] Joudi FN, et al. Final results from a national multicenter phase II trial of combination bacillus Calmette-Guérin plus interferon alpha-2B for reducing recurrence of superficial bladder cancer. Urol Oncol. 2006;24 (4):344–8.
[21] Kamat AM, et al. Definitions, end points, and clinical trial designs for non-muscle-invasive bladder cancer: recommendations from the international bladder cancer group. J Clin Oncol. 2016;34(16): 1935–44.
[22] Knowles MA. Bladder cancer subtypes defined by genomic alterations. Scand J Urol Nephrol Suppl. 2008;42 (218):116–30.
[23] Lamm D, et al. Updated concepts and treatment of carcinoma in situ. Urol Oncol. 1998;4(4–5):130–8.
[24] Lamm DL, et al. Maintenance bacillus Calmette-Guerin immunotherapy for recurrent TA, T1 and carcinoma in situ transitional cell carcinoma of the bladder: a randomized Southwest Oncology Group Study. J Urol. 2000;163(4):1124–9.
[25] Lerner SP, et al. Failure to achieve a complete response to induction BCG therapy is associated with increased risk of disease worsening and death in patients with high risk non-muscle invasive bladder cancer. Urol Oncol. 2009;27(2):155–9.
[26] Lopez-Beltran A, et al. Dysplasia and carcinoma in situ of the urinary bladder. Anal Quant Cytopathol Histopathol. 2015;37(1):29–38.
[27] Mallofré C, et al. Immunohistochemical expression of CK20, p53, and Ki-67 as objective markers of urothelial dysplasia. Mod Pathol. 2003;16(3):187–91.
[28] Martínez-Piñeiro JA, et al. Bacillus Calmette-Guerin versus doxorubicin versus thiotepa: a randomized prospective study in 202 patients with superficial bladder cancer. J Urol. 1990;143(3):502–6.
[29] McKiernan JM, et al. Phase II trial of intravesical nanoparticle albumin bound paclitaxel for the treatment of nonmuscle invasive urothelial carcinoma of the bladder after bacillus Calmette-Guérin treatment failure. J Urol. 2014;192(6):1633–8.
[30] Mhawech-Fauceglia P, Cheney RT, Schwaller J. Genetic alterations in urothelial bladder carcinoma: an updated review. Cancer. 2006;106(6):1205–16.
[31] Moch H, et al. WHO classification of tumours of the urinary system and male genital organs. 4th ed. Lyon: International Agency for Research on Cancer; 2016.
[32] Morales A, et al. Efficacy and safety of MCNA in patients with nonmuscle invasive bladder cancer at high risk for recurrence and progression after failed treatment with bacillus Calmette-Guérin. J Urol. 2015;193(4): 1135–43.
[33] Moschini M, et al. Comparing long-term outcomes of primary and progressive carcinoma invading bladder muscle after radical cystectomy. BJU Int. 2016;117 (4):604–10.
[34] Mowatt G, et al. Photodynamic diagnosis of bladder cancer compared with white light cystoscopy: systematic review and meta-analysis. Int J Technol Assess Health Care. 2011;27(1):3–10.
[35] Murphy WM, Takezawa K, Maruniak NA. Interobserver discrepancy using the 1998 World Health Organization/ International Society of Urologic Pathology classification of urothelial neoplasms: practical choices for patient care. J Urol. 2002;168(3):968–72.
[36] Nativ O, et al. Combined thermo-chemotherapy for recurrent bladder cancer after bacillus Calmette-Guerin. J Urol. 2009;182(4):1313–7.
[37] Palou J, et al. Female gender and carcinoma in situ in the prostatic urethra are prognostic factors for recurrence, progression, and disease-specific mortality in T1G3 bladder cancer patients treated with bacillus Calmette- Guérin. Eur Urol. 2012;62(1):118–25.
[38] Rink M, et al. Hexyl aminolevulinate-guided fluorescence cystoscopy in the diagnosis and follow-up of patients with non-muscle-invasive bladder cancer: a critical review of the current literature. Eur Urol. 2013;64 (4):624–38.
[39] Robertson AG, et al. Comprehensive molecular characterization of muscle-invasive bladder cancer. Cell. 2017;171(3):540–556.e25.
[40] Rosevear HM, et al. Factors affecting response to bacillus Calmette-Guérin plus interferon for urothelial carcinoma in situ. J Urol. 2011;186(3):817–23.
[41] Sauter G, et al. Tumours of the urinary system: non-invasive urothelial neoplasias. In: Sauter G, Amin M, et al., editors. WHOclassification of classification of tumours of the urinary system and male genital organs. IARCC Press: Lyon. 2004.
[42] Shariat SF, et al. E-cadherin expression predicts clinical outcome in carcinoma in situ of the urinary bladder. Urology. 2001;57(1):60–5.
[43] Shariat SF, et al. Association of p53 and p21 expression with clinical outcome in patients with carcinoma in situ of the urinary bladder. Urology. 2003;61(6):1140–5.
[44] Shariat SF, et al. Outcomes of radical cystectomy for transitional cell carcinoma of the bladder: a contemporary series from the Bladder Cancer Research Consortium. J Urol. 2006;176(6 Pt 1):2414–22, discussion 2422
[45] Shariat SF, Palapattu GS, Karakiewicz PI, Rogers CG, Vazina A, Bastian PJ, Schoenberg MP, Lerner SP, Sagalowsky AI, Lotan Y. Concomitant carcinoma in situ is a feature of aggressive disease in patients with organ-confined TCC at radical cystectomy. Eur Urol. 2007a;51(1):152–60.
[46] Shariat SF, Palapattu GS, Karakiewicz PI, Rogers CG, Vazina A, Bastian PJ, Schoenberg MP, Lerner SP, Sagalowsky AI, Lotan Y. Discrepancy between clinical and pathologic stage: impact on prognosis after radical cystectomy. Eur Urol. 2007b;51(1):137–49,

discussion 149–51
[47] Sharkey FE, Sarosdy MF. The significance of central pathology review in clinical studies of transitional cell carcinoma in situ. J Urol. 1997;157(1):68–70, discussion 70–1
[48] Skinner EC, et al. SWOG S0353: phase II trial of intravesical gemcitabine in patients with nonmuscle invasive bladder cancer and recurrence after 2 prior courses of intravesical bacillus Calmette-Guérin. J Urol. 2013;190(4):1200–4.
[49] Steinberg G, et al. Efficacy and safety of valrubicin for the treatment of bacillus Calmette-Guerin refractory carcinoma in situ of the bladder. The Valrubicin Study Group. J Urol. 2000;163(3):761–7.
[50] Steinberg RL, et al. Bacillus Calmette-Guérin (BCG) treatment failures with non-muscle invasive bladder cancer: a data-driven definition for BCG unresponsive disease. Bladder Cancer. 2016;2(2):215–24.
[51] Steinberg RL, et al. Quadruple immunotherapy of bacillus Calmette-Guérin, interferon, interleukin-2, and granulocyte-macrophage colony-stimulating factor as salvage therapy for non-muscle-invasive bladder cancer. Urol Oncol. 2017;35(12):670.e7–14.
[52] Sylvester RJ, van der Meijden APM, Lamm DL. Intravesical bacillus Calmette-Guerin reduces the risk of progression in patients with superficial bladder cancer: a meta-analysis of the published results of randomized clinical trials. J Urol. 2002;168(5):1964–70.
[53] Sylvester RJ, et al. High-grade Ta urothelial carcinoma and carcinoma in situ of the bladder. Urology. 2005;66 (6 Suppl 1):90–107.
[54] Takenaka A, et al. Clinical outcomes of bacillus Calmette-Guérin instillation therapy for carcinoma in situ of urinary bladder. Int J Urol. 2008;15(4):309–13.
[55] Tilki D, et al. Characteristics and outcomes of patients with clinical carcinoma in situ only treated with radical cystectomy: an international study of 243 patients. J Urol. 2010;183(5):1757–63.
[56] Utz DC, Hansh KA, Farrow GM. The plight of the patient with carcinoma in situ of the bladder. Trans Am Assoc Genitourin Surg. 1969;61:90–100.
[57] Wheat JC, et al. Concomitant carcinoma in situ is a feature of aggressive disease in patients with organ confined urothelial carcinoma following radical nephroureterectomy. Urol Oncol. 2012;30(3):252–8.
[58] Wo JY, et al. The results of concurrent chemo-radiotherapy for recurrence after treatment with bacillus Calmette- Guérin for non-muscle-invasive bladder cancer: is immediate cystectomy always necessary? BJU Int. 2009;104(2):179–83.
[59] Youssef RF, et al. Prognostic effect of urinary bladder carcinoma in situ on clinical outcome of subsequent upper tract urothelial carcinoma. Urology. 2011;77 (4):861–6.

# 第23章　局部治疗、根治性膀胱切除术和尿流改道

## Local Treatment, Radical Cystectomy, and Urinary Diversion

Daniel Phat Nguyen　George Niklaus Thalmann　著

常　成　译　　刘志宇　校

摘　要

开放根治性膀胱切除术已成为肌层浸润性或高危非肌层浸润性膀胱癌患者的一种有效且安全的手术方式。术后5年无进展生存概率为60%～70%，10年为50%～65%。近年来，人们越来越关注RC术后的生活质量。有证据表明，神经保留技术可减少可控性尿流改道患者的短期和长期尿失禁率。此外，机器人手术的进步已使机器人辅助根治性膀胱切除术变成了开放手术的潜在替代方案。虽然RARC在并发症或围术期病死率方面没有显示出明显的益处，但RARC的短期预后数据似乎是可以接受的（应注意大多数系列报道中的选择偏倚排除了明确的结论）。还有一个普遍的共识是，应该在每一例RC术中进行盆腔淋巴结清扫术。从所观察到的数据来看，盆腔淋巴结清扫进行的更广泛与淋巴结转移检出率提高和术后死亡率降低相关。目前有两项关于标准淋巴结清扫及扩大淋巴结清扫的前瞻性随机对照试验的结果备受关注。在膀胱根治性切除后，尿流改道是必需进行的。回肠代膀胱术是最常见的一种方式，而可控性的皮肤造口术也提供了一个有效的尿流改道替代方案。原位新膀胱术可以实现完整的身体外形和正常的排尿功能，从而保持正常的生活方式，但需要进行仔细的患者选择、细致的手术技术、认真的术后指导和终身随访。

## 一、概述

自1962年Whitmore和Marshall报道了现代第1例根治性膀胱切除术以来，随着麻醉学的进步，该手术在疗效和安全性方面有了实质性的提高。如今，盆腔淋巴结清扫术仍然是临床局限性肌层浸润性膀胱癌和高危或难治性非肌层浸润性膀胱癌患者的主要治疗方法，并且为这些患者提供了最佳的治愈机会（Clark等，2016）。最常用的尿流改道是回肠代膀胱术和原位新膀胱术。据报道，后者的日间和夜间长期控尿率分别高达90%和70%（Furrer等，2016）。解剖学知识和外科技术的进步促进了神经保留技术的使用，从而可以更好地保护性功能和控尿能力（Furrer等，2016）。

近年来，随着微创技术在越来越多的泌尿外科中心得到应用，机器人辅助根治性膀胱切除术作为开放根治性膀胱切除术替代方案的价值一直受到争议。虽然毫无疑问的是，盆腔淋巴结清扫术应该与根治性膀胱切除术一起进行，但目前尚未就清扫的范围达成普遍的共识。

本章将从肿瘤预后和并发症发生方面回顾开

放根治性膀胱切除术的经验，并进行目前有关神经保留技术、机器人辅助根治性膀胱切除术和盆腔淋巴结清扫术范围争议的介绍，同时将着重讨论根治性膀胱切除术后不同的尿流改道方式。

## 二、根治性膀胱切除术：术前评估

原发性肿瘤的临床分期基于对麻醉状态下的膀胱镜检所提供病理标本的分析。尽管在现代影像学技术下内镜检查的价值存在一些争议，但其最近被证明仍能独立提高确定局部肿瘤分期的能力（Rozanski 等，2015）。这些操作是通过对腹部和盆腔进行 CT 或 MRI 来完成的，还包括加做排泄期以排除上尿路的影响，以及进行骨扫描检查等。重要的是，经尿道切除应仅限于肉眼可见的单一、局限且经过活检证实的实性浸润性肿瘤。且应避免完全切除肿瘤，以尽量减少肿瘤细胞扩散到血流中的可能。如果是有明显转移表现或考虑行可控性尿流改道术，应进行包括男性前列腺远端尿道和女性膀胱颈部组织的病理活检。

必须强调的是，临床分期尽管被普遍使用，但仍然相对不准确。与最终病理分期相比，在 ≥$cT_3$ 患者中多达 25% 被过度分期（Svatek 等，2011），而 30%～50% 的根治性膀胱切除术患者的临床分期被低估（Ficarra 等，2005；Svatek 等，2011）。更具体地说，$cT_2$ 患者中大约有 75% 在根治术后被发现分期提高（Ficarra 等，2005），多达 45% 的非肌层浸润性膀胱癌患者可能在根治术后被发现具有≥$cT_2$ 的分期（Ficarra 等，2005；Svatek 等，2011）。展望未来，影像学的逐步发展可能会对膀胱癌患者临床分期的准确性有所提高。

## 三、根治性膀胱切除术的肿瘤预后

尽管过去 30 年的预后结果显示膀胱癌总生存率没有大的改善，但根治性膀胱切除术后的生存结果还是可以被接受的（Zehnder 等，2013）。这可能是由于患者选择的改变和缺乏有效的系统性化疗，并指出膀胱癌的治疗不仅仅需要手术。关于新辅助化疗的内容将在本书的其他章进行讨论（见第 25 章），如果使用以顺铂为基础的联合方案，5 年总生存率为 5%（Advanced Bladder Cancer Meta-Analysis Collaboration，2005）。2016 年 5 月 FDA 批准了免疫检查点抑制药 Atezolizumab 用于转移性膀胱癌患者的治疗，这是泌尿系统和癌肿界的新进展。Atezolizumab 是首个用于膀胱癌的抗程序性死亡配体 1 单克隆抗体，也是几十年来首个被批准用于膀胱癌的药物。Atezolizumab 和其他免疫检查点抑制药在新辅助和术后辅助治疗中作用的前瞻性研究正在进行，这种新型药物最终可能会改善根治性膀胱切除术后患者的总生存率。

## 四、根治性膀胱切除术后的生存率

根治性膀胱切除术的预后主要取决于肿瘤和淋巴转移分期（Stein 等，2001；Madersbacher 等，2003；Dotan 等，2007）。表 23-1 总结了部分有关根治性膀胱切除术主要研究及结果，但由于选择标准不同，必须谨慎进行不同研究间的比较。总的来说，至少 30% 的患者会在根治术后 5 年内复发。仅通过手术治疗，$pT_1$ 期患者的 5 年无瘤生存率为 76%，$pT_2$ 期患者降至 74%，$pT_3$ 期患者降至 52%，而 $pT_4$ 期患者仅为 36%（Madersbacher 等，2003）。$pT_1$ 期患者的 5 年肿瘤特异性生存率为 93%，$pT_2N_0$ 期患者为 74%，$pT_3N_0$ 期患者为 66%，$pT_4N_0$ 期患者为 46%（Hautmann 等，2012）。

## 五、淋巴结转移患者的预后

在所有根治性膀胱切除术患者中有 17%～35% 存在淋巴结转移，被普遍认为是预后不良的预测因素（Stein 等，2001；Madersbacher 等，2003；Dotan 等，2007；Ghoneim 等，2008；

表 23-1　部分开放根治性膀胱切除术的预后结果

| 作　者 | 国家地区 | 患者例数 | 随访，中位数 | RFS | DSS | OS | 备　注 |
| --- | --- | --- | --- | --- | --- | --- | --- |
| Bruins 等（2014） | 荷兰 | 245 | 6.3 年 | 67%，5 年 | NA | 58%，5 年 | 无新辅助或辅助化疗 |
| Chromecki 等（2013） | 国际性 | 4118 | 44 个月 | 60%，5 年<br>57%，10 年 | 66%，5 年<br>60%，10 年 | 53%，5 年<br>19%，10 年 | 22% 的患者接受辅助化疗 |
| Dotan 等（2007） | 美国 | 1589 | NA | NA | 71%，5 年<br>66%，10 年 | NA | 11% 和 17% 的患者分别接受新辅助化疗和辅助化疗 |
| Ghoneim 等（2008） | 埃及 | 2720 | 6.7 年 | 56%，5 年<br>50%，10 年 | NA | NA | 49% 鳞状细胞癌，10% 腺癌<br>无新辅助或辅助化疗 |
| Hautmann 等（2012） | 德国 | 1100 | 38 个月 | 70%，5 年<br>66%，10 年 | 71%，5 年<br>67%，10 年 | 58%，5 年<br>44%，10 年 | 无新辅助或辅助化疗 |
| Jensen 等（2012b） | 丹麦 | 265 | 45 个月 | 64%，5 年 | 72%，5 年 | 67%，5 年 | 无新辅助或辅助化疗 |
| Madersbacher 等 2013） | 瑞士 | 507 | 31 个月 | 62%，5 年<br>50%，10 年 | NA | 59%，5 年<br>37%，10 年 | 无新辅助或辅助化疗 |
| Shariat 等（2006） | 国际性 | 888 | 39 个月 | 58%，5 年<br>52%，10 年 | 66%，5 年<br>59%，10 年 | NA | 2% 的患者接受新辅助放疗，5% 接受新辅助化疗；5% 接受辅助放疗，26% 接受辅助化疗 |
| Stein 等（2001） | 美国 | 1054 | 10.2 年 | 68%，5 年<br>60%，10 年 | NA | 66%，5 年<br>43%，10 年 | 18% 的患者接受了术前放疗和（或）化疗 |
| Yafi 等（2011） | 加拿大 | 2287 | 35 个月 | 48%，5 年 | 67%，5 年 | 57%，5 年 | 3% 的患者接受新辅助化疗；19% 接受辅助化疗 |

RFS. 无复发生存率；DSS. 疾病特异性生存率；OS. 总生存率；NA. 无数据

Zehnder 等，2011；Jensen 等，2012a；Tarin 等，2012；Simone 等，2013）。5 年无瘤生存率为 24%～35%，总生存率为 18%～32%（Stein 等，2001；Madersbacher 等，2003；Tarin 等，2012）。然而，淋巴结转移的数量与肿瘤特异性死亡风险的增加显著相关，因为存在 1 个阳性淋巴结的患者风险比为 1.9（95%CI 1.04～3.46），而 2 个阳性淋巴结的风险比为 4.3（95%CI 2.25～8.34）（Tarin 等，2012），即便排除了接受新辅助化疗的患者也并没有改变这些结果。类似的研究还发现较大的转移负荷与不良预后也存在相关性，且以 1 个阳性淋巴结为阈值时结果最为显著（Dotan 等，2007；Jensen 等，2012）。淋巴结转移患者的另一个重要预后因素是存在包膜外侵犯，这项指标可单独提高 2 倍以上的复发风险（Fleischmann 等，2005）。

## 六、局部复发与手术质量

1%～6% 的局限性瘤患者、7%～13% 的非局限性患者和 13% 的淋巴结阳性患者可发生孤立性的局部复发（Stein 等，2001；Madersbacher 等，2003；Dhar 等，2008）。局部复发与根治术后切缘阳性密切相关（Dotan 等，2007）。即使对于晚期患者，切缘阳性也是独立的术后生存预测因素（Novara 等，2010），且几乎所有发生局部复发的患者最终都死于肿瘤（Herr 等，2004）；这可能不仅反映了肿瘤的恶性潜能在复发中作用，也提示了合适的手术技术是至关重要的，包括根治性的完全切除和避免在输尿管、尿道离断时发生肿瘤细胞脱落。Herr 提出了根治性切除术在膀胱癌治疗中的关键地位，他报道了在化疗完全缓解后仍拒绝行根治术的患者中有 38% 发生肌层浸润性复发和 25% 发生非浸润性复发（Herr 等，2008）。考虑到这些患者后续均死于肿瘤本身，假设他们接受了系统性化疗后再行根治术能存活下来，但由于拒绝手术则会再增加 30% 的死亡率。另外的一些证据则强调了手术质量对于改善预后的重要性。在美国进行的针对新辅助化疗研究的一个子项分析中，只有 43% 的根治术由受过专业培训的泌尿肿瘤专家进行，只有 13% 的外科医生在研究期间进行了 5 例以上的根治性手术操作（Herr 等，2004）。提高整体生存期和影像局部复发的重要预测因素是，手术切缘阴性及在降低病理分期阶段和新辅助化疗进行后仍能切除 10 个淋巴结，因此不奇怪的是，手术切缘和切除的淋巴结数量是相互关联的。对组间试验的进一步分析表明，泌尿肿瘤专家和专业中心进行的根治性膀胱切除术和更广泛的盆腔淋巴结清扫术与较低的手术切缘阳性率相关。为了证实这一结果，几项研究表明，高水平医院和更专业的外科医生都与更好的 OS 相关（Fairey 等，2009；Kulkarni 等，2013）。总之，这些数据意味着应该在高水平医学中心进行根治性膀胱切除术，以获得最佳的手术效果。

## 七、有质量的根治性膀胱切除术后生活

有质量生活的概念是指行根治术并存活一定时间后，患者的预后情况与根治术后即刻相比更好。Ploussard 等评估了有质量生活是否适用于肌层浸润性膀胱癌（Ploussard 等，2014）。通过一个多中心队列研究的分析，作者发现在根治术后存活患者的 5 年 OS 有所提高：根治术后 5 年有质量 OS 为 58%，再往后 1 年为 61%，2 年为 66%，3 年为 71%，5 年为 73%，10 年为 74%。这些提高在肿瘤的所有阶段均可被观察到，而对于具有较差病理学表现的患者则更为明显。因此，根治术后患者的预后改善、生存率的增加和死亡率的降低是与手术干预时间的延长相关。

## 八、根治性膀胱切除术后的并发症

### （一）并发症的标准化报告

多年来由于缺乏统一的方法，根治性膀胱切

除术后并发症的评估一直受到阻碍，因此患者围术期并发症发生率也被低估了。2008 年，来自 Memorial Sloan Kettering 癌症中心的一个小组率先应用标准报告系统来定义开放根治术后 90 天内的并发症发生率（Shabsigh 等，2009）。其使用类似于改良后的 Clavien-Dindo 系统对并发症进行分级，另外还按器官系统将并发症分为 11 类。这项研究中包括了 1142 名接受根治术的患者，其中 724 名（63%）接受了回肠代膀胱术，418 名（37%）接受了可控的尿流改道术。共有 735 名（64%）患者在手术后 90 天内出现 1 项或多项并发症，最常累及的器官是胃肠道系统（肠梗阻、小肠梗阻、结肠炎等），其次为感染性（不明原因发热、尿路感染、败血症等）和与伤口相关的并发症。共有 153 名（13%）患者出现 3～5 级并发症，即需要行高于口服或静脉注射药物及行输血处理的并发症。总之，Shabsigh 研究中的并发症发生率明显高于既往发表的研究（30 天内为 27%～41%，90 天内为 28%～34%）（Stein 等，2001；Boströ 等，2009），这更体现出了进行严格并发症报告的重要性。实际上，随后使用标准化报告系统进行并发症的研究发现，90 天的并发症发生率在 49%～56%（Novara 等，2009；Svatek 等，2010）。

### （二）根治性膀胱切除术后围术期死亡率

根治术后 30 天的死亡率为 1%～3%（Stein 等，2001；Madersbacher 等，2003；Ghoneim 等，2008；Shabsigh 等，2009；Hautmann 等，2012）。死亡原因大多是由心血管、肺部并发症或感染并发症引起的。然而对老年人来说，早期的死亡率可能高达 11%（Froehner 等，2009）；由于年龄和（或）合并症的原因，高龄患者比年轻患者对手术的耐受能力较差。基础疾病已被证实是围术期死亡率、根治术后总生存和肿瘤特异性生存率的独立预测因素（Fairey 等，2009；Mayr 等，2012）。因此，在讨论根治术后死亡率和并发症风险时，患者的基础病史、年龄和体能情况是应该考虑的关键因素。重要的是，与高水平医疗中心和有丰富根治术经验的外科医生相比，医疗水平较低的中心和仅偶尔进行根治手术的外科医生的术后住院死亡率更高（Konety 等，2005）。综上所述，高水平医疗中心及有经验的手术医生与根治术后更高的生存率相关，事实上也建议像根治性膀胱切除术这样要求高的手术应该由转诊后的高水平医疗中心进行。

## 九、保留神经的根治性膀胱切除术和可控性尿流改道术

### （一）支持神经保留的临床证据

自从 30 年前引入神经保留技术以来，人们一直在争论其是否能改善接受根治术和可控行尿流改道患者的尿控能力。来自 Bern 大学的研究数据显示，患者行神经保留和回肠原位新膀胱术与日间和夜间控尿功能之间存在相关性，其中神经保留患者有 40% 的机会可实现自主控尿（Turner 等，1997；Kessler 等，2004）。同样，Colombo 等报道在行保留神经根治术 24 个月后，日间的控尿率为 89%，夜间的控尿率为 57%，而不保留神经术后的日间和夜间控尿率分别为 78% 和 55%（Colombo 等，2015）。最近，对存活 10 年的原位新膀胱患者进行的长期评估显示，保留神经比未保留神经患者可更快地恢复日间控尿功能（3 个月 vs. 6 个月；$P$=0.003）（Furrer 等，2016b）。在多变量分析中，任何类型的神经保留均与日间控尿功能恢复相关（OR=2.51，95%CI 0.97～6.47，$P$=0.057），这主要是归功于对双侧神经的保留（OR=6.83，95%CI 1.33～35.00，$P$=0.02）。此外，任何形式的神经保留都可增加 2 倍以上的夜间控尿率（OR=2.28，95%CI 1.06～4.94，$P$=0.04）。这些数据与评估保留神经对接受根治性前列腺切除术后患者的长期控尿效果的研究数据相似

（Burkhard 等，2006）。最后，根治膀胱切除术的进一步发展是在选定的可能患者中保留一或两个精囊，这将使得在保证留肿瘤疗效的同时更有可能的保留性功能（Ong 等，2010）。

### （二）神经保留的解剖学和生理学研究基础

对神经血管束及其与周围结构关系的解剖学和生理学认识和最新进展，为接受原位新膀胱患者的神经保留提供了理论依据。下腹下神经丛的远端分支位于膀胱和直肠之间的平面内，沿精囊的背侧和腹外侧方向以＜2mm 的距离延伸，并于前列腺旁神经血管束终止，以支配尿道括约肌和勃起功能（Alsaid 等，2011）。因此，精囊是一个重要的解剖学标志。这些神经在膀胱颈和前列腺之间的夹角中向背外侧延续到前列腺基底部。进一步应用神经免疫组化染色和计算机平面测量技术，Ganzer 等证明了前列腺周围自主神经在背侧表面的比例较高，尤其是在 7～9 点钟位置为最高，腹外侧和背侧也有一定数量的神经（Ganzer 等，2008），这些结果与其他人的研究结果一致（Sievert 等，2008；Alsaid 等，2011）。此外与中部和尖部相比，总的神经面积在前列腺底部最大。有趣的是，前列腺周围神经与进入前列腺包膜神经的比例从顶端的 1.9 到底部的 3.6 不等。这些发现意味着对于每一根离开神经血管束并分支到前列腺的神经，2～4 点钟位置的神经可能最终有助于实现如控尿和勃起等功能。还有研究证明一些神经纤维在前列腺尖和尿道水平支配尿道括约肌，而其他纤维则形成到达阴茎海绵体和尿道海绵体的分支（Alsaid 等，2010 和 2011）。

自主神经的功能作用已在几项研究中被详细描述。前列腺周围自主神经由胆碱能和肾上腺素能神经（副交感神经和交感神经）及感觉纤维组成（Alsaid 等，2010）。根治性前列腺切除术中对神经血管束的刺激可导致尿道内压力显著增加（Takenaka 等，2007）。此外，通过术中应用电生理技术监测海绵体内或尿道内压力的变化已被确认与术后尿控情况呈正相关性（Kaiho 等，2005）。可以被证明的是，原位新膀胱术后膜性尿道感觉阈值的增加与术后尿失禁风险增高有关（Hugonnet 等，2001），这可能是由于尿液流入尿道时感觉丧失，影响了尿道外括约肌的保护反射或自主收缩。在根治性前列腺切除术患者中进行的一项类似研究，也证明了尿道的敏感性受损与术后尿失禁发生有关（Catarin 等，2008）。对原位新膀胱术中接受神经保留或非神经保留的男性患者排尿参数进行对比分析表明，保留神经组具有更高的最大尿道闭合压及更长的功能性尿道长度（El-Bahnasawy 等，2006）。在女性研究中也报道了一致性的发现，其中功能性尿道长度和最大尿道闭合压与控尿呈显著相关性（Gross 等，2015）。

综上所述，现有的证据表明尿道的去神经化会导致应激性尿失禁发生，主要是由于尿道出口的阻力减小和膜性尿道的功能长度减少。因此，对于单侧的肿瘤则建议在非肿瘤侧保留神经。双侧神经保留可用于位于中间位置的肿瘤和非肌层浸润性肿瘤。然而必须注意的是混杂因素也可能起作用，如根治术前膀胱出口的解剖和功能特征、根治术中对括约肌的机械或热损伤、低顺应性及低容量膀胱、升高的储尿末期压力或压力峰值、感染性尿液引起的膀胱收缩及偶尔的不自主排尿、由于新膀胱出口梗阻引起的充盈性尿失禁、患者年龄或可塑性等。

### （三）保留神经的根治性膀胱切除术：安全性和技术

人们有理由担心，神经保留时可能由于肿瘤切除不充分而影响肿瘤的疗效，然而目前没有数据证实这一假设，且 Bern 大学的数据显示神经保留与局部复发的风险增高无关（Turner 等，1997），这与其他研究结果一致（Vallancien 等，

2002）。在 Bern 大学的行神经保留根治性膀胱切除术研究中，局限性患者的孤立局部复发率为 3%，非局限性患者为 11%，淋巴结阳性患者为 13%（Madersbacher 等，2003）。在另一个没有特别区分即行神经保留根治术机构的研究报道中来看，局限性和非局限性患者的孤立复发率分别为 6% 和 13%（Stein 等，2001）。因此，神经保留技术似乎是安全的，其前提是选择合适的患者及该过程是在具有专业水平的中心中进行。在男性患者中，神经的解剖平面应靠近精囊并朝向前列腺底部，并与膀胱前列腺角保持紧密接触，以避免损伤前列腺旁神经血管束（图 23-1）。在女性患者中，应在子宫颈周围、子宫颈内角和沿阴道旁平面的腹外侧对膀胱背内侧蒂的自主神经进行保留，且避免任何超过 2 点或 10 点位置的背侧解剖。骨盆内筋膜的切口应靠近膀胱颈部，从而避免损伤尿道旁结构，包括自主神经。

## 十、机器人辅助根治性膀胱切除术

随着微创技术在肾脏和前列腺手术中的成功应用，过去 10 年来人们对机器人辅助根治性膀胱切除术的兴趣越来越大。RARC 给外科医生提供了更好的视觉、灵活性及过滤任何抖动。此外，气腹所提供的填塞效应最大限度地减少了术中失血。然而，在需要行根治术患者的手术选择中，RARC 的地位仍然是一个有争议的问题。RARC 的支持者认为其具有降低围术期并发症发生率和术后快速康复的潜力，RARC 的批评者则强调其缺少长期的生存结果、对复发模式可能存在影响（Nguyen 等，2015；Albisinni 等，2016）及更长的手术时间和费用（Bochner 等，2015）。此外，在讨论并发症和生存结果之前需要强调的是，迄今为止大多数的研究纳入的是更年轻、更健康、疾病负担更低的患者，这反映了引入新技术时存在预期选择偏倚（Wang 等，2008）。

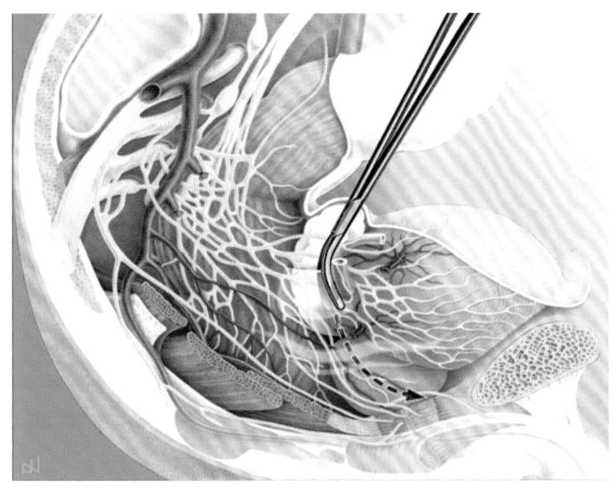

▲ 图 23-1 非肿瘤侧的神经保留技术的示意图

解剖分三步进行：①切开并分离前列腺周围筋膜，以游离神经血管束；②解剖靠近精囊的平面，注意保持解剖平面远离位于精囊背外侧的盆丛；③继续向膀胱壁、精囊和前列腺底部之间的膀胱前列腺角解剖（Studer，2015）

### （一）机器人辅助根治性膀胱切除术后的并发症

在 Memorial Sloan Kettering 癌症中心和 CORAL 随机试验中，开放和机器人辅助根治性膀胱切除术之间的并发症发生率没有显著差异（Bochner 等，2015；Khan 等，2016）。通过使用标准化并发症报告系统，IRCC 报告的 30 天和 90 天并发症发生率分别为 41% 和 48%，且胃肠道、感染性和泌尿生殖系统并发症最为常见（Johar 等，2013）。

### （二）机器人辅助根治性膀胱切除术后的肿瘤预后

将 RARC 引入外科治疗一直伴随着对其疗效的合理担忧。手术切缘阳性率是手术质量和生存率的重要评价指标，RARC 分别为 7%～15%，且在全球范围内已显示出与开放手术相同的等效性（Ng 等，2010；Khan 等，2016；Raza 等，2015）。然而，在高水平医疗中心中 RARC 术后手术切缘的阳性率高于开放 RC 文献中报道的比率（RARC 为 17%～20%，而开放 RC 为 9%～14%）（Hellenthal 等，2010；Dotan 等，

2007；Novara 等，2010；Johar 等，2013）。此外，RARC 报告的淋巴结切除量与开放 RC 相似（Ng 等，2010；Bochner 等，2015）。然而，由于患者解剖结构、手术技术、应用术式和病理分期等多变量因素的存在，检测到的淋巴结数量仅仅是手术质量的粗略参考，妨碍了结论的最终确定。

最近对 RARC 术后肿瘤预后的回顾显示了 3 年的无进展生存率、肿瘤特异性生存率和总生存率分别为 67%～76%、68%～83% 和 61%～80%，5 年无进展生存率、肿瘤特异性生存率和总生存率分别为 53%～74%、66%～80% 和 39%～66%（Yuh 等，2015）。然而，大多数研究都是短期随访，目前最成熟的数据由 IRCC 发布，且 Raza 等的研究报道了中位随访时间为 67 个月，5 年无进展生存率、肿瘤特异性生存率和总生存率分别为 67%、75% 和 50%（Raza 等，2015）。值得注意的是，在这个 743 名患者的队列研究中，62% 的患者为局限性膀胱癌，40% 为 $pT_1$ 期或更低的分期。

### （三）机器人辅助根治性膀胱切除术：未来的挑战

最近 Nguyen 等提出，与开放 RC 相比，在 RARC 术后非典型部位的复发可能更多见（Nguyen 等，2015）。在 120 名开放性 RC 患者和 263 名 RARC 患者组成的研究队列中，两种技术的总复发率没有差异。但尽管 2 年内远处复发的分布相似，相比于有 8% 的 RC 患者发生腹膜扩散，RARC 患者的发生率为 21%。同样，复发的 RARC 患者中有 23% 发现盆腔外淋巴结转移，而开放性 RC 为 15%。这些发现尤其令人担忧，因为 RARC 组的肿瘤分期低于开放组。在进一步的研究中，Albisinni 等分析了一个 311 名患者的队列，这些患者接受了腹腔镜 RC，其最终病理≤$pT_2N_0M_0$。出乎意料的是，这些患者中有 27 例（9%）在 24 个月内出现复发，这导致作者假设手术技术 / 腹膜可能在早期复发中发挥了作用（Albisinni 等，2016）。来自实验室研究的证据表明，气腹可能会增加膀胱癌细胞在腹腔内播散的风险（Ost 等，2008）。此外，由于持续的进气和排气，肿瘤细胞可能通过“烟囱效应”引起种植风险增加。因此，需要更多的研究来评估气腹和腹膜扩散之间的潜在联系，因为当 RARC 遵循无瘤技术原则时，气腹可能是开放 RC 和 RARC 之间唯一存在的技术差别。

此外，有关短期和长期功能，尤其是对于可控性尿流改道的患者，以及 RARC 术后与健康相关的生活质量方面的研究数据很少。实施 RARC 手术的另一个障碍是，许多开始实施这种手术的外科医生没有或只有有限的开放 RC 经验。这可能在围术期并发症发生率和术后生活质量方面对患者不利，因为缺乏普外科专业知识的腹腔镜外科医生在面临转换需求时，可能无法遵循开放手术的技术和无瘤原则。

总体而言，现有数据表明 RARC 是可行的，然而在考虑 RARC 治疗局部晚期病例时需要谨慎。考虑到 RARC 还有大量争议之处，开放 RC 仍然是手术治疗肌层浸润性膀胱癌的金标准。展望未来，正在进行的比较开放 RC 和 RARC 的 RAZOR 随机对照研究可能会提供对 RARC 作用的进一步的见解。

## 十一、盆腔淋巴结清扫术

### （一）盆腔淋巴结清扫术作为分期程序

准确的肿瘤分期可以明确肿瘤的范围和位置，有助于确定肿瘤潜在的恶性程度，并为最佳的治疗管理奠定基础。在膀胱癌中，推荐在 RC 术后 $pT_{3\sim4a}$ 和（或）淋巴结阳性患者进行辅助化疗（Clark 等，2016）。然而，目前的膀胱癌影像学评估研究仍然缺乏对盆腔淋巴结分期的诊断准确性，据报道，对淋巴结转移的检测灵敏度最高约为 75%。未来通过新的成像技术，包括弥散加权 MRI 和常规或使用超小氧化铁超顺磁性颗粒的弥散加权磁共振淋巴管成像，可能会提高术前检测病变淋巴结的能力。因此，目前通过盆腔淋巴结清扫术进行组织病理学检查仍然是最准确的分期手段。其可以获得阳性淋巴结的数量、转移数量和远处淋巴结转移存在的证据，这些详细信息有助于患者咨询其进展的风险，以及对可能从辅助化疗中获益的男性患者进行分层。

### （二）盆腔淋巴结清扫的必要性

目前在根治术中行 PLND 是被大多数肿瘤学会推荐的（Clark 等，2016）。Abdollah 等进行的一项基于人群的研究发现，在调整临床病理基线变量后，没有行 PLND 的患者具有更高的 10 年肿瘤特异性死亡率（HR=1.33，95%CI 1.24～1.44）和总死亡率（HR=1.29，95%CI 1.22～1.37）（Abdollah 等，2012）。来自同一作者的最新研究通过倾向评分匹配减少潜在的偏倚，并证明尤其是对 75 岁或低风险共患疾病患者，其全因生存率和肿瘤特异性生存率的提高与接受 PLND 相关（Larcher 等，2015）。类似的回顾性研究显示，在 RC 患者中接受 PLND 的死亡率较低（Herr 等，2004），尽管如此，仍有大约 20% 的 RC 患者未进行 PLND 处理（Abdollah 等，2012）。

### （三）盆腔淋巴结清扫范围

虽然现有的证据均支持行 PLND，但关于手术清扫的范围，特别是近端边界仍存在争论，现有的几个术式标准并不统一。一般来说，变化局限在闭孔淋巴结和沿髂外血管直到髂分叉处的淋巴结。标准术式额外切除了沿髂内血管的淋巴结，而扩大 PLND 包括所有这些区域加上沿着髂总血管直到输尿管分叉或主动脉分叉的淋巴结。例如，伯尔尼大学报道的扩大 PLND 术式的界限是输尿管穿过髂血管的中央共同区域，旋髂静脉和股管的远端，生殖股神经的外侧，膀胱的内侧，闭孔窝的底部和髂内血管的背侧，包括髂内血管外侧和内侧的组织骨骼化（图 23-2）。此外，需切除位于 Marcille 窝的淋巴结，即髂外血管近端的背外侧和输尿管与髂总血管连接处的背侧（图 23-3）。该术式与 PET/CT 图像研究一致，纳入了 92% 的膀胱原发性淋巴转移点（Roth 等，2010）。

一项双机构回顾性研究显示，接受区域 PLND 术的患者淋巴结转移率为 13%，而接受扩大 PLND 术的患者为 26%。无论淋巴结状态如何，接受区域 PLND 治疗的患者无进展和总生存率都显著降低（Dhar 等，2008）。这些结果与类似的回顾性队列研究相呼应，比较了局限清扫和扩大清扫的区别（Herr 等，2004；Jensen 等，2012b；Simone 等，2013）。Memorial Sloan Kettering 队列研究最近的一项结果发现，$pN_3$ 期的患者（占整个队列的 13%）的 3 年肿瘤特异性生存率为 42%（Tarin 等，2012）。因此，作者假设常规切除常见淋巴结可以治愈一些该部位转移的患者，并提高肿瘤特异性生存率约 5%（13% 中的 42%），这与新辅助化疗生存率获益相当。最近的一项 Meta 分析汇总了 11 项关于标准或扩

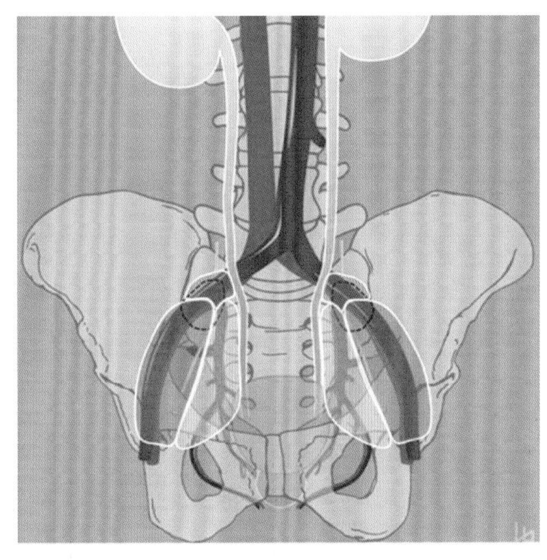

**▲ 图 23-2 伯尔尼大学根治性膀胱切除术中使用的盆腔淋巴结清扫范围**

橙色、黄色和绿色区域分别代表髂外、髂内和髂总区域。虚线描绘的区域代表 Marcille 窝

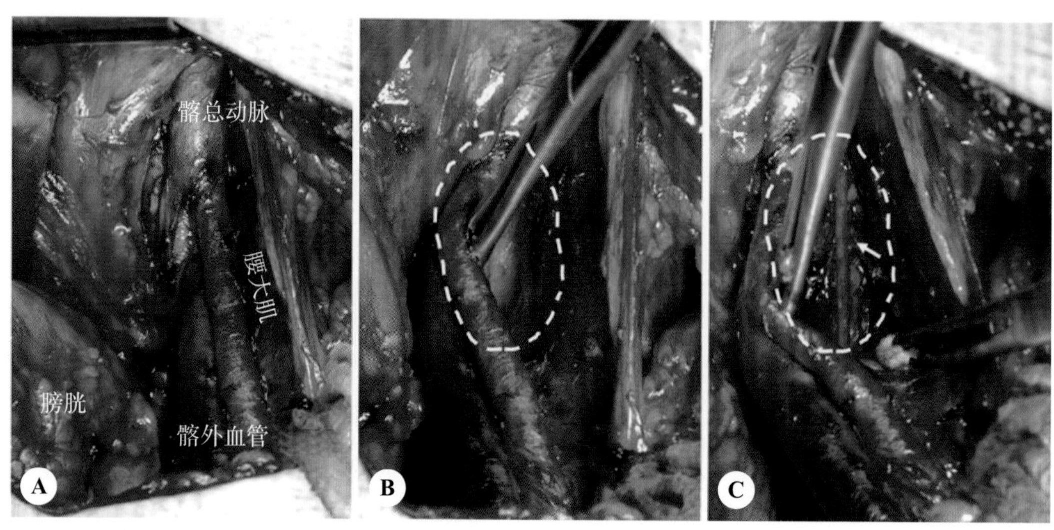


▲ 图 23-3 **Marcille 窝解剖**

A. 髂外血管和髂总血管的表面一直到输尿管交叉处已经清扫；B. 通过向内牵拉髂外血管获得进入 Marcille 窝的通道（虚线）；C. 去除脂肪、结缔组织和淋巴组织后，包括闭孔神经（箭）在内的腰大肌内侧空间完全暴露

大 PLND 的回顾性研究的结果，尽管受到手术标准缺乏统一性、外科医生经验多变性和患者特征差异的限制，该研究仍发现扩大术式的 5 年无进展生存率的总体 OR 为 1.63（95%CI 1.28～2.07）（Mandel 等，2014）。即使患者有病理证实的淋巴结转移，更广泛的淋巴结清扫似乎也是有益的（Dhar 等，2008；Abol-Enein 等，2011；Jensen 等，2012b；Simone 等，2013）。例如，在 Abol-Enein 等报道中，对于淋巴结阳性患者，扩大术式的 5 年无进展生存率为 48%，标准术式为 28%（Abol-Enein 等，2011）。Dhar 等发现扩大淋巴结清扫的 5 年 OS 为 34%，局限淋巴结清扫的 5 年 OS 为 7%（Dhar 等，2008）。多变量分析证实，扩大 PLND 是淋巴结阳性患者生存率的独立预测因素（Abol-Enein 等，2011；Jensen 等，2012b；Simone 等，2013）。还有证据表明，扩大 PLND 与较低的局部复发率有关（Dhar 等，2008；Jensen 等，2012b；Abdi 等，2016）。这一点很重要，因为局部复发，特别是在 Marcille 窝引起的严重疼痛，是影响复发患者生活质量的主要问题。

已经描述了一种超扩大清扫术式，其包括在髂总分叉处和主动脉分叉处输尿管内侧的淋巴结，一直到肠系膜下动脉（Zehnder 等，2011）。然而，这些区域的组织剥离可能会损伤沿主动脉下行的自主神经。此外，主动脉旁的区域淋巴结转移患者通常会有额外的淋巴结受累。事实上，在一项比较超扩大和扩大 PLND 的回顾性研究中，无进展生存率并没有提高（Zehnder 等，2011）。因此，一个超扩大的术式可能会损害原位新膀胱候选患者的功能和尿控（Furrer 等，2016b），但并没有确定的额外生存获益。

回顾性研究的意义受到了术式标准不同及仅使用淋巴结切除范围来定义术式的阻碍。因此，两个比较局限和扩大术式的随机试验已经启动。来自泌尿生殖肿瘤协会和德国癌症协会的试验在第一个Ⅲ期试验（NCT01215071）中随机选择了 375 名患有高级别 $pT_1$ 或肌层浸润性膀胱尿路上皮癌的患者。局限 PLND 包括双侧闭孔、髂外和髂内血管区。扩大解剖还包括深闭孔窝、骶前、腹旁、腹间和主动脉旁淋巴结，直至肠系膜下动脉。这项研究的第一个结果在 2016 年 ASCO 会议上公布（Gschwend 等，2016）。淋巴结切除数目的中位数中局限组为19个，扩大组为32个。两组的5年无进展生存率没有统计学差异（局限组为62%，扩大组为69%；*P*=0.3）。5年肿瘤特异性生存率也没有统计学差异：局限组为66%，扩大组为78%（*P*=0.1）。第二次试验（Southwest Oncology Group 1011；NCT01224665） 于2011年8月在美国开放，要求累积620名患者，并对564名将接受局限或扩大PLND的患者进行随机分组。与德国的试验不同，美国的试验允许接受新辅助化疗的患者参加。

## 十二、尿流改道

根治性膀胱切除术的一个缺点是，对至少有一个肾单位的患者均需要进行尿流改道。非可控形式代表最常见的尿流改道方式，如输尿管皮肤造口术或回肠代膀胱术相对容易实施。另一方面，在非学术环境中只有10%～30%的外科医生进行可控性的尿流改道手术，如原位新膀胱术和可控皮肤尿流改道术。决定可以进行哪种尿流改道的术前变量是局部肿瘤状态，肾、肝和肠功能，能够进行清洁的间歇导尿或骨盆训练，以及患者个人的偏好和依从性。

### （一）回肠代膀胱术

回肠代膀胱术是最常应用的尿流改道方式，这种技术简单明了，并可以最大限度地降低术后并发症的风险。与可控改道相比其代谢紊乱的风险更低，因为分流的尿液与较小面积的肠上皮接触，因此其非常适合肾功能有限的患者。回肠代膀胱术也应该是老年患者、有严重共患疾病患者及依从性差（即不愿意或不太可能遵从与可控改道相关的严格术后护理）的患者的首选术式，另一个适应证是有男性尿道/前列腺尿道肿瘤和女性膀胱颈肿瘤的患者。最后，回肠代膀胱术或可插入可控导管的储尿器适用于肿瘤扩散不允许两侧神经保留，从而妨碍进行原位新膀胱患者的尿流改道。回肠代膀胱术的主要缺点是由于造口而对身体形象有损害。

### （二）直肠乙状结肠膀胱/Ⅱ型Mainz囊

1852年，Simon是第一个将输尿管从乙状结肠肠壁拉入肠腔的患者，2天后其死于感染性并发症。后来，直肠乙状结肠储尿器被去管化（Ⅱ型Mainz囊），从而获得了尿控和肾功能的显著改善（Fisch等，1993）。直肠乙状结肠储器的优点包括保留身体形象和使用真正的肛门括约肌作为出口阀，功能障碍的风险最小，手术技术相对简单。密切随访是必要的，因为即使肾功能良好，高氯性酸中毒也很常见，碱化治疗也是终身必需的。应考虑尿液首先接触结肠黏膜的部位出现继发性恶性肿瘤的风险，并建议5～10年后开始每年进行结肠镜检查。

### （三）异位可控导管可插入式储尿器/Ⅰ型Mainz囊

可控导管可插入式储尿器通常使用去管化的回盲部构建，如Ⅰ型Mainz囊或Indiana囊。Ⅰ型Mainz囊袋由12cm的盲肠和24～36cm的末端回肠构成，少数情况下也可用于原位储尿（Pfitzenmaier等，2003）。它不适用于肾功能有限、依从性差或不能进行自我导尿的患者。其抗反流机制包括将输尿管在黏膜下穿入盲肠，用于保护上尿路，并在脐部结合可插入导管的抗反流控尿机制，也可以使用回肠储尿器作为替代。由于并发症发生率相对较低，阑尾最常用作可控式导管出口阀。在没有合适的阑尾的情况下，可以根据Yang-Monti技术使用输卵管或一小段回肠重新成形。出于美容和功能的原因，脐部最适合造口，造口可隐藏在脐部，由于没有皮下脂肪组织，因此通向储尿器的管道最短，且与较长的皮下隧道相比（如在耻骨上区域），扭结或路径错误的风险较低。对于无法行原位新膀胱术的患者，即尿道肿瘤和（或）括约肌功能障碍相关的患者，异位可控导管可插入式储尿器是一个很好的选择，且生活质量与原位可控改道相当。然而，因为出口阀可能会变得不可控，或者导管插入可能会因为吻合口狭窄而变得困难，需要修复手术的情况并不罕见。此外在多达 1/3 的患者中，由于胆汁酸流失过快，回盲瓣的切除会导致间歇性的腹泻，还有 25% 的患者会出现胆汁酸结石或肾结石。重要的是，1/3 的患者将需要长期使用枸橼酸钠（钾）以预防代谢性酸中毒出现。最后，当回盲部用于可控尿流改道时，1/3 没有定期服用维生素 $B_{12}$ 的患者会出现维生素 $B_{12}$ 缺乏症（Pfitzenmaier 等，2003）。

### （四）可控性原位尿流改道

尿流改道的突破来自于当管状肠段被重新塑成一个球形的、最小收缩的储尿器，以避免导致失禁的协调蠕动时（Studer，2015；Hautmann 等，2006）。仅使用回肠时，储尿器顺应性最佳（Paananen 等，2014）。使用回肠储尿器的患者可能仅在术后早期出现盐丢失综合征和严重代谢性酸中毒。然而，如果患者肾功能正常，则不太需要长期碱替代（Furrer 等，2016a）。此外，当仅使用回肠并且保留末端回肠以及回盲瓣完整时，维生素 $B_{12}$ 吸收不良和胆汁酸损失导致的腹泻、胆囊结石和肾结石形成发生率要低得多。

30 多年来，全世界都在根治术后应用回肠原位新膀胱术（Studer，2015；Hautmann 等，2006）。这种手术的患者接受度很高，因为与保留身体形象有关。原位新膀胱术的主要优点是低压储尿器与患者的真实括约肌吻合。自发排尿每 3～5 个小时定时发生。然而，对于这种类型的改道有限制性的选择标准有：①良好的肾功能是先决条件；②必须能够细致地保留括约肌和至少单侧神经；③需要积极的术后患者管理；④患者的终身随访是必需的，以便在不可逆损伤发生之前及时发现并发症（Studer，2015）。由于回肠原位新膀胱术是可控尿流改道最常见的形式，因此必须遵守的要点总结如下。

#### 1. 可控原位尿流改道：患者的选择

在肿瘤行膀胱镜切除或活检过程中，必须通过活检除外男性患者前列腺远端尿道或女性患者膀胱颈部存在肿瘤的可能。然而，原位癌并不是原位尿流改道的绝对禁忌证，因为这些患者可以通过局部卡介苗灌注治愈（Giannarini 等，2010）。此外，患者必须意识到术后早期尿失禁是可能发生的，并且他（她）必须遵循 2～3 个月的积极康复过程。良好的肾功能（血清肌酐≤150μmol/L 或肾小球滤过率＞50ml/min）是必需的，因为肾功能显著受损将无法代偿代谢性酸中毒。正常的肝功能也是必需的，因为在原位新膀胱术后如果出现尿路感染，氨负荷会增加。

#### 2. 可控原位尿流改道：手术技术

应该在原位新膀胱术患者中行神经保留，这是因为如本文其他部分所述，保留尿道的自主神经支配与随着时间的推移保持更好的控尿功能有关（Turner 等，1997；Kessler 等，2004；Furrer 等，2016b）。男性患者的耻骨直肠韧带和女性患者的耻骨尿道韧带得以保留。从肿瘤预后的角度来看，尽可能保留子宫，可以获得更好的功能结果（Gross 等，2015）。

在原位新膀胱构建时，回盲瓣和回肠最远端 25cm 都应保持完整，以避免出现肠道转运加快、维生素 $B_{12}$ 损失、胆汁酸丢失引起的腹泻和肾/胆囊结石。通过将肠段的远端 40～44cm 去管化，并将近端 12～14cm 用作管状传入分支并制成储尿器（图 23-4）。输尿管以反流的方式植入。重要的是原位新膀胱出口与尿道膜部的吻合必须是平坦且大开口的，注意避免漏斗形出口及其相关的扭转风险，从而导致出口梗阻和残余尿（图 23-5）。

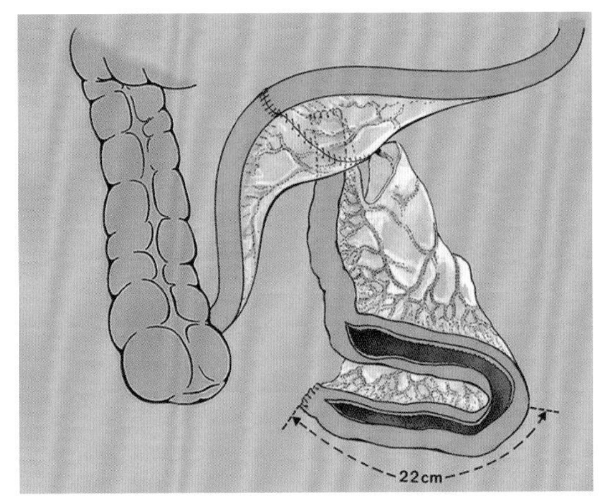


▲ 图 23-4 原位膀胱的构造

储尿器隔离段的两端封闭，沿肠系膜边界的远端 44cm 长的部分开放，而近端 10～12cm 长的部分作为传入等蠕动管状段（Studer，2015）

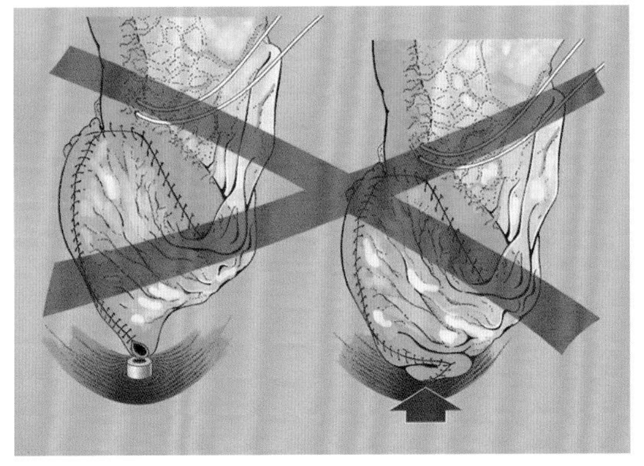

▲ 图 23-5 不合适的原位膀胱构造

应避免形成漏斗形吻合端，因为这会导致储尿器扭转和梗阻（Studer，2015）

3. 可控原位尿流改道：随访

拔除尿管后，患者需要坐位排尿，日间每 2 小时排尿一次，夜间每 3 小时排尿一次，主要是放松盆底，（如需要时）只需轻微的增加腹压。括约肌训练是通过根据特定的指令定期收缩括约肌来进行的。每天检查残余尿的存在，每 2 天检查一次静脉血气中的碱剩余。患者应增加盐和液体的摄入，以防止盐丢失综合征和（或）代谢性酸中毒。一旦患者有稳定的新陈代谢并能够憋尿 2h，她（他）必须将排尿间隔增加到 3h，然后再增加到 4h，以便将储器的功能容量可增加到 500ml。为了确保最佳的储尿器功能（正常的上尿路、无残余尿、无感染、无酸中毒、良好的 400～500ml 功能容量和尿控）和避免长期并发症出现，终身密切随访是必要的（Studer，2015）。

4. 可控原位尿流改道：生活质量和并发症

影响尿流改道患者生活质量的因素包括身体状况、人际关系、心理压力、尿控、自主排尿和性功能保留等。普遍认为回肠原位新膀胱术患者的生活质量优于回肠膀胱术患者（Cerruto 等，2016）。然而，这可能反映了一个事实，即接受回肠膀胱术的患者通常年龄较大，并有更多的合并症。关于尿流改道后出现并发症的风险，Nieuwenhuijzen 等评估了 281 名根治术后患者，这些患者接受了回肠膀胱术、Indiana 囊或原位新膀胱等尿流改道，并发现这些类型的尿流改道之间出现主要并发症的风险没有差异（Nieuwenhuijzen 等，2008）。同样，在 Memorial Sloan Kettering 研究中尿流改道的类型不是主要并发症的独立预测因素（Shabsigh 等，2009）。

尿流改道后肾功能的研究在方法和标准上各不相同，因此很难比较不同研究的结果。总体而言，没有证据表明可控性改道与肾功能下降风险增高相关（Eisenberg 等，2014；Jin 等，2012）。在伯尔尼大学评估回肠膀胱术或原位新膀胱术患者的研究中，无论尿流改道的类型如何，尿路梗阻（输尿管回肠狭窄、吻合口狭窄、造口旁疝）都是肾功能恶化的主要原因（Jin 等，2012）。这些发现再次强调了术后定期随访的重要性。

总之，可控形式的尿流改道通过避免湿性造口和外部集尿装置，保持了身体形象。然而，精准的手术技术和终身密切随访对于获得优质的长期功能结果至关重要。

# 参考文献


[1] Abdi H, Pourmalek F, Gleave ME, So AI, Black PC. Balancing risk and benefit of extended pelvic lymph node dissection in patients undergoing radical cystectomy. World J Urol. 2016;34(1):41–8. https:// doi.org/10.1007/s00345–015–1734–x.

[2] Abdollah F, Sun M, Schmitges J, Djahangirian O, Tian Z, Jeldres C, et al. Stage-specific impact of pelvic lymph node dissection on survival in patients with non-metastatic bladder cancer treated with radical cystectomy. BJU Int. 2012;109(8):1147–54. https:// doi. org/10.1111/j.1464–410X.2011.10482.x.

[3] Abol-Enein H, Tilki D, Mosbah A, El-Baz M, Shokeir A, Nabeeh A, et al. Does the extent of lymphadenectomy in radical cystectomy for bladder cancer influence disease-free survival? A prospective single-center study. Eur Urol. 2011;60(3):572–7. https://doi.org/ 10.1016/ j.eururo.2011.05.062.

[4] Advanced Bladder Cancer Meta-Analysis Collaboration. Neoadjuvant chemotherapy in invasive bladder cancer: update of a systematic review and meta-analysis of individual patient data. Eur Urol. 2005;48(2):202–6. https://doi.org/10.1016/j.eururo.2005.04.006.

[5] Albisinni S, Fossion L, Oderda M, Aboumarzouk OM, Aoun F, Tokas T, et al. Critical analysis of early recurrence after laparoscopic radical cystectomy in a large cohort by the ESUT. J Urol. 2016;195(6):1710–6. https://doi.org/10.1016/j.juro.2016.01.008.

[6] Alsaid B, Karam I, Bessede T, Abdlsamad I, Uhl JF, Delmas V, et al. Tridimensional computer-assisted anatomic dissection of posterolateral prostatic neurovascular bundles. Eur Urol. 2010;58(2):281–7. https://doi.org/10.1016/j.eururo.2010.04.002.

[7] Alsaid B, Bessede T, Diallo D, Moszkowicz D, Karam I, Benoit G, et al. Division of autonomic nerves within the neurovascular bundles distally into corpora cavernosa and corpus spongiosum components: immunohistochemical confirmation with three-dimensional reconstruction. Eur Urol. 2011;59(6):902–9. https://doi.org/ 10.1016/ j.eururo.2011.02.031.

[8] Bochner BH, Dalbagni G, Sjoberg DD, Silberstein J, Keren Paz GE, Donat SM, et al. Comparing open radical cystectomy and robot-assisted laparoscopic radical cystectomy: a randomized clinical trial. Eur Urol. 2015;67(6):1042–50. https://doi.org/10.1016/j. eururo.2014.11.043.

[9] Boström PJ, Kössi J, Laato M, Nurmi M. Risk factors for mortality and morbidity related to radical cystectomy. BJU Int. 2009;103(2):191–6. https://doi.org/10.1111/ j.1464–410X. 2008.07889.x.

[10] Bruins HM, Arends TJH, Pelkman M, Hulsbergen-van de Kaa CA, van der Heijden AG, Witjes JA. Radical cystectomy in a Dutch University hospital: longterm outcomes and prognostic factors in a homogeneous surgery-only series. Clin Genitourin Cancer 2014;12(3):190–5. https://doi.org/10.1016/j. clgc.2013.11.004.

[11] Burkhard FC, Kessler TM, Fleischmann A, Thalmann GN, Schumacher M, Studer UE. Nerve sparing open radical retropubic prostatectomy – does it have an impact on urinary continence? J Urol. 2006;176(1):189–95. https://doi.org/10.1016/S0022-5347(06)00574–X.

[12] Catarin MV, Manzano GM, Nóbrega JA, Almeida FG, Srougi M, Bruschini H. The role of membranous urethral afferent autonomic innervation in the continence mechanism after nerve sparing radical prostatectomy: a clinical and prospective study. J Urol. 2008;180(6):2527–31. https://doi.org/ 10.1016/j.juro.2008.08.020.

[13] Cerruto MA, D'Elia C, Siracusano S, Gedeshi X, Mariotto A, Iafrate M, et al. Systematic review and meta-analysis of non RCT's on health related quality of life after radical cystectomy using validated questionnaires: better results with orthotopic neobladder versus ileal conduit. Eur J Surg Oncol. 2016;42(3):343–60. https://doi. org/10.1016/j.ejso.2015.10.001.

[14] Chromecki TF, Cha EK, Fajkovic H, Rink M, Ehdaie B, Svatek RS, et al. Obesity is associated with worse oncological outcomes in patients treated with radical cystectomy. BJU Int 2013;111(2):249–55. https://doi. org/10.1111/j.1464–410X.2012.11322.x.

[15] Clark PE, Spiess PE, Agarwal N, Bangs R, Boorjian SA, Buyyounouski MK, et al. Bladder cancer v2.2016. National Comprehensive Cancer Network treatment guidelines. 2016. Available at nccn.org. Accessed 10 Nov 2016.

[16] Colombo R, Pellucchi F, Moschini M, Gallina A, Bertini R, Salonia A, et al. Fifteen-year single-centre experience with three different surgical procedures of nervesparing cystectomy in selected organ-confined bladder cancer patients. World J Urol. 2015;33(10):1389–95. https://doi.org/10.1007/s00345–015–1482–y.

[17] Dhar NB, Klein EA, Reuther AM, Thalmann GN, Madersbacher S, Studer UE. Outcome after radical cystectomy with limited or extended pelvic lymph node dissection. J Urol. 2008;179(3):873–8. https:// doi.org/10.1016/j.juro.2007.10.076.

[18] Dotan ZA, Kavanagh K, Yossepowitch O, Kaag M, Olgac S, Donat M, et al. Positive surgical margins in soft tissue following radical cystectomy for bladder cancer and cancer specific survival. J Urol. 2007;178 (6):2308–2312.; discussion 2313. https://doi.org/ 10.1016/ j.juro.2007.08.023.

[19] Eisenberg MS, Thompson RH, Frank I, Kim SP, Cotter KJ, Tollefson MK, et al. Long-term renal function outcomes after radical cystectomy. J Urol. 2014;191(3):619–25. https://doi.org/10.1016/ j.juro.2013.09.011.

[20] El-Bahnasawy MS, Gomha MA, Shaaban AA. Urethral pressure profile following orthotopic neobladder: differences between nerve sparing and standard radical cystectomy techniques. J Urol. 2006;175(5):1759–63. https://doi.org/10.1016/S0022-5347(05)01019–0.

[21] Fairey AS, Jacobsen NE, Chetner MP, Mador DR, Metcalfe JB, Moore RB, et al. Associations between comorbidity, and overall survival and bladder cancer specific survival after radical cystectomy: results from the Alberta Urology Institute Radical Cystectomy database. J Urol. 2009;182(1):85–93. https://doi.org/ 10.1016/j.juro.2008.11.111.

[22] Ficarra V, Dalpiaz O, Alrabi N, Novara G, Galfano A, ArtibaniW. Correlation between clinical and pathological staging in a series of radical cystectomies for bladder carcinoma. BJU Int. 2005;95(6):786–90. https:// doi.org/10.1111/j.1464–410X. 2005.05401.x.

[23] Fisch M, Wammack R, Müller SC, Hohenfellner R. The Mainz pouch II (sigma rectum pouch). J Urol. 1993;149(2):258–63.

[24] Fleischmann A, Thalmann GN, Markwalder R, Studer UE. Extracapsular extension of pelvic lymph node metastases from urothelial carcinoma of the bladder is an independent prognostic factor. J Clin Oncol. 2005;23 (10):2358–65. https://doi.org/10.1200/ JCO.2005.03.084.

[25] Froehner M, Brausi MA, Herr HW, Muto G, Studer UE.Complications following radical cystectomy for bladder cancer in the elderly. Eur Urol. 2009;56(3):443–54. https://doi.org/10.1016/ j.eururo.2009.05.008.

[26] Furrer MA, Roth B, Kiss B, Nguyen DP, Boxler S, Burkhard FC, et al. Patients with an orthotopic low pressure bladder substitute enjoy long-term good function. J Urol. 2016a;196(4):1172–80. https://doi. org/ 10.1016/j.juro.2016.04.072.

[27] Furrer M, Nguyen DP, Gross T, Thalmann GN, Studer UE. Attempted nerve sparing has a long term impact on urinary continence in patients with an orthotopic bladder substitute. AUA

2016 Annual Meeting; Poster MP38–17. 2016b.

[28] Ganzer R, Blana A, Gaumann A, Stolzenburg JU, Rabenalt R, Bach T, et al. Topographical anatomy of periprostatic and capsular nerves: quantification and computerised planimetry. Eur Urol. 2008;54(2):353–60. https://doi.org/10.1016/j.eururo.2008.04.018.

[29] Ghoneim MA, Abdel-latif M, El-mekresh M, Abol-Enein- H, Mosbah A, Ashamallah A, et al. Radical cystectomy for carcinoma of the bladder: 2,720 consecutive cases 5 years later. J Urol. 2008;180(1):121–7. https://doi. org/10.1016/j.juro.2008.03.024.

[30] Giannarini G, Kessler TM, Thoeny HC, Nguyen DP, Meissner C, Studer UE. Do patients benefit from routine follow-up to detect recurrences after radical cystectomy and ileal orthotopic bladder substitution? Eur Urol. 2010;58(4):486–94. https://doi.org/10.1016/j.eururo.2010.05.041.

[31] Gross T, Meierhans Ruf SD, Meissner C, Ochsner K, Studer UE. Orthotopic ileal bladder substitution in women: factors influencing urinary incontinence and hypercontinence. Eur Urol. 2015;68(4):664–71. https://doi.org/10.1016/j.eururo.2015.05.015.

[32] Gschwend JE, Heck MM, Lehmann J, Ruebben H, Albers P, Heidenreich A, et al. Limited versus extended pelvic lymphadenectomy in patients with bladder cancer undergoing radical cystectomy: Survival results from a prospective, randomized trial (LEA AUO AB 25/02). J Clin Oncol. 2016;34. (suppl; abstr 4503)

[33] Hautmann RE, Volkmer BG, Schumacher MC, Gschwend JE, Studer UE. Long-term results of standard procedures in urology: the ileal neobladder. World J Urol. 2006;24(3):305–14. https://doi.org/10.1007/s00345–006–0105–z.

[34] Hautmann RE, De Petriconi RC, Pfeiffer C, Volkmer BG. Radical cystectomy for urothelial carcinoma of the bladder without neoadjuvant or adjuvant therapy: long-term results in 1100 patients. Eur Urol. 2012;61(5):1039–47. https://doi.org/10.1016/j.eururo.2012.02.028.

[35] Hellenthal NJ, Hussain A, Andrews PE, Carpentier P, Castle E, Dasgupta P, et al. Surgical margin status after robot assisted radical cystectomy: results from the International Robotic Cystectomy Consortium. J Urol. 2010;184(1):87–91. https://doi.org/10.1016/j.juro.2010.03.037.

[36] Herr HW. Outcome of patients who refuse cystectomy after receiving neoadjuvant chemotherapy for muscleinvasive bladder cancer. Eur Urol. 2008;54(1):126–32. https://doi.org/10.1016/j.eururo.2007.12.031.

[37] Herr HW, Faulkner JR, Grossman HB, Natale RB, deVere White R, Sarosdy MF, et al. Surgical factors influence bladder cancer outcomes: a cooperative group report. J Clin Oncol. 2004;22(14):2781–9. https://doi.org/ 10.1200/JCO.2004.11.024.

[38] Hugonnet CL, Danuser HJ, Springer JP, Studer UE. Urethral sensitivity and the impact on urinary continence in patients with an ileal bladder substitute after cystectomy. J Urol. 2001;165(5): 1502–5.

[39] Jensen JB, Ulhøi BP, Jensen KM. Evaluation of different lymph node (LN) variables as prognostic markers in patients undergoing radical cystectomy and extended LN dissection to the level of the inferior mesenteric artery. BJU Int. 2012a;109(3):388–93. https://doi.org/ 10.1111/j.1464–410X.2011.10369.x.

[40] Jensen JB, Ulhøi BP, Jensen KM. Extended versus limited lymph node dissection in radical cystectomy: impact on recurrence pattern and survival. Int J Urol. 2012b;19(1):39–47. https://doi.org/10.1111/j.1442–2042.2011.02887.x.

[41] Jin X, Roethlisberger S, Burkhard FC, Birkhaeuser F, Thoeny HC, Studer UE. Long-term renal function after urinary diversion by ileal conduit or orthotopic ileal bladder substitution. Eur Urol. 2012;61(3):491–7. https://doi.org/10.1016/j.eururo.2011.09.004.

[42] Johar RS, Hayn MH, Stegemann AP, Ahmed K, Agarwal P, Balbay MD, et al. Complications after robot-assisted radical cystectomy: results from the International Robotic Cystectomy Consortium. Eur Urol. 2013;64(1):52–7. https://doi.org/10.1016/j.eururo.2013.01.010.

[43] Kaiho Y, Nakagawa H, Ikeda Y, Namiki S, Numahata K, Satoh M, et al. Intraoperative electrophysiological confirmation of urinary continence after radical prostatectomy. J Urol. 2005;173(4):1139–42. https://doi.org/ 10.1097/01.ju.0000152316.51995.fc.

[44] Kessler TM, Burkhard FC, Perimenis P, Danuser H, Thalmann GN, Hochreiter WW, et al. Attempted nerve sparing surgery and age have a significant effect on urinary continence and erectile function after radical cystoprostatectomy and ileal orthotopic bladder substitution. J Urol. 2004;172(4 Pt 1):1323–7. https://doi. org/10.1097/01.ju.0000138249.31644.ec.

[45] Khan MS, Gan C, Ahmed K, Ismail AF, Watkins J, Summers JA, et al. A single-centre early phase randomised controlled three-arm trial of open, robotic, and laparoscopic radical cystectomy (CORAL). Eur Urol. 2016;69(4):613–21. https://doi. org/10.1016/j.eururo.2015.07.038.

[46] Konety BR, Dhawan V, Allareddy V, Joslyn SA. Impact of hospital and surgeon volume on in-hospital mortality from radical cystectomy: data from the health care utilization project. J Urol. 2005;173(5):1695–700. https://doi.org/10.1097/01.ju.0000154638.61621.03.

[47] Kulkarni GS, Urbach DR, Austin PC, Fleshner NE, Laupacis A. Higher surgeon and hospital volume improves long-term survival after radical cystectomy. Cancer. 2013;119(19):3546–54. https://doi.org/ 10.1002/cncr.28235.

[48] Larcher A, Sun M, Schiffmann J, Tian Z, Shariat SF, McCormack M, et al. Differential effect on survival of pelvic lymph node dissection at radical cystectomy for muscle invasive bladder cancer. Eur J Surg Oncol. 2015;41(3):353–60. https://doi.org/ 10.1016/j.ejso.2014.10.061.

[49] Madersbacher S, HochreiterW, Burkhard F, Thalmann GN, Danuser H, Markwalder R, et al. Radical cystectomy for bladder cancer today – a homogeneous series without neoadjuvant therapy. J Clin Oncol. 2003;21(4):690–6. https://doi.org/10.1200/JCO.2003.05.101.

[50] Mandel P, Tilki D, Eslick GD. Extent of lymph node dissection and recurrence-free survival after radical cystectomy: a meta-analysis. Urol Oncol. 2014;32(8):1184–90. https://doi.org/10.1016/j.urolonc.2014.01.017.

[51] Mayr R, May M, Martini T, Lodde M, Pycha A, Comploj E, et al. Predictive capacity of four comorbidity indices estimating perioperative mortality after radical cystectomy for urothelial carcinoma of the bladder. Eur Urol. 2012;110(6 Pt B):E222–7. https://doi.org/ 10.1111/j.1464–410X.2012.10938.x.

[52] Ng CK, Kauffman EC, Lee MM, Otto BJ, Portnoff A, Ehrlich JR, et al. A comparison of postoperative complications in open versus robotic cystectomy. Eur Urol. 2010;57(2):274–81. https://doi.org/10.1016/j. eururo.2009.06.001.

[53] Nguyen DP, Al Hussein Al Awamlh B,Wu X, O'Malley P, Inoyatov IM, Ayangbesan A, et al. Recurrence patterns after open and robot-assisted radical cystectomy for bladder cancer. Eur Urol. 2015;68(3):399–405. https://doi.org/10.1016/j.eururo.2015.02.003.

[54] Nieuwenhuijzen JA, De Vries RR, Bex A, van der Poel HG, MeinhardtW, Antonini N, et al. Urinary diversions after cystectomy: the association of clinical factors, complications and functional results of four different diversions. Eur Urol. 2008;53(4):834–44. https://doi. org/10.1016/j.eururo.2007.09.008.

[55] Novara G, De Marco V, Aragona M, Boscolo-Berto R, Cavalleri S, Artibani W, et al. Complications and mortality after radical cystectomy for bladder transitional cell cancer. J Urol. 2009;182(3):914–21. https://doi. org/10.1016/j.juro.2009.05.032.

[56] Novara G, Svatek RS, Karakiewicz PI, Skinner E, Ficarra V, Fradet Y, et al. Soft tissue surgical margin status is a powerful predictor of outcomes after radical cystectomy: a multicenter study of more

than 4,400 patients. J Urol. 2010;183(6):2165–70. https://doi.org/10.1016/j.juro.2010.02.021.

[57] Ong CH, Schmitt M, Thalmann GN, Studer UE. Individualized seminal vesicle sparing cystoprostatectomy combined with ileal orthotopic bladder substitution achieves good functional results. J Urol. 2010;183(4):1337–42. https://doi.org/10.1016/j.juro.2009.12.017.

[58] Ost MC, Patel KP, Rastinehad AR, Chu PY, Anderson AE, Smith AD, et al. Pneumoperitoneum with carbon dioxide inhibits macrophage tumor necrosis factor-alpha secretion: source of transitional-cell carcinoma port-site metastasis, with prophylactic irrigation strategies to decrease laparoscopic oncologic risks. J Endourol. 2008;22(1):105–12. https:// doi.org/10.1089/end.2007.9858.

[59] Paananen I, Ohtonen P, Perttilä I, Jonsson O, Edlund C, Wiklund P, et al. Functional results after orthotopic bladder substitution: a prospective multicentre study comparing four types of neobladder. Scand J Urol. 2014;48(1):90–8.

[60] Pfitzenmaier J, Lotz J, Faldum A, Beringer M, Stein R, Thüroff JW. Metabolic evaluation of 94 patients 5 to 16 years after ileocecal pouch (Mainz pouch 1) continent urinary diversion. J Urol. 2003;170(5):1884–7. https://doi.org/10.1097/01.ju.0000091900.57347.ee.

[61] Ploussard G, Shariat SF, Dragomir A, Kluth LA, Xylinas E, Masson-Lecomte A, et al. Conditional survival after radical cystectomy for bladder cancer: evidence for a patient changing risk profile over time. Eur Urol. 2014;66(2):361–70. https://doi.org/10.1016/j.eururo.2013.09.050.

[62] Raza SJ, Wilson T, Peabody JO, Wiklund P, Scherr DS, Al-Daghmin A, et al. Long-term oncologic outcomes following robot-assisted radical cystectomy: results from the International Robotic Cystectomy Consortium. Eur Urol. 2015;68(4):721–8. https://doi.org/10.1016/j.eururo.2015.04.021.

[63] Roth B, Wissmeyer MP, Zehnder P, Birkhäuser FD, Thalmann GN, Krause TM, et al. A new multimodality technique accurately maps the primary lymphatic landing sites of the bladder. Eur Urol. 2010;57(2):205–11. https://doi.org/10.1016/j.eururo.2009.10.026.

[64] Rozanski AT, Benson CR, McCoy JA, Green C, Grossman HB, et al. Is exam under anesthesia still necessary for the staging of bladder cancer in the era of modern imaging? Bladder Cancer. 2015;1(1):91–6.

[65] Shabsigh A, Korets R, Vora KC, Brooks CM, Cronin AM, Savage C, et al. Defining early morbidity of radical cystectomy for patients with bladder cancer using a standardized reporting methodology. Eur Urol. 2009;55(1):164–74. https://doi.org/10.1016/j. eururo.2008.07.031.

[66] Shariat SF, Karakiewicz PI, Palapattu GS, Lotan Y, Rogers CG, Amiel GE, et al. Outcomes of radical cystectomy for transitional cell carcinoma of the bladder: a contemporary series from the Bladder Cancer Research Consortium. J Urol 2006;176(6 Pt 1):2414–22. https://doi. org/10.1016/j.juro.2006.08.004.

[67] Sievert K, Hennenlotter J, Laible I, Amend B, Schilling D, Anastasiadis A, et al. The periprostatic autonomic nerves-bundle or layer? Eur Urol. 2008;54(5):1109–17. https://doi.org/10.1016/j.eururo.2008.06.007.

[68] Simone G, Papalia R, Ferriero M, Guaglianone S, Castelli E, Collura D, et al. Stage-specific impact of extended versus standard pelvic lymph node dissection in radical cystectomy. Int J Urol. 2013;20(4):390–7. https://doi.org/10.1111/j.1442–2042.2012.03148.x.

[69] Stein JP, Lieskovsky G, Cote R, Groshen S, Feng AC, Boyd S, et al. Radical cystectomy in the treatment of invasive bladder cancer: long-term results in 1,054 patients. J Clin Oncol. 2001;19(3): 666–75.

[70] Studer UE, editor. Keys to successful orthotopic bladder substitution: Springer International Publishing; 2015. https://doi.org/10.1007/978–3–319–12382–0.

[71] Svatek RS, Fisher MB, Matin SF, Kamat AM, Grossman HB, Nogueras-González GM, et al. Risk factor analysis in a contemporary cystectomy cohort using standardized reporting methodology and adverse event criteria. J Urol. 2010;183(3):929–34. https://doi.org/10.1016/j. juro.2009.11.038.

[72] Svatek RS, Shariat SF, Novara G, Skinner EC, Fradet Y, Bastian PJ, et al. Discrepancy between clinical and pathological stage: external validation of the impact on prognosis in an international radical cystectomy cohort. BJU Int. 2011;107(6):898–904. https://doi.org/10.1111/j.1464–410X.2010.09628.x.

[73] Takenaka A, Tewari A, Hara R, Leung RA, Kurokawa K, Murakami G, et al. Pelvic autonomic nerve mapping around the prostate by intraoperative electrical stimulation with simultaneous measurement of intracavernous and intraurethral pressure. J Urol. 2007;177(1):225–9. https://doi.org/10.1016/j.juro.2006.08.104.

[74] Tarin TV, Power NE, Ehdaie B, Sfakianos JP, Silberstein JL, Savage CJ, et al. Lymph node-positive bladder cancer treated with radical cystectomy and lymphadenectomy: effect of the level of node positivity. Eur Urol. 2012;61(5):1025–30. https://doi.org/ 10.1016/j.eururo.2012.01.049.

[75] Turner WH, Danuser H, Moehrle K, Studer UE. The effect of nerve sparing cystectomy technique on postoperative continence after orthotopic bladder substitution. J Urol. 1997;158(6):2118–22.

[76] Vallancien G, Abou El Fettouh H, Cathelineau X, Baumert H, Fromont G, Guillonneau B. Cystectomy with prostate sparing for bladder cancer in 100 patients: 10–year experience. J Urol. 2002;168(6):2413–7. https://doi.org/10.1097/01.ju.0000036521.21034.ec.

[77] Wang GJ, Barocas DA, Raman JD, Scherr DS. Robotic vs open radical cystectomy: prospective comparison of perioperative outcomes and pathological measures of early oncological efficacy. BJU Int. 2008;101(1):89–93. https://doi.org/10.1111/j.1464–410X.2007.07212.x.

[78] Yafi FA, Aprikian AG, Chin JL, Fradet Y, Izawa J, Estey E, et al. Contemporary outcomes of 2287 patients with bladder cancer who were treated with radical cystectomy: a Canadian multicentre. BJU Int 2011;108(4):539–45. https://doi.org/10.1111/j.1464– 410X.2010.09912.x.

[79] Yuh B,Wilson T, Bochner B, et al. Systematic review and cumulative analysis of oncologic and functional outcomes after robot-assisted radical cystectomy. Eur Urol. 2015;67:402–22. https://doi.org/10.1016/j. eururo.2014.12.008.

[80] Zehnder P, Studer UE, Skinner EC, et al. Super extended versus extended pelvic lymph node dissection in patients undergoing radical cystectomy for bladder cancer: a comparative study. J Urol. 2011;186:1261–8. https://doi.org/10.1016/j.juro.2011.06.004.

[81] Zehnder P, Studer UE, Skinner EC, et al. Unaltered oncological outcomes of radical cystectomy with extended lymphadenectomy over three decades. BJU Int. 2013;112:E51–8. https://doi.org/10.1111/bju.12215.

# 第 24 章　保留膀胱的多模式治疗方法

## Multimodality Treatment for Bladder Conservation

Oliver J. Ott　著

常　成　译　刘志宇　校

**摘　要**

膀胱肌层浸润性尿路上皮癌的标准治疗方法是根治性膀胱切除术。保留膀胱治疗，包括初始经尿道膀胱肿瘤电切术，然后同步放化疗，已被证明可达到与根治性膀胱切除术相当的生存率。通过这些保留膀胱的治疗方法，（挽救性）膀胱切除术被用于给反应不佳或局部肌层浸润性复发的患者。在过去的 30 年中，已经在单中心和协作组织中进行了对多模式治疗保膀胱的前瞻性系列研究，纳入的患者远超 1000 人。据报道，5 年总 OS 为 50%～60%，大约 80% 的存活患者实现了保留膀胱。有助于判定患者是否可行保留膀胱的临床标准包括肿瘤大小（<5cm）、肿瘤早期分期、可见的和膀胱镜下完整的经尿道电切术、无输尿管梗阻，以及无盆腔淋巴结转移证据。在多因素分析中，彻底的 TURB 手术被发现是预测总 OS 的主要因素之一。最初完全缓解后复发风险较高的是有多发病灶和广泛原位癌表现的患者，且所有学科之间需要密切协作才能取得最优的治疗效果。未来的研究将集中于优化放疗技术，包括所有可能的放射增敏（如同步放化疗、额外的深度区域热疗），并加入更有效的全身化疗，以及根据分子标志物检测正确的选择患者。

## 一、概述

据 2014 年世界癌症报告报道，膀胱癌是全球第 9 大常见癌症，其中尿路上皮癌是最常见的组织学类型（>90%）。吸烟仍然是导致膀胱癌的最重要原因，砷和一些职业暴露因素偶尔也会导致膀胱癌的发生。只有 30%～40% 的肌层浸润性癌症患者能存活 5 年或更长时间（McGuire，2016）。（$\geq T_2$）肌层浸润性膀胱癌的标准手术方案是立即行根治性膀胱切除加盆腔淋巴结清扫，局部控制率为 90%～95%。但是，特别是对有膀胱外周侵犯（$\geq T_{3b}$）的肿瘤，单纯手术的局部控制率不令人满意。此外，高达 50% 的膀胱癌患者在病程中死于远处转移。对这些患者来说，即便应用了现代外科重建技术，膀胱排尿功能的丧失也意味着生活质量的大幅下降。包括初始 TURB 和同步放化疗在内的多模式治疗则为不适合或不愿接受根治性手术的患者提供了一种有价值的治疗选择（Ploussard 等，2014；Retzetal 等，2016）。

## 二、患者的选择

从实际情况来看，至少可以区分出三个患者亚群，他们的一般健康状况及膀胱癌病情不同

（图 24–1）。对这些群体的正确区分对治疗选择有很大的影响。第一亚组患者一般情况良好，肿瘤局限于膀胱（≤$T_2$）且没有远处转移证据。对于这一亚组，包括 TURB 和 RCT 在内的多模式治疗已被证明是 RC 的有效替代方案，5 年和 10 年的总 OS 与 RC 相当（Weiss 等，2008），长期膀胱保留率为 80%（Rodel 等，2002）。

第二个亚组患者出现膀胱癌的局限转移，但有严重的基础疾病（如心脏或肺的严重功能障碍），这可能存在全身麻醉或手术不耐受的风险。这些患者被推荐进行放疗，但这并不是因为他们了解多模式治疗方法在保留膀胱方面的优势，而是泌尿外科医生拒绝进行手术治疗。不幸的是，由于一般情况较差，这组患者往往不能接受全剂量的 RCT 治疗，这可能导致多模式治疗的效果较差。

第三个亚组患者早期即出现远处转移。由于生活质量的原因，泌尿外科医生通常推荐这些患者进行姑息性放疗，且放疗 /RCT 常是用来预防或治疗局部进展和肿瘤引起的疼痛症状。

最初完全缓解后复发风险较高的是有多发病灶和广泛原位癌表现的患者，贫血也被证明是局部控制率降低及远处转移率和膀胱癌死亡率增高的预测因素（Gospodarowicz 等，1989）。有助于判定患者是否可行保留膀胱治疗的临床标准包括肿瘤较小（<5cm）、肿瘤分期较早、可见的和膀胱镜下完整的经尿道电切术、无输尿管梗阻和无盆腔淋巴结转移证据。

在过去几年中，一些工作组在中小型回顾性队列分析研究中发现，一些有预测作用的分子标志物与根治性膀胱切除术和多模式治疗后的效果之间存在相关性。

Weiss 等在研究中分析了 48 例接受 TURB 和 RCT 治疗的高危 $T_1$ 期膀胱癌患者中 Survivin 表达作为局部控制标志物的预测作用。Survivin 在正常膀胱尿路上皮细胞中不表达，但在 67% 的膀胱癌细胞中高表达。中位随访时间为 27 个月时，Survivin 表达升高与局部控制失败的概率增大显著相关（$P$=0.003）（Weiss 等，2009）。Choudhury 等研究发现，在 86 名接受放射治疗的膀胱癌患者中，与肿瘤中高表达 MRE11 的患者相比，低表达 MREll 的患者与较低的 3 年肿瘤特异性生存率相关（43.1% vs. 68.7%，$P$=0.012）。在 88 名接受根治性膀胱切除术的对照组患者中，

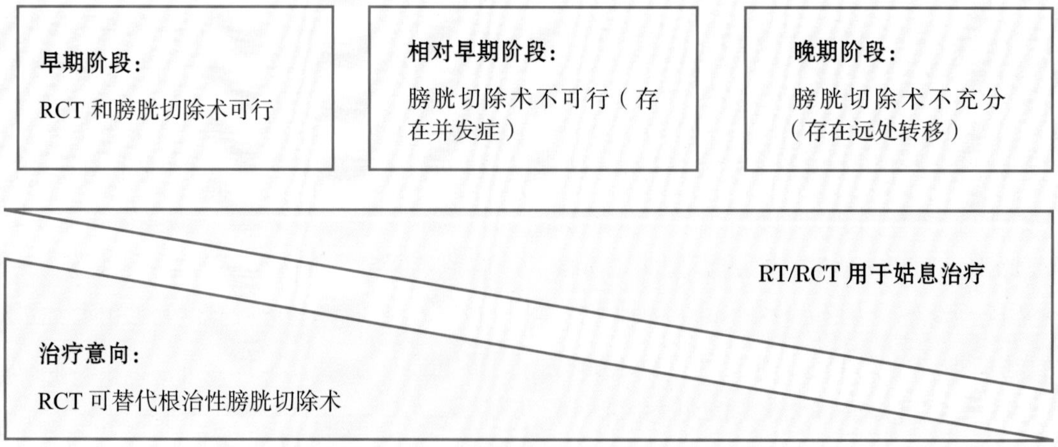

▲ 图 24–1　保留膀胱的患者选择

RCT. 同步放化疗；RT. 单纯化疗

MRE11 的表达与癌症特异性生存无关。联合放疗组中高表达 MRE11 的患者 3 年肿瘤特异性生存率显著高于高表达 MRE1 1 的膀胱切除组患者（69.9% vs. 53.8%，$P$=0.021）。在这项经过免疫组化验证的研究中，MRE11 蛋白的表达被证明是膀胱癌放疗后生存期的预测因素（Choudhury 等，2010）。Laurberg 等的研究成果评价了 Tip60 和 MRE11 在 583 例接受膀胱癌根治性切除术或放疗的 3 个队列患者中的表达情况，以及其对局部浸润性膀胱癌治疗肿瘤特异性生存率的预测价值。在 2 个独立队列中，Tip60 蛋白的表达是膀胱切除术后肿瘤特异性生存的预测标志物。在多因素分析中，Tip60 是最重要的预测因子。MRE11 则被证明是放疗后肿瘤特异性生存的预测标志物。因此得出的结论是，Tip60 和 MRE11 有可能成为浸润性膀胱癌患者接受膀胱切除术或放射治疗的判定指标（Laurberg 等，2012）。此外，Keck 等报道了 247 例肌层浸润性膀胱癌患者经尿道电切加放化疗后 Neuropilin-2 和 VEGF-C 作为潜在预测指标的可能。在多因素分析中，Neuropilin-2 的表达是 OS 的一个预后因素（HR=3.42，95%CI 1.48～7.86；$P$=0.004），并且与早期肿瘤特异性死亡风险增加 3.85 倍相关（95%CI 0.91～16.24；$P$=0.066）。当 Neuropilin-2 高表达时，CSS 从 166 个月下降到 85 个月（$P$=0.037）。单因素分析显示，VEGF-C 高表达患者的肿瘤特异性生存期缩短风险增加了 2.29 倍（95%CI 1.03～5.35；$P$=0.043）。在 VEGF-C 高表达的病例中，CSS 从 170 个月降至 88 个月（$P$=0.041）。此外，在多变量模型中，Neuropilin-2 和 VEGF-C 的共同表达是 OS 的一个预后指标（HR=7.54；95%CI 1.57～36.23；$P$=0.012）（Keck 等，2015）。Bertz 等在 238 例接受经尿道电切加放化疗的尿路上皮癌患者中，描述了微乳头形态是预后不良的预测标志。少量微乳头形态的存在并不影响预后，但在具有广泛（30%）微乳头形态的肿瘤中，平均肿瘤特异性生存率明显低于传统的尿路上皮癌（Bertz 等，2016）。

进一步证实分子标志物预测价值的前瞻性试验仍然缺乏，但在选择根治性膀胱切除术和多模式治疗患者方面，分子标志物在未来具有很大的潜力。

## 三、团队合作是不可或缺的

泌尿外科医生、病理专家和放疗专家等之间密切的团队合作是保留膀胱治疗成功的必要条件。多模式联合治疗方案的基础是 TURB 术，并在初始 TURB 后 4 周开始行 RCT，在 RCT 治疗 6～12 周后，泌尿科医生需进行二次 TURB 术，并进行多次活检。病理学上定义的完全缓解要求活检标本中没有膀胱镜和显微镜下可见的肿瘤组织及细胞，以及阴性的尿脱落细胞学结果。在完全缓解的情况下，患者应该在第 1 年中每 3 个月随访一次，随后每 6 个月随访一次直到第 5 年，此后每 12 个月随访一次（Retz 等，2016）。如果肿瘤持续复发，应进行额外的治疗，如 TURB 后进行膀胱内灌注治疗，建议进行肌层浸润性肿瘤的浅表或挽救性膀胱切除术，并应尽早开始。总之，良好的团队合作在成功的膀胱癌联合治疗中发挥着关键作用。该处方案的综合概述如图 24–2 所示。

## 四、初始经尿道膀胱肿瘤电切术

膀胱癌最好彻底切除（$R_0$ 切除）。因此，TUR-B 应该在不穿透膀胱壁的情况下尽可能切除肿瘤组织。TURB 的质量必须通过来自肿瘤基底和肿瘤切除边缘等组织活检来确认，以确认手术切除肿瘤的完整性，并检测是否存在原位癌或多发病灶，这些都是众所周知的影响预后的因素（Retz 等，2016）。Dunst 等首先提出了保留膀胱 TURB 的标准化方案（Dunst 等，1994）。对于大多数局限性患者（≤$pT_2$）应能实现 PCR。例如，Weiss 等（2006）报道了 141 例高危 $T_1$ 期膀胱

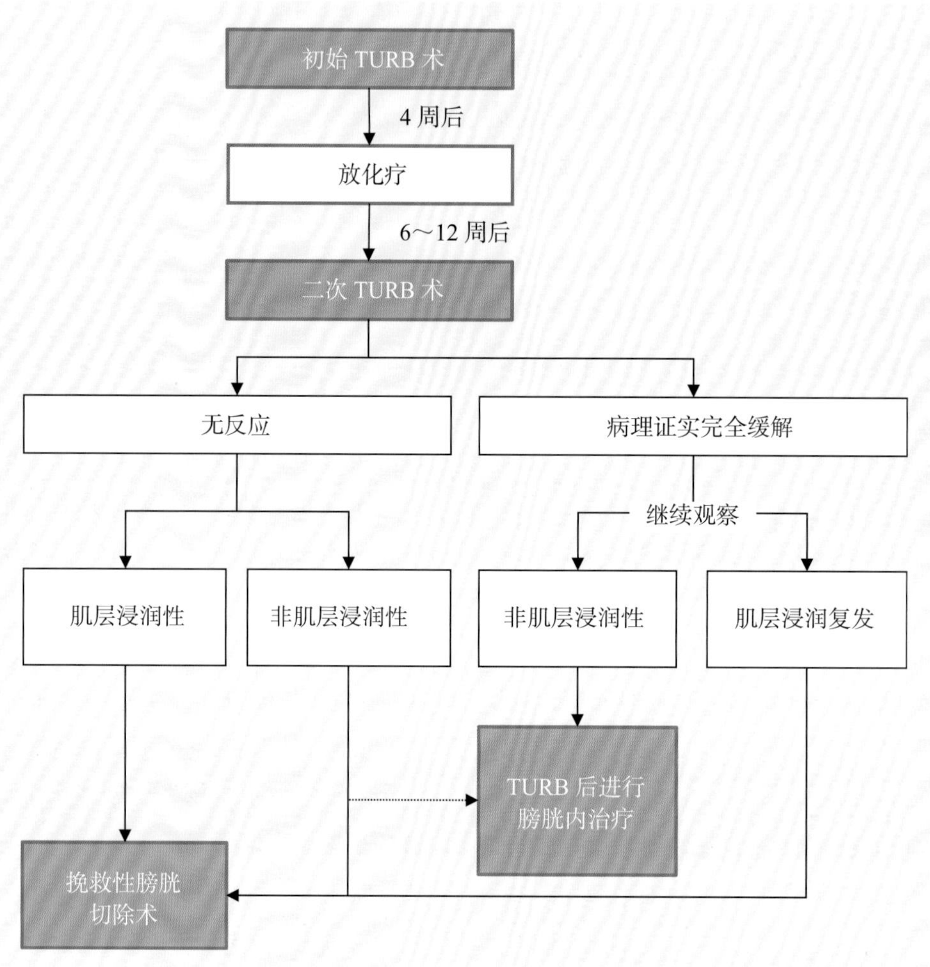


▲ 图 24–2 保留膀胱的治疗方案

癌患者，发现经过多次活检后 PCR 比例为 56%（79/141）。TURB 的彻底与否已被证明是影响总体生存的最重要预后因素之一。Rodel 等（2002）分析了 415 例患者［高危 $T_1$ 期（$n$=89）和肌层浸润性 $T_{2\sim4}$ 期（$n$=326）］，这些患者在 TURB 术后联合 RT（126/415）或 RCT（289/415）以保留膀胱。完全根治（$R_0$）、显微根治（$R_1$）和大体残留病变（$R_2$）患者的 10 年总生存率分别为 50%、33% 和 18%（$P$=0.003）。在多因素分析中，TURB 的完整性是总体生存率最重要的预后因素之一（Rodel 等，2002）。

## 五、放射疗法

作为多模式膀胱保留治疗方法的一部分，放疗可以按照常规连续进行，最高总剂量为 55～60Gy，或分次进行，以 40Gy 为诱导剂量后再增加 25Gy 的巩固剂量，并在放疗结束 4～6 周后必须再进行 TURB 以达到 PCR（Ploussard 等，2014；Retz 等，2016；Rodel 等，2002；James 等，2012）。建议 TURB 无反应的肌层浸润性膀胱癌患者在接受 55～60Gy（连续疗程）或 40Gy（分次疗程）放疗后接受挽救性膀胱切除术（Efstathiou 等，2012）。到目前为止，还没有前瞻性试验证明这两种治疗方法中的一种存在优势（Ploussard 等，2014；Rettzetal 等，2016）。从放射生理学考虑，建议在达到完整治疗剂量之前不要中断放射治疗，以尽量减少肿瘤细胞间不良的再聚集效应（Maciejeski 和 Majewski，1991；

deNeve 等，1995）。

在欧洲，放射治疗通常采用单次剂量 1.8～2.0Gy，每周 5 次（Rodel 等，2002；James 等，2012；Krauseetal 等，2011）。到目前为止，没有证据表明每天 2 次的加速放疗会产生更好的肿瘤局部控制或 OS，但加速治疗会导致相关不良反应增加（Retz 等，2016；Efstathiou 等，2012；Horwich 等，2005）。应避免缩短总体治疗时间和分期方案，特别是在放疗与化疗同期进行的情况下。新的治疗技术，如影像引导和增强放射治疗，以及选定病例的间质放射治疗（单灶性、小体积疾病）或粒子疗法的使用，特别是质子的使用，可能允许增加放疗的剂量，期望可能会进一步改善肿瘤的治疗反应和长期的局部控制情况（Hata 等，2006；Henry 等，2006；Pos 等，2005 和 2006）。

保膀胱治疗策略中的放射治疗部位尚不明确。虽然大多数中心将整个膀胱纳入治疗计划，但有一些中心尝试在不同的膀胱区域保留或增加局部剂量，以避免毒性的增加（Koning 等，2012）。在另一项Ⅲ期多中心试验中，219 名患者随机接受标准全膀胱放射治疗或局部高剂量放射治疗（旨在为肿瘤提供全辐射剂量，为未参与的膀胱提供最大剂量的 80%）。放射治疗量比较的主要终点是严重不良反应和局部复发时间。与标准的全膀胱放射治疗相比，部分高剂量放射治疗并没有在统计学上显著降低严重不良反应，而且局部肿瘤控制的有效性还不能被证明（Huddart 等，2015）。

选择性盆腔淋巴放疗的作用尚不清楚，但在许多机构中，盆腔淋巴结区域被纳入治疗计划，因为随着肿瘤分期的进展，淋巴结受累的可能性越来越大（Tunio 等，2012）。在选择性区域的放疗总剂量不应超过 50Gy，对于膀胱外肉眼可见的肿瘤组织，作为额外强化照射，总放疗剂量可增加到 60～66Gy（Ploussard 等，2014；Witjes 等，2014）。

## 六、化疗和热疗的放射性增敏技术

在过去的 30 年中，几个工作组在两个前瞻性随机试验和大量的进一步前瞻性和回顾性评估中证明了同步 RCT 与单独放疗相比的优势（Ploussard 等，2014；Rettzetal，2016；Rodeel 等，2002；James 等，2012；Krausseetal，2011；Efstathiou 等，2012；Copinetal，1996；Ploussard 等，2014）。事实证明，顺铂是治疗局部晚期或转移性尿路上皮癌最有效的化疗药物，也是在保膀胱的多模式治疗方案内能达到放射增敏目的的最有效化疗药物（Witjes 等，2014）。1996 年，来自加拿大的一项纳入 99 名患者的小型随机试验首次证明了 RCT 的优越性。患者接受术前或术后放疗，随机联合或不联合顺铂（3100mg/m$^2$，q2w），随访 6.5 年后顺铂组盆腔肿瘤控制较好（$P$=0.036），且总体和远处无转移生存率没有差别（Coppin 等，1996）。

一项纳入 473 名患者的全球最大的关于保膀胱长期评价的研究结果显示，同时接受以顺铂为基础的化疗不仅显著提高了膀胱保留率，还显著提高了中位总生存率（70 个月 vs. 28.5 个月，$P$＜0.001）（Krause 等，2011；Krause 等，2011）。

英国的 BC2001 前瞻性试验共纳入 360 名患者，他们随机接受单独放射治疗或同时联合丝裂霉素（12mg/m$^2$，第 1 天）和氟尿嘧啶（500mg/m$^2$，第 1～5 天和 16～20 天）的放射增敏化疗。经过 70 个月的中位随访，RCT 组的局部肿瘤控制率显著提高（HR=0.68，$P$=0.03），而 5 年总生存率分别为 48% vs. 35%，但差异无统计学意义（$P$=0.16）。总体早期不良反应发生率无显著差异（36 vs. 27.5%，$P$=0.07），其中 RCT 组胃肠道不良反应较高（9.6 vs. 2.7%，$P$=0.007），3～4 级严重并发症发生率相同［RTOG 分级：单纯放疗后 15.7%，RCT 后 8.3%（$P$=0.07）；Lent/SOM 分级：

51% vs. 54%（$P$=0.72）]（James 等，2012）。

在对几种实体肿瘤（如宫颈癌、肛门癌、直肠癌、头颈癌、多形性胶质母细胞瘤、乳腺癌和恶性黑色素瘤）进行的随机试验中，局部热疗联合放疗和（或）化疗已被证明可显著进一步改善临床预后。对局部热疗技术和附加效应的全面概述可以在几篇综述中找到（van der Zee，2002；Wust 等，2002；Horsman 和 Overgaard，2007；Moyer 和 Delman，2008）。

关于膀胱癌治疗的两项随机试验显示，在化疗（Colombo 等，2003）或放疗（van der Zee 等，2000）的基础上加用热疗可显著改善临床效果。将 83 例原发性或复发性浅表（$T_{a\sim1}$）膀胱尿路上皮癌患者随机分配到膀胱内灌注丝裂霉素和完全 TURB 后局部热疗联合使用化疗药物组（Colombo 等，2003）。对于中高危非肌层浸润性膀胱癌，加入热疗可显著降低 2 年后的局部复发率（17.1% vs. 57.5%，$P$=0.0002）。

此外，van der Zee 等还发现，在局部晚期肌层浸润性膀胱癌（$T_{2\sim4}$）中，深度局部热疗联合外照射显著提高了完全缓解率（73% vs. 51%，$P$=0.01）（van der Zee 等，2000）。

自 1982 年以来，德国 Erlange 大学医院泌尿外科和放疗科一直坚持对高危 $T_1$ 期和肌层浸润性（$T_{2\sim4}$）膀胱癌患者在保膀胱术后进行放疗（Rodel 等，2002；Dunsttettal，1994；Sauer 等，1998；Weiss 等，2007）。为了进一步推进膀胱癌多模式治疗，对高危 $T_1$ 和 $T_2$ 期膀胱癌患者在成熟的联合保膀胱治疗模式的基础上加用同期热疗的有效性和安全性进行了评估。在 45 名 $T_{1\sim2}$ 期膀胱癌患者中，接受 RCT 联合深部区域热疗的患者，与仅接受放疗或放化疗的患者相比，PCR 率进一步提高（表 24–1）（Ott 等，2009 年；Wittlinger 等，2009）。

总之，与单纯放疗相比，联合顺铂或氟尿嘧啶和丝裂霉素同时进行 RCT 可获得更好的临床效果，因此应该被作为保留膀胱患者的标准治疗方案。进一步改进多模式治疗的未来选择可能是优化同步化疗，如使用紫杉醇或吉西他滨、添加使用深部区域热疗、联合抗缺氧药物（Wittlinger 等，2009；Caffo 等，2011；Mitin 等，2013；Choudhury 和 Cowan，2011；Choudhury 等，2011；Hoskin 等，2010）。只有那些根本不适合同步化疗的患者才单独使用放射治疗。

## 七、TURB 再灌注和挽救性策略

再灌注是保膀胱综合治疗方法中不可缺少的一部分。再灌注应在 RCT 完成后 6～12 周进行，

**表 24–1 Erlangen 的保留膀胱经验（Weiss 等，2007 和 2008；Rodel 等，2002）**

| 研究期限（年） | 患者例数（名） | T 分期 | TUR 术联合 | PCR（%） | 5 年 OAS（%） | 5 年 OAS 下的保膀胱成功率（%） |
|---|---|---|---|---|---|---|
| 1982—1985 | 126 | $T_{1\sim4}$ | RT | 61 | 40 | 37 |
| 1985—1993 | 95 | $T_{1\sim4}$ | RT+ 卡铂 | 66 | 45 | 40 |
| 1985—1993 | 145 | $T_{1\sim4}$ | RT+ 顺铂 | 82 | 62 | 47 |
| 1993—2006 | 112 | $T_{1\sim4}$ | RT+5–FU/ 顺铂 | 88 | 74 | 61 |
| 2005—2008 | 38 | $T_{1\sim2}$ | RT+5–F/ 顺铂 +RHT | 95 | 80[a] | 82[a] |

TUR. 经尿道膀胱肿瘤切除术；PCR. 病理完全缓解率；OAS. 总生存率；RT. 单纯放疗；RHT. 区域深部热疗

a. 3 年随访

首先要使肿瘤得到充分的缓解，其次不要浪费不必要的时间对无反应肿瘤患者进行挽救性治疗。来自原肿瘤区域的肿瘤活检被认为是必要的，以安全区分反应者和无反应者（Retz 等，2016）。

如果在随访期间持续存在（复发的 TURB）或复发的非肌层浸润性（$pT_{a\sim1}$ 期）膀胱尿路上皮癌，可以单独进行另一种 TURB 伴或不伴膀胱内治疗或膀胱切除术进行挽救性治疗。对于肌层浸润性肿瘤，强烈建议行挽救性膀胱切除术。在非常罕见的病例中，如果没有复发，由于随访期间严重的膀胱功能障碍，膀胱切除术可能是必要的（Retz 等，2016）。

## 八、膀胱切除术研究的比较及结论

保膀胱手术的首要目标是保持患者的最优生存率。因此，保膀胱手术结果需要与膀胱切除术进行比较。在随机试验中，保膀胱的治疗尚未与初次膀胱切除术进行对比试验。现代根治性膀胱切除术报道了非肌层浸润和肌层浸润性膀胱癌的 5 年总生存率分别为 63%～74% 和 26%～63%（表 24-2）。尽管根治术和保膀胱方案之间的比较因病理和临床分期的不同而受到阻碍（后者往往低估了真实的肿瘤范围），但这些手术方案和保膀胱方案的 5 年总生存率并无明显差异（表 24-2）。

在特定的患者中，使用保膀胱方案治疗膀胱癌是根治性膀胱切除术的一种有效替代选择。现代方案结合了 TURB、同期 RCT 和辅助化疗。这些方法需要相关学科之间的密切合作。未来的研究将集中在优化放射技术和分期方案，以及加入放射增敏剂［如化疗和（或）热疗］和更有效的全身治疗，并将探索分子标志物和靶向生物制剂在治疗膀胱癌中的作用。

表 24-2 Erlangen 的保膀胱与当代膀胱切除术的比较研究数据统计

| 作 者 | 患者例数（名） | 随访中位数（月） | T 分期 | 5 年 OAS（%） | 5 年 OAS 下的保膀胱成功率（%） |
|---|---|---|---|---|---|
| Stein 等（2001） | 1024 | 122 | $T_1$ | 74 | 51 |
| | | | $T_{2\sim4}$ | 55 | 38 |
| Dalbagni 等（2001） | 300 | 65 | $T_1$ | 64 | n.a. |
| | | | $T_2$ | 59 | |
| | | | $T_{3\sim4}$ | 26 | |
| Madersbacher 等（2003） | 507 | 45 | $T_1$ | 63 | 48 |
| | | | $T_2$ | 63 | 30 |
| | | | $T_{3\sim4}$ | 35 | 25 |
| Hautmann 等（2006） | 788 | 35 | $T_{1\sim4}$ | 58 | 45 |
| Shariat 等（2006） | 888 | 39 | $T_{1\sim4}$ | 59 | n.a. |
| Erlangen data Rodel 等（2002），Wittlinger 等（2009），Krause 等（2011） | 525 | 35 | $T_1$<br>$T_{2\sim4}$ | 71<br>56 | 50<br>34 |

OAS. 总生存率；n.a.. 无意义

# 参考文献


[1] Bertz S, Wach S, Taubert H, Merten R, Krause FS, Schick S, et al. Micropapillary morphology is an indicator of poor prognosis in patients with urothelial carcinoma treated with transurethral resection and radiochemotherapy. Virchows Arch : Int J Pathol. 2016;469:339–44.

[2] Caffo O, Fellin G, Graffer U, Mussari S, Tomio L, Galligioni E. Gemcitabine and radiotherapy plus cisplatin after transurethral resection as conservative treatment for infiltrating bladder cancer: long-term cumulative results of 2 prospective single-institution studies. Cancer. 2011;117:1190–6.

[3] Choudhury A, Cowan R. Bladder preservation multimodality therapy as an alternative to radical cystectomy for treatment of muscle invasive bladder cancer. BJU Int. 2011;108:E313.

[4] Choudhury A, Nelson LD, Teo MT, Chilka S, Bhattarai S, Johnston CF, et al. MRE11 expression is predictive of cause-specific survival following radical radiotherapy for muscle-invasive bladder cancer. Cancer Res. 2010;70:7017–26.

[5] Choudhury A, Swindell R, Logue JP, Elliott PA, Livsey JE, Wise M, et al. Phase II study of conformal hypofractionated radiotherapy with concurrent gemcitabine in muscle-invasive bladder cancer. J Clin Oncol. 2011;29:733–8.

[6] Colombo R, Da Pozzo LF, Salonia A, Rigatti P, Leib Z, Baniel J, et al. Multicentric study comparing intravesical chemotherapy alone and with local microwave hyperthermia for prophylaxis of recurrence of superficial transitional cell carcinoma. J Clin Oncol. 2003;21:4270–6.

[7] Coppin CM, Gospodarowicz MK, James K, Tannock IF, Zee B, Carson J, et al. Improved local control of invasive bladder cancer by concurrent cisplatin and preoperative or definitive radiation. The National Cancer Institute of Canada Clinical Trials Group. J Clin Oncol. 1996;14:2901–7.

[8] Dalbagni G, Genega E, Hashibe M, Zhang ZF, Russo P, Herr H, et al. Cystectomy for bladder cancer: a contemporary series. J Urol. 2001;165:1111–6.

[9] De Neve W, Lybeert ML, Goor C, Crommelin MA, Ribot JG. Radiotherapy for T2 and T3 carcinoma of the bladder: the influence of overall treatment time. Radiother Oncol. 1995;36:183–8.

[10] Dunst J, Sauer R, Schrott KM, Kuhn R, Wittekind C, Altendorf-Hofmann A. Organ-sparing treatment of advanced bladder cancer: a 10–year experience. Int J Radiat Oncol Biol Phys. 1994;30:261–6.

[11] Efstathiou JA, Spiegel DY, Shipley WU, Heney NM, Kaufman DS, Niemierko A, et al. Long-term outcomes of selective bladder preservation by combined-modality therapy for invasive bladder cancer: the MGH experience. Eur Urol. 2012;61:705–11.

[12] Gospodarowicz MK, Hawkins NV, Rawlings GA, Connolly JG, Jewett MA, Thomas GM, et al. Radical radiotherapy for muscle invasive transitional cell carcinoma of the bladder: failure analysis. J Urol. 1989;142:1448–53. discussion 53–4

[13] Hata M, Miyanaga N, Tokuuye K, Saida Y, Ohara K, Sugahara S, et al. Proton beam therapy for invasive bladder cancer: a prospective study of bladderpreserving therapy with combined radiotherapy and intra-arterial chemotherapy. Int J Radiat Oncol Biol Phys. 2006;64:1371–9.

[14] Hautmann RE, Gschwend JE, de Petriconi RC, Kron M, Volkmer BG. Cystectomy for transitional cell carcinoma of the bladder: results of a surgery only series in the neobladder era. JUrol. 2006;176:486–92. discussion 91–2

[15] Henry AM, Stratford J, McCarthy C, Davies J, Sykes JR, Amer A, et al. X-ray volume imaging in bladder radiotherapy verification. Int J Radiat Oncol Biol Phys. 2006;64:1174–8.

[16] Horsman MR, Overgaard J. Hyperthermia: a potent enhancer of radiotherapy. Clin Oncol (R Coll Radiol). 2007;19:418–26.

[17] Horwich A, Dearnaley D, Huddart R, Graham J, Bessell E, Mason M, et al. A randomised trial of accelerated radiotherapy for localised invasive bladder cancer. Radiother Oncol. 2005;75:34–43.

[18] Hoskin PJ, Rojas AM, Bentzen SM, Saunders MI. Radiotherapy with concurrent carbogen and nicotinamide in bladder carcinoma. Journal Clin Oncol: Off J Am Soc Clin Oncol. 2010;28:4912–8.

[19] Huddart RA, Jones R, Choudhury A. A new dawn for bladder cancer? Recommendations from the National Institute for Health and Care Excellence (NICE) on Managing Bladder Cancer. Clin Oncol (R Coll Radiol). 2015;27:380–1.

[20] James ND, Hussain SA, Hall E, Jenkins P, Tremlett J, Rawlings C, et al. Radiotherapy with or without chemotherapy in muscle-invasive bladder cancer. N Engl J Med. 2012;366:1477–88.

[21] Keck B, Wach S, Taubert H, Zeiler S, Ott OJ, Kunath F, et al. Neuropilin-2 and its ligand VEGF-C predict treatment response after transurethral resection and radiochemotherapy in bladder cancer patients. Int J Cancer. 2015;136:443–51.

[22] Koning CC, Blank LE, Koedooder C, van Os RM, van de Kar M, Jansen E, et al. Brachytherapy after external beam radiotherapy and limited surgery preserves bladders for patients with solitary pT1–pT3 bladder tumors. Ann Oncol. 2012;23:2948–53.

[23] Krause FS,Walter B, Ott OJ, Haberle L,Weiss C, Rodel C, et al. 15–year survival rates after transurethral resection and radiochemotherapy or radiation in bladder cancer treatment. Anticancer Res. 2011;31:985–90.

[24] Laurberg JR, Brems-Eskildsen AS, Nordentoft I, Fristrup N, Schepeler T, Ulhoi BP, et al. Expression of TIP60 (tat-interactive protein) and MRE11 (meiotic recombination 11 homolog) predict treatment-specific outcome of localised invasive bladder cancer. BJU Int. 2012;110:E1228–36.

[25] Maciejewski B, Majewski S. Dose fractionation and tumour repopulation in radiotherapy for bladder cancer. Radiother Oncol. 1991;21:163–70.

[26] Madersbacher S, Hochreiter W, Burkhard F, Thalmann GN, Danuser H, Markwalder R, et al. Radical cystectomy for bladder cancer today–a homogeneous series without neoadjuvant therapy. J Clin Oncol. 2003;21:690–6.

[27] McGuire S. World Cancer Report 2014. Geneva, Switzerland: World Health Organization, International Agency for Research on Cancer, WHO Press, 2015. Adv Nutr. 2016;7:418–9.

[28] Mitin T, Hunt D, Shipley WU, Kaufman DS, Uzzo R, CL W, et al. Transurethral surgery and twice-daily radiation plus paclitaxel-cisplatin or fluorouracilcisplatin with selective bladder preservation and adjuvant chemotherapy for patients with muscle invasive bladder cancer (RTOG 0233): a randomised multicentre phase 2 trial. Lancet Oncol. 2013;14: 863–72.

[29] Moyer HR, Delman KA. The role of hyperthermia in optimizing tumor response to regional therapy. Int J Hyperth. 2008;24:251–61.

[30] Ott OJ, Rodel C, Weiss C, Wittlinger M, St Krause F, Dunst J, et al. Radiochemotherapy for bladder cancer. Clin Oncol (R Coll Radiol). 2009;21:557–65.

[31] Ploussard G, Daneshmand S, Efstathiou JA, Herr HW, James ND, Rodel CM, et al. Critical analysis of bladder sparing with trimodal therapy in muscle-invasive bladder cancer: a systematic review. Eur Urol. 2014a;66:120–37.

[32] Ploussard G, Albrand G, Rozet F, Lang H, Paillaud E, Mongiat-Artus P. Challenging treatment decisionmaking in older urologic cancer patients. World J Urol. 2014b;32:299–308.

[33] Pos F, Horenblas S, Dom P, Moonen L, Bartelink H. Organ preservation in invasive bladder cancer: brachytherapy, an alternative to cystectomy and combined modality treatment? Int J

Radiat Oncol Biol Phys. 2005;61:678–86.
[34] Pos FJ, Hulshof M, Lebesque J, Lotz H, van Tienhoven G, Moonen L, et al. Adaptive radiotherapy for invasive bladder cancer: a feasibility study. Int J Radiat Oncol Biol Phys. 2006;64:862–8.
[35] Retz M, Gschwend JE, Maisch P. Short version of the German S3 guideline for bladder cancer. Der Urologe Ausg A. 2016;55:1173–87.
[36] Rodel C, Grabenbauer GG, Kuhn R, Papadopoulos T, Dunst J, Meyer M, et al. Combined-modality treatment and selective organ preservation in invasive bladder cancer: long-term results. J Clin Oncol. 2002;20:3061–71.
[37] Sauer R, Birkenhake S, Kuhn R,Wittekind C, Schrott KM, Martus P. Efficacy of radiochemotherapy with platin derivatives compared to radiotherapy alone in organsparing treatment of bladder cancer. Int J Radiat Oncol Biol Phys. 1998;40:121–7.
[38] Shariat SF, Karakiewicz PI, Palapattu GS, Lotan Y, Rogers CG, Amiel GE, et al. Outcomes of radical cystectomy for transitional cell carcinoma of the bladder: a contemporary series from the Bladder Cancer Research Consortium. J Urol. 2006;176:2414–22. discussion 22
[39] Stein JP, Lieskovsky G, Cote R, Groshen S, Feng AC, Boyd S, et al. Radical cystectomy in the treatment of invasive bladder cancer: long-term results in 1,054 patients. J Clin Oncol. 2001;19:666–75.
[40] Tunio MA, Hashmi A, Qayyum A, Mohsin R, Zaeem A. Whole-pelvis or bladder-only chemoradiation for lymph node-negative invasive bladder cancer: singleinstitution experience. Int J Radiat Oncol Biol Phys. 2012;82:e457–62.
[41] van der Zee J. Heating the patient: a promising approach? Ann Oncol. 2002;13:1173–84.
[42] van der Zee J, Gonzalez Gonzalez D, van Rhoon GC, van Dijk JD, van Putten WL, Hart AA. Comparison of radiotherapy alone with radiotherapy plus hyperthermia in locally advanced pelvic tumours: a prospective, randomised, multicentre trial. Dutch Deep Hyperthermia Group. Lancet. 2000;355:1119–25.
[43] Weiss C, Wolze C, Engehausen DG, Ott OJ, Krause FS, Schrott KM, et al. Radiochemotherapy after transurethral resection for high-risk T1 bladder cancer: an alternative to intravesical therapy or early cystectomy? J Clin Oncol. 2006;24:2318–24.
[44] Weiss C, Engehausen DG, Krause FS, Papadopoulos T, Dunst J, Sauer R, et al. Radiochemotherapy with cisplatin and 5–fluorouracil after transurethral surgery in patients with bladder cancer. Int J Radiat Oncol Biol Phys. 2007;68:1072–80.
[45] Weiss C, Sauer R, Rodel C. Radiochemotherapeutic options for bladder cancer. Aktuelle Urol. 2008;39:123–9.
[46] Weiss C, von Romer F, Capalbo G, Ott OJ, Wittlinger M, Krause SF, et al. Survivin expression as a predictive marker for local control in patients with high-risk T1 bladder cancer treated with transurethral resection and radiochemotherapy. Int J Radiat Oncol Biol Phys. 2009;74:1455–60.
[47] Witjes JA, Comperat E, Cowan NC, De Santis M, Gakis G, Lebret T, et al. EAU guidelines on muscle-invasive and metastatic bladder cancer: summary of the 2013 guidelines. Eur Urol. 2014;65:778–92.
[48] Wittlinger M, Rodel CM, Weiss C, Krause SF, Kuhn R, Fietkau R, et al. Quadrimodal treatment of high-risk T1 and T2 bladder cancer: transurethral tumor resection followed by concurrent radiochemotherapy and regional deep hyperthermia. Radiother Oncol. 2009;93:358–63.
[49] Wust P, Hildebrandt B, Sreenivasa G, Rau B, Gellermann J, Riess H, et al. Hyperthermia in combined treatment of cancer. Lancet Oncol. 2002;3:487–97.

# 第 25 章　肌层浸润性膀胱癌的围术期化疗
## Peri-operative Chemotherapy for Muscle-Invasive Bladder Cancer

Thomas Seisen　Benjamin Pradère　Morgan Rouprêt　著
常　成　译　　刘志宇　校

**摘　要**

在过去的几十年中，几项具有里程碑意义的随机对照试验探索了围术期化疗在肌层浸润性膀胱癌根治性膀胱切除术辅助治疗中的作用。一些大型的 Meta 分析支持新辅助化疗的使用，且目前世界上大多数临床指南都提倡将新辅助化疗作为临床标准治疗方案。然而，支持使用辅助化疗的证据尚有争议。具体来说，一些 Meta 分析确定了术后立即给予顺铂辅助化疗对于生存期的改善，但研究人员在绝大多数随机对照试验中发现了一些局限性。尽管如此，目前仍在考虑对具有根治性膀胱切除术后不良病理特征的患者使用辅助化疗。新辅助化疗和辅助化疗的毒性都是可以接受的，并与以顺铂为基础的治疗方案的预期结果一致。为了获得更大的反应率，甲氨蝶呤、长春碱、阿霉素和顺铂联合被首选用于新辅助治疗，而吉西他滨 + 顺铂联合由于其更低的毒性，更常用于术后辅助治疗。然而，没有前瞻性证据表明一种方案优于另一种方案。最后，在目前的文献中，对新辅助化疗与辅助化疗的有效性评价较差。然而，唯一一个间接比较两者的随机对照试验显示术前和术后使用顺铂类化疗生存期没有差别。

**关键词**

膀胱肿瘤；膀胱切除术；药物治疗；新辅助治疗；化疗；辅助；顺铂

## 一、概述

有临床证据表明在存在远处转移的情况下，盆腔淋巴结清扫 + 根治性膀胱切除术目前被认为是局部肌层浸润性膀胱癌患者治疗的标准（Alfred Witjes 等，2016）。尽管如此，这种手术后的 5 年总生存率不超过 60%，这些患者中有相当大一部分最终会出现致命的盆腔内或盆腔外复发，可能是由于手术时已存在微转移灶（Grossman 等，2003）。

为了改善这一情况，过去几十年里在多个具有里程碑意义的随机对照试验对围术期化疗的疗效进行了验证（International Collaboration of Trialists 等，2011；Sternberg 等，2015）。有趣的是，尽管新辅助化疗或辅助化疗都存在重大局限性，但单独使用新辅助化疗或辅助化疗仍有其合理性。因此，一些 Meta 分析支持对所有肌层浸润性膀胱癌患者进行系统的新辅助化疗（Advanced Bladder Cancer Overview Collaboration，2005），或仅在根治性膀胱切除术后晚期患者中选择性给予辅助化疗（Leow 等，2014）。

尽管辅助化疗策略有潜在的优势，但考虑到大量前瞻性证据支持术前以顺铂为基础的新辅助化疗方案，目前大多数临床指南都主张优先一线使用新辅助化疗（Alfred Witjes 等，2016）。尽管如此，在优化膀胱癌围术期化疗方案方面仍然存在重要问题。

## 二、新辅助化疗

### （一）新辅助化疗的应用理由

相对于辅助化疗，新辅助化疗在肌层浸润性膀胱癌治疗中具有一些潜在的优势。首先，全剂量应用顺铂在很大程度上是相对容易的，因为接受根治性膀胱切除术的患者术前一般情况比术后好，而且有报道称一些术后并发症会限制顺铂的使用，如肾衰竭，这可能会影响辅助化疗的预后。此外，辅助化疗可能会延迟伤口愈合，增加术后感染和（或）瘘管等并发症的发生风险。

其次，新辅助化疗可以评估手术时原发性肿瘤对全身化疗的反应。有趣的是，发生降级的原发肿瘤（$\leq T_1$）可能比无反应者有更好的预后。此外，在 Petrelli 等（2014）最近进行的一项 Meta 分析中，原发肿瘤的完全病理缓解与总生存率的增加相关。

基于这一理论和以顺铂为基础的化疗对转移性膀胱癌的有效性，在过去的几十年中，几项具有里程碑意义的随机对照试验探索了根治性膀胱切除术前新辅助化疗的作用。

### （二）肿瘤预后

#### 1. 随机对照试验的 Meta 分析

有趣的是，在比较新辅助化疗后局部治疗与单独局部治疗的随机对照试验中观察到了不一致的结果。1999 年，由 International Collaboration of Trialists 发表的第一个大规模研究，包括来自 106 家机构的 976 例 $cT_{2\sim4}N_0$ 膀胱癌患者，接受 3 个周期的顺铂、甲氨蝶呤和长春碱新辅助治疗（$n$=491）或术前局部治疗（$n$=485）。尽管在病理降期方面受益，但该随机对照试验显示两个治疗组在中位数随访 4 年后的总体生存率无显著差异（HR=0.85；95%CI 0.71～1.02；$P$=0.075）（Anon，1999）。3 年总生存率（OS）的绝对差异高达 5.5%（95%CI 0.5%～11%），接受新辅助化疗的患者为 55.5%，接受手术治疗的患者为 50%。同样，新辅助化疗并未被观察到局部无进展生存获益（HR=0.87；95%CI 0.73～1.02，$P$=0.087）。然而，两个治疗组在无转移生存率方面有显著差异（HR=0.79；95%CI 0.66～0.93；$P$=0007）；总无转移生存率为 8%（95%CI 2%～14%），新辅助化疗组为 53%，前期局部治疗组为 45%。

鉴于其他报道中的新辅助化疗与任何原因的死亡风险降低有关，来自 Cochrane 协作网的 Advanced Bladder Cancer 小组在 2003 年首次对个体患者数据进行了 Ⅰ 级证据的 Meta 分析（Advanced Bladder Cancer Meta-analysis Collaboration，2003）。本研究纳入来自 10 个随机对照试验的 2688 名患者。研究人员发现，与单独的局部治疗相比，使用新辅助以铂类为主的联合化疗（大部分为顺铂）与 13% 的 OS 相关（HR=0.87；95%CI 0.78～0.98；$P$=0.016）；5 年 OS 为 5%（50% vs. 45%）。此外，新辅助以铂类为基础的联合化疗显著改善整体（$P$<0.001）和局部（$P$<0.001）无进展生存率和无转移生存率（$P$=0.001）。然而，与单纯的根治性膀胱切除术相比，新辅助顺铂单药化疗与 OS 无关（$P$=0.26）。因此，与顺铂单药化疗相比，新辅助铂类联合化疗也显著提高了总生存率（$P$=0.044）和无进展生存率（$P$=0.046）。

在第一次 Meta 分析之后，又进行了进一步的随机对照试验，其中不包括 Grossman 等在 2003 年发表的来自于 Southwest Oncology Group 的第二大研究。在本报道中，研究人员将 317 例

$cT_{2\sim4a}$ 膀胱癌患者随机分为 4 组，分别接受甲氨蝶呤、长春碱、阿霉素和顺铂进行 3 个疗程新辅助化疗，然后行根治性膀胱切除术（$n$=153）或仅单独根治性膀胱切除术（$n$=154）(Grossman 等，2003)。有趣的是，在接受新辅助化疗的患者中发现了更高的病理完全缓解率（38% vs. 15%；$P$<0.001），单独接受根治性膀胱切除术的患者总生存率有不良的下降趋势（HR=1.33；95%CI 1.00～1.76）。具体来说，新辅助化疗组的 5 年总生存率为 57%，单独根治性膀胱切除术组为 43%（$P$=0.06）。然而，探索性分析显示，接受根治性膀胱切除术的患者明显更有可能发生肿瘤特异性死亡（HR=1.66；95%CI 1.22～2.45，$P$=0.002）。

因此，在 2005 年 Advanced Bladder Cancer 小组进行了第二项个体患者数据 Meta 分析，其中包括来自 11 项随机对照试验的 3005 名患者（Advanced Bladder Cancer Meta-analysis Collaboration，2005）。这项更新的分析证实了与单独局部治疗相比，新辅助化疗的总体生存效益增加（HR=0.86；95%CI 0.77～0.95；$P$=0.003），5 年 OS 改善 5%。此外，接受新辅助铂类化疗的患者有显著的无进展生存获益（HR=0.78；95%CI 0.71～0.86；$P$<0.001），5 年时有 9% 的改善。

与此同时，Winquist 等对包括 3315 名患者的 16 项随机对照试验的汇总数据进行了 Meta 分析（Winquist 等，2004）。在这些试验中，有 11 项研究（2605 例患者）提供了适合于总体生存分析的数据。合并 HR 为 0.90（95%CI 0.82～0.99，$P$=0.02）。当将分析限制在 8 个试验时，包括仅接受新辅助顺铂联合化疗的患者时，合并 HR 为 0.87（95%CI 0.78～0.96，$P$=0.006），转化为 6.5% 的绝对总生存率获益（56.5% vs. 50%）。虽然与总生存率的研究结果相符，但关于无进展生存率的现有数据不足以进行 Meta 分析。最后，在纳入四个试验的分析中，主要的病理缓解与改善总体生存率相关。

2. 其他随机对照试验

最近发表了三个小型随机对照试验，但研究人员只报道了总生存率的阴性结果（Osman 等，2014；Kitamura 等，2014；Khaled 等，2014）。例如，日本肿瘤研究小组（JCOG0209）分析了 130 名患者，发现在接受新辅助甲氨蝶呤、长春碱、阿霉素和顺铂联合根治性膀胱切除术或单纯根治性膀胱切除术的患者之间，总生存率没有显著差异（Kitamura 等，2014）。然而由于累积缓慢，未能达到最初计划纳入的患者数量，本研究结束得较早。此外，新辅助化疗有更好的预后趋势（HR=0.65；多样性调整 99.99%，CI 0.19～2.18，单侧 $P$=0.07），与单纯根治性膀胱切除术组相比，新辅助化疗组的病理完全缓解率更高（34% vs. 9%；$P$<0.01）。2016 年发表的一项汇总数据的最新 Meta 分析显示，纳入这些阴性试验后，新辅助化疗的总生存持续获益（HR=0.87；95%CI 0.79～0.96），仅考虑接受顺铂方案的患者时，这些结果更为明显（HR=0.84；95%CI 0.76～0.93）（Yin 等，2016）。

3. 长期的肿瘤预后

2011 年，ICT 更新了一项分析新辅助化疗作用的最大研究的结果，并提出了长期结果（Sternberg 等，2015）。有趣的是，尽管 1999 年的初步结果显示总生存率为阴性，但在中位数随访 8.0 年（5.7～10.2 年）后接受新辅助化疗的患者有显著获益。具体地说，与单独治疗组相比，任何原因的死亡风险降低了 16%（HR=0.84；95%CI 0.72～0.99；$P$=0.037）；这与 10 年总生存率从 30% 增加到 36% 相对应。值得注意的是，几乎所有其他的肿瘤预后情况也都支持使用新辅助化疗，因为转移的风险降低了 23%（HR=0.77；95%CI 0.66～0.90；$P$=0.001）和肿瘤总进展风险降低 18%（HR=0.82；95%CI 0.70～0.95；$P$=0.008）。在肿瘤特异性生存方面，新辅助化疗组也观察到非显著的优势（HR=0.83；95%CI 0.68～1.00；

*P*=0.050)。虽然本研究没有随机进行局部治疗，但探索性分析显示，接受根治性膀胱切除术的患者新辅助化疗的治疗效果更明显（HR=0.74；95%CI 0.57～0.96；*P*=0.02）高于放疗（HR=0.80；95%CI 0.63～1.02；*P*=0.07）。然而，基线特征上的差异可能在很大程度上限制了对这些结果的解释。表 25-1 总结了根治性膀胱切除术前行新辅助化疗作用的随机对照试验的 Meta 分析结果。

### （三）现代回顾性研究证据

一些大型回顾性研究已证实了在“现实生活”环境中新辅助化疗的效果。例如，Zargar 等分析了 935 例接受新辅助化疗后行根治性膀胱切除术的患者的病理分期下降。有趣的是，$pT_0N_0$ 和 $\leqslant pT_1N_0$ 分别为 22.7% 和 40.8%。其他观察性研究集中在根治性膀胱切除术前确定新辅助化疗的最佳候选者。例如，Culp 等（2014）最初提出的一种风险分层方法最近已得到验证。具体来说，根据患者术前存在的危险因素，包括淋巴血管侵犯、术前 CT 扫描显示输尿管肾盂积水、侵袭性异型组织学（微乳头状、神经内分泌、肉瘤样或浆细胞样肿瘤）和（或）$cT_{3b\sim4a}$ 分期，将患者分为高或低风险。总体而言，共有 153 名（44.6%）低风险患者和 190 名（55.4%）高危患者入选。有趣的是，27.4% 和 14.2% 的低危患者和高危患者在根治性膀胱切除术时分别出现了分期下降。低危患者和高危患者在根治术后 5 年的肿瘤特异性死亡率分别为 77.4% 和 64.4%。因此，这些结果更证明了对那些选择有可能经历降期和从新辅助化疗中获益的个体有意义。

### （四）可供患者选择的生物标志物

目前认为，肌层浸润性膀胱癌的新辅助化疗的系统应用可能导致大量亚群患者的严重过度治疗。此外，由于根治性膀胱切除术的不必要推迟，可能导致化疗耐药个体的不良肿瘤预后。因此，为了优化患者的选择并最终改善相关的肿瘤预后，在过去几年中，人们已经探索了一些预测新辅助化疗反应的生物标志物。

具体来说，将肌层浸润性膀胱癌进行分子亚型分类为进一步研究该疾病提供了一个重要的框架。一些报道在与患者预后相关的基础上建立了类似的分子亚型分类（Damrauer 等，2014；Sjodahl 等，2012）。此外，Choi 等还鉴定了 p53 样亚型主要在管腔内肿瘤中，这被认为对甲氨蝶呤、长春新碱、阿霉素和顺铂对新辅助化疗无反应有关。这种对新辅助化疗的耐药模式随后也被报道为吉西他滨 + 顺铂方案。有趣的是，类似 p53 亚型的基因表达特征是与 p53 通路被激活和介导细胞死亡一致，而并非 p53 突变。另一方面，基底肿瘤具有高增殖指数对新辅助化疗反应更敏感。

另外，最近关于免疫组织化学的工作已经确定了其他与对新辅助化疗或放疗的反应相关的生物标志物。例如，在接受新辅助化疗的患者中，导致体外顺铂耐药的转录因子 NrF2 在膀胱表达与总生存率下降有关。同样，膀胱中凋亡级联抑制因子 Bcl-2 的过表达也被认为是识别对新辅助化疗无反应者的标志物。GDPD3 和 SPRED1 的表达也被证明与新辅助化疗的结果相关（Baras 等，2015）。

此外，基因组评估可以为新辅助化疗的患者选择提供有意义的结果。具体而言，体外分析显示外显子组测序中 *ERCC2*（一种核苷酸切除修复基因）的错义突变预测了对新辅助顺铂化疗的反应，*ERBB2/HER2* 突变也与新辅助化疗的良好反应相关。最近，DNA 修复基因 ATM、RB1 或 FANCC 的失常被发现是新辅助化疗病理缓解的预测因子，并可能与改善 OS 有关（Plimack 等，2015）。

所有这些研究都支持了对肌层浸润性膀胱癌应进行分子检测，以确定和预测新辅助化疗临床反应的生物学标志物。然而，目前只有些异质性

表 25-1　关于新辅助化疗作用的临床试验和 Meta 分析总结

| 研　究 | 患者例数（名） | | | 纳入人群 | 中位随访时间 | 方　案 | 持续周期 | 肿瘤预后结果 |
|---|---|---|---|---|---|---|---|---|
| | 实验组 | 对照组 | 总计 | | | | | |
| EORTC（1999） | 491 | 495 | 986 | $pT_2/T_3/T_4$ 和 $N_0$ 或 $N_x$ | 4 年 | • 甲氨蝶呤<br>• 长春碱<br>• 顺铂 | 3 | • 总生存率<br>– HR=0.85，95%CI 0.71～1.02，$P$=0.075<br>• 无转移生存率<br>– HR=0.79，95%CI 0.66～0.93，$P$=0.007 |
| EORTC（2011） | 491 | 495 | 986 | $pT_2/T_3/T_4$ 和 $N_0$ 或 $N_x$ | 8 年 | • 甲氨蝶呤<br>• 长春碱<br>• 顺铂 | 3 | • 降低死亡风险<br>– HR=0.84，95%CI 0.72～0.99，$P$=0.037<br>• 降低转移或死亡风险<br>– HR=0.77，95%CI 0.66～0.90，$P$=0.001<br>• 肿瘤特异性生存率<br>– HR=0.83，95%CI 0.68～1.00，$P$=0.050 |
| Grossman 等（2003） | 153 | 154 | 317 | $pT_{2\sim4a}$ | 8.7 年 | • 甲氨蝶呤<br>• 长春碱<br>• 阿霉素<br>• 顺铂 | 3 | • 中位生存率<br>– 77 个月 vs. 46 个月；$P$=0.06<br>• 5 年生存率<br>– 57% vs. 43%；$P$=0.06<br>• 肿瘤特异性死亡率<br>– HR=1.66，95%CI 1.22～2.45，$P$=0.002 |
| Sherif 等（2004） | 306 | 314 | 620 | $pT_1G_3$，$T_{2\sim4a}$ | 14.8 年 | • 顺铂 / 甲氨蝶呤<br>或<br>• 顺铂 / 阿霉素 | 2 或 3 | • 总生存率<br>– HR=0.80，95%CI 0.64～0.99，$P$=0.049<br>• 5 年总生存率<br>– 56% vs. 48% |
| Kitamura 等（2014） | 64 | 66 | 130 | $pT_{2\sim4a}N_0$ | 4.6 年 | • 甲氨蝶呤<br>• 长春碱<br>• 阿霉素<br>• 顺铂 | 2 | **（未达到预期患者人数）**<br>• 总生存率<br>– HR=0.65，多重调整 99.99%CI 0.19～2.1，$P$=0.07<br>• 5 年生存率<br>– 72.3% vs. 62.4%<br>• 无进展生存率<br>– HR=0.64，95%CI 0.37～1.11，$P$=0.054<br>• 5 年无进展生存率<br>– 67.9% vs. 56.4% |

（续表）

| 研　究 | 患者例数（名） | | | 纳入人群 | 中位随访时间 | 方　案 | 持续周期 | 肿瘤预后结果 |
|---|---|---|---|---|---|---|---|---|
| | 实验组 | 对照组 | 总计 | | | | | |
| Advanced Bladder Cancer Metananalysis collaboration（2003） | 1344 | 1344 | 2688 | — | 6.2 年 | • 以铂为基础的联合化疗 | — | • 5 年总生存率<br>– HR=0.87，95%CI 0.78～0.98，$P$=0.01<br>• 相对生存率提高<br>– 5% 有益（50% vs. 45%）<br>• 无瘤生存率<br>– $P < 0.001$<br>• 区域无瘤生存率<br>– $P$=0.012<br>• 无进展生存率<br>– $P$=0.001 |
| Advanced Bladder Cancer Metananalysis collaboration（2005） | — | — | 3005 | — | — | • 以铂为基础的联合化疗 | — | • 总生存率<br>– HR=0.86，95%CI 0.77～0.95，$P$=0.003<br>• 无进展生存率<br>– HR=0.78，95%CI 0.71～0.86，$P < 0.0001$ |

HR. 风险比，CI. 置信区间

和小样本量的研究可用，因此迄今为止上述生物标记都没有得到充分的验证。

### （五）新辅助化疗的相关毒性

考虑到随机对照试验中的方案存在很大的异质性，对新辅助化疗相关的毒性进行全面分析是有难度的。尽管如此，全世界所有的临床指南都认为目前新辅助化疗的毒性是可以接受的。

具体来说，在 2003 年发表的 Southwest Oncology Group 的研究中，新辅助化疗组中 87% 的患者接受了至少 1 个周期的 MVAC 方案，33% 的患者出现 4 级中性粒细胞减少，17% 的患者出现 3 级胃肠道毒性。然而，没有发生危及生命的化疗相关毒性或死亡反应，术后并发症的风险也没有增加，也没有关于减少剂量或中断治疗的详细报道。

在 ICT 的研究中，近 80% 的患者接受了所有周期的治疗。然而，仅有 25% 接受新辅助化疗的患者（10% 长春碱，20% 甲氨蝶呤，60% 顺铂）出现减少用药剂量和（或）延长治疗周期，只有 1% 的患者发生了与新辅助治疗相关的致命事件（Sternberg 等，2015）。

在最近的一项评估甲氨蝶呤、长春碱、阿霉素和顺铂加速治疗的Ⅱ期试验中，有 82% 的患者发生了 1 或 2 级治疗相关的毒性反应，但没有观察到 3 或 4 级肾毒性，也没有观察到与毒性相关的死亡（Plimack 等，2014）。在另一项类似的研究中，10% 的患者观察到 3 级毒性反应，但没有中性粒细胞减少性发热或治疗相关的死亡发生（Choueiri 等，2014）。

最后，几项回顾性研究报道了使用新辅助化疗会增加血栓栓塞事件发生的风险。例如，最近一份关于 761 名患者的多中心国际报道显示，其中 14% 的患者发生了血栓栓塞事件（Duivenvoorden 等，2016）。这类事件更有可能被事先观察到（58% 的病例）。有趣的是，更大的年龄和更多的新辅助化疗周期是经历血栓栓塞事件的重要预测因素。

### （六）新辅助化疗后的手术效果

泌尿领域已对化疗后根治性膀胱切除术的耐受性进行了关注。具体来说，局部或肠道炎症及新辅助化疗后一般情况改变可能会显著延长消化功能恢复时间和增加瘘管的风险，从而影响根治性膀胱切除术的预后。

尽管在两个最大的随机对照试验中，对于根治性膀胱切除术后的围术期效果没有进行全面评估，但研究人员报道说新辅助化疗的实施并没有增加术后并发症的风险。此外，一些回顾性研究也为新辅助化疗后根治性膀胱切除术的围术期效果提供了更详细的信息。例如，Johnson 等在 2014 年发表的一项纳入了 878 例患者的研究，其中 12.1% 的患者接受了新辅助化疗。总体而言，接受新辅助化疗后行根治性膀胱切除术和单纯根治性膀胱切除术患者的并发症发生率分别为 55.1% 和 51.8%（$P$=0.58）。在多变量分析中，新辅助化疗不是术后并发症（$P$=0.87）、二次干预（$P$=0.16）、伤口感染（$P$=0.32）或伤口裂开（$P$=0.32）的独立预测因素（Johnson 等，2014）。

### （七）新辅助化疗方案的比较

迄今为止，还没有随机对照试验比较不同新辅助化疗方案的疗效。虽然在一般情况下，顺铂治疗尿路上皮癌比卡铂更有效，但从目前的文献中关于最佳的顺铂联合化疗还不能得出明确的结论。尽管如此，甲氨蝶呤、长春碱、阿霉素 + 顺铂方案可能是比吉西他滨+顺铂更好的替代方案，因为在转移性治疗中观察到更好的反应率。

目前只有回顾性报告可评估以顺铂为基础的新辅助化疗方案的有效性。例如，Dash 等比较了 4 个周期吉西他滨 + 顺铂与 4 个周期甲氨蝶呤、长春碱、阿霉素 + 顺铂治疗 12 周后观察到的肿瘤预后情况（Dash 等，2008）。两组在根治性膀胱切除术时肿瘤分期和最小或无残余肿瘤的比例相似。此外，尽管未直接比较吉西他滨 + 顺铂或甲氨蝶呤、长春碱、阿霉素 + 顺铂的患者，但在延长无进展生存率方面无明显差异。因此，最近对所有比较这两种方案的回顾性研究（包括接受卡铂而非顺铂联合吉西他滨的患者）进行的 Meta 分析发现，在病理完全缓解率方面没有显著差异（Yin 等，2016）。然而，研究人员确定了吉西他滨 + 顺铂 / 卡铂的 OS 是获益的（HR=1.26；95%CI 1.01～1.57），而在排除卡铂患者后则不再显著（HR=1.31；95%CI 0.99～1.74）。因此，对这些结果的解释应该谨慎，特别是考虑到与回顾性数据的 Meta 分析存在相关的偏倚。

不同的甲氨蝶呤、长春碱、阿霉素和顺铂方案也在几个Ⅱ期研究中被描述和比较。例如，Plimack 等评估了 3 个周期的加速新辅助治疗与标准的甲氨蝶呤、长春碱、阿霉素和顺铂方案后获得的肿瘤预后情况。加速的甲氨蝶呤、长春碱、阿霉素和顺铂方案的耐受性良好，两组间观察到相似的 $pT_0$ 率（Plimack 等，2014）。另一项加速甲氨蝶呤、长春碱、阿霉素和顺铂联合 bevacizumab 的Ⅱ期临床试验显示，5 年 OS 和肿瘤特异性生存率分别为 63% 和 64%。有趣的是，$pT_0N_0$ 和 $\leqslant pT_1N_0$ 的下降率分别为 38% 和 53%。尽管如此，贝伐单抗对生活质量没有显著影响。因此，加速的甲氨蝶呤、长春碱、阿霉素 + 顺铂可能是新辅助化疗的最佳方案。尽管如此，一些目前正在进行的随机对照试验，如 VESPER（NCT01812369）也开始比较新辅助治疗中以顺铂为基础的不同方案的效果。

## 三、辅助化疗

### （一）辅助化疗的应用理由

尽管在根治性膀胱切除术前进行新辅助化疗有较好的病理降期率及明确的生存获益（International Collaboration of Trialists 等，2011），但以人群为基础的研究表明，只有 1%～15% 的肌层浸润性膀胱癌患者接受了这种治疗策略（David 等，2007）。最近的分析表明，这种情况可能正在增加（Reardon 等，2015）。但理论上存在担忧，如推迟行根治性膀胱切除术的时间，同时在顺铂耐药患者中引起不必要的不良反应，均是对新辅助化疗应用的重大限制。尽管多种生物标志物预测临床和（或）对顺铂基础方案的病理反应已经显示出了良好的结果（Plimack 等，2015；McConkey 等，2016），目前还没有一种能常规用来以足够准确识别的化学标志物。因此，很大一部分肌层浸润性膀胱癌患者在接受根治性膀胱切除术时仍未接受化疗，而有术后不良病理特征的患者可能更适合进行辅助化疗。

与新辅助治疗策略相比，辅助治疗的主要优点是可以立即进行根治性膀胱切除术，并可以从确定的标本中评估膀胱壁浸润深度和淋巴结状态，以进一步指导治疗决策。事实上，pT 和 pN 期是影响根治性膀胱切除术后进展和生存最确定的预后因素。因此，$pT_{3/4}$ 和（或）$pN^+$ 膀胱癌患者的 5 年总 OS 约为 50%，但淋巴结受累者和无淋巴结受累者的 5 年 OS 分别为 32%～75%（Yafi 等，2011）。

有趣的是，Logothetis 等在 20 世纪 80 年代末首次提出，术后膀胱外淋巴结和（或）盆腔淋巴结阳性的患者采用以顺铂为基础的联合化疗治疗，比在根治性膀胱切除术后接受观察治疗的对照组患者有更大的 2 年无进展生存率（70% vs. 37%；$P<0.001$）（Logothetis 等，1988）。因此，多项具有里程碑意义的随机对照试验进一步探索了辅助化疗在这一高危人群中的作用，并进行了一些 Meta 分析以克服相关的局限性。

### （二）肿瘤预后

#### 1. 随机对照试验的 Meta 分析

Skinner 等首次报道了一项随机对照试验的

前瞻性证据，该试验招募晚期膀胱癌患者接受辅助化疗或根治性膀胱切除术后进行观察（Skinner等，1991）；其他调查研究则迅速跟进。不幸的是，绝大多数这些小样本量的随机对照试验都存在许多方法问题。因此，支持应用辅助化疗的前瞻性证据比新辅助化疗的前瞻性证据更具争议性。具体来说，2006年基于个体患者数据的首个Meta分析的研究人员对早期停止的随机对照试验和复发时患者未接受分配治疗或挽救性化疗的影响提出了重大关切（Advanced Bladder Cancer Meta-analysis Collaboration，2006）。事实上，对相关文献的系统回顾最初确定了11个试验，但其中只有6个试验的患者数据可用（Skinner等，1991；Studer等，1994；Stöckle等，1995；Freiha等，1996；Mazeron等，2016；Otto等，2003），主要原因是获益较低。尽管该方法将90%的随机患者纳入了以顺铂为基础的辅助化疗联合试验，但在该Meta分析中，只有66%的随机患者纳入了所有辅助化疗试验。此外，只有两个选定的随机对照试验完成了计划的累积量（Mazeron等，2016；Otto等，2003），而在另外两项研究中，大约1/4的患者随机接受辅助化疗，许多患者接受了与研究中描述不同的方案（Studer等，1994；Stöckle等，1995）。最后，四项纳入的试验没有明确规定对病情进展或复发的初次观察患者使用挽救性化疗（Skinner等，1991；Stöckle等，1995；Freiha等，1996），其结果可能是夸大了辅助化疗组的治疗效果。

尽管存在上述局限性，这项由Cochrane协作网进行的开拓性Meta分析发现，与观察组相比，辅助化疗更有利于总体生存获益（HR=0.75；95%CI 0.60～0.96；$P$=0.019），这在仅考虑接受顺铂联合化疗的患者中更为明显（HR=0.71；95%CI 0.55～0.92；$P$=0.010）。这相当于3年OS改善了9%（95%CI 1%～16%），而在单独使用以顺铂为基础的联合化疗时，这一改善扩大到11%（95%CI 3%～18%）。此外，辅助化疗与无进展生存率密切相关（HR=0.68；95%CI 0.53～0.89；$P$=0.004），在仅考虑接受顺铂联合化疗的患者时这一情况也更为明显（HR=0.62；95%CI 0.46～0.83；$P$=0.001）。这相当于整个研究人群的3年无进展生存率提高了12%（95%CI 4%～19%）。

同时，Rugieri等（2006）对所有发表的Ⅲ期随机对照试验的汇总数据进行了另一项Meta分析。研究人员发现了与Cochrane系统综述中报道相似的结果。具体来说，给予辅助化疗与任何原因的死亡风险（RR=0.74；95%CI 0.62～0.88；$P$=0.001）和疾病复发（RR=0.65；95%CI 0.54～0.78；$P$<0.001）分别降低26%和35%相关。从逻辑上讲，与之前Cochrane系统综述中所描述的相同的方法学问题限制这些发现的临床意义。

尽管如此，在2013年发表的最新系统综述和汇总数据的Meta分析中，进一步进行了随机对照试验和分析（Leow等，2014）。Leow等在2005年的Cochrane Meta分析的基础上，对包括意大利多中心研究、西班牙肿瘤生殖泌尿系研究（SOGUG）和美国p53组间研究，采用使用随机效应和多元回归模型进行辅助化疗的疗效进行了更现代化的评估。此外，对1994年Stöckle的研究更新了数据（Stöckle等，1995），并在2006年进行了一个根治性膀胱切除术后10年的随访（Lehmann等，2006），研究者发现任何原因的死亡（HR=0.77；95%CI 0.59～0.99；$P$=0.049）和肿瘤复发（HR=0.66；95%CI 0.45～0.91；$P$=0.014）风险分别降低了23%和34%。来自Cochrane协作网的Meta分析（Advanced Bladder Cancer meta-analysis Collaboration，2006）结果显示，使用以顺铂为基础的联合化疗比使用单一的顺铂方案的有更好的治疗效果（HR=0.74；95%CI 0.58～0.94）和无进展生存率（HR=0.62；95%CI 0.45～0.87）。也就是说，鉴于意大利和西班牙两项试验的总体结果，特定的吉西他滨+顺铂联合用药没有显示出显著的疗效（HR=1.29；95%CI 0.84～1.99）和肿瘤特异性生存率（HR=0.38；95%CI 0.22～0.65）。尽管多元回归分析没有显示性别或淋巴结状态对整体生存率和治疗效果有任何影响，但在较高淋巴结的研究中，辅助顺铂化疗相关的无进展生存率为 0.39（95%CI 0.28～0.54），而在淋巴结较少的研究中 HR=0.89（95%CI 0.69～1.15）。这项更新后的 Meta 分析在样本量方面仍然有限，只包括了 945 名患者，并且可能存在纳入偏差的随机对照试验所固有的方法问题。因此，欧洲癌症研究和治疗组织（EORTC）的一项 30994 随机对照试验备受期待，旨在比较辅助化疗和延迟化疗的结果，以期填补潜在的未来证据的空白（Sternberg 等，2015）。

2. EORTC30994 随机对照试验

EORTC30994 是迄今为止发表的最大的对比辅助化疗和延迟化疗的Ⅲ期随机对照试验（Sternberg 等，2015）。尽管如此，研究人员只能纳入 284 名（计划的 660 名）$pT_{3/4}$ 和（或）$pN^+$ 膀胱癌患者，随机分配接受辅助化疗（$n$=141）或延迟化疗（$n$=143）。中位随访 7 年，辅助化疗组死亡 66 例（47%），延迟化疗组死亡 82 例（57%）。尽管给予辅助化疗后 OS 没有显著改善（HR=0.78；95%CI 0.56～1.08；$P$=0.13），但与复发时再行化疗相比，该方法显著延长了无进展生存率（HR=0.54；95%CI 0.40～0.73；$P$＜0.001），这相当于 5 年无进展生存率提高了约 16%。当进行事后探索性分析时，Sternberg 等发现仅与 pN 期存在显著的相互作用（pN- vs. $pN^+$；$P$=0.026），而与无进展生存率没有显著的相互作用。特别是在初诊时无淋巴结累及的患者中，辅助化疗对改善 OS 的作用仍然显著（HR=0.37；95%CI 0.16～0.83；$P$=0.012），而在盆腔淋巴结阳性膀胱癌患者的延迟化疗组无显著差异（HR=0.94；95%CI 0.65～1.34；$P$＜0.72）。最后，研究人员在上述 Leow 报道的基础上，对限制纳入意大利、西班牙和 EORTC 研究时（HR=0.79；95%CI 0.62～1.00；$P$=0.05）进行了更新的 Meta 分析（Leow 等，2014）后，发现 OS 是获益的（HR=0.77；95%CI 0.65～0.91；$P$=0.001）。表 25-2 总结了辅助化疗在根治性膀胱切除术后作用的随机对照试验及进行的 Meta 分析。

### （三）现代回顾性研究证据

考虑到所有观察比较晚期膀胱癌辅助化疗效果的随机对照试验，包括 EORTC30994 研究，都具有不完全积累和对治疗方案依从性有限的共同情况，因此为了克服缺乏有力的前瞻性证据不足等问题，一些现代回顾性研究报道已经发表。可是其他研究方法上的局限性，如治疗分配中的选择偏倚可能会大大影响相应的研究结果。尽管如此，通过 11 个主要中心的合作已经产生了一项纳入了 3947 例接受根治性膀胱切除术患者的国际队列研究，并根据复发和死亡的风险特征进行了分组（Svatek 等，2010）。其中，932 例（23.6%）患者接受了辅助化疗，且辅助化疗与肿瘤特异性生存改善独立相关（HR=0.83；95%CI 0.72%～0.97%；$P$=0.017）。有趣的是，风险分组显著预测了辅助化疗对生存的影响，即随着肿瘤侵袭性的增加，获益也在增加。事实上，肿瘤的特异性生存获益仅在约占 1/5 人群的高危组中具有显著差异（HR=0.75；95%CI 0.62～0.90；$P$=0.002），其特征是纳入约 90% 的 $pT_{3/4}$ 和 $pN^+$ 膀胱癌患者，且 5 年随访时肿瘤的特异性生存率约为 32.8%。

最近，Galsky 等报道了来自美国国家癌症数据库的 5653 例因 $pT_{3/4}$ 和（或）$pN^+$ 膀胱癌接受根治性膀胱切除术患者的回顾性分析（Galsky 等，2016）。这是迄今为止发表的最大的系列研究，近 1300 名参与者接受了辅助化疗。按倾向评分 1/5 分层的分析表明，辅助化疗与总体生存获益相关。具体来说，在调整基线患者、设施和

表 25-2 **$pT_{3/4}$ 和（或）$pN^+$ 膀胱癌根治性膀胱切除术后辅助化疗的作用的临床试验和 Meta 分析总结**

| 作　者 | 患者例数（名） | | | 纳入人群 | 中位随访时间 | 方　案 | 持续周期 | 治疗对总生存率的影响 | | | 完整累计 |
|---|---|---|---|---|---|---|---|---|---|---|---|
| | 实验组 | 对照组 | 总计 | | | | | HR/RR | 95%CI | P 值 | |
| Skinner 等（1991） | 50 | 52 | 102 | $pT_{3/4}$ 和（或）$pN^+$ | 14.5 年 | • 顺铂<br>• 环磷酰胺<br>• 阿霉素 | 4×4 周 | 0.75 | 0.48～1.19 | — | 否[a] |
| Studer 等（1994） | 46 | 45 | 91 | $pT_{1\sim4}$ | 6.1 年 | • 顺铂 | 2×4 周 | 1.02 | 0.57～1.84 | — | 否[b] |
| Stökle 等（1995） | 26 | 23 | 49 | $pT_{3b/4a}$ | 14.8 年 | • 顺铂<br>• 甲氨蝶呤<br>• 长春碱<br>• 阿霉素 | 3 | — | — | 0.006 | 否[a] |
| Freiha 等（1996） | 27 | 28 | 55 | $pT_{3b/4}$ 和（或）$pN^+$ | 5.1 年 | • 顺铂<br>• 甲氨蝶呤<br>• 长春碱 | 4×3 周 | 0.74 | 0.36～1.53 | — | 否[a] |
| Bono 等（1997） | 46 | 47 | 93 | $pT_{2\sim4a}N_0$ | 3.5 年 | • 顺铂<br>• 甲氨蝶呤 | 4 | 0.65 | 0.34～1.25 | — | 是 |
| Otto 等（2003） | 55 | 53 | 108 | $pT_3N_1/N_2$ | 3.6 年 | • 顺铂<br>• 甲氨蝶呤<br>• 长春碱<br>• 盐酸表柔比星 | 3×4 周 | 0.82 | 0.48～1.38 | — | 是 |
| Meta-analysis，Cochrane（2006） | 246 | 245 | 491 | — | 5.2 年 | — | — | 0.75 | 0.60～0.96 | 0.019 | — |
| Meta-analysis，Ruggieri 等（2006） | 167 | 183 | 350 | — | — | — | — | 0.74 | 0.62～0.88 | 0.001 | — |
| Lehmann 等（2006） | 26 | 23 | 49 | $pT_{3/4}$ 和（或）$pN^+$ | 13.3 年 | • 顺铂<br>• 甲氨蝶呤<br>• 长春碱<br>• 阿霉素 | 3 | 0.57 | 0.31～1.05 | 0.069 | 否[a] |

（续表）

| 作　者 | 患者例数（名） | | | 纳入人群 | 中位随访时间 | 方　案 | 持续周期 | 治疗对总生存率的影响 | | | 完整累计 |
|---|---|---|---|---|---|---|---|---|---|---|---|
| | 实验组 | 对照组 | 总计 | | | | | HR/RR | 95%CI | P 值 | |
| Paz-Ares 等（2010） | 68 | 74 | 142 | $pT_{3/4}$ 和（或）$pN^+$ | 2.5 年 | • 紫杉醇<br>• 吉西他滨<br>• 顺铂 | 4×21 天 | 0.38 | 0.22～0.65 | — | 否[a] |
| Stadler 等（2011） | 58 | 56 | 114 | $pT_{1/2}N_0$ | 5.4 年 | • 甲氨蝶呤<br>• 长春碱<br>• 阿霉素<br>• 顺铂 | 3 | 1.11 | 0.45～2.72 | — | 是 |
| Cognetti 等（2012） | 102 | 92 | 194 | $pT_{2\sim4}$ 和（或）$pN_1/N_2$ | 2.9 年 | • 吉西他滨<br>• 顺铂 | 4×28 天 | 1.29 | 0.84～1.99 | 0.24 | 否 |
| Meta-analysis，Leow 等（2014） | 478 | 470 | 948 | — | — | — | — | 0.77 | 0.59～0.99 | 0.049 | — |
| Sternberg 等（2015） | 141 | 143 | 284 | $pT_{3/4}$ 和（或）$pN^+$ | 7.0 年 | • 吉西他滨<br>• 顺铂<br>或<br>• 甲氨蝶呤<br>• 长春碱<br>• 阿霉素<br>• 顺铂 | 4 | 0.78 | 0.56～1.08 | 0.13 | 否 |
| Meta-analysis，Sternberg 等（2015） | 619 | 613 | 1284 | — | — | — | — | 0.77 | 0.65～0.91 | 0.002 | — |

HR. 风险比；RR. 相对危险度；CI. 置信区间

a. 提前终止，因为中期分析有利于辅助化疗组

b. 提前终止，因为中期分析有利于对照

疾病水平特征后，接受辅助化疗的患者在根治性膀胱切除术后的死亡可能性比接受观察的患者低30%（HR=0.70；95%CI 0.64～0.76），这相当于5年OS增长约8%。探索性分析显示，辅助化疗的益处是在所有亚组中都是显著的，如 $pN_0$、$pN^+$ 或 $pN_x$ 组患者。

此外，其他复杂的统计方法也被用来比较接受辅助化疗和观察的患者。例如，Vetterlein 等使用竞争风险分析进行了倾向评分加权分析，结果显示与观察组相比，辅助化疗与肿瘤特异性死亡率的降低相关（SHR=0.51，95%CI 0.26～0.98；*P*=0.044），而其他原因死亡率风险没有增加（SHR=0.48，95%CI 0.14～1.60；*P*=0.233）。

值得注意的是，回顾性证据也表明，从辅助化疗中受益最大的可能是那些淋巴结密度低且可以接受至少4个周期治疗的人。此外据报道，根治性膀胱切除术时的淋巴结清扫是晚期膀胱癌治疗的一个重要组成部分，这肯定是有助于辅助化疗的适应证。

### （四）辅助化疗的相关毒性

总之，辅助化疗的毒性在大多数当代的随机对照试验中是可以接受的。例如，Sternberg 等报道的血液学、肾脏和肝脏毒性与顺铂联合化疗预期的毒性一致（Sternberg 等，2015）。在这项研究中，吉西他滨联合顺铂是主要的方案。3/4级骨髓抑制分别发生在33例（26%）接受辅助化疗的患者和24例（35%）接受延迟化疗的患者中，中性粒细胞减少发生率分别为49例（38%）和36例（53%），血小板减少分别是36例（28%）和26例（38%）。此外，只有2名患者死于毒性反应，每组各1人。

意大利研究也报道了吉西他滨联合顺铂组合的相似毒性，因为其血液学和非血液学毒性均有限，3/4级不良反应发生率较低（Cognetti 等，2012）。然而，尽管化学诱导毒性作用的发生率和严重程度是可以接受的，但这项随机对照试验发现，患者在根治性膀胱切除术后对化疗的依从性较差。只有62%的患者能够按计划完成辅助化疗，50%以上的患者需要减少剂量。这些数据提示，患者在根治性膀胱切除术后对化疗的依从性会迅速下降，药物耐受性也会降低。辅助化疗的低依从性已被报道，这可以部分解释大多数已发表的随机对照试验的阴性结果。尽管如此，来自EORTC30994研究的最新数据显示，在128名接受辅助化疗的患者中，只有14名（11%）因毒性而停止了治疗，还有76名（59%）因各种不良时间至少有1个治疗周期的推迟，最多可推迟2周（Sternberg 等，2015）。

此外，Fléchon 等证实了吉西他滨联合顺铂方案在辅助治疗中的低毒性（Fléchon 等，2006）。在这项前瞻性可行性研究中，超过70%的患者能够接受4个周期的辅助化疗。吉西他滨和顺铂的相对剂量强度分别为88%和96%。发热性中性粒细胞减少的发生率为中度（10%），3/4级血小板减少和中性粒细胞减少的发生率分别为23.4%和73.4%。

### （五）辅助化疗方案的比较

总之，吉西他滨 + 顺铂方案比甲氨蝶呤、长春碱、阿霉素 + 顺铂联合辅助化疗被推荐优先使用。这是基于 von der Maase 的随机对照试验，该试验显示对于晚期或转移性膀胱癌，虽然几种方案相比没有总体生存优势，但吉西他滨 + 顺铂方案的毒性更低（von der Maase 等，2000）。尽管如此，目前还没有前瞻性的证据来比较这些辅助治疗方案，只有回顾性研究表明各方案在复发和生存率方面没有显著差异。因此，虽然卡铂显然是一种系统治疗晚期尿路上皮疾病的次选药物，但没有足够的证据来确定基于顺铂的最佳化疗方案。尽管如此，与新辅助化疗相同，一些正在进行的随机对照试验，如 VESPER（NCT01812369）

可能在未来几年给我们提供有用的信息。

### （六）新辅助疗法与辅助化疗

虽然膀胱癌的围术期化疗与膀胱癌根治性膀胱切除术的治疗都是有效的，由于比较证据有限，最佳的治疗序列（新辅助或辅助治疗）尚未确定，事实上目前只有1项随机对照试验对新辅助化疗和辅助化疗进行了间接的比较（Millikan等，2001）。在这项研究中，计划的治疗方案是围术期内5个周期的化疗（甲氨蝶呤、长春碱、阿霉素和顺铂）加根治性膀胱切除术和盆腔淋巴结清扫。患者被随机分配接受2个疗程的新辅助化疗后进行手术加3个周期的辅助化疗，或者接受初始根治性膀胱切除术后进行5个周期的辅助化疗。经过近7年的中位随访，两组患者的无进展生存率、肿瘤特异性生存率和总生存率没有显著差异。因此，研究人员得出结论，多药联合化疗和手术结合可以提高生存率，而没有任何首选排序。

此外，最近的一项观察性研究对肌层浸润性膀胱癌患者接受新辅助化疗和辅助化疗进行了比较（Wosnitzer等，2012）。同样，在总体（HR=1.08；95%CI 0.67～1.73；$P$=0.76）和肿瘤特异性（HR=1.24；95%CI 0.70～2.18；$P$=0.46）上均没有发现显著差异。然而，接受新辅助化疗和辅助化疗所纳入患者的临床病理特征差异很大，如辅助化疗组$pN^+$患者的比例更大。

因此在目前的文献报道中，新辅助化疗和辅助化疗策略的有效性比较仍然是不确定的，只有一个设计良好的随机对照试验才能充分确定最有效的方法。尽管如此，鉴于最近出现的免疫检查点抑制药用于转移性膀胱癌治疗，晚期或转移性肌层浸润性膀胱癌的治疗前景可能在不久的将来发生巨大变化，这些抑制药也可能在新辅助或辅助治疗中找到相应的适应证。

## 参考文献


[1] Adjuvant chemotherapy for invasive bladder cancer (individual patient data). Advanced Bladder Cancer (ABC) Meta-analysis collaboration. Cochrane Database Syst Rev. 2006;(2):CD006018. Review.

[2] Advanced Bladder Cancer Meta-analysis Collaboration. Neoadjuvant chemotherapy in invasive bladder cancer: a systematic review and meta-analysis. Lancet. 2003;361:1927–34.

[3] Advanced Bladder Cancer (ABC) Meta-analysis Collaboration. Neoadjuvant chemotherapy in invasive bladder cancer: update of a systematic review and metaanalysis of individual patient data advanced bladder cancer (ABC) meta-analysis collaboration. Eur Urol. 2005;48(2):202–6.

[4] Alfred Witjes J, Lebret T, Compérat EM, Cowan NC, De Santis M, Bruins HM, Hernández V, Espinós EL, Dunn J, Rouanne M, Neuzillet Y, Veskimäe E, van der Heijden AG, Gakis G, Ribal MJ. Updated 2016 EAU guidelines on muscle-invasive and metastatic bladder cancer. Eur Urol. 2017;71(3):462–475.

[5] Anon. Neoadjuvant cisplatin, methotrexate, and vinblastine chemotherapy for muscle-invasive bladder cancer: a randomised controlled trial. International collaboration of trialists. Lancet. 1999;354:533–40.

[6] Baras AS, Gandhi N, Munari E, et al. Identification and validation of protein biomarkers of response to neoadjuvant platinum chemotherapy in muscle invasive urothelial carcinoma. PLoS One. 2015;10: e0131245.

[7] Bono AV, Benvenuti C, Gibba A, et al. Adjuvant chemotherapy in locally advanced bladder cancer. Final analysis of a controlled multicentre study. Acta Urologica Italica. 1997;11(1):5–8.

[8] Choueiri TK, Jacobus S, Bellmunt J, et al. Neoadjuvant dose-dense methotrexate, vinblastine, doxorubicin, and cisplatin with pegfilgrastim support in muscle-invasive urothelial cancer: pathologic, radiologic, and biomarker correlates. J Clin Oncol. 2014;32:1889–94.

[9] Cognetti F, Ruggeri EM, Felici A, et al. Adjuvant chemotherapy with cisplatin and gemcitabine versus chemotherapy at relapse in patients with muscle-invasive bladder cancer submitted to radical cystectomy: an Italian, multicenter, randomized phase III trial. Ann Oncol. 2012;23:695–700.

[10] Culp SH, Dickstein RJ, Grossman HB, et al. Refining patient selection for neoadjuvant chemotherapy before radical cystectomy. J Urol. 2014;191:40–7.

[11] Damrauer JS, Hoadley KA, Chism DD, et al. Intrinsic subtypes of high-grade bladder cancer reflect the hallmarks of breast cancer biology. Proc Natl Acad Sci U S A. 2014;111:3110–5.

[12] Dash A, Pettus JA, Herr HW, et al. A role for neoadjuvant gemcitabine plus cisplatin in muscle-invasive urothelial carcinoma of the bladder: a retrospective experience. Cancer. 2008;113:2471–7.

[13] David KA, Milowsky MI, Ritchey J, et al. Low incidence of perioperative chemotherapy for stage III bladder cancer 1998 to 2003: a report from the National Cancer Data Base. J Urol. 2007;178:451–4.

[14] Duivenvoorden WC, Daneshmand S, Canter D, Lotan Y, Black PC, Abdi H, van Rhijn BW, Fransen van de Putte EE, Zareba P, Koskinen I, Kassouf W, Traboulsi SL, Kukreja JE, Boström PJ, Shayegan B, Pinthus JH. Incidence, characteristics and implications

of thromboembolic events in patients with muscle invasive urothelial carcinoma of the bladder undergoing neoadjuvant chemotherapy. J Urol. 2016;196(6):1627–1633.

[15] Fléchon A, Fizazi K, Gourgou-Bourgade S, et al. Gemcitabine and cisplatin after radical cystectomy for bladder cancer in an adjuvant setting: feasibility study from the Genito-urinary Group of the French Federation of cancer Centers. Anticancer. Drugs. 2006;17:705–8.

[16] Freiha F, Reese J, Torti FM. A randomized trial of radical cystectomy versus radical cystectomy plus cisplatin, vinblastine and methotrexate chemotherapy for muscle invasive bladder cancer. J Urol. 1996;155:495–499–500.

[17] Galsky MD, Stensland KD, Moshier E, Sfakianos JP, McBride RB, Tsao CK, Casey M, Boffetta P, Oh WK, Mazumdar M, Wisnivesky JP. Effectiveness of adjuvant chemotherapy for locally advanced bladder cancer. J Clin Oncol. 2016;34(8):825–32.

[18] Grossman HB, Natale RB, Tangen CM, et al. Neoadjuvant chemotherapy plus cystectomy compared with cystectomy alone for locally advanced bladder cancer. N Engl J Med. 2003;349:859–66.

[19] International Collaboration of Trialists, Medical Research Council Advanced Bladder Cancer Working Party (now the National Cancer Research Institute Bladder Cancer Clinical Studies Group), European Organisation for Research and Treatment of Cancer Genito- Urinary Tract Cancer Group, Australian Bladder Cancer Study Group, National Cancer Institute of Canada Clinical Trials Group, Finnbladder, Norwegian Bladder Cancer Study Group, Club Urologico Espanol de Tratamiento Oncologico Group, Griffiths G, Hall R, Sylvester R, Raghavan D, Parmar MK. International phase III trial assessing neoadjuvant cisplatin, methotrexate, and vinblastine chemotherapy for muscle-invasive bladder cancer: long-term results of the BA06 30894 trial. J Clin Oncol. 2011;29(16):2171–7.

[20] Johnson DC, Nielsen ME, Matthews J, et al. Neoadjuvant chemotherapy for bladder cancer does not increase risk of perioperative morbidity. BJU Int. 2014;114:221–8.

[21] Khaled HM, Shafik HE, Zabhloul MS, et al. Gemcitabine and cisplatin as neoadjuvant chemotherapy for invasive transitional and squamous cell carcinoma of the bladder: effect on survival and bladder preservation. Clin Genitourin Cancer. 2014;12:e233–40.

[22] Kitamura H, Tsukamoto T, Shibata T, et al. Randomised phase III study of neoadjuvant chemotherapy with methotrexate, doxorubicin, vinblastine and cisplatin followed by radical cystectomy compared with radical cystectomy alone for muscle-invasive bladder cancer: Japan clinical oncology group study JCOG0209. Ann Oncol. 2014;25:1192–8.

[23] Lehmann J, Franzaring L, Thüroff J, et al. Complete longterm survival data from a trial of adjuvant chemotherapy vs control after radical cystectomy for locally advanced bladder cancer. BJU Int. 2006;97:42–7.

[24] Leow JJ, Martin-Doyle W, Rajagopal PS, et al. Adjuvant chemotherapy for invasive bladder cancer: a 2013 updated systematic review and meta-analysis of randomized trials. Eur Urol. 2014;66:42–54.

[25] Logothetis CJ, Johnson DE, Chong C, et al. Adjuvant cyclophosphamide, doxorubicin, and cisplatin chemotherapy for bladder cancer: an update. J Clin Oncol. 1988;6:1590–6.

[26] Mazeron R, Petit C, Rivin E, Limkin E, Dumas I, Maroun P, Annede P, Martinetti F, Seisen T, Lefkopoulos D, Chargari C, Haie-Meder C. 45 or 50 Gy, Which is the optimal radiotherapy pelvic dose in locally advanced cervical cancer in the perspective of reaching magnetic resonance image-guided adaptive brachytherapy planning aims? Clin Oncol (R Coll Radiol). 2016;28(3):171–7.

[27] McConkey DJ, Choi W, Shen Y, et al. A prognostic gene expression signature in the molecular classification of chemotherapy-naïve urothelial cancer is predictive of clinical outcomes from neoadjuvant chemotherapy: a phase 2 trial of dose-dense methotrexate, vinblastine, doxorubicin, and cisplatin with bevacizumab in urothelial cancer. Eur Urol. 2016;69:855–62.

[28] Millikan R, Dinney C, Swanson D, et al. Integrated therapy for locally advanced bladder cancer: final report of a randomized trial of cystectomy plus adjuvant M-VAC versus cystectomy with both preoperative and postoperative M-VAC. J Clin Oncol. 2001;19:4005–13.

[29] Neoadjuvant cisplatin, methotrexate, and vinblastine chemotherapy for muscle-invasive bladder cancer: a randomised controlled trial. International collaboration of trialists. Lancet. 1999;354(9178): 533–40.

[30] Neoadjuvant chemotherapy in invasive bladder cancer: update of a systematic review and meta-analysis of individual patient data advanced bladder cancer (ABC) meta-analysis collaboration. Advanced Bladder Cancer (ABC) Meta-analysis Collaboration. Eur Urol. 2005;48(2):202–6.

[31] OsmanMA, GabrAM, ElkadyMS. Neoadjuvant chemotherapy versus cystectomy inmanagement of stages II, and III urinary bladder cancer. Arch Ital Urol Androl Organo Uff Soc Ital Ecogr Urol E Nefrol. 2014;86:278–83.

[32] Otto T, Goebell PJ, Rübben H. Perioperative chemotherapy in advanced bladder cancer – part II: adjuvant treatment. Onkologie. 2003;26:484–8.

[33] Paz-Ares LG, Solsona E, Esteban E, Saez A, Gonzalez- Larriba J, Anton M, Hevia A, de la Rosa F, Guillem V, Bellmunt J. Randomized phase III trial comparing adjuvant paclitaxel/ gemcitabine/cisplatin (PGC) to observation in patients with resected invasive bladder cancer: Results of the Spanish Oncology Genitourinary Group (SOGUG) 99/01 study. J Clin Oncol. 2010;28:18s.

[34] Petrelli F, Coinu A, Cabiddu M, et al. Correlation of pathologic complete response with survival after neoadjuvant chemotherapy in bladder cancer treated with cystectomy: a meta-analysis. Eur Urol. 2014;65:350–7.

[35] Plimack ER, Hoffman-Censits JH, Viterbo R, et al. Accelerated methotrexate, vinblastine, doxorubicin, and cisplatin is safe, effective, and efficient neoadjuvant treatment for muscle-invasive bladder cancer: results of a multicenter phase II study with molecular correlates of response and toxicity. J Clin Oncol. 2014;32:1895–901.

[36] Plimack ER, Dunbrack RL, Brennan TA, et al. Defects in DNA repair genes predict response to neoadjuvant cisplatin-based chemotherapy in muscle-invasive bladder cancer. Eur Urol. 2015;68:959–67.

[37] Reardon ZD, Patel SG, Zaid HB, et al. Trends in the use of perioperative chemotherapy for localized and locally advanced muscle-invasive bladder cancer: a sign of changing tides. Eur Urol. 2015;67:165–70.

[38] Ruggeri EM, Giannarelli D, Bria E, et al. Adjuvant chemotherapy in muscle-invasive bladder carcinoma: a pooled analysis from phase III studies. Cancer. 2006;106:783–8.

[39] Sjödahl G, Lauss M, Lövgren K, et al. A molecular taxonomy for urothelial carcinoma. Clin Cancer Res. 2012;18:3377–86.

[40] Sherif A, Holmberg L, Rintala E, Mestad O, Nilsson J, Nilsson S, Malmström PU, Nordic Urothelial Cancer Group. Neoadjuvant cisplatinum based combination chemotherapy in patients with invasive bladder cancer: a combined analysis of two Nordic studies. Eur Urol. 2004;45(3):297–303.

[41] Skinner DG, Daniels JR, Russell CA, et al. The role of adjuvant chemotherapy following cystectomy for invasive bladder cancer: a prospective comparative trial. J Urol. 1991;145:459–464–467.

[42] Sternberg CN, Skoneczna I, Kerst JM, et al. Immediate versus deferred chemotherapy after radical cystectomy in patients with pT3–pT4 or N+ M0 urothelial carcinoma of the bladder (EORTC

30994): an intergroup, open-label, randomised phase 3 trial. Lancet Oncol. 2015;16:76–86.

[43] Stadler WM, Lerner SP, Groshen S, Stein JP, Shi SR, Raghavan D, Esrig D, Steinberg G, Wood D, Klotz L, Hall C, Skinner DG, Cote RJ. Phase III study of molecularly targeted adjuvant therapy in locally advanced urothelial cancer of the bladder based on p53 status. J Clin Oncol. 2011;29(25):3443–9.

[44] Stöckle M, Meyenburg W, Wellek S, et al. Adjuvant polychemotherapy of nonorgan-confined bladder cancer after radical cystectomy revisited: long-term results of a controlled prospective study and further clinical experience. J Urol. 1995;153:47–52.

[45] Studer UE, Bacchi M, Biedermann C, et al. Adjuvant cisplatin chemotherapy following cystectomy for bladder cancer: results of a prospective randomized trial. J Urol. 1994;152:81–4.

[46] Svatek RS, Shariat SF, Lasky RE, et al. The effectiveness of off-protocol adjuvant chemotherapy for patients with urothelial carcinoma of the urinary bladder. Clin Cancer Res. 2010;16:4461–7.

[47] von der Maase H, Hansen SW, Roberts JT, et al. Gemcitabine and cisplatin versus methotrexate, vinblastine, doxorubicin, and cisplatin in advanced or metastatic bladder cancer: results of a large, randomized, multinational, multicenter, phase III study. J Clin Oncol. 2000;18:3068–77.

[48] Winquist E, Kirchner TS, Segal R, et al. Neoadjuvant chemotherapy for transitional cell carcinoma of the bladder: a systematic review and meta-analysis. J Urol. 2004;171:561–9.

[49] Wosnitzer MS, Hruby GW, Murphy AM, et al. A comparison of the outcomes of neoadjuvant and adjuvant chemotherapy for clinical T2–T4aN0–N2M0 bladder cancer. Cancer. 2012;118:358–64.

[50] Yafi FA, Aprikian AG, Chin JL, et al. Contemporary outcomes of 2287 patients with bladder cancer who were treated with radical cystectomy: a Canadian multicentre experience. BJU Int. 2011;108:539–45.

[51] Yin M, Joshi M, Meijer RP, et al. Neoadjuvant chemotherapy for muscle-invasive bladder cancer: a systematic review and two-step meta-analysis. Oncologist. 2016;21:708–15.

# 第 26 章　转移性膀胱癌及其治疗

# Metastatic Bladder Cancer Disease and Its Treatment

Anja Lorch　Günter Niegisch　著

常　成　译　　刘志宇　校

**摘　要**

在膀胱癌中大约有 1/3 为肌层浸润性膀胱癌，有 50% 的患者在根治性膀胱切除术后出现病情进展，高达 15% 的患者在疾病前期就有转移性表现。目前已经确定了一线和二线化疗后的几个独立临床预后表现可以用来预测生存率。自 1980 年以来，标准的一线治疗是基于铂类的联合化疗，但目前没有明确的二线治疗方案可以明显延长生存期。最近基于可信的Ⅱ期和Ⅲ期临床研究数据发现，几种免疫检查点抑制药（PD-1/PD-L1）已获得 FDA 和 EMA 的批准，并且它们的安全性较高，不仅可以用于一线化疗后进展的患者，而且还可用于铂类不耐受患者的前期治疗。

## 一、概述

在诊断时，大约有 1/3 的患者已表现为肌层浸润性膀胱癌，50% 的患者在根治性膀胱切除术后出现病情进展，高达 15% 的患者在前期就有转移性表现。自 1980 年以来，标准的一线治疗为基于铂类的联合化疗，但目前没有明确的二线治疗方案可以明显延长生存期。已经确定了一线和二线化疗后的几个独立临床预后表现可以用来预测生存率，但不管选择的方案和化疗后预后表现如何，预后的结果仍然很差，化疗也只是一种姑息性治疗的选择。即使过去已对尿路上皮性膀胱癌的生物学行为有了更好的了解，但新的靶向疗法也未能有效提高治疗后的生存率。最近，免疫疗法的使用似乎有一定的希望，已观察到使用免疫检查点抑制药（PD-1/PD-L1）后可显著提高治疗的反应率。基于一项可靠的Ⅱ期研究结果，PD-L1 抗体阿特珠单抗在 2016 年被 FDA 批准为第一个可用于含铂化疗后的膀胱癌二线治疗药物，并且安全性较高。

本章将讨论目前尿路上皮性膀胱癌的一线化疗治疗标准和后续治疗的新进展，为患者提供合理的临床治疗选择。

## 二、临床预后因素

众所周知的是，无论是对于单纯化疗的患者还是前期对铂类耐药后进展的患者，一些临床预后因素仍能够预测患者后续的生存率。

KPS 评分＜80% 和存在内脏转移是一线顺铂化疗患者预后生存不佳的独立危险因素，在 1999 年还根据这些危险因素建立了一个膀胱癌风险模型，且这两个危险因素已被其他人所证实（von der Maase 等，2005；Bellmunt 等，2002）。无危险因素的患者 5 年后的中位生存时间为 33.0 个月，而有 1 个危险因素的中位生存时间为 13.4 个月，有 2 个危险因素的为 9.3 个月（Bajorin 等，1999）。

在难治性膀胱癌或一线治疗后进展的患者中，可以确定有三个独立的不良预后因素，包括血红蛋白<10g/dl，ECOG 评分>0，以及可能存在肝转移可能。根据这些因素建立了 4 个预后组（风险 0、1、2、3），且这些组的中位生存时间分别为 14.2 个月、7.3 个月、3.8 个月和 1.7 个月（Bellmunt 等，2002；Niegisch 等，2011）。这些危险因素也可以在其他人的研究中得到证实（Shariat 等，2013）。

在考虑预后和分层设计试验比较不同结果时，这些有关预后因素的试验结果为医生和患者提供了有用的信息（图 26–1 和图 26–2）。

## 三、一线治疗方案

### （一）含顺铂的联合化疗方案

30 多年来，转移性尿路上皮性膀胱癌的标准一线治疗是含顺铂的联合化疗，患者的总生存期从 8～9 个月增加到 12～16 个月。在一项Ⅲ期组间试验中，246 例患者被随机化分配，甲氨蝶呤、长春碱、阿霉素 + 顺铂（M-VAC）组 120 例，顺铂单药组 126 例。在中位随访近 20 个月后，观察到 M-VAC 联合治疗显著延长了总生存期，延长时间可达 12.5 个月，而顺铂单药组仅延长 8.2 个月。M-VAC 组的治疗反应率为 39%，而顺铂单药组仅为 12%。正如预期的那样，虽然联合用药组的 3/4 级毒性反应更高，但基于上述结果，M-VAC 方案也代表了新的治疗标准（Loehrer 等，1992）。由于许多晚期或转移性膀胱癌患者年龄较大，且常伴有严重的合并症，M-VAC 的高毒性导致了其他几种含顺铂治疗方案研究的不良反应很大。在一项多中心Ⅲ期随机试验中，吉西他滨 + 顺铂（GC）方案与 M-VAC 方案进行比较评估。总共 405 名患者被随机分配到 GC 组 203 名，M-VAC 组 202 名。两组均每 4 周用药一次，共 6 个周期。GC 组和 M-VAC 组的治疗反应率分别

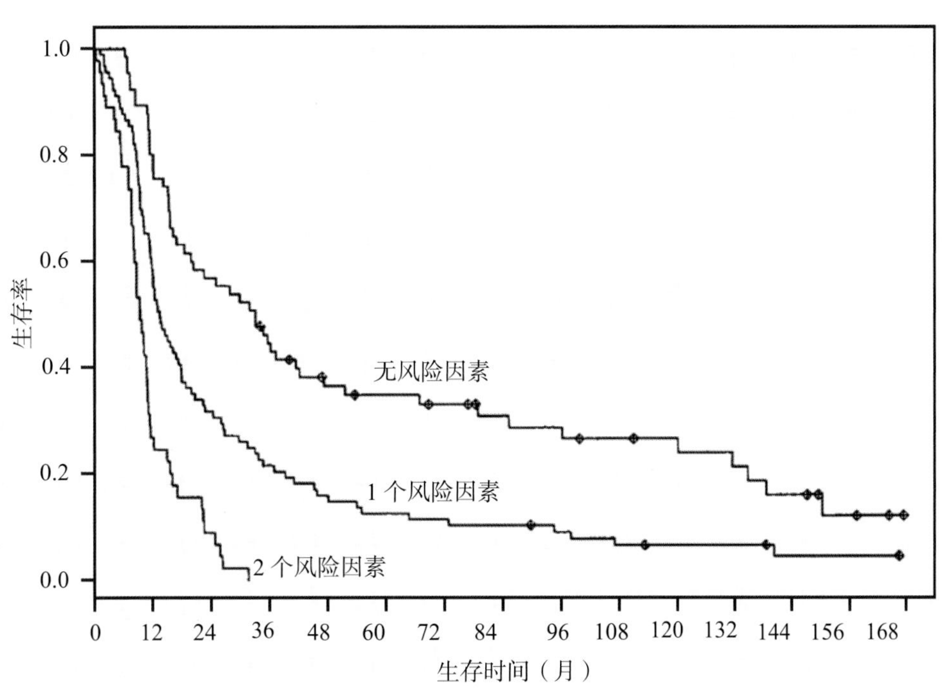


▲ 图 26–1 一线危险因素影响总生存率情况（Bajorin 等，1999）

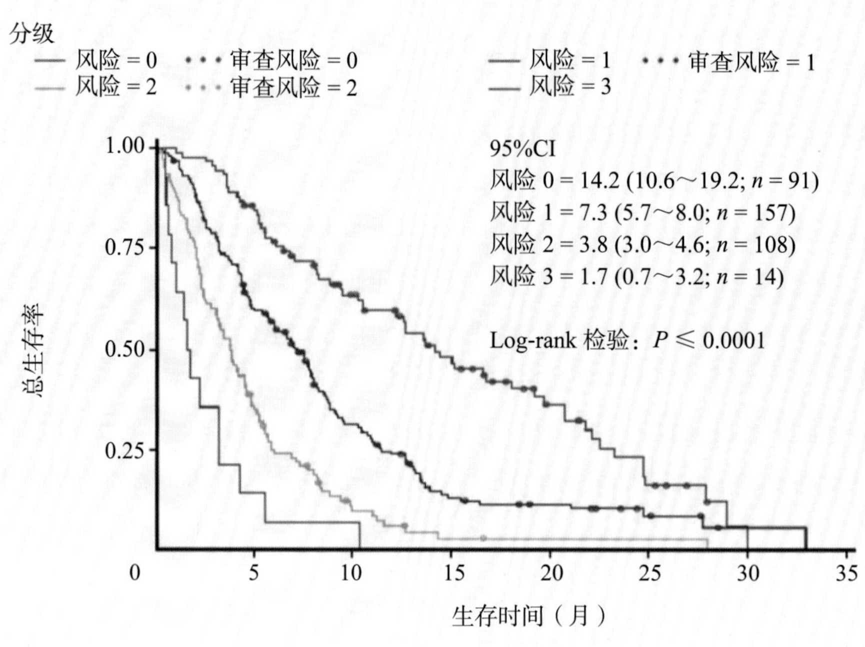


▲ 图 26–2　**根据二线危险因素划分预后组的总生存率情况（Bellmunt 等，2002）**

为 46% 和 49%，而中位生存期分别为 13.8 个月和 14.8 个月，两组结果基本相似，试验的结果也证实了这两种方案在反应率和生存率方面的等效性。然而，GC 方案的不良反应、血液毒性、感染并发症及黏膜炎症状发生更少。因为具有相同的 OS 及更小的不良反应，GC 方案从那时起就被推荐为新的标准方案（von der Maase 等，2000）。为了进一步降低毒性并同时提高疗效，已对大剂量方案进行了进一步试验。在一项 EORTC 前瞻性Ⅲ期试验中，共有 263 名患者被纳入研究，并每 2 周给予大剂量的 M-VAC（HD-M-VAC）联合 G-CSF 方案，与每 4 周给予标准剂量的 M-VAC 方案进行对比评估。与 M-VAC 方案相比，HD-MVAC 获得了更好的治疗反应率及更好的 2 年无进展生存期和更低的毒性反应。尽管如此，两种方案的中位总生存率并没有显著差异（Sternberg 等，2001a）。

研究者们进一步尝试通过添加第三种药物来提高疗效，但这并没有使患者获得更好的生存结果，却往往产生了更多的不良反应。在一项大型随机Ⅲ期试验中，研究人员评估了在顺铂和吉西他滨（PCG）中加入紫杉醇方案与 GC 方案对比的效果。三联疗法的治疗反应率明显更高（PCG 组为 56%，GC 组为 44%），但在 PCG 组中仅观察到 OS 延长的趋势（15.8 个月 vs. 12.7 个月）（Bellmunt 等，2012）。尽管将紫杉醇添加到 GC 中没有引起更严重的不良反应，但建议在顺铂患者的一线治疗中使用 M-VAC、HDM-VAC 或 GC 方案，而避免使用三联疗法（表 26–1）。

### （二）对顺铂定义为“适合”

在所有可能进行含顺铂化疗的候选患者中，应评估肾功能。如果肾功能受损，在进行化疗前应确定并改善所有可逆原因。根据可能增加毒性风险的其他因素，患者可以分为两组药物上“适合”和“不适合”的顺铂化疗组。一个共识工作组于 2011 年公布了至少包含一个风险因素的评价标准，具体内容如下包括 ECOG 评分为 2 级

表 26-1 一线化疗方案

| | | | |
|---|---|---|---|
| M-VAC | 甲氨蝶呤 | 30mg/m² 第 1 天、第 15 天、第 22 天 | 第 29 天重复 |
| | 长春碱 | 3mg/m² 第 2 天、第 15 天、第 22 天 | |
| | 阿霉素 | 30mg/m² 第 2 天 | |
| | 顺铂 | 70mg/m² 第 2 天 | |
| GC | 吉西他滨 | 1000mg/m² 第 1 天、第 8 天、第 15 天 | 第 29 天重复 |
| | 顺铂 | 70mg/m² 第 2 天 | |
| Gem/Carbo | 吉西他滨 | 1000mg/m² 第 1 天、第 8 天 | 第 22 天重复 |
| | 卡铂 | AUC 第 4/5 天，第 1 天 | |
| HD-M-VAC | 甲氨蝶呤 | 30mg/m² 第 1 天 | 第 15 天重复 |
| | 长春碱 | 3mg/m² 第 2 天 | |
| | 阿霉素 | 30mg/m² 第 2 天 | |
| | 顺铂 | 70mg/m² 第 2 天 | |
| | G-CSF | | |

或以上、KPS 评分为 60%～70% 及以下、肌酐清除率<60ml/min、听力损失 25dB、2 级或以上的周围神经病变、NYHA Ⅲ级或以上的心力衰竭（Galsky 等，2011）。但是，符合这些标准之一的患者并非就一定不能接受以顺铂为基础的联合治疗。最近的证据表明，在肌酐清除率为 45～60ml/min 的患者中，可以通过适当调整顺铂的剂量（如分期给药方案等）而达到安全用药的目的（Hussain 等，2012；Hussain 等，2004）。

（三）含卡铂的联合化疗方案

由于上述严重的并发症，高达 50% 的老年患者不适合接受含顺铂的联合化疗方案（Dash 等，2006；Balducci 和 Yates，2000）。对于这些患者来说，即使知道卡铂的疗效与顺铂并不相同，但其也是一个合适的替代方案。在比较卡铂与顺铂化疗的随机Ⅱ期试验中，卡铂组的治疗反应率较低且 OS 较短（Dogliotti 等，2007；Dreicer 等，2004）。此外，针对肾功能受损和（或）功能状态低下的患者的几项含卡铂的联合方案试验也在进行中。在Ⅱ期试验中，紫杉醇或吉西他滨等联合用药在所有试验的客观反应率方面的评价结果具有可比性。在一项共纳入 187 例患者的 EORTC Ⅱ / Ⅲ期试验中，对比和评估了卡铂 + 吉西他滨方案及卡铂、甲氨蝶呤和长春碱（M-CAVI）方案的效果。双药组的 OS 为 9.3 个月，三联组为 8.1 个月，而卡铂 + 吉西他滨组的毒性作用明显低于其他组别（13.6% vs. 23%）（De Santis 等，2012），且最近的Ⅲ期试验数据也证实了这些结果。在这些患者中，可根据患者的肾功能情况来通过调整药物剂量来调节反应毒性。值得注意的是，使用卡铂时骨髓抑制的风险可能更大。根据研究结果提示，卡铂联合吉西他滨方案被认为是肾脏受损和（或）体能状态不佳患者的标准治疗方法。

（四）非含铂类的联合化疗

吉西他滨和紫杉醇或多西他赛的不同组合已

被评估为一线和二线治疗方案，且这些组合的耐受性较好，同时所有进行的试验都显示出治疗反应率有很大的变化，数值为33%～60%。由于使用的药物剂量和给药时间不同，以及纳入试验的患者群体不同，对比试验的结果往往很难解释。此外，尚未在随机试验中将非含铂类的联合化疗方案与标准顺铂化疗方案进行比较。因此，不应在顺铂适应证患者的一线治疗中推荐非含铂类的联合化疗方案（Sternberg 等，2001b；Calabro 等，2009；Fechner 等，2006）。

#### （五）与靶向药物联合的治疗方案

由于在转移性膀胱癌中，表皮生长因子受体和 HER-2 过表达很常见，几项试验研究已解决了对 EGFR 或 HER-2 的阻断。在一项有关吉非替尼的Ⅱ期试验中，一种针对 EGFR 的酪氨酸激酶抑制药联合顺铂化疗的治疗反应率为 43%，中位 OS 为 15 个月（Philips 等，2009）。在一项Ⅱ期试验中，以卡铂为基础的化疗联合抗 HER-2 抗体曲妥单抗的治疗反应率为 70%，中位 OS 为 15.8 个月（Hussain 等，2007）。所有的试验都没有优于之前的联合化疗组合。在另一项包括 43 例患者的Ⅱ期试验中，对比评估了标准方案顺铂和吉西他滨联合血管内皮生长因子抗体贝伐单抗，令人鼓舞的结果显示，所有患者的治疗反应率显著提高至 72%，PFS 为 8.2 个月，OS 为 19.1 个月，中位随访时间为 27.2 个月。不幸的是，贝伐单抗的加入导致了毒性反应的显著增加，联合治疗方案中血栓栓塞事件的发生率也较高（Hahn 等，2011）。

### 四、二线治疗方案

#### （一）化疗方案

到目前为止，美国还没有 FDA 批准的二线化疗药物，而在欧洲，第三代长春碱 Vinfline 在 2009 年已经获得批准。该批准是基于一项Ⅲ期随机试验，在一线含顺铂化疗后进展或复发的患者中比较了与最佳支持治疗的不同效果。在本试验中，经长春碱治疗患者的 OS 显著高于最佳支持治疗（6.9 个月 vs. 4.3 个月）（Bellmunt 等，2009）。紫杉醇和吉西他滨的组合则被认为是一种合适的替代方案（Sternberg 等，2001b；Albers 等，2011；Sonpavde 等，2016）。

对于二线治疗方案的研究结果大多数来自于单一研究和一些联合试验，通常小样本量的患者主要被设计为Ⅱ期试验。吉西他滨和紫杉烷（紫杉醇、多西他赛）作为单一药物或作为联合治疗的一部分，它们的疗效有限，与单药治疗相比，联合方案显示更好的反应率和 PFS，但单药和双药方案之间的 OS 无明显差异。另一种已被测试过的二线化疗药物是培美曲塞，这是一种多靶点抗叶酸药物，在一项包括 47 名患者的Ⅱ期试验中，其客观缓解率为 28%，中位总生存期为 10 个月，不良反应情况也良好（Sweeney 等，2006），但不幸的是，这些结果无法在其他研究中得到进一步的证实。在另外一些Ⅱ期试验中，仅观察到 8% 的缓解率，在一项对 123 例患者的回顾性分析中，使用培美曲塞的缓解率仅为 5%（Galsky 等，2007；Bambury 等，2015）。在一项Ⅱ期试验中显示了白蛋白结合型紫杉醇耐受性比较好，客观缓解率近 28%（Ko 等，2013）。虽然二线治疗的预后和疗效仍较差，且最佳治疗方案也尚未确定，但部分患者可能通过上述方案受益。然而，一线治疗后进展的患者应考虑纳入基因检测的临床试验，以识别遗传并表现遗传因素的改变。这些基因的异常突变目前被认为是潜在的预后和（或）预测标志物，目的是帮助选择治疗方法和预测预后结果。不过到目前为止，这些因素都没有得到有力的证实。

#### （二）免疫治疗

在过去的几年中，人们进行了大量的研究

以提高疗效和发现新的有效的药物，但迄今为止都没有成功。最近对使用检查点抑制药的免疫调节疗法的研究中，特别是针对 PD-1 蛋白或其配体（PD-L1）抗体的研究中，为转移性尿路上皮性膀胱癌患者提供了新的希望。阿特珠单抗于 2016 年 5 月获美国 FDA 批准，可用于治疗既往基于铂类化疗期间耐药或之后进展的晚期尿路上皮癌患者，无论其是早期即存在转移，还是在辅助或新辅助顺铂化疗后不到 12 个月内进展都可以使用阿特珠单抗进行治疗。一项Ⅰ期研究基于 PD-L1 在肿瘤和浸润性免疫细胞中的表达水平的不同，重点研究了阿特珠单抗使用的安全性和治疗反应率，且首次就报道了令人振奋的结果（Powles 等，2014）。一项Ⅱ期双队列研究也证实了这一结果，该研究包括 310 例既往在含顺铂化疗期间或之后出现进展的转移性膀胱癌患者。在所有 310 例可评估患者中，不依赖 PD-L1 表达的客观缓解率为 15%。中位随访 11.7 个月，所有患者的 PFS 为 2.1 个月，整个组的 OS 为 7.9 个月。从 PD-L1 表达水平来看，PD-L1 高表达患者的治疗反应率、PFS、OS 均高于低表达患者，而对 PD-L1 不表达患者也有一定的反应。据报道阿特珠单抗的不良反应较小，无治疗相关死亡发生（Rosenberg 等，2016），而Ⅲ期试验（NCT02302807）中比较阿特珠单抗与二线化疗的结果仍有待进一步确定。对其他免疫检查点抑制药（如 PD-1 抑制药派姆单抗、纳武单抗及 PD-L1 抑制药度伐利尤单抗）的作用，在一些Ⅱ期和Ⅲ期试验的评估中也显示出了较好的结果（Sharma 等，2016；Massard 等，2016）。基于这些数据，派姆单抗和纳武单抗目前已在美国和欧洲被批准用于含铂一线化疗后进展患者的二线治疗。

## 五、化疗后的手术治疗在转移性膀胱癌中的作用

化疗后再行手术治疗的作用仍有争议。对于前期已有局限性转移灶且仅累及淋巴结、功能状态良好、化疗后仅残留少量肿瘤的患者，可以对单个患者进行手术评估。这一建议主要依赖于 203 例 M-VAC 治疗患者的回顾性分析。50 例患者化疗结束后对残余肿瘤进行手术治疗，在 17 例患者中不再发现可见的肿瘤，在另外 30 例患者中残余的肿瘤可以被完全切除，且 5 年后这 30 例患者中仍有 10 例存活（Dodd 等，1999）。

## 六、总结

虽然可以使用化疗，但转移性尿路上皮膀胱癌患者的预后仍然很差。对于功能状态良好、肾功能良好、无严重合并症的患者，一线治疗标准仍为顺铂为主的联合化疗。对于不适合顺铂的患者，可以评估以卡铂为基础的方案或非含铂的化疗或免疫治疗。对于一线治疗后复发的患者，单药化疗或联合化疗或最佳支持治疗可能是合理的选择。然而，由于免疫检查点抑制药在一些Ⅱ期和Ⅲ期研究中显示出非常好的临床效果，它已经成为二线治疗新的方案标准。并且只要有可能，强烈建议患者报名参加临床试验。

## 参考文献

[1] Albers P, Park SI, Niegisch G, Fechner G, Steiner U, Lehmann J, et al. Randomized phase III trial of 2nd line gemcitabine and paclitaxel chemotherapy in patients with advanced bladder cancer: short-term versus prolonged treatment [German Association of Urological Oncology (AUO) trial AB 20/99]. Ann Oncol. 2011;22(2):288–94.

[2] Bajorin DF, Dodd PM, Mazumdar M, Fazzari M, McCaffrey JA, Scher HI, et al. Long-term survival in metastatic transitional-cell carcinoma and prognostic factors predicting outcome of therapy. J Clin Oncol. 1999;17(10):3173–81.

[3] Balducci L, Yates J. General guidelines for the management of older patients with cancer. Oncology (Williston Park). 2000;14(11A): 221–7.

[4] Bambury RM, Benjamin DJ, Chaim JL, Zabor EC, Sullivan J, Garcia-Grossman IR, et al. The safety and efficacy of single-agent pemetrexed in platinumresistant advanced urothelial carcinoma: a large single-institution experience. Oncologist. 2015;20 (5):508–15.

[5] Bellmunt J, Albanell J, Paz-Ares L, Climent MA, Gonzalez-Larriba JL, Carles J, et al. Pretreatment prognostic factors for survival in patients with advanced urothelial tumors treated in a phase I/II trial with paclitaxel, cisplatin, and gemcitabine. Cancer. 2002;95 (4): 751–7.

[6] Bellmunt J, Theodore C, Demkov T, Komyakov B, Sengelov L, Daugaard G, et al. Phase III trial of vinflunine plus best supportive care compared with best supportive care alone after a platinum-containing regimen in patients with advanced transitional cell carcinoma of the urothelial tract. J Clin Oncol. 2009;27 (27):4454–61.

[7] Bellmunt J, von der Maase H, Mead GM, Skoneczna I, De Santis M, Daugaard G, et al. Randomized phase III study comparing paclitaxel/cisplatin/gemcitabine and gemcitabine/cisplatin in patients with locally advanced or metastatic urothelial cancer without prior systemic therapy: EORTC intergroup study 30987. J Clin Oncol. 2012;30(10):1107–13.

[8] Calabro F, Lorusso V, Rosati G, Manzione L, Frassineti L, Sava T, et al. Gemcitabine and paclitaxel every 2 weeks in patients with previously untreated urothelial carcinoma. Cancer. 2009;115(12):2652–9.

[9] Dash A, Galsky MD, Vickers AJ, Serio AM, Koppie TM, Dalbagni G, et al. Impact of renal impairment on eligibility for adjuvant cisplatin-based chemotherapy in patients with urothelial carcinoma of the bladder. Cancer. 2006;107(3):506–13.

[10] De Santis M, Bellmunt J, Mead G, Kerst JM, Leahy M, Maroto P, et al. Randomized phase II/III trial assessing gemcitabine/carboplatin and methotrexate/carboplatin/ vinblastine in patients with advanced urothelial cancer who are unfit for cisplatin-based chemotherapy: EORTC study 30986. J Clin Oncol. 2012;30(2):191–9.

[11] Dodd PM, McCaffrey JA, Herr H, Mazumdar M, Bacik J, Higgins G, et al. Outcome of postchemotherapy surgery after treatment with methotrexate, vinblastine, doxorubicin, and cisplatin in patients with unresectable or metastatic transitional cell carcinoma. J Clin Oncol. 1999;17(8):2546–52.

[12] Dogliotti L, Carteni G, Siena S, Bertetto O, Martoni A, Bono A, et al. Gemcitabine plus cisplatin versus gemcitabine plus carboplatin as first-line chemotherapy in advanced transitional cell carcinoma of the urothelium: results of a randomized phase 2 trial. Eur Urol. 2007;52(1):134–41.

[13] Dreicer R, Manola J, Roth BJ, SeeWA, Kuross S, Edelman MJ, et al. Phase III trial of methotrexate, vinblastine, doxorubicin, and cisplatin versus carboplatin and paclitaxel in patients with advanced carcinoma of the urothelium. Cancer. 2004;100(8):1639–45.

[14] Fechner G, Siener R, Reimann M, Kobalz L, Albers P. Randomised phase II trial of gemcitabine and paclitaxel second-line chemotherapy in patients with transitional cell carcinoma (AUO Trial AB 20/99). Int J Clin Pract. 2006;60(1):27–31.

[15] Galsky MD, Mironov S, Iasonos A, Scattergood J, Boyle MG, Bajorin DF. Phase II trial of pemetrexed as second-line therapy in patients with metastatic urothelial carcinoma. Investig New Drugs. 2007;25 (3):265–70.

[16] Galsky MD, Hahn NM, Rosenberg J, Sonpavde G, Hutson T, Oh WK, et al. A consensus definition of patients with metastatic urothelial carcinoma who are unfit for cisplatin-based chemotherapy. Lancet Oncol. 2011;12(3):211–4.

[17] Hahn NM, Stadler WM, Zon RT, Waterhouse D, Picus J, Nattam S, et al. Phase II trial of cisplatin, gemcitabine, and bevacizumab as first-line therapy for metastatic urothelial carcinoma: Hoosier oncology group GU 04–75. J Clin Oncol. 2011;29(12):1525–30.

[18] Hussain SA, Stocken DD, Riley P, Palmer DH, Peake DR, Geh JI, et al. A phase I/II study of gemcitabine and fractionated cisplatin in an outpatient setting using a 21–day schedule in patients with advanced and metastatic bladder cancer. Br J Cancer. 2004;91 (5):844–9.

[19] Hussain MH, MacVicar GR, Petrylak DP, Dunn RL, Vaishampayan U, Lara PN Jr, et al. Trastuzumab, paclitaxel, carboplatin, and gemcitabine in advanced human epidermal growth factor receptor-2/ neu-positive urothelial carcinoma: results of a multicenter phase II National Cancer Institute trial. J Clin Oncol. 2007;25(16):2218–24.

[20] Hussain SA, Palmer DH, Lloyd B, Collins SI, Barton D, Ansari J, et al. A study of split-dose cisplatin-based neo-adjuvant chemotherapy in muscle-invasive bladder cancer. Oncol Lett. 2012;3(4):855–9.

[21] Ko YJ, Canil CM, Mukherjee SD, Winquist E, Elser C, Eisen A, et al. Nanoparticle albumin-bound paclitaxel for second-line treatment of metastatic urothelial carcinoma: a single group, multicentre, phase 2 study. Lancet Oncol. 2013;14(8):769–76.

[22] Loehrer PJ Sr, Einhorn LH, Elson PJ, Crawford ED, Kuebler P, Tannock I, et al. A randomized comparison of cisplatin alone or in combination with methotrexate, vinblastine, and doxorubicin in patients with metastatic urothelial carcinoma: a cooperative group study. J Clin Oncol. 1992;10(7):1066–73.

[23] Massard C, Gordon MS, Sharma S, Rafii S, Wainberg ZA, Luke J, et al. Safety and efficacy of Durvalumab (MEDI4736), an anti-programmed cell death Ligand- 1 immune checkpoint inhibitor, in patients with advanced urothelial bladder cancer. J Clin Oncol. 2016;34(26):3119–25.

[24] Niegisch G, Fimmers R, Siener R, Park SI, Albers P. Prognostic factors in second-line treatment of urothelial cancers with gemcitabine and paclitaxel (German Association of Urological Oncology trial AB20/99). Eur Urol. 2011;60(5):1087–96.

[25] Philips GK, Halabi S, Sanford BL, Bajorin D, Small EJ. A phase II trial of cisplatin (C), gemcitabine (G) and gefitinib for advanced urothelial tract carcinoma: results of cancer and leukemia group B (CALGB) 90102. Ann Oncol. 2009;20(6):1074–9.

[26] Powles T, Eder JP, Fine GD, Braiteh FS, Loriot Y, Cruz C, et al. MPDL3280A (anti-PD-L1) treatment leads to clinical activity in metastatic bladder cancer. Nature. 2014;515(7528):558–62.

[27] Rosenberg JE, Hoffman-Censits J, Powles T, van der Heijden MS, Balar AV, Necchi A, et al. Atezolizumab in patients with locally advanced and metastatic urothelial carcinoma who have progressed following treatment with platinum-based chemotherapy: a singlearm, multicentre, phase 2 trial. Lancet. 2016;387 (10031):1909–20.

[28] Shariat SF, Rink M, Ehdaie B, Xylinas E, Babjuk M, Merseburger AS, et al. Pathologic nodal staging score for bladder cancer: a decision tool for adjuvant therapy after radical cystectomy. Eur Urol. 2013;63(2):371–8.

[29] Sharma P, Callahan MK, Bono P, Kim J, Spiliopoulou P, Calvo E, et al. Nivolumab monotherapy in recurrent metastatic urothelial carcinoma (CheckMate 032): a multicentre, open-label, two-stage, multi-arm, phase 1/2 trial. Lancet Oncol. 2016;17(11):1590–8.

[30] Sonpavde G, Pond GR, Choueiri TK, Mullane S, Niegisch G, Albers P, et al. Single-agent Taxane versus Taxane-containing combination chemotherapy as salvage therapy for advanced urothelial carcinoma. Eur Urol. 2016;69(4):634–41.

[31] Sternberg CN, de Mulder PH, Schornagel JH, Theodore C, Fossa SD, van Oosterom AT, et al. Randomized phase III trial of high-dose-intensity methotrexate, vinblastine, doxorubicin, and cisplatin (MVAC) chemotherapy and recombinant human granulocyte colonystimulating factor versus classic MVAC in advanced urothelial tract tumors: European Organization for Research and Treatment of Cancer Protocol no. 30924. J Clin Oncol. 2001a;19(10):2638–46.

[32] Sternberg CN, Calabro F, Pizzocaro G, Marini L, Schnetzer S, Sella A. Chemotherapy with an every-2– week regimen of gemcitabine and paclitaxel in patients with transitional cell carcinoma who have received prior cisplatin-based therapy. Cancer. 2001b;92 (12): 2993–8.

[33] Sweeney CJ, Roth BJ, Kabbinavar FF, Vaughn DJ, Arning M, Curiel RE, et al. Phase II study of pemetrexed for second-line treatment of transitional cell cancer of the urothelium. J Clin Oncol. 2006;24 (21):3451–7.
[34] von der Maase H, Hansen SW, Roberts JT, Dogliotti L, Oliver T, Moore MJ, et al. Gemcitabine and cisplatin versus methotrexate, vinblastine, doxorubicin, and cisplatin in advanced or metastatic bladder cancer: results of a large, randomized, multinational, multicenter, phase III study. J Clin Oncol. 2000;18 (17):3068–77.
[35] von der Maase H, Sengelov L, Roberts JT, Ricci S, Dogliotti L, Oliver T, et al. Long-term survival results of a randomized trial comparing gemcitabine plus cisplatin, with methotrexate, vinblastine, doxorubicin, plus cisplatin in patients with bladder cancer. J Clin Oncol. 2005;23(21):4602–8.

# 第 27 章 膀胱尿路上皮癌的罕见亚型

# Rare Subentities of Urothelial Bladder Carcinoma

Bastian Keck　Simone Bertz　著

郝建戈　译　　王　梁　校

**摘　要**

尿路上皮癌具有不同的组织学分化倾向，不同组织学亚型尿路上皮癌的临床表现和预后各不相同。因此，世界卫生组织在 2016 年分类描述了一系列组织学变异亚型的尿路上皮癌。浆细胞样尿路上皮癌以单个细胞生长模式为特征，这可能是由于其缺乏 E– 钙黏蛋白导致细胞黏附丧失所致。浆细胞样尿路上皮癌的临床进展很快，局部晚期疾病和腹膜扩散的比例很高。微乳头状癌对卡介苗膀胱灌注治疗不敏感，能迅速发展为肌层浸润性癌并发生转移，因此根治性膀胱切除术伴尿流改道被认为是该亚型的首选治疗方法。巢状或大巢状尿路上皮癌表现为其癌细胞核几乎或完全没有异型性并排列成小巢状。巢状或大巢状尿路上皮癌的治疗方式和传统尿路上皮癌的治疗方式相同。微囊变异型尿路上皮癌表现为圆形或椭圆形的微囊，其在临床上十分罕见但却是一种侵袭性很强的变异类型尿路上皮癌，迄今为止所报道的病例几乎没有存活。巨细胞尿路上皮癌是一种极端的去分化形式，具有奇异的间变性外观和常见的典型或非典型有丝分裂象。肉瘤样尿路上皮癌以梭形细胞为特征，其病例非常少见，但预后极差。淋巴上皮瘤样尿路上皮癌具有明显的淋巴浸润，包括 T 淋巴细胞和 B 淋巴细胞、浆细胞，鉴别诊断排除淋巴增生性疾病在临床患者管理中非常重要。

## 一、概述

自 2004 年 WHO 分类描述了尿路上皮癌的几种组织学变异以来，人们对描述其独特的组织学和分子特征及对临床决策或预后的影响越来越感兴趣。除了分化为腺癌或鳞癌的尿路上皮癌，其他一些特殊的组织学分化类型，如微乳头状、巢状或浆细胞样尿路上皮癌都各自具有不同的分子和临床特征。这些分子和临床特征可能在未来为患者提供个体化治疗的机会。本章将全面展示特殊类型尿路上皮癌的组织学变异，并描述其各自的组织病理学和分子特征及临床行为。

## 二、尿路上皮癌的分类

尿路上皮癌在膀胱癌病例中约占 90%，其他类型如鳞状细胞癌、腺癌、脐尿管癌或神经内分泌肿瘤等则不太常见。尿路上皮癌分为非浸润性和浸润性尿路上皮癌。浸润性尿路上皮癌的特点是容易分化，非浸润性癌占尿路上皮癌的绝大部分，并在扁平和乳头状病变中进一步分离。此外，它们的复发或进展风险取决于某些临床和组织病理学因素，如生长模式、分级、肿瘤大小、多灶性或复发时间。这些危险因素已纳入临床指南，通过 EORTC 风险评分表可将这些肿瘤分为低、中、高风险肿瘤（Sylvester 等，2006）。2016 年第 4 版 WHO 分类根据浸润性尿路上皮癌的不同组织分化能力定义了各种组织学类型的尿路上皮癌。表 27–1 描述了不同组织学类型的浸润性尿路上皮癌。

**表 27–1　2016 年 WHO 第 4 版浸润性尿路上皮癌组织学亚型分类（Moch 等，2016）**

| 具体分类 |
|---|
| • 巢状 / 大巢状<br>• 囊形<br>• 微乳头状<br>• 淋巴上皮瘤样<br>• 浆细胞样 / 印戒细胞 / 弥漫性<br>• 肉瘤样型<br>• 巨细胞型<br>• 低分化型<br>• 富含脂质型<br>• 透明细胞型 |

自从开始描述尿路上皮癌的不同组织学变异后，人们对它们的病理、分子和临床行为越来越感兴趣。在下文中，将全面对其特点进行总结。

## 三、浆细胞样尿路上皮癌

PUC 是一种高度非整倍体肿瘤，其特征是中小型肿瘤细胞具有嗜酸性细胞质，细胞核呈圆形或椭圆形深染，位于偏心位置，可能伴有核仁。典型的 PUC 肿瘤细胞以 Inadian-File 形式或小巢样排列（图 27–1）（Keck 等，2011；Lopez Beltran 等，2009a）。膜 E-cadherin 表达缺失及核积聚被描述为 PUC 的特殊分子特征，分别见于 76.2% 和 46.5% 的病例（Keck 等，2013a）。E-cadherin 表达缺失会导致细胞黏附减少，这可能是导致特征性的单细胞生长模式的主要原因，就像在乳腺小叶癌和弥漫型胃癌中观察到的一样（Keck 等，2011）。除了膜 E-cadherin 缺失外，其

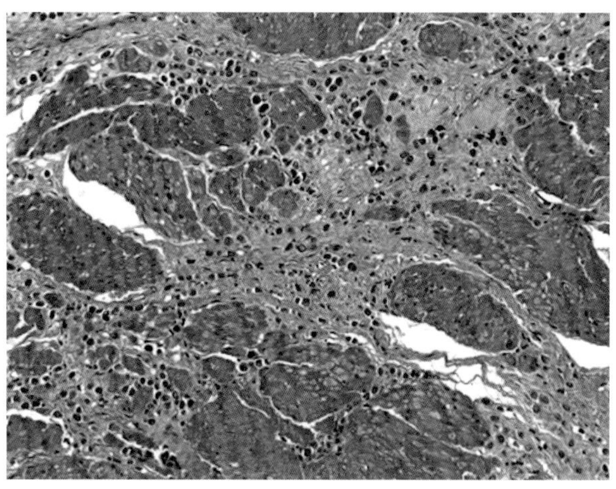

▲ **图 27–1　膀胱浆细胞样尿路上皮癌组织学标本的 HE 染色（×200）**

核积聚与膀胱癌浆细胞样分化有关，并可作为预后影响因素（Keck 等，2013a）。此外，PUC 中很多细胞因子呈阳性，如 PAN-CK、CK7、CK20 或 34βE12、p63、GATA3 或 uroplakins Ⅱ 和 Ⅲ（Keck 等，2011；Lopez-Beltran 等，2009a；Li 等，2014）。PUC 的形态与淋巴癌相似，因此鉴别诊断至关重要。通常免疫组化的淋巴标志物如 MUM-1 是阴性的，但 PUC 的 CD138 通常是阳性的，所以淋巴标志物不适合用于鉴别诊断（Keck 等，2011；Goto，2016）。绝大多数 PUC 表现为晚期临床阶段，出现局部和远处转移（Cockerill 等，2016）。PUC 的腹膜转移十分常见，并且具有较高的手术切缘阳性风险（Ricardo-Gonzalez 等，2012）。由于这些临床特征，尽管患者进行了以顺铂为基础的系统化疗，但生存率仍非常有限；不过，也有一些完全缓解的单发病例被报道；由于复发和转移的高风险，建议针对 PUC 进行辅助或新辅助化疗（Dayyani 等，2013；Keck 等，2013b）。

## 四、微乳头状癌

膀胱微乳头状癌的特点通常表现为中等大小的肿瘤细胞，丰富的嗜酸性细胞质，以及位于外周的细胞核，其中位于外周的细胞核经常处于

有丝分裂状态，有时还呈现核多形性（Comperat 等，2010）。肿瘤细胞常排列成小巢形状，聚集在腔隙中（图 27–2）。微乳头状癌的表面部分显示纤细的丝状突起，无纤维血管核心。淋巴血管侵犯也是 MPC 的一个常见特征，肿瘤通常为高级别肿瘤。为了避免对淋巴血管侵犯过度诊断，重要的是要意识到 MPC 的腔隙可能会模拟淋巴血管浸润。微乳头状癌对卡介苗膀胱灌注的治疗反应很差，因此，根治性膀胱切除术和尿路改道是肌层浸润性肿瘤和大多数非肌层浸润性肿瘤的首选疗法，因为肿瘤往往会快速进展（Kamat 等，2007）。作为卡介苗和根治性膀胱切除术的替代方案，联合使用放化疗已经发展成为 MIBC 的一种成熟的器官保留治疗方法，在合适的患者中具有令人满意的长期疗效（Krause 等，2011；James 等，2012；Ploussard 等，2014）。然而，既往数据显示，针对具有广泛微乳头形态（>30%）的尿路上皮癌进行 TURBT 并联用放化疗，患者的预后较差（Bertz 等，2016）。与其他组织学变异一样，采用根治性膀胱切除术和辅助或新辅助化疗治疗的微乳头状尿路上皮癌的临床疗效有限；然而，一项比较研究表明，与传统 UC 相比，基于顺铂的辅助化疗在总生存率方面似乎同样有效（Keck 等，2013b）。然而，与单纯尿路上皮肿瘤相比，根治性膀胱切除术和铂类辅助化疗后微乳头状癌的复发率更高，但在这种情况下，微乳头状癌和癌症特异性死亡率之间没有关联（MassonLecomte 等，2015）。关于特定的分子改变，HER-2 的激活突变和扩增与微乳头状尿路上皮癌相关，而且与预后不良有关（Schneider 等，2014）。由于 HER-2 具有作为治疗靶点的潜力，HER-2 靶向治疗可能是微乳头状尿路上皮癌的备选方案。然而，目前仍然缺乏相关的临床经验。

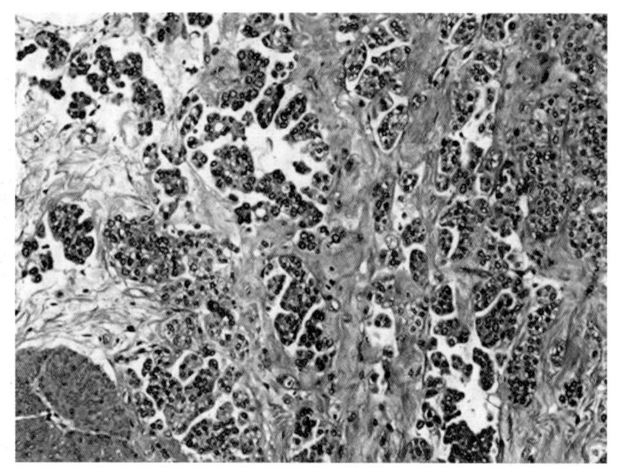

▲ 图 27–2　微乳头状尿路上皮癌的 **HE** 染色（×**200**）

## 五、巢状变异型尿路上皮癌 / 大巢状变异型尿路上皮癌

巢状变异的尿路上皮癌诊断时通常即为晚期阶段，与传统的尿路上皮癌相比，其总体预后较差（Drew 等，1996；Beltran 等，2014）。组织形态学上，它们表现为肿瘤细胞，其细胞核很少或没有核异型性（Drew 等，1996；Beltran 等，2014）。肿瘤细胞排列在尿路上皮下的小巢或大巢中，有时也具有小管或微囊特征。典型表现还有小巢的融合和病灶底部的浸润。巢状尿路上皮癌可伴有常规的尿路上皮癌，但通常仅表现为巢状尿路上皮癌。由于巢状尿路上皮癌的免疫组织化学表达谱与常规尿路上皮癌相似，因此免疫组织化学并不是一种很有帮助的诊断工具（Paner 等，2014）。为了不耽误治疗，也必须考虑到 Von Brunn 巢和其他良性病变的鉴别诊断（Murphy 和 Deana，1992）。在这种情况下，对于端粒酶反转录酶的诊断成为可能。

TERT 启动子突变是区分尿路上皮癌巢状变异和其良性病变的有用工具（Zhong 等，2015）。由于这种组织学变异的临床经验很少，所以治疗建议与传统的尿路上皮癌没有区别（图 27–3）。

## 六、微囊型尿路上皮癌

迄今为止，只报道了少数微囊型尿路上皮癌的病例。尽管关于其临床诊疗过程的信息非

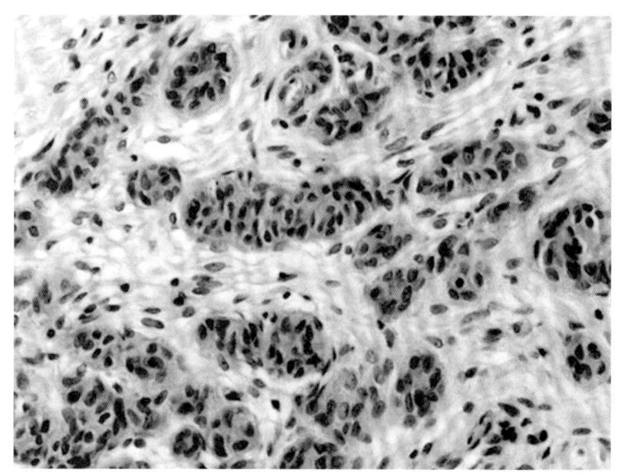

▲ 图 27-3 巢状变异型尿路上皮癌的 HE 染色（×400）

常有限，但它被认为是一种非常具有侵略性的尿路上皮癌变异类型，因为在报道的患者中几乎没有人存活。它的组织学模式显示出圆形 / 椭圆形的微囊，这也是该变异名称的由来。这些微囊通常伴有尿路上皮结构，其管腔可以是空的，或含有分泌物和钙化。在显微镜检查时，必须与腺性膀胱炎进行鉴别诊断。微囊可能是浸润性的，可侵犯逼尿肌。它们可以表达 CK20、CK7，以及 GATA3、S100P 或 P63。uroplakin Ⅲ 或 thrombomodulin 的表达程度较低。由于到目前为止只报道了少数病例，因此没有个体化的治疗建议，所以所有的微囊型尿路上皮癌目前应作为常规尿路上皮癌来治疗（Paner 等，2014；Venyo，2013；Paz 等，1997）。

## 七、巨细胞样尿路上皮癌

巨细胞癌是一种非常罕见的侵袭性尿路上皮癌组织学变异（Samaratunga 和 Delahunt，2012）。报道的病例一般临床预后不佳，而且通常表现为临床晚期。巨细胞癌是一种极端的去分化形式，导致其具有奇特的未分化外观，经常出现典型或不典型的有丝分裂（Samaratunga 等，2016）。多形性巨细胞尿路上皮癌在巨细胞样尿路上皮癌中占比为 20%～100%。必须与滋养细胞或破骨细胞样肿瘤进行鉴别诊断。免疫组化可显示 CK8/18 和 AE1/AE3、CK7、CK20 或 uroplakin Ⅲ 和 GATA3 的阳性（Samaratunga 等，2016；Lopez-Beltran 等，2009b）。

## 八、透明细胞尿路上皮癌

透明细胞尿路上皮癌因其表现为巨大的肿瘤细胞且细胞质中富含糖原而被命名，这使人很容易联想到肾透明细胞细胞癌（图 27-4）。它通常伴有传统的尿路上皮癌或乳头状的成分，而且通常是高度恶性的。其免疫组化具有传统尿路上皮癌的特征。可以具有 GATA3、S100P、p63、PAX8、CK5 或 CK20 和 CK7 的阳性表达（Mai 等，2016；Yamashita 等，2006；Kotliar 等，1995）。到目前为止，只有很少的透明细胞尿路上皮癌病例报道，因为缺乏临床经验，所以这种变异类型的预后因素还不清楚。

## 九、肉瘤样尿路上皮癌

肉瘤样尿路上皮癌的特点是具有纺锤形细胞和上皮细胞成分。它通常显示高级别的组织形态学，异种分化可能包含骨、软骨或横纹肌肉瘤的成分，但脂肪肉瘤或血管肉瘤也可能出现在不同比例的肿瘤中，此外，还可能出现常规尿路上皮癌和鳞状或腺体成分（图 27-5）。据报道，肉瘤样尿路上皮癌的发病率较低，占所有膀胱肿

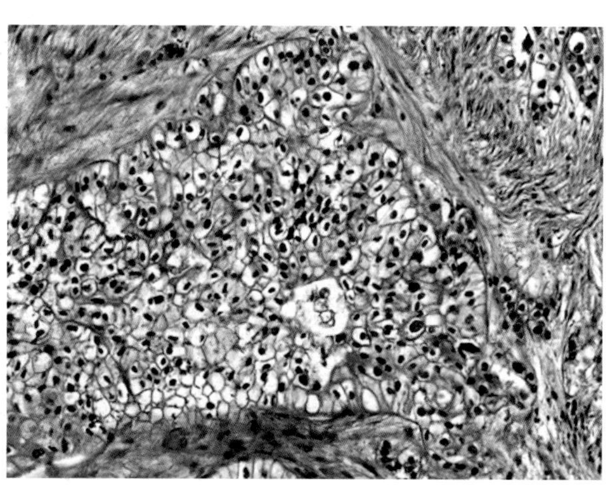

▲ 图 27-4 透明细胞尿路上皮癌的 HE 染色（×200）

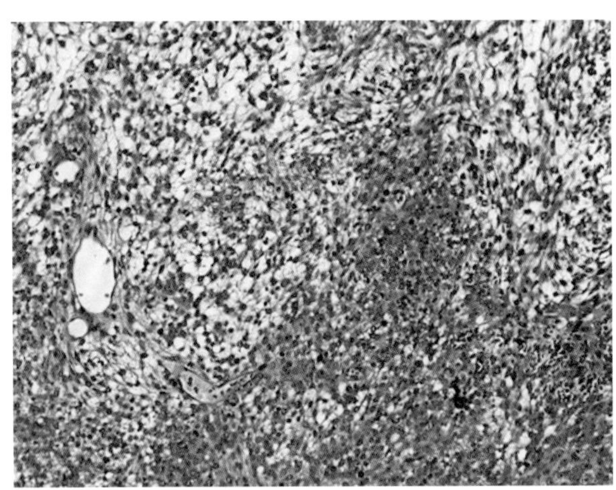

▲ 图 27-5　肉瘤样尿路上皮癌的 HE 染色（×200）

瘤的 0.6%，患者平均年龄为 66 岁，男女比例为 3∶1（Reuter，1993；Amin，2009）。此外，根治性膀胱切除术后的 5 年癌症特异性生存率为 20%（Wang 等，2010）。Vimetin 等 EMT 标志物在约 80% 的上皮细胞中表达，同时，FoxC2、snail 和 ZEB1 的阳性表达率分别为 100%、88.5% 和 69.2%（Sanfrancesco 等，2016）。肉瘤成分的免疫反应性包括全血细胞角蛋白和高分子量细胞角蛋白 CK5/6 和 p63 及 GATA3（Fatima 和 Osunkoya，2014；Ikegami 等，2000；Lopez-Beltran 等，1996 和 1998）。在鉴别诊断中必须排除良性（即假肉瘤性肌纤维增生）和其他恶性病变，如具有骨质或软骨分化的尿路上皮癌。

## 十、淋巴上皮瘤样尿路上皮癌

淋巴上皮瘤样癌通常在临床晚期阶段发现，血尿诊断时最常见的临床症状（Tamas 等，2007；Amin 等，1994）。除了膀胱，淋巴上皮瘤样癌也发生在上尿路（输尿管和肾盂）及尿道中。组织学上，它类似于鼻咽部的淋巴上皮瘤，未分化的细胞显示出较大的核仁，且有突出的核仁，排列成巢状、片状或绳状，呈现出不明确的细胞质边界（Amin 等，1994）。肿瘤的特点是有明显的淋巴浸润，包括 T 和 B 淋巴细胞、浆细胞等。因此，鉴别诊断以排除淋巴增生性疾病是很重要的，细胞角蛋白染色是鉴别诊断的有效工具。肿瘤的上皮细胞表达 p63 和 GATA3，但也经常检测到其他细胞角蛋白的表达，如 CK7 或 CK8（Tamas 等，2007；LopezBeltran 等，2001）。与鼻咽癌不同，在膀胱淋巴上皮瘤样癌中没有发现 Epstein-Barr 病毒（Lopez-Beltran 等，2001；Fukunaga 和 Ushigome，1998；Gulley 等，1995）。淋巴上皮瘤样癌可以单发或仅限于局部，淋巴上皮瘤样癌的预后影响尚不清楚。采用根治性膀胱切除术治疗膀胱淋巴上皮瘤样癌，其表现与常规尿路上皮癌相似（Tamas 等，2007；Amin 等，1994；Holmang 等，1998）。

## 参考文献


[1] Amin MB. Histological variants of urothelial carcinoma: diagnostic, therapeutic and prognostic implications. Mod Pathol. 2009;22:S96–S118. https://doi.org/ 10.1038/modpathol.2009.26.

[2] Amin MB, Ro JY, Lee KM, Ordonez NG, Dinney CP, Gulley ML, Ayala AG. Lymphoepithelioma-like carcinoma of the urinary bladder. Am J Surg Pathol. 1994;18(5):466–73.

[3] Beltran AL, Cheng L, Montironi R, Blanca A, Leva M, Roupret M, Fonseca J, Vidal A, Menendez CL, Pallares J, Bollito E, Reymundo C, Luque RJ, Comperat E. Clinicopathological characteristics and outcome of nested carcinoma of the urinary bladder. Virchows Arch. 2014;465(2):199–205. https://doi.org/ 10.1007/s00428–014–1601–y.

[4] Bertz S, Wach S, Taubert H, Merten R, Krause FS, Schick S, Ott OJ, Weigert E, Dworak O, Rodel C, Fietkau R, Wullich B, Keck B, Hartmann A. Micropapillary morphology is an indicator of poor prognosis in patients with urothelial carcinoma treated with transurethral resection and radiochemotherapy. Virchows Arch. 2016;469(3):339–44. https://doi.org/10.1007/ s00428–016–1986–x.

[5] Cockerill PA, Cheville JC, Boorjian SA, Blackburne A, Thapa P, Tarrell RF, Frank I. Outcomes following radical cystectomy for plasmacytoid urothelial carcinoma: defining the need for improved local cancer control. Urology. 2016;102:143. https://doi.org/10.1016/ j. urology.2016.09.053.

[6] Comperat E, Roupret M, Yaxley J, Reynolds J, Varinot J, Ouzaid I, Cussenot O, Samaratunga H. Micropapillary urothelial carcinoma of the urinary bladder: a clinicopathological analysis of 72 cases. Pathology. 2010;42(7):650–4. https://doi.org/10.3109/00313025.2010 .522173.

[7] Dayyani F, Czerniak BA, Sircar K, Munsell MF, Millikan RE, Dinney CP, Siefker-Radtke AO. Plasmacytoid urothelial carcinoma, a chemosensitive cancer with poor prognosis, and peritoneal

carcinomatosis. J Urol. 2013;189(5):1656–61. https:// doi. org/10.1016/j.juro.2012.11.084.

[8] Drew PA, Furman J, Civantos F, Murphy WM. The nested variant of transitional cell carcinoma: an aggressive neoplasm with innocuous histology. Mod Pathol. 1996;9(10):989–94.

[9] Fatima N, Osunkoya AO. GATA3 expression in sarcomatoid urothelial carcinoma of the bladder. Hum Pathol. 2014;45(8):1625–9. https://doi.org/10.1016/j. humpath.2014.03.015.

[10] Fukunaga M, Ushigome S. Lymphoepithelioma-like carcinoma of the renal pelvis: a case report with immunohistochemical analysis and in situ hybridization for the Epstein-Barr viral genome. Mod Pathol. 1998;11(12): 1252–6.

[11] Goto K. CD138 expression is observed in the urothelial epithelium and in various urothelial carcinomas, and cannot be evidence for plasmacytoid urothelial carcinoma. Int J Surg Pathol. 2016;24(7):614–9. https://doi. org/10.1177/1066896916653673.

[12] Gulley ML, Amin MB, Nicholls JM, Banks PM, Ayala AG, Srigley JR, Eagan PA, Ro JY. Epstein-Barr virus is detected in undifferentiated nasopharyngeal carcinoma but not in lymphoepithelioma-like carcinoma of the urinary bladder. Hum Pathol. 1995;26(11):1207–14.

[13] Holmang S, Borghede G, Johansson SL. Bladder carcinoma with lymphoepithelioma-like differentiation: a report of 9 cases. J Urol. 1998;159(3):779–82.

[14] Ikegami H, Iwasaki H, Ohjimi Y, Takeuchi T, Ariyoshi A, Kikuchi M. Sarcomatoid carcinoma of the urinary bladder: a clinicopathologic and immunohistochemical analysis of 14 patients. Hum Pathol. 2000;31(3): 332–40.

[15] James ND, Hussain SA, Hall E, Jenkins P, Tremlett J, Rawlings C, Crundwell M, Sizer B, Sreenivasan T, Hendron C, Lewis R, Waters R, Huddart RA, Investigators BC. Radiotherapy with or without chemotherapy in muscle-invasive bladder cancer. N Engl J Med. 2012;366(16):1477–88. https://doi.org/10.1056/ NEJMoa1106106.

[16] Kamat AM, Dinney CP, Gee JR, Grossman HB, Siefker- Radtke AO, Tamboli P, Detry MA, Robinson TL, Pisters LL. Micropapillary bladder cancer: a review of the University of Texas M. D. Anderson Cancer Center experience with 100 consecutive patients. Cancer. 2007;110(1):62–7. https://doi.org/10.1002/cncr.22756.

[17] Keck B, Stoehr R, Wach S, Rogler A, Hofstaedter F, Lehmann J, Montironi R, Sibonye M, Fritsche HM, Lopez-Beltran A, Epstein JI, Wullich B, Hartmann A. The plasmacytoid carcinoma of the bladder – rare variant of aggressive urothelial carcinoma. Int J Cancer. 2011;129(2):346–54. https://doi.org/10.1002/ijc.25 700.

[18] Keck B,Wach S, Kunath F, Bertz S, Taubert H, Lehmann J, Stockle M, Wullich B, Hartmann A. Nuclear E-cadherin expression is associated with the loss of membranous E-cadherin, plasmacytoid differentiation and reduced overall survival in urothelial carcinoma of the bladder. Ann Surg Oncol. 2013a;20(7):2440–5. https://doi. org/10.1245/s10434-012-2709-4.

[19] Keck B,Wach S, Stoehr R, Kunath F, Bertz S, Lehmann J, Stockle M, Taubert H, Wullich B, Hartmann A. Plasmacytoid variant of bladder cancer defines patients with poor prognosis if treated with cystectomy and adjuvant cisplatin-based chemotherapy. BMC Cancer. 2013b;13:71. https://doi.org/10.1186/1471-2407-13- 71.

[20] Kotliar SN,Wood CG, Schaeffer AJ, Oyasu R. Transitional cell carcinoma exhibiting clear cell features. A differential diagnosis for clear cell adenocarcinoma of the urinary tract. Arch Pathol Lab Med. 1995;119(1): 79–81.

[21] Krause FS,Walter B, Ott OJ, Haberle L,Weiss C, Rodel C, Wullich B, Sauer R. 15-year survival rates after transurethral resection and radiochemotherapy or radiation in bladder cancer treatment. Anticancer Res. 2011;31(3):985–90.

[22] Li W, Liang Y, Deavers MT, Kamat AM, Matin SF, Dinney CP, Czerniak B, Guo CC. Uroplakin II is a more sensitive immunohistochemical marker than uroplakin III in urothelial carcinoma and its variants. Am J Clin Pathol. 2014;142(6):864–71. https://doi.org/ 10.1309/AJCP1J0JPJBPSUXF.

[23] Lopez-Beltran A, Escudero AL, Cavazzana AO, Spagnoli LG, Vicioso-Recio L. Sarcomatoid transitional cell carcinoma of the renal pelvis. A report of five cases with clinical, pathological, immunohistochemical and DNA ploidy analysis. Pathol Res Pract. 1996;192(12):1218–24. https://doi.org/10.1016/ S0344-0338(96)80154-3.

[24] Lopez-Beltran A, Pacelli A, Rothenberg HJ, Wollan PC, Zincke H, Blute ML, Bostwick DG. Carcinosarcoma and sarcomatoid carcinoma of the bladder: clinicopathological study of 41 cases. J Urol. 1998;159(5): 1497–503. https://doi.org/10.1097/00005392-19980 5000-00023.

[25] Lopez-Beltran A, Luque RJ, Vicioso L, Anglada F, Requena MJ, Quintero A, Montironi R. Lymphoepithelioma-like carcinoma of the urinary bladder: a clinicopathologic study of 13 cases. Virchows Arch. 2001;438(6):552–7.

[26] Lopez-Beltran A, Requena MJ, Montironi R, Blanca A, Cheng L. Plasmacytoid urothelial carcinoma of the bladder. Hum Pathol. 2009a;40(7):1023–8. https://doi. org/10.1016/ j.humpath.2009.01.001.

[27] Lopez-Beltran A, Blanca A, Montironi R, Cheng L, Regueiro JC. Pleomorphic giant cell carcinoma of the urinary bladder. Hum Pathol. 2009b;40(10):1461–6. https://doi.org/10.1016/ j.humpath.2009.02.016.

[28] Mai KT, Bateman J, Djordjevic B, Flood TA, Belanger EC. Clear cell urothelial carcinoma: a study of 10 cases and meta-analysis of the entity. Evidence of mesonephric differentiation. Int J Surg Pathol. 2016;25:18. https:// doi.org/10.1177/1066896916660195.

[29] Masson-Lecomte A, Xylinas E, Bouquot M, Sibony M, Allory Y, Comperat E, Zerbib M, de la Taille A, Roupret M. Oncological outcomes of advanced muscle-invasive bladder cancer with a micropapillary variant after radical cystectomy and adjuvant platinumbased chemotherapy. World J Urol. 2015;33(8): 1087–93. https://doi.org/10.1007/s00345-014-1387-1.

[30] Moch H, Humphrey PA, Ulbright TM, Reuter VE, editors. Who classification of tumors of the urinary system and male genital organs. 4th ed. Lyon: IARC; 2016.

[31] Murphy WM, Deana DG. The nested variant of transitional cell carcinoma: a neoplasm resembling proliferation of Brunn's nests. Mod Pathol. 1992;5(3):240–3.

[32] Paner GP, Annaiah C, Gulmann C, Rao P, Ro JY, Hansel DE, Shen SS, Lopez-Beltran A, Aron M, Luthringer DJ, De Peralta-Venturina M, Cho Y, Amin MB. Immunohistochemical evaluation of novel and traditional markers associated with urothelial differentiation in a spectrum of variants of urothelial carcinoma of the urinary bladder. Hum Pathol. 2014;45(7):1473–82. https://doi.org/ 10.1016/ j.humpath.2014.02.024.

[33] Paz A, Rath-Wolfson L, Lask D, Koren R, Manes A, Mukamel E, Gal R. The clinical and histological features of transitional cell carcinoma of the bladder with microcysts: analysis of 12 cases. Br J Urol. 1997;79(5): 722–5.

[34] Ploussard G, Daneshmand S, Efstathiou JA, Herr HW, James ND, Rodel CM, Shariat SF, Shipley WU, Sternberg CN, Thalmann GN, Kassouf W. Critical analysis of bladder sparing with trimodal therapy in muscle-invasive bladder cancer: a systematic review. Eur Urol. 2014;66(1):120–37. https://doi.org/10.1016/ j.eururo.2014.02.038.

[35] Reuter VE. Sarcomatoid lesions of the urogenital tract. Semin Diagn Pathol. 1993;10(2):188–201.

[36] Ricardo-Gonzalez RR, Nguyen M, Gokden N, Sangoi AR, Presti JC Jr, McKenney JK. Plasmacytoid carcinoma of the bladder: a urothelial carcinoma variant with a predilection for intraperitoneal spread. J Urol. 2012;187 (3):852–5. https://doi.org/10.1016/j.juro. 2011.10.145.

[37] Samaratunga H, Delahunt B. Recently described and unusual variants of urothelial carcinoma of the urinary bladder. Pathology. 2012;44(5):407–18. https://doi. org/10.1097/PAT.0b013e3283560172.

[38] Samaratunga H, Delahunt B, Egevad L, Adamson M, Hussey D, Malone G, Hoyle K, Nathan T, Kerle D, Ferguson P, Nacey JN. Pleomorphic giant cell carcinoma of the urinary bladder: an extreme form of tumour de-differentiation. Histopathology. 2016;68(4): 533–40. https://doi.org/10.1111/his.12785.

[39] Sanfrancesco J, McKenney JK, Leivo MZ, Gupta S, Elson P, Hansel DE. Sarcomatoid urothelial carcinoma of the bladder: analysis of 28 cases with emphasis on clinicopathologic features and markers of epithelial-tomesenchymal transition. Arch Pathol Lab Med. 2016;140(6):543–51. https://doi.org/10.5858/arpa. 2015–0085–OA.

[40] Schneider SA, Sukov WR, Frank I, Boorjian SA, Costello BA, Tarrell RF, Thapa P, Houston Thompson R, Tollefson MK, Jeffrey Karnes R, Cheville JC. Outcome of patients with micropapillary urothelial carcinoma following radical cystectomy: ERBB2 (HER-2) amplification identifies patients with poor outcome. Mod Pathol. 2014;27(5):758–64. https://doi.org/10.1038/modpathol.2013.201.

[41] Sylvester RJ, van der Meijden AP, Oosterlinck W, Witjes JA, Bouffioux C, Denis L, Newling DW, Kurth K. Predicting recurrence and progression in individual patients with stage Ta T1 bladder cancer using EORTC risk tables: a combined analysis of 2596 patients from seven EORTC trials. Eur Urol. 2006;49(3):466–5; discussion 475–467. https://doi. org/10.1016/j.eururo.2005.12.031.

[42] Tamas EF, Nielsen ME, Schoenberg MP, Epstein JI. Lymphoepithelioma-like carcinoma of the urinary tract: a clinicopathological study of 30 pure and mixed cases. Mod Pathol. 2007;20(8):828–34. https:// doi.org/10.1038/modpathol.3800823.

[43] Venyo AK. Microcystic variant of urothelial carcinoma. Adv Urol. 2013;2013:654751. https://doi.org/10.1155/ 2013/654751.

[44] Wang J, Wang FW, Lagrange CA, Hemstreet Iii GP, Kessinger A. Clinical features of sarcomatoid carcinoma (carcinosarcoma) of the urinary bladder: analysis of 221 cases. Sarcoma. 2010;2010. https://doi.org/ 10.1155/2010/454792.

[45] Yamashita R, Yamaguchi R, Yuen K, Niwakawa M, Tobisu K. Urothelial carcinoma (clear cell variant) diagnosed with useful immunohistochemistry stain. Int J Urol. 2006;13(11):1448–50. https://doi.org/ 10.1111/j.1442–2042.2006.01569.x.

[46] Zhong M, Tian W, Zhuge J, Zheng X, Huang T, Cai D, Zhang D, Yang XJ, Argani P, Fallon JT, Epstein JI. Distinguishing nested variants of urothelial carcinoma from benign mimickers by TERT promoter mutation. Am J Surg Pathol. 2015;39(1):127–31. https://doi.org/ 10.1097/PAS.0000000000000305.

# 第28章　膀胱癌的危险分层和预后
Risk Stratification and Prognostication of Bladder Cancer

Elisabeth E. Fransen van de Putte　Maximilian Burger　Bas W. G. van Rhijn　著
郝建戈　译　　王　梁　校

摘　要

膀胱癌分为非肌层浸润性膀胱癌（nonmuscle-invasive bladder cancer，NMIBC）和肌层浸润性膀胱癌（muscle-invasive bladder cancer，MIBC）。大多数NMIBC采用保守治疗，主要的预后结果是膀胱癌进展和复发。肿瘤进展的主要影响因素是T分期、原位癌的存在和肿瘤等级，而复发则与肿瘤的多中心性、大小和之前的复发率有关。欧洲癌症研究和治疗组织和西班牙泌尿外科肿瘤治疗俱乐部根据不同的人群，创建了NMIBC的预后模型。尽管这对NMIBC的预后具有普遍价值，但$T_1$期的膀胱癌仍然是十分危险的疾病，缺乏足够的风险分层。非转移性MIBC通常需要进行根治性膀胱切除术，最好与新辅助化疗相结合。最重要的生存预后因素是pT和pN分期及淋巴血管侵犯。此外，在研究中发现的其他不良预后因素包括从NMIBC进展而来、组织学变异、肾积水、RC手术切缘阳性及肿瘤定位于膀胱三角区。一些为了明确NAC受益人群的MIBC临床风险模型已经建立，但没有得到验证。NAC对生存率有积极影响，尤其是在膀胱癌在RC后得到完全缓解的病例中。预测NAC治疗反应的研究主要集中在通过免疫组织化学和基因组特征对TUR标本进行分子标记。最近，学者们区分了基底样和管腔型膀胱癌亚型。这些亚型对NAC治疗反应具有预后影响和预测作用，但仍需要进一步验证。

## 一、概述

膀胱癌可分为非肌层浸润性膀胱癌和肌层浸润性膀胱癌。这两种癌症的预后和治疗有很大不同。NMIBC正式名称为浅表性膀胱癌，预后相对较好。大多数NMIBC可以通过经尿道膀胱肿瘤电切和膀胱灌注丝裂霉素或卡介苗进行保守治疗。相关的癌症特异性死亡率较低（Babjuk等，2017）。然而，NMIBC患者终身都有复发和进展的风险。并且，一旦肿瘤发生进展，5年生存率将下降到35%（van den Bosch和Witjes，2011）。因此，患者进行膀胱镜随访是非常有必要的，如果发现新的可疑病变，再次进行经尿道膀胱肿瘤电切术和（或）膀胱灌注治疗是很有必要的。在高风险的NMIBC中，尿脱落细胞学和CT检查应被添加到随访计划中。进展和复发的预后指标对于治疗和随访方案的制订至关重要。此外，在一小部分患者［$T_1$和（或）$G_3$，CIS］中，进展的风险很高，所以要考虑膀胱切除等更积极的治疗方式。

MIBC是一种很凶险的疾病。在没有转移（$cN_0M_0$）的情况下，治疗包括膀胱前列腺切除术和双侧淋巴结清扫术（根治性膀胱切除术）。然而，相应的5年总生存率仅为45%～66%（Dalbagni 等，2001；Stein 等，2001）。多年来，改善生存率的尝试主要在于完善和扩大手术前后的治疗。到目前为止，最重要的突破是引入以顺铂为基础的新辅助化疗（neoadjuvant chemotherapy，NAC）。NAC 的目的是在手术前消除隐匿的转移灶。与单独进行 RC 相比，NAC 和 RC 联用可提高 5%～8% 的 5 年生存率（Advanced Bladder Cancer Meta-analysis Collaboration，2005；Grossman 等，2003）。然而，尽管在治疗中加入了 NAC，但在过去 30 年中，膀胱癌患者的生存率仅有小幅提高。对此，一个可能的解释是，泌尿外科医生在使用 NAC 时因为化疗毒性问题而犹豫不决，特别是对于那些可能无法从这种联合治疗中获益的患者。事实上，超过 50% 的 MIBC 具有化疗耐药性（ABC Meta-analysis Collaboration，2005；Grossman 等，2003）。因此，MIBC 的研究重点有两个方面：①对隐匿性转移导致的预后不佳进行风险分层；②预测对 NAC 的治疗反应。

本章将讨论 NMIBC 和 MIBC 的预后和预测因素。对于 NMIBC，主要的结果是复发和进展，而 MIBC 的风险分层则侧重于生存。在所有膀胱癌中，预后和预测因素是根据膀胱镜检查、膀胱肿瘤电切术和根治性膀胱切除术标本的组织学检查及影像学检查确定的，这些也是膀胱癌诊断的标准组成部分。

## 二、NMIBC 和 MIBC 的诊断：膀胱镜检查、TUR 和成像

膀胱镜检查、CT 检查和 TUR 是膀胱癌的标准诊断流程。通过膀胱镜和 CT 可以看到原发肿瘤。膀胱镜检查应描述肿瘤的所有宏观特征，包括部位、大小、数量、外观（实性或乳头状），以及黏膜异常（Babjuk 等，2017；Chang 等，2016）。此外，建议将尿液细胞学检查作为膀胱镜检查的辅助手段，以检测高级别癌症和 CIS（Babjuk 等，2017）。尿液细胞学检查膀胱癌的特异性＞90%，但敏感性较低，尤其是对低级别肿瘤（Babjuk 等，2017）。此外，新的技术已经被开发，可以看到传统白光膀胱镜检查容易漏诊的病变，包括光动力学诊断（荧光膀胱镜）和窄带成像技术。CT 尿路造影（CT-IVU）可用于评估上尿路肿瘤的发生（Babjuk 等，2017）。根据美国泌尿外科协会指南，这适用于所有膀胱癌（Chang 等，2016），而根据欧洲泌尿外科协会指南，其仅适用于特定病例（如位于膀胱三角区的肿瘤、多发性肿瘤或高风险肿瘤）（Babjuk 等，2017）。对于 MIBC，盆腔对比增强 CT 或 MRI 用于确定局部肿瘤侵犯的程度，腹部和胸部的对比增强 CT 用于评估可能的肿瘤扩散，包括淋巴结和远处脏器转移（Witjes 等，2017）。最终，膀胱癌的确定诊断取决于 TUR 标本的组织学评估。TUR 手术本身既是一种诊断，也是一种治疗，完整而正确的切除膀胱肿瘤对于 NMIBC 取得良好的预后至关重要（Babjuk 等，2017）。因此，所有可见的病变都应被完全切除，切除的标本中应存在逼尿肌组织，以减少肿瘤残余和分期评估不足的风险。

## 三、非肌层浸润性膀胱癌

大多数（＞70%）的膀胱癌在最初诊断时为非肌层浸润性膀胱癌（Kirkali 等，2005）。在所有 NMIBC 中，30%～80% 在 5 年内复发，1%～45% 进展为 MIBC（van Rhijn 等，2009）。这种复发率和进展率的巨大差异使得研究人员对预后影响因素进行了广泛研究。进展最有效的预后因素是 T 分期、CIS 的存在和肿瘤分级。复发的最重要预测因素是肿瘤的多灶性、大小和之前即有复发史。

## 四、进展的预测因素

### （一）TNM 分期和 CIS

最常用的膀胱癌分期系统是肿瘤、淋巴结、转移分期（表 28-1）（TNM2016 版）（Sobin 等，2016）。TNM 分期将 NMIBC 分为局限在黏膜的乳头状肿瘤（$T_a$ 和 CIS）和侵入固有层的肿瘤（$T_1$）。大约 70% 的 NMIBC 患者表现为 $T_a$，20% 为 $T_1$，10% 为 CIS 病变（van Rhijn 等，2009）。CIS 是一种扁平的、高等级的、非侵入性的尿路上皮癌。它被定义为一种独特的恶性肿瘤，具有较高的复发和进展风险（Sylvester 等，2006）。如果不加以治疗，54% 的 CIS 会发展成 MIBC（Babjuk 等，2017）。CIS 的病理生理学将在本书的另一章讨论。$T_a$-LG 肿瘤的进展风险较低，因此主要采用 TUR 单独治疗或 TUR 联合丝裂霉素或卡介苗膀胱灌注的保守治疗。

**表 28-1　膀胱癌 TNM 分类（2016 版）（Sobin 等，2016）**

| | | |
|---|---|---|
| 原发肿瘤（T） | $T_x$ | 原发肿瘤无法评估 |
| | $T_0$ | 无原发肿瘤证据 |
| | $T_a$ | 非浸润性乳头状尿路上皮癌 |
| | Tis | 原位癌："平坦肿瘤" |
| | $T_1$ | 肿瘤侵及上皮下结缔组织 |
| | $T_2$ | 肿瘤侵及固有肌 |
| | －a | 肿瘤浸润浅肌层（内侧 1/2 肌层） |
| | －b | 肿瘤浸润浅肌层（外侧 1/2 肌层） |
| | $T_3$ | 肿瘤浸润膀胱周围组织 |
| | －a | 显微镜可见 |
| | －b | 肉眼可见（膀胱外肿块） |
| | $T_4$ | 肿瘤浸润以下组织：前列腺 / 子宫或阴道 / 盆壁或腹壁 |
| | －a | 肿瘤浸润前列腺 / 子宫或阴道 |
| | －b | 肿瘤浸润盆壁或腹壁 |
| | $N_x$ | 区域淋巴结无法评估 |
| | $N_0$ | 无区域淋巴结转移 |
| 区域淋巴结（N）区域淋巴结包括原发性和继发性引流区。主动脉分叉处上方的所有其他淋巴结均被视为远处淋巴结 | $N_1$ | 真骨盆单个区域淋巴结转移（膀胱周围、闭孔、髂内 / 外、骶前淋巴结转移） |
| | $N_2$ | 真骨盆多个区域淋巴结转移（膀胱周围、闭孔、髂内 / 外、骶前淋巴结转移） |
| | $N_3$ | 髂总动脉淋巴结转移 |
| 远处转移（M） | $M_0$ | 无远处转移 |
| | $M_1$ | 有远处转移 |

侵入固有层的肿瘤被划分为 $T_1$ 期。大约 2/3 的 $T_1$ 期肿瘤会复发，1/3 的肿瘤会进展为 MIBC。然而，文献中报道的进展率为 21%～50%（Martin-Doyle 等，2015）。这种广泛的差异性造成了治疗上的两难。由于疾病进展会增加死亡率，一些专家建议对所有 $T_1$ 期膀胱癌立即进行 RC（van Rhijn 等，2009）。然而，对于许多非进展性肿瘤来说，立即进行 RC 却是过度治疗，因此，大多数医生选择了保守治疗。

$T_1$ 期膀胱癌进展率差异大的原因之一可能是诊断医生不同。由于热伪影、切向切片和结缔组织增生反应，TUR 标本的组织病理学评估具有挑战性。另外，区分 $T_1$ 期和 $T_2$ 期病变还取决于切除的完整性和标本中固有层的存在（Babjuk 等，2017）。因此，病理学家认为只有 50% 的 $T_1$ 期 NMIBC 在分期和等级上是一致的（Babjuk 等，2017）。为了改善这些问题，国际指南调整了两项重要建议。所有 $T_1$ 期膀胱癌患者应进行第二次 TUR，并且，如果 TUR 标本中没有固有肌层，所有 NMIBC 都应进行第二次 TUR（Babjuk 等，2017；Chang 等，2016）。建议对 $T_1$ 期膀胱癌进行第二次 TUR 的主要原因是，高达 30% 的患者进展为 MIBC，这取决于标本中是否存在逼尿肌（Herr 和 Donat，2008）。尽管 $T_1$ 期膀胱癌的分期准确性有所提高，但其异质性所导致的预后不同仍是一个问题。因此，回顾性研究旨在确定 $T_1$ 期膀胱癌的具体预后因素。在卡介苗治疗的 $T_1G_3$ 肿瘤中，最重要的预后因素是女性、合并 CIS、前列腺尿道中的 CIS、年龄和肿瘤大小（Palou 等，2012；van Rhijn 等，2009）。在仅用 TUR 治疗的 $T_1G_2$ 膀胱癌中，3 个月内肿瘤复发是进展的最重要预后因素（Palou 等，2009）。目前的研究重点是通过建立 $T_1$ 期膀胱癌亚分类来进一步对 $T_1$ 膀胱癌进行危险分层。这些亚分类是基于肿瘤的深度和固有层的侵犯程度，或基于固有层平滑肌纤维层的侵犯，即侵入黏膜肌层。这些亚分类对病情发展的预后评估价值已经在一些回顾性研究中得到证实（Roupret 等，2013；van Rhijn 等，2012）。然而，$T_1$ 期膀胱癌的亚分类可重复性尚未得到验证。目前，EAU 指南指出，侵入固有层的深度和范围可以进一步评估，但这在 WHO 的分类中还没有推荐（Babjuk，2017）。

### （二）WHO 病理分级

肿瘤分级是基于几个组织形态学标准进行的，包括核的大小、形状、极性、染色质的分布、核小体和有丝分裂的存在。WHO 在 1973 年通过了第一个膀胱癌分级系统，将尿路上皮癌分为 1～3 级（$G_{1\sim3}$）（表 28–2）（Mostofi，1973）。尽管在 NMIBC 中具有很强的预后价值，但 1973 年的分级系统在 2004 年被新的分类法所取代（Eble 等，2004）。取代 1973 年分类法的主要原因是每个等级类别缺乏明确的定义，病理学家之间主观差异很大，以及大量的 NMIBC 被归类为 2 级，也被称为默认诊断。WHO 在 2004 年的膀胱癌分类包括低度恶性潜能的乳头状尿道肿瘤、低级别乳头状尿路上皮癌和高级别尿路上皮癌（表 28–2）。在这种新的分类中，$G_2$ 膀胱癌被重新分类为 LG 或 HG，而所有 $G_3$ 膀胱癌都是 HG。2004 年 WHO 分类的目的是提供更好的组织学定义标准，从而改善病理学家的共识。然而，一些

**表 28–2　1973 年和 2004 年出版的 WHO 肿瘤分级分类系统（Mostofi，1973；Eble 等，2004）**

| | |
|---|---|
| WHO1973 | **乳头状尿路上皮瘤**<br>• 1 级：分化良好<br>• 2 级：中分化<br>• 3 级：低分化 |
| WHO2004 | **乳头状尿路上皮瘤**<br>• 低度恶性潜能乳头状尿路上皮瘤<br>• 低级别乳头状尿路上皮瘤<br>• 高级别乳头状尿路上皮瘤 |

回顾性研究未能确定 2004 年的分级系统比 1973 年的分类法更好（van Rhijn 等，2012）。事实上，在 $T_1$ 期 NMIBC 中，2004 年的分类法似乎失去了预后价值，因为 LG-$T_1$ 期膀胱癌的数量非常少（van Rhijn 等，2012）。2016 年 WHO 分类继续推荐 2004 年的分级系统，尽管 WHO 也指出该分类仍有争议（Humphrey 等，2016）。目前，EAU 指南建议同时使用 1973 年和 2004 年的 WHO 分级系统（Babjuk 等，2017）。AUA 指南将 WHO2004 分级系统描述为在美国最被广泛接受和使用的系统（Chang 等，2016）。

### （三）进展的其他预测因素和风险列线图

目前已经建立了两个预后模型来对 NMIBC 的进展风险进行分层。一个模型是由欧洲癌症研究和治疗组织（EORTC）创建的。他们的风险模型是基于七个前瞻性试验研究建立的，这些试验比较了 TUR 后的膀胱灌注治疗（Sylvester 等，2006）。除了肿瘤分期、WHO1973 分级和 CIS 外，该模型还包括肿瘤多灶性、肿瘤大于 3cm 和复发时间小于 1 年等不良预后因素，但没有纳入 WHO2004 分级系统。表 28–3 展示了预后因素的加权分数，表 28–4 展示了相关的进展概率。该模型重要的局限性是，研究人群没有接受持续的卡介苗灌注治疗，而且患者没有接受第二次 TUR，而这是目前 $T_1$ 期膀胱癌和所有 HG/$G_3$ 肿瘤的标准治疗方法（Sylvester 等，2006）。

**表 28-3　欧洲癌症研究与治疗组织模型中预测复发和进展的预后因素权重（Sylvester 等，2006）**

| 因　素 | 具体分类 | 复　发 | 进　展 |
|---|---|---|---|
| 肿瘤数量 | 单发 | 0 | 0 |
| | 2～7 | 3 | 3 |
| | ≥ 8 | 6 | 3 |
| 肿瘤大小 | ＜ 3cm | 0 | 0 |
| | ≥ 3cm | 3 | 3 |
| 既往复发率 | 初发 | 0 | 0 |
| | 复发时间≤ 1 年 | 2 | 2 |
| | 复发时间＞ 1 年 | 4 | 2 |
| T 分期 | $T_a$ | 0 | 0 |
| | $T_1$ | 1 | 4 |
| CIS | 否 | 0 | 0 |
| | 是 | 1 | 6 |
| 级别 | 1 | 0 | 0 |
| | 2 | 1 | 0 |
| | 3 | 2 | 5 |
| | 总分 | 0～17 | 0～23 |

**表 28-4　根据 EORTC 总风险评分的复发和进展概率（Sylvester 等，2006）**

| 复发得分 | 1 年复发率（95%CI） | 5 年复发率（95%CI） |
|---|---|---|
| 0 | 15（10～19） | 31（24～37） |
| 1～4 | 24（21～26） | 46（42～49） |
| 5～9 | 38（35～41） | 62（58～65） |
| 10～17 | 61（55～67） | 78（73～84） |
| **进展得分** | **1 年进展率（95%CI）** | **5 年进展率（95%CI）** |
| 0 | 0.2（0～0.7） | 0.8（0～1.7） |
| 2～6 | 1.0(0.4～1.6) | 6（5～8） |
| 7～13 | 5（4～7） | 17（14～20） |
| 14～23 | 17（10～24） | 45（35～55） |

EORTC 根据一项对接受卡介苗治疗 1～3 年的中高危患者的研究更新了他们的模型（Cambier 等，2016）。在这项研究中，不包括 CIS 患者，该人群中与病情进展相关的因素是肿瘤分期和分级。另一个预后模型由西班牙泌尿肿瘤治疗俱乐部（CUETO）创建（FernandezGomez 等，2009）。与 EORTC 所创建模型不同，CUETO 的研究人群主要是接受卡介苗治疗的高危患者。进展的预后因素是 WHO1973 分类的 $G_3$ 期膀胱癌、第一次膀胱镜复查时复发和既往肿瘤患者（Fernandez-Gomez 等，2009）。同样，没有纳入 WHO2004 分级。表 28-5 和表 28-6 显示了加权分数和相关的进展概率。与 EORTC 研究不同的是，CIS 在单变量分析中与病情进展相关，但在 CUETO 模型的多变量分析中则没有疾病进展相关性。这可以解释为研究人群的不同或 CUETO 研究中对 CIS 进行了更有效的卡介苗治疗。由于 EORTC 和 CUETO 模型提供了互补的信息，在国际指南中同时推荐了这两种模型（Babjuk 等，2017；Chang 等，2016）。EAU 推荐 EORTC 风险模型用于预测 TUR 后的短期和长期风险评估，而 CUETO 风险模型在接受卡介苗治疗的患者中作为评估首选（Babjuk 等，2017）。此外，AUA 和 EAU 指南都将这些风险模型转化为三个风险组（低风险、中风险和高风险肿瘤），在表 28-7 中，风险组也与提示预后较差的新参数相关，这些参数主要包括淋巴血管浸润和组织学变异。超过 90% 的膀胱癌起源于尿路上皮细胞，因此被定义为尿路上皮癌。鳞状细胞癌占膀胱癌的 5%，腺癌则＜2%，还有其他罕见的组织学变异，如微乳头状癌、巢状癌、浆液性癌、神经内分泌癌、肉瘤样癌和微囊样癌，都提示预后较差（Babjuk 等，2017）。淋巴血管侵犯被定义为肿瘤对血管和（或）淋巴组织的侵犯。一般来说，NMIBC 的淋巴血管侵犯与病理分期和转移的风险增加有关（Lotan 等，2005）。$T_1$ 期膀胱癌的血管淋巴侵犯与预后不良

**表 28-5 根据 CUETO 模型总分的复发和进展风险（Fernandez-Gomez 等，2009）**

| 因素 | 具体分类 | 复发 | 进展 |
|---|---|---|---|
| 性别 | 男 | 0 | 0 |
| | 女 | 3 | 0 |
| 年龄 | ＜60 岁 | 0 | 0 |
| | 60—70 | 1 | 0 |
| | ＞70 岁 | 2 | 2 |
| 复发肿瘤 | 否 | 0 | 0 |
| | 是 | 4 | 2 |
| 肿瘤数量 | ≤3 个 | 0 | 0 |
| | ＞3 个 | 2 | 1 |
| T 分期 | $T_a$ | 0 | 0 |
| | $T_1$ | 0 | 2 |
| CIS 相关 | 否 | 0 | 0 |
| | 是 | 2 | 1 |
| 级别 | 1 | 0 | 0 |
| | 2 | 1 | 2 |
| | 3 | 3 | 6 |
| | 总分 | 0～16 | 0～14 |

**表 28-6 根据 CUETO 模型总分的复发和进展概率（Fernandez-Gomez 等，2009）**

| 复发得分 | 1 年复发率（95%CI） | 5 年复发率（95%CI） |
|---|---|---|
| 0～4 | 8（6～11） | 21（17～25） |
| 5～6 | 12（8～16） | 36（29～42） |
| 7～9 | 25（20～31） | 48（41～55） |
| ≥10 | 42（28～56） | 68（54～82） |
| **进展得分** | **1 年进展率（95%CI）** | **5 年进展率（95%CI）** |
| 0～4 | 1.2（0.2～2.2） | 4（2～6） |
| 5～6 | 3（0.8～5.2） | 12（8～16） |
| 7～9 | 6（3～8） | 21（16～27） |
| ≥10 | 14（7～21） | 34（23～44） |

有关（Babjuk 等，2017）。

### （四）预测进展的分子标志物

很多回顾性研究旨在从 TUR 标本中确定预测 NMIBC 进展的分子标志物。在免疫组化研究中表明 p53、Ki-67 和细胞周期调节器（p53、pRB、p21 和 p27）（van Rhijn 等，2014；Shariat 等，2007）的表达改变与疾病进展的风险增加有关。然而，这些标志物在其他研究中没有得到证实，这可能反映了免疫组织化学检查在分子研究中作为诊断技术的局限性。在几个关于肿瘤 DNA 状态的独立研究中，FGFR3 突变与 NMIBC 进展为 MIBC 的低风险有关，这导致了一个假设，即 FGFR3 突变是膀胱癌预后的有利突变（van Rhijn 等，2014）。国际指南尚未采用分子标志物作为 NMIBC 的预后指标，因为这些分子标志物仍需要进一步验证（Babjuk 等，2017；Chang 等，2016；Witjes 等，2017）。

## 五、复发的预测因素和风险模型

NMIBC 复发最重要的预后因素是肿瘤多灶性、肿瘤大小和既往复发史（van Rhijn 等，2009）。EORTC 研究还发现 $T_1$ 期膀胱癌、合并 CIS 和 WHO1973 年肿瘤分级与复发有关（Sylvester 等，2006；Cambier 等，2016）。CUETO 在预测复发的模型中纳入了性别、年龄、肿瘤等级、既往肿瘤史、肿瘤多发性和 CIS 成分（Fernandez-Gomez 等，2009）。值得注意的是，在一项关于 $T_1G_3$ 膀胱癌的研究中，女性性别也被认为是一个不良的预后因素，具有较高的复发和进展风险（Palou 等，2012）。一个可能的解释是女性对膀胱灌注卡介苗的免疫反应比男性低（Palou 等，2012）。同样，衰老可能对膀胱灌注治疗免疫治疗反应有负面影响（Joudi 等，2006）。EORTC 和 CUETO 模型中这些因素的权重得分及相关的疾病复发概率显示在 EORTC 模型的表 28-3 和表

**表 28-7 欧洲泌尿外科协会[a]和美国泌尿外科协会根据 EORTC 和 CUETO 模型提供的风险组分层（Babjuk 等，2016；Chang 等，2016）**

| 风险分组 | 特 征 | |
|---|---|---|
| | 根据 EAU | 根据 AUA |
| 低风险 | 原发，单发，$T_a$，$G_1$（PUNLMP），< 3cm，无 CIS | LG，单发，$T_a$，< 3cm |
| 中风险 | 肿瘤没有被定义为低风险或高风险 | 下列中任意一项<br>• 复发时间< 1 年，LG $T_a$<br>• 单发肿瘤 LG $T_a$，> 3cm<br>• LG $T_a$，多灶<br>• HG $T_a$，≤ 3cm<br>• LG $T_1$ |
| 高风险 | 下列中任意一项<br>• $T_1$<br>• $G_3$（HG）<br>• CIS<br>• 多发和（或）复发和（或）/ 较大（> 3cm）$T_a$ $G_{1\sim2}$（包含以上所有） | 下列中任意一项<br>• HG $T_1$<br>• 任意复发 HG $T_a$<br>• HG $T_a$，> 3cm 或多灶<br>• CIS<br>• HG 患者 BCG 治疗失败<br>• 组织学变异<br>• LVI<br>• HG 前列腺尿道受累 |
| 高风险肿瘤亚组 | • $T_1G_3$ 并发 CIS，多发和（或）较大 $T_1G_3$ 肿瘤和（或）$T_1G_3$/HG，$T_1G_3$/HG 前列腺尿道伴有 CIS，组织学变异尿路上皮癌，LVI<br>• BCG 治疗失败 | |

LG. 低等级（1 级和 2 级混合物）；HG. 高级别（部分 2 级肿瘤和全部 3 级肿瘤的混合物）；CIS. 原位癌；PUNLMP. 低恶性潜能的乳头状尿路上皮肿瘤；LVI. 淋巴血管侵犯

a. 对于这些肿瘤，在 1～3 年内拒绝膀胱内全剂量卡介苗灌注的患者应考虑行根治性膀胱切除术。对于卡介苗失败，建议行根治性膀胱切除术

28-4，以及 CUETO 模型的表 28-5 和表 28-6 中。

#### 预测复发的分子标志物

一些分子标志物在一些研究中被认为 NMIBC 复发的预后指标。然而，到目前为止，很多研究结果都是相互矛盾的（van Rhijn 等，2014）。另外，人们对多发性肿瘤背后的病理生理学知识知之甚少，这限制了分子标志物在复发预测中的作用。

## 六、肌层浸润性膀胱癌

少数膀胱癌（20%～25%）在首次诊断时就是肌层浸润性的。此外，1%～50% 的 NMIBC 会发展成 MIBC（van Rhijn 等，2009）。MIBC 的分期、治疗和预后依赖于泌尿外科医生、病理学家、放射科医生、肿瘤内科医生等的密切合作。MIBC 最重要的预后指标是原发肿瘤分期（T）和淋巴结分期（N）。肿瘤分级对 MIBC 的预后价值有限，因为根据 WHO1973 年的分类，大多数 MIBC 病例为 $G_3$，而根据 WHO2004 年的分类，几乎所有 MIBC 都是高级别尿路上皮癌（Humphrey 等，2016）。

### （一）局部肿瘤范围：临床 T 分期

如果膀胱癌 TUR 标本中存在肌层侵犯，其临床分期至少为 $cT_2$，进一步的临床 TNM 分期是基于 CT 和（或）MR 成像进行的（TNM2016 版）（Sobin 等，2016）。图像应评估以下分期参数，即局部肿瘤的侵犯程度和肿瘤是否扩散到淋巴结和其他远处器官（Witjes 等，2017）。临床上，T

分期区分了仅侵入固有肌层的肿瘤（$cT_2$），穿过膀胱壁侵犯到膀胱周围脂肪的肿瘤（$cT_3$），以及侵入邻近器官（$cT_{4a}$）和盆腔或腹壁的肿瘤（$cT_{4b}$）（表 28-1）。T 分期的增加与淋巴结转移、远处转移的概率较高有关，因此生存率也会下降。脐周脂肪组织侵犯可以是镜下可见的（$T_{3a}$）或肉眼可见的（$T_{3b}$）（TNM2016 版）（Sobin 等，2016）。

CT 和 MRI 可用于提示肿瘤对脐周脂肪组织（$cT_{3b}$）或邻近器官（$cT_4$）的侵犯。使用目前的成像方式暂时无法检测到显微镜下的脐周脂肪组织侵犯（Witjes 等，2017）。此外，成像通常是在对原发肿瘤行 TUR 术后进行。TUR 本身可以引起周围组织的炎症反应，这很难与局部肿瘤的侵犯相区分。与 CT 相比，MRI 在不同软组织（如膀胱壁与脂肪）之间提供更好的对比度。因此，MRI 相较于 CT 可以提供更好的分期准确性。然而，近年来新技术的引入提高了 CT 的分辨率。目前，传统的 MRI 与 CT 相比的附加价值还不清楚（Witjes 等，2017）。

**（二）淋巴结转移（临床 N 分期）和远处转移（临床 M 分期）**

膀胱癌转移可分为盆腔淋巴结转移（局部，$N_{1\sim3}$）和远处淋巴结和（或）内脏转移（$M_1$）（表 28-1）。远处内脏转移的常见部位是肝、肺、骨、腹膜、胸膜和肾上腺（Witjes 等，2017）。如果存在远处的内脏转移，治疗被认为是姑息性的。如果采用基于顺铂的化疗，转移性疾病患者的中位生存期可达 14 个月（Witjes 等，2017）。未来患者的中位生存期可能会增加，因为最近在二线治疗中已经开发并试验了很有临床前景的免疫治疗药物（PD-1 和 PD-L1 抑制药）（Powles，2015）。

在国际指南中，仅对 $cT_{2\sim4a}N_0M_0$ 的膀胱癌推荐了以顺铂为基础的新辅助化疗联合根治性膀胱切除术（Witjes 等，2017）。在临床实践中，对于有局限性盆腔淋巴结转移的膀胱癌患者，通常使用诱导化疗，如果化疗的治疗效果良好，也可以进行根治性膀胱切除术。然而，与 NAC 相比，诱导化疗的应用目前没有足够的 RCT 证据。尽管如此，针对淋巴结转移阳性患者的回顾性研究显示，多达 1/3 的患者对化疗有完全的病理反应，根治性膀胱切除术后的 5 年总生存率为 41%～79%（Hermans 等，2016；Herr 等，2001）。然而，化疗无反应者的预后仍然很差，而且化疗病理反应无法准确预测（Witjes 等，2017），这一患者群体迫切需要新的有效治疗方法。CT 对 cN 分期的诊断价值很低，因为它不能发现正常大小的淋巴结转移（Witjes 等，2017）。因此，分期不足是一个重要问题。

MRI 检测淋巴结转移的结果与 CT 相似（Witjes 等，2017）。在这两种成像模式下，盆腔淋巴结＞8mm 和腹腔淋巴结＞10mm 的最大短轴直径应被视为病理性淋巴结增大（Barentsz 等，1996 和 1999）。如果在 CT 和（或）MRI 上没有发现淋巴结或远处转移（$cT_{2\sim4}N_0M_0$），仍然有约 50% 的患者在根治性膀胱切除术后的 5 年内死亡（Witjes 等，2017）。此外，最近的一个基于人群的大型队列研究显示，$cN_1$ 和 $cN_{2\sim3}$ 阶段的患者在根治性膀胱切除术时的 $pN_0$ 率分别为 31% 和 19%（Hermans 等，2016）。综上所述，假阳性和假阴性结果的高概率表明，CT 和 MRI 不能准确检测膀胱癌转移情况，尤其是在 cT 分期较高的情况下（Witjes 等，2017）。

一种相对较新的成像方式是 $^{18}$F-FDG-PET/CT，FDG 由糖（葡萄糖）组成，与一个放射性标签（$^{18}$F）相结合。正电子发射断层扫描可以检测放射性标签，因此可以看到不同组织中的糖的吸收情况。由于癌细胞的新陈代谢增加，FDG 在肿瘤组织中积累。随后，PET 图像可以与 CT 图像结合起来进行解剖学上的关联。小规模的前瞻性研究显示，用 FDG-PET/CT 检测局部淋巴结和远处转移具有很好的效果(Kibel 等，2009；Lu 等，

2012）。然而，指南尚未建议常规使用 PET/CT，因为仍需要更多关于其附加价值的证据（Witjes 等，2017）。

### （三）其他预后及预测因子

#### 1. 预后和预测性临床因素

与 NMIBC 一样，在 TUR 或 RC 标本中出现淋巴血管侵犯和组织学变异是 MIBC 的不良预后因素（Lotan 等，2005）。组织学变异包括鳞状细胞和（或）腺体分化、微乳头状和微囊型尿路细胞癌、巢状变异、淋巴上皮瘤、浆细胞、巨细胞、未分化、滋养细胞分化、小细胞癌和肉瘤（Witjes 等，2017）。在 CT 成像上，单侧或双侧肾积水的存在与较高病理分期和 RC 后的不良预后有关（Mitra 等，2013）。此外，最初为非肌层浸润性的肿瘤，进展为 MIBC 后的预后可能比最初诊断时为肌层浸润性的肿瘤更差（Babjuk 等，2017）。这可能是进展期 NMIBC 更具侵袭性的结果。另一个解释是，NMIBC 经常被低估（35%～62%），这导致了一定的错误分期和治疗延迟（Witjes 等，2017），肿瘤在膀胱内的位置可能是一个预后因素。一项观察性队列研究显示，位于膀胱三角区的肿瘤有更大的淋巴结转移风险，并且其癌症特异性生存率下降（Svatek 等，2014）。目前，有部分研究结合影响预后的临床因素，创建了一些 MIBC 的预测风险模型，以确定将从 NAC 中受益的患者。这些模型中的常见因素是 cT 分级、是否存在肾积水和淋巴血管侵犯（Mitra 等，2013；Culp 等，2014）。个别模型中包括的其他因素是组织学变异（微乳头或神经内分泌特征）和肿瘤生长模式（Mitra 等，2013；Culp 等，2014）。然而，这些预测模型都没有得到验证或相互比较。

#### 2. RC 的预后因素

RC 的其他预后因素是手术切缘存在肿瘤组织、存在（隐匿的）淋巴结转移和淋巴结转移的结外扩散（Witjes 等，2017）。有回顾性研究表明，对于没有淋巴结或远处转移（$pN_0M_0$）的膀胱癌，其手术切缘的脂肪组织（软组织边缘）阳性也会降低癌症特异性生存率（Neuzillet 等，2013）。

进行 RC 时，盆腔淋巴结清扫是标准手术程序（Witjes 等，2017）。因为目前的影像学检查（增强 CT 和 MRI）对淋巴结转移的检测效能很差，PLND 是最重要和最可靠的淋巴结分期手段。此外，切除受累的淋巴结可能也有治疗效果。在回顾性研究中，接受 PLND 的患者比未接受 PLND 的患者有更好的肿瘤治疗效果（Bruins 等，2014）。然而，根据迄今为止的文献，PLND 的治疗价值不能与改善疾病分期的结果区分开来（Bruins 等，2014）。一个标准的 PLND 包括切除髂外动脉、骶前、臀部和髂内窝内的所有淋巴组织，直到髂总血管分叉处，并以输尿管为内侧边界（Witjes 等，2017）。一些回顾性研究报道表明，扩大切除范围可以提高生存率（Bruins 等，2014）。然而，到目前为止，最佳的淋巴结清扫范围还没有被定义，还有人发现切除的淋巴结数量（lymph node count，LNC）对预后有积极价值（Herr 等，2003）。有专家建议，应至少清扫 10 个淋巴结以进行充分的淋巴结分期。然而，LNC 受到许多因素的影响，而这些研究并没有考虑到这些因素。此外，解剖学上的 LND 范围和 LNC 都会受到选择偏差的影响。

#### 3. 预后分子标志物

最近，广泛的研究集中在探索潜在的预后性分子标志物上。在回顾性研究中经常报道的预后性免疫组化标志物是 p53、Ki-67 及细胞周期和增殖相关标志物（Malats 等，2005；Margulis 等，2009；Shariat 等，2014）。这些都是被确定为对 NMIBC 进展有预后作用的分子标志物。同样，这些结果可能由于免疫组化作为分子标志物鉴定方法的局限性而受到影响。p53 是最广泛探讨的分子标志物。国际指南不建议在高风险 MIBC 中使用 p53，因为这并不能作为足够的证据以调整患者的治疗方案（Witjes 等，2017）。

4. 评估 NAC 治疗反应的分子预测标志物

与预后不良相关的肿瘤标志物可用于选择 NAC 的患者。支持这一理论的第一个原因是这些肿瘤在没有进行 NAC 的情况下预后不佳，第二个原因是更具侵略性的肿瘤（增殖率高的肿瘤）似乎更容易受到化疗的影响。NAC 后的肿瘤降期，特别是完全性病理反应（pCR，$ypT_0N_0$），与生存率的大幅提高有关（Rosenblatt 等，2012）。虽然在 RC 之前已经通过影像学检查以评估肿瘤对 NAC 的反应，但到目前为止，没有任何工具可以准确预测肿瘤对 NAC 的病理反应（Witjes 等，2017）。最近的研究集中在 TUR 标本的基因组特征和突变分析上，以预测 NAC 反应。最近的研究结果表明至少有两种不同的亚型，即基底样和管腔型 MIBC（Choi 等，2014a 和 b）。这与乳腺癌中发现的基底样和管腔型特征相似。基底样 MIBC 具有鳞状和肉瘤状特征，预示着预后不良。值得注意的是，这些肿瘤似乎对基于顺铂的化疗非常敏感。管腔型 MIBC 比基底样肿瘤的侵袭性要小。它们可以进一步细分为管腔型和 p53 样亚型。与管腔型 MIBC 相比，p53 样亚型管腔型 MIBC 对化疗的反应较差，临床结果也较差（Choi 等，2014a 和 b）。

一些研究已经确定了与化疗反应相关的个别 DNA 突变。这些突变包括 ERBB2 和 ERCC2 突变（Groenendijk 等，2016；Allen 等，2014）。尽管基因组标志物有一定的应用前景，但仍需进一步研究以确认其预测价值。

## 七、结论

在 NMIBC 中，进展的主要预后因素是 T 分期、是否存在 CIS 和肿瘤等级。复发的主要预后因素是肿瘤多灶性、大小和既往复发情况。EORTC 为 NMIBC 提供了短期和长期的进展和复发风险预测，而 CUETO 风险表则适用于接受卡介苗灌注治疗的 NMIBC。来自这两个模型的信息在 AUA 和 EAU 的风险组分层中得到应用，$T_1$ 期膀胱癌有很高的进展风险。目前缺乏足够的 $T_1$ 期风险分层工具，在 MIBC 中，pT 和 pN 分期是仅次于淋巴血管侵犯的最重要的生存预后指标。尽管已经确定了多个额外预后因素，但目前还没有有效的 MIBC 风险分层模型。NAC 的病理反应对生存率有明显的积极影响，在 TUR 标本中分析的基因组特征和一些特定的突变显示出作为预后因素和预测 NAC 反应的良好结果。然而，它们的预后和预测价值仍有待验证。

## 参考文献

[1] Advanced Bladder Cancer (ABC) Meta-analysis Collaboration. Neoadjuvant chemotherapy in invasive bladder cancer: update of a systematic review and metaanalysis of individual patient data. Eur Urol. 2005;48:202–6.

[2] Babjuk M, Bohle A, Burger M, Capoun O, Cohen D, Comperat EM, Hernandez V, Kaasinen E, Palou J, Roupret M, van Rhijn BWG, Shariat SF, Soukup V, Sylvester RJ, Zigeuner R. EAU guidelines on non–muscle-invasive urothelial carcinoma of the bladder: update 2016. Eur Urol. 2017;71(3):447–461

[3] Barentsz JO, EngelbrechtMRW,Witjes JAM, de la Rosette JJMCH, van der Graaf M. MR imaging of the male pelvis. European Radiology. 1999;9(9):1722–36.

[4] Barentsz JO, Jager GJ, van Vierzen PB, Witjes JA, Strijk SP, Peters H, Karssemeijer N, Ruijs SH. Staging urinary bladder cancer after transurethral biopsy: value of fast dynamic contrast-enhanced MR imaging. Radiology. 1996;201(1):185–93.

[5] Bruins HM, Veskimae E, Hernandez V, Imamura M, Neuberger MM, Dahm P, Stewart F, Lam TB, N'Dow J, van der Heijden AG, Comperat E, Cowan NC, de Santis M, Gakis G, Lebret T, Ribal MJ, Sherif A, Witjes JA. The impact of the extent of lymphadenectomy on oncologic outcomes in patients undergoing radical cystectomy for bladder cancer : a systematic review. Eur Urol. 2014;66(6):1065–77.

[6] Cambier S, Sylvester RJ, Collette L, Gontero P, Brausi MA, van Andel G, Kirkelis WJ, Silva FC, Oosterlinck W, Prescott S, Kirkali Z, Powell PH, de Reijke TM, Turkeri L, Collette S, Oddens J. EORTC nomograms and risk groups for predicting recurrence, progression, and disease-specific and overall survival in non-muscle-invasive stage Ta-T1 urothelial bladder cancer patients treated with 1–3 years of maintenance bacillus Calmette-Guerin. Eur Urol. 2016;69(1): 60–69

[7] Chang SS, Boorjian SA, Chou R, Clark PE, Daneshmand S, Konety BR, Pruthi R, Quale DZ, Ritch CR, Seigne JD, Skinner EC, Smith ND, McKiernan JM. Diagnosis and treatment of non-muscle invasive bladder cancer: AUA/SUO guideline. J Urol. 2016;196(4):1021–9.
[8] ChoiW, Porten S, Kim S,Willis D, Plimack ER, Hoffman- Censits J, Roth B, Cheng T, Tran M, Lee IL, Melquist J, Bondaruk J, Majewski T, Zhang S, Pretzsch S, Baggerly K, Siefker-Radtke A, Czerniak B, Dinney CP, McConkey DJ. Identification of distinct basal and luminal subtypes of muscle-invasive bladder cancer with different sensitivities to frontline chemotherapy. Cancer Cell. 2014a;25(2):152–65.
[9] Choi W, Czerniak B, Ochoa A, Su X, Siefker-Radtke A, Dinney C, McConkey DJ. Intrinsic basal and luminal subtypes of muscle-invasive bladder cancer. Nat Rev Urol. 2014b;11:400–10.
[10] Culp SH, Dickstein RJ, Grossman HB, Pretzsch SM, Porten S, Daneshmand S, Cai J, Goshen S, Siefker- Radtke A, Millikan RE, Czerniak B, Navai N, Wszolek MF, Kamat AM, Dinney CP. Refining patient selection for neoadjuvant chemotherapy before radical cystectomy. J Urol. 2014;191(1):40–7.
[11] Dalbagni G, Genega E, Hashibe M, Zhang ZF, Russo P, Herr H, Reuter V. Cystectomy for bladder cancer: a contemporary series. J Urol. 2001;164(4):1111–6.
[12] Eble JN, Sauter G, Epstein JI. World Health Organization classification of tumours: pathology and genetics of tumours of the urinary system and male genital organs. Lyon: IARC Press; 2004.
[13] Fernandez-Gomez J, Madero R, Solsona E, Unda M, Martinez-Pineiro L, Gonzalez M, Portillo J, Ojea A, Pertusa C, Rodriguez-Molina J, Camacho JE, Rabadan M, Astobieta A, Montesinos M, Isorna S, Muntanola P, Gimeno A, Blas M, Martinez-Pineiro JA. Predicting nonmuscle invasive bladder cancer recurrence and progression in patients treated with bacillus Calmette-Guerin: the CUETO scoring model. J Urol. 2009;182:2195–203.
[14] Groenendijk FH, de Jong J, Fransen van de Putte EE, Michaut M, Schlicker A, Peters D, Velds A, Nieuwland M, van den Heuvel MM, Kerkhoven RM, Wessels LF, Broeks A, van Rhijn BW, Bernards R, van der Heijden MS. ERBB2 mutations characterize a subgroup of muscle-invasive bladder cancers with excellent response to neoadjuvant chemotherapy. Eur Urol. 2016;69:384–8.
[15] Grossman HB, Natale RB, Tangen CM, Speights VO, Vogelzan NJ, Trump DL, deVere White RW, Sarosdy MF, Wood DP, Raghavan D, Crawford ED. Neoadjuvant chemotherapy plus cystectomy compared with cystectomy alone for locally advanced bladder cancer. N Engl J Med. 2003;349(9):859–66.
[16] Hermans TJN, Fransen van de Putte EE, Horenblas S, Meijer RP, Boormans JL, Aben KKH, van der Heijden MS, deWit R, Beerepoot LV, Verhoeven RH, van Rhijn BWG. Pathological downstaging and survival after induction chemotherapy and radical cystectomy for clinically node-positive bladder cancer-results of a nationwide population-based study. Eur J Cancer. 2016;69:1–8.
[17] Herr HW. Extent of surgery and pathology evaluation has an impact on bladder cancer outcomes after radical cystectomy. Urology. 2003;4395(2):105–8.
[18] HerrHW, Donat SM. Quality control in transurethral resection of bladder tumours. BJU Int. 2008;102:1242–6.
[19] Herr HW, Donat SM, Bajorin DF. Post-chemotherapy surgery in patients with unresectable or regionally metastatic bladder cancer. J Urol. 2001;165(3):811–4.
[20] Humphrey PA, Moch H, Cubilla AL, Ulbright TM, Reuter VE. The 2016 WHO classification of tumours of the urinary system and male genital organs-part B: prostate and bladder tumours. Eur Urol. 2016;70(1):106–19.
[21] Joudi FN, Smith BJ, O'Donell MA, Konety BR. The impact of age on the response of patients with superficial bladder cancer to intravesical immunotherapy. J Urol. 2006;175(5):1634–40.
[22] Kibel AS, Dehdashti F, Katz MD, Klim AP, Grubb RL, Humphrey PA, Siegel C, Cao D, Gao F, Siegel BA. Prospective study of fluorodeoxyglucose positron emission tomography/computed tomography for staging of muscle-invasive bladder carcinoma. J Clin Oncol. 2009;27(26):4314–20.
[23] Kirkali Z, Chang T, Manoharan M, Algaba F, Busch C, Cheng L, Kiemeney M, Montironi R, Murphy WM, Sesterhenn IA, Tachibana M,Weider J. Bladder cancer: epidemiology, staging and grading, and diagnosis. Urology. 2005;66(6 suppl 1):4–34.
[24] Lotan Y, Gupta A, Shariat SF, Palapattu GS, Vazina A, Karakiewicz PI, Bastian PJ, Rogers CG, Amiel G, Perrotte P, Shoenberg MP, Lerner SP, Sagalowsky AI, Lymphovascular Invasion I. Independently associated with overall survival, cause-specific survival, and local and distant recurrence in patients with negative lymph nodes at radical cystectomy. J Clin Oncol. 2005;23 (27): 6533–9.
[25] Lu YY, Chen JH, Liang JA, Wang HY, Lin CC, Lin WY, Kao CH. Clinical value of FDG PET or PET/CT in urinary bladder cancer: a systemic review and metaanalysis. Eur J Radiol. 2012;81(9):2411–6.
[26] Malats N, Bustos A, Nascimento CM, Fernandez F, Rivas M, Puente D, Kogevinas M, Reals FX. P53 as a prognostic marker for bladder cancer: a meta-analysis and review. Lancet Oncol. 2005;6(9): 678–86.
[27] Margulis V, Lotan Y, Karakiewicz PI, Fradet Y, Ashfaq R, Capitanio U, Montorsi F, Bastian PJ, Nielsen MF, Muller SC, Rigaud J, Heukamp LC, Netto G, Lerner SP, Sagalowsky AI, Shariat SF. Multi-institutional validation of the predictive value of Ki-67 labeling index in patients with urinary bladder cancer. J Natl Cancer Inst. 2009;101(2):114–9.
[28] Martin-Doyle W, Leow JJ, Orsola A, Chang SL, Bellmunt J. Improving selection criteria for early cystectomy in high-grade T1 bladder cancer: a meta-analysis of 15,215 patients. J Clin Oncol. 2015;33:643–50.
[29] Mitra AP, Skinner EC, Miranda G, Daneshmand SA. Precystectomy decision model to predict pathological upstaging and oncological outcomes in clinical stage T2 bladder cancer. BJU Int. 2013;111 (2): 240–8.
[30] Mostofi FK. Histological typing of urinary bladder tumours. International histological classification of tumours, No 19. Geneva: World Health Organization; 1973.
[31] Neuzillet Y, Soulie M, Larre S, Roupret M, Deforescu G, Murez T, Pignot G, Descazeaud A, Patard JJ, Bigot P, Salomon L, Colin P, Rigaud J, Bastide C, Durand X, Valeri A, Kleinclauss F, Bruyere F, Pfister C, Comite de Cancerologie de l'Association Francaise d'Urologie (CCAFU). Positive surgical margins and their locations in specimens are adverse prognosis features after radical cystectomy in non-metastatic carcinoma invading bladder muscle: results from a nationwide case-control study. BJU Int. 2013;111(8):1253–60.
[32] Palou J, Rodriguez-Rubio F, Millan F, Algaba F, Rodriguez- Faba O, Huguet J, Villavicenco H. Recurrence at three months and high-grade recurrence as prognostic factor of progression in multivariate analysis of T1G2 bladder tumors. Urology. 2009;73:1313–7.
[33] Palou J, Sylvester RJ, Faba OR, Parada R, Pena JA, Algaba F, Villavicencio H. Female gender and carcinoma in situ in the prostatic urethra are prognostic factors for recurrence, progression, and disease-specific mortality in T1G3 bladder cancer patients treated with bacillus Calmette. Eur Urol. 2012;62(1):118–52.
[34] Powles T. Immunotherapy: the development of immunotherapy in urothelial bladder cancer. Nat Rev Clin Oncol. 2015;12(4):193–4.
[35] Rosenblatt R, Sherif A, Rintala E, Wahlqvist R, Ullen A, Nilsson S, Malmstrom PU, Nordic Urothelial Cancer Group. Pathologic downstaging is a surrogate marker for efficacy and increased survival following neoadjuvant chemotherapy and radical cystectomy for muscle-invasive urothelial bladder cancer. Eur Urol. 2012;61(6):1229–38.
[36] Roupret M, Seisen T, Comperat E, Larre S, Mazerolles C, Gobet F, Fetissof F, Fromont G, Safsaf A, d'Arcier BF, Celhay

O, Validire P, Rozet F, Irani J, Soulie M, Pfister C, Comite de Cancerologie de l'Association Francaise d'Urologie. Prognostic Interest in Discriminating Muscularis Mucosa Invasion (T1a vs T1b) in Nonmuscle Invasive Bladder Carcinoma: French National Multicenter Study with Central Pathology Review. J Urol. 2013;189(6):2069–76.

[37] Shariat SF, Ashfaq R, Sagalowsky AI, Lotan Y. Predictive value of cell cycle biomarkers in nonmuscle invasive bladder transitional cell carcinoma. J Urol. 2007;177 (2):481–7.

[38] Shariat SF, Passoni N, Bagrodia A, Rachakonda V, Xylinas E, Robinson B, Kapus P, Sagalowsky AI, Lotan Y. Prospective evaluation of a preoperative biomarker panel for prediction of upstaging at radical cystectomy. BJU Int. 2014;113(1):70–6.

[39] Sobin LH, Gospodarowicz M, Wittekind C. TNM classification of malignant tumors. UICC International Union Against Cancer. 8th ed. Oxford: Wiley-Blackwell; 2016.

[40] Stein JP, Lleskovsky G, Gote R, Feng AC, Boyd S, Skinner E, Bochner B, Tangathurai D, Mikhail M, Raghaven D, Skinner DG. Radical cystectomy in the treatment of invasive bladder cancer: long-term results in 1,054 patients. J Clin Oncol. 2001;19(3): 666–75.

[41] Svatek RS, Clinton TN, Wilson CA, Kamat AM, Grossman HB, Dinney CP, Shah JB. Intravesical tumor involvement of the trigone is associated with nodal metastasis in patients undergoing radical cystectomy. Urology. 2014;84(5):1147–51.

[42] Sylvester RJ, van der Meijden APM, Oosterlink W,Witjes AJ, Bouffioux C, Denis L, Newling DWW, Kurth K. Predicting recurrence and progression in individual patients with stage Ta T1 bladder cancer using EORTC risk tables: a combined analysis of 2596 patients from seven EORTC. Eur Urol. 2006;49(3):466–77.

[43] Van Allen EM, Mouw KM, Kim P, Iyer G, Wagle N, Al-Ahmadie H, Zhu C, Ostrovnaya I, Kryukov GV, O'Connor KW, Sfakianos J, Garcia-Grossman I, Kim J, Guancial EA, Bambury R, Bahl S, Gupta N, Farlow D, Gu A, Signoretti S, Barletta JA, Reuter V, Boehm J, Lawrence M, Get G, Kantoff P, Bochner BH, Choueiri TK, Bajorin DF, Solit DB, Gabriel S, D'Andrea A, Garraway LA, Rosenberg JE. Somatic ERCC2 mutations correlate with cisplatin sensitivity in muscle-invasive urothelial carcinoma. Cancer Discovery. 2014;4:1140–53.

[44] Van den Bosch S, Witjes JA. Long-term cancer-specific survival in patients with high-risk, non–muscle-invasive bladder cancer and tumour progression: a systematic review. Eur Urol. 2011;60: 493–500.

[45] Van Rhijn BWG, Burger M, Lotan Y, Solsona E, Stief CG, Sylvester RJ, Witjes JA, Zlotta AR. Recurrence and progression of disease in non–muscle-invasive bladder cancer: from epidemiology to treatment strategy. Eur Urol. 2009;56(3):430–42.

[46] Van Rhijn BWG, van der Kwast TH, Alkhateeb SS, Fleshner NE, van Leenders GJLH, Bostrom PJ, van der Aa MNM, Kakiashvili DM, Bangma CH, Jewett MA, Zlotta ARA. New and highly prognostic system to discern T1 bladder cancer substage. Eur Urol. 2012;61 (2):378–84.

[47] Van Rhijn BWG, Catoo JW, Goebell PJ, Knuchel R, Shariat SF, van der Poel HG, Sanchez-Carbayo M, Thalmann GN, Schmitz-Drager BJ, Kiemeney LA. Molecular markers for urothelial bladder cancer prognosis: toward implementation in clinical practice. Urol Oncol. 2014;32(7):1078–87.

[48] Witjes JA, Lebret T, Comperat EM, Cowan NC, de Santis M, Bruins HM, Hernandez V, Espinos EL, Dunn J, Rouanne M, Neuzillet Y, Veskimae E, van der Heijden AHG, Gakis G, Ribal MJ. Updated 2016 EAU guidelines on muscle-invasive and metastatic bladder cancer. Eur Urol. 2017;71(3):462–475.

# 第29章 膀胱癌根治术后的标准康复治疗

# Qualified Rehabilitation After Radical Treatment for Bladder Cancer

Michael Zellner David Ridderskamp Mohamed Fawzy 著

郝建戈 译 刘志宇 校

摘 要

在泌尿系统肿瘤治疗中的连续侵入性操作会对患者造成暂时或永久性的损伤。在膀胱根治性切除术后的早期阶段，应进行专业的泌尿外科护理，以处理主观和客观问题（如尿失禁、勃起功能障碍、造口护理和代谢障碍）。目前，承担急性术后护理的医院设备不足，在开展术后康复工作时有各种各样的限制。另外，泌尿外科门诊的康复设备还很欠缺，无法满足康复的要求。通过进行术后泌尿系统早期康复护理，可以有效减少疾病和侵入性治疗造成的负面影响，可能延长患者生存期、提高患者生活质量及患者回归正常社会生活。到目前为止，泌尿外科康复已经发展成为泌尿外科中一门先进的、以科学为导向的分支学科，其发展使得患者的康复得到进一步提升。对身体、精神和社会障碍的诊断固然重要，然而，高质量康复的先决条件是治疗中心人员充足和基础设施充足，并配有合格的、有经验的泌尿外科医生（特定的泌尿外科康复中心）。对于接受侵入性治疗的泌尿系统肿瘤患者的“总体结果”，这一主题必须在泌尿系统教育中取得更重要的地位。因为缺乏考虑或兴趣而把重要的泌尿外科分支学科留给其他专科，是不能再犯的错误。

## 一、概述

泌尿系统肿瘤疾病往往对患者的生活造成很大的影响。根据世界卫生组织的定义，健康是指身体、精神、情感和社会福祉的完整状态。诊断和连续治疗可能会对这些健康实体中的一个或多个实体造成重大损害。只要对恶性疾病有最起码的怀疑，就可能进行一组诊断性测试，也许还有侵入性的干预措施，以确保诊断的准确性。在确诊为恶性疾病的情况下，将遵循标准程序，即确定肿瘤分级，然后建议适当的治疗方案（治愈性、姑息性、保守性或根治性）。

在统计学的辅助下，治疗结果、后果和并发症可以被量化。因为越来越先进的治疗和手术程序，使得并发症正在减少。尽管泌尿系统肿瘤疾病经常可以实现真正的治愈，但不能忽视的是，在根治性干预后的早期阶段，存在或多或少的明显的并发症。

从客观和主观的角度来看，这些后果可能导致健康受损（表29-1），更不用说最近的法规和协议导致了术后住院时间的明显缩短（如与诊断有关的团体系统），门诊护理领域的资源紧张限制了介入之后最佳的护理选择。正规医院通常没有为长期的术后护理做好基础设施和行政上的准备。而且没有实际的预算来提供所需的资源以实现最佳的合格介入后护理。

表 29–1　根治性泌尿系统肿瘤切除术后的典型不良结果

| | 具体内容 |
|---|---|
| 不良结果 | • 膀胱排空障碍<br>• 尿失禁<br>• 性欲减退<br>• 勃起功能障碍<br>• 虚弱<br>• 抑郁症<br>• 食欲减退<br>• 代谢障碍<br>• 肠道功能紊乱<br>• 淋巴回流障碍<br>• 伤口愈合不良<br>• 其他 |

通过引入泌尿外科专用的康复治疗，可以减少肿瘤疾病和侵入性治疗的后果。而且患者的工作能力、独立性和重新融入社会生活的能力可以在很大程度上实现。通过跨学科的合作，可以处理患者身体、情感和社会方面的障碍，肿瘤的后续治疗可以通过泌尿外科门诊实现。医疗结构的转变也要求对合格的康复要求进行重新思考。到目前为止，患者需要满足某些生理和心理要求才能进行康复计划，如伤口愈合状况、尿控率、没有尿路转移或对治疗有信心。在这些不同的情况下，需要一个现代专业的泌尿外科康复方案来满足患者的需求。合格的泌尿外科专业康复旨在实现快速的社会、家庭和工作融合。

满足现代需求和泌尿学研究结果的后续治疗和康复的先决条件是满足德国泌尿外科医师学会泌尿和肾脏疾病康复研究小组（Arbeitskreis Rehabilitation urologischer und nephrologischer Erkrankungen der Deutschen Gesellschaft für Urologie）公布的最低结构和处理质量标准（Vahlensieck 等，2005）（表 29–2）。该学科要求有全职的泌尿科专家指导，以进行特定的泌尿科康复治疗。这种特定的泌尿科需要至少 30 张泌尿科病床和足够的诊断和治疗泌尿科设施，以确保充分的护理。只有泌尿科医生才能熟悉泌尿科疾病的所有方面，特别是治疗和并发症及其过程。这同时要求至少有 2 名在泌尿系统疾病的治疗、随访和康复方面有适当经验的泌尿科医生同时全职工作（Vahlensieck 等，2005）。这包括膀胱和性功能的紊乱，膀胱切除术后的尿路改道，以及有关手术、以阶段为导向的辅助治疗、预后、造口护理和供应等具体问题。以质量为导向，实施以目标和症状为导向的治疗，还需要众多不同专业团体的合作（如心理学家、内科医生、神经科医生、整形外科医生、造口和物理治疗师、护理专家等）。

表 29–2　现代泌尿康复中心的结构要求

| |
|---|
| 独立泌尿外科 / 门诊，至少有 30 张病床 |
| 至少 2 名全职泌尿外科康复专家 |
| 充足的诊断 / 治疗基础设施<br>• 血液和尿液检测实验室（包括血气分析和尿液细胞学检查）<br>• 尿路超声检查包括彩色多普勒和双相超声检查<br>• 泌尿内镜检查（视频）<br>• 泌尿放射科（数字）<br>• 尿流率和大型尿动力学测量设施<br>• 简单急性干预设施 |
| 经验丰富的物理治疗师（尿控训练） |
| 经验丰富的精神病学专家 |

侵入性尿路肿瘤治疗后的健康障碍可分为三类：医学、心理肿瘤学和社会医学障碍（表 29–1）。从这些典型的躯体、社会心理、并发症和连续损伤中，可以产生明确制订的康复目标（表 29–3）。这些康复目标应该由康复者讨论并明确。重点是个人的损伤、残疾、社会地位，或有关人员在社会损伤（残障）的情况下参与社会生活的能力（Schmid 等，2003）。这是根据 WHO 的“国际功能、残疾和健康分类”（ICF）（WHO2001 版）进行的。

表 29-3 有创性肿瘤治疗后的康复目标

| | 具体内容 |
|---|---|
| 康复目标 | • 学习多模式尿控训练<br>• 优化现有可提供的训练<br>• 学习独立的造口护理<br>• 性医疗咨询，可能在性伴侣 / 伴侣在场的情况下进行<br>• 独立学习和应用勃起功能障碍的治疗方案<br>• 提高整体表现和耐力<br>• 筛查以前未知的危险因素<br>• 影响现有的风险因素<br>• 癌症诊断及有创治疗后的心理稳定<br>• 社会医学筛查，并在适当的情况下协助专业康复 |

泌尿生殖系统肿瘤患者的康复追求三个目标，应根据潜在的肿瘤来提供。

- 医疗康复：通过信息、指导、培训和具体的治疗程序。
- 肿瘤心理学康复：考虑到具体的压力因素和干预措施。
- 社会医疗咨询，如有必要，进行专业的康复治疗。

## 二、医疗康复

### （一）尿失禁

根治性盆腔手术（如根治性前列腺切除术、根治性膀胱切除术）后通常会出现不可避免的膀胱功能障碍。根治性前列腺切除术后 1 年的尿失禁发生率为 6%～68%。因此，不同的尿失禁定义及不同的主观评估方法都可以采用（Ahmadi 等，2013；Jemtzik 等，2012）。然而，关于神经保护的价值及其对术后尿失禁的影响是有争议的（Abrams 等，2002）。外括约肌和盆底肌肉的功能缺陷、逼尿肌亢进，以及膀胱的蠕动降低了膀胱容量，神经血管病变也是需要考虑的可能原因。事实证明，尿失禁中的传输概念是了解尿失禁功能背景的关键因素。

外括约肌可承受 50～80cmH$_2$O 的压力，这对于静止状态下的尿失禁是至关重要的（如移动和静卧）（图 29-1）。尿动力学可检测到的相关指标是静止状态下的尿道压力曲线（图 29-2A）。

在静止状态下，尿道外括约肌的张力（50～80cmH$_2$O）保证了尿道的通畅，而在腹腔内压力增加的生理条件下，通过前列腺和骨盆底（骨盆底肌肉和结缔组织支持结构）被动补偿传递到尿道的压力来实现尿道通畅。在男性中，这种传输压力的主要部分是由前列腺补偿的。在两性中，骨盆底肌肉的主动反射性收缩增强了这种压力传递（图 29-3）。

与女性类似，根治性前列腺切除术后的尿失禁也会因常见的盆底肌肉功能不足（协调、力量和耐力）而加重。这通常表现在重体力活动、缺乏身体意识、超重和结缔组织薄弱。在负荷情况下，腹腔内和膀胱内的压力克服了前列腺和盆底肌肉的被动和主动关闭机制，最终导致不自主的漏尿（图 29-2B）。

这一机制可以通过对前列腺切除术后患者的临床观察得到支持。少数患者在静止状态下（由尿道外括约肌张力控制）出现不自主漏尿，而尿失禁通常因腹腔内压力增加而加重，如咳嗽或改变体位（图 29-4）。

### （二）供应品

在术后早期阶段，应尽量减少这种新的丧失

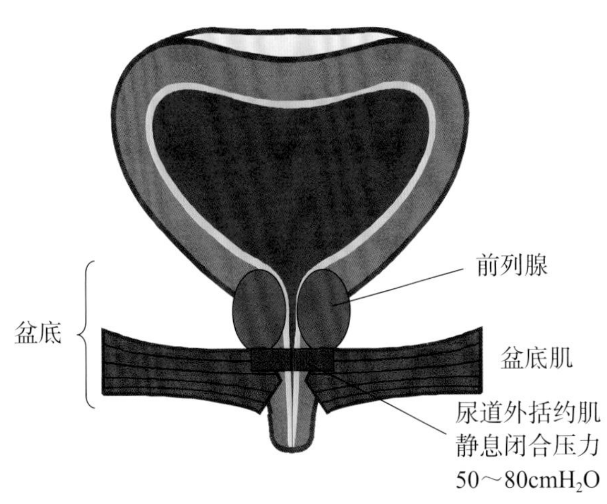


▲ 图 29-1 静息状态下憋尿的生理学变化

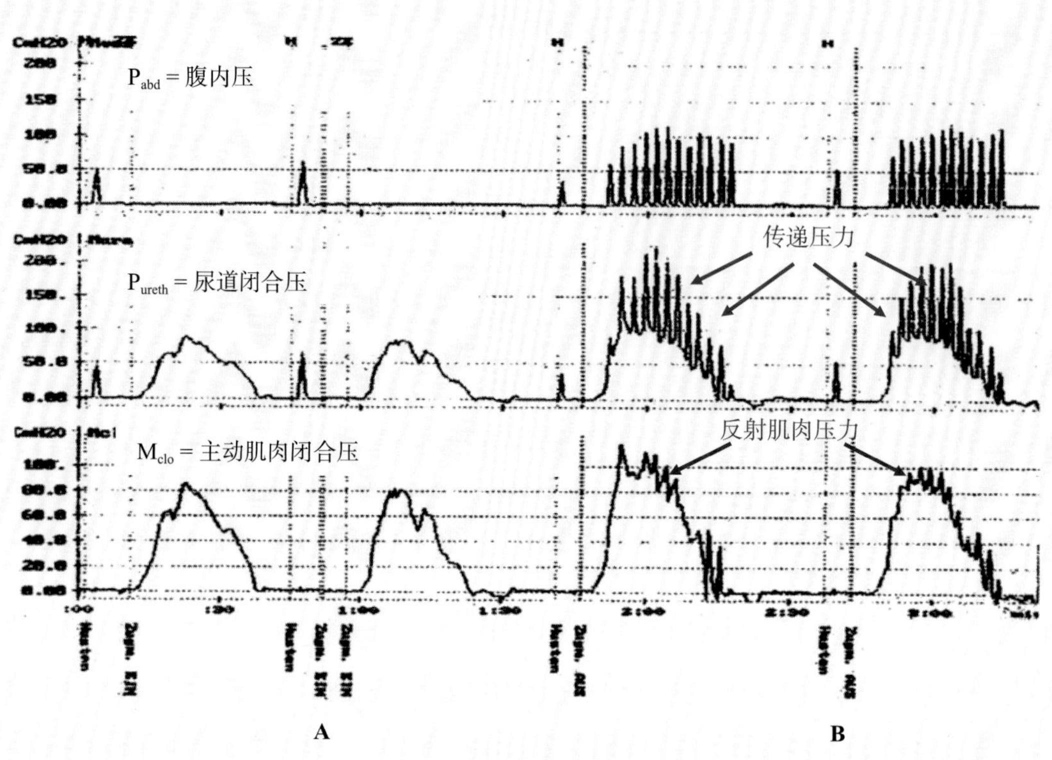


▲ 图 29–2 **尿道压力曲线**

A. 在休息状态下；B. 在压力下，如咳嗽

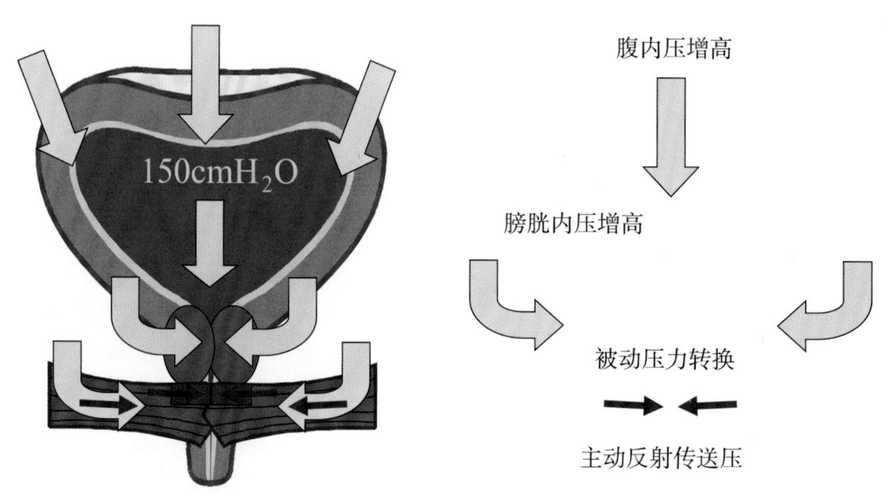


▲ 图 29–3 **压力下憋尿的生理学**

能力的影响，可以给患者使用衬垫和尿套。这些用品的使用不应干扰任何其余疗法或取代它们。许多患者发现使用尿布是令人厌烦和被歧视的，这可以用心理学上的退步现象来解释，在这种现象中，会复位到小儿的护理水平。因此，在尺寸、质量（特别是由于凝胶形成的核心和抗湿表面而产生的吸收力，在大量尿液流出时快速排出的剖面）、合身性和穿着舒适性方面，要非常

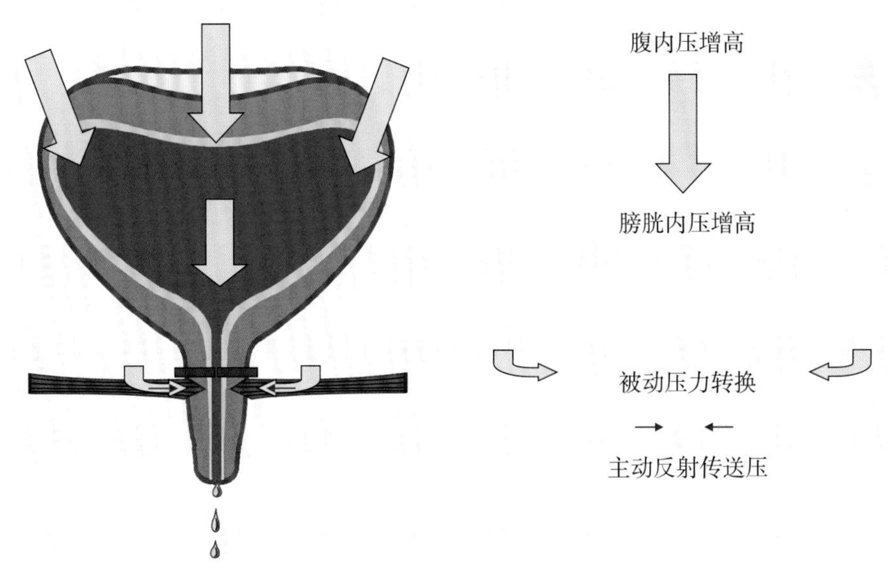


▲ 图 29-4 男性（术后）和女性盆底不足引起的压力性尿失禁

注意动态供应，以适应尿失禁的程度。单位尺寸和纸浆纸尿裤应从供应范围中剔除。对于供应品的决定性因素还包括正确处理的说明和常规处理的培训。在康复过程中使用推荐的用品将有助于避免不必要的并发症，如潮湿引起的皮肤刺激、皮肤间的湿疹和微生物感染，这些都是令人不快的。

### （三）合格的多模式训练

#### 1. 生物反馈训练的原则

对于自发排尿的评估，文献中估计术后潜伏期为 1～1.5 年。通过合格的、多模式的尿控制训练（合格的物理治疗、仪器训练，如电刺激、生物反馈、全身振动、经盆腔磁刺激，以及日常环境下的应用训练组合），这个时间估计可以减少到几周至几个月。通过持续的训练，不足的盆底肌肉一方面可以协调，另一方面也可以获得更多的力量。

成功进行保守性尿控训练的前提条件是能够正确、有选择、有意识地收缩盆底。然而，只有小部分患者有足够的身体意识，他们中的大多数人无法收缩骨盆底，即使经过仔细的口头指导。大多数患者使用不合适的（不相关的）肌肉群（腹部、臀部和大腿肌肉），并经常忘记呼吸。因此，在绝大多数情况下，训练不仅是非常累人的，而且也是无效的。通过应用生物反馈的原则，可以优化治疗效果。

生物反馈是一种能够有意识地控制这些功能的方法。例如，通过对无意识身体功能的同时反馈，使盆底肌肉在负荷下正常使用。

生理传入（如肌肉、肌腱和纺锤体）不断将肌肉的当前功能状态传递给中枢神经系统，如运动皮层。生物反馈过程会激活其他传入（光学、声学或触觉）。因此，训练后的肌肉组织被更多地感知，同时优化神经元控制回路，从而改善中枢神经控制（Basmaijan，1989）。

最重要的是，目前的社会生活方式以久坐活动和缺乏运动为主，这样导致重力有效的肌肉群（如背部和盆底肌肉的正常张力）在运动皮层内的表现区域与骨骼肌肉系统（如腹部、臀部和大腿肌肉系统）的表现区域相对较低（图 29-5A）。

然而，由于本体感觉介导的反馈强度取决于肌肉收缩的相对强度，如果对盆底肌肉的自主控制不足，除了骨骼肌（腹部、臀部和大腿肌肉）的“补偿性”收缩外，还会导致对已经很弱的感觉基底信号的掩盖。这不可避免地导致中枢神经系统中人为的、持续不活跃的肌肉群的收缩增加（“错误的反馈”）。此外，这也增加了对膀胱和闭合装置的压力，强化了压力性尿失禁（Tries，1990）。

多模式尿失禁训练的目的是相对扩大骨盆底肌肉的中央代表区，与其他骨骼肌肉相比（图29–5B）。通常推荐的“把臀部捏在一起，直到一块硬币掉了为止”只支持这种“错误的反馈”。因此，它应该最终从所谓的盆底体操的建议中被淘汰。

2. 个人生物反馈和物理治疗

成功的尿控训练的先决条件是调解基本的解剖学和生理学知识。小骨盆区域的解剖条件的可视化和患者的触觉陪伴（患者自己的骨盆底的触觉、治疗师在主动运动中的持续纠正）对于有针对性地减少“错误的反馈”具有决定性意义。

在合格的治疗指导下，患者在压力下不断训练自己的盆底肌肉，如咳嗽、抬头、站立、跳跃、爬楼梯等（协调优化）。这样做的结果是，只需坚持训练几天，就能明显改善日常条件下的排尿。典型的情况是，在这个早期训练阶段，患者报告在早上有明显改善，而在下午，甚至在长时间散步后，又会出现明显的恶化。除了迅速实现协调性的改善（在压力阶段有能力使用盆底肌肉而不伴随辅助肌肉）外，持续数周至数月的充分训练对于增加盆底肌肉的耐力和力量（通过训练增加兴奋频率和招募的运动单元数量来实现神经适应）的重要性显而易见（DiNubile，1991）。

在术后早期阶段，通常会出现盆底肌肉的相对组织酸化，导致盆底控制能力不足。在这种情况下，物理治疗师会建议进行初步的放松流程。任何形式的强直或用力训练，包括器械训练（尤其是电刺激）都会适得其反，因为它们会导致肌肉的过度负担。然而，在对盆底状况进行初步调查后，也可以指出放松盆底的良好生物反馈。

尽管成功治疗的先决条件是通过合格的尿失禁治疗师陪伴患者，但德国物理治疗学校在这方面的培训大概仍被认为不尽如人意（Wiedemann 和 Zumbé，1999）。只有极少数学校在其课程中纳入了在时间和内容上承诺成功的教育概念。数字化指导（直肠 / 阴道触诊）必须被认为是调解有目的的尿失禁培训所不可或缺的，这一点在很大程度上仍不为人所知。密集的后期培训和由相

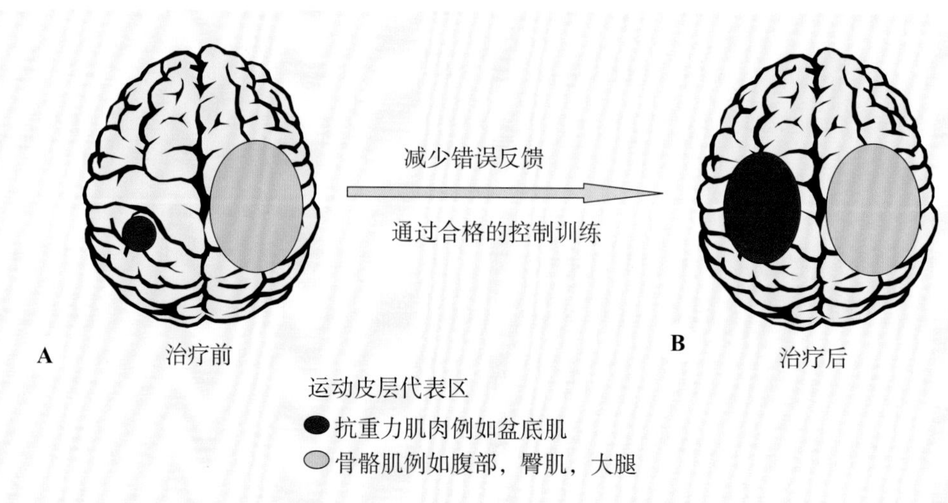


▲ 图 29–5 中枢神经系统失禁生物反馈训练的作用

应的有经验的中心和物理治疗协会提供的进一步资格认证应有助于缩小这一差距，特别是盆底人工检查的训练技术和训练的数字控制必须得到加强。

3. 日常条件下的训练

对持久的治疗成功具有决定性意义的是将学到的盆底协调能力融入日常生活中。专注于简单的现实动作，而不是跳跃和地面练习，对于防止在日常生活的压力条件下出现不必要的尿液流失是必要的，如爬楼梯、举起物体或运动。通过对当事人的适当陪伴，将有助于这种行为越来越不自觉地转移到日常生活中，而不是以一种反射性的方式。

4. 生物反馈训练设备

一旦患者学会（而不是更早）在紧张的情况下安全地、有选择地收缩其盆底，就可以通过生物反馈来支持排尿训练。表面电极、直肠或阴道插入的探针，可以得出 EMG 活动或盆底收缩和放松时的压力变化，并将其转化为光学和（或）声学信号。在这种情况下，越来越多的照明信号灯或更高频率的声音信号表明盆底收缩的增加。因此，患者会同时收到关于其盆底功能状态的反馈，并学会安全地控制。

生物反馈训练取得最佳效果的前提条件是，患者能够在不使用人工肌肉群的情况下选择性地收缩盆底。否则，“错误的反馈”会加强使用持续的肌肉群，使治疗效果受到质疑。调节生物反馈训练仪器的先决条件是由经验丰富的治疗师指导安全的选择性盆底收缩。例如，小型、便捷的移动设备，也适合在家庭条件下使用。只指导患者了解设备的功能而不进行最初的盆底训练并依赖声学或光学信号的习惯，是导致这种治疗方式失败的主要原因（通常来自对这种技术缺乏经验的用户）。训练的最佳选择是多通道设备。除了盆底信号外，还可同时得到一个或多个人工肌肉群的信号，训练的目的是使盆底的信号强度达到最高，而派生的人工肌群的信号达到最低。在住院患者和门诊患者中均可使用（图 29-6 和图 29-7）。

在持续的训练中，有意识地协调使用骨盆底，可以提高日常情况下肌肉收缩的速度、强度和耐力。由于在腹内压力增加的情况下，盆底的反射性收缩性能得到了优化，压力性尿失禁可以得到明显的改善或完全恢复。

如果在 10～14 天不能实现持续的训练，通过光学生物反馈加强治疗是可能成功的。外括约肌是通过视频内镜与柔性内镜进行设置的。在大多数情况下，对术中括约肌病变的恐惧，在许多患者中是可以避免的，因为患者认识到在整体的协调，并意识到其任意放大的可能性。通过将仪器缩回小段距离，可以从视觉上额外感受到盆底的自主收缩。持续尿失禁的原因是外括约肌和骨盆底板与任何腹腔内压力的增加不协调，在大多数情况下，其结果不是收缩，而是放松，导致的结果不是尿失禁所需的收缩，而是闭塞装置（外括约肌和盆腔底板）的放松，这表现为尿液的连续排出，随后进行训练，直到成功实现协调的膀胱闭合。在大多数情况下，这样的单次训练就足以实现肌肉协调性的（显著）改善，从而改善尿失禁。在内镜下，还有其他的病理变化，可能是导致长时间的尿失禁的原因，如伤口愈合、吻合口漏等。

经直肠超声检查可以用同样的目标进行检查，而该方法的支出明显减少。在轻度充盈的情况下，对膀胱和盆腔底部进行纵向调整。通常，在膀胱颈部的区域显示出一个间隙，近端略打开，远端关闭的尿道作为正常括约肌功能的证据（图 29-8A）。当腹内受到压力（如咳嗽）而没有协调的肌肉收缩时，近端尿道和括约肌同时打开，作为不必要的（明显的）尿液流失。相反，在运动中肌肉协调收缩的情况下（如咳嗽），盆底收缩和尿道的闭塞，使功能性尿道长度（传输范围）的增加对患者来说变得明显（图 29-8B）。

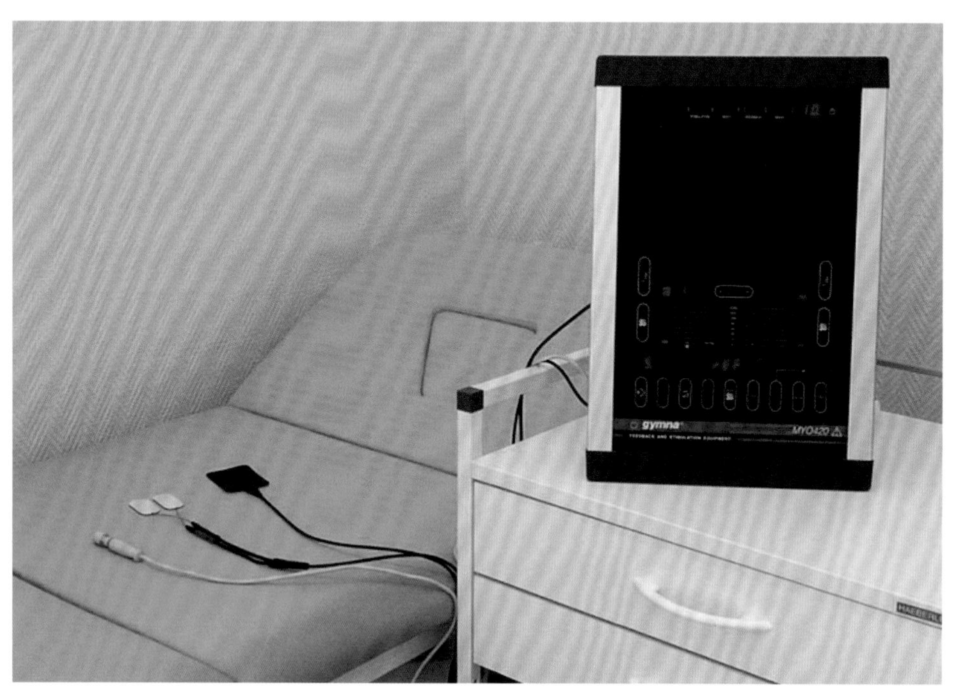

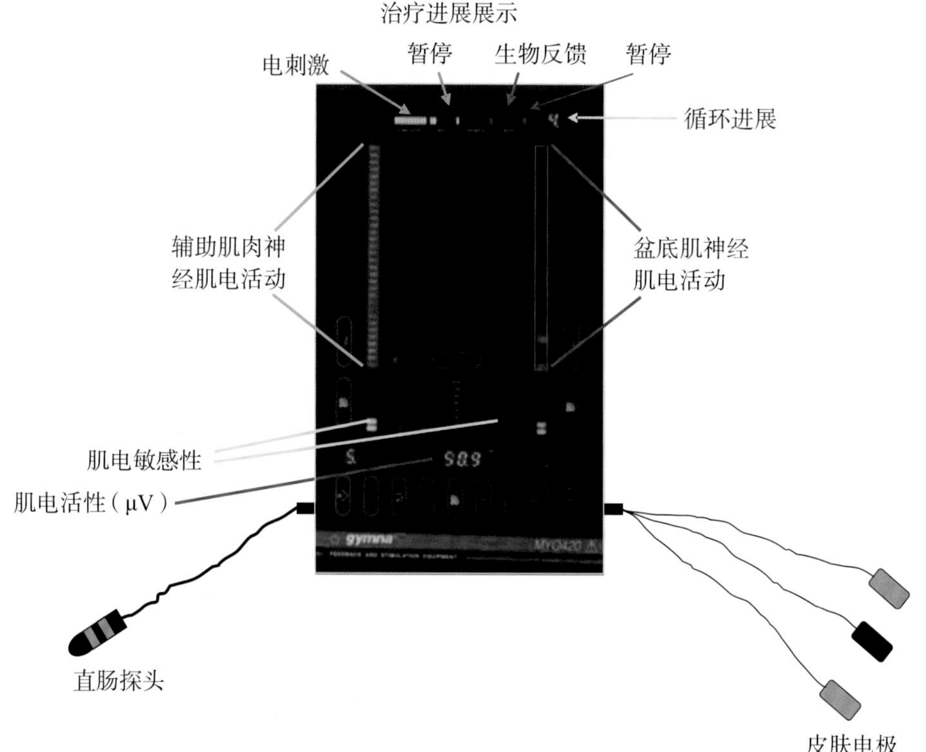


◀ 图 29-6 盆底肌电刺激与生物反馈联合训练的多通道装置

在已经改善的尿失禁突然恶化的情况下，应排除急性尿路感染、残余尿和黏液潴留的鉴别诊断（Hautmann 等，2013）。

5. 电神经刺激

间歇性的肛门、阴道或浅层皮肤电刺激阴部神经会导致盆底肌肉的反复收缩，这些收缩可以被患者感知到，并且可以作为单独使用盆底的结果进行训练。此外，电刺激还可以起到有针对性的训练的作用。在生理条件下，肌肉的运动单元（由同一运动神经元支配的肌肉纤维）被来自中

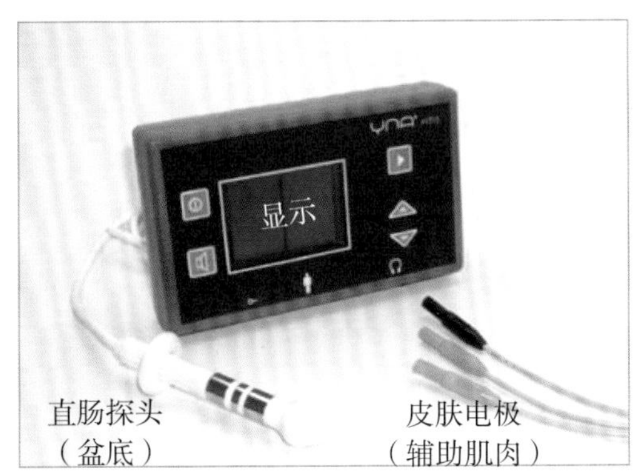


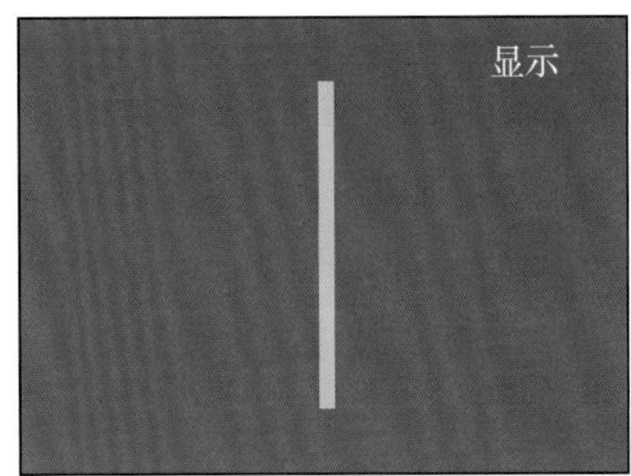


A

单独盆底肌肉收缩时显示

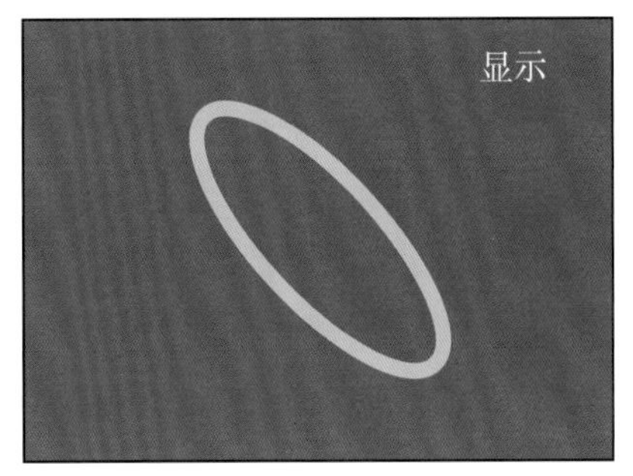


B

单独辅助肌肉收缩时显示

▲ 图 29-7　双通道生物反馈家庭控制训练器

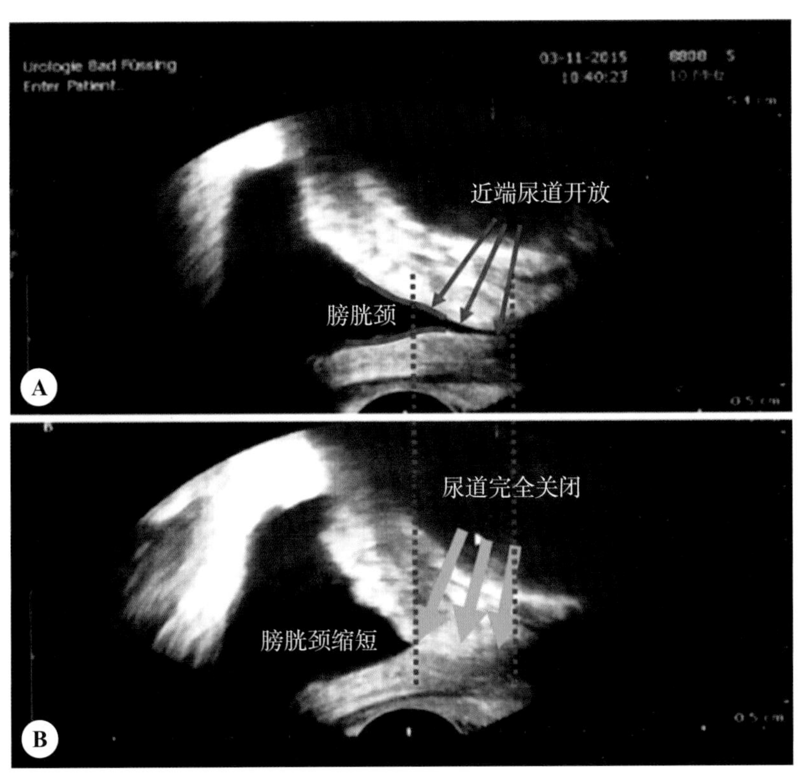


◀ 图 29-8　经直肠超声在盆底肌肉训练中的应用

枢神经系统的神经脉冲不同步地激活，因此在不同时间收缩。不同运动单元的收缩和放松使肌肉中的收缩和力量分布均匀，而非收缩的元素可以恢复，这使得连续收缩成为可能。强度的增加可以通过额外招募运动单元或增加神经脉冲频率来实现，生理上的肌肉工作是在低到中等的脉冲频率（远小于 50Hz）下进行的。因此，主要是运动型Ⅰ型纤维（慢速抽动纤维，即收缩速度和力度较小，疲劳缓慢，由细轴突纤维提供，因此刺激阈值较高）。在高力或连续功率的情况下，更高的脉冲频率（50Hz）也包括其他类型的纤维（几乎是快肌纤维，即收缩迅速而强烈，疲劳迅速，由厚轴突纤维提供，因此刺激阈值较低）。通过法拉第电流的刺激，肌肉激活的生理条件可以被逆转。由于刺激阈值较低，Ⅱ型纤维首先被处理，但只有当刺激频率和强度相应增加时，Ⅰ型纤维也被处理。如果刺激强度（电流强度）足够高，刺激频率超过 50Hz，可以触及所有的肌肉纤维，并且可以在受刺激区域引发四肢收缩。为了加强盆底肌肉，必须进行最大限度的疲劳性收缩，然后是足够长的恢复阶段。只有这样，肌肉内的能量储存才能得到重新填充，运动终板的功能才能得到恢复。通常认为 50Hz 左右的（生理）刺激频率是足够的，更高的频率会导致更快的疲劳。为了引发去极化，从而引发收缩，脉冲持续时间和强度必须超过一个最小值，增加一个或两个参数可以增强肌肉收缩。根据皮下脂肪组织的形成（绝缘），运动单元的电流强度约为 100mA。如果电流仍然较高，力就不会明显增加（Cabric 和 Appell，1987）。

6. 显性控制训练：创新方法

为了优化意识、协调、耐力和力量，一项前瞻性随机对照试验证明了医疗全身振动训练在各种身体姿势中的功效（Zellner，2011）（图 29–9）。另外，在前瞻性研究中，转盆腔磁刺激（TPM）（图 29–10）也显示了很好的效果，至少使用 10 次，每次 20min（数据在出版中）。

7. 改变生活方式是失禁治疗的重中之重

改变紧张的生活方式对保守性失禁治疗的成功至关重要。随着身体质量指数（和生命年龄）的增加，不仅发生尿失禁的概率（OR=3.59）上升，而且重要营养供应的缺乏（Calton，2010）和连续不稳定的胶原蛋白生物合成与不充分的（骨盆）肌肉堆积。同样，在慢性便秘（OR=2.9）和糖尿病（Abdel-Fattah 和 Rizk，2012）患者中，尿失禁的风险大大增加。因此，个人饮食治疗、体重优化和指示的正分子替代物应该是有目的的尿失禁训练计划的一个组成部分。戒烟也是一个重要部分。

### （四）器械性尿路引流和尿路造口术（造口护理）

1. 连续性尿路改道：回肠袋和正位新膀胱

在膀胱袋造口及新膀胱病理性残余尿形成的情况下［近 9% 的男性（Ahmadi 等，2013）和 58% 的女性（Jemtzik 等，2012）］，应在充分无菌和足够频率下进行间歇性导尿。与男性的术后情况相反，女性有高达 50% 的病例会出现所谓的过度失禁，这时可能要依靠间歇性导尿来排空膀胱（Bartsch 等，2014）。随着各种导管系统（尖端、涂层、润滑剂应用等）的试用，用户应通过试验和错误确定最适合自己的系统。

2. 正位新膀胱的夜间尿失禁

正位新膀胱形成后，通过合格的多模式尿控训练，可以迅速实现良好的日间尿控。由于缺乏对充盈状态的感觉反馈和夜间闭塞肌肉的放松，出现了强烈刺激性的夜间尿失禁。此外，由于自由水通过储尿器黏膜的分泌量增加，有时会对新膀胱造成相当大的负担。通过间隔 1～2h 唤醒（闹钟）来实现夜间排空的普遍做法，会严重损害生理性睡眠行为，使白天的疲劳与认知功能降低。此外，从长远来看，恶性肿瘤的风险也会增

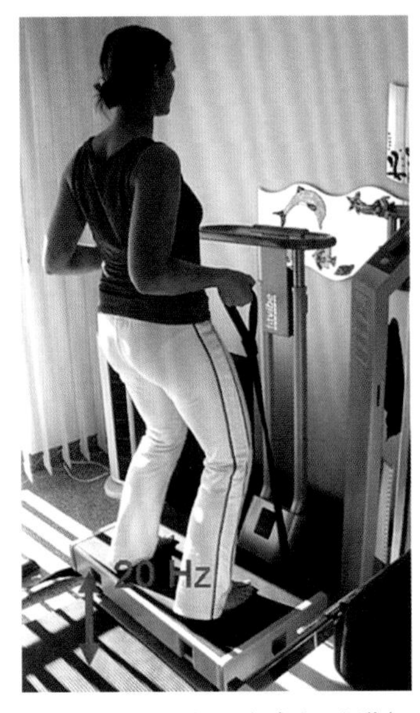


▲ 图 29-9　利用全身振动进行控制训练

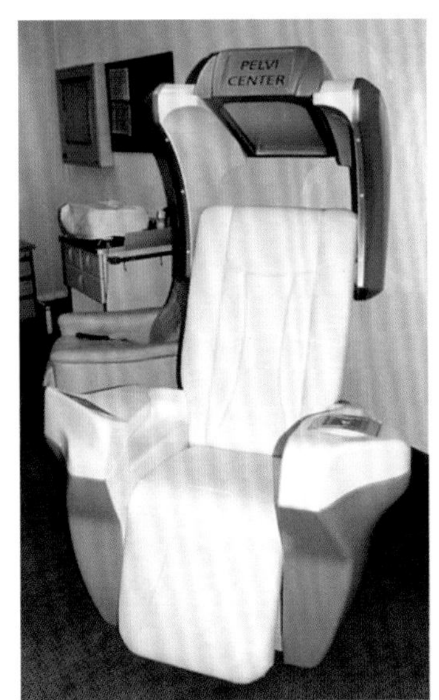


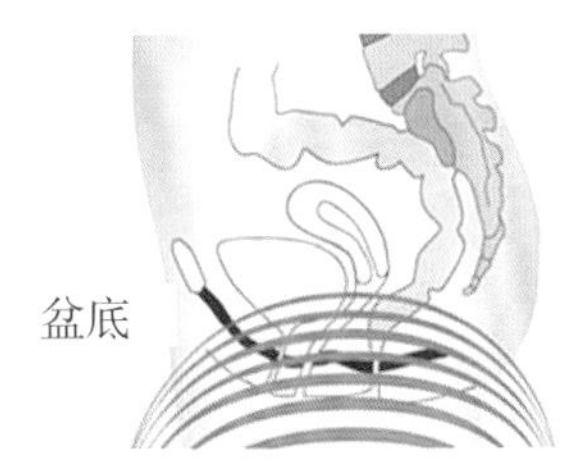


▲ 图 29-10　经阴道磁刺激的尿失禁训练

加（慢性疾病干扰）。

在治疗上，建议男性在夜间使用导尿管。在多模式尿失禁训练的框架内，随着盆底能力和日间尿失禁的提高，夜间尿失禁也往往得到改善。通常情况下，安全导管的使用很快就可以免除了。到目前为止，在大多数情况下，还没有发现对日常训练有负面影响。不幸的是，到目前为止还没有足够的替代品供女性使用。

3. 造口护理

适当的康复计划应向患者提供有关其造口的重要信息。对于一个尿失禁的患者来说，最重要的是学会正确护理造口和解决他的尿路造口袋的各方面问题。一个成功的康复方案将需要一名合格的造口护士、造口护理期间使用的不同材料，也需要对患者、伴侣、家庭成员等进行心理安抚。这是确保实现更好的生活质量的最佳途径。无论是输尿管皮下转流还是回肠导管，都适用同样的原则。其目标是实现患者应用尿路造口袋部位的皮肤持续干燥和健康。

需要强调的是，术前在腹壁上正确标记和选择分流部位是极其重要的。此外，患者的术前心理准备也有助于术后的心理恢复。视频和照片的范例及参加膀胱癌患者的团体治疗课程有助于患者在术后得到更好的治疗。

同时应教导患者，造口护理是一个清洁而非无菌的过程，还应鼓励患者能够独立完成整个过程。造口护士的持续反馈对于监测其进展至关重要。

特别是在术后早期阶段，患者的生活质量会受到明显的影响。社交上的尴尬和对造口渗漏的恐惧会逐渐使患者无法参与社交生活。现代制造材料的进步可以使造口护理达到人们可接受的水平，如造口带是由高弹性材料制成的，可以达到无皱的坐姿，对腹壁的支持不会造成腹壁肌肉的萎缩，可以使造口固定牢固，还可以保护造口免受疝气的影响。

我们应该告知男性患者，从医学角度来看，患者可以进行游泳活动，他们可以用特殊的游泳衣遮盖造口部位，以此克服腹部暴露的羞耻感。依据最新进展，目前有了携带存放尿路造口袋的口袋由氯丁橡胶制成的造口腰带，且具有防水功能（图 29-11）。水上体操运动中可以通过将额外的重量放在造口绷带上，作为训练工具。

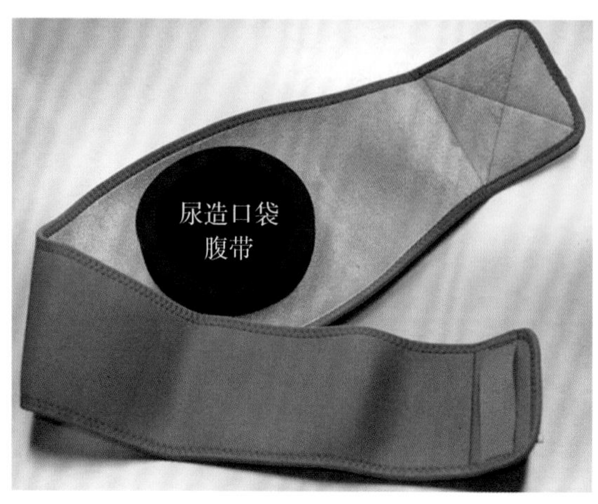


▲ 图 29–11　用于洗澡和游泳的造口护理腹带

## 三、性功能紊乱

性活动是生活质量的一个重要因素，自 2006 年以来，它已被纳入世界卫生组织的健康标准中。性生活活跃的患者寿命更长、更健康。这一观察结果可归因于高潮期间发生的内分泌过程，如催产素、多巴胺、内啡肽、皮质醇和免疫球蛋白的释放，对心理状态、缓解疼痛和免疫系统有积极影响（Bayerle-Eder，2015）。

### （一）勃起功能障碍

许多患者认为，肿瘤根治术后不仅有尿失禁，而且性功能紊乱也是影响生活质量的一个重要因素（Heathcote 等，1998）。随着干预方法的日益改进（如双侧保留相关的神经血管结构），越来越多的受试者可以获得自发的勃起能力。然而，不是所有患者都有这种自发的勃起能力，有时可以延迟 1 年或更长时间（Sivarajan 等，2014）。为了防止勃起组织随着纤维化程度的增加而发生退行性改变，应尽快以机械和化学方式反复刺激阴茎，例如，通过磷酸二酯酶 –5（PDE-5）抑制药，开始对勃起组织进行充分的术后康复（Stadler 等，2008）。

虽然近年来的治疗方案有了很大的改进，特别是在引入 PDE-5 抑制药之后，但仍然没有最佳的治疗方法。治疗医生应该尽量帮助患者从现有的所有可能中选择最合适的方案（PDE-5 抑制药、真空勃起装置、海绵体内自动注射疗法、药物性尿道勃起系统和阴茎假体），要避免将自己对治疗指征和不同选择的偏见和评价转移到患者身上。大多数男性可以接受恶性疾病后丧失勃起能力的可能性。然而，勃起能力的丧失也可能导致社会心理的损害（Althof，2002），约有 2/3 的男性经历了“丧失阳刚之气”后自信心减退。在大约 1/3 的病例中，伴侣关系受到损害，在大约 1/5 的病例中，伴侣关系由于勃起功能紊乱而终止。患者也经常描述与朋友和同事的日常关系发生了变化（Tomlinson 和 Wright，2004）。

在术后的早期阶段，大多数患者还没有经历正常的性生活。多数患者渴望得到治愈，而或多或少的尿失禁对生活质量有严重的影响，在缓解这些与诊断和侵入性治疗相关的压力后，与勃起功能障碍有关的话题也变得越来越重要，患者对性的兴趣也恢复到术前水平。

告知患者术后长期不勃起对阴茎组织（纤维化）的潜在影响和治疗效果也至关重要。在前列腺根治术后 1584 名患者［平均年龄 64.7（37—82）岁］的治疗中，97.3% 的患者，不管年龄有多大、尿失禁程度有多重，不同肿瘤分期和接受神经切除手术的患者，都自愿接受相关治疗方案的询问。1112 名患者（72.2%）随后同意了一个或多个治疗方案（使用 PDE-5 抑制药、VED、MUSE 或 ICI）。472 名患者（29.8%）拒绝了进一步的治疗（Zellner 和 Riedl，2008），一位 69 岁的前列腺根治术后的患者给出了需求产生的可能原因（Zettl 和 Hartlapp，2008），他说：“实际上，在手术后不能勃起对我来说应该不是什么大损失，因为我很少和我的妻子发生性行为。但如果我愿意，对我来说这也非常重要。”

### （二）PDE-5 抑制药

毫无疑问，随着 PDE-5 抑制药的推出，为治疗勃起功能障碍树立了一个里程碑。然而，仍然有一部分患者对治疗没有反应，同时有治疗禁忌证，或者经济上负担不起，即使在引入非专利有效成分之后。几乎所有的保险公司都无视法律对勃起功能障碍规定（德国用于诊断的一次性药物治疗和 VED 除外）。尽管保留神经的手术技术有了明显的改善，即使可以坚持定期用药，也必须考虑到 PDE-5 抑制药需要几周到几个月才能生效。对于许多对 PDE-5 抑制药没有反应的人来说，特别是在盆腔区域的侵入性治疗后，应在舒适和放松的气氛中告知双方伴侣可用的替代方法。对相关替代品的实际测试和安全操作也很重要。

### （三）海绵体内（自动）注射疗法

通过阴茎勃起一方面可以评估手术疗效，同时也能评估阴茎灌注情况，这是一种二级预防方法，存在一定风险因素。即便泌尿科医生对这种方法更加青睐，还应该仔细评估患者将其作为永久性治疗方式的接受程度，在随机选择的 1584 名根治性前列腺切除术后的男性患者中，有 100 人（6%）为明确诊断接受了 ICI 咨询，在 100 名被调查的患者中，有 44 人（44%）达到了有效勃起（$E_4$ 或 $E_5$）。19 名患者（19%）在治疗过程或随访中没有任何意见。12 名使用者（12%）有轻微不适。36 人（36%）产生不悦，而 15 名患者（15%）认为有强烈的不适感。22 名患者（占测试患者的 22%，占所有有治疗要求患者的 2.0%）后来决定进行治疗性 ICI。疼痛是拒绝这种治疗方法的主要原因（尽管告知了过程中会出现不适和疼痛）（Zellner 和 Riedl，2008）。

### （四）勃起的药物性尿道系统

尽管理论上 Alprostadil 的应用很简单，然而但在此期间，该系统（MUSE）（图 29–12）的接受程度也不是特别高。117 名患者（7.4%）尝试了 MUSE 的应用。其中近 50% 的人报告有足够的硬度。典型的不良反应是尿道疼痛和轻度出血（Zellner 等，2008）。

### （五）真空勃起装置

在德国，ICI 由医疗保险系统资助使用多年，在美国，治疗必须独立资助。作为一种具有成本效益、低影响和有效的治疗方法，真空泵已

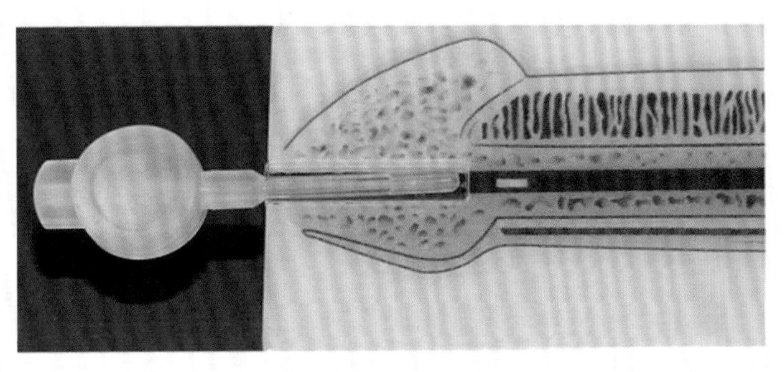

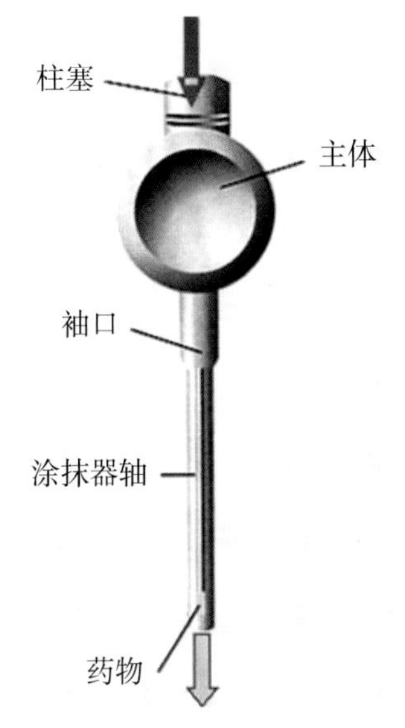


▲ 图 29–12　药物尿道勃起系统

在美国迅速普及。在欧洲，它们的使用仍然相对较少。

造成这种情况的原因是血流动力学检查，由真空系统实现的勃起伴随着低氧血症和长时间的酸中毒，因此认为它是非生理性的。然而，与此同时，已经有证据A表明，通过真空疗法也可以实现自发勃起能力的改善。这支持了这样的假设，即不仅在使用药物后，通过术后阴茎训练，使用真空疗法可以改善勃起能力（Bosshardt等，1994）。

为了获得满意的性生活，VED的基本要素是心理上得以接受和足够的安全性。尽管有成功的勃起，但患者对VED不满意的情况也是很常见的。往往会出现一个未使用的、原始包装的系统，患者不去组装。在开始时，医药产品往往会被患者拒绝，而经过咨询和培训后，伴侣双方很容易地接受它为“性玩具”（Zellner等，2008）。

处理方法为伴侣与患者一起尝试，VED通常被拆装在一个带有完整附件的备用袋中（图29-13），它包括一个透明的塑料圆筒（图29-13-1）、密封环（图29-13-2）、一个手动或电动的泵（图29-13-3）、一个可供选择的收缩环（图29-13-4）、一个用于应用收缩环的锥体（图29-13-5）和润滑剂（图29-13-6）。

首先，在锥体上的圆柱体上套上一个收缩环（要单独选择）（图29-13-7），它可以很方便地使用润滑剂凝胶。取下锥体，装上密封橡胶环（图29-14）。为了在阴毛部位达到良好的紧密度，橡胶环上也要涂上润滑凝胶，将泵头放在另一侧，然后将阴茎插入筒内，为了避免阴茎皮肤与圆筒的粘连（产生疼痛），应在圆筒的内部涂上一些润滑剂，为了在腹壁上实现良好的密封，将圆筒很好地压在腹部皮肤上，用泵以机械或电子方式产生真空，这导致了机械性的被动静脉阴茎填充，从圆柱体到阴茎根部的收缩环被剥离，确保勃起。为了避免缺血性组织变化，收缩环最多在30min后应该取走，表示成功勃起的比率约为60%。从38%的应用VED的患者中，近21%决定采用家庭式系统（Zellner等，2008）。

根治术后真空疗法最常见的不良反应是勃起疼痛，发现真空系统对勃起的初级诱导比应用收缩环的疼痛要轻，几乎只有那些认为这是手术而非常痛苦的患者未能成功地使用真空系统实现勃起。3名勃起不足的患者（$E_1$，$E_2$）和10名勃起尚可的患者（$E_3$）要求使用VED，使用一种定期的阴茎训练方式，除了一个案例（$E_1$）外，只有那些第一次使用时无痛的患者要求开具VED，其他不良反应包括瘀斑/血肿、发凉、阴茎感觉障碍和阴囊皮肤抽吸。在个别病例中还发现了阴茎皮肤的不良反应、皮肤坏死和色素沉着。接受抗凝血治疗的患者没有出现相关的并发症。总的来说，真空疗法可以被认为是一种非常低不良反应

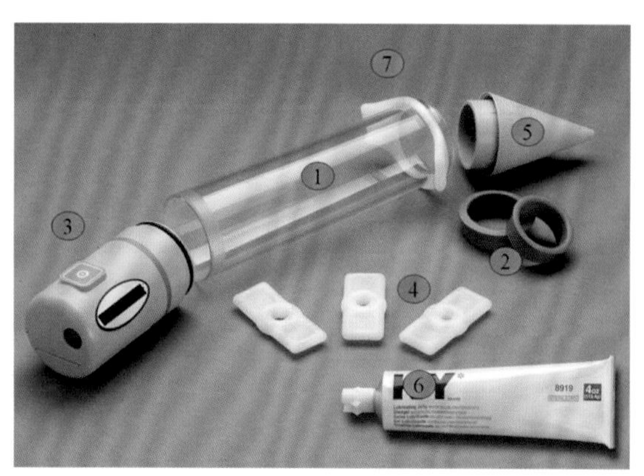

▲ 图 29-13　电动真空系统（部件）

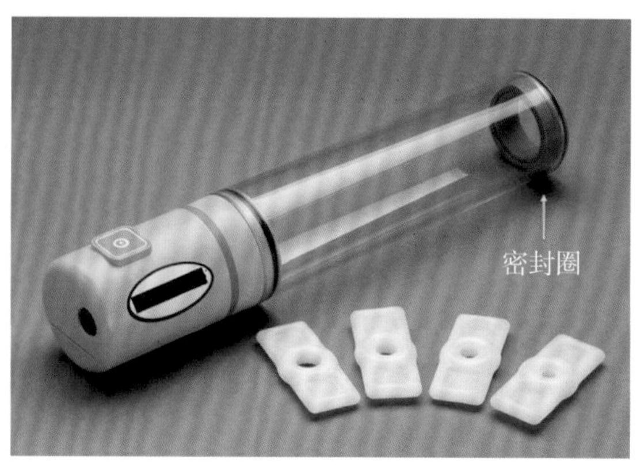

▲ 图 29-14　电动真空系统（组装单元）

和低并发症的治疗方法（Zellner 等，2008）。

在肿瘤侵入性治疗后的性咨询中，受影响者及其伴侣仍有大量的误判。对 PDE-5 抑制药的处方（特别是对第一个被批准的产品 Viagra®）仍然持有相当大的不满，因为患者认为这种药物是有害和危险的。在遵守禁忌证的情况下，PDE-5 抑制药的使用是非常安全的，但还没有被广大民众普遍接受。

有时，拒绝勃起治疗的主要原因不是来自患者，而是来自他的伴侣。在许多情况下，治疗的决定不仅是由患者自己做出的，也是由他的伴侣做出的。特别是 ICI 的建议常常被伴侣拒绝，因为这“对男人来说是不愉快的”。

### （六）肿瘤侵入性治疗后女性的性生活

与男性勃起功能障碍不同，女性术后性生活没有明显的器质性影响，也没有“器质性”治疗方法。也就是说，侵入性干预后的女性患者的医疗和康复还没有开展到最佳程度。在女性中，肿瘤性疾病后的性功能障碍的原因也是多因素的：腹部瘢痕或明显的造口造成的心理影响，以及卵巢切除术后盆腔前部外翻或化疗和放疗后加速绝经造成的激素变化。随之而来的症状包括性欲减退或丧失、阴道萎缩，以及因阴道萎缩和阴道前壁切除后导致的排尿困难（Hanjalic-Beck 等，2012）。

在健康的绝经后女性中观察到的性欲减退，平均年龄为 66 岁的女性患者接受了膀胱切除术，就不再需要相关建议（May 等，2011）。

观察到有稳定关系的 60 岁女性可以比 30 岁的单身女性有更多的性接触，这鼓励了进行咨询和讨论可能的治疗方案（如激素替代疗法）。这应该是康复的一个重要部分，以保持伴侣关系的质量和伴侣双方的（性）健康（Bayerle-Eder，2015）。然而事实是，在 80% 的肿瘤侵入性干预后的女性中，只有 25% 的人在医学对话中积极表达了这种愿望、有兴趣获得关于性的信息（Bergant 和 Marth，2009）。

例如，咨询可以遵循“PLISSIT”模式（允许、有限的信息、具体建议、强化治疗），在确认患者希望进行性咨询后，列出夫妇的困难和问题，最后给出建议的解决方案和提供的治疗方案。特别是由于对疾病、治疗方法和对性活动影响的信息不足时，可以解决心理障碍。可以使用具体的解决方案包括在润滑障碍的情况下使用润滑凝胶或局部雌激素治疗，在阴道敏感性降低的情况下使用振动器，或在阴道狭窄的情况下使用阴道扩张器。此外，各种辅助工具可以帮助弥补身体形象感知的干扰，如有特殊吸引力的裤子，带有覆盖尿路造口袋的袋子。

作为强化治疗的一部分，可以启动来自性或行为治疗领域的进一步措施，并检测和治疗潜在的伴随性抑郁症（Bayerle Eder，2015；Bergant 和 Marth，2009；HanjalicBeck 等，2012）。

另外，对性行为兴趣不大的女性，性建议是有用的。在诊断出严重疾病和侵入性治疗后，尽管缺乏对性生活的渴望，但往往需要温柔的身体接触。咨询可以帮助与患者确定这些需求，并提供帮助与伴侣进行调解（Bergant 和 Marth，2009）。

## 四、膀胱切除术后尿路感染

由于肠道的微生物定植，使用肠段进行尿路改道容易导致尿路感染，主要发生在术后前几个月。在 47 名患者的 797 份尿液培养中，74.5% 最初显示出阳性，在没有抗菌治疗的情况下，18 个月内下降到 6.7%，表明自发清除率很高（Abdel-Latif 等，2005）。

然而，尿路感染是膀胱切除术后通过肠段转移尿路的最常见并发症，尽管有围术期的抗生素预防，大约 40% 的患者在新膀胱术后出现了有症状的尿路感染（Shigemura 等，2012）。在一项切片研究中，86% 的人在回肠导流后出现过上尿路感染的迹象，而在没有尿路改道的膀胱癌患者中，只有 28% 的人出现过感染（Bergman 和 Knutson，1978）。

必须明确区分无症状的细菌尿和脓尿（不需要任何治疗）与有临床和实验室化学感染征兆的有症状尿路感染（上升期感染）之间的区别。只有有症状的尿路感染才可能是肠外的抗生素治疗的指征（Suriano 等，2008）。在培养和药敏试验结果出来之前，最好考虑到当地不同的细菌谱和耐药性（与手术医院协商，可能获得那里的抗生素敏感性试验）应给予广谱抗生素。由于术后几乎是定期的强化医疗护理，所以还应该考虑是否存在医院获得性感染，如变形杆菌、假单胞菌、沙雷氏菌及多抗菌株（Wagenlehner 等，2014）。

此外，在尿流改道的情况下，应该应用导尿管以实现低压系统，可以防止污染的尿液进一步回流，并保证最佳的尿液排泄。如果治疗不充分，上尿路出现异位，应毫不犹豫地选择肾造口术引流（Heyns，2012）。

尿路感染是由于麻醉、手术和营养不良导致的免疫力下降造成的（Herwig 等，2003）。此外，被污染的尿液反流，特别是在扩张的输尿管和肾脏中，如梗阻的情况下，应在袋状系统或输尿管肠道或新膀胱尿道吻合口狭窄中长期导尿（Heyns，2012）。

## 五、膀胱切除术和尿流改道术后的代谢变化

除了膀胱和性功能受损外，根治性膀胱切除术后还可能出现进一步的特殊问题。特殊的手术技术及使用或长或短的肠段进行尿路改道，会导致尿路压力条件的改变。保护上尿路免受典型的并发症（尤其是感染、反流、尿路充血、充血性肾病、渐进性肾功能不全）的影响非常重要。

### （一）酸碱平衡的紊乱

使用肠段进行尿路转流所引起的生理条件改变会导致严重的代谢变化。特别是可以看到酸碱平衡的明显变化，它们主要取决于肠段的大小、尿液与肠黏膜的接触时间和尿液的成分（也取决于新贮藏器的性质、肾功能和饮食习惯）。此外，在治疗的早期阶段，对身体的要求的变化（身体恢复能力的提高，分解代谢的动态变化，伤口愈合、分解代谢、尿失禁的程度等）会导致严重的波动。在术后早期，超过 50% 的患者的代谢性酸中毒与回肠新膀胱有关，1 年后下降到近 20%，2 年后下降到只有 7%（Kim 等，2016）。尿液中的氯离子通过新膀胱和小袋的肠黏膜进行积极的、耗能的重吸收，而在导管中的吸收程度较低。吸收质子和分泌碳酸氢盐以维持电中性（图 29-15）。在高氯性酸中毒的情况下，碱过量有时会出现很大的变化，必须定期（至少每周）进行血气分析。

静脉碳酸氢盐浓度＜21mmol/L 或碱＞2mmol/L 是进行碱替代的指征，如用碳酸氢钠，剂量为每毫摩尔 / 升碱超标 1g 左右。这种碱替代物的最重要不良反应是胀气，特别是在较高的剂量下，作为一种有效的替代方法，枸橼酸钠的剂量为 1～3g，每天 4 次，尽管味道不好，但患者的依从性很好。如果要避免高钠摄入［如在心脏和（或）肾脏合并症的情况下］，必须开出烟酸

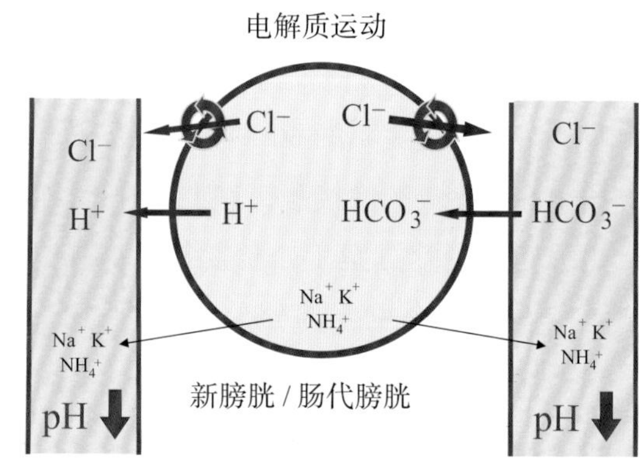


▲ 图 29-15　肠段尿流改道中高氯血症性代谢性酸中毒

（500～2000mg，每天 2 次）或氯丙嗪（25～50mg，每天 4 次）作为替代品。对 cAMP 依赖性氯离子转运的抑制不能补偿较严重的酸中毒，但可以减少对碱化物质的需求。在严重酸中毒的情况下，代偿性高钾血症也是可以预期的（Koch 和 McDougal，1985）。

### （二）吸收不良和营养不良

根据用于尿路转流的肠段，在进一步的术后过程中可能会出现维生素（A、D、E、K、$B_{12}$、叶酸）的消耗和电解质紊乱，这可能导致进一步的代谢紊乱（包括维生素缺乏、骨质疏松症、肾脏和胆石症）。事实上，目前仍然缺乏长期的经验和全面的研究来定性地处理这些问题。然而，我们不难假定在进行侵入性干预时有效地进行了必要的术前饮食护理和充分的身体储存，并且不应推迟替代治疗。

从理论上讲，可以假定对“健康的生活方式和营养”的基本含义有所了解。在工作压力和职业及私人压力增加的时期，工业化食品生产和垃圾食品的主要消费是一种影响健康的生活方式，它可能缺乏新陈代谢所必需的重要物质（维生素、矿物质、微量元素、植物化学物、必需氨基酸和脂肪酸），伴随着侵略后新陈代谢框架内对重要营养物质需求的增加，预期碳水化合物和饱和脂肪过量。

在欧洲，几乎 30% 的住院患者有营养不良相关的疾病，范围为 20%～60%（Dewys 等，1980；Norman 等，2008；Sullivan 等，1999）。德国医院营养不良研究证实，25% 的治疗病例存在中度至重度营养缺乏，在肿瘤和老年患者中发病率最高（Pirlich 等，2006）。到目前为止，关于泌尿系统疾病患者营养不良的发生率，数据量较少。通过 NRS2002（营养风险筛查）对一家大学医院泌尿科的 897 名良性（49%）和恶性（51%）疾病患者进行的前瞻性分析证实，在所有入院患者中，79% 有轻度到中度的营养不良风险，16% 有高风险，重要的风险因素包括年龄、恶性肿瘤和手术类型（每个 $P<0.001$）（Karl 等，2009）。

术后分解代谢阶段的特点是释放大量激素和细胞因子，组织和肌肉连续出现胰岛素抵抗。细胞代谢的能量供应通过相关物质的降解进行，肌肉蛋白被降解为氨基酸，并用于合成葡萄糖和合成必需的内脏蛋白。膀胱切除术后 6 个月内这种持续的侵略后的新陈代谢有长期影响，只有 63% 的蛋白质损失得到补偿（Mathur 等，2008）。在根治性膀胱切除术后，63% 的患者（$n$=50）通过生物阻抗矢量分析证实了存在中度至高度营养不良，蛋白质缺乏导致细胞质量下降，术后长时间的食欲不振会导致疗养期延长，引入主要由必需氨基酸组成的液体形式的高质量氨基酸（液体形式的摄入更容易被患者接受）可以显著减少术后蛋白质损失，同时优化肥胖患者的体内蛋白组成（Zellner 等，2014）。

### （三）维生素 $B_{12}$ 缺乏症

对于维生素 $B_{12}$ 状态的评估，进行总的维生素 $B_{12}$ 浓度的测定的意义有限，通过参考范围内的数值可以评估维生素 $B_{12}$ 缺乏的情况，如果甲基丙二酸同时升高，这可能是细胞内发生的维生素 $B_{12}$ 缺乏的代谢信号。然而，在较低的维生素 $B_{12}$ 浓度下，可能存在较低的甲基丙二酸水平（Herrmann，2008）。

作为具有代谢活性维生素 $B_{12}$ 部分的全转氨酶与甲基丙二酸有很好的相关性。在参考范围内，维生素 $B_{12}$ 与全转氨酶有很好的相关性，但在低浓度时相关性较差。甲基丙二酸和全血球蛋白更适合检测维生素 $B_{12}$ 缺乏症，而 $B_{12}$ 缺乏症的最早标志是全血球蛋白（Herrmann，2008）。

在同时存在肾功能损害的情况下，如果甲基丙二酸的浓度＞300nmol/l，而全转氨酶的浓度＜40pmol/l，则表明维生素 $B_{12}$ 是缺乏的，此时通过替代可以实现甲基丙二酸的正常化或明显降低。

一般来说，维生素 $B_{12}$ 缺乏症的发展分为不同阶段。众所周知，高半胱氨酸血症是动脉粥样硬化的危险因素，但它的存在与维生素 $B_{12}$ 的缺乏也是代谢受损（低甲基化）的一个标志。这可以在分子生物学中得到证明，如神经细胞中的 DNA 和 RNA 合成（髓鞘、磷脂和神经递质），并连续出现神经系统的后遗症（神经病）、漏斗状脊髓病（脊髓病）、精神和神经系统疾病、认知障碍和抑郁症。血液学异常之前很长一段时间（几个月到几年）可能出现痴呆。

血液和骨髓细胞的形态学变化是维生素 $B_{12}$ 缺乏的主要标志之一，由于其细胞周转率高，造血功能对核酸代谢受阻的反应迅速而敏感。维生素 $B_{12}$ 缺乏导致的巨幼红细胞性贫血是继发于 DNA 合成紊乱和由此产生的核成熟障碍，而细胞质(其他细胞成分)的发展是正常的(Herrmann，2008)。

### （四）维生素 D 缺乏症

维生素 D 缺乏导致钙和磷酸盐的吸收和肾脏重吸收不足，造成血清中的钙和磷酸盐水平下降，碱性磷酸酶水平升高。甲状旁腺功能出现代偿性亢进。在临床上，维生素 D 缺乏症表现为骨（如骨质疏松症）和神经系统（如潜在的或明显的手足口病、惊恐、易怒和神经兴奋性增加）的特征性症状。

### （五）电解质失衡

使用肠道节段进行尿流改道可能导致电解质平衡紊乱，特别是低钾血症、低钙血症，以及罕见的低镁血症。低钾血症的发生可能是由于肾脏损失及用于尿流改道的肠段黏膜分泌黏液造成的。

慢性代谢性酸中毒不断地被骨骼中碳酸盐的释放所缓冲，随后骨质钙释放，由此产生的血液中钙过量由肾脏排泄增加来补偿。同时，酸中毒和硫酸盐导致了钙吸收的减少。这导致了低钙血症的逐渐发生，并造成持续的继发性甲状旁腺功能亢进症（Kurtz，2007）。

矿物质和微量元素的基本生化功能主要是体现在细胞水平上，因此，在血清中测量其水平不一定能得出细胞水平上的生化功能。如果考虑到矿物质和微量元素在血细胞和血浆之间的分布，钾、镁、铁、锌和硒主要集中在血细胞中，因此，仅分析血清中的锌，其结果只代表人体总锌的 10%，因为其余 90% 在细胞内。一般来说，评估缺锌情况（术后）必须进行全血分析，特别是在血清锌水平低于正常范围时。

### （六）膀胱根治术后的骨质代谢

在使用肠段节段进行尿路改道后，骨代谢的主要变化是通过各种代谢途径脱矿。慢性高氯酸中毒导致破骨细胞活性增加、连续释放骨缓冲酸中毒的矿物质（钙、碳酸盐、钠）。慢性高氯血症性酸中毒导致破骨细胞活性增加，并在骨骼缓冲酸中毒时连续释放矿物质（钙、碳酸盐、钠）。此外，酸中毒导致肾脏维生素 D 的活化增加，而维生素 D 是正常骨矿化所必需的。

此外，由于用于尿流改道的肠道没有吸收功能，会导致钙和维生素 D 的吸收受到限制。肾功能不全的患者更容易受到这些病理机制的影响。

### （七）膀胱根治术后的肾功能和结石的形成

使用肠道节段进行尿流改道术的患者，肾结石的发生率增加。与常规尿路改道术相比，在使用肠道节段（回肠或结肠）进行尿流改道术后，上尿路形成结石的风险似乎更高，为 11%～20%。通过 20 年的随访调查，多达 20% 的回肠膀胱患者发生了肾结石（Turk 等，1999）。在代谢层面，高氯代谢性酸中毒会导致磷酸钙和（或）草酸钙结石发生。此外，碱性尿液中磷酸盐、硫酸盐和镁的浓度升高，以及柠檬酸盐浓度下降，也容易导致结石形成。长期的细菌定植或感染，特别是产生尿素酶的细菌，可以导致石蜡石和（或）磷灰石碳酸盐结石形成。异物的存在，如缝合材料，可以作为结石形成的核心。此外，肠道黏液也可以作为结石形成的核心，并且它也可以是慢性感染的一个病因（Van der Aa 等，2011）。

回肠膀胱术后除了肾结石有统计学意义上的增加外，随访结果还显示输尿管梗阻、急性和慢性肾盂肾炎及肾功能恶化（术后约 60 个月）的发生频率明显更高。结肠和回肠膀胱之间数据没有相关差异。此外，较高的年龄和高血压是术后肾功能不全的独立风险因素（Naganuma 等，2012）。

### （八）药代动力学的改变

许多物质正常分泌和排泄，在尿液中没有改变。但在使用肠道节段进行尿流改道时，这些物质的重吸收具有潜在风险，如过量或中毒，如回肠膀胱患者在接受正常剂量治疗后出现甲氨蝶呤中毒。另外，其他药物如抗生素、苯妥英、茶碱和锂等，已知可通过肠道从尿中重吸收。由于回肠的吸收特点各自不同，这些过程的一般临床意义很难确定。然而，在个别情况下，应持续监测剂量调整指征，特别是对于那些治疗浓度范围小和具有潜在毒性的药物。尤其是在储尿器中，每当需要化疗时，都应使用永久性导尿管（Van der Aa 等，2011）。

## 六、膀胱切除术后肠道功能紊乱

### （一）短肠综合征

应对尿流改道后的反复腹泻进行评估以排除短肠综合征，其可能是由于以下病理机制造成的。胆汁酸的重吸收主要发生在回肠末端，尿流改道所使用的肠道长度越大，就有越多未吸收的胆汁酸进入肠道并产生分泌性腹泻。此外，加快的肠道转运可导致营养物质的不完全吸收，从而结合水分并导致渗透性腹泻。

回肠对电解质和水的吸收减少也会导致发生腹泻（分泌性腹泻）。

胆汁酸用于脂肪的消化和吸收，它们在肝脏中合成，在回肠末端重吸收高达 85%～95%（肠肝循环），未被重新吸收的胆汁酸会被排出体外。在切除约 60cm 的回肠后，可能会出现胆汁酸流失综合征。如果这种损失不能通过肝脏合成来补偿，就会出现以持续脂肪便为表现的脂肪吸收障碍。对结肠的直接刺激也可以诱发刺激性腹泻。

进一步的结果是，胆汁中的胆固醇结石率增加。通过使用胆汁酸结合物，如胆碱酯酶，有较好的治疗效果，其剂量可以单独调整（每天最多 12g），并在适当的时候使用减少肠道运动的药物，如洛哌丁胺。

除了肠道重吸收面积的损失外，长期和（或）较高剂量的胆碱酯酶会引发或加重脂溶性维生素（A、D、E、K）的缺乏，腹泻的风险就会增加。

此外，还可能发生小肠厌氧菌的过度生长，它们会破坏脂质的溶解度，并通过分解胆汁盐和干扰胶束的形成以进行代谢，从而导致细菌吸收障碍综合征。在大量细菌定植的情况下，维生素 $B_{12}$- 内因子复合物的结合将进一步破坏维生素 $B_{12}$ 的重吸收。

### （二）肠道蠕动减少和麻痹性回肠病

在术后前几周，由于膀胱切除和肠道连续性的中断，很容易出现肠道运动障碍。通过人工结肠按摩（应在康复阶段开始），通常可以安全地避免亚回肠或回肠症状。如有必要，在排除机械性原因后，给予胆碱能刺激物，如 2mg 新斯的明，可以快速缓解症状。可以预期的胆碱能不良反应主要是腹痛、痉挛和唾液过多，很少会出现心动过缓和晕厥（解毒剂阿托品），其可以在使用药物后通过卧床休息几小时来避免。

### （三）肠代膀胱内黏液的形成

在黏液形成过多和反复潴留的情况下，尤其是新膀胱或肠代膀胱，应定期使用无菌生理盐水（严格无菌，低压以避免污染的尿液回流）进行清洗，可能的话使用 20%N- 乙酰半胱氨酸溶液。口服乙酰半胱氨酸是无效的（N’Dow 等，2001）。通过术前 4 周和手术当天肌内注射 20mg 长效奥曲肽（一种合成的体肽类似物），可以极大地减少术后黏液的产生（Khorrami 等，2017）。关于奥曲肽长期应用的疗效和剂量间隔的经验还没有得到证实。

### （四）肠代膀胱的渗透压平衡

肠代膀胱的病理生理学特征也影响浓缩尿液的渗透压平衡。

在肠道节段作为新膀胱或尿囊腔时，渗透压应≤380mmol/L，因为血清渗透压约为 280mmol/L，而肠壁不能承受＞100mmol/L 的渗透压梯度。由于尿液浓度＞1000mmol/L 时，会有游离水通过肠黏膜分泌出来。特别是在口渴感觉减少的老年人中，由于液体排泄的增加，存在脱水风险。因此，在膀胱根治性切除术后的尿流改道期间，必须进行通过训练以达到液体平衡。

## 七、盆腔淋巴结清扫术后淋巴引流紊乱

由于在膀胱肿瘤手术中经常在盆腔区域进行淋巴结清扫，不可避免地造成淋巴系统的连续性中断。其后果包括淋巴引流紊乱和下肢淋巴水肿，以及在淋巴结清扫区域出现淋巴囊肿，这可能会限制静脉引流，增加血栓栓塞的风险。

淋巴是一种毛细血管超滤液，具有重要的运输任务，如运输由体细胞和微生物降解后形成的间质蛋白。免疫活性细胞在血液和间质之间循环并通过淋巴系统回到血液循环是人体的基本免疫过程之一。淋巴细胞负荷中的一小部分是由病原体和癌细胞所引起，它们在淋巴结中激活免疫反应，最好的结果是导致病原体和癌细胞的消除。

鉴于淋巴系统生理功能的重要性，持续预防淋巴引流紊乱对于维持正常的组织功能和避免慢性组织损伤是非常重要的。

### （一）盆腔淋巴结清扫术后的淋巴水肿

淋巴结清扫术中淋巴管连续性的中断是继发性（获得性）淋巴水肿的最常见原因。淋巴引流障碍的临床表现可分为潜伏期（无形态学变化的干扰，可逆）、Ⅰ期（无形态学组织改变的瘀滞，可逆）、Ⅱ期和Ⅲ期［慢性充血的进行性表现，如纤维硬化和乳头瘤病，通过治疗可能可逆（Ⅱ期）或不可逆转（Ⅲ期）］。潜伏期在盆腔淋巴结清扫术后最为常见，其次是完全可逆的Ⅰ期。淋巴引流治疗的主要目标是防止明显的水肿或使其过渡到慢性、不可逆转的形式。

淋巴引流治疗（统称为复杂的物理减充血疗法）主要包括手工和器械淋巴引流、物理锻炼、呼吸疗法、压缩疗法，以及皮肤和足部护理，以避免继发感染（如红斑狼疮）（Kovnerystyy 等，2006）。

1. 人工淋巴引流

使用人工淋巴引流，如背侧握力技术，使淋巴从远端回流到近端或从大腿背侧回流到骶前淋巴结、深腹及腹外侧淋巴结及腋窝方向的胸壁淋巴结（图 29–16）。

2. 设备辅助的正压淋巴引流

在这种形式的腿部淋巴引流中，裤管状的狭窄袖套包裹腿部，包括骨盆区域。通过压缩机从远端到近端反复填充袖套，从而机械地加强从远端到近端的淋巴引流（图 29–17）。

3. 用间歇性负压设备辅助淋巴引流

通过在真空室中施加间歇性负压，不仅可以优化动脉和静脉血流，还可以优化淋巴液的引流。在间歇性真空疗法中，将下半身直到略高于

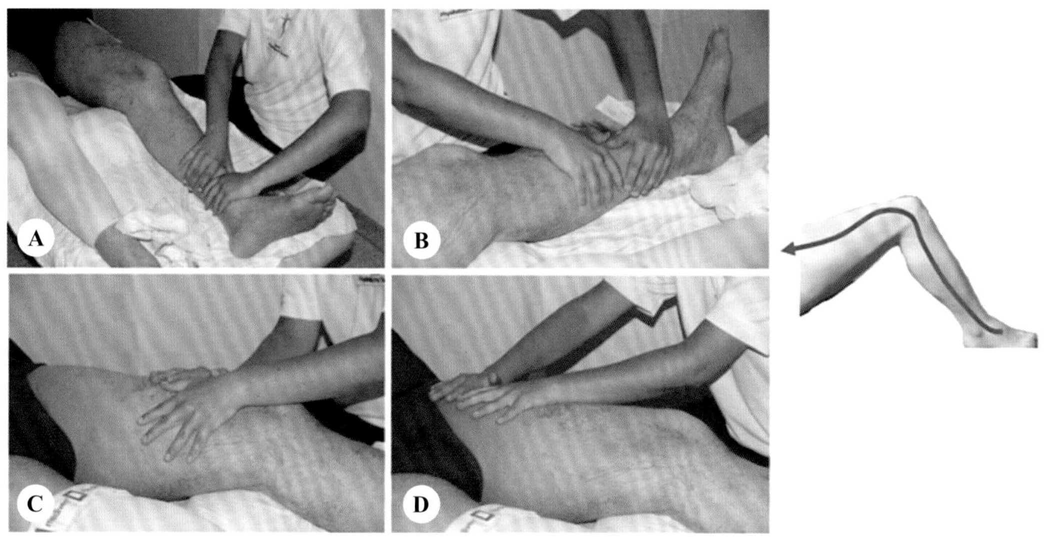


▲ 图 29-16　手动淋巴引流下肢

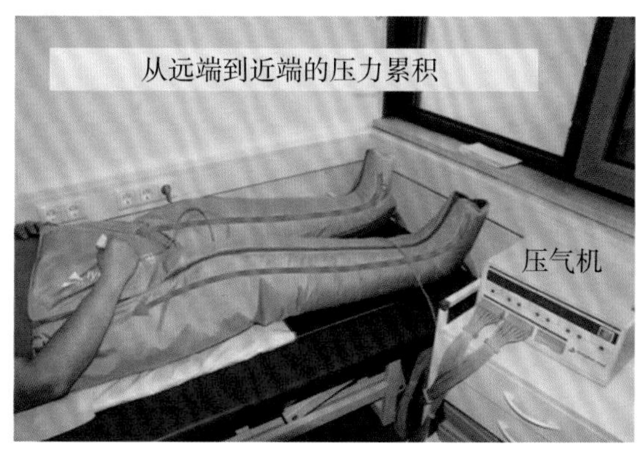


▲ 图 29-17　正压淋巴引流器

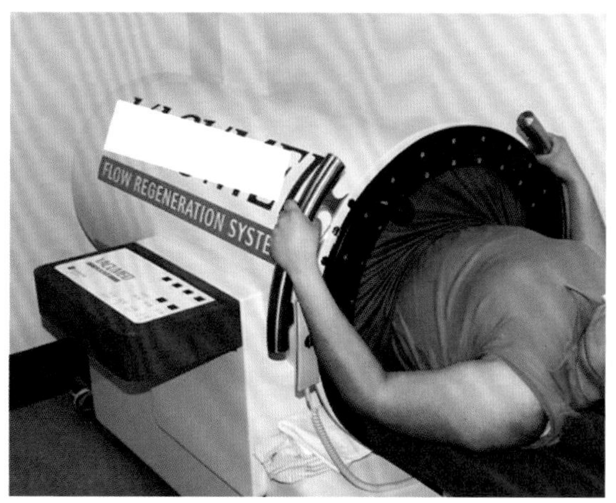


▲ 图 29-18　间歇负压引流器在淋巴引流中的应用

脐的部分置于一个由虹膜隔膜密封的真空室中（图 29-18）。预先选定的负压（–20mbar）和大气压力在规定的时间间隔内反复变化。与人工淋巴引流和正压治疗相比，通过监测术后腹股沟淋巴结的缩小情况，可以发现这种淋巴引流方式更具优势（Zellner，2015）。

4. 加压绷带

在明显淋巴水肿时，可以通过加压绷带进行对淋巴引流进行补充，在腿部水肿的情况下，通过加压弹力袜进行淋巴引流补充。通过减少淋巴超滤液的形成，可以防止或减少水肿的形成。同时改善淋巴管的血管收缩特性，刺激淋巴引流（Herpetz，2010）。

5. 淋巴引流的家庭练习

在康复期间，应指导患者进行减充血运动疗法练习，并在家中持续练习。这样做的好处是，一方面，肌肉压迫对淋巴管和静脉有好处，特别是深部淋巴系统，另一方面，通过对淋巴血管运动系统的激发，当腿抬起时，可以利用重力对淋巴进行引流。该疗法从锁骨上淋巴结开始，通过进行缓慢的深呼吸，以疏通胸腔管道。腰部和髂部淋巴管的淋巴引流可以通过双手紧贴腹部进行深呼吸来促进，随后激活腿部的肌肉群。呼吸疗法也通过反复的胸腔内压力变化促进下肢的淋巴引流。

### （二）盆腔淋巴清扫术后的淋巴囊肿

在进行盆腔淋巴结清扫术时，不可以结扎所有的淋巴管，这可能导致淋巴液积聚在腹膜后，使其周围出现假性囊肿（淋巴结）。这种情况的发生是淋巴液低凝固性和淋巴管无法自发闭合导致的。文献中报道了盆腔淋巴结清扫术后假性囊肿的发生率，其范围很广，为1%～58%（Weinberger等，2014）。

有症状的淋巴囊肿占5%～18%，可以表现为盆腔疼痛、腿部水肿、胃肠道阻塞、尿路梗阻和深静脉血栓。它们可以通过感染发展为败血症和形成淋巴瘘而使病情变得复杂（Tinelli等，2013）。

康复的一个重要目标是防止现有淋巴囊肿发展或进展，并使其减少，最终通过强化淋巴引流治疗以预防有创干预（引流、硬化治疗或腹腔镜干预）的使用。通过人工和仪器进行淋巴引流，腹股沟淋巴囊肿的体积可以减少32%，伴随IVT甚至可以减少40%，因此在许多情况下可以避免有创干预（Zellner，2015）。

干预的绝对指征包括压迫腹股沟静脉系统，在静脉多普勒中发现静脉引流障碍和（或）深静脉血栓及感染的淋巴结。

## 八、尿道吻合口并发症

新膀胱尿道吻合口的瘢痕会导致尿流减弱、排尿困难，偶尔会出现残余尿量增加，这在前列腺切除术或膀胱切除术后发生率高达30%。如果在复查中诊断出吻合口狭窄，可以尝试在局部麻醉下通过尿道扩张来消除尿道下段的梗阻。由于这种狭窄在组织创伤后会经常复发，大多数泌尿外科医生会建议患者进行经尿道吻合口切开术。

## 九、心理康复

在诊断为肿瘤疾病后，除了因“癌症”的诊断而产生的主要创伤外，还有对复发或转移的长期恐惧。但同时，身体形象改变后（造口）的不安和身体功能的损害（如膀胱功能障碍、勃起功能障碍）也是特别令患者紧张的因素。因此，医疗和心理护理必须涉及以下经常提到的因素。

- 害怕疼痛、无助和残疾。
- 害怕不能支持家庭的生活。
- 害怕伙伴关系和友谊受到严重干扰。
- 自卑和难堪。
- 越来越多的精神紧张、焦虑和睡眠紊乱。
- 失去感觉和目标。

在这种情况下，可以通过进行详细的访谈，或在专家指导下与具有相同目标的人（医生、心理肿瘤学家）进行小组讨论，为患者提供治疗疾病的实质性缓解和帮助。放松技术（如自体训练、Feldenkrais方法），基于生物反馈原理的现代设备放松方法（如通过衍生和即时反馈植物性参数，如皮肤传导值、额头肌电图、仪器引导的治疗单元中的皮肤温度），可以为疾病的管理提供必要的帮助。

当患者从康复中心出院后，尤其是在日常生活中出现新的或紧急问题时，向患者推荐特定疾病的自助团体和肿瘤学会的心理社会咨询中心，会给患者带来更大的安全感（Zellner等，2008）。

## 十、社会咨询和专业康复

通常情况下，肿瘤疾病会带来一些社会医学问题。因此，患者可能需要经常咨询以下问题。

- 关于从社会服务机构获得帮助可能性的信息。
- 当局提供的实际帮助（严重残疾，承认额外残疾）。
- 关于严重残疾人的咨询（权利保护、税收优惠）。
- 关于社会保险的问题（健康保险、养老金津贴、就业服务）。

- 护理和家庭问题（住房补贴、社会援助服务）。
- 工作场所的问题。

医生应在患者工作场所仔细评估工作性质。必须根据具体情况说明限制、残疾和预防措施。这包括职业适应、进一步培训和可能的再培训等所有问题。康复期间的临床社会服务机构与在职医师之间应尽早建立合作关系（Zellner 等，2008）。

## 十一、社会医疗评估

肿瘤疾病导致的身体疾病和各种治疗措施对癌症患者具有重要意义。特别是在接受持续治疗的情况下，患者无法长时间工作。

应该强调的是，诊断为癌症并不等同于完全无法工作。另外，医学上准确收集的肿瘤疾病的预后事实与患者日常表现限制的持续时间和康复评估的期望并无关联。社会医学评估必须以“实际状态”为基础，而不是以预后标准为基础。

除了肿瘤疾病和可能的成功治疗外，一些特殊的继发性疾病或合并症对患者日常表现限制有决定性作用。对于社会医学评估，必须不能受限于片面，而是要看整体的表现。

对于患者的自尊、生活理念和社会交往，职业实践是非常重要的。

患者由于受限于工作时间往往不受雇主欢迎，并导致雇佣关系的终止，这些方面在评估中具有重要意义。

在评估工作情况时，必须定量和定性考虑工作情况和工作机构的形式。

医学专家必须根据身体和心理表现对工作情况（全职 / 兼职 / 无法工作）定量进行评估。就工作时间构成而言，肿瘤患者的夜班工作通常不受限制。但连续夜班的次数应尽可能少，以防止不良反应的发生造成负面影响，如对免疫系统和基因组修复程序的影响。

按件计酬的工作只能在具有代表性规定的团队中进行，通过这种方式，患者可以选择在例外情况下上厕所，如在出现冲动综合征或出于卫生目的和导尿的情况下。

尿路上皮癌根治性手术治疗后患者的工作性质存在局限性，如受限于可能的尿失禁、尿流改道功能对身体弹性的限制、肾功能的限制及可能的术后淋巴水肿。

在尿流改道的情况下，必须注意工作强度不会导致损伤，如胃脱垂、造口旁疝，或在拿起和搬运重物时，由于腹内压力增加而导致连续排空问题（如尿道扭结导致尿路梗阻）。因此，在建立回肠膀胱后，只允许进行轻微活动（搬运重量＜10kg）。在建立新膀胱后，搬运重量应＜15kg。

在“常规尿流改道”的情况下，评估时必须考虑重量依赖性尿失禁。因为所有尿流改道患者在负重和举重方面都受到限制（如前所示），进行需要持续站立的活动也需要多加考虑。此外，卫生设施必须确保。

如果在膀胱切除术后出现输尿管梗阻，或在肾（输尿管）切除术失去肾脏后，应避免有跌倒、感染和接触潜在的肾毒性物质可能的活动，以防止因创伤、感染或毒性而导致肾功能进一步受到损害。

淋巴结清扫术后淋巴水肿时的工作能力取决于疾病分期。在 I 期淋巴水肿中，工作表现很少受到影响。但应避免持续站立姿势的活动或在高温下工作，并减少感染的风险（以避免丹毒等的二次感染）。

在第二阶段，可以进行轻度到中度的活动；应避免高温工作场所及接触烟尘的活动。

在第三阶段的可耐受淋巴水肿中，由于轻微受伤时感染的风险会明显增加，而且可能出现疼痛，所以工作受到严重限制。

疾病所致的局限性，包括工作限制，导致人们对职业能力和经济安全产生担忧。

因此，不仅评估和说明与疾病有关的限制非常重要，社会法去规定疾病和残疾受到补偿（如工作场所的重组、职业改变）也应成为合格医疗康复的一部分（Zellner 等，2008）。

# 参考文献


[1] Abdel-Fattah M, Rizk DE. Diabetes mellitus and female urinary incontinence: a time for change. Int Urogynecol J. 2012;23(4): 1481–2.

[2] Abdel-Latif M, Mosbah A, El Bahnasawy MS, Elsawy E, Shaaban AA. Asymptomatic bacteriuria in men with orthotopic ileal neobladders: possible relationship to nocturnal enuresis. BJU Int. 2005;96(3):391–6.

[3] Abrams P, Cardozo L, Khoury S, Wein A, editors. Incontinence – 2nd international consultation on incontinence. Plymouth, Plymbridge Distributors Ltd; 2002.

[4] Ahmadi H, Skinner EC, Simma-Chiang V, Miranda G, Cal J, Penson DF, Daneshmand S. Urinary functional outcome following radical cystoprostatectomy and ileal neobladder reconstruction in male patients. J Urol. 2013;189(5):1782–8.

[5] Althof SE. Quality of life and erectile dysfunction. Urology. 2002;59(6):803–10.

[6] Bartsch G, Daneshmand S, Skinner EC, Syan S, Skinner DG, Penson DF. Urinary functional outcomes in female neobladder patients. World J Urol. 2014;32(1):221–8.

[7] Basmaijan JV. Biofeedback – principles and practice for clinicians. Baltimore/Hong Kong/London/Sydney: Wiliams and Wilkins; 1989.

[8] Bayerle-Eder M. Sexualität im Alter und bei chronischen Erkrankungen aufrechterhalten. Gynakol Geburtshilfe. 2015;20(Suppl 7):34–6.

[9] Bergant A, Marth C. Sexualität nach der Therapie gynäkologischer Malignome. In: Petru E, Jonat W, Fink D, Köchli O, editors. Praxisbuch Gynäkologische Onkologie. 2nd ed. Berlin/Heidelberg: Springer; 2009.

[10] Bergman B, Knutson F. Renal infection after ileal conduit urinary diversion. An autopsy study. Acta Pathol Microbiol Scand A. 1978;86(3):245–50.

[11] Bosshardt RJ, Farwerk R, Sikora R, Sohn M, Jakse G. Objective measurement of the effectiveness, therapeutic success and dynamic mechanism of the vacuum device. Br J Urol. 1994;75(6):786–91.

[12] Cabric M, Appell HJ. Effect of electrical stimulation of high and low frequency on maximum isometric force and some morphological characteristics in men. Int J Sports Med. 1987;8(4):256–60.

[13] Calton JB. Prevalence of micronutrient deficiency in popular diet plans. J Int Soc Sports Nutr. 2010;7:24–33.

[14] Dewys WD, Begg C, Lavin PT, Band PR, Bennett JM, Bertino JR, Cohen MH, Douglass HO Jr, Engstrom PF, Ezdinli PF, Horton J, Johnson GJ, Moertel CG, Oken MM, Perlia C, Rodenbaum C, Silverstein MN, Skeel RT, Sponzo RW, Tomey DC. (Eastern cooperative oncology group). Prognostic effect of weight loss prior to chemotherapy in cancer patients. Am J Med. 1980;69(4):491–7.

[15] DiNubile NA. Strength training. Clin Sports Med. 1991;10 (1): 33–62.

[16] Hanjalic-Beck A, Farthmann J, Hasenburg A. Sexualität der Frau nach onkologischer Therapie. Forum. 2012;27 (2):127–31.

[17] Hautmann RE, Abol-Enein H, Davidsson T, Gudjonsson S, Hautmann SH, Holm HV, Lee CT, Liedberg F, Madersbacher S, Manoharan M, Mansson W, Mills RD, Penson DF, Skinner EC, Stein R, Studer UE, Thueroff JW, Turner WH, Volkmer BG, Xu A. ICUDEAU international consultation on bladder cancer 2012: urinary diversion. Eur Urol. 2013;63(1):67–80.

[18] Heathcote PS, Mactaggart PN, Boston RJ, James AN, Thompson LC, Nicol DL. Health-related quality of life in Australian men remaining disease-free after radical prostatectomy. Med J Aust. 1998;168(10):483–6.

[19] Herpetz U. Ödeme und Lymphdrainage. 4th ed. Stuttgart: Schattauer; 2010.

[20] Herrmann W. Vitamin B12. In: Thomas L, editor. Labor und Diagnose. 7th ed. Frankfurt: TH-Books Verlagsgesellschaft; 2008.

[21] Herwig R, Brinkmann OA, Sievert KD, Brodner G, Hertle L. Cystectomy causes immunosuppression in bladder cancer. In: Atala A, Slade D, editors. Bladder disease part a – research concept an clinical applications. Boston: Springer US; 2003.

[22] Heyns CF. Urinary tract infection associated with conditions causing urinary tract obstruction and stasis, excluding urolithiasis and neuropathic bladder. World J Urol. 2012;30(1):77–83.

[23] Jemtzik F, Schrader AJ, de Petriconi R, Hefty R, Mueller J, Doetterl J, Eickhoff A, Schrader M. The neobladder in female patients with bladder cancer: long-term clinical, functional, and oncological outcome. World J Urol. 2012;30(6):733–9.

[24] Karl A, Rittler P, Buchner A, Fradet V, Speer R,Walther S, Stief GC. Prospective assessment of malnutrition in urologic patients. Urology. 2009;73(5):1072–6.

[25] Kim KH, Yoon HS, Yoon H, Chung WS, Sim BS, Ryu DR, Lee DH. Risc factors for developing metabolic acidosis after radical cystectomy and ileal neobladder. PLoS One. 2016;11(7):e0158220. Available from https:// www.ncbi.nlm.nih.gov/pmc/articles/PMC4934768/doi. org/10.1371/journal.pone.0158220

[26] Khorrami MH, Javid A, Izadpanaki MH, Alizadeh F, Zargham M, Khorrami F. Efficacy of long-term acting octreoide on reducingmucus production in patients with ileal neobladder. Clin Genitourin Cancer. 2017; 15(1):e9–e13. https://doi.org/10.1016/j.clgc2016.10012. Available from http://www.sciencedirect.com/science/arti cle/pii/S1558767316303214/

[27] Koch MO, McDougal WS. Nicotinic acid: treatment for the hyperchloremic acidosis following urinary diversion through intestinal segments. Chlorpromazine: adjuvant therapy for the metabolic derangements created by urinary diversion through intestinal segments. J Urol. 1985;134(1):162–9.

[28] Kovnerystyy O, Bruch-Gerharz D, Ruzicka T, Stege H. Sekundäres Lymphödem – Eine therapeutische Herausforderung. Hautarzt. 2006;57(4):333–5.

[29] Kurtz A. Funktion der Nieren und Regulation des Wasserund Elektrolythaushalts. In: Löffler G, Pertrides PE, Heinrich PC, editors. Biochemie und Pathobiochemie. 8th ed. Heidelberg: Springer; 2007.

[30] Mathur S, Plank L, Hill AG, Rice MA, Hill GL. Change in body composition, muscle function and energy expenditure after radical cystectomy. BJU Int. 2008;101 (8):973–7.

[31] May M, Fritsche H, Gilfrich C, Brookman-May S, Burger M, Otto W, Bolenz C, Trojan E, Herrmann E, Michel MS, Wülfing C, Tiemann A, Müller SC, Ellinger J, Buchner A, Stief CG, Tilki D, Wieland WF, Höfner T, Hohenfellner M, Haferkamp A, Roigas J, Müller O, Bretschneider- Ehrenberg P, Zacharias M, Gunia S, Bastian PJ. Einfluss des Alters auf das karzinomspezifische Überleben nach radikaler Zystektomie. Urologe. 2011;50(7):821–9.

[32] Naganuma T, Takemoto Y, Maeda S, Iwai T, Kuwabara N, Sholi T, Okamura M, Nakatani T. Chronic kidney disease in patients with ileal conduit urinary diversion. Exp Ther Med. 2012;4(6):962–6.

[33] N'Dow J, Robson CN, Metthews JN, Neal DE, Pearson JP. Reducing mucus production after urinary reconstruction: a prospective randomized trial. J Urol. 2001;165(5):1433–40.

[34] Norman K, Pichard C, Lochs H, Pirlich M. Prognostic impact of disease-related malnutrition. Clin Nutr. 2008;27(1):5–15.

[35] Pirlich M, Schutz T, Norman K, Gastell S, Lubke HJ, Bischoff SC. The Genman hospital malnutrition study. Clin Nutr. 2006;25(4):563–72.

[36] Schmid L, Zellmann K, Liedl B, Clemm C, Weber B. Rehabilitation. In: Tumorzentrum München, editor. Urogenitale Tumoren – Empfehlungen zur Diagnostik, Therapie und Nachsorge. 3rd ed. München/Wien/New York: Zuckschwerdt Verlag; 2003.

[37] Shigemura K, Tanaka K, Matsumoto M, Nakano Y, Shirakawa T, Miyata M, Yamashita M, Arkawa S, Fujisama M. Post-operative infection and prophylactic antibiotic administration after radical cystectomy with orthotopic neobladder urinary diversion. J Infect Chemother. 2012;18(4):479–84.

[38] Sivarajan G, Prabhu V, Taksler GB, Laze J, Lepor H. Ten-year outcomes of sexual function after radical prostatectomy: results of a prospective longitudinal study. Eur Urol. 2014;65(1):58–65.

[39] Stadler TC, Siebels M. Therapie der erektilen Dysfunktion nach uro-onkologischen Eingriffen oder Strahlentherapie. In: Tumorzentrum München Manual, editor. Manual Urogenitale Tumoren. 4th ed. München/ Wien/New York: W. Zuckschwerdt Verlag; 2008.

[40] Sullivan DH, Sun S, Walls RC. Protein-energy undernutrition amongm elderly hospitalized patients: a prospective study. JAMA. 1999;28(21):2013–2019.

[41] Suriano F, Gallucci M, Flammia GP, Musco S, Alcini A, Imbalzano G, Dicuonzo G. Bacteriuria in patients with an orthotopic ileal neobladder: urinary tract infection or asymptomatic bacteriuria? BJU Int. 2008;101 (12):1576–9.

[42] Tinelli A, Mynbaev OA, Tsin DA, Giorda G, Malvasi A, Guido M, Nezhat FR. Lymphocele prevention after pelvic laparoscopic lymphadenectomy by a collagen patch coated with human coagulation factors: a matched case control study. Int J Gynecol Cancer. 2013;23(5):956–63.

[43] Tomlinson J, Wright D. Impact of erectile dysfunction and its subsequent treatment with sildenafil: qualitative study. BMJ. 2004;328:1037. Available from https://www.ncbi. nlm.nih.gov/pmc/articles/PMC403839.Cited 2016Dec 17

[44] Tries J. Kegel exercises enhanced by biofeedback. J Enterostomal Ther. 1990;17(2):67–76.

[45] Turk TM, Koleski FC, Albala DM. Incidence of urolithiasis in cystectomy patients after intestinal conduit or continent urinary diversion. World J Urol. 1999;17 (5):305–7.

[46] Vahlensieck W., Gäck M., Gleißner J., Liedke S., Otto U., Sauerwein D.†, Schindler E., Schultheis H., Sommmer F., Templin R., Zellner M. Struktur- und Prozeßqualität der stationären urologischen Rehabilitation Urologe A 2005; 44(1): 51–56.

[47] Van der Aa F, Joniau S, van den Branden M, van Poppel H. Metabolic changes after urinary diversion. Adv Urol. 2011;2011:764325. https://doi.org/10.1155/ 2011/764325.

[48] Wagenlehner F, Pilatz A, Weidner W, Zwergel T, Zwergel U, Schlimmer P. Entzündung. In: Hautmann R, Gschwend JE, editors. Urologie. 5th ed. Berlin/Heidelberg: Springer; 2014.

[49] Weinberger V, Cibula D, Zikon M. Lymphocele: prevalence and management in gynecological malignancies. Expert Rev Anticancer Ther. 2014;14(3):307–17.

[50] Wiedemann A, Zumbé J. Situation der Physiotherapie in der Harninkontinenzbehandlung- Ergebnisse einer bundesweiten Umfrage GIH Referateband, 11. Deutscher Kongreß der GIH, Dresden; 1999.

[51] World Health Organisation. International classification of functioning, disability and health. Genf; 2001.

[52] Zellner M, Riedl R. Rehabilitation der Erektionsfunktion nach radikaler Prostatektomie. Potenzhilfen: Bessere Aufklärung schafft mehr Akzeptanz. Uro-News. 2008;10(3):28–34.

[53] Zellner M, Zellmann K, Strätz M. Uro-Onkologische Rehabilitation. In: Treiber U, Zaak D, editors. Manual urogenitale tumoren. 4th ed. München/ Wien/New York: W. Zuckschwerdt; 2008.

[54] Zellner M. Inkontinenz nach radikaler Prostatektomie und Zystektomie. Sind apparatives Kontinenztraining und Ganzkörpervibration effektiv? Urologe. 2011;50 (4):433–44.

[55] Zellner M, Ridderskamp D, Zanker F, Riedl R. Katabolie nach radikaler Zystektomie – Wirksamkeit einer hochdosierten Eiweißsubstitution. 40. Gemeinsame Tagung der Bayerischen Urologenvereinigung und der Österreichischen Gesellschaft für Urologie und Andrologie, Erlangen, 15 May 2014.

[56] Zellner M. Intermittierende Vakuumtherapie zur konservativen Behandlung postoperativer Lymphozelen nach radikaler Tumorchirurgie im kleinen Becken. 41. Gemeinsame Tagung der Österreichischen Gesellschaft für Urologie und Andrologie und der Bayerischen Urologenvereinigung, Linz, 11 June 2015–12. June 2015.

[57] Zettl S, Hartlapp J. Krebs und Sexualität. Ein Ratgeber für Krebspatienten und ihre Partner. St. Augustin: Weingärtner; 2008.

# 第30章 膀胱癌的随访

## Follow-Up of Bladder Cancer

Helena Bock　Stephan Madersbacher　著

郝建戈　译　　刘志宇　校

**摘　要**

膀胱癌的随访方案应充分考虑其侵入性、成本，也应考虑非肌层浸润性膀胱癌的高恶性程度、非肌层浸润性与肌层浸润性膀胱癌的误诊风险和转移之间的平衡。随访方案主要是基于现存的回顾性研究，缺乏控制膀胱镜检查和成像频率的前瞻性研究。NMIBC的随访方案是根据其转移及复发的风险所制订。在所有复发病例中，50%以上的患者有症状，因此，对无症状的患者进行终身随访目前仍存在争议。根治性膀胱切除术后，随访还应该检查功能和代谢方面。本文提出的建议主要是基于欧洲泌尿外科协会的最新指南。在日常实践中，很多患者对膀胱癌随访的指南遵守情况仍然不乐观。

### 一、非肌层浸润性膀胱癌

膀胱癌的复发率高，治疗后（如膀胱内灌注疗法或根治性膀胱切除术后三联疗法）进行频繁的随访，使得膀胱癌的治疗成本增加，因此，膀胱癌的随访也是一个社会经济问题。非肌层浸润性膀胱癌的随访计划是基于膀胱镜检查/尿液细胞学和上尿路成像结果所制订。尽管在过去20年进行了深入的研究，目前没有任何技术（包括尿液分子标志物）可以作为膀胱镜检查和尿液细胞学检查的补充。由于早期无法确定肿瘤恶性程度，NMIBC随访的主要目标是尽早发现进展为肌层浸润性膀胱癌或复发的高恶性程度的非肌层浸润性膀胱癌。然而，对于低风险的膀胱癌，早期对肿瘤的识别与治疗结果无关（Borhan等，2003；Fujii 等，2003；Gofrit 等，2006；Holmäng 等，2001；Soloway 等，2003）。因此，最佳的随访方案主要取决于最初的诊断是低风险还是中/高风险的肿瘤。所有NMIBC都必须在最初诊断3个月后进行膀胱镜检查作为对照。第一次膀胱镜复查的结果是肿瘤未来进展和复发风险的重要预测因素（Gofrit 等，2006；Holmäng 等，2002；Palou 等，2009；Power 和 Izawa，2016；Solsona 等，2000）。

#### （一）低风险NMIBC

首次膀胱镜复查应在切除术后3个月进行，此后在12个月再进行一次。在接下来的5年中，应每年进行一次膀胱镜检查。由于诊断后5年内复发的风险很低，因此不再需要随访和膀胱镜检查。对于低风险的NMIBC，不建议进行上尿路成像（Mariappan 等，2005）。

#### （二）高风险NMIBC

由于高风险NMIBC在初次诊断后的10年内

有较高的复发风险，在最初的 2 年里，所有的患者都应该每 3 个月进行一次膀胱镜检查和尿液细胞学检查，此后每 6 个月进行一次，持续 3 年。5 年后，应每年进行膀胱镜检查和尿液细胞学检查。10 年后，仍需要进行终身的随访检查，每隔 1～2 年应进行上尿路成像，最好是通过 CT 增强尿路造影进行检查。

## 二、肌层浸润性膀胱癌

MIBC 的最佳随访方案需要包括以下几个方面，即疾病复发的总体风险、复发的时间和风险、局部和（或）远处转移的风险。

### （一）局部复发

根治性膀胱切除术后的局部复发包括切除区域的软组织复发或之前淋巴结清扫区域的淋巴结复发。根治性膀胱切除术后局部复发的风险为 5%～15%，通常发生在手术后的前 2 年内，大多数情况下在前 6～18 个月发生。发生局部复发的危险因素包括膀胱切除术时局部肿瘤恶性程度高、手术切缘阳性、盆腔淋巴结阳性。局部复发患者的预后是不乐观的（Mathers 等，2008），尽管有化疗、放疗和手术干预，这些患者的生存期在 4～8 个月（Gofrit 等，2006）。

尿道复发：男性尿道复发率为 1.5%～6%，女性在正位膀胱置换术后为 0.9%～4.0%，异位膀胱置换术后为 6.4%～11.1%。尿道复发通常发生在根治性膀胱切除术后的 3 年内，目前已不再推荐预防性尿道切除术。尿道复发的独立预测因素是 NMIBC 的膀胱切除术史、前列腺转移和 NMIBC 的复发史。在女性中，主要的风险因素是膀胱颈部疾病（Gofrit 等，2006）。在随访方面并没有达成共识，有些人建议用尿道清洗和尿液细胞学进行常规监测，而有些人则对这种方法表示怀疑。尿道清洗和尿液细胞学检查似乎并不影响生存率，然而，在男性中，无症状比有症状患者有更高的生存率。因此，对于尿道复发风险较高的男性（如 CIS），尤其是前列腺尿道的原位癌，应进行常规尿道随访。

*上尿路尿路上皮癌*

上尿路是最常见的晚期复发部位，UTUC 发生在 1.8%～6.0% 的病例中（Gofrit 等，2006），患者的总生存期为 10～55 个月，60%～67% 的患者死于转移性疾病。最近的一项 Meta 分析指出，38% 的 UTUC 复发是通过常规随访发现的，而其余 62% 是因为出现症状（血尿、疼痛）。根治性肾输尿管切除术可以延长生存期（Sanderson 等，2007）。

### （二）远处复发

高达 50% 的患者在根治性膀胱切除术后发生远处转移，在 $pT_{3/4}$ 的肿瘤中，这一比例为 32%～62%，而在淋巴结转移的患者中，风险进一步增加到 52%～70%。几乎 90% 的远处转移（盆腔外淋巴结、肝脏、骨骼和肺）都发生在根治性膀胱切除术后的 3 年内。尽管患者会定期随访，仍有超过 50% 的远处复发是由于出现症状而发现的；因此，对无症状患者进行密切随访十分重要（Cagiannos 等，2009；Mathers 等，2008；Vrooman 等，2010）。一些研究表明，尽管对患者进行了常规术后监测，但对生存率没有影响；另一些研究表明，早期发现其远处转移可以提高生存率（如肺转移）（Giannarini 等，2010；Volkmer 等，2009）。对于晚期疾病或淋巴结转移的患者，可以考虑进行更密切的随访，建议的随访包括每隔 3～6 个月对胸部、上尿路、腹部和盆腔进行影像学检查，此后根据临床需要进行。对于保留膀胱的病例，在术后 2 年内应每隔 3～6 个月进行一次膀胱镜检查和尿液细胞学检查，此后再根据临床需要进行检查。对于膀胱内和前列腺尿道内有膀胱原位癌的患者，建议进行尿道清洗和细胞学检查。

## 三、泌尿系统功能和并发症的随访

除肿瘤监测外，接受尿流改道的患者也应进行功能随访。45% 的患者在术后 5 年内发现与尿流改道有关的并发症，随着时间的推移，这一比率进一步上升（Soukup 等，2012）。功能性并发症包括维生素 $B_{12}$ 缺乏、代谢性酸中毒、肾衰竭、泌尿系统感染、尿石症、输尿管 – 肠道吻合口狭窄、回肠导管患者的造口并发症、新膀胱的维持和排空问题（Soukup 等，2012）。在女性中，有 2/3 的人需要对其原位新膀胱进行导尿，而近 45% 的人根本无法自主排空其新膀胱。最近，有报道称，与未进行膀胱切除术的患者相比，膀胱切除的患者由于慢性代谢性酸中毒和随后的长期骨质流失，骨折的风险增加了 21%（Gupta 等，2014）。因此，应在 2 年内每隔 3～6 个月对肝、肾功能和血清电解质进行监测，此后根据临床需要进行监测。如果进行了连续性的尿液检测，应每年对患者进行维生素 $B_{12}$ 缺乏症进行监测。

## 四、化疗后随访：心血管系统

铂类化疗（顺铂、卡铂）是辅助治疗的一线化疗药物，这些物质具有心血管毒性，会导致急性冠脉综合征、心绞痛、心肌梗死、动脉血栓栓塞、脑血管事件和肺栓塞。在回顾性研究中，接受顺铂 / 卡铂治疗的膀胱癌患者发生血栓栓塞的风险为 13%～20%，远期风险不明确（Gupta 等，2016）。膀胱癌患者多数为老年人，许多晚期 / 转移性膀胱癌患者有心血管合并症和风险因素，有必要确定发生心血管事件的风险因素，并制订相应策略以降低化疗期间 / 之后的心血管事件风险。对这些患者的随访也应考虑心血管和血栓栓塞等并发症。

## 五、随访指南的遵守

目前膀胱癌患者并未完全遵守指南的建议，Chamie 等根据 SEER 数据库中高恶性程度 NMIBC 患者的情况分析了该问题，在 4545 名患者中，只有一人接受了所有推荐措施（常规膀胱镜检查、细胞学检查、上尿路成像），大约 42% 的医生没有为每个患者进行至少一次膀胱镜检查、一次细胞学检查（Chamie 等，2011）。Ehdaie 等对根治性膀胱切除术后的 3757 名患者进行了同样的调查，基于 SEER 数据库，在第 1 年和第 2 年，只有 17% 的患者完成了所有推荐检查，在存活 2 年的患者中，只有 9% 的人在这段时间内进行了完整的监测（Ehdaie 等，2014）。这两项研究表明，实际随访与指南建议有很大的偏差，指南的遵守似乎与手术量相关。这些数据表明，在日常实践中根据指南建议随访，可以提高膀胱癌的预后情况。

## 六、结论

在最近的一篇综述中，Power 和 Izawa 回顾了关于非肌层浸润性膀胱癌的指南，包括 EAU、CUA、AUA、NCCN 和 NICE 的建议（Power 和 Izawa，2016）。作者总结说，这些指南在疾病管理方面有很多的共识，关于随访，作者表示，尽管没有证据支持具体随访的时间，所有指南推荐的时间表可供参考，包括每 1～2 年对高级别 NMIBC 进行膀胱镜 / 细胞学检查和上尿路成像（图 30–1 和图 30–2）。指南在日常实践中的依从性仍然很低，仍需要制订策略来进一步加强其接受与实施。

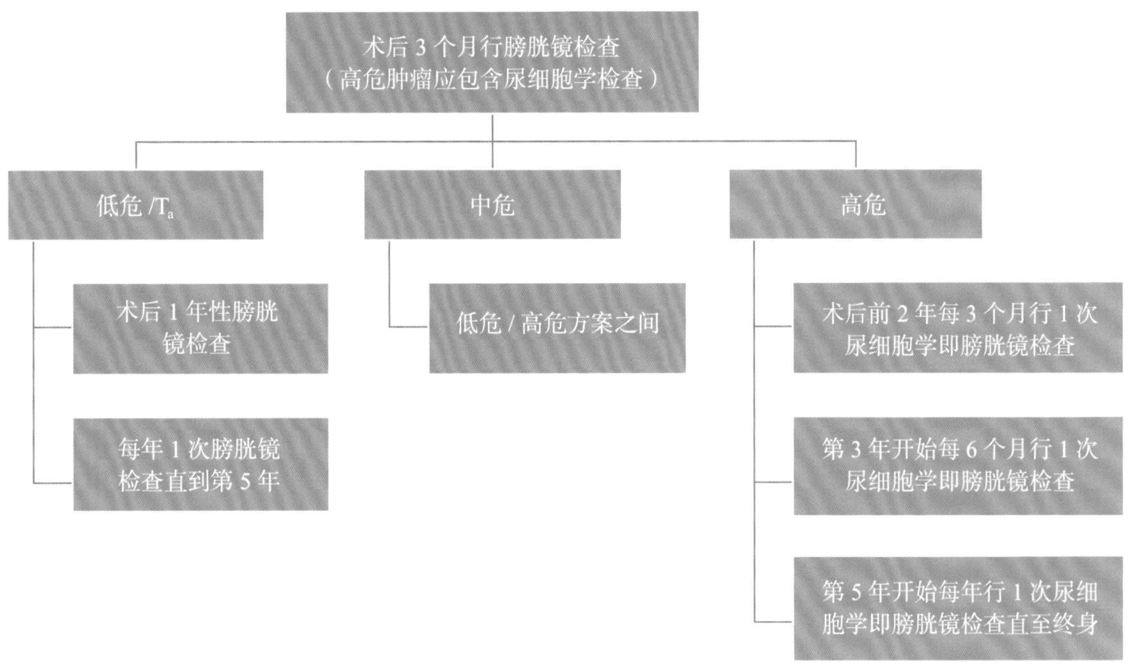


▲ 图 30–1　非肌层浸润性膀胱癌的随访方案

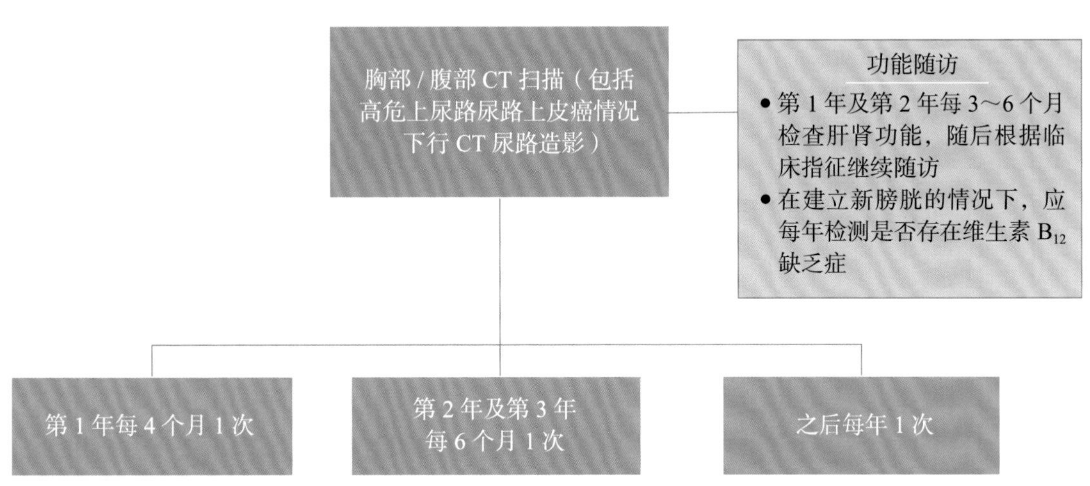


▲ 图 30–2　肌层浸润性膀胱癌的随访方案

# 参考文献


[1] AUA. American Urological association. Guidelines. Available from: https://www.auanet.org/education/guide lines/bladder-cancer.cfm

[2] Borhan A, et al. Grade progression and regression in recurrent urothelial cancer. J Urol. 2003;169:2106.

[3] Cagiannos I, et al. Surveillance strategies after definitive therapy of invasive bladder cancer. Can Urol Assoc J. 2009;3:S237.

[4] Chamie K, et al. Compliance with guidelines for patients with bladder cancer: variation in the delivery of care. Cancer. 2011;117(23):5392–401. https://doi.org/ 10.1002/cncr.26198. Epub 2011 Jul 11

[5] CUA. Canadian Urological Association guidelines. Available from: http://www.cua.org/themes/web/assets/files/ guidelines/en/3320.pdf

[6] EAU. European association of urology. Guidelines. Available from: https://uroweb.org/guideline/non-muscleinvasive- bladder-cancer/

[7] Ehdaie B, et al. Adherence to surveillance guidelines after radical cystectomy: a population-based analysis. Urol Oncol. 2014;32(6):779–84. https://doi.org/10.1016/j. urolonc.2014.01.024. Epub 2014 Jun 13

[8] Fujii Y, et al. Long-term outcome of bladder papillary urothelial neoplasms of low malignant potential. BJU Int. 2003;92:559.

[9] Giannarini G, et al. Do patients benefit from routine follow-up to detect recurrences after radical cystectomy and ileal orthotopic bladder substitution? Eur Urol. 2010;58:486.

[10] Gofrit ON, et al. Watchful waiting policy in recurrent Ta G1 bladder tumors. Eur Urol. 2006;49:303.

[11] Gupta A, et al. Risk of fracture after radical cystectomy and urinary diversion for bladder cancer. J Clin Oncol. 2014;32:3291.

[12] Gupta A, et al. Risk of vascular toxicity with platinum based chemotherapy in elderly patients with bladder cancer. J Urol. 2016;195(1):33–40. https://doi.org/ 10.1016/j.juro.2015.08.088. Epub 2015 Sep 1

[13] Holmäng S, et al. Stage progression in Ta papillary urothelial tumors: relationship to grade, immunohistochemical expression of tumor markers, mitotic frequency and DNA ploidy. J Urol. 2001;165:1124.

[14] Holmäng S, et al. Stage Ta-T1 bladder cancer: the relationship between findings at first followup cystoscopy and subsequent recurrence and progression. J Urol. 2002;167:1634.

[15] Mariappan P, et al. A surveillance schedule for G1Ta bladder cancer allowing efficient use of check cystoscopy and safe discharge at 5 years based on a 25-year prospective database. J Urol. 2005;173:1108.

[16] Mathers MJ, et al. Is there evidence for a multidisciplinary follow-up after urological cancer? An evaluation of subsequent cancers. World J Urol. 2008;26:251.

[17] NCCN. National comprehensive cancer network guidelines. Available from: https://www.nccn.org/profes sionals/physician_gls/ f_guidelines.asp

[18] NICE. National institute for health and care excellence guidelines. Available from: https://www.nice.org.uk/ guidance/ng2/chapter/1-recommendations

[19] Palou J, et al. Recurrence at three months and high-grade recurrence as prognostic factor of progression in multivariate analysis of T1G2 bladder tumors. Urology. 2009;73:1313.

[20] PowerNE, Izawa J. Comparison of guidelines on non-muscle invasive bladder cancer (EAU, CUA, AUA, NCCN, NICE). Bladder Cancer. 2016;2(1):27–36. Review

[21] Sanderson KM, et al. Upper tract urothelial recurrence following radical cystectomy for transitional cell carcinoma of the bladder: an analysis of 1,069 patients with 10-year followup. J Urol. 2007;177:2088.

[22] Soloway MS, et al. Expectant management of small, recurrent, noninvasive papillary bladder tumors. J Urol. 2003;170:438.

[23] Solsona E, et al. The 3-month clinical response to intravesical therapy as a predictive factor for progression in patients with high risk superficial bladder cancer. J Urol. 2000;164:685.

[24] Soukup V, et al. Follow-up after surgical treatment of bladder cancer: a critical analysis of the literature. Eur Urol. 2012;62:290.

[25] Volkmer BG, et al. Oncological followup after radical cystectomy for bladder cancer-is there any benefit? J Urol. 2009;181:1587.

[26] Vrooman OP, et al. Follow-up of patients after curative bladder cancer treatment: guidelines vs. practice. Curr Opin Urol. 2010;20:437.

# 第四篇 肾癌

## Renal Cancer

# 第31章　肾细胞癌流行病学危险因素进展

# Epidemiology of Renal Cell Carcinoma and Its Predisposing Risk Factors

Wayne B. Harris　著

戴志红　译　　刘志宇　校

**摘　要**

在毒理学、流行病学、病理学、药理学、信息技术、基因组医学和临床肿瘤学这些看似不同领域的交汇处，肾细胞癌流行病学和危险因素的体系正在更完整迅速呈现。美国国家癌症研究所和美国国家人类基因组研究所的癌症基因组图谱于2005年启动，构建癌症基因组图谱的主要目标是为研究人员提供发生在许多主要类型和亚型的癌症中的关键基因组变化的综合目录，以加快更有效诊断、治疗和预防癌症方法的开发进度。三种常见肾细胞癌的样本收集是完整的，包括透明细胞癌、乳头状细胞癌和嫌色细胞癌。现在可以通过基因组数据共享的数据门户公开获得大量数据。此外，2011年，联合国世界卫生组织的国际癌症研究机构出版了关于人类致癌物和与人类癌症相关的可预防暴露的扩展系列的著作。随后，国际癌症研究机构还在2016年发布了肾脏肿瘤分类的更新，这在很大程度上是基于对国际泌尿病理学会进行的文献广泛研究。此外，多项大规模流行病学研究和综合分析有助于阐明某些易感风险因素对肾细胞癌发展的影响程度，包括对常见组织学亚型的种族易感性差异知之甚少和认识不足。本章的目标是以一种有据可寻且易于理解的方式呈现这些广泛的研究结果。

## 一、概述

肾癌通常被称为肾细胞癌；然而，该术语并不具体，因为它包含许多组织学亚型。历史上，肾癌被称为“肾功能亢进”，这个术语可以追溯到德国病理学家Paul Grawitz在1883年首次提出的一个理论，即这些肿瘤起源于肾上腺而不是肾脏（Delahunt知识中心）。尽管这一理论最终被证明是不正确的，但它说明了完全根据特定起源组织定义病理学的历史观点。当肿瘤出现在相邻的解剖结构（如肾上腺、肾脏和肾盂）中时，这可能特别有价值。然而，重要的是要记住，肾脏肿瘤并不总是恶性的，恶性肿瘤可能来自肾脏内的不同组织结构，如皮质、髓质或集合管，也可能出现混合组织学亚型。值得注意的是，肾盂癌通常起源于尿路上皮，因此与膀胱癌相似，但与肾细胞癌（renal cell carcinoma，RCC）无关。由于肾脏是成对的器官，肿瘤可能同时或依次出现在一个或另一个或两者中。此外，一些患者有发生RCC的遗传倾向，尽管大多数患者不存在。如果发现没有生殖系突变，通常情况下，肿瘤被归类为“散发性”。即使已经确定了散发性RCC致癌的特定危险因素和分子途径，也很难解释肿瘤为什么会发生。某些患者会发生癌症，但其他具有相似风险特征的患者不会发生癌症。散发性肿瘤是成人常见的类型，很少见于儿童，反之亦然。除此之外，非洲裔美国成年人中组织学亚型的比例分布在一定程度上不同于白种人（Olshan 等，2013）。这些只是调查人员在尝试组织大量的调查时必须面临的一些挑战。将信息转化为对参与 RCC 患者护理的每个人有用且用户友好的协议和指南。近年来公布的数据有助于更明确地定义生活方式、医疗条件和环境暴露，这些因素会增加患散发性 RCC 的风险。

世界卫生组织泌尿生殖肿瘤分类的第 4 版“WHO 蓝皮书”于 2016 年出版（Moch 等，2016）。对定义恶性行为的分子和细胞相互作用的新发现进行了审查，并结合了对原发肿瘤和转移部位中一系列遗传异质性克隆存在的认同。虽然量化突变状态随时间变化的标准没有具体解决，但添加了行为代码，目的是系统地传达每个实体的恶性潜力。如表 31–1 所示，该系统可识别成人 16 种肾细胞肿瘤。这些实体中的两个是良性的，如“/0”的行为代码所示（乳头状腺瘤和嗜酸细胞瘤）。另外两个被分配了“/1”的行为代码，表明他们具有低恶性潜能（低恶性潜能的多房囊性肾肿瘤和透明细胞乳头状 RCC）。其余 12 种肿瘤类型被列为恶性，行为代码为“/3”。其中 4 种恶性肿瘤被报告为新实体，包括肾髓质癌、MiT 家族易位 RCC、黏液管状和梭形细胞癌和肾小管囊性 RCC。更新后的 WHO 分类系统还列出了表 31–1 所示的其他肾脏肿瘤，分为以下几类，即后肾肿瘤（3 种）、主要发生在儿童的肾母细胞和囊性肿瘤（4 种）、主要发生在儿童的间叶性肿瘤（4 种）、主要发生于成人的间叶性肿瘤（16 种）、混合性上皮样和间质瘤家族（2 种）、神经内分泌肿瘤（4 种）、杂项性肿瘤（2 种）、转移性肿瘤。本章的其余部分将致力于阐述肾细胞肿瘤类别中表现出成人恶性行为的 12 种肿瘤，重点是三种最常见的组织学亚型，即透明细胞、乳头状和嫌色细胞。

## 二、发病率和死亡率

（本书出版前的相关文献）预计美国在 2017 年将有 63 990 例肾脏和肾盂癌新病例，以及 14 400 例死亡病例（Siegel 等，2017）。20 多年来，随着计算机断层扫描和其他成像方式的普及，RCC 的发病率迅速增加（National Cancer Institute，2014）。在国际上，2012 年联合国定义的欧洲四个区域的 40 个国家和欧盟（EU-27）报道了 25 种癌症发病率和死亡率估计值(Ferlay 等，2013)。这些国家共报告了 115 200 例肾癌、肾盂癌和输尿管癌新病例。值得注意的是，这三种癌症被认为是肿瘤位置的单一癌症部位。就新病例数最常见癌症部位而言，肾脏是第七大常见的癌症部位。共有 49 000 人死亡，年龄标准化死亡率为每 100 000 人中有 4.7 人。尽管死亡率下降的趋势似乎因地域而异（Znaor 等，2015），但国际趋势总体显示 RCC 的发病率有所增加。

## 三、年龄和性别

散发性 RCC 通常见于诊断时中位年龄为 64 岁的老年患者。RCC 在 40 岁以下并不常见，在儿童中很少见。在美国，男性肾癌和肾盂癌的发病率是女性的 1.9 倍。2009—2013 年男性的死亡率高出 2.3 倍（Siegel 等，2017）。这些与性别相关的差异的根本原因尚不清楚。

## 四、种族和民族

2009 年，美国每 100 000 人口中肾癌和肾盂癌发病率的年龄调整率最高的是美洲印第安人 / 阿拉斯加原住民，其次是非西班牙裔黑种人、非西班牙裔白种人、西班牙裔和亚洲 / 太平洋岛民。同样，2010—2014 年的死亡率差异很大，美洲印第安人 / 阿拉斯加原住民和在亚洲 / 太平洋岛民

表 31-1 **2016 版世界卫生组织肾脏肿瘤分类**

| | 肾脏肿瘤分类 | | | 代 码 |
|---|---|---|---|---|
| 肾细胞肿瘤 | 透明细胞肾细胞癌 | | | 8310/3 |
| | 低恶性潜能的多房囊性肾肿瘤 | | | 8316/1* |
| | 乳头状肾细胞癌 | | | 8260/3 |
| | 遗传性平滑肌瘤病和肾细胞癌相关的肾细胞癌 | | | 8311/3 |
| | 肾嫌色细胞癌 | | | 8317/3 |
| | 集合管癌 | | | 8319/3 |
| | 肾髓质癌 | | | 8510/3* |
| | MiT 家族易位肾细胞癌 | | | 8311/3* |
| | 琥珀酸脱氢酶缺陷型肾细胞癌 | | | 8311/3 |
| | 黏液管状和梭形细胞癌 | | | 8480/3* |
| | 管囊性肾细胞癌 | | | 8316/3* |
| | 获得性囊性病相关肾细胞癌 | | | 8316/3 |
| | 透明细胞乳头状肾细胞癌 | | | 8323/1 |
| | 未分类的肾细胞癌 | | | 8312/3 |
| | 乳头状腺瘤 | | | 8260/0 |
| | 嗜酸细胞瘤 | | | 8260/0 |
| 其他肾脏肿瘤 | 后肾肿瘤 | 后肾腺瘤 | | 8325/0 |
| | | 后肾腺纤维瘤 | | 9013/0 |
| | | 后肾间质瘤 | | 8935/1 |
| | 主要发生于儿童的肾母细胞性和囊性肿瘤 | 肾源性停滞 | | — |
| | | 肾母细胞瘤 | | 8960/3 |
| | | 囊性部分分化肾母细胞瘤 | | 8959/1 |
| | | 小儿囊性肾瘤 | | 8959/0 |
| | 间叶性肿瘤 | 主要发生于儿童的间叶性肿瘤 | 透明细胞肉瘤 | 8964/3 |
| | | | 横纹肌瘤 | 8963/3 |
| | | | 先天性中胚层肾瘤 | 8960/1 |
| | | | 婴儿骨化性肾肿瘤 | 8967/0 |
| | | 主要发生在成人的间叶质肿瘤 | 平滑肌肉瘤 | 8890/3 |
| | | | 血管肉瘤 | 9120/3 |
| | | | 横纹肌肉瘤 | 8900/3 |
| | | | 骨肉瘤 | 9180/3 |

（续表）

| 肾脏肿瘤分类 | | | | 代　码 |
|---|---|---|---|---|
| 其他肾脏肿瘤 | 间叶性肿瘤 | 主要发生在成人的间叶质肿瘤 | 滑膜肉瘤 | 9040/3 |
| | | | 尤因肉瘤 | 9364/3 |
| | | | 血管平滑肌脂肪瘤 | 8860/0 |
| | | | 上皮样血管平滑肌脂肪瘤 | 8860/1* |
| | | | 平滑肌瘤 | 8890/0 |
| | | | 血管瘤 | 9120/0 |
| | | | 淋巴管瘤 | 9170/0 |
| | | | 血管母细胞瘤 | 9161/1 |
| | | | 肾小球旁细胞瘤 | 8361/0 |
| | | | 肾髓质间质细胞瘤 | 8966/0 |
| | | | 神经鞘瘤 | 9560/0 |
| | | | 团结性纤维瘤 | 8815/1 |
| | 混合性上皮和间质肿瘤家族 | 囊性肾瘤 | | 8959/0 |
| | | 混合性上皮和间质肿瘤 | | 8959/0 |
| | 神经内分泌肿瘤 | 分化良好的神经内分泌肿瘤 | | 8240/3 |
| | | 大细胞神经内分泌癌 | | 8041/3 |
| | | 小细胞神经内分泌癌 | | 8700/0 |
| | | 嗜铬细胞瘤 | | — |
| | 杂项性肿瘤 | 肾脏血液肿瘤 | | — |
| | | 生殖细胞肿瘤 | | — |
| | 转移性肿瘤 | — | | — |

* 世界卫生组织国际癌症研究机构的国际肿瘤疾病分类委员会（ICD-O）批准的新形态代码

中最低。该数据集中的地理差异很突出，这可能反映了肥胖、吸烟和高血压等散发性 RCC 风险因素的流行率差异（White 等，2014）。

虽然关于不同种族临床结果差异的基因组和转录组数据极其有限，但最近一项关于透明细胞 RCC（ccRCC）的研究检查了体细胞突变率和 RNA 表达的潜在差异（Krishnan 等，2016）。研究队列包括来自癌症基因组图谱 – 肾透明细胞癌（TCGA-KIRC）数据库的 419 个白种人 ccRCC 肿瘤数据集和 19 个黑种人的 ccRCC 肿瘤数据集，而外部验证队列中的 125 个白种人和 10 个黑种人来自基因表达数据库中的公开单核苷酸多态性数据集，美国国家生物技术信息中心存储库（登录号：GSE25540）。这些研究人员发现，与白种人患者相比，非洲裔美国患者的 von Hippel-Lindau（VHL）基因失活频率降低，缺氧诱导因子（HIF）相关基因特征的上调减少。此外，其他研究重点关注最近描述的 ccRCC 的 ccA 和 ccB

分子亚型的肿瘤间异质性（Serie 等，2017）。在非洲裔美国人相对于白种人的肿瘤中检测到 ccB 分子亚型的显著富集。总的来说，人们可以推断这些基因组差异可能导致黑种人对血管内皮生长因子靶向治疗的耐药率更高，而血管内皮生长因子靶向治疗是 RCC 最广泛使用的靶向治疗形式。尽管这种解释在生物学上是合理的，但它实际上在多大程度上导致了靶向治疗时代总生存期种族差异的持续存在尚待确定。

有证据表明 RCC 组织学亚型的相对分布因种族而异（Olshan 等，2013）。来自美国监测、流行病学和最终结果计划（18 个地点）的数据用于跟踪 2001—2009 年最常见组织学亚型的 RCC 发病率变化，分析重点是种族差异。最后一个队列包括总共 52 924 名透明细胞肾细胞癌、乳头状肾细胞癌和肾嫌色细胞癌患者。不幸的是，这个 SEER 数据库没有捕获特定亚型的分类，如 1 型乳头状和 2 型乳头状。此外，该数据库中的大量肿瘤被定性为 NOS（未特别说明）。关于亚型，尽管在种族方面没有显著差异（白种人占 37%，黑种人占 41%）。总体而言，48% 的肿瘤为透明细胞肾细胞癌，37% 为 NOS，10% 为乳头状肾细胞癌，5% 为肾嫌色细胞癌。从初步分析中排除 RCC NOS 病例后，77% 的肿瘤为透明细胞肾细胞癌，16% 为乳头状肾细胞癌，7% 为肾嫌色细胞癌。与黑种人相比，白种人的 ccRCC 患者比例显著更高（分别为 50% 和 31%）。相反，黑种人比白种人更可能患有乳头状 RCC（23% 和 9%）。此外，RCC 亚型比例发生率的种族差异似乎随着时间的推移而增加。

## 五、临床结局的差异

已经从潜在种族差异的角度研究了人口统计学和临床特征与患者存活率的关联（Chow 等，2013）。这项研究包括 SEER 数据库（12 个登记处）中的 4359 名黑种人患者和 34 991 名白种人患者。1992—2007 年，这主要包括手术和细胞因子治疗成为标准治疗形式的时代及 2005 年 12 月开始的靶向治疗的新兴时代。无论年龄、性别、肿瘤分期或大小、组织学亚型或手术治疗如何，都优于黑种人。白种人 5 年的相对 OS 为 72.6%（95%CI 72.0%～73.2%），而黑种人为 68.0%（95%CI 66.2%～69.8%）。女性的存活率高于男性，年轻患者往往比老年患者活得更长。这些数据证实，白种人比黑种人更可能患有 ccRCC，而乳头状和嫌色细胞亚型在黑种人中相对更常见。与原发肿瘤切除的患者相比，未接受肾切除术的患者（白种人的 10.5% 和黑种人的 14.5%）在 5 年时的 OS 同样较差。高血压等并发症在黑种人中比在白种人中更常见，并且可能导致观察到的不同种族的 OS 差异。

## 六、生活方式因素

### （一）吸烟

吸烟是完全可以避免的 RCC 发展的公认风险因素。目前研究表明烟草暴露对膀胱癌和 RCC 发病率和死亡率有明显影响。截至 2013 年 8 月发表并在 PubMed 中列出（Cum-berbatch 等，2016），同时还探讨了戒烟与死亡风险降低之间可能的相关性。在确定的 2683 篇文章中，107 篇符合纳入标准，其中 24 篇专门研究了 RCC。这些文章是病例对照、队列或巢式病例对照研究，以 OR、HR 或 RR 估计（95%）报道的发病率或疾病特异性死亡率作为结果配置项。一项风险综合分析显示，所有吸烟者的 RCC 发病率汇总 RR 为 1.31（95%CI 1.22～1.40），当前吸烟者为 1.36（95%CI 1.19～1.56）、1.16（95%CI 1.08～1.25）。疾病特异性死亡率的相应风险为 1.23（95%CI 1.08～1.40）、1.37（95%CI 1.19～1.59） 和 1.02（95%CI 0.90～1.15）。目前吸烟者的发病率和死亡风险最高，以前吸烟者的死亡率最低，这一观察结果是得出戒烟有益的结论的基础。

### （二）酒精和非酒精因素

美国酒精滥用和酒精中毒研究所已经确定，美国的标准酒精饮料含有 14.0g 纯酒精。这是通常在 12 盎司啤酒（1 盎司≈28.35g）、8 盎司麦芽酒、5 盎司葡萄酒或 1.5 盎司白酒中所含的酒精量。在 2015—2020 年美国人饮食指南中，联邦政府将适度饮酒定义为女性每天喝 1 杯，男性每天最多喝 2 杯。对于女性来说，大量饮酒被定义为任何一天饮酒超过 3 杯，或每周饮酒超过 7 杯，而男性则每日饮酒超过 4 杯或每周超过 14 杯。广泛的流行病学研究已形成强烈共识：饮酒与患某些类型癌症的风险之间存在关联，包括头颈癌、食管癌、肝癌、乳腺癌、结肠癌和直肠癌。其他形式的癌症的数据不一致。然而，据报道，剂量反应关联表明酒精实际上可能会降低患 RCC 的风险（Bellocco 等，2012）。

对 1980—2010 年发表在英文文献中的 15 项病例对照研究进行了剂量反应综合分析。2010 年报道了一系列酒精暴露水平的分类风险估计。令人惊讶的是，在总体酒精摄入组（OR=0.67，95%CI 0.62～0.73）及按性别、研究设计、地理区域、特定饮料和酒精分层的亚组中，饮酒与 RCC 之间存在负相关评估。一项剂量反应综合分析表明，每天增加 12g 乙醇的酒精摄入量与 5% 的 RCC 风险在统计学上显著降低相关。这些发现在对 2010 年 11 月发表的 20 项观察性研究（4 个队列、1 个汇总和 15 个病例对照）的独立综合分析中得到证实，剂量 – 风险关系根据 RR 和 95%CI 进行评估。任何饮酒患者的估计 RR 为 0.85（95%CI 0.80～0.92），0.01～12.49g/d 的轻度饮酒为 0.90（95%CI 0.83～0.97），12.5～49.9g/d 中度饮酒为 0.79（95%CI 0.71～0.88），50g/d 的大量饮酒为 0.89（95%CI 0.58～1.39）（Bellocco 等，2012）。

加拿大的一项研究检验了总流体消耗对 RCC 风险的潜在影响，以探索可能对致癌物产生稀释作用的假设（Hu 等，2009）。调查问卷由 1994—1997 年加拿大 8 个省的 1138 名新诊断、组织学确诊的 RCC 病例和 5039 名人口对照完成。较高的总液体摄入量与 RCC 风险增加相关，OR 为最高 1.49，最低四分位数为 1.49（95%CI 1.20～1.85）。同样，果汁和咖啡的总摄入量与 RCC 和 OR 的最高风险相关，最低四分位数分别为 1.53（95%CI 1.18～1.99）和 1.33（95%CI 1.07～1.66）。这些积极的关联在男性中更强，但在女性中则不然。在正常体重受试者中，较高的咖啡摄入量与 RCC 的相关性更强。经后续研究证实，酒精的总摄入量与 RCC 的风险呈负相关。自来水（不是咖啡或茶）、瓶装水、茶、软饮料和牛奶的摄入与 RCC 无关。

### （三）体力活动

在对 19 项研究的系统评价和 Meta 分析中检查了体育活动与 RCC 风险之间的关联，该研究基于 2 327 322 名受试者和 10 756 例病例，并对高水平与低水平对身体活动进行了比较（Behrens 和 Leitzmann，2013）。随机效应综合分析的总 RR 为 0.88（95%CI 0.79～0.97），观察到负相关。当风险估计仅限于高质量研究时，体力活动与 RCC 风险之间的负相关得到加强（RR=0.78，95%CI 0.66～0.92）。这些研究人员没有发现肥胖、高血压、2 型糖尿病、吸烟、性别或地理区域的影响改变。

久坐行为也被评估为老年人 RCC 的危险因素（George 等，2011）。在这项研究中，久坐行为被定义为以坐姿或卧姿进行的一系列活动，其中消耗的能量很少。这项关于久坐时间和 RCC 风险的前瞻性调查是在 300 000 名老年人中进行的。在控制了 RCC 的已知风险因素后，研究人员没有发现老年人 RCC 风险与每天坐着看电视或视频的时间之间存在关联的证据。

## 七、临床条件

### （一）超重和肥胖

肥胖是公认的致癌因素。体重指数是一个用于统一定义超重（BMI 为 25.0～29.9）和三类肥胖的参数：1 级（BMI 为 30.0～34.9）、2 级（BMI 为 35.0～39.9）和 3 级（BMI＞40.0）。BMI 定义为体重（kg）除以身高（m）的平方。国际癌症研究机构最近召集了一个工作组，以重新评估体重控制对癌症风险的预防作用（Lauby-Secretan 等，2016）。审查了 1000 多项流行病学研究。这些研究人员得出结论，发展中的 RR 与正常 MI 相比，最高 BMI 类别的 RCC 为 1.8（95%CI 1.7～1.9）。他们还确定证据的强度足以得出这一结论（与有限或不充分的证据强度相比）。

肥胖会增加 RCC 的风险这一事实使得关于肥胖对接受肾切除术的患者临床结果影响的研究结果违反直觉。对截至 2011 年 9 月的英文文献进行了综合分析，研究终点为 OS（10 项研究；6518 名患者）、癌症特异性生存（CSS；15 项研究；12 175 名患者）或无复发生存（RFS；8 项研究；7165 名患者）。多变量分析显示，肥胖患者的 OS（HR=0.45，95%CI 0.29～0.68）和 CSS（HR=0.47，95%CI 0.29～0.77）高于正常体重 RCC 患者（Choi 等，2013）。

### （二）高血压

一项针对 759 名瑞典 RCC 男性和 136 名肾盂癌男性的研究探讨了 BMI 和高血压对 RCC 风险的相对贡献（Chow 等，2000）。这些男性在 1971—1992 年诊断出来，并一直随访到死亡或 1995 年底。根据年龄、吸烟状况、BMI 和舒张压调整了 RR 的估计值。观察到 BMI 和高血压的剂量依赖性关联。就 BMI 而言，当患者被分成三组（下部 3/8、中 3/8 对、上部 2/8）时，中间组的 RCC 风险增加了 30%～60%，而上部组的风险增加了近一倍（$P<0.001$）。同样，血压升高与 RCC 风险升高之间存在直接关联（$P<0.001$，$P=0.007$）。

作者得出结论，较高的 BMI 和血压升高独立地增加了男性 RCC 的长期风险，而血压降低则降低了风险。对 1966—2006 年发表的 18 项研究的 Meta 分析检查了高血压、抗高血压治疗和 RCC 风险之间的关系（Corrao 等，2007）。作者将随机效应模型拟合到原始数据，以获得感兴趣效应的汇总估计值。这些研究人员报道称，高血压患者发生 RCC 的风险显著增加（合并 OR=1.62，95%CI 1.24～2.12）。此外，在使用利尿降压药的患者（HR=1.43，95%CI 1.12～1.83）及使用非利尿降压药的患者（HR=1.51，95%CI 1.21～1.87）中检测到风险增加。然而，利尿药的作用仅在女性中显著（HR=1.92，95%CI 1.59～2.33），而在男性中不显著（HR=1.18，95%CI 0.93～1.49）。当考虑 RCC 的已知风险因素时，非利尿抗高血压药物对风险汇总估计的影响不再显著（HR=1.17，95%CI 0.94～1.46）。作者得出结论，这些数据不足以提供关于高血压、抗高血压治疗和发生 RCC 风险的明确答案。

### （三）糖尿病

糖尿病作为发生 RCC 的诱发因素的作用尚未明确。一项对 7 项病例对照研究和 17 项队列研究的综合分析探讨了糖尿病患者 RCC 的发生率（Bao 等，2013）。虽然在糖尿病患者中观察到 RCC 发病率增加（RR=1.40，95%CI 1.16～1.69），但是死亡率没有增加（RR=1.12，95%CI 0.99～1.20）。RCC 风险的增加与饮酒、BMI/ 肥胖和吸烟无关。作者得出结论，糖尿病可能会增加女性和男性患 RCC 的风险。

### （四）慢性肾病和终末期肾病

终末期肾病患者发生 RCC 的风险更高（Yanik 等，2016）。最近，通过将移植接受者的科学登记处与美国的癌症登记处联系起来，确定了 202 195 名肾移植候选者和接受者的队列。根据肾功能间隔（移植时间）与无功能间隔（等待名单或移植后时间）的发生率来评估癌症的发生率，调整人口因素。有趣的是，研究人员发现，特定癌症的发病率在每个连续的时间间隔内都以交替的方式发生变化。非霍奇金淋巴瘤、黑色素瘤、肺癌、胰腺癌和非上皮皮肤癌的发病率在功能间隔期间较高，而 RCC 和甲状腺癌在无功能间隔期间的发病率较高。

慢性肾病患者发展为 RCC 的易感性尚不明确。一项回顾性队列研究评估了 1 190 538 名年龄在 40 岁以上的成年人，他们也在医疗保健服务系统内接受治疗，并且在 2000—2008 年接受过肾功能评估，没有既往病史，对肾功能和随后的癌症风险进行评估（Lowrance 等，2014）。在随访期间，在 72 875 名受试者中发现了 76 809 例癌症。尽管在估计的肾小球滤过率［eGFR 以 1ml/（min·1.73m$^2$）］和前列腺癌、乳腺癌、肺癌、结直肠癌或任何整体癌症的发生率之间没有观察到显著关联，但 eGFR 降低与 RCC 和尿路上皮癌［eGFR＜30ml/（min·1.73m$^2$）］的独立较高风险相关。在根据年龄、性别、种族、社会经济地位、合并症、蛋白尿、血尿、BMI、吸烟状况、影像学使用、医疗保健使用和特定处方药调整 HR 后，以 eGFR 为 60～89ml/（min·1.73m$^2$）用作参考范围时，eGFR 为 45～59ml/（min·1.73m$^2$）肿瘤发生率增加了 39%；eGFR＜30ml/（min·1.73m$^2$）肿瘤发生率增加了 2 倍以上。尽管样本量很小，但 ccRCC 的增加率高于非透明细胞癌。

### （五）多囊肾

最近在中国台湾进行了一项基于人群的队列研究，该研究采用倾向评分匹配分析来评估肾细胞癌的在没有 CKD 或 ESRD 流行病学及其诱发危险因素（Yu 等，2016）。在这项研究中，4346 名符合多囊肾病标准的患者与 4346 名没有肾病的对照者进行了比较。对于肝癌（HR=1.49，95%CI 1.04～2.13；$P$=0.030）、结肠癌（HR=1.63，95%CI 1.15～2.30；$P$=0.006）和肾癌（HR=2.45，95%CI 1.29～4.65；$P$=0.006），多囊肾病队列的特定风险（调整后的亚风险比）显著高于非多囊肾病队列。关于这个主题的附加数据很少。

### （六）镰状细胞性贫血症

肾髓质癌是一种罕见且侵袭性的集合管 RCC 变异，发生在镰状细胞性特征和镰状细胞病患者中。干扰正常染色质重塑的特定遗传缺陷可能是这种疾病的原因（Calderaro 等，2016）。

### （七）自身免疫性疾病

瑞典国家数据库用于评估 1964—2008 年曾被诊断患有 33 种自身免疫性疾病中个体随后发生泌尿系统恶性肿瘤（前列腺、肾脏和膀胱）风险（Liu 等，2013）。以这种方式识别的个体与在瑞士国家癌症病例登记处同一时间段内因自身免疫性疾病住院的个体中，记录的癌症病例相匹配。根据标准化发病率估计后续风险，该比率计算为观察到的病例与预期病例的比率及 OS 的估计 HR。这些研究人员发现，26 种自身免疫性疾病的泌尿系统恶性肿瘤的 SIR 增加，4 种自身免疫性疾病后 CSS 的 HR 增加。RCC 的最高 SIR 在结节性多动脉炎后的 HR=2.85（95%CI 1.22～5.64），在多发性肌炎 / 皮肌炎后的 HR=2.68（95%CI 1.33～4.80）。值得注意的是，慢性严重炎症不仅是发生 RCC 的诱发因素，而且还是晚期疾病患者预后的影响因素（Harris 等，2017）。

### （八）器官移植免疫抑制

器官移植后的慢性免疫抑制是发展某些形式癌症的公认风险因素（Hall 等，2013）。移植癌症匹配研究将在美国移植登记处与 14 个州 / 地区癌症登记处开展。在这项研究中，在 2000—2008 年和 1987—1999 年这两个不同时期，在 164 156 名移植受者中确定了 8520 例新发癌症，并比较了移植后癌症的发病率。在按器官、性别和移植年龄分层后，估计了 6 种可预防或可筛查癌症的 5 年累积发病率。使用来自监测、流行病学和最终结果数据库的数据作为参考点，还计算了具有代表性年龄的普通人群中相同癌症的 5 年累积发病率。值得注意的是，与 1987—1999 年接受移植的人相比，2000—2008 年期移植受者的癌症绝对风险略有增加，但具有统计学意义（5 年累积发病率：4.4% vs. 4.2%；$P$=0.006）。这种差异归因于竞争事件风险的降低（死亡、移植失败或再次移植的 5 年累积发生率：26.6% vs. 31.9%；$P$＜0.001）。肾脏是两个时代最常移植的器官（61.1%～63.2%）。受肾者，尤其是年龄＞35 岁的受者，肾癌的 5 年累积发病率高于在任何年龄的美国一般人群。

### （九）尿路感染

尿路感染作为 RCC 的诱发因素的潜在作用，W. B. Harris 在爱荷华州 372 例 RCC（233 名男性，139 名女性）通过爱荷华州癌症登记处（Parker 等，2004）确认。对照是根据州驾驶执照记录，从一般人群中随机选择美国医疗保健融资管理局提供的 1986—1989 年时间范围内的清单和频率与年龄和性别方面的研究队列相匹配。根据医生诊断的肾脏或膀胱感染病史的自我报告分析得出，对于有 UTI 病史的患者与没有此类病史的患者相比，RCC 风险的 OR=1.9（95%CI 1.5～2.5）。RCC 的风险受性别和吸烟状况的影响，男性（OR=2.7，95%CI 1.9～3.8）和目前吸烟者（OR=4.3，95%CI 2.7～6.7）的风险最大。

### （十）慢性丙型肝炎感染

慢性丙型肝炎病毒感染使患者易患 CKD（Gordan 等，2010）。1997—2006 年，来自大型、综合性和种族多样化的医疗保健系统的管理数据被用于确定 67 063 名接受 HCV 检测的患者队列，这些患者被随访至 2008 年 4 月。0.6% 的 HCV 阳性患者（17/3057）与 0.3% 的 HCV 阴性患者被诊断为肾细胞癌。RCC 诊断时的平均年龄在 HCV 阳性个体中明显更年轻（54 vs. 63；$P$＜0.001）。HCV 患者中 RCC 的单变量 HR=2.20（95%CI 1.32～3.67）。年龄、非洲裔美国人种族、男性和 CKD 是包含在多变量模型中的危险因素，该模型在 HCV 患者中产生的 RCC 总体 HR=1.77（95%CI 1.05～2.98）。研究人员得出结论，慢性 HCV 感染会增加发生 RCC 的风险。

### （十一）肾结石

有肾结石病史的患者患肾癌、肾盂癌和输尿管癌的风险增加（Cheungpasitporn 等，2015）。RCC 风险在一项对 7 项研究（6 项病例对照研究和 1 项回顾性队列研究）的 Meta 分析中进行了评估，这些研究包括总共 62 925 名有肾结石病史的患者。RCC 的合并风险比为 1.76（95%CI 1.24～2.49）。同样，这些研究人员在一项对 5 项研究（4 项病例对照研究和 1 项回顾性队列研究）的 Meta 分析中评估了发生上尿路癌的合并风险比为 2.14（95%CI 1.35～3.40）。自我报告是这些研究的主要限制。

### （十二）胆结石

1982—2009 年在意大利和瑞士对有胆石症病史的患者进行的病例对照研究网络报告显示，小肠癌、前列腺癌和肾癌的风险显著增加（Tavani 等，2012）。与 21 284 个对照相比计算了多种癌症的 OR 值，包括口咽癌（1997）、食管癌（917）、胃癌（999）、小肠癌（23）、结肠癌和直肠癌（3726）、肝癌（684）、胰腺癌（688）、喉（1240）、乳房（6447）、子宫内膜（1458）、卵巢（2002）、前列腺（1582）、肾脏（1125）和膀胱（741）。除小肠癌和前列腺癌外，未观察到其他癌症的显著关联。

## 八、生殖和激素因素

### （一）怀孕次数增加

在对报道了 RR 估计值和 95%CI 的 6 项前瞻性研究和 8 项病例对照研究进行的 Meta 分析中，确定了 5389 例病例和 651 072 例非病例样本（Guan 等，2013）。在剂量反应分析中，每个活产儿的总 RR 为 1.08（95%CI 1.05～1.10）。本研究提供的证据表明，多胎次和更高的胎次数与肾癌风险增加显著相关。

### （二）子宫切除状态

尽管女性比男性更不容易患 RCC，但与未接受子宫切除术的女性相比，接受子宫切除术的女性患 RCC 的风险更高。使用随机效应模型对 1950—2012 年发表的 7 项队列研究和 6 项病例对照研究进行了综合分析，以根据子宫切除术状态、子宫切除术年龄估计发生 RCC 的总体相对风险（＜45 vs.≥45），以及子宫切除术后的时间（＜10 年 vs.≥10 年）（Karami 等，2014）。子宫切除术和肾细胞癌的 SRR 所有已发表的研究为 1.29（95%CI 1.16～1.43）。无论子宫切除术的年龄、手术时间和模型调整后的 BMI、吸烟状况和高血压，都观察到了显著的相关效应。研究人员强调了他们数据的临床相关性，因为在美国，估计大约 45% 的女性在 70 岁之前接受过这种手术。

## 九、药物和医学疗法

### （一）镇痛药

一项综合分析研究了镇痛药与 RCC 发病率增加之间的可能关联，该综合分析对 12 项病例对照研究（7075 例 / 579 285 例对照）和 8 项队列研究（579 285 名受试者中的 1165 例）进行英文报道（Choueiri 等，2014）。来自 6 个国家的 8240 例 RCC 病例符合综合分析的纳入标准。镇痛药分为三类：对乙酰氨基酚（14 项研究）、阿司匹林（13 项研究）和其他非甾体抗炎药（5 项研究）。对乙酰氨基酚的 RCC 合并 RR 为 1.28（95%CI 1.15～1.44）。非阿司匹林非甾体抗炎药的合并 RR 为 1.25（95%CI 1.06～1.46）。未观察到阿司匹林使用的总体风险增加（汇总 RR=1.10；95%CI 0.95～1.28），尽管 5 项非美国研究的汇总 RR 为 1.17（95%CI 1.04～1.33）。当对乙酰氨基酚的摄入量较高且合并 RR 为 1.68（95%CI 1.22～2.30）时，RCC 的风险增加更强。对于大量摄入非阿司匹林非甾体抗炎药也是如此（汇总 RR=1.56，95%CI 1.11～2.19）。这些发现的生物学机制尚未确定。

### （二）儿童时期接受化疗

在对 39 例基因确认的易位 RCC 的研究中，6 例（15%）出现在接受细胞毒性化疗的患者中（Argani 等，2006）。这 6 名患者被诊断为 RCC，年龄在 6—22 岁。在分子水平上，3 个肿瘤包含 ASPL-TFE3 融合，2 个包含 Alpha-TFEB，1 个包含 PRCCTFE3。化疗与 RCC 诊断之间的间隔时间为 4～13 年。作者得出的结论是，在儿童时期接触细胞毒性化疗可能会导致易位 RCC 的发生。

## 十、职业和环境暴露

### （一）三氯乙烯

RCC 通常不被认为是与职业暴露相关的癌症。然而，将毒理学与流行病学联系起来的任务并不简单，因为暴露于有毒物质的剂量和持续时间是经常难以量化的变量。最近，IARC 将溶剂三氯乙烯（TCE）列为导致肾癌的职业风险（Cogliano 等，2011；Guha 等，2012）。在某些需要脱脂和干洗的职业中，TCE 的暴露水平很高。IARC 将术语致癌物定义为任何物质或混合物或辐射形式直接导致癌症。致癌物可能通过破坏基因组或破坏细胞代谢过程而导致癌症。IARC 将致癌物分为特定类别，包括第 1、2A、2B、3 和 4 组。要归入第 1 组，致癌物必须在暴露于易致癌的环境下导致人类癌症。此外，还要求人类致癌性的证据水平是“足够的”，尽管在特殊情况下，当实验动物有致癌性的“充分证据”并且“强有力的证据”表明，暴露于人体中存在致癌性的相关机制。对于具有活性 GSTT1 酶（OR=1.88，95%CI 1.06～3.33）的受试者而言，TCE 的职业暴露与 RCC 风险增加相关，但对于那些没有 GSTT1 活性（OR=0.93，0.35～2.44）（Moore 等，2010）。因此，肾癌发生的遗传易感性可能是与谷胱甘肽结合能力相关的还原代谢基因变异的结果。

ccRCC 的风险似乎在多年异常高剂量职业暴露于 TCE 导致肾脏近端小管的慢性损伤和破坏 VHL 基因功能的途径的生物激活后增加。因此，将 TCE 指定为透明细胞 RCC 的特定致癌物的基本原理是基于实验、机制和流行病学研究的结果。然而，似乎存在一个实用的阈值，低于该阈值就不太可能产生显著的致癌作用（Scott 和 Jinot，2011）。值得注意的是，由于环境问题，TCE 的使用自 20 世纪 70 年代以来已显著下降。

### （二）金属、煤炭和石油产品

尽管与职业暴露相关的癌症风险研究中经常缺少有关暴露水平的具体细节，但有证据表明，患散发性 RCC 的风险可能会随着暴露于镉、石棉和 TCE 而增加。加拿大的一项大型研究使用问卷来获取 1994—1997 年新诊断的、组织学确诊的 RCC 病例的数据（Hu 等，2002）。1279 例病例的研究队列由 691 名男性和 588 名女性组成。来自加拿大 8 个省的 5370 名无 RCC 患者的对照队列。变量包括社会经济地位、吸烟习惯、饮酒、饮食、居住和职业史，以及接触 17 种化学品中的任何一种的年数。计算得出的 OR 显示，职业接触苯的男性患者发生 RCC 的风险增加（OR=1.8，95%CI 1.2～2.6），其他包括联苯胺（OR=2.1，95%CI 1.3～3.6），煤焦油、煤烟、沥青、杂酚油或沥青（OR=1.4，95%CI 1.1～1.8），除草剂（OR=1.6，95%CI 1.3～2.0），矿物、切割或润滑油（OR=1.3，95%CI 1.1～1.7），芥子气（OR=4.6，95%CI 1.7～12.5），杀虫剂（OR=1.8，95%CI 1.4～2.3），以及氯乙烯（OR=2.0，95%CI 1.2～3.3）。镉盐（OR=1.7，95%CI 1.0～3.2）和异丙基油（OR=1.6，95%CI 1.0～2.6）也增加了风险。苯、联苯胺、镉、除草剂和氯乙烯也与暴露时间呈正相关。很少有女性接触到作为本研究主题的特定化学物质。一项对 64 名 RCC 患者的相关研究表明，与结肠癌患者和非癌症对照者相比，吸烟的接触镉的工人的 RCC 发病率显著增加（Kolonel，1976）。

### （三）辐射

1950—2003 年对 86 611 名原子弹爆炸辐射暴露受害者的寿命研究报道称，包括胃癌、肺癌、肝癌、结肠癌在内的多种癌症的癌症死亡率风险增加、乳房、胆囊、食管、膀胱和卵巢。然而，直肠癌、胰腺癌、子宫癌、前列腺癌或肾实质癌的风险并未增加（Ozasa 等，2012）。

出于治愈目的而单独对睾丸癌进行放疗后，男性患 RCC 成为第二种恶性肿瘤的风险增加（Travis 等，2005）。在来自美国、安大略、丹麦、瑞典、挪威和芬兰（所有形式的治疗）的大型国际研究中，40 576 名男性符合纳入标准。对于存活下来的男性患者单独放疗后 10 年，肾癌的 RR 为 2.8（95%CI 2.1～3.8）。其他第二种恶性肿瘤的 RR 也被发现显著增加，包括胃癌、结肠癌、直肠癌、胰腺癌、肺癌、胸膜癌、前列腺癌、膀胱癌、结缔组织癌和甲状腺癌及恶性黑色素瘤的风险。

同样，为了治愈宫颈癌而单独接受放射治疗的女性终身罹患第二种恶性肿瘤的风险会增加

（Chaturvedi 等，2007）。这些研究人员使用来自丹麦、芬兰、挪威、瑞典和美国的 13 个基于人群的癌症登记处 104 760 名宫颈癌 1 年幸存者报告的数据，探讨了极长期幸存者中第二次癌症的风险。接受任何放疗的女性 RCC 作为第二种恶性肿瘤的标准化发病率为 1.34（1.15～1.55），而未接受任何放疗的女性发病率为 1.26（0.97～1.63）。不幸的是，该研究中近 25 000 名患者的治疗信息不可用。

## 十一、家族史：患有肾癌和其他癌症

一级亲属（父母或兄弟姐妹）患有肾癌的家庭成员更容易发生散发性肾细胞癌，其发病率是其他人的 2.2 倍（95%CI 1.6～2.9）（Clague 等，2009）。本研究采用了三种分析策略来研究肾癌家族史与 RCC 风险之间的关联，包括病例对照分析、基于家族的人口分析和 Meta 分析。其他研究人员利用包含 1220 万人口的瑞典家庭癌症数据库检索瑞典癌症登记处在 1961—2008 年 8513 名 RCC 患者的癌症数据（Liu 等，2011）。对于患有肾癌的父母的后代，RCC 的 SIR 为 1.75（95%CI 1.49～2.04），而对于患有肾癌的兄弟姐妹 SIR 为 2.61（95%CI 2.00～3.34）。对于患有肺癌或前列腺癌的父母的后代，RCC 的风险也更高。此外，观察到膀胱癌、甲状腺癌、黑色素瘤或非霍奇金淋巴瘤患者的兄弟姐妹患 RCC 的风险增加。

## 十二、肾肿瘤遗传性疾病

### （一）von Hippel-Lindau 综合征

遗传性 RCC 很少见（Bausch 等，2013；Haas 和 Nathanson，2014）。VHL 综合征是肾癌最常见的遗传形式（表 31-2）。这种情况下的致癌作用是 1993 年首次发现的 VHL 肿瘤抑制基因的种系突变驱动的（Latif 等，1993）。与这种疾病相关的原发性肿瘤是 ccRCC，它也是导致死亡的主要原因。该疾病是染色体 3p25.3 上 *VHL* 基因突变的结果。该疾病的临床表现可能因 *VHL* 基因中存在的特定突变而异。有 5 种经典表型被指定为 1、1B、2A、2B 和 2C。大多数患者会在视网膜、大脑和脊髓中发展成血管母细胞瘤（良性血管瘤）。其他器官可能出现多种肿瘤，如嗜铬细胞瘤、内耳内淋巴囊良性肿瘤、胰腺神经内分泌肿瘤及附睾和阔韧带囊腺瘤。囊肿可能发生在胰腺和肾脏中，肾囊肿有恶变的潜力。值得注意的是，至少 50% 的散发性 RCC 患者可以检测到使 *VHL* 基因失活的体细胞突变。导致 *VHL* 介导的致癌作用的 HIF-VEGF 通路已被广泛表征（TCGA Research Network，2013）。表 31-2 列出了遗传性 RCC 的主要基因改变的总结。

### （二）遗传性乳头状肾癌

遗传性乳头状肾癌是一种常染色体显性遗传疾病，由于 *MET* 基因的种系突变而导致 RCC 的遗传形式。这些患者发展为多发性双侧 1 型 pRCC，在肾脏以外没有已知的临床表现。*MET* 基因中的散发性和种系突变都与聚集在基因产物酪氨酸激酶催化域中的改变有关（TCGA Research Network，2016）。

### （三）遗传性平滑肌瘤病和肾细胞癌

遗传性平滑肌瘤病和肾细胞癌（hereditary leiomyomatosis and renal cell cancer，HLRCC）是一种常染色体显性遗传综合征，由编码延胡索酸水合酶的基因突变引起，延胡索酸水合酶是一种呼吸酶，在克雷布斯循环和电子传输链中具有重要作用。HLRCC 的临床特征是多发性皮肤和子宫平滑肌瘤、平滑肌肉瘤、侵袭性的 2 型乳头状 RCC 或集合管 RCC。除 FH 基因突变外，散发性乳头状 RCC2 型还与多种遗传改变有关（TCGA Research Network，2016）。HLRCC 相关 RCC 的预后很差（Moch 等，2016）。

表 31-2　与遗传综合征相关的肾脏肿瘤

| 综合征 | 基 因 | 位 点 | 肾肿瘤 | | | | | | | | |
|---|---|---|---|---|---|---|---|---|---|---|---|
| | | | CC | PAP1 | PAP2 | UPAP | CHR | ONC | HYB | AML | EAML |
| VHL | *VHL* | 3p25 | x | | | | | | | | |
| HPRC | *MET* | 7q31 | | x | | | | | | | |
| HLRCC | *FH* | 1q25～32 | | | x | | | | | | |
| BHD | *FLCN* | 17p11.2 | x | | | x | x | x | x | | |
| PGL1 | *SDHD* | 11q23 | x | | | | | | | | |
| PGL3 | *SDHC* | 1q21 | x | | | x | | | | | |
| PGL4 | *SDHB* | 1p35～p36 | x | | | | x | x | | | |
| TSC | *TSC1* | 9q34 | | | | | | x | | x | x |
| TSC | *TSC2* | 16p13.3 | | | | | | x | | x | x |

AML. 血管平滑肌脂肪瘤；BHD.Birt-Hogg-Dubé；CC. 透明细胞；CHR. 嫌色细胞；EAML. 上皮样血管平滑肌脂肪瘤；FH. 延胡索酸水合酶；FLCN. 滤泡素；HLRCC. 遗传性平滑肌瘤病和肾细胞癌；HPRC. 遗传性乳头状混合细胞癌；HYB. 杂交嗜酸细胞瘤；ONC. 嗜酸细胞瘤；PAP1. 乳头状 1 型；PAP2. 乳头状 2 型；PGL. 副神经节瘤（1～4 型）；SDH. 琥珀酸脱氢酶（B～D）；TSC. 结节性硬化症（1～2 型）；UPAP. 未分类乳头状

### （四）Birt-Hogg-Dubé 综合征

Birt-Hogg-Dubé（BHD）综合征患者患有常染色体显性遗传综合征，其特征是发育不良的毛囊（纤维毛囊瘤）、伴有自发性气胸的肺囊肿和 RCC。BHD 的基因映射到 17p11.2，该位点在卵泡素基因 *FLCN* 中描述了点突变和大基因组重排（Schmidt 等，2001；Davis 等，2014）。卵泡蛋白的功能尚不清楚，与其他蛋白质没有同源性。肾肿瘤的组织学亚型在这种疾病中差异很大，包括 ccRCC、乳头状、肾嫌色细胞瘤、嗜酸细胞瘤和混合嗜酸细胞瘤，它们具有嫌色细胞和嗜酸细胞的组织学特征。在成人中存在纤维毛囊瘤和检测到破坏标志性卵泡蛋白基因的基因突变是这种疾病的两个主要诊断标准（Haas 和 Nathanson，2014）。

### （五）副神经节瘤综合征

已经描述了四种常染色体显性遗传性副神经节瘤综合征（PGL1～4），它们在临床上与头颈部副神经节瘤相关，并且在四种综合征中的三种中倾向于发展为各种形式的 RCC（Bausch 等，2013）。副神经节瘤是良性或恶性的神经内分泌肿瘤。每个 PGL 综合征都与一个易感基因相关，该基因编码琥珀酸脱氢酶（SDHB、SDHC、SDHD 和 SDHAF2）的特定亚基，这是一种呼吸酶，在将三羧酸循环与电子传递链联系起来方面起着关键作用。人们对琥珀酸脱氢酶相关的 RCC 知之甚少，尽管它们已被归类为透明细胞、乳头状或嫌色细胞。此外，还可观察到嗜酸细胞瘤。一般而言，琥珀酸脱氢酶缺陷型 RCC 具有良好的预后，但当存在肉瘤样分化和坏死时预后较差（Moch 等，2016）。

### （六）结节性硬化症

结节性硬化症（TSC）是一种常染色体显性遗传疾病，其原因是编码 hamartin 的 *TSC1* 基因（染色体 9q34）失活或编码块茎蛋白的 *TSC2* 基因（染色体 16p13.3）破坏。这些患者在整个身体（包括脑、肾、皮肤和肺）发生错构瘤，导致严重的神经系统疾病，包括癫痫、智力低下和自闭症，以及面部血管纤维瘤、肾血管肌脂肪瘤和肺淋巴管肌瘤病。嗜酸细胞瘤、恶性上皮样血管平滑肌脂肪瘤和更常见的肾癌类型已有报道。hamartin 和 tuberin 的异二聚体抑制哺乳动物西罗莫司靶点（mTOR）的下游通路，导致 HIF 通路的上调。抑制 mTOR 通路的西罗莫司类似物已证明足够的临床疗效基于一项双盲安慰剂对照试验，FDA 批准用于治疗血管平滑肌脂肪瘤和室管膜下星形细胞瘤，反应率为 42%（95%CI 31%～55%）（Bissler 等，2013）。

#### （七）其他罕见疾病

最近对遗传性疾病的总结更详细地回顾了其他罕见综合征（Bausch 等，2013；Haas 和 Nathanson，2014）。这些包括家族性 ccRCC，一种与 BAP1［BRCA 相关蛋白（1）和其他肿瘤，包括间皮瘤和葡萄膜和皮肤的黑色素瘤］体细胞突变相关的病症。3 号染色体的平衡易位也与由于 ccRCC 的多个易感基因位于染色体 3p 上，如 *VHL*、*PBRM1*、*BAP1* 和 *SETD2*。乳房和子宫内膜可能是良性或恶性的。

### 十三、癌症基因组图谱

#### （一）透明细胞 RCC

肾癌发生的获得性遗传易感性可能通过体细胞突变发生。癌症基因组图谱研究网络的研究人员使用各种平台对散发性透明细胞、乳头状和嫌色细胞 RCC 患者的一系列肿瘤进行了广泛的基因组调查。在肾切除术时从原发性透明细胞肿瘤中获得的 417 个样本的研究中鉴定了 19 个显著突变的基因（TCGA Research Network，2013）。正如预期的那样，在调节细胞氧感应的基因中发现了大量改变，如 *VHL* 基因。此外，在磷脂酰肌醇 -4，5- 二磷酸酯中反复观察到突变 3- 激酶 / 蛋白激酶 8（PI3K/AKT）信号通路。此外，在侵袭性肿瘤中检测到代谢转变，控制三羧酸循环（TCA）的基因下调，同时 AMPK 和 PTEN 蛋白水平降低，而控制戊糖磷酸途径和谷氨酰胺转运蛋白基因的基因在与乙酰辅酶 A 羧化酶蛋白水平增加和 miR-21 和 GRB10 的启动子甲基化改变相结合。还注意到与 SWI/SNF 染色质重塑复合物（PBRM1、ARID1A、SMARCA4）相关的基因突变。此外，确定了某些类型的突变可能对其他途径产生显著影响。例如，由于 H3K36 甲基转移酶 SETD2 的突变而导致的广泛的 DNA 低甲基化。将来，这些类型的基因组分析将扩展到转移部位。

#### （二）乳头状肾细胞癌

一项对 161 种原发肿瘤的研究探索了散发性乳头状 RCC 的遗传基础，这些肿瘤在临床上被细分为 1（75 例）、2 型（60 例）或无特征（26 例）乳头状 RCC，并通过全外显子组测序、拷贝数分析、信使 RNA 和 microRNA 测序、DNA 甲基化分析进行分析和蛋白质组学分析（TCGA Research Network，2016）。这些研究人员得出结论，特定的基因改变将 1 型与 2 型乳头状 RCC 区分开来，并且 2 型可以进一步分为三个与患者生存差异相关的分子亚组。虽然在 1 型肿瘤中检测到 MET 通路的改变，但 2 型肿瘤的特征在于 CDKN2A 沉默、SETD2 突变、TFE3 融合和 NRF2- 抗氧化反应元件（ARE）通路的表达增加。注意到检测到 CpG 岛甲基化表型（CIMP）及编码延胡索酸水合酶的 *FH* 基因突变的 2 型亚组的存活率较差。

#### （三）嫌色细胞 RCC

TCGA 研究人员还调查了散发性嫌色细胞 RCC 中的体细胞基因组改变（Davis 等，2014）。对 66 嫌色细胞肿瘤的集合进行了多维和全面的鉴定，包括线粒体 DNA 和全基因组测序。这些分析证实，嫌色细胞 RCC 的起源部位是远端肾单位，而其他形式的 RCC 起源于更近端。基因组重排显示端粒酶反转录酶（TERT）启动子区域内反复出现结构断点，这与 TERT 表达高度升高和局部超突变（kataegis）相关。研究人员得出结论，线粒体功能是疾病生物学的重要组成部分。

## 十四、不太常见的肾脏肿瘤

### （一）嗜酸细胞瘤

嗜酸细胞瘤被认为是一组异质的良性肾肿瘤，完全由大的、分化良好的肿瘤细胞（嗜酸细胞）和丰富的线粒体组成。嗜酸细胞瘤与肾嫌色细胞癌相似，因为起源细胞是集合管的插入细胞。典型的散发性嗜酸细胞瘤是单个和单侧的；然而，当嗜酸细胞瘤与 Birt-Hogg-Dubé 综合征、结节性硬化症或遗传性副神经节瘤等遗传性综合征相关时，嗜酸细胞瘤可能是多发性和双侧性的（Bausch 等，2013）。临床良性嗜酸细胞瘤必须与恶性肾嫌色细胞癌区分开来。一项针对 9 例嫌色细胞癌和 9 例良性嗜酸细胞瘤的基因表达谱研究检测到 11 个显示一致差异表达的候选基因（Rohan 等，2006）。这些研究人员报道说，仅需要 11 个基因中的 5 个来有效地分离这两个肿瘤组（AP1M2、MAL2、PROM2、PRSS8 和 FLJ20171）。目前，“恶性”嗜酸细胞瘤一般被认为是未正确表征的肾嫌色细胞癌。值得注意的是，当存在多个肿瘤时，人们可能不会仅仅因为已经对其中一个肿瘤进行了诊断就认为每个肿瘤都是嗜酸细胞瘤。良性嗜酸细胞瘤可能与其他实际上是恶性的肾肿瘤共存。混合嗜酸细胞瘤也被描述为具有肾嫌色细胞癌和嗜酸细胞瘤的特征（Waldert 等，2010）。这些实体的临床结果通常是有利的。

### （二）集合管型肾细胞癌

集合管癌（又称 Bellini 管癌）是一种罕见的肾癌，更可能发生在年轻的非洲裔患者中，并且其临床病程会迅速发展至死亡。该疾病在诊断时往往是局部晚期或转移性的。综合基因组分析也表征了集合管癌（Pal 等，2016）。本研究中的 17 名患者（14 个原发部位和 3 个转移部位）在临床护理过程中进行了基因组分析，并对已知与其他癌症有关的基因进行了靶向询问。检测到 36 种基因改变，平均每例 2.1 种。最常见的改变是 NF2（5/17，29%）、SETD2（4/17，24%）、SMARCB1（3/17，18%）和 CDKN2A（2/17，12%）。接受 *FH* 基因改变评估的 9 名患者中有 2 名出现纯合子缺失。研究人员表示，不能排除那些作为检测目标之外的突变。

### （三）髓质型癌

肾髓质癌是集合管 RCC 的侵袭性变异，通常见于具有镰状细胞特征或镰状细胞病的年轻成年男性。因此，大多数患者是非洲人后裔。与集合管 RCC 一样，这种肾肿瘤在诊断时往往是转移性的，通常是对化疗和放疗有抵抗力。对来自 RMC 患者的五个冷冻样本进行了研究，通过基因表达谱和阵列比较基因组杂交结合 RNA 和全外显子组测序进行分析（Calderaro 等，2016）。1 名患者具有镰状细胞特征，其余 4 名患者患有镰状细胞病。研究人员在所有肿瘤中检测到肿瘤抑制基因 SMARCB1（染色质重塑复合物的一个组成部分）的失活。此外，4 名镰状细胞病患者中的每一个在染色体 22q11 区域都有平衡的染色体间易位，这在半合子 SMARCB1 缺失的情况下破坏了 SMARCB1 序列。由于没有观察到其他复发性遗传改变并且整个基因组稳定，因此强调了 SMARCB1 失活的致癌效力。这些研究人员还证实，RMC 与肾脏横纹肌样肿瘤共享一些 SMARCB1 缺陷特征。

### （四）易位癌

MiT 转录因子家族的突变与涉及 *TFE3* 和 *TFEB*

基因突变的肾癌发生相关（Moch 等，2016）。易位癌在儿童和年轻人中更为常见，包括 Xp11.2 易位 RCC（Ellis 等，2014）。

### （五）肉瘤样肿瘤

肉瘤样 RCC 不被认为是一种特定的亚型，而是一种被描述为与侵袭性临床行为相关的高级别恶性梭形细胞的形态学特征，而与 RCC 的起源亚型无关。肉瘤样特征的存在被认为具有临床意义，即使它仅在肿瘤内的一小部分细胞中检测到。2012 年国际共识会议制订的公约，泌尿病理学会（ISUP）认为报告这种形态学特征不需要最小比例的肿瘤。在这种情况下，无法确定 RCC 的潜在亚型；该肿瘤被称为具有肉瘤样成分的 4 级未分类癌（Moch 等，2016）。

### （六）临床结果

IARC2016 年更新的肾脏肿瘤分类对各种罕见肿瘤的临床结果观察结果总结如下（Moch 等，2016）。

- 大多数肾脏类癌预后不良。
- 尽管肾小管囊性 RCC 已被分配了一个恶性行为代码，但来自 WHO2016 年更新的数据汇总表明，70 名患者中只有 4 名报告有骨、肝和淋巴结转移。
- 获得性囊性病相关 RCC 通常不表现出攻击行为。
- 透明细胞乳头状 RCC 被认为是一种表现惰性的恶性肿瘤。
- 目前没有适合常规使用的预测性分子生物标志物。

## 十五、肾癌发生的罕见机制：ALK 重排

位于 2p23 的间变性淋巴瘤激酶基因（ALK）可能会发生染色体重排，导致与各种伙伴基因融合，从而导致多种肿瘤类型中致癌蛋白产物的异常产生。克唑替尼是一种 ALK 蛋白抑制药，对 ALK 重排的非小细胞肺癌患者具有临床疗效。然而，一项对 Mayo Clinic 肾切除术登记处中列出的 534 名连续成年患者的荧光原位杂交（FISH）研究仅在 2 例（0.4%）中检测到 ALK 重排（Sukov 等，2012）。这两个样例都被证明是致命的。

## 十六、总结

1. 肾脏、肾盂和输尿管在肿瘤登记处和许多流行病学研究中被报道为单一的癌症部位，尽管它们没有共同的组织学。

2. 虽然透明细胞是总体上最常见的组织学亚型，但在非洲裔患者中，乳头状和其他非透明细胞形式的 RCC 患者的比例明显更高。这可能是导致临床结果差异的一个因素。

3. 在美国，RCC 的发病率一直在上升，白种人和非洲裔美国人之间的组织学亚型趋势存在差异。

4. RCC 在 40 岁以下的患者中并不常见。危险因素包括吸烟、肥胖、高血压、体力活动水平低、糖尿病、CKD、ESRD、多囊肾病、镰状细胞病、自身免疫性疾病、器官移植后的免疫抑制、尿路感染、慢性肝炎感染、肾结石、胆结石、怀孕次数增加、子宫切除史、镇痛药摄入量高、小时候接触过化疗、职业接触如三氯乙烯、镉、煤制品、石油产品、X 线、伽马射线和 RCC 的一级亲属及罕见的遗传性疾病。

5. 饮酒与较低的 RCC 发病率有关，但与较高的其他恶性肿瘤发病率有关。

6. 虽然目前对肾癌发生的理解不完整，但破坏肿瘤抑制似乎是一个广泛的主题。

# 参考文献


[1] Argani P, Lae M, Ballard ET, Amin M, Manivel C, Hutchinson B, Reuter VE, Ladanyi M. Translocation carcinomas of the kidney after chemotherapy in childhood. J Clin Oncol. 2006;24:1529–34.

[2] Bao C, Yang X, Xu W, Luo H, Xu Z, Su C, Qi X. Diabetes mellitus and incidence and mortality of kidney cancer: a meta-analysis. J Diabetes Complicat. 2013;27:357–64.

[3] Bausch B, Jilg C, Glasker S, Vortmeyer A, Lutzen N, Anton A, et al. Renal cancer in von Hippel–Lindau disease and related syndromes. Nat Rev. 2013;9:529–38.

[4] Behrens G, Leitzman MF. The association between physical activity and renal cancer: systematic review and meta-analysis. Br J Cancer. 2013;108:798–811. https:// doi.org/10.1038/bjc.2013.37.

[5] Bellocco R, Pasquali E, Rota M, Bagnardi V, Tramacere I, Scotti L, et al. Alcohol drinking and risk of renal cell carcinoma: results of a meta-analysis. Ann Oncol. 2012;23:2235–44.

[6] Bissler JJ, Kingswood JC, Radzikowska E, Zonnenberg BA, Frost M, Belousova E, et al. Everolimus for angiomyolipoma associated with tuberous sclerosis complex or sporadic lymphangioleiomyomatosis (EXIST-2): a multicentre, randomised, double-blind, placebo-controlled trial. Lancet. 2013;381:817–24.

[7] Calderaro J, Masliah-Planchon J, Richer W, Maillot L, Maille P, Mansuy L, Bastien C, et al. Balanced translocations disrupting SMARCB1 are hallmark recurrent genetic alterations in renal medullary carcinomas. Eur Urol. 2016;69:1055–61.

[8] Chaturvedi AK, Engels EA, Gilbert ES, Chen BE, Storm H, Lynch CF, et al. Second cancers among 104,760 survivors of cervical cancer: evaluation of long-term risk. J Natl Cancer Inst. 2007;99:1634–43.

[9] Cheungpasitporn W, Thongprayoon C, O'Corragain OA, et al. The risk of kidney cancer in patients with kidney stones: a systematic review and meta-analysis. QJM. 2015;108:205–12.

[10] Choi Y, Park B, Jeong BC, Seo SI, Jeon SS, Choi HY, Adami H-O, Lee JE, Lee HM. Body mass index and survival in patients with renal cell carcinoma: a clinicalbased cohort and meta-analysis. Int J Cancer. 2013;132:625–34.

[11] Choueiri TK, Je Y, Cho E. Analgesic use and the risk of kidney cancer: a meta-analysis of epidemiologic studies. Int J Cancer. 2014;134(2):384–96.

[12] Chow WH, Gridley G, Fraumeni JF Jr, Jarvholm B. Obesity, hypertension and the risk of kidney cancer in men. N Engl J Med. 2000;343:1305–11.

[13] Chow W-H, Shuch B, Linehan WM, Devesa SS. Racial disparity in renal cell carcinoma patient survival according to demographic and clinical characteristics. Cancer. 2013;119:388–94.

[14] Clague J, Lin J, Cassidy A, Matin S, Tannir NM, Tamboli P, et al. Family history and risk of renal cell carcinoma: results from a case-control study and systematic meta-analysis. Cancer Epidemiol Biomark Prev. 2009;18:801–7.

[15] Cogliano VJ, Baan R, Straif K, Gross Y, Lauby-Secretan B, et al. Preventable exposures associated with human cancers. J Natl Cancer Inst. 2011;103:1827–39.

[16] Corrao G, Scotti L, Bagnardi V, Sega R. Hypertension, antihypertensive therapy and renal-cell cancer: a meta-analysis. Curr Drug Saf. 2007;2:125–33.

[17] Cumberbatch MG, Rota M, Catto JWF, La Vecchia C. The role of tobacco smoke in bladder and kidney carcinogenesis: a comparison of exposures and meta-analysis of incidence and mortality risks. Eur Urol. 2016;70 (3):458–66.

[18] Davis CF, Ricketts CJ, Wang M, Yang L, Cherniack AD, Shen H, et al. The somatic genomic landscape of chromophobe renal cell carcinoma. Cancer Cell. 2014;26:319.

[19] Delahunt B. The history of renal neoplasia. uscapknowledgehub.org/site~/98th/pdf/companion09h02.pdf.

[20] Ellis CL, Eble JN, Subhawong AP, Martignoni G, Zhong M, Ladanyi M, Epstein JI, Netto GJ, Argani P. Clinical heterogeneity of Xp11 translocation renal cell carcinoma: impact of fusion subtype, age, and stage. Mod Pathol. 2014;27:875–86.

[21] Ferlay J, Steliarova-Foucher E, Lortet-Tieulent J, et al. Cancer incidence and mortality patterns in Europe: estimates for 40 countries in 2012. Eur J Cancer. 2013;49:1374–403.

[22] George SM, Moore SC, Chow W-H, Schatzkin A, Hollenbeck AR, Matthews CE. A prospective analysis of prolonged sitting time and risk of renal cell carcinoma among 300,000 older adults. Ann Epidemiol. 2011;21:787–90. https://doi.org/10.1016/j.annepidem.2011.04.012.

[23] Gordon SC, Moonka D, Brown KA, Rogers C, Huang MAY, Bhatt N, Lamerato L. Risk for renal cell carcinoma in chronic hepatitis C infection. Cancer Epidemiol Biomark Prev. 2010;19(4):1066–73.

[24] Guan HB, QJ W, Gong TT. Parity and kidney cancer risk: evidence from epidemiologic studies. Cancer Epidemiol Biomark Prev. 2013;22(12):2345–53.

[25] Guha N, Loomis D, Grosse Y, Lauby-Secretan B, El Ghissassi F, Bouvard V, et al. Carcinogenicity of trichloroethylene, tetrachloroethylene, some other chlorinated solvents, and their metabolites. Lancet Oncol. 2012;13:1192–3.

[26] Haas NB, Nathanson KL. Hereditary renal cancer syndromes. Adv Chronic Kidney Dis. 2014;21(1):1–17.

[27] Hall EC, Pfeiffer RM, Segev DL, Engels EA. Cumulative incidence of cancer after solid organ transplantation. Cancer. 2013;119(12):2300–8.

[28] Harris WB, Zhang C, LiuY, Robertson DK, AkbashevMY, Lingerfelt BM, Kucuk O, Carthon BC, Gillespie TW, Master VA. Time-dependent effects of prognostic biomarkers of systemic inflammation in patients with metastatic renal cell carcinoma (mRCC). Tumor Biol. 2017;39(6):1010428317705514. https://doi.org/ 10.1177/1010428317705514.

[29] Hu J, Mao Y, White K, et al. Renal cell carcinoma and occupational exposure to chemicals in Canada. Occup Med. 2002;52(3):157–64.

[30] Hu J, Mao Y, DesMeules M, Csizmadi I, Friedenreich C, Mery L, The Canadian Cancer Registries Epidemiology Research Group. Total fluid and specific beverage intake and risk of renal cell carcinoma in Canada. Cancer Epidemiol. 2009;33:355–62.

[31] Karami S, Daugherty SE, Purdue MP. Hysterectomy and kidney cancer risk: a meta-analysis. Int J Cancer. 2014;134(2):405–10.

[32] Kolonel LN. Association of cadmium with renal cancer. Cancer. 1976;37:1782–7.

[33] Krishnan B, Rose TL, Kardos J, et al. Intrinsic genomic differences between African American and white patients with clear cell renal cell carcinoma. JAMA Oncol. 2016;2(5):664–7.

[34] Latif F, Tory K, Gnarra J, Yao M, Duh FM, Orcutt ML, Stackhouse T, et al. Identification of the von Hippel- Lindau disease tumor suppressor gene. Science. 1993;260:1317–20.

[35] Lauby-Secretan B, Scoccianti C, Loomis D, Grosse Y, Bianchini F, Straif K. Body fatness and cancer – viewpoint of the IARC Working Group. N Engl J Med. 2016;375(8):794–8.

[36] Liu H, Sundquist J, Hemminki K. Familial renal cell carcinoma from the Swedish Family-Center Database. Eur Urol. 2011;60:987–93.

[37] Liu X, Ji J, Forsti A, Sundquist K, Sundquist J, Hemminki K. Autoimmune disease and subsequent urological cancer. J Urol. 2013;189:2262–8.

[38] Lowrance WT, Ordoñez J, Udaltsova N, Russo P, Go AS. CKD and the risk of incident cancer. J Am Soc Nephrol. 2014;25:2327–34.

[39] Moch H, Cubilla AL, Humphrey PA, Reuter VE, Ulbright TM. The 2016 WHO classification of tumors of the urinary system and male genital organs – part A: renal, penile, and testicular tumors. Eur Urol. 2016;70:93–105.
[40] Moore LE, Boffetta P, Karami S, Brennan P, Stewart PS, Hung R, et al. Occupational trichloroethylene exposure and renal carcinoma risk: evidence of genetic susceptibility by reductive metabolism gene variants. Cancer Res. 2010;70:6527–36.
[41] National Cancer Institute: SEER stat fact sheets: kidney and renal pelvis cancer. Bethesda: National Cancer Institute; 2014. Available online. Last accessed 30 June 2016. https://seer.cancer.gov/statfacts/html/ kidrp.html
[42] Olshan AF, Kuo T-M, Meyer A-M, et al. Racial difference in histologic subtype of renal cell carcinoma. Cancer Med. 2013; 2:744–9.
[43] Ozasa K, Shimizu Y, Suyama A, et al. Studies of the mortality of atomic bomb survivors, report 14, 1950–2003: an overview of cancer and noncancer diseases. Radiat Res. 2012;177(3):229–43.
[44] Pal SK, Choueiri TK, Wang K, Khaira D, Karam JA, van Allen E, et al. Characterization of clinical cases of collecting duct carcinoma of the kidney assessed by comprehensive genomic profiling. Eur Urol. 2016;70:516–21.
[45] Parker AS, Cerhan JR, Lynch CF, Leibovich BC, Cantor KP. History of urinary tract infection and risk of renal cell carcinoma. Am J Epidemiol. 2004;159:42–8.
[46] Rohan S, JJ T, Kao J, Mukherjee P, Campagne F, Zhou XK, et al. Gene expression profiling separates chromophobe renal cell carcinoma from oncocytoma and identifies vesicular transport and cell junction proteins as differentially expressed genes. Clin Cancer Res. 2006;12:6937–45.
[47] Schmidt LS, Warren MB, Nickerson ML, Weirich G, Matrosova V, Toro JR, et al. Birt-Hogg-Dube´ syndrome, a genodermatosis associated with spontaneous pneumothorax and kidney neoplasia, maps to chromosome 17p11.2. Am J Hum Genet. 2001;69:876–82.
[48] Scott CS, Jinot J. Trichloroethylene and cancer: systematic and quantitative review of epidemiologic evidence for identifying hazards. Int J Environ Res Public Health. 2011;8:4238–72.
[49] Serie DJ, Joseph RW, Cheville JC, Ho TH, Parasramka M, Hilton T, Eckel-Passow JE. Clear cell type A and B molecular subtypes in metastatic clear cell renal cell carcinoma: tumor heterogeneity and aggressiveness. Eur Urol. 2017;71(6):979–85. https://doi.org/10.1016/ j.eururo.2016.11.018.
[50] Siegel RL, Miller KD, Jernal A. Cancer statistics, 2017. CA Cancer J Clin. 2017;67:7–30.
[51] Sukov WR, Hodge JC, Lohse CM, et al. ALK alterations in adult renal cell carcinoma: frequency, clinicopathologic features and outcome in a large series of consecutively treated patients. Mod Pathol. 2012;25:1516–25.
[52] Tavani A, Rosato V, Di Palma F, et al. History of cholelithiasis and cancer risk in a network of case-control studies. Ann Oncol. 2012;23(8):2173–8.
[53] The Cancer Genome Atlas Research Network. Comprehensive molecular characterization of clear cell renal cell carcinoma. Nature. 2013;499:43–9.
[54] The Cancer Genome Atlas Research Network. Comprehensive molecular characterization of papillary renalcell carcinoma. N Engl J Med. 2016;374(2):135–45.
[55] Travis LB, Fossa SD, Schonfeld SJ, McMaster ML, Lynch CF, Storm H, et al. Second cancers among 40,576 testicular cancer patients: focus on long-term survivors. J Natl Cancer Inst. 2005;97:1354–65.
[56] Waldert M, Klatte T, Haitel A, Ozsoy M, Schmidbauer J, Marberger M, et al. Hybrid renal cell carcinomas containing histopathologic features of chromophobe renal cell carcinomas and oncocytomas have excellent oncologic outcomes. Eur Urol. 2010;57:661–6.
[57] White MC, Espey DK, Swan J, Wiggins CL, Eheman C, Kaur JS. Disparities in cancer mortality and incidence among American Indians and Alaska natives in the United States. Am J Public Health. 2014;104(suppl 3):S377–87.
[58] Yanik EL, Clarke CA, Synder JJ, Pfeiffer RM, Engels EA. Variation in cancer incidence among patients with ESRD during kidney function and nonfunction intervals. J Am Soc Nephrol. 2016;27:1495–504.
[59] Yu TM, ChuangYW,MCY, et al. Risk of cancer in patients with polycystic kidney disease: a propensity-score matched analysis of a nationwide, population-based cohort study. Lancet Oncol. 2016;17:1419–25.
[60] Znaor A, Lortet-Tieulent J, Laversanne M, et al. International variations and trends in renal cell carcinoma incidence and mortality. Eur Urol. 2015;67:519–30.

# 第32章　肾细胞癌临床表现及诊断手段

## Symptoms of Kidney Can cer and Appropriate Diagnostic Tools

Milan Hora　著

戴志红　译　　刘志宇　校

**摘　要**

目前，超过50%或60%的肾细胞癌是通过腹部超声或计算机断层扫描/磁共振成像偶然发现的。这些肿瘤通常较小且分期较低。许多肾肿块患者直到疾病晚期都没有症状。由于肾脏位于腹膜后位置，RCC可以在没有任何症状的情况下变得非常大。据报道，在世界某些地区，腰痛、肉眼血尿和腹部可触及肿块的经典三联征的患病率低于既往观察到的（现在为6%～10%），并且与晚期疾病和亚型相关与预后不良有关。20%～30%有症状的RCC（贫血、高钙血症、促肾上腺皮质激素的产生、多细胞血症、肝功能障碍、淀粉样变性、发热和体重减轻）患者会出现副肿瘤综合征。少数患者出现由转移性RCC引起的症状，如骨痛、病理性骨折、体力状态恶化，包括疲劳、厌食、体重减轻、肺部症状（持续咳嗽）、神经系统症状（由颅内和脊柱转移引起）。尽管在诊断方面取得了进步，尤其是成像技术有所改进，但所有患者中有20%～30%被诊断出患有转移性疾病（有症状或无症状转移）。诊断工具作为病史、体格检查和实验室的信息有限，主要仅用于晚期RCC。影像学的关键作用，即超声主要对初步诊断至关重要，但不足以进行手术分期和计划。对比增强多相腹部CT和（或）MRI是肾肿瘤诊断/表征和分期最合适的成像方式。CT特征甚至不能可靠地区分嗜酸细胞瘤和无脂肪血管平滑肌脂肪瘤与恶性肾肿瘤。胸部CT推荐用于肺和纵隔的分期评估，比胸部X线片更准确。在大多数临床方面，MRI与CT非常相似。MRI的主要优点是没有对碘对比剂过敏的风险，也没有辐射暴露（主要在怀孕期间很重要）。如果下腔静脉癌栓的范围在CT上无法确定并且可能在囊性病变中，MRI可能会为CT提供关于静脉受累的额外信息，但该主题正在研究中对于常规检查，目前不推荐使用PET-CT。介入成像技术（肾动脉数字减影血管造影和下腔静脉造影）被非侵入性方法（CT、MRI）取代。血管造影仅适用于治疗程序，如血管平滑肌脂肪瘤的栓塞和肾切除术后并发症的解决（出血、动静脉瘘）。骨显像通常不建议进行骨扫描，仅在特殊情况下，如病理性骨折等，可以用FDG-PET-CT代替。常规胸部X线片检查应作为分期和跟进。如上所述，胸部CT更准确。原发性肾肿瘤活检适用于以下适应证，即小的肾脏肿块主动监测前（如果有潜在的临床益处）、消融治疗前和转移性肾细胞癌，以选择最合适的内科和外科治疗策略。活检的执行为经皮在超声或CT引导下，在局部麻醉下使用约18G核心的芯针和同轴技术（允许多次活检，至少2次，以避免肿瘤播种）。

关键词
肾细胞癌；症状；超声检查；CT；活检

## 一、症状

目前，当出于其他医学原因进行腹部超声或计算机断层扫描 / 磁共振成像时，超过 50% 或 60% 的肾细胞癌是偶然发现的。这些肿瘤通常较小且分期较低（Ljungberg 等，2015；Petejova 和 Martinek，2016）。这导致小肾肿块的发生率增加，其定义为腹部成像中最大尺寸为 4cm 或更小的对比增强肿块（Ljungberg 等，2015）。许多 RM 患者在疾病晚期之前一直没有症状。由于肾脏位于腹膜后位置，RCC 可以变得非常大而没有任何症状。据报道，在世界某些地区，典型的腰痛、肉眼血尿和可触及的腹部肿块三联征的患病率低于既往观察到的（现在为 6%～10%），并且与晚期疾病和亚型相关与不良预后相关（Ljungberg 等，2015）。副肿瘤综合征（副肿瘤表现）的高钙血症是由癌组织释放甲状旁腺激素相关肽（PTHrP）、IL-6 和 IL-1 及肿瘤坏死因子 α 引起的。PTHrP 导致高钙血症涉及许多正常的钙激素途径体内平衡。PTHrP 与骨和肾组织中的 PTH 受体结合。这种结合导致骨吸收增加、钙的肾清除率降低及磷排泄增加。非转移性肾源性肝功能障碍综合征（Stauffer 综合征）是肾细胞癌的一种独特且罕见的副肿瘤表现，通常表现为黄疸性胆汁淤积。该综合征最初由 MH Stauffer 于 1961 年描述，其特征是碱性磷酸酶升高、红细胞沉降率升高、$\alpha_2$ 球蛋白和 γ 谷氨酰转移酶升高、血小板增多、凝血酶原时间延长、肝脾肿大和由于原发肿瘤过度表达 IL-6 导致的肝转移和黄疸。红细胞增多症（或红细胞增多症）是由 RCC 细胞异位产生促红细胞生成素引起的。非特异性症状如发热、体重减轻和疲劳（在许多恶性肿瘤中很常见）被认为是由细胞因子，尤其是 TNFα 和 IL-6 介导的。许多其他内分泌异常与 RCC 相关，如人绒毛膜促性腺激素和促肾上腺皮质激素升高，表现为库欣综合征和高 / 低血糖等临床综合征。与 RCC 相关的其他疾病包括由淀粉样蛋白 A（AA）蛋白病理性产生和沉积引起的淀粉样变性，具有与受影响的特定器官系统相关的典型临床表现，包括心血管、肾脏和胃肠系统。在 RCC 患者中也描述了许多其他综合征，如轻链肾病、血管炎、凝血病、神经肌病和 Wells 综合征（嗜酸性蜂窝织炎），但较少见（Petejova 和 Martinek，2016）。20%～30% 的有症状的 RCC 患者（贫血、高钙血症、促肾上腺皮质激素的产生、红细胞增多症、肝功能障碍、淀粉样变性、发热和体重减轻）。少数患者出现由转移性 RCC 引起的症状，如骨痛、病理性骨折和性能状态恶化，包括疲劳、厌食、体重减轻、肺部症状（持续咳嗽）和神经系统疾病症状（由颅内和脊柱转移引起）（Ljungberg 等，2015；Petejova 和 Martinek，2016）。尽管诊断取得了进步，尤其是成像技术的改进，但所有患者中有 20%～30% 被诊断出患有转移性疾病（有症状或无症状转移）（Petejova 和 Martinek，2016）（图 32-1）。

## 二、诊断工具

### （一）病史

病史集中在熟悉的 RCC 发病率和症状上。

### （二）体格检查

临床检查可能会发现腰部 / 肋下腹部区域的腹部肿块，但仅限于晚期病例。mRCC 转移的迹象，如淋巴结肿大（如锁骨上窝淋巴结肿大）和精索静脉曲张（肿瘤扩展到左肾静脉），以及下腔

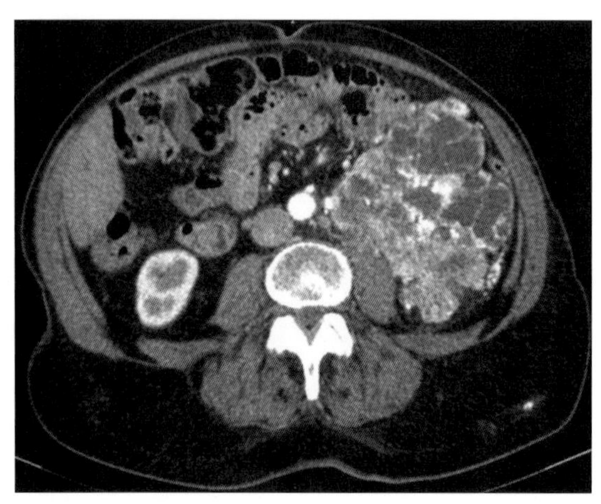

▲ 图 32-1 **一名 73 岁女性的造影后 CT，动脉期。左肾下极部分坏死肿瘤生长至腰大肌和结肠系膜，转移至肺部，组织学明确 RCC 高级别。该女性患有副肿瘤综合征（贫血、体重减轻）**

静脉阻塞的迹象（双侧腿水肿和侧支静脉循环）。

### （三）实验室检查

通常评估的实验室参数是血清肌酐、肾小球滤过率、全血细胞计数、红细胞沉降率、肝功能研究、碱性磷酸酶、乳酸脱氢酶、血清校正钙、凝血研究和尿液分析。普通临床实践中不使用特殊的实验室标志物。血红蛋白、LHD 和血清校正钙的值是 mRCC 治疗策略风险分层的一个组成部分。使用两个主要系统，即 MSKCC 和（或）转移性肾癌数据库联盟（IMDC）风险模型（Ljungberg 等，2015）。

## 三、影像学检查

### （一）超声波

超声主要用于初步诊断，但不足以用于分期和手术计划。多普勒超声不是调查的标准部分，特殊指征除外，如保留肾单位手术后有可疑血管并发症的血液供应控制。CEUS（对比增强超声）仅适用于特定情况［如终末期肾病、ESKD，此时不能使用对比剂（碘或钆）］。它的主要限制是所需的经验、特殊的软件，以及依赖于观察者（Sanz 等，2016）（图 32-2）。

### （二）CT

对比增强多相腹部 CT 和 MRI 是肾肿瘤诊断 / 表征和分期最合适的成像方式（Ljungberg 等，2015）。它是诊断肾肿瘤的基础，可以准确诊断 RCC 并提供有关原发肿瘤扩展、肿瘤增强后（应在 CT＞15HU）、静脉受累、局部区域扩大淋巴结、功能和形态、对侧肾功能和形态、肾上腺和其他实体器官的状况。除了典型的血管平滑肌脂肪瘤外，CT（及 MRI）不能可靠地区分肾肿瘤的不同组织学类型。CT 特征甚至不能可靠地区分嗜酸细胞瘤和无脂肪血管平滑肌脂肪瘤与恶性肾肿瘤（Ljungberg 等，2015）。双相 CT 血管造影（动脉和静脉都被描绘，最好是它们的解剖结构）在选定的病例中有用，以获得有关肾血管供应的详细信息（Ferda 等，2007），如用于计划手术。胸部 CT 推荐用于肺和纵隔的分期评估，比胸部 X 线片检查更准确。胸部 CT 应作为肾肿瘤初步诊断的一部分，并应在随访中实施，而不是胸部 X 线片检查。脑 CT 仅适用于可疑的脑或颅骨转移，如神经系统症状（图 32-3 至图 32-7）。

### （三）MRI

在大多数临床方面，MRI 与 CT 非常相似。MRI 的主要优点是无过敏风险。碘对比剂和不

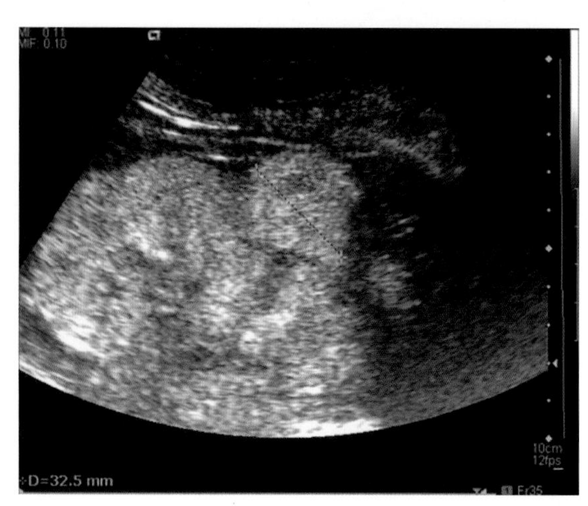


▲ 图 32-2 **肾凸面肿瘤的 CEUS（对比增强超声）（男性患者）**

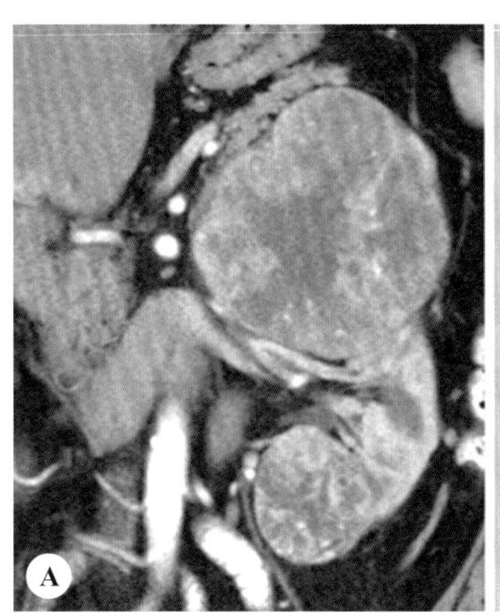
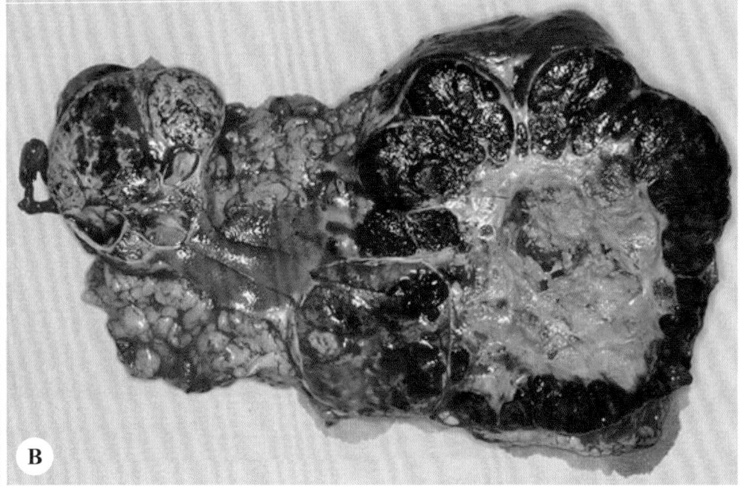

▲ 图 32-3　**A.** 左肾增强 **CT**，冠状位：双螺旋体肿瘤（上极较大，下极较小）；**B.** 手术标本

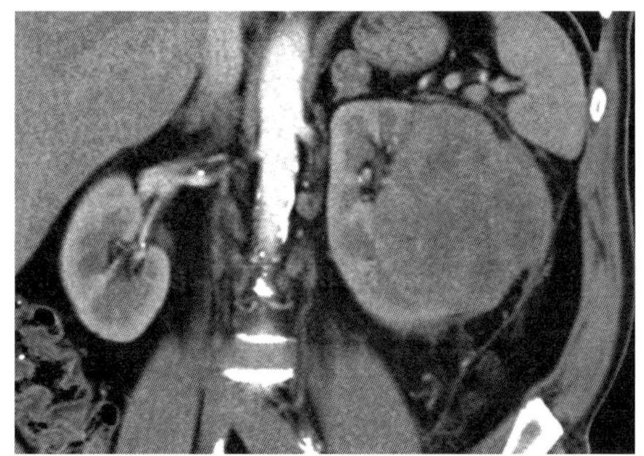

▲ 图 32-4　增强后 **CT**，冠状动脉切面。左肾和左肾上腺肿瘤

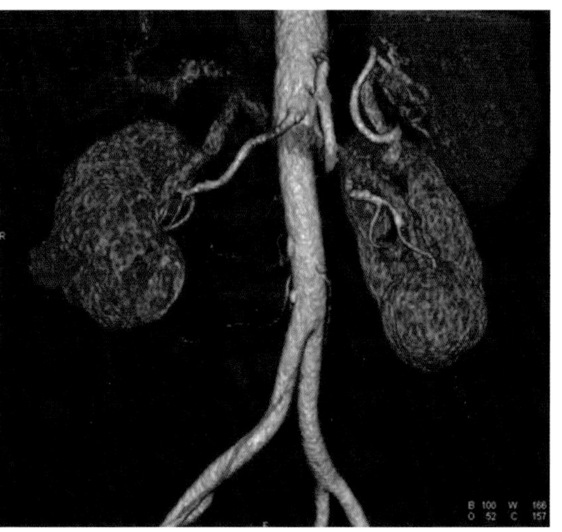

▲ 图 32-6　**CT** 双相血管造影及右肾凸面肿瘤

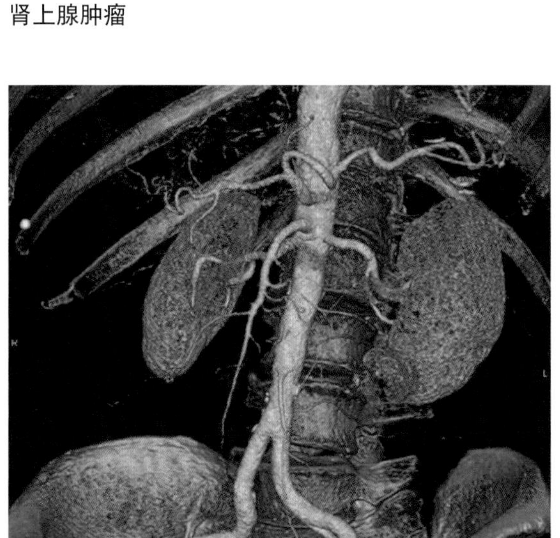

▲ 图 32-5　左肾下极 **CT** 双相血管造影及位于内侧的肿瘤

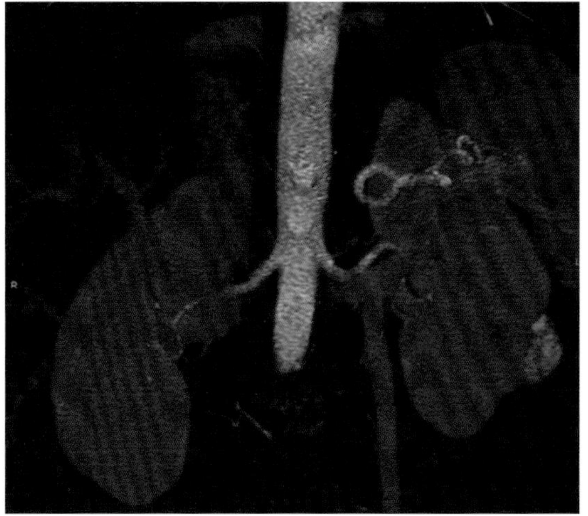

▲ 图 32-7　**CT** 双相血管造影及左肾下极凸面肿瘤，左侧卵巢静脉明显

暴露于辐射（主要在怀孕期间很重要）。如果下腔静脉肿瘤血栓的范围在 CT 上定义不清并且可能在囊性病变中，MRI 可能会为 CT 提供关于静脉受累的额外信息，但该主题正在研究中。主要缺点为 MRI 禁用于异物金属物体和心脏起搏器。由于过程冗长，MRI 不适用于胸部成像（在一个疗程中与腹部成像相结合）。新一代 3T MRI 提高了空间和时间分辨率，有利于肾血管成像和部分检查。因此，3T MRI 双相血管造影可以作为调查的一部分，但与 CTA 相比，小的异常血管更容易被遗漏，并且 3D 重建在很大程度上取决于放射科医生的技能（Hora 等，2013）。

### （四）PET-CT（MRI）

使用 $^{18}$F-FDG-PET-CT 目前灵敏度较低，与增强 CT 相比，用于诊断原发性肾脏肿块，但对转移灶的诊断具有更好的敏感性。预测和监测对靶向治疗的反应可以指导临床医生在治疗期间进行药物选择或调整。研究了将 $^{124}$I– 巨妥昔单抗连接到 $^{177}$Lu（一种强 β– 发射体）治疗晚期肾细胞癌患者的可能性（Gofrit 和 Orevi，2016）。对于常规检查，目前不推荐使用 PET-CT（Ljungberg 等，2015）（图 32–8 和图 32–9）。介入成像技术（肾动脉数字减影血管造影和下腔静脉造影）被无创方法（CT、MRI）取代（Ljungberg 等，2015）。血管造影仅适用于治疗程序，如血管平滑肌脂肪瘤栓塞术和肾切除术后并发症（出血、动静脉瘘）的解决。

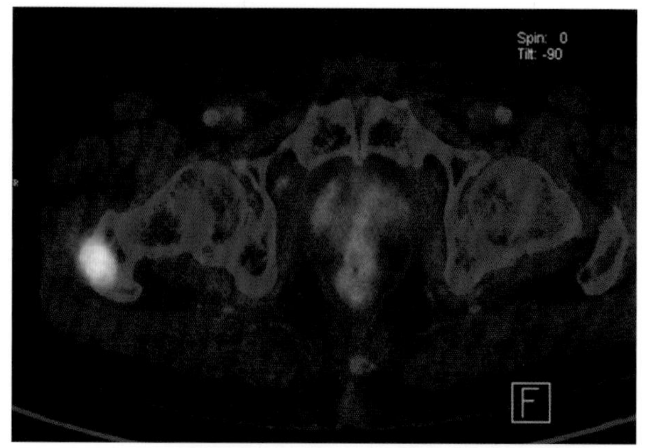


▲ 图 32–8　**FDG-PET-CT RCC 转移到右股骨（股骨大转子）**

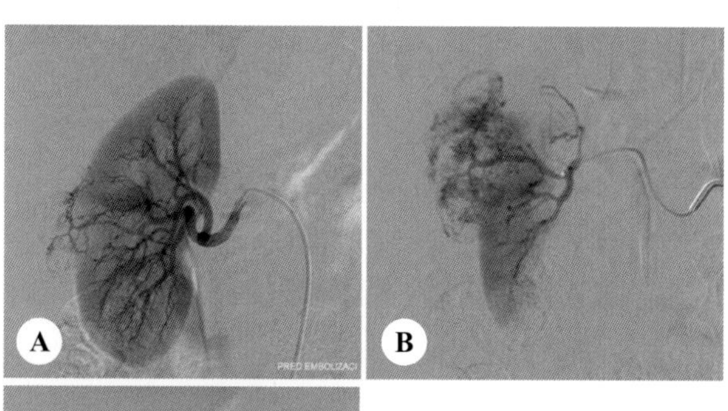


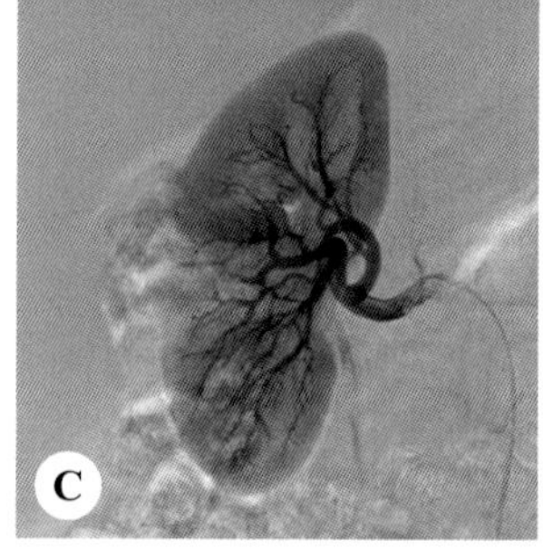


▲ 图 32–9　**A 和 B. 右肾动脉造影，肾凸面血管平滑肌脂肪瘤；C. 栓塞后**

对于骨显像，建议常规进行骨扫描，仅在特殊情况下，如病理性骨折等，可以用 FDG-PET-CT 代替。

在分期和随访中至少应进行常规胸部 X 线片检查。如上所述，胸部 CT 更准确（Ljungberg 等，2015）。

### （五）原发性肾肿瘤活检

活检在本书的一个特殊章中进行了讨论。适应证为小的肾脏肿块在主动监测之前（如果有潜在的临床益处），在消融之前治疗，并在转移性 RCC 中选择最合适的内科和外科治疗策略（Kutikov 等，2016）。活检的执行为经皮在超声或 CT 引导下，在局部麻醉下使用约 18G 芯针和同轴技术（允许多次活检，至少 2 次以避免肿瘤播种）（Marconi 等，2016）。

## 四、肾细胞癌的 TNM 分类和分类

肾细胞癌的 TNM 分类如表 32–1。

单个区域淋巴结的 $N_1$ 转移与多个区域的 $N_2$

转移不再有任何区别。相反，$N_1$ 包括区域淋巴结转移（Ljungberg 等，2015）。

在 TNM 补充的第 4 版（2012）中，对Ⅲ期和Ⅳ期提出了不同的分期。在Ⅲ期仍然仅属于 $T_3N_0M_0$ 类，$T_4N_xM_0$ 和 $T_xN_1M_0$ 类从Ⅲ期转移到Ⅳ期（Wittekind 等，2012）。

## 五、不同组织学类型的具体特征

### （一）乳头状 RCC1 型

常规 pRCC1 具有一些典型的大体形态特征。在超声上，它模仿病理改变的具有高密度内容物的囊肿。在 CT 和 MRI 上，它是圆形和均匀的，具有最小的后对比增强。在较大的肿瘤中，有一个低密度的中央区域，具有狭窄、不规则、对比度增强的边缘。pRCC1 在 CT/MRI 上的特征性球形外观类似于 Bosniak ⅡF 或Ⅲ囊肿。原位解剖的肿瘤呈赭色，柔软，并像“肉末香肠”一样从假囊中突出。它很脆弱，因此很容易破裂（Prochazkova 等，2017）（图 32-10）。

### （二）血管平滑肌脂肪瘤

由于脂肪组织的存在，超声、CT 和 MRI 常常由于诊断，活检很少应用。术前可能难以区分平滑肌细胞肿瘤和上皮样 AML 在内的上皮肿瘤。由于 AML 的良性过程，建议对大多数 AML 仅基于影像进行主动监测（Ljungberg 等，2015）（图 32-11 和图 32-12；表 32-2）。

表 32-1　美国癌症联合委员会 2010 版 RCC 的 TNM 分类

| 分类依据 | | | 具体内容 | | |
|---|---|---|---|---|---|
| 原发肿瘤（T） | $T_0$ | | 无原发肿瘤的证据 | | |
| | $T_1$ 肿瘤局限于肾，最大径≤ 7cm | $T_{1a}$ | 肿瘤最大径≤ 4cm | | |
| | | $T_{1b}$ | 4cm ＜肿瘤最大径≤ 7cm | | |
| | $T_2$ 肿瘤局限于肾，最大径＞ 7cm | $T_{2a}$ | 7cm ＜肿瘤最大径≤ 10cm | | |
| | | $T_{2b}$ | 肿瘤局限于肾，最大径＞ 10cm | | |
| | $T_3$ 肿瘤侵及大静脉或肾周围组织，但未累及同侧肾上腺，也未超过肾周围筋膜 | $T_{3a}$ | 肿瘤侵及肾静脉内或肾静脉分支的肾段静脉（含肌层的静脉）或侵犯肾周围脂肪和（或）肾窦脂肪（肾盂旁脂肪），但未超过肾周围筋膜 | | |
| | | $T_{3b}$ | 肿瘤侵及横膈膜下的下腔静脉 | | |
| | | $T_{3c}$ | 肿瘤侵及横膈膜上的下腔静脉或侵及下腔静脉壁 | | |
| | $T_4$ | | 肿瘤侵透肾周筋膜，包括侵及邻近肿瘤的同侧肾上腺 | | |
| 区域淋巴结（N） | $N_x$ | | 区域淋巴结无法评估 | | |
| | $N_0$ | | 区域淋巴结无转移 | | |
| | $N_1$ | | 区域淋巴结有转移 | | |
| 转移距离（M） | $M_0$ | | 无远处转移 | | |
| | $M_1$ | | 远处转移 | | |
| 分期 | Ⅰ期 | | $T_1$ | $N_0$ | $M_0$ |
| | Ⅱ期 | | $T_2$ | $N_0$ | $M_0$ |
| | Ⅲ期 | | $T_{1\sim2}$ | $N_1$ | $M_0$ |
| | | | $T_{3\sim4}$ | 任何 N | $M_0$ |
| | Ⅳ期 | | 任何 T | 任何 N | $M_1$ |

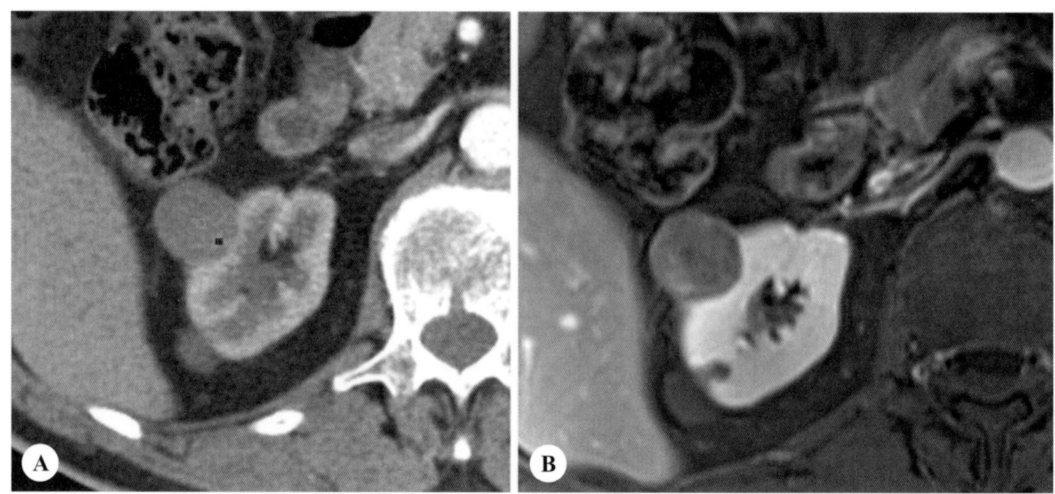

▲ 图 32-10 **A.** 增强后 CT，右肾肿瘤，仅增强后密度 39HU。切除肿瘤的组织学为乳头状 RCC1 型 $pT_{1a}G_1pR_0$；**B.** 同一肿瘤的 MRI

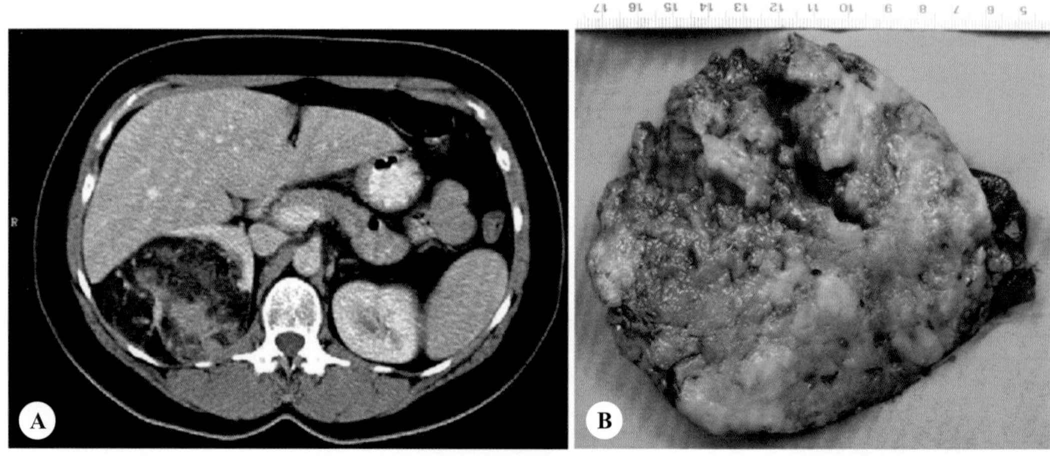

▲ 图 32-11 **A.** 右肾上极巨大血管平滑肌脂肪瘤 CT；**B.** 手术标本（开放切除）

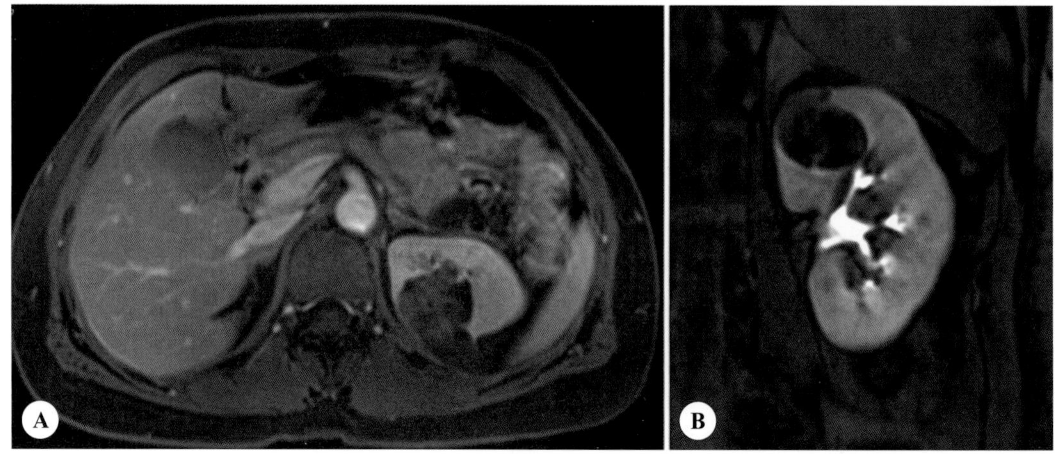

▲ 图 32-12 **A.** 左肾上极 MRI 血管平滑肌脂肪瘤；**B.** 同例，MRI 冠脉观

表 32–2　肾囊性病变 Bosniak 分类（Ljungberg 等，2015；Warren 和 McFarlane，2005）

| 类 别 | 特 点 | 诊 断 |
|---|---|---|
| Ⅰ | 简单的良性囊肿，壁薄如发丝，无隔膜、钙化或实性成分。与水的密度相同，并且不会因对比剂而增强 | 良性 |
| Ⅱ | 良性囊肿，可能含有一些发际线薄的隔膜。壁或隔膜中可能存在细微的钙化。均匀的高密度病灶＜3cm，边缘锐利，无强化 | 良性 |
| Ⅱ F | 这些可能包含更多的发际线薄隔垫。发丝线薄的隔膜或壁的最小增强。隔垫或壁的最小增厚，囊肿可能含有钙化，可能呈结节状和厚实，无对比增强。没有增强软组织元素。此类别还包括完全肾内、非增强、高衰减，肾脏病变＞3cm。通常边缘很好 | 需进一步检查。部分恶性 |
| Ⅲ | 这些是不确定的囊性肿块，具有增厚的不规则壁或增强的隔膜 | 手术或主动监测。50% 以上为恶性[a] |
| Ⅳ | 明显恶性，含有增强的软组织成分 | 手术。大多数是恶性的 |

a. 由于既往的"恶性"实体多房囊性 RCC 正式转变为低恶性潜能的"良性"实体多房囊性肾肿瘤，Ⅱ F～Ⅲ类恶性肿瘤的百分比可以改变——MCRNLMP（WHO renal tumor classific，2016）（Moch 等，2016）（图 32–13）。

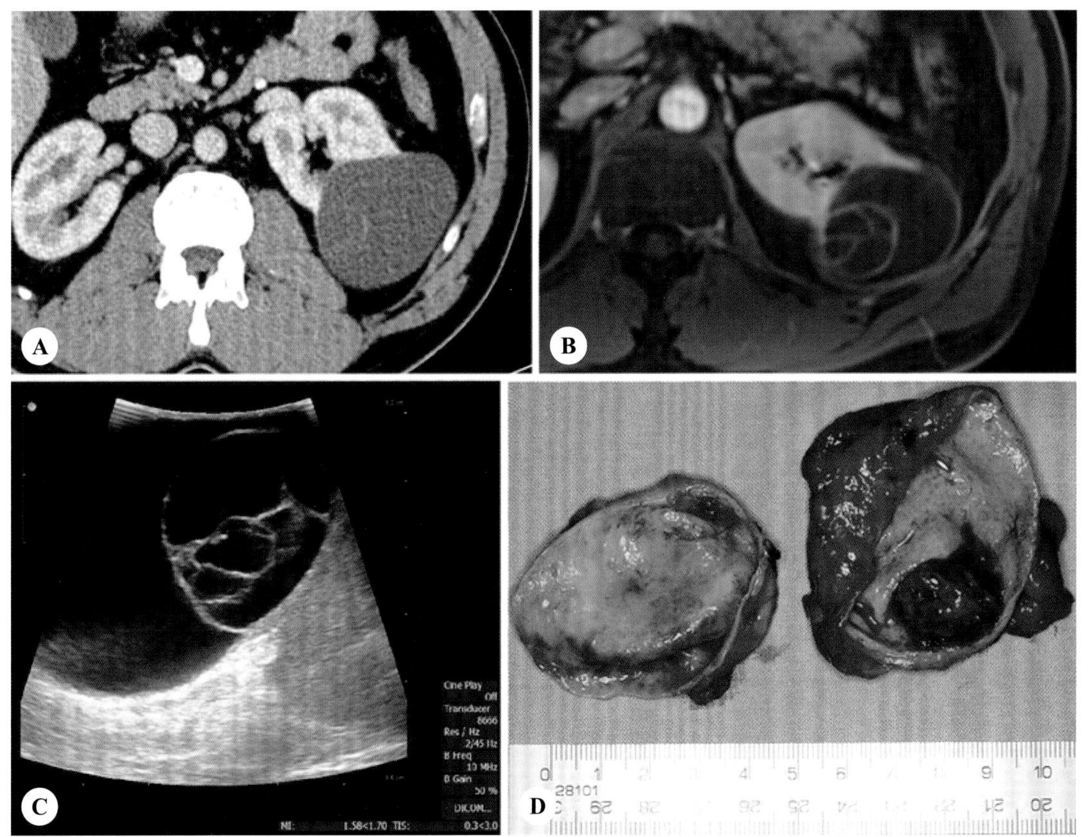


▲ 图 32–13　男性，43 岁，左肾中部囊性肾病变 Bosniak 型Ⅱ F～Ⅲ

A. CT；B. 3T MRI $T_1$，与 CT 相比，隔膜非常清晰可见；C. 围术期超声（高频），肿瘤中的隔膜清晰可见；D. 腹腔镜切除术后手术中的标本，组织学为低恶性潜能的多房囊性肾肿瘤，MCRNLMP（Moch 等，2016）

# 参考文献


[1] Ferda J, Hora M, Hes O, Ferdová E, Kreuzberg B. Assessment of the kidney tumor vascular supply by two-phase MDCT-angiography. Eur J Radiol. 2007;62(2):295–301.

[2] Gofrit ON, Orevi M. Diagnostic challenges of kidney cancer: a systematic review of the role of positron emission tomography-computerized tomography. J Urol. 2016 Sep;196(3):648–57.

[3] Hora M, Stransky P, Travnicek I, Urge T, Eret V, Kreuzberg B, et al. Three-tesla MRI biphasic angiography: a method for preoperative assessment of the vascular supply in renal tumours–a surgical perspective. World J Urol. 2013;31(5):1171–6.

[4] Kutikov A, Smaldone MC, Uzzo RG, Haifler M, Bratslavsky G, Leibovich BC. Renal mass biopsy: always, sometimes, or never? Eur Urol. 2016;70 (3):403–6.

[5] Ljungberg B, Bensalah K, Canfield S, Dabestani S, Hofmann F, Hora M, et al. EAU guidelines on renal cell carcinoma: 2014 Update. Eur Urol. 2015;67 (5):913–24.

[6] Marconi L, Dabestani S, Lam TB, Hofmann F, Stewart F, Norrie J, et al. Systematic review and meta-analysis of diagnostic accuracy of percutaneous renal tumour biopsy. Eur Urol. 2016;69(4):660–73.

[7] Moch H, Cubilla AL, Humphrey PA, Reuter VE, Ulbright TM. The 2016 WHO classification of tumours of the urinary system and male genital organs-part A: renal, penile, and testicular tumours. Eur Urol. 2016;70 (1):93–105.

[8] Petejova N, Martinek A. Renal cell carcinoma: review of etiology, pathophysiology and risk factors. Biomed Pap Med Fac Univ Palacky Olomouc Czech Repub. 2016;160(2):183–94.

[9] Prochazkova K, Staehler M, Travnicek I, Pitra T, Eret V, Urge T, et al. Morphological characterization of papillary renal cell carcinoma type 1, the efficiency of its surgical treatment. Urol Int. 2017;98(2): 148–55.

[10] Sanz E, Hevia V, Gomez V, Alvarez S, Fabuel JJ, Martinez L, et al. Renal complex cystic masses: usefulness of contrast-enhanced ultrasound (CEUS) in their assessment and its agreement with computed tomography. Curr Urol Rep. 2016;17(12):89.

[11] Warren KS, McFarlane J. The Bosniak classification of renal cystic masses. BJU Int. 2005;95(7):939–42.

[12] Wittekind C, Compton CC, Brierley JR, Leslie S. TNM supplement: a commentary on uniform use. 4th ed. – New York: Wiley; 2012.

# 第 33 章　肾细胞癌预后及相关评估指标

## Prognostic and Predictive Markers, and Stratifications Tables, for the Detection and Treatment of Renal Cell Carcinoma

Helen Davis Bondarenko　Raisa S. Pompe　Emanuele Zaffuto
Shahrokh F. Shariat　Pierre I. Karakiewicz　著
戴志红　译　　刘志宇　校

摘　要

尽管了解疾病分期、分级和组织学亚型，但 RCC 的患者预后仍然难以捉摸。因此，已经提出了大量预测和预后模型及生物标志物。许多在生存曲线分层或区分阶段分布方面表现出希望，而其他人则在特定的感兴趣的终点获得了独立的预测因子状态。

人们对复合生物标志物越来越感兴趣，如 BioScore（Parker 等，2009），与其他模型相比，它具有更高的准确性。继续寻找相关的、易于使用和理解的理想模型，该模型将能够区分不同的患者疾病和特征。预后因素和预测模型的未来在于寻找有助于选择目标疗法、免疫疗法和化学疗法的生物标志物。为了改善患者的预后，需要通过使用患者的基因组分类来个性化靶向药物和新药的治疗顺序。

目前，免疫肿瘤药物，特别是针对 PD-1 的免疫检查点抑制药，是 RCC 治疗中最有希望的。据推测，预先建立的免疫反应可以优化免疫检查点抑制疗法。因此，即使过去的研究几乎没有发现理想的结果，疫苗接种可能是未来治疗成功的关键（Curtis 等，2016）。

本章将重点介绍专门用于转移性 RCC 的预后模型和所有类型 RCC 的模型。其次，本章将重点介绍分子生物标志物，包括基于组织的生物标志物、基于血液的生物标志物和免疫系统生物标志物。

## 一、概述

肾细胞癌的自然病程是不可预测的。高达 7% 的无痛性肿瘤（4cm）患者存在转移性疾病，并且疾病特异性死亡率的风险升高。另一方面，高达 40% 的肾切除术后淋巴结转移患者在手术后存活 5 年（Sun 等，2011）。预后标志物测量临床或生物学特征，无论疾病治疗如何，都可以预测患者的结果。预测标记测量用于优化治疗选择的临床或生物学特征（Maroto 和 Rini，2014；Li 等，2015）。有两种类型的预测标记，包括静态和动态。静态标记用于确定对某种治疗有反应的可能性，而动态标记则用于预测肿瘤对正在进行的治疗的反应（Li 等，2015）。预后对于风险分层、咨询和靶向治疗选择很重要。研究表明，观察等待对具有低风险预后特征的特定患者有益，而不是使他们遭受治疗的不良影响（Li 等，2015）。RCC 的预后着眼于四个不同的群体，即患者的体能状态、肿瘤负荷、促炎标志物和治疗相关因素（Li 等，2015）。

目前已经提出了几种预后因素和预测标志物来区分不良和有利的风险患者，以及预测 RCC 的自然病程。本章将讨论预后的历史、现有的预后因素、预测靶向治疗反应的因素及已建立的预后模型。

## 二、肾细胞癌的预后

### （一）预测转移性肾细胞癌的总生存期和（或）无进展生存期

1988 年，Elson 等（Elson 等，1988）开创了预测癌症特异性死亡率的多变量模型（表 33-1）。他们的模型依赖于美国患者，包括 ECOG-PS、初始诊断的时间、转移部位的数量、既往的细胞毒性化疗和体重减轻。1999 年，Motzer 等（Motzer 等，1999）检查了 MSKCC 的患者数据库，并提出了转移性 RCC（mRCC）死亡率的五个预测因素，即卡诺夫斯基体能状态、乳酸脱氢酶、血红蛋白、校正钙和肾切除术状态。他们将患者分为三个风险组，包括有利组（零风险因素）、中等组（1～2 个风险因素）和差组（3 个或更多风险因素），研究发现有利组、中等组和差组的风险中位总生存期分别为 30 个月、14 个月和 5 个月（Li 等，2015）。2002 年，肾切除术状态被从诊断到开始使用干扰素的时间所取代（Motzer 等，2002）。2002 年的 Motzer 模型在 2013 年经过外部验证，准确率为 66%（Heng 等，2013）。Motzer 评分在 2004 年进一步更新，将其预测变量的数量从 5 个减少到 3 个，即 KPS、血红蛋白和校正钙（Motzer 等，2004）。2005 年，Mekhail 等建议通过添加先前的放射治疗暴露及转移部位的存在来更新 2002 年的 Motzer 评分。最后，在 2007 年，Escudier 等建议用转移部位的数量代替 KPS。不幸的是，除了 2002Motzer 模型，没有其他模型正式接受内部或外部验证，因此，它们的准确性、性能和对临床决策的影响仍然未知（Sun 等，2011）。

2005 年，（Negrier 等，2005）介绍了一种基于欧洲患者的不同预后模型。尽管进行了免疫治疗，该模型确定了与疾病进展相关的四个变量，包括从 RCC 诊断到转移的时间、转移部位的数量、肝转移的存在和中性粒细胞计数。它得到了 Heng 等的外部验证，在 2013 年，准确率为 64%。

2009 年，Heng 等为接受靶向治疗的 mRCC 患者开创了国际转移性肾细胞癌数据库联盟模型。该模型包括符合以下四个 Motzer 标准的中性粒细胞和血小板计数，即血红蛋白、校正钙、KPS 和从诊断到治疗的时间。IMDC 内部验证的准确率为 73%，2013 年外部验证的准确率为 66%（Heng 等，2013）。有人建议，IMDC 可用于选择一线和二线治疗及细胞减灭术的患者（Li 等，2015）。显示存活 1 年且具有 3 个 IMDC 预后因素的患者更有可能从细胞减灭性肾切除术中获益。研究表明，转移部位的特定位置容易导致更差的预后。例如，Mckay 等（2014）发现接受靶向治疗的患者骨和肺转移的生存率较差。此外，Trihn 等（2013）发现，在接受细胞减灭术肾切除术的患者中，每增加一个阳性淋巴结都会增加癌症特异性死亡率。因此，几位作者建议将疾病位置纳入列线图。值得注意的是，2008 年，Motzer 等为 mRCC 设计了舒尼替尼前治疗列线图，同时考虑了转移部位。

最后而且重要的是，在 2011 年，Karakiewicz 等（2011）提出了一个模型，其中包括 KPS、从初步诊断到治疗的时间、基线白蛋白和基线碱性磷酸酶。与 2002Motzer 模型（Motzer 等，2002）在同一队列中测试的 52% 准确度相比，该模型在使用或不使用 IFN 的贝伐单抗治疗后预测死亡率

表 33–1　预测 mRCC 的总生存期和（或）无进展生存期

| 作　者 | 目标人群 | 预　测 |
| --- | --- | --- |
| Elson 等（1988） | mRCC | • ECOG-PS<br>• 从最初诊断起的时间、转移部位数<br>• 既往细胞毒性化疗<br>• 体重减轻 |
| Motzer 等（1999） | mRCC 通过 NT 治疗 | • 乳酸脱氢酶＞ULN<br>• 血红蛋白＞ULN<br>• KPS<br>• 校正血清钙＞ULN<br>• NT 缺失 |
| Motzer 等（2002） | mRCC 通过 NT/IFN 治疗 | • KPS<br>• 乳酸脱氢酶＜UL<br>• 血红蛋白＞ULN<br>• 校正血清钙＞ULN<br>• 从诊断到干扰素的时间 |
| Motzer 等（2004） | mRCC 通过 NT/IFN 治疗 | • KPS<br>• 血红蛋白＞ULN<br>• 校正血清钙＞ULN |
| Négrier 等（2005） | mRCC 通过 cytokine 治疗 | • 存在炎症生物体征<br>• 从肾肿瘤到 mRCC 的时间间隔短<br>• 中性粒细胞计数升高<br>• 肝转移<br>• 骨转移<br>• 性能状态<br>• 转移部位数<br>• 碱性磷酸酶<br>• 血红蛋白 |
| Leibovich 等（2005） | 转移性 ccRCC 通过 NT 治疗 | • 年龄<br>• 性别<br>• NT 的症状<br>• 从 NT 到 mRCC 的时间<br>• 转移的位置 / 手术治疗<br>• 肿瘤血栓的存在 / 水平<br>• 组织学亚型<br>• TNM（2002）<br>• 肿瘤大小<br>• 肾周脂肪浸润<br>• 淋巴结浸润<br>• 核级<br>• 肿瘤坏死<br>• 肉瘤样分化 |
| Mekhail 等（2005） | mRCC | • 多焦点<br>• 从诊断到进入研究的时间<br>• 乳酸脱氢酶＞ULN<br>• 校正血清钙＞ULN<br>• 既往放疗<br>• 存在肝 / 肺 / 腹膜后 / 淋巴结转移 |

（续表）

| 作　者 | 目标人群 | 预　测 |
| --- | --- | --- |
| Escudier 等（2007） | IO 失败的 mRCC 患者 | • 碱性磷酸酶＞ULN<br>• 校正血清钙＞ULN<br>• 乳酸脱氢酶＞ULN<br>• 转移部位数<br>• 从诊断到转移诊断的时间 |
| Motzer 等（2008） | 接受舒尼替尼治疗的 mRCC 患者 | • 校正血清钙<br>• 转移部位的数量<br>• 血红蛋白＞ULN<br>• 以前的 NT<br>• 肺转移<br>• 肝转移<br>• ECOG-PS<br>• 血小板增多症<br>• 从诊断到治疗的时间<br>• 碱性磷酸酶<br>• 乳酸脱氢酶 |
| Heng 等（2009）<br>IMDC | 用 VEGF 药物治疗的 mRCC 患者 | • KPS<br>• 从诊断到治疗的时间<br>• 血红蛋白＞ULN<br>• 校正血清钙＞ULN<br>• 中性粒细胞＞ULN<br>• 血小板＞ULN |
| Karakiewicz 等（2011） | 接受贝伐珠单抗治疗的 mRCC 患者加干扰素或单独干扰素 | • KPS<br>• 从初步诊断到治疗的时间<br>• 基线白蛋白<br>• 基线碱性磷酸酶 |

mRCC. 转移性肾细胞癌；ECOG-PS. 东部肿瘤协作组表现状态；NT. 肾切除术；ULN. 上限正常；KPS.Karnofsky 表现状态；VEGF. 血管内皮生长因子

的准确度为 75%。该模型需要等待外部验证。

### （二）预测所有类型肾细胞癌的总生存期和（或）无进展生存期

之前 Motzer 等、Mikhail 等、Negrier 等和 IMDC 讨论的模型仅适用于转移性 RCC 患者。目前已经为所有类型的 RCC 患者开发了许多其他模型。2001 年，Zisman 等开创了一种综合分期系统（UISS），用于预测所有阶段 RCC 患者的生存期（Zisman 等，2001）（表 33-2）。该模型包括 TNM 阶段、Fuhrman 分级和 ECOG-PS。它已经过广泛的测试和验证，准确度为 84%～86%（Sun 等，2011）。2007 年，Karakiewicz 等设计了一个针对所有类型的患者的列线图 RCC。该模型包括 pT 分期、pN 分期、M 分期、肿瘤大小、Fuhrman 分级和症状分类。该模型具有最高的预测准确度为 88%～91%，并已得到多个组的外部验证。

2009 年，Karakiewicz 等开发并外部验证了用于预测 RCC 特定死亡率的条件列线图，使用 TNM 分期、Fuhrman 分级、肿瘤大小和症状分类作为预测变量。该模型具有 91% 的高精度，表明 RCC 患者肾切除术后 1 年、2 年、5 年和 10 年的生存概率（Karakiewicz 等，2009）。条件生存（CS）提供关于患者存活 X 年概率的动态数据，因为

表 33-2　各类 RCC 总生存期和（或）无进展生存期的预测

| 作　者 | 目标人群 | 预　测 |
|---|---|---|
| Zisman 等（2001）UISS | 所有阶段的 RCC | • AJCC<br>• Fuhrman 分级<br>• ECOG-PS |
| Frank 等（2002） | 局限的 ccRCC | • TNM（1997）<br>• 肿瘤大小<br>• 核级<br>• 肿瘤坏死 |
| Kim 等（2005） | 转移的 ccRCC | • T 级<br>• ECOG-PS<br>• CA Ⅸ<br>• 波形蛋白<br>• p53<br>• PTEN |
| Karakiewicz 等（2007a） | 乳头状、嫌色细胞、ccRCC | • pT 期<br>• pN 期<br>• M 期<br>• 肿瘤大小<br>• Fuhrman 分级<br>• 症状分类 |
| Karakiewicz 等（2009）<br>有条件的生存 | 所有阶段的 RCC | • pT 期<br>• pN 期<br>• M 期<br>• 肿瘤大小<br>• Fuhrman 分级<br>• 症状分类 |
| Parker 等（2009）<br>生物评分 | ccRCC | • B7–H1<br>• 生存素<br>• Ki-67 |
| Kutikov 等（2010）<br>竞争风险 | 局部乳头状、嫌色细胞、ccRCC | • 种族性别<br>• 肿瘤大小<br>• 年龄<br>• 死亡原因非癌症<br>• 肾癌<br>• 其他癌症 |

RCC. 肾细胞癌；AJCC. 美国癌症联合委员会；ECOG-PS. 东部肿瘤合作组；CA Ⅸ . 碳酸酐酶Ⅸ

他（她）在诊断后已经存活了 Y 年（Harshman 等，2012）。换句话说，与新诊断的患者相比，CS 提供了关于长期癌症幸存者的预后数据，特别是低风险患者（Li 等，2015）。例如，2012 年 Harshman 等发现来自国际 mRCC 数据库联盟的 mRCC 患者接受 18 个月的 VEGF 靶向治疗后，2 年 CS 增加了 24%。值得注意的是，本研究中低危患者的 2 年 CS 从 11% 增加到 73%（Harshman 等，2012）。他们进一步证明 CS 可以增强预后列线图（Harshman 等，2012）。

考虑到许多 RCC 患者是患有多种合并症的老年患者，RCC 治疗后的生存获益尚不清楚。2010 年，Kutikov 等提出了一种竞争风险列线图来预测 RCC 特异性、非癌症和其他癌症导致的死亡率，在手术治疗的 RCC 患者。该列线图得到了 LughezZani 等的外部验证。在 2010 年，对于非癌症、RCC 特异性和其他癌症死亡率的合理准确度分别为 73%、70% 和 71%。

对于肾切除术前后患者的癌症特异性死亡率、无复发生存率的估计和转移进展，已经提出了多种模型。此外，已经描述了具有更好预后的多变量模型，如 UIS（Zisman 等，2001）、BioScore（Parker 等，2009）和 SSIGN 评分（肿瘤分期、大小、等级、坏死）（Frank 等，2002）。尽管它们具有足够的预后能力，但这些模型都不是 100% 准确的，并且都不是为了考虑靶向治疗的效果而设计的。因此，继续寻找更准确的标记。

## 三、分子生物标志物

在过去的 20 年中，研究集中在分子事件上，这些事件可以揭示 RCC 不同临床行为背后的生物学异质性，准确标记的识别也可以使预后和风险分层的临床决策个体化预测对现有全身疗法的反应（Sun 等，2011）。分子生物标志物与 RCC 的临床和（或）病理特征相关，对无进展生存期、OS、癌症特异性死亡率和预后有影响。此外，研究表明，单独生物标志物的完整性可能比任何列线图都更准确。例如，2005 年 Schmitz-Dräger 等表明，多个标志物在未来膀胱癌的筛查和监测中具有潜力。2003 年，Kattan 等开发并内部验证了基于生物标志物的前列腺癌列线图。该模型得到了 2008 年 Shariat 等的外部验证，表明添加生物标志物将列线图预测准确性提高了 8%。同样，生物标志物面板提高了 RCC 预后和预测模型的准确性。例如，由 Parker 等在 2009 年开发的 BioScore（2009），其中包括 B7–H1、存活蛋白和 Ki-67 的肿瘤表达水平，增强了多个模型的透明细胞 RCC 结果预测。此外，Su Kim 等在 2013 年提出的生物标志物面板包括烟酰胺 N– 甲基转移酶、L-plastin 和非转移性细胞 1 蛋白，显示了早期检测恶性肾肿瘤的有希望的结果。尽管分子生物标志物的结果很有希望，但没有一个进入临床实践，它们还需要在理想的前瞻性研究中进行验证。

下文概述了现有的生物标志物，这些生物标志物已证明具有改善临床和病理变量的预测和（或）预后能力的潜力。

### （一）肾细胞癌生物标志物

#### 1. 基于组织的生物标志物

基于组织的生物标志物包括 *VHL* 基因、缺氧诱导因子、血管内皮生长因子和碳酸酐酶Ⅸ。此外，最近发表了关于多溴 1（PBRM1）、BRCA1 相关蛋白 1（BAP1）和含 SET 结构域的蛋白 2（SETD2）的数据。RCC 中的生物途径和标志物如图 33–1 所示。尽管 RCC 中的多种治疗选择针对这些生物标志物，但它们的预测和预后价值尚未得到外部和内部验证。例如，所有酪氨酸激酶抑制药，如贝伐单抗为靶向 VEGF，而其他如卡博替尼，靶向更广泛的受体，包括 AXL 和 c-met 原癌基因。

*VHL* 基因是染色体 3p 上的肿瘤抑制基因，最初在缺陷蛋白同种型 pVHL19 和 pVHL30 中被发现。该基因在几乎所有 VHL 家族性肿瘤综合征患者中均失活，约占散发性透明细胞 RCC 的 70%。VHL 综合征患者易患多发双侧透明细胞 RCC 病变，以及存在视网膜血管瘤、嗜铬细胞瘤、中枢神经系统血管母细胞瘤和胰腺肿瘤（Sun 等，2011）。*VHL* 基因负责通过 p53 调节细胞周期停滞、细胞外基质沉积和 HIF-1α 的降解。2002 年，Yao 等发现 *VHL* 的突变或超甲基化预测Ⅰ～Ⅲ期透明细胞 RCC 的无进展生存期更长，死亡率更低。另一方面，2002 年，Schraml 等发现与没有 *VHL* 突变的患者相比，有 *VHL* 突变的患者的存活率没有差异。据推测，“功能丧失”

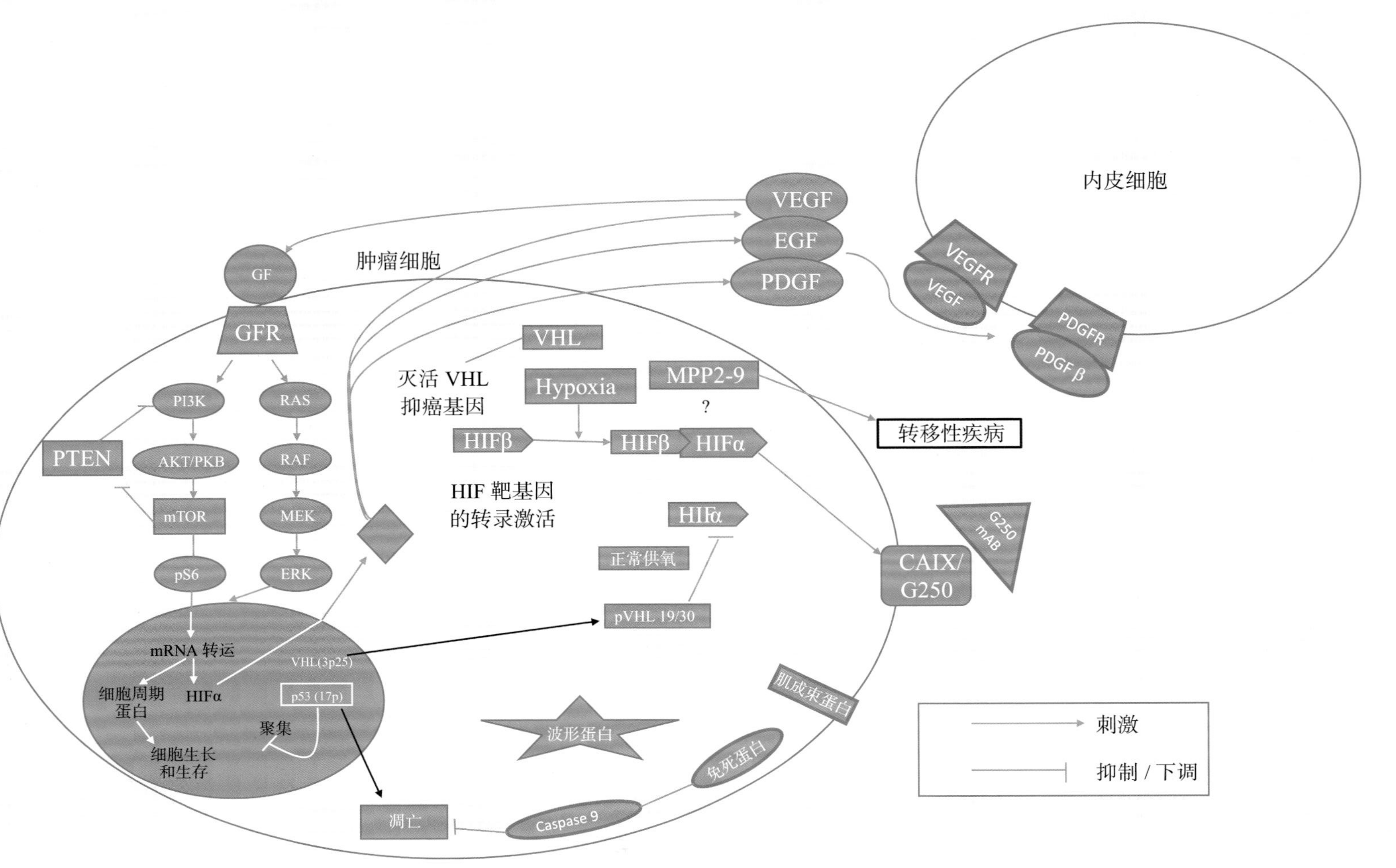


▲ 图 33–1 **RCC 中的生物通路和标志物**

AKT/PKB akt/. 蛋白激酶 B（基因）；CA Ⅸ . 碳酸酐酶Ⅸ；EGF. 内皮生长因子；ERK. 细胞外信号调节激酶；GF. 生长因子；GFR. 生长因子受体；HIF. 缺氧诱导因子；MEK. 甲乙酮；MMP. 基质金属蛋白酶；mTOR. 西罗莫司的哺乳动物靶标；PDGF. 血小板衍生生长因子；PDGFR. 血小板衍生生长因子受体；PTEN. 磷酸酶和张力蛋白同源物；VEGF. 血管内皮生长因子；VEGFR. 血管内皮生长因子受体；VHL.von Hippel-Lindau

的 *VHL* 突变，而不是调节 RCC 血管生成和增殖的 *VHL* 突变，直接影响 RCC 的进展（Sun 等，2011）。

如前所述，*VHL* 负责 HIF-α 降解。因此，除了细胞缺氧条件外，VHL 蛋白的改变也会导致 HIF-α 的积累。HIF-α 是肿瘤发病机制的关键参与者，激活大约 30 个负责肿瘤生长和血管生成的基因，特别是肿瘤 VEGF 的上调。与乳头状或嫌色细胞 RCC 变体相比，ccRCC 中的 HIF-α 表达显著增加。研究没有发现透明细胞或乳头状 RCC 变体中 HIF-α 表达高和低的患者之间的生存差异，而其他研究发现 HIF-1α 肿瘤组织水平升高时生存率更差（Sun 等，2011）。

血管内皮生长因子是一种二聚体糖蛋白，在正常和病理状态下都会影响血管生成，促进肿瘤生长和转移。由于 HIF-α 的失调及较大肿瘤中血液供应不足继发的缺氧，在 ccRCC 中 VEGF 表达上调。在具有 *VHL* 基因改变和晚期肿瘤分级的 RCC 患者中，VEGF 浓度和产量增加（Sun 等，2011；Maroto 和 Rini，2014）。除了 ccRCC 中的肿瘤分级和大小外，VEGF 表达与 Fuhrman 分级、肿瘤坏死、肿瘤分期和微血管浸润相关。研究表明，增加的 VEGF 会降低 RCC 无进展率和 OS 率。尽管具有有希望的特性，但 VEGF 的附加值有待确认和外部验证（Sun 等，2011；Maroto 和 Rini，2014）。

c-met 是一种原癌基因，也是一种受体酪氨酸激酶。它负责血管生成、组织修复、细胞生长和分化。多种癌症，包括所有类型的 RCC，都与 c-met 通路的突变有关。例如，ccRCC 中的 *VHL* 突变与 c-met 上调有关。此外，c-met 表达具有在乳头状和肉瘤样分化肿瘤中尤其升高的特点。2013 年，Gibney 等发现 c-met 表达的增加降低了癌症特异性死亡率。因此需要进一步研究，以了解 c-met 在 RCC 发病机制中的真正价值（Ngo 等，2014）。

碳酸酐酶Ⅸ是一种跨膜蛋白，与肿瘤生长、侵袭性肿瘤表型和不良预后相关。CA Ⅸ受 HIF-α 调节，被认为参与了肿瘤微环境的调节，特别是响应于肿瘤细胞内和细胞外 pH 水平的改变。CA Ⅸ在超过 80% 的 RCC 样本和 90% 的 ccRCC 样本中表达，并且因此，可用于建立 RCC 诊断。CA Ⅸ高表达与局部 RCC 和 mRCC 更好的预后和生存相关，并且与转移扩散呈负相关。另一方面，低 CA Ⅸ表达与 RCC 死亡率无关。由于其在 RCC 中高患病率和肿瘤特异性，CA Ⅸ是使用单克隆抗体进行成像和治疗的绝佳靶点，例如，用于 PET 扫描的 $^{124}$I– 巨妥昔单抗（Ngo 等，2014）。尽管回顾性结果很有希望，但在 TARGET 试验中，未发现 CA Ⅸ表达对接受索拉非尼治疗的 mRCC 患者具有预测性或预后性（Choueiri 等，2013）。CA Ⅸ可能更有助于表征小肾肿块（Sun 等，2011；Ngo 等，2014）。

随着技术的进步，已发现超过 10% 的散发性透明细胞 RCC 中的三个基因发生突变，即 *PBRM1*、*BAP1* 和 *SETD2*。我们可以假设这些基因在 RCC 中发挥核心作用，因为与 *VHL* 类似，这三个基因是两次打击的肿瘤抑制基因，位于染色体 3p 的短臂（Brugarolas，2013）。研究发现 *PBRM1* 和 *SETD2* 突变同时发生，而 *PBRM1* 和 *BAP1* 突变分别发生，并且与不同的 RCC 病理特征和结果相关（Zhang 等，2016）。此外，与 *PBRM1* 相比，*BAP1* 和 *SEDT2* 突变与 OS 降低、PFS 降低及对依维莫司反应更差的低危人群相关突变。使用来自癌症基因组图谱（the Cancer Genome Atlas Data portal，2016）的数据也发现了类似的结果。需要进一步研究（Maroto 和 Rini，2014；Li 等，2015）。

2. 西罗莫司的机制靶点

西罗莫司通路的机械（以前是哺乳动物）靶点是细胞对环境压力的反应、调节细胞生长、蛋白质降解和血管生成的重要组成部分。该通路的上游分子包括磷酸酶和张力蛋白同源物，其下游分子包括磷酸化的 S6 核糖体蛋白。美国国家综合癌症网络和欧洲泌尿外科协会指南（Molina 和 Motzer，2011；Ljungberg 等，2010）认识到其在 RCC 发病机制中的重要性，因此建议使用替西罗莫司（一种 mTOR 抑制药）作为低危患者的一线治疗。此外，Haddad 等 2015 年发现改变的 mTOR 通路调节剂提高了预后模型的准确性估计，并提高了预测肾切除术后 ccRCC 患者复发的能力。然而，尽管结果很有希望，但 mTOR 作为生物标志物的预后和预测作用是稀疏和不确定的（Sun 等，2011；Li 等，2015）。

核糖体蛋白 S6（pS6）是下游 mTOR 靶标，并与 mTOR 通路的激活有关。由于磷酸化的 pS6 效应，它具有 S6 激酶活性，可改变 mRNA 的翻译。PS6 在透明细胞 mRCC 中过度表达，并且可能是两种局部 mRCC 中存活的预测因子（Sun 等，2011）。

蛋白激酶 B（pAkt）磷酸化细胞质和细胞核中的底物，调节生长和存活机制。pAkt 升高与更高的分级、更高的转移进展和更差的 CC 特异性生存相关。相反，发现升高的 pAkt 表达在局部 RCC 中具有良好的预后。Pantuck 等假设 pAkt 的定位可能对确定肿瘤行为和结果的预后有价值，他们发现与 mRCC 相比，局部 RCC 组织中的核 pAkt 更高（Sun 等，2011）。

磷酸酶和张力蛋白同源物（PTEN）是一种肿瘤抑制蛋白，位于 mTOR 的上游，由肿瘤抑制基因 PTEN 编码。PTEN 通过 PI3K 抑制 pAkt 磷酸化。PTEN 突变是罕见的，并且与 RCC 的不良预后相关。高 PTEN 表达可提高存活率，并在 T 分期较低和非透明细胞组织学亚型（HS）的肿瘤中发现（Sun 等，2011）。

### （二）其他生物标志物

其他生物标志物包括存活蛋白、p53、基质金属蛋白酶、胰岛素样生长因子Ⅱ mRNA 结合蛋白 3、ki-67、caveloin-1、肿瘤坏死、C 反应蛋白、波形蛋白、肌成束蛋白及细胞因子和血管生成因子（CAF）。

survivin 是细胞凋亡基因家族抑制药的一部分，在内在和外在 caspase 途径中发挥作用（Li 等，2015）。它控制有丝分裂进程并诱导与肿瘤细胞侵袭相关的基因表达的变化。Survivin mRNA 通常在胚胎和胎儿发育过程中表达，在大多数分化的正常成人组织中检测不到。在人类癌症中，包括 RCC 的所有变体，survivin 过度表达。由于细胞凋亡的失调是人类致癌作用的一个标志，因此在 ccRCC 中，存活蛋白的高表达与分化差、侵袭性和存活率降低相关并不令人惊讶（Sun 等，2011）。

p53 蛋白是一种 DNA 结合分子，在转录和细胞生长的调节中起重要作用。当 DNA 损伤发生时，p53 通过诱导细胞凋亡来停止细胞周期。在所有类型的 RCC 中都发现了 p53 过表达，特别是在乳头状（70%）中。尽管发现 p53 是局部透明细胞 RCC 患者无转移生存的独立预测因子，但其在 RCC 中的预后作用仍存在争议（Sun 等，2011）。

基质金属蛋白酶是由细胞外基质组成的酶家族。它们的活性与正常过程及病理过程有关，包括肿瘤生长、进展、转移和血管生成失调。这些蛋白酶在所有类型的 RCC 中过度表达，尤其是在非透明细胞 RCC 肿瘤中，并且与侵袭行为、肿瘤分级和存活相关。MMP 是治疗和检测人类癌症的重要治疗和诊断靶标。例如，巴马司他（合成）和苔藓抑素（天然）等 MMP 抑制药可能有助于治疗和预防 MMP 过度表达的癌症（Sun 等，2011）。

胰岛素样生长因子Ⅱ mRNA 结合蛋白 3（IMP3）是一种癌胎 RNA 结合蛋白。它调节胰岛素样生长因子Ⅱ mRNA 的转录。在胚胎发生的早期阶段，IMP3在多种发育组织中表达，如上皮、肌肉和胎盘。相反，它在成人组织中以低水平或检测不到的水平表达。IMP3与包括RCC在内的各种癌症中的细胞增殖和侵袭有关。IMP3与较高的RCC分期、分级、肉瘤样分化、区域淋巴结受累、远处转移和癌症特异性死亡率相关。2008年，Jiang等研究表明，将IMP3表达添加到肿瘤分期可提高对转移进展的预测。2008年，Hoffman等外部验证了IMP3在ccRCC中的预后价值。他们发现局部疾病和IMP3表达增加的患者与癌症相关的死亡率增加了42%。此外，IMP3表达的增加使进展为转移性疾病的风险增加了4.7倍。评估IMP3表达可能有助于识别受益于原发肿瘤切除术后积极辅助治疗的高危患者，并为改善透明细胞RCC治疗提供有用的靶点。然而，进一步的研究是有必要的（Sun等，2011）。

Ki-67是一种细胞增殖标志物，与侵袭性ccRCC表型、较高的复发率和较差的OS相关。在癌症特异性死亡率分析中，Ki-67和CA Ⅸ的组合增加了核的预后能力。其作为预后预测因子的重要性尚未确定（Sun等，2011）。

caveolin-1是质膜微区的结构成分，参与调节细胞黏附、生长和存活的细胞内信号通路。caveolin-1出现在86%的ccRCC和<5%的嫌色细胞或乳头状RCC。增加的caveolin-1表达与在几种恶性肿瘤中临床结果不佳（Sun等，2011）。

肿瘤坏死是Leibovich等的评分算法的组成部分之一。关于其在RCC预后中的重要性存在有争议的结果。当考虑标准的临床和（或）病理肿瘤特征时，多项研究表明肿瘤坏死没有附加价值。相反，2005年，Lam等研究表明肿瘤坏死改善了局部RCC患者的生存预测。

C反应蛋白是炎症的标志物，发现它是局部RCC肾切除术后转移和总体死亡率的强预测因子。它将几个已建立的临床和病理预测指标的预测准确度提高了10%。2007年，Karakiewicz等研究表明CRP是RCC特异性死亡率的独立预测因子。此外，他们发现CRP提高了UISS模型的预测准确性。2011年，Michigan等发现CRP增加与肾切除术患者死亡率增加有关。另一个炎症标志物红细胞沉降率也与总死亡率增加有关。这些标记物非常有前景，因为它们便宜且广泛可用（Sun等，2011；Ngo等，2014）。

波形蛋白是一种细胞质中间丝，通常不在上皮细胞中表达。它的过度表达在ccRCC中高达51%，在乳头状RCC中高达61%，预测预后不良，与T分期和分级无关（Sun等，2011）。

Fascin是一种球状肌动蛋白交联蛋白，参与细胞黏附和运动。其过表达与肉瘤样肿瘤的转型，高肿瘤分期、分级和大小，以及转移性进展相关（Sun等，2011）。

1. 基于血液的生物标志物

基于血液的生物标志物包括乳酸脱氢酶、血小板增多症、中性粒细胞、VEGF、血清淀粉样蛋白A（SAA）、CA Ⅸ、中性粒细胞明胶酶相关脂质蛋白（NGAL）、胰岛素样生长因子Ⅰ、循环肿瘤细胞（CTC）、循环内皮细胞（CEC）、循环祖细胞（CEP）及细胞因子和血管生成因子。此外，本节还将讨论新的基于血液的生物标志物、循环无细胞DNA（cfDNA）和miRNA。

(1) 乳酸脱氢酶：LDH是一种细胞内酶，在糖酵解和糖异生中起重要作用。LDH水平随着缺氧或损伤引起的细胞压力升高。LDH是一种重要的预后和预测生物标志物，与较差的OS、对治疗的反应增加有关，并已被包含在多个预后模型中，如1999年Motzer等提出的模型（Motzer等，1999；Zhang等，2016）。

(2) 血小板增多症：在接受VEGF靶向药物治疗的mRCC患者中，血小板增多症达到了OS的独立预测状态。另外，它没有为Karakiewicz等提出的模型增加价值，包括TNM分期、年龄、肿瘤大小、Fuhrman分级、组织学亚型和术前血红蛋白。

(3) 中性粒细胞：血清和肿瘤内的中性粒细胞已被证明具有较短的无复发生存期和较差的 OS，并且是死亡率的独立预测因素。发现血清中性粒细胞是 IMDC 模型中信息量最大的预测因子之一。此外，血清中性粒细胞将 Leibovich 等( 2005 ) 的评分算法提高了 6%。2016 年，Templeton 等研究发现，中性粒细胞和淋巴细胞比率升高是亚临床炎症的标志物，是导致接受靶向治疗的 mRCC 患者预后较差的独立因素。尽管有这些令人鼓舞的结果，但仍需进一步研究和外部验证（Sun 等，2011；Li 等，2015）。

(4) VEGF 和 CA Ⅸ：重要的基于组织的标志物 VEGF 和 CA Ⅸ也已被确定为有价值的基于血液的生物标志物。血清 VEGF 水平与组织 VEGF 表达及血管浸润、存活和肿瘤分期、分级和大小相关。在接受舒尼替尼治疗的患者中，血清 VEGF 可预测治疗反应及疾病进展。在其他研究中，血清 VEGF 未能达到独立预测状态（Sun 等，2011）。

多种 VEGF 配体，如 VEGF-A、VEGF-B、VEGF-C、VEGF-D 和 VEGF-E 已被识别。这些配体在血管生成和肿瘤生长中起着重要作用。多项研究发现 VEGF-A 是一个很好的预后生物标志物，但不是一个好的预测生物标志物。此外，人们对 VEGF-C 和 VEGF-D 作为潜在生物标志物的兴趣日益浓厚，因为它们在抵抗 VEGF-A 阻断方面具有潜在作用。低 VEGF-C 和 VEGFR-3 预示更长的 PFS 和更好的治疗反应（Zhang 等，2016）。

高血清 CA Ⅸ水平与 ccRCC、疾病复发、死亡率及肿瘤大小和分期相关。相反，其他人发现 CA Ⅸ水平与转移性疾病呈负相关，并预测更好的生存率。需要进一步研究，因为 CA Ⅸ作为诊断生物标志物的作用尚不清楚（Sun 等，2011）。

(5) SAA：SAA 是一种高密度脂蛋白，在调节炎症及胆固醇的代谢和转运中起重要作用。SAA 可能是包括 RCC 在内的各种肿瘤的有用生物标志物。2008 年，Ramankulov 等发现转移患者的 SAA 浓度更高。他们表明 SAA 是因生存的独立预测因子。但是，很难将 SAA 用作潜在的生物标志物，因为除了肿瘤外，SAA 水平可能会因创伤、炎症和肝病而增加 1000 倍（Sun 等，2011）。

(6) NGAL：NGAL 是一种对急性缺血性损伤具有保护作用的蛋白质，在受损细胞中上调。它在几种人类癌症中的含量很高，并且已显示可降低接受舒尼替尼治疗的 RCC 患者的无进展生存期。发现与 NGAL 和 MMP-9 高度相关。如前所述,MMP-9 是一种参与细胞外基质重塑的蛋白质，并且与侵袭性肿瘤行为、存活率和分级相关（Sun 等，2011）。

(7) IGF-1：IGF-1 具有多种不同的作用，并与多种健康和运动相关的结果相关。除了癌细胞，升高的 IGF-1 对大多数组织（包括肌肉和肌腱）及身体成分和认知功能都有好处。2004 年发现血清 IGF-1 水平升高与全因存活率相关。需要进一步研究以了解 IGF 轴在 RCC 中的预后作用。

(8) CAF：由于肿瘤血管生成受促血管生成因子和抗血管生成因子的平衡影响的理论，CAF 引起了人们的兴趣。2012 年，Zurita 等发现具有 6 个标记 CAF 前抗原特征，包括骨桥蛋白、VEGF、CA Ⅸ、胶原蛋白Ⅳ、VEGFR-2 和 TRAIL，索拉非尼治疗后无进展生存期增加。同样，Tran 等（2012）发现，在接受帕唑帕尼治疗的患者中，IL-6 和肝细胞生长因子水平较低，以及 E- 选择素水平较高的患者无进展生存期增加。CAF 在肿瘤发病机制中的重要性仍处于起步阶段，值得进一步研究（Maroto 和 Rini，2014）。

(9) CTC、CEC 和 CEP：CTC 水平升高与诊断时的淋巴结和转移性疾病及 OS 降低有关。但是，由于 RCC 细胞中缺乏细胞角蛋白（一种上皮细胞标志物），很难评估 CTC 水平（Wang 等，2012）。

CEC 和 CEP 会随着血管损伤、修复和新血管形成而增加。升高的水平与肿瘤血管形成和生长有关。在快速进展和转移性 RCC 及患有 VHL 疾病的 RCC 患者中发现 CEC 和 CEP 升高。此外，升高的 CEC 水平与良好的治疗反应相关。尽管取得了有希望的结果，但仍需要进一步研究来确定 CTC、CEC 和 CEP 在 RCC 中作为预后和预测标志物的作用（Maroto 和 Rini，2014；Zhang 等，2016）。

(10) 循环 cfDNA：cfDNA 水平随着细胞凋亡和肿瘤相关的坏死而增加。与健康患者相比，恶性肿瘤患者的 cfDNA 已被证明增加。然而，这种增加并不是 RCC 特有的，因此不适用于临床实践。此外，增加的 cfDNA 与晚期 RCC 和疾病复发有关。研究发现，cfDNA 的下降与对治疗的良好反应有关。希望将 cfDNA 用于治疗监测，以便及早发现疾病复发；然而，在临床使用之前需要进一步研究（Zhang 等，2016）。

(11) miRNA：miRNA 是负责调节 DNA 基因表达的 RNA 分子。它们被认为可以调节多种肿瘤抑制因子和致癌基因，这些基因负责肿瘤发生和转移，以及 RCC 通路调节，如 HIF-VHL 缺氧通路。此外，人们认为 miRNA 通过 MCL-1 调节抗细胞凋亡途径和 JAK3 调节 T 细胞增殖，从而在免疫失调中发挥作用。miRNA 水平升高，如 miRNA-378 和 miRNA-210，与 RCC 的发生有关，并在 CN 后减少。此外，还发现具有 8 个致癌基因 miRNA 和 10 个抑癌基因 miRNA 的患者的 OS 和 CSS 降低。需要进一步的研究来确定 miRNA 作为预后和预测标志物的作用（Ngo 等，2014；Zhang 等，2016）。

2. 免疫系统标志物

免疫系统在癌症中的作用是复杂的。它可以抑制肿瘤并促进其生长。免疫标志物包括肿瘤膨胀淋巴细胞、自然杀伤细胞、调节性 T 细胞和 B7–H1。

由于 RCC 对化学疗法和靶向疗法的持久反应较差，因此对免疫肿瘤学的兴趣越来越大。INF-α 和 IL-2 细胞因子的 IO 是治疗标准，5 年生存率为 10%（Curtis 等，2016）。但是，这两种细胞因子都有严重的不良反应。INF-α 在长期治疗后会引起肝毒性，而 IL-2 治疗因其严重的急性毒性而仅限于专科中心的 mRCC 患者（Hammers，2016）。由于这些并发症，人们继续寻找更有效的免疫疗法。今天，人们对 IL-6 细胞因子及免疫检查点抑制药越来越感兴趣，如细胞毒性 T 淋巴细胞相关蛋白 4（CTLA-4）、程序性死亡受体 1（PD-1）和程序性死亡受体 1（PD-L-1）抑制药，将在本节中讨论。

(1) IL-6：IL-6 是一种促炎症细胞因子，在全身炎症中起关键作用。它调节控制细胞增殖、血管生成和细胞凋亡抑制的基因。发现高 IL-6 是最有希望的阴性预后标志物及有利的预测标志物，可增加接受 VEGF 抑制药治疗的患者的 OS 和 PFS。这些发现需要在临床使用前进行验证（Zhang 等，2016；Funakoshi 等，2014）。

(2) 肿瘤浸润淋巴细胞（TIL）：TIL 是宿主针对癌症的免疫反应。在 RCC 中发现 TIL 增加，并且与肿瘤分期和分级增加呈正相关（Sun 等，2011）。

(3) 自然杀伤细胞：在 RCC 中发现 NK 细胞数量增加。NK 细胞攻击主要组织相容性复合体（MHC）Ⅰ类表达降低的肿瘤细胞，在 ccRCC 中观察到这种情况的发生率为 38%。MHC-1 表达降低与较差的预后相关。此外，在接受 IL-2 治疗的患者中，低肿瘤内 NK 细胞（$CD57^+$）与较差的存活率相关（Sun 等，2011）。

(4) 调节性 T 细胞（Treg）：Treg 维持其他 T 细胞的激活。它通过阻碍抗肿瘤免疫和抑制自体 T 细胞的增殖，在对癌症的体外免疫监视中具有重要作用。RCC 瘤内区域 Treg 水平＞10% 与肿瘤分期和大小及凝固性肿瘤坏死和癌症特异性死亡率增加有关（Sun 等，2011）。

(5) B7–H1：B7–H1 是 T 细胞共刺激分子 B7 家族的一部分。这种细胞表面糖蛋白通过诱导 T 细胞凋亡、削弱细胞因子的产生和降低活化 T 细胞的细胞毒性来抑制肿瘤特异性 T 细胞介导的免疫。在 RCC 中，B7–H1 的高表达与转移进展和更高的死亡率相关，特别是与 survivin 表达相结合。

(6) CTLA-4、PD-1 和 PD-L：CTLA-4 存 在于细胞毒性 T 细胞的表面。据信，它通过抑制肿瘤细胞 B71 与 CD28 的结合来阻断肿瘤浸润淋巴细胞和 T 细胞活化，从而限制炎症。研究表明，CTLA-4 的存在增加了发生 RCC 和高级别 RCC 的风险。抗 CTLA 药物，如易普利姆玛，对 RCC 治疗感兴趣；然而，有必要进行进一步的研究（Curtis 等，2016）。

PD-1 是一种在淋巴细胞上表达的细胞表面受体。它是免疫球蛋白家族的一部分，与在大多数细胞（包括肿瘤细胞）上表达的配体 PD-L1 和 PD-L2 结合。它们被认为通过抑制细胞毒性 T 细胞活性来促进细胞凋亡（Curtis 等，2016）。此外，据信肿瘤细胞可能表达 PD-L1/B7–H1 以限制继发于激活的免疫系统的组织破坏（Sun 等，2011；Ngo 等，2014）。多项研究集中于 PD-1 抑制药，尤其是纳武单抗，并显示出有希望的结果。值得注意的是，根据 CHEKCMATE025 试验（Motzer 等，2015）的数据，FDA 在 2015 年批准了纳武单抗作为 RCC 的二线治疗，该试验显示除了优异的 OS 获益外，纳武单抗治疗的耐受性和改善的健康相关生活质量。值得注意的是，正在进行的试验显示，靶向治疗（如抗 VEGF）与纳武单抗的联合治疗取得了有希望的结果（Health UNIo，2016）。

### （三）生物标志物在预后模型中的使用

将生物标志物纳入现有的预后模型已显著提高了其准确性。例如，Su Kim 等（2013）提出了一个使用 p53、CA Ⅸ、凝溶胶蛋白、波形蛋白和转移状态作为预测因子来预测 RCC 存活率的预后模型。该模型的预测准确率为 79%。包括 CA Ⅸ、PTEN、波形蛋白和 p53 在内的另一个模型的预测准确度为 64%，随后随着 ECOG-PS 和肿瘤分期的加入提高了 4%。此外，Kim 等（2005）发现依赖于临床和分子标记的预测准确度高于单独的 UISS 系统，分别为 68% 和 62%。

## 四、结论

尽管了解疾病分期、分级和 HS，但 RCC 的患者结果仍然难以捉摸。但是，已经提出了大量预测和预后模型及生物标志物。许多人在分层生存曲线或区分阶段分布方面表现出希望，而其他人则在特定的感兴趣终点实现了独立的预测状态。

人们对复合生物标志物的兴趣越来越大，如 BioScore（Parker 等，2009），与其他模型相比，它具有更高的准确性。继续寻找相关且易于使用和理解的理想模型，该模型将能够区分不同的患者疾病和特征。此外，还需要进一步的研究来验证已发现的生物标志物，并寻找可以预测治疗反应和疾病结果的新生物标志物。预后因素和预测模型的未来在于寻找有助于选择目标疗法、免疫疗法和化学疗法的生物标志物（Sun 等，2011；Li 等，2015）。为了改善患者的预后，需要使用患者的基因组分类来个性化靶向药物和新药的治疗序列（Calvo 等，2016）。

目前，IO 药物，尤其是针对 PD-1 的免疫检查点抑制药，是 RCC 治疗中最有希望的。据推测，预先建立的免疫反应可以优化免疫检查点抑制疗法。因此，尽管过去的研究几乎没有发现理想的结果，但疫苗接种可能是未来治疗成功的关键（Curtis 等，2016；Hammers，2016）。

# 参考文献


[1] Brugarolas J. PBRM1 and BAP1 as novel targets for renal cell carcinoma. Cancer Journal (Sudbury, Mass). 2013;19(4):324–32.

[2] Calvo E, Schmidinger M, Heng DY, Grunwald V, Escudier B. Improvement in survival end points of patients with metastatic renal cell carcinoma through sequential targeted therapy. Cancer Treat Rev. 2016;50:109–17.

[3] Choueiri TK, Cheng S, Qu AQ, Pastorek J, Atkins MB, Signoretti S. Carbonic anhydrase IX as a potential biomarker of efficacy in metastatic clear-cell renal cell carcinoma patients receiving sorafenib or placebo: analysis from the treatment approaches in renal cancer global evaluation trial (TARGET). Urol Oncol. 2013;31(8):1788–93.

[4] Curtis SA, Cohen JV, Kluger HM. Evolving immunotherapy approaches for renal cell carcinoma. Curr Oncol Rep. 2016;18(9):57.

[5] Elson PJ, Witte RS, Trump DL. Prognostic factors for survival in patients with recurrent or metastatic renal cell carcinoma. Cancer Res. 1988;48(24 Pt 1):7310–3.

[6] Escudier B, Choueiri TK, Oudard S, Szczylik C, Negrier S, Ravaud A, et al. Prognostic factors of metastatic renal cell carcinoma after failure of immunotherapy: new paradigm from a large phase III trial with shark cartilage extract AE 941. J Urol. 2007;178(5):1901–5.

[7] Frank I, Blute ML, Cheville JC, Lohse CM, Weaver AL, Zincke H. An outcome prediction model for patients with clear cell renal cell carcinoma treated with radical nephrectomy based on tumor stage, size, grade and necrosis: the SSIGN score. J Urol. 2002;168 (6):2395–400.

[8] Funakoshi T, Lee CH, Hsieh JJ. A systematic review of predictive and prognostic biomarkers for VEGFtargeted therapy in renal cell carcinoma. Cancer Treat Rev. 2014;40(4):533–47.

[9] Gibney GT, Aziz SA, Camp RL, Conrad P, Schwartz BE, Chen CR, et al. c-Met is a prognostic marker and potential therapeutic target in clear cell renal cell carcinoma. Ann Oncol. 2013;24(2):343–9.

[10] Haddad AQ, Kapur P, Singla N, Raman JD, Then MT, Nuhn P, et al. Validation of mammalian target of rapamycin biomarker panel in patients with clear cell renal cell carcinoma. Cancer. 2015;121(1):43–50.

[11] Hammers H. Immunotherapy in kidney cancer: the past, present, and future. Curr Opin Urol. 2016;26(6):543–7.

[12] Harshman LC, Xie W, Bjarnason GA, Knox JJ, MacKenzie M, Wood L, et al. Conditional survival of patients with metastatic renal-cell carcinoma treated with VEGF-targeted therapy: a population-based study. Lancet Oncol. 2012;13(9):927–35.

[13] Health UNIo. Nivolumab combined with Ipilimumab versus Sunitinib in previously untreated advanced or metastatic renal cell carcinoma (CheckMate 214). 2016; ClinicalTrials.gov web site. https://clinicaltrials.gov/ct2/show/NCT02231749

[14] Heng DY, XieW, Regan MM,Warren MA, Golshayan AR, Sahi C, et al. Prognostic factors for overall survival in patients with metastatic renal cell carcinoma treated with vascular endothelial growth factor-targeted agents: results from a large, multicenter study. J Clin Oncol. 2009;27(34):5794–9.

[15] Heng DY, Xie W, Regan MM, Harshman LC, Bjarnason GA, Vaishampayan UN, et al. External validation and comparison with other models of the International Metastatic Renal-Cell Carcinoma Database Consortium prognostic model: a population-based study. Lancet Oncol. 2013;14(2):141–8.

[16] Heng DY, Wells JC, Rini BI, Beuselinck B, Lee JL, Knox JJ, et al. Cytoreductive nephrectomy in patients with synchronous metastases from renal cell carcinoma: results from the International Metastatic Renal Cell Carcinoma Database Consortium. Eur Urol. 2014;66 (4):704–10.

[17] Hoffmann NE, Sheinin Y, Lohse CM, Parker AS, Leibovich BC, Jiang Z, et al. External validation of IMP3 expression as an independent prognostic marker for metastatic progression and death for patients with clear cell renal cell carcinoma. Cancer. 2008;112 (7):1471–9.

[18] Jiang Z, Chu PG, Woda BA, Liu Q, Balaji KC, Rock KL, et al. Combination of quantitative IMP3 and tumor stage: a new system to predict metastasis for patients with localized renal cell carcinomas. Clin Cacer Res. 2008;14(17):5579–84.

[19] Karakiewicz PI, Briganti A, Chun FK, Trinh QD, Perrotte P, Ficarra V, et al. Multi-institutional validation of a new renal cancer-specific survival nomogram. J Clin Oncol. 2007a;25(11):1316–22.

[20] Karakiewicz PI, Hutterer GC, Trinh QD, Jeldres C, Perrotte P, Gallina A, et al. C-reactive protein is an informative predictor of renal cell carcinoma-specific mortality: a European study of 313 patients. Cancer. 2007b;110(6):1241–7.

[21] Karakiewicz PI, Trinh QD, Lam JS, Tostain J, Pantuck AJ, Belldegrun AS, et al. Platelet count and preoperative haemoglobin do not significantly increase the performance of established predictors of renal cell carcinomaspecific mortality. Eur Urol. 2007c;52(5):1428–36.

[22] Karakiewicz PI, Suardi N, Capitanio U, Isbarn H, Jeldres C, Perrotte P, et al. Conditional survival predictions after nephrectomy for renal cell carcinoma. J Urol. 2009;182(6):2607–12.

[23] Karakiewicz PI, Sun M, Bellmunt J, Sneller V, Escudier B. Prediction of progression-free survival rates after bevacizumab plus interferon versus interferon alone in patients with metastatic renal cell carcinoma: comparison of a nomogram to the Motzer criteria. Eur Urol. 2011;60(1):48–56.

[24] Kattan MW, Shariat SF, Andrews B, Zhu K, Canto E, Matsumoto K, et al. The addition of interleukin-6 soluble receptor and transforming growth factor beta1 improves a preoperative nomogram for predicting biochemical progression in patients with clinically localized prostate cancer. J Clin Oncol. 2003;21 (19):3573–9.

[25] Kim HL, Seligson D, Liu X, Janzen N, Bui MH, Yu H, et al. Using tumor markers to predict the survival of patients with metastatic renal cell carcinoma. J Urol. 2005;173(5):1496–501.

[26] Kutikov A, Egleston BL,Wong YN, Uzzo RG. Evaluating overall survival and competing risks of death in patients with localized renal cell carcinoma using a comprehensive nomogram. J Clin Oncol. 2010;28(2):311–7.

[27] Lam JS, Shvarts O, Said JW, Pantuck AJ, Seligson DB, Aldridge ME, et al. Clinicopathologic and molecular correlations of necrosis in the primary tumor of patients with renal cell carcinoma. Cancer. 2005;103 (12):2517–25.

[28] Leibovich BC, Cheville JC, Lohse CM, Zincke H, Frank I, Kwon ED, et al. A scoring algorithm to predict survival for patients with metastatic clear cell renal cell carcinoma: a stratification tool for prospective clinical trials. J Urol. 2005;174(5):1759–63. discussion 63

[29] Li H, Samawi H, Heng DY. The use of prognostic factors in metastatic renal cell carcinoma. Urol Oncol. 2015;33 (12):509–16.

[30] Ljungberg B, Cowan NC, Hanbury DC, Hora M, Kuczyk MA, Merseburger AS, et al. EAU guidelines on renal cell carcinoma: the 2010 update. Eur Urol. 2010;58 (3):398–406.

[31] Lughezzani G, Sun M, Budaus L, Thuret R, Perrotte P, Karakiewicz PI. Population-based external validation of a competing-risks nomogram for patients with localized renal cell carcinoma. J Clin Oncol. 2010;28(18): e299–300. author reply e1

[32] Maroto P, Rini B. Molecular biomarkers in advanced renal cell carcinoma. Clin Cacer Res. 2014;20(8):2060–71.

[33] McKay RR, Kroeger N, XieW, Lee JL, Knox JJ, Bjarnason GA, et al. Impact of bone and liver metastases on patients with renal cell

carcinoma treated with targeted therapy. Eur Urol. 2014;65(3):577–84.

[34] Mekhail TM, Abou-Jawde RM, Boumerhi G, Malhi S, Wood L, Elson P, et al. Validation and extension of the Memorial Sloan-Kettering prognostic factors model for survival in patients with previously untreated metastatic renal cell carcinoma. J Clin Oncol. 2005;23 (4):832–41.

[35] Michigan A, Johnson TV, Master VA. Preoperative C-reactive protein level adjusted for comorbidities and lifestyle factors predicts overall mortality in localized renal cell carcinoma. Mol Diagn Therapy. 2011;15 (4):229–34.

[36] Molina AM, Motzer RJ. Clinical practice guidelines for the treatment of metastatic renal cell carcinoma: today and tomorrow. Oncologist. 2011;16(Suppl 2):45–50.

[37] Motzer RJ, Mazumdar M, Bacik J, BergW, Amsterdam A, Ferrara J. Survival and prognostic stratification of 670 patients with advanced renal cell carcinoma. J Clin Oncol. 1999;17(8):2530–40.

[38] Motzer RJ, Bacik J, Murphy BA, Russo P, Mazumdar M. Interferon-alfa as a comparative treatment for clinical trials of new therapies against advanced renal cell carcinoma. J Clin Oncol. 2002;20(1):289–96.

[39] Motzer RJ, Bacik J, Schwartz LH, Reuter V, Russo P, Marion S, et al. Prognostic factors for survival in previously treated patients with metastatic renal cell carcinoma. J Clin Oncol. 2004;22(3):454–63.

[40] Motzer RJ, Bukowski RM, Figlin RA, Hutson TE, Michaelson MD, Kim ST, et al. Prognostic nomogram for sunitinib in patients with metastatic renal cell carcinoma. Cancer. 2008;113(7):1552–8.

[41] Motzer RJ, Escudier B, McDermott DF, George S, Hammers HJ, Srinivas S, et al. Nivolumab versus Everolimus in Advanced Renal-Cell Carcinoma. N Engl J Med. 2015;373(19):1803–13.

[42] Negrier S, Gomez F, Douillard JY, Ravaud A, Chevreau C, Buclon M, et al. Prognostic factors of response or failure of treatment in patients with metastatic renal carcinomas treated by cytokines: a report from the Groupe Francais d'Immunotherapie. World J Urol. 2005;23(3):161–5.

[43] Ngo TC, Wood CG, Karam JA. Biomarkers of renal cell carcinoma. Urol Oncol. 2014;32(3):243–51.

[44] Pantuck AJ, Seligson DB, Klatte T, Yu H, Leppert JT, Moore L, et al. Prognostic relevance of the mTOR pathway in renal cell carcinoma: implications for molecular patient selection for targeted therapy. Cancer. 2007;109(11):2257–67.

[45] Parker AS, Leibovich BC, Lohse CM, Sheinin Y, Kuntz SM, Eckel-Passow JE, et al. Development and evaluation of BioScore: a biomarker panel to enhance prognostic algorithms for clear cell renal cell carcinoma. Cancer. 2009;115(10):2092–103.

[46] Ramankulov A, Lein M, Johannsen M, Schrader M, Miller K, Loening SA, et al. Serum amyloid A as indicator of distant metastases but not as early tumor marker in patients with renal cell carcinoma. Cancer Lett. 2008;269(1):85–92.

[47] Rasmuson T, Grankvist K, Jacobsen J, Olsson T, Ljungberg B. Serum insulin-like growth factor-1 is an independent predictor of prognosis in patients with renal cell carcinoma. Acta oncologica (Stockholm, Sweden). 2004;43(8):744–8.

[48] Schmitz-Drager BJ, Droller M, Lokeshwar VB, Lotan Y, Hudson MA, van Rhijn BW, et al. Molecular markers for bladder cancer screening, early diagnosis, and surveillance: the WHO/ICUD consensus. Urol Int. 2015;94(1):1–24.

[49] Schraml P, Struckmann K, Hatz F, Sonnet S, Kully C, Gasser T, et al. VHL mutations and their correlation with tumour cell proliferation, microvessel density, and patient prognosis in clear cell renal cell carcinoma. J Pathol. 2002;196(2):186–93.

[50] Shariat SF, Walz J, Roehrborn CG, Zlotta AR, Perrotte P, Suardi N, et al. External validation of a biomarkerbased preoperative nomogram predicts biochemical recurrence after radical prostatectomy. J Clin Oncol. 2008;26(9):1526–31.

[51] Su Kim D, Choi YD, Moon M, Kang S, Lim JB, Kim KM, et al. Composite three-marker assay for early detection of kidney cancer. Cancer Epidemiol Biomark Prev. 2013;22(3):390–8.

[52] Sun M, Shariat SF, Cheng C, Ficarra V, Murai M, Oudard S, et al. Prognostic factors and predictive models in renal cell carcinoma: a contemporary review. Eur Urol. 2011;60(4):644–61.

[53] Templeton AJ, Knox JJ, Lin X, Simantov R, Xie W, Lawrence N, et al. Change in Neutrophil-to-lymphocyte Ratio in Response to Targeted Therapy for Metastatic Renal Cell Carcinoma as a Prognosticator and Biomarker of Efficacy. Eur Urol. 2016; 70(2):358–64.

[54] The Cancer Genome Atlas (TCGA) Data portal. Kidney renal clear cell carcinoma. Updated 30 June 2016; Cited 14 Oct2016. Available from: https://tcga-data. nci.nih.gov/docs/publications/tcga/

[55] Tran HT, Liu Y, Zurita AJ, Lin Y, Baker-Neblett KL, Martin AM, et al. Prognostic or predictive plasma cytokines and angiogenic factors for patients treated with pazopanib for metastatic renal-cell cancer: a retrospective analysis of phase 2 and phase 3 trials. Lancet Oncol. 2012;13(8):827–37.

[56] Trinh QD, Sukumar S, Schmitges J, Bianchi M, Sun M, Shariat SF, et al. Effect of nodal metastases on cancer-specific mortality after cytoreductive nephrectomy. Ann Surg Oncol. 2013;20(6):2096–102.

[57] Wang HK, Zhu Y, Yao XD, Zhang SL, Dai B, Zhang HL, et al. External validation of a nomogram using RENAL nephrometry score to predict high grade renal cell carcinoma. J Urol. 2012;187(5):1555–60.

[58] Yao M, Yoshida M, Kishida T, Nakaigawa N, Baba M, Kobayashi K, et al. VHL tumor suppressor gene alterations associated with good prognosis in sporadic clearcell renal carcinoma. J Natl Cancer Inst. 2002;94 (20):1569–75.

[59] Zhang T, Zhu J, George DJ, Nixon AB. Metastatic clear cell renal cell carcinoma: Circulating biomarkers to guide antiangiogenic and immune therapies. Urol Oncol. 2016;34:510–8.

[60] Zisman A, Pantuck AJ, Dorey F, Said JW, Shvarts O, Quintana D, et al. Improved prognostication of renal cell carcinoma using an integrated staging system. J Clin Oncol. 2001;19(6):1649–57.

[61] Zurita AJ, Jonasch E, Wang X, Khajavi M, Yan S, Du DZ, et al. A cytokine and angiogenic factor (CAF) analysis in plasma for selection of sorafenib therapy in patients with metastatic renal cell carcinoma. Ann Oncol. 2012;23(1):46–52.

# 第34章　肾细胞癌异型性的相关进展

# Molecular Heterogeneity of Renal Cell Carcinoma

Weibin Hou　Rouven Hoefflin　Carsten Grüllich　Markus Hohenfellner　Stefan Duensing　著

戴志红　译　　刘志宇　校

摘　要

肾细胞癌的特征在于广泛的肿瘤间和肿瘤内异质性。透明细胞 RCC 中 ITH 的范围是最常见的组织学亚型，从功能性和突变性 ITH 的组织病理学特征扩展到拓扑 ITH。功能和基因组 ITH 是疾病进展和治疗抵抗的主要决定因素，因为它们促进克隆进化和克服选择障碍的能力。这一概念也适用于全身治疗干预，这不可避免地导致肿瘤分子结构的变化。本章将回顾 RCC 中不同形式的 ITH，包括开放性问题和新兴概念。此外，还将讨论 ITH 在突变和选择的概念框架内的转化相关性。

## 一、概述

肾细胞癌是最常见的肾癌类型，全世界每年有超过 300 000 名新患者被诊断出，导致每年近 100 000 人死亡（2016）。RCC 最常见的组织学亚型是透明细胞肾细胞癌（约 75%），其次是乳头状 RCC（约 15%）和嫌色细胞 RCC（约 5%）（Frew 和 Moch，2015）。RCC 的一个共同点是强大的代谢，这导 RCC 被称为“代谢性疾病”（Linehan 等，2010）。最近由新一代测序提供支持的分析强调，RCC 不仅具有瘤间异质性的特点，而且具有广泛的瘤内异质性（Gerlinger 等，2015）。由于这些研究中的大部分是在 ccRCC 中进行的，因此该亚型也将成为本章的重点，重点介绍 RCC 中 ITH 的各个级别。

RCC 与 CML 类似，是早期基因调查的成功案例之一。早先观察到 RCC 具有复发性细胞遗传学改变，如染色体 3p 丢失并导致 1997 年海德堡肾细胞肿瘤分类中 RCC 的遗传亚层化（Kovacset 等，1997）。位于 3 号染色体短臂上的 *VHL* 基因突变导致与 VHL 综合征相关的遗传性 RCC（Linehan，2012）。

该综合征的特点是不同器官的肿瘤发展，包括中枢神经系统和视网膜的血管母细胞瘤、嗜铬细胞瘤、胰腺和内耳肿瘤，以及透明细胞型的 RCC。很明显，超过 90% 的散发性 ccRCC 中的 *VHL* 基因也通过突变或表观遗传沉默而失活（Gnarra 等，1994 和 1996）。由于 VHL 蛋白控制缺氧诱导因子的降解，*VHL* 的遗传失活将导致 HIF 蛋白的稳定、假缺氧状态和参与控制氧张力的基因的转录激活，即编码促血管生成（如 VEGF）和促生存因子（如 mTOR、BCL2、TGF-α）（Schödel 等，2016）。这些知识对于转移性 RCC 新治疗方法的实施至关重要，并预示着 ccRCC 靶向药物时代的到来，直到最近，该时代才在很大程度上取代了免疫治疗方法（Motzer 等，

2007 和 2015）。在 ccRCC 中已经进行了许多下一代测序研究，并且已经检测到除 *VHL* 之外的复发性突变基因。这些特别包括编码参与染色质重塑的因子的基因，如 *PBRM1*、*SETD2* 和 *BAP1*（Cancer Genome Atlas Research Network，2013；Varela 等，2011；Dalgliesh 等，2010；Peña-Llopis 等，2012；Sato 等，2013）。值得注意的是，这些基因都与 *VHL* 一起位于染色体 3p 上，这导致有人提出 ccRCC 不仅是一种"代谢疾病"，同时也是一种"染色体 3p 缺失病"（Hakimi 等，2013）。

除了上述三种主要的 RCC 亚型外，最近发布的 WHO 肾细胞肿瘤分类描述了各种其他和新定义的 RCC 类型（Moch 等，2016）。

## 二、功能 ITH

人类癌症的转录组学分析导致了许多实体的基础化进展，如乳腺癌（Nielsen 和 Perou，2015）。ccRCC 也探索了这条途径，并发现了两种功能形式的 ccRCC，它们也可能与某些遗传改变相对应。

根据基因表达模式提出了两种 ccRCC 亚型（ccA 和 ccB），其中 ccA 的特征在于促进血管生成和脂肪酸代谢的转录输出，而 ccB 肿瘤与上皮间质转化（epithelial to mesenchymal transition，EMT）、细胞分化和细胞周期失调相关（Brannon 等，2010）。发现 ccA 亚型的预后明显优于 ccB 亚型（中位癌症特异性生存期为 8.6 年与 2.0 年）。TCGA 联盟在 ccRCC 和其他方面报道了类似的结　果（Cancer Genome Atlas Research Network，2013；Haake，2016）。

## 三、基因组 ITH

除了上述显著的瘤间异质性外，越来越多的证据表明 ccRCC 中存在广泛的 ITH。病理学家长期以来一直在这种肿瘤类型中观察到形态学 ITH。然而，由于基于 NGS 方法的应用，基因组 ITH 的真实范围直到最近才变得更加明显。

### （一）细胞遗传学 ITH

传统的细胞遗传学和杂合性缺失研究早已认识到肿瘤内的异质性。在早期研究中，据报道，通过流式细胞术分析的 RCC 的 DNA 含量是异质的，二倍体、多倍体和非整倍体肿瘤细胞克隆共存于一个肿瘤中（Ljungberg 等，1985）。对来自单个肿瘤的多个 RCC 样本的培养肿瘤细胞染色体畸变的研究证实了染色体水平上的 ITH（Nordenson 等，1988）。*VHL* 基因的失活和染色体 3p 的缺失被认为是 ccRCC 中最初和最常见的遗传改变，在 ccRCC 中非常普遍；然而，也报道了与 *VHL* 缺失状态相关的高度 ITH（Moch 等，1998）。

### （二）突变 ITH

基于 NGS 的研究扩大了 ccRCC 体细胞突变的范围，并确定了许多具有表征 ccRCC 亚组的潜力。一种基于驱动基因突变的新兴分子亚型是基于 *PBRM1* 和 *BAP1* 突变状态。一项开创性研究表明，大约 70% 的 ccRCC 合并 *BAP1*（约 15%）或 *PBRM1*（约 55%）的失活突变，并且这两种突变是相互排斥的（Peña-Llopis 等，2012）。透明细胞 RCC 可分为 BAP1 或 PBRM1 缺陷亚型，*BAP1* 缺失与明显更差的预后相关（Kapur 等，2013）。有人提出，*PBRM1* 或 *BAP1* 突变将为具有不同特性的 ccRCC 设定进程，*BAP1* 丢失与 mTORC1 激活和更高的肿瘤等级有关（Kapur 等，2013）。

这些结果强调，相对简单的基因组分层法可以应用于 ccRCC 患者。*BAP1* 和 *PBRM1* 两个基因都被认为是躯干驱动因素。因此，这些基因的失活是肿瘤发生过程中的早期事件，并且可以预期其无处不在。然而，最近很明显，这种躯干基因组改变仅代表 ccRCC 遗传变化的一小部分

（Gerlinger 等，2012）。

### （三）多区域基因组 ITH

通过多区域全外显子组测序研究，ccRCC 基因组 ITH 的概念被带到了一个新的、迄今为止尚未探索的水平。在 Gerlinger 等的两篇具有里程碑意义的论文中（2012 和 2014），采用多区域全外显子组测序和 DNA 倍性分析来表征 ccRCC 中的 ITH。发现体细胞突变 ITH 是 ccRCC 的一个共同特征，因为 60%～70% 的突变并不存在于每个测序区域。值得注意的是，25%～50% 的突变对于特定区域是独特的，被称为“私有”突变。大约 30% 的突变普遍存在并存在于所有分析区域，15%～45% 的突变由几个但不是所有区域共享。转移位点共有的突变频率约为 20%。进一步的分析和建模揭示了一种分支而不是线性进化模式。重要的是，在总共 16 个驱动基因中，只有 *VHL* 和 *PBRM1* 失活被发现是所有或一部分 ccRCC 中的主干驱动事件，因此强调许多驱动突变是亚克隆和空间分离的（Gerlinger 等，2014）。

从这项工作中可以明显看出，单次活检方法会导致对体细胞突变率的低估。作者通过展示基于多重采样的大多数驱动突变的流行率高于基于单个样本的流行率来说明这一概念。例如，在 TCGA 研究人群的单次活检中仅 6% 的患者检测到 *TP53* 突变，而在他们自己的研究中出现高达 40% 的患者；同样，在 TCGA 研究队列中 28% 的患者发现了 PI3K-AKT-mTOR 通路基因突变，但在他们自己的研究中发现了 60% 的患者（Gerlinger 等，2014）。

另一个关键发现是收敛进化是 ccRCC 的一个共同特征，多个独立发生的突变针对相同的基因，包括 *mTOR* 和其他已知的驱动基因（Gerlinger 等，2012 和 2014）。这种趋同的进化模式强调了强大的选择压力，以维持 ccRCC 恶性表型所需的某些功能。这一发现可以打开治疗机会，正如一项研究中所列举的那样，该研究对 5 名 ccRCC 患者的存档肿瘤组织进行全外显子组序列分析，其中 rapalogs 显示出特殊的临床益处，并且通过直接或间接遗传事件激活 mTOR 通路被发现（Voss 等，2014）。Gerlinger、Swanton 及其同事的结果得到了来自 cRCC 的单细胞序列分析的证实（Xu 等，2012）。通过对来自肿瘤的 20 个单细胞和来自相邻非癌组织的 5 个细胞进行深度外显子组测序，发现超过 70% 的突变是细胞特异性的。

有令人信服的证据表明，与乳腺癌类似，随着序列分析的深入，ccRCC 的遗传 ITH 变得越来越明显（Gerlinger 等，2014；Fox 和 Loeb，2014）。这个概念相当令人生畏的后果是，肿瘤是高度复杂和多样化的系统，其中大多数细胞彼此不同。

## 四、具有肉瘤分化的 RCC 中的分子 ITH

在 RCC 中经常观察到组织病理学外观的形态学变化（Lopez 等，2013）。这种组织形态异质性的一个突出表现是肉瘤样分化。肉瘤样分化可见于 RCC 的所有组织学亚型，并且通常与不良预后相关（Delahunt 等，2013）。然而，肉瘤样表型背后的分子改变知之甚少。

匹配的正常、癌性和肉瘤样组织标本的全外显子组测序显示肉瘤样成分中体细胞单核苷酸变异的负担显著增加，并且 42% 与癌性部分共享突变，包括已知的 ccRCC 驱动突变。这表明来自共同克隆前体的肉瘤样和癌性部分的不同克隆进化（Bi 等，2016）。先前已根据 X 染色体失活的分析提出了这种共同起源（Jones 等，2005）。*ARID1A* 和 *BAP1* 的突变在肉瘤部位明显更频繁，并且在 32% 的肉瘤标本中发现双等位基因 *TP53* 突变，而在癌部位未发现（Bi 等，2016）。基于观察到 TP53、ARID1A 和 BAP1 中的突变是相互排斥的，有人提出可能存在不止一种向肉瘤分化的途径（Bi 等，2016）。

## 五、与转移性疾病相关的分子异质性

转移性病变的肿瘤内异质性程度及原发肿瘤与远处转移之间的克隆关系尚不清楚。然而，这些知识对于制订抑制转移性传播和致命疾病结果的策略至关重要。对 ccRCC 患者的原发性肿瘤、下腔静脉局部浸润和脑部远处转移的全面基因组、表观遗传和转录组学分析发现，原发性肿瘤在遗传和表观遗传上比侵袭性或转移性病变更具异质性。脑转移中的 CNA 和 DNA 甲基化谱的总体谱与原发肿瘤或 IVC 侵袭中的谱不同，这表明转移中的大多数肿瘤细胞起源于原发肿瘤的罕见创始亚克隆。另一项研究还使用 TP53 突变状态确认 RCC 转移起源于原发肿瘤中的小亚克隆（Bousquet 等，2015）。

## 六、RCC 的时间异质性和演化

肿瘤内空间分离区域之间显著的分子异质性激发了对 40 年前 Peter Nowell 提出的达尔文癌症进化概念的新兴趣（Nowell，1976）。疾病进展过程中恶性亚克隆动态变化的证据主要来自造血系统恶性肿瘤，因为其纵向取样相对容易。由于缺乏临床指征或立即可及性，实体瘤很少在临床实践中的治疗过程中重新取样和重新分析。这使得实体瘤（包括 RCC）中癌症演变的研究更具挑战性。

达尔文进化论的基本原则包括随机遗传变异和最适变异的自然选择（Greaves 和 Maley，2012）。这种进化模式被认为是抗癌药物耐药性出现的主要原因之一。外部选择压力，即癌症治疗，究竟如何影响肿瘤的分子进化及耐药亚克隆的关键特征尚待了解。

最近的一些研究已经研究了全身治疗对 RCC 演变的作用。例如，在一系列 ccRCC 中突变异质性程度最低的肿瘤在样本采集之前已经用 mTOR 抑制药依维莫司进行了预处理（Gerlinger 等，2014）。虽然药物治疗对突变异质性的可能直接影响仍有待测试，但其他关于 VEGF 靶向药物对癌症演变影响的研究发现，事实上，由于尚未完全了解的原因，ITH 增加了（Stewart 等，2015；Hatiboglu 等，2017）。最近，许多研究挑战了随着时间的推移或多或少线性癌症演变的流行模型。取而代之的是，正在报道具有基因组不稳定爆发的间断进化的替代模型，从而产生遗传变异，然后进行克隆选择（Baca 等，2013；Gao 等，2016）。这些事件是否也有助于 RCC 中的基因组 ITH 仍有待研究加以阐明。

## 七、空间 ITH

尽管广泛的 ITH 是 ccRCC 的标志，但对肿瘤内肿瘤亚克隆的空间分布知之甚少。事实上，直到最近，肿瘤细胞被认为是异质的，但在肿瘤结节内相对均匀地混合。最近的一些报道在乳腺癌（Almendro 等，2014a 和 b）、肝癌和许多其他恶性肿瘤（Waclaw 等，2015）及 ccRCC（Hoefflin 等，2016）中挑战了这一概念。在后一项研究中，最初的问题是原发性 ccRCC 的功能性 ITH 的程度是否提供了预后信息。换句话说，具有淋巴结或远处转移等更具侵袭性特征的原发肿瘤是否比没有这些特征的肿瘤更具异质性？答案是否定的，因为小的局部 ccRCC 和广泛转移的 ccRCC 基本上显示出相似程度的原发肿瘤功能性 ITH。为了调和这一意外发现，对 ITH 进行了空间分析，确定了两个肿瘤区域，即肿瘤中心和外围，在增殖和细胞内信号传导方面具有非常不同的功能特性（图 34–1），以及区域特定的突变。因此，肿瘤的功能和基因组 ITH 是很可能在肿瘤微环境的强烈影响下由拓扑壁龛塑造（Polyak 等，2009）。

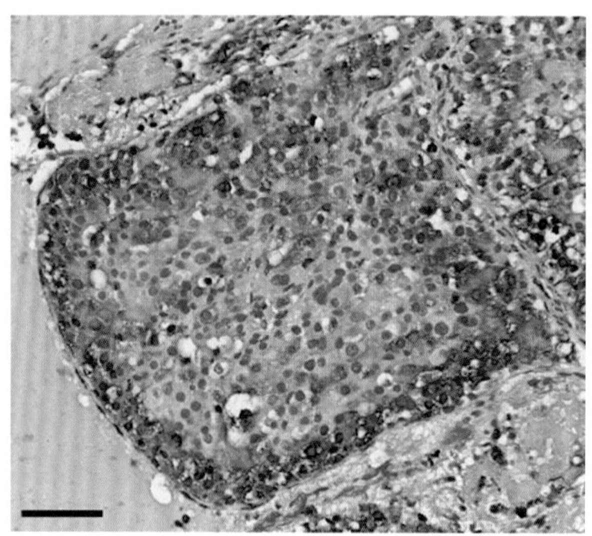

▲ 图 34–1 **ccRCC 中的空间和功能 ITH**

磷酸 -S6RP S235/236 的免疫组织化学染色，表明 ccRCC 肾内转移的 PI3K/mTOR 通路激活。注意病变中心和外围之间细胞内信号活动的空间分离。距离 =100**μm**

## 八、展望和临床意义

除了代谢改变和染色体 3p 丢失之外，ITH 是 ccRCC 的标志。ITH 的起源及微环境如何调节 ITH 很重要，但迄今为止人们对这些问题知之甚少。由于 ccRCC 中 1/4～1/2 的突变是普遍存在的，因此在未来的药物开发中，重点关注躯干驱动畸变和其他普遍存在的突变非常重要。然而，不能排除亚克隆驱动可以替代导致耐药性和疾病进展的躯干突变。随着免疫检查点抑制药等新免疫治疗方式的出现，一个新的问题是 ITH 将如何影响患者的预后。应考虑在 ccRCC 中利用 ITH 以最大化这些疗法的疗效的策略。

## 参考文献


[1] Almendro V, Cheng Y-K, Randles A, Itzkovitz S, Marusyk A, Ametller E, et al. Inference of tumor evolution during chemotherapy by computational modeling and in situ analysis of genetic and phenotypic cellular diversity. Cell Rep. 2014a;6(3): 514–27.

[2] Almendro V, Kim HJ, Cheng Y-K, Gönen M, Itzkovitz S, Argani P, et al. Genetic and phenotypic diversity in breast tumor metastases. Cancer Res. 2014b;74 (5):1338–48.

[3] Baca SC, Prandi D, Lawrence MS, Mosquera JM, Romanel A, Drier Y, et al. Punctuated evolution of prostate cancer genomes. Cell. 2013;153(3):666–77.

[4] Bi M, Zhao S, Said JW, Merino MJ, Adeniran AJ, Xie Z, et al. Genomic characterization of sarcomatoid transformation in clear cell renal cell carcinoma. Proc Natl Acad Sci. 2016;113(8):2170–5.

[5] Bousquet G, Bouchtaoui El M, Leboeuf C, Battistella M, Varna M, Ferreira I, et al. Tracking sub-clonal TP53 mutated tumor cells in human metastatic renal cell carcinoma. Oncotarget. 2015;6(22):19279–89.

[6] Brannon AR, Reddy A, Seiler M, Arreola A, Moore DT, Pruthi RS, et al. Molecular stratification of clear cell renal cell carcinoma by consensus clustering reveals distinct subtypes and survival patterns. Genes Cancer. 2010;1(2):152–63.

[7] Cancer Genome Atlas Research Network. Comprehensive molecular characterization of clear cell renal cell carcinoma. Nature. 2013;499(7456):43–9.

[8] Dalgliesh GL, Furge K, Greenman C, Chen L, Bignell G, Butler A, et al. Systematic sequencing of renal carcinoma reveals inactivation of histone modifying genes. Nature. 2010;463(7279):360–3.

[9] Delahunt B, Cheville JC, Martignoni G, Humphrey PA, Magi-Galluzzi C, McKenney J, et al. The International Society of Urological Pathology (ISUP) grading system for renal cell carcinoma and other prognostic parameters. Am J Surg Pathol. 2013;37: 1490–504.

[10] Fox EJ, Loeb LA. Cancer: one cell at a time. Nature. 2014; 512(7513):143–4.

[11] Frew IJ, Moch H. A clearer view of the molecular complexity of clear cell renal cell carcinoma. Annu Rev Pathol. 2015;10:263–89.

[12] Gao R, Davis A, McDonald TO, Sei E, Shi X, Wang Y, et al. Punctuated copy number evolution and clonal stasis in triple-negative breast cancer. Nat Genet. 2016;48(10):1119–30.

[13] Gerlinger M, Rowan AJ, Horswell S, Larkin J, Endesfelder D, Gronroos E, et al. Intratumor heterogeneity and branched evolution revealed by multiregion sequencing. N Engl J Med. 2012;366(10):883–92.

[14] Gerlinger M, Horswell S, Larkin J, Rowan AJ, Salm MP, Varela I, et al. Genomic architecture and evolution of clear cell renal cell carcinomas defined by multiregion sequencing. Nat Genet. 2014;46(3):225–33.

[15] Gerlinger M, Catto JW, Orntoft TF, Real FX, Zwarthoff EC, Swanton C. Intratumour heterogeneity in urologic cancers: from molecular evidence to clinical implications. Eur Urol. 2015;67(4):729–37.

[16] Gnarra JR, Tory K, Weng Y, Schmidt L, Wei MH, Li H, et al. Mutations of the VHL tumour suppressor gene in renal carcinoma. Nat Genet. 1994;7(1):85–90.

[17] Gnarra JR, Duan DR, Weng Y, Humphrey JS, Chen DY, Lee S, et al. Molecular cloning of the von Hippel- Lindau tumor suppressor gene and its role in renal carcinoma. Biochim Biophys Acta. 1996; 1242 (3):201–10.

[18] Greaves M, Maley CC. Clonal evolution in cancer. Nature. 2012;481(7381):306–13.

[19] Haake SM, Brooks SA, Welsh E, Fulp WJ, Chen D-T, Dhillon J, et al. Patients with ClearCode34–identified molecular subtypes of clear cell renal cell carcinoma represent unique populations with distinct comorbidities. Urol Oncol. 2016;34(3):122.e1–7.

[20] Hakimi AA, Pham CG, Hsieh JJ. A clear picture of renal cell carcinoma. Nat Genet. 2013;45(8):849–50.

[21] Hatiboglu G, Hohenfellner M, Arslan A, Hadaschik B, Teber D, Radtke JP, et al. Effective downsizing but enhanced intratumoral heterogeneity following neoadjuvant sorafenib in patients with non-metastatic renal cell carcinoma. Langenbecks Arch Surg. 2017;402(4):637–44.
[22] Hoefflin R, Lahrmann B, Warsow G, Hübschmann D, Spath C, Walter B, et al. Spatial niche formation but not malignant progression is a driving force for intratumoural heterogeneity. Nat Commun. 2016;7: ncomms11845.
[23] Huang Y, Gao S, Wu S, Song P, Sun X, Hu X, et al. Multilayered molecular profiling supported the monoclonal origin of metastatic renal cell carcinoma. Int J Cancer. 2014;135(1):78–87.
[24] Jones TD, Eble JN, Wang M, MacLennan GT, Jain S, Cheng L. Clonal divergence and genetic heterogeneity in clear cell renal cell carcinomas with sarcomatoid transformation. Cancer. 2005;104(6):1195–203.
[25] Kapur P, Peña-Llopis S, Christie A, Zhrebker L, Pavía- Jiménez A, Rathmell WK, et al. Effects on survival of BAP1 and PBRM1 mutations in sporadic clear-cell renal-cell carcinoma: a retrospective analysis with independent validation. Lancet Oncol. 2013;14 (2):159–67.
[26] Kovacs G, Akhtar M, Beckwith BJ, Bugert P, Cooper CS, Delahunt B, et al. The Heidelberg classification of renal cell tumours. J Pathol. 1997;183:131–3.
[27] Linehan WM. The genetic basis of kidney cancer: implications for management and use of targeted therapeutic approaches. Eur Urol. 2012;61(5):896–8.
[28] Linehan WM, Srinivasan R, Schmidt LS. The genetic basis of kidney cancer: a metabolic disease. Nat Rev Urol. 2010;7(5): 277–85.
[29] Ljungberg B, Stenling R, Roos G. DNA content in renal cell carcinoma with reference to tumor heterogeneity. Cancer. 1985;56(3):503–8.
[30] Lopez JI, Guarch R, Larrinaga G, Corominas-Cishek A, Orozco R. Cell heterogeneity in clear cell renal cell carcinoma. APMIS. 2013;121(12):1187–91.
[31] Moch H, Schraml P, Bubendorf L, Richter J, Gasser TC, Mihatsch MJ, et al. Intratumoral heterogeneity of von Hippel-Lindau gene deletions in renal cell carcinoma detected by fluorescence in situ hybridization. Cancer Res. 1998;58(11):2304–9.
[32] Moch H, Cubilla AL, Humphrey PA, Reuter VE, Ulbright TM. The 2016 WHO classification of tumours of the urinary system and male genital organs-part A: renal, penile, and testicular tumours. Eur Urol. 2016;70 (1):93–105.
[33] Motzer RJ, Hutson TE, Tomczak P, Michaelson MD, Bukowski RM, Rixe O, et al. Sunitinib versus interferon alfa in metastatic renal-cell carcinoma. N Engl J Med. 2007;356(2):115–24.
[34] Motzer RJ, Escudier B, McDermott DF, George S, Hammers HJ, Srinivas S, et al. Nivolumab versus everolimus in advanced renal-cell carcinoma. N Engl J Med. 2015;373(19):1803–13.
[35] Nielsen TO, Perou CM. CCR 20th anniversary commentary: the development of breast cancer molecular subtyping. Clin Cancer Res. 2015;21(8):1779–81.
[36] Nordenson I, Ljungberg B, Roos G. Chromosomes in renal carcinoma with reference to intratumor heterogeneity. Cancer Genet Cytogenet. 1988;32(1):35–41.
[37] Nowell P. The clonal evolution of tumor cell populations. Science. 1976;194:23.
[38] Peña-Llopis S, Vega-Rubín-de-Celis S, Liao A, Leng N, Pavía-Jiménez A, Wang S, et al. BAP1 loss defines a new class of renal cell carcinoma. Nat Genet. 2012;44 (7):751–9.
[39] Polyak K, Haviv I, Campbell IG. Co-evolution of tumor cells and their microenvironment. Trends Genet. 2009;25(1):30–8.
[40] Sato Y, Yoshizato T, Shiraishi Y, Maekawa S, Okuno Y, Kamura T, et al. Integrated molecular analysis of clearcell renal cell carcinoma. Nat Genet. 2013;45 (8):860–7.
[41] Schödel J, Grampp S, Maher ER, Moch H, Ratcliffe PJ, Russo P, et al. Hypoxia, hypoxia-inducible transcription factors, and renal cancer. Eur Urol. 2016;69(4):646–57.
[42] Shaw G. The silent disease. Nature. 2016;537(7620): S98–9.
[43] Stewart GD, O'Mahony FC, Laird A, Eory L, Lubbock ALR, Mackay A, et al. Sunitinib treatment exacerbates intratumoral heterogeneity in metastatic renal cancer. Clin Cancer Res. 2015;21(18):4212–23.
[44] Varela I, Tarpey P, Raine K, Huang D, Ong CK, Stephens P, et al. Exome sequencing identifies frequent mutation of the SWI/SNF complex gene PBRM1 in renal carcinoma. Nature. 2011;469(7331):539–42.
[45] Voss MH, Hakimi AA, Pham CG, Brannon AR, Chen Y-B, Cunha LF, et al. Tumor genetic analyses of patients with metastatic renal cell carcinoma and extended benefit from mTOR inhibitor therapy. Clin Cancer Res. 2014;20(7):1955–64.
[46] Waclaw B, Bozic I, Pittman ME, Hruban RH, Vogelstein B, Nowak MA. A spatial model predicts that dispersal and cell turnover limit intratumour heterogeneity. Nature. 2015;525 (7568):261–4.
[47] Xu X, Hou Y, Yin X, Bao L, Tang A, Song L, et al. Singlecell exome sequencing reveals single-nucleotide mutation characteristics of a kidney tumor. Cell. 2012;148 (5):886–95.

# 第35章　肾细胞癌组织病理学分类对于预后的影响

## Histological (Sub) Classifications and Their Prognostic Impact in Renal Cell Carcinoma

Anne Offermann　Christiane Kuempers　Sven Perner　著

范　博　译　　王　梁　校

摘　要

肾细胞癌包括许多临床特征和病理表现不同的肾恶性上皮肿瘤。肾细胞癌分类涉及原始细胞类型、病理组织学特点、染色体特征和独特分子特性。尽管肾细胞癌分类中关于不同亚型的预后数据分析结果存在争议，仍有研究表明患者的存活率与肾细胞癌亚型存在关联。其中，肿瘤的局部扩张、肿瘤浸润生长程度、淋巴结或远处转移和组织病理学分级是常规的预后标志物。随着关于肾细胞癌发生发展潜在的分子机制的认识不断深入，许多的分子和免疫组织化学标记成为可能的预后因素。在下文中，我们将讨论肾细胞癌的命名与分型原则、癌症的分期、分级，以及预后相关的生物标志物。最后，我们在结果部分总结了预后与组织学分类的相关性，随后给出了肾细胞癌特定亚型的详细描述。对于不同亚型，我们将从组织学、病理学、免疫组织化学和分子病理学等方面进行阐述，并对不同亚型与预后的关联加以说明。

### 一、概述

在西方国家，肾细胞癌约占据已知癌症的4%（Siegel等，2016）。尽管多数肾细胞癌呈散发性，但仍有某些遗传性疾病与肾细胞癌的高发病率相关。在过去的几十年中，学者根据肾细胞癌组织形态学的不同进行了亚型分型，同时以此为根据修改了其分类。用于命名这些亚型的术语主要涉及组织学、病理学、染色体特征和分子生物学等学科。90%的肾癌为肾透明细胞癌、肾乳头状细胞癌、肾嫌色细胞癌，其他亚型非常罕见。通过临床观察发现，不同亚型与其特定的临床表现和患者的预后相关，因此明确诊断对于预测疾病的发展和制订治疗方案十分关键（Hsieh等，2017）。总体上肾透明细胞癌患者预后相较于肾乳头状细胞癌和嫌色细胞性肾细胞癌差，然而时至今日，组织学分类可否作为一个独立的预后标志物仍未可知。

肾细胞癌患者的预后各不相同，其归因于肿瘤内部和肿瘤不同亚型之间的异质性。因此，为完善临床管理，许多研究致力于探究与预后相关且具有预测价值的生物标志物。大量实验证明了大部分病理参数与肾细胞癌的亚型相关，其中包括病理学家们常提到的肿瘤的局部扩张、浸润性生长的程度、肿瘤的分化等预后关联性较强的相关病理因素。为了更为准确判断患者的预后分层，许多研究找到了一部分与癌症侵袭性有关的分子标志物。其中大多数分子标志物参与细胞生长（细胞增殖和标记细胞周期，如 Ki-67 和细胞周期蛋白）、迁移、侵袭（细胞黏附分子，如上皮细胞钙黏蛋白）和癌变前过程。尽管许多实验表明这些分子对于肾细胞癌患者预后有一定价值，但时至今日仍未发现某种生物标志物能够常规应用于预测疾病的进展，其主要原因是目前已知的预后标志物，对于判断肿瘤分期和分级等方面缺乏预后意义（Holger Moch 等，2016）。

除了常规因素外，有研究发现在某些亚型中存在特异性预后标志物。其中包括形态学 / 结构性参数、分化标志物和亚型的进一步的子分类。在此章中，我们会介绍并总结对现在已知的关于常规和每个亚型特有的生物标志物的认识。

## 二、肾细胞癌的常规分型

### （一）命名与分型

肾细胞癌亚型的命名是基于组织学特征，例如，细胞质和（或）肿瘤结构模式（肾透明细胞癌或肾乳头状细胞癌）、组织化学染色特征（肾嫌色细胞癌），除此之外还有解剖定位（集合管癌和肾髓质癌）、与胚胎学结构的相似性或与基础肾脏疾病的关联性（获得性肾囊肿相关性肾细胞癌）。此外，也有一些命名涉及潜在的分子机制（MiT 家族易位癌、琥珀酸脱氢酶缺乏性肾肿瘤）和家族史背景（肾细胞癌相关性肾细胞癌）。

不同亚型之间彼此由于原始细胞类型不同及亚型中特定的分子改变而存在差异。组织学分型不仅有预后价值，同时还与肾细胞癌的治疗相关。

### （二）分期

根据现有的 2016TNM 分期系统，肾脏局限性肿瘤可分为两类，即 $pT_{1a}$、$pT_{1b}$、$pT_{2a}$、$pT_{2b}$，大小分别为≤4cm、4～7cm、7～10cm、＞10cm。根据肿瘤的局部扩张可以区分为播散至肾周脂肪组织及侵犯肾窦和静脉（$pT_{3a}$）、侵袭至膈膜下下腔静脉（$pT_{3b}$）、膈膜上或侵犯膈膜（$pT_{3c}$）。远距离播散（$pT_4$）包括直接播散至同侧肾上腺和侵袭肾筋膜（Holger Moch 等，2016）。

### （三）分级

推荐使用 WHO/国际泌尿外科病理学会（ISUP）分级系统进行肾细胞癌的分级（表 35–1）（Delahunt 等，2013）。这种方法将肾细胞癌分为 4 级，其中 1～3 级是基于核仁的凸显度。能够最大限度的展现核仁的多形性的高倍视野是分级的基础。4 级肿瘤具有显著的核仁多形性、巨大的肿瘤细胞及杆状和（或）肉瘤样的分化（Holger Moch 等，2016）。图 35–1 展示了根据此方法分类的 1～4 级肿瘤。这种分级系统已被证实可作为肾透明细胞癌和肾乳头状细胞癌的预后指标。由于评价数量较少，ISUP 分级仍未被证实可作为部分组织学亚型的预后指标，但可用于描述这些亚型的形态学特征。

## 三、常用预后标志物

肾细胞癌最重要且最常用的预后标志物包括 TNM 分期和肿瘤分级。

肾细胞癌患者预后与亚型、疾病的分期及组织病理学分级相关。与预后相关的解剖学和组织学参数包括肿瘤大小、肾上腺侵袭程度、淋巴结或远处转移与否、肉瘤样特征、（微）血管侵犯、

**表 35–1　肾透明细胞癌和肾乳头状癌 WHO/ISUP 分级（Delahunt 等，2013）**

| 分级 | 描述 |
|---|---|
| 1 级 | 核仁不明显或不存在，400 倍镜下呈嗜碱性 |
| 2 级 | 核仁在 400 倍镜下明显且呈嗜酸性，100 倍镜下可见但不明显 |
| 3 级 | 核仁在 100 倍镜下明显且呈嗜酸性 |
| 4 级 | 有其他核仁多形性，巨大多核细胞，和（或）杆状和（或）肉瘤样分化 |

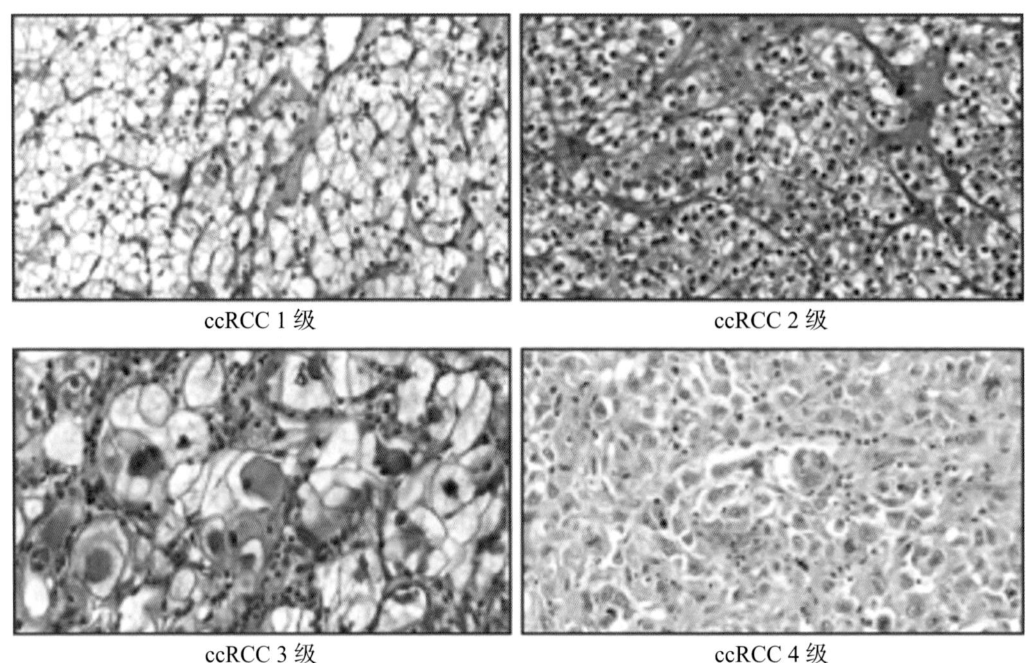


▲ 图 35-1 **根据 WHO/ISUP 肾细胞癌分级 1～4 级肿瘤的组织病理学变化**

肿瘤坏死、是否侵犯集合管系统和静脉系统和肾周围脂肪等（Holger Moch 等，2016）。

总的来说，肉瘤样分化的出现与不良预后密切相关，这也意味着肿瘤细胞正向梭形细胞去分化进展。肉瘤样分化属于分级系统中的 $G_4$，且适用于各亚型。因此，“肉瘤样肾细胞肿瘤” 在 WHO 分型中已不再作为一个单独的类别（Hirsch 等，2015）。

在过去的几年中，肿瘤侵犯肾窦对预后影响已经形成共识。对于肿瘤侵犯肾窦的肿瘤患者，其肿瘤特异性存活率显著低于局限性肿瘤的患者。对肾窦的损害随肿瘤大小的增大而加重（Lohse 等，2015）。

正如上文提到，WHO/ISUP 分级系统被证实可以作为判断肾透明细胞癌和乳头状肾细胞癌的预后指标，但由于使用频次低，故并不适用于其他亚型（Holger Moch 等，2016）。

最近，随着对肾细胞癌潜在分子机制的不断探索，许多学者陆续发现能够预测肾细胞癌患者预后和反馈特殊治疗疗效的分子标志物。此外，研究发现许多信号通路很大程度上与肾细胞癌发病机制相关，促进了患者靶向治疗的发展。尽管有大量实验研究这些分子对于预后的价值，然而到目前为止，始终没有可以常规应用于临床预测患者预后的生物标志物。

### （一）碳酸酐酶Ⅸ

碳酸酐酶Ⅸ是一种 *VHL* 基因依赖的、缺氧诱导的、主要参与维持细胞内酸碱平衡的酶（Neri 和 Supuran，2011）。CA Ⅸ的缺失与高分级肿瘤有关，在肾细胞瘤组织中沉默表达与高复发率、疾病特异性、患者整体存活率相关（Genega 等，2010；Ingels 等，2017）。此外，转移性肾细胞癌患者对系统治疗的反应程度很有可能与 CA Ⅸ高度染色有关（Stillebroer 等，2010）。一项最近公布的 Meta 分析表明，CA Ⅸ是一个有价值的预后参数（van Kuijk 等，2016）。迄今为止，关于 CA Ⅸ作为肾细胞癌可靠的预后标志物的多因素分析结果仍存在矛盾（Leibovich 等，2007；Zhang 等，2013）；因此，目前并不推荐 CA Ⅸ作为可用的肾细胞癌的生物标志物。

### （二）血管内皮生长因子

血管内皮生长因子对于肾细胞癌的发生至关重要，因此也被众多学者当作肾细胞癌预后标志物进行探索。许多研究发现组织或血清中 VEGF 水平与肿瘤侵袭性表现显著相关，然而多因素分析并不支持上述结果（Jacobsen 等，2000；Phuoc 等，2008）。

### （三）细胞周期蛋白

Ki-67 及其他细胞周期调控蛋白（如细胞周期蛋白、p53 等）可作为肾细胞癌预后因素，并反映其肿瘤增殖行为。研究表明细胞增殖异常及细胞周期标记水平与肾细胞癌侵袭性表现相关（Gayed 等，2013；Haddad 等，2017）。Ki-67 的高度表达可预示无癌生存期的缩短（Dudderidge 等，2005），并且 Ki-67 已被建议用于肾细胞癌的临床管理（Xie 等，2017）。

### （四）细胞黏附蛋白

上皮细胞钙黏蛋白作为细胞黏附蛋白的重要成分，与肿瘤侵袭性表现程度呈负相关。在肾细胞癌中，上皮细胞钙黏蛋白的丢失与转移发生率的升高有关（Katagiri 等，1995）。异常表达的核上皮细胞钙黏蛋白被认为可作为肾细胞癌 *VHL* 基因突变的标志（Gervais 等，2007），而其表达的减少最近也被应用于预测疾病的复发（Haddad 等，2017）。最近，许多研究提出上皮细胞黏附分子（EpCAM）的阳性表达可作为局限性和转移性肾细胞癌患者较高生存率的相关因素，不少学者对细胞黏附分子的探索再次关注（Seligson 等，2004；Eichelberg 等，2013；Kim 等，2005）。EpCAM 在大部分肾乳头状细胞癌和肾嫌色细胞癌中至少是弱阳性染色，但在肾透明细胞癌等一些高分级亚型中常呈阴性（Eichelberg 等，2013；Zimpfer 等，2014）。上皮细胞膜抗原（EMA）是一种膜相关的黏蛋白，被认为与肾细胞癌不良预后相关（Langner 等，2004），在肉瘤样变肾细胞癌亚型中也有表达（Yu 等，2017）。

### （五）上皮间质转化标志物

波形蛋白作为间叶细胞标志物之一，被广泛应用于多种癌症的预后预测。在肾透明细胞癌和大多数的乳头状肾细胞癌中，波形蛋白通常呈现阳性，且多种方法都表明在肾透明细胞癌中波形蛋白的高表达与较低的生存率相关（Ingels 等，2017；Shi 等，2015）。在其他提示上皮间质转化的生物标志物中，Clustering 和 Twist 被证实可以预测临床局限性肾细胞癌的预后（Harada 等，2012）。目前，仍需要更多实验证实上皮间质转化标志物（如波形蛋白）的预后价值及其在临床常规应用中的敏感性和特异性。

### （六）免疫介导的蛋白质

行外科手术前，循环免疫介导蛋白质（如 C 反应蛋白或骨桥蛋白等）测定可预测肾细胞癌患者的预后（Sim 等，2012）。然而，由于 C 反应蛋白可能不会提高预测精确性，是否将其作为临床常规使用标志物的建议不尽相同（Bedke 等，2012）。单因素分析表明，在肾细胞癌组织中，C 反应蛋白的高水平表达与低存活率相关（Can 等，2014）。总体上，由于大多数研究关注于血清中的 C 反应蛋白水平，对肿瘤内部 C 反应蛋白水平的测定往往被忽视，故上述结论存在局限性。

## 四、组织学分类的预后相关性

大量的研究表明组织学分类与预后密切相关。大样本研究证实肾透明细胞癌患者的预后比乳头状肾细胞癌和肾嫌色细胞癌差（Amin 等，2002；Cheville 等，2003；Patard 等，2005）。Cheville 等对 2385 名患者进行的一项研究发现，肾透明细胞癌、乳头状肾细胞癌和肾嫌色细胞癌的 5 年癌症特异性生存率分别为 68.9%、87.4%、86.7%。此外，一些研究还发现与乳头状肾细胞癌相比，肾透明细胞癌的分级更高，TNM 分期更晚（Gudbjartsson 等，2005）。然而，由于结果不一致，多因素分析暂不能揭示不同组织学亚型之间预后的显著性差异（Patard 等，2005；Schrader 等，2009）。

## 五、肾细胞癌的组织学亚型

### （一）肾透明细胞癌

1. 定义

肾透明细胞癌占所有肾癌类型的 65%～70%，主要呈散发性。大多数肾透明细胞癌为肾皮质实体瘤，＜5% 的病例为多病灶和（或）双侧表现，且有遗传学特征（Holger Moch 等，2016）。

2. 宏观

肉眼观肿瘤边界清楚，以假包膜与肾脏分离，肾小囊常缺失，非典型性弥漫性浸润肾实质。由于肿瘤细胞的脂肪含量高，切面呈金黄色。肿瘤有不同程度的坏死和出血，钙化和骨化程度较低（Holger Moch 等，2016）。

肾透明细胞癌主要通过血供转移经肾静脉和下腔静脉至肺。少部分经腰静脉转移至中枢神经系统、头颈部、中央及周围骨骼。淋巴结转移可侵犯肺门淋巴结、主动脉淋巴结、腔静脉淋巴结、胸部淋巴结（Holger Moch 等，2016）。

3. 组织病理学、免疫组织化学、分子病理学及与预后的相关性

肾透明细胞癌有多种结构的生长类型，多为实性和腺泡型，经扩张可表现为小囊型和大囊型。管状型、假乳头状型较为少见，纤维黏液间质样区域中可见钙化和骨化。在许多侵袭性表现型中可见肉瘤样变和杆状改变。典型的肿瘤有典型的薄壁小血管形成表现及少量炎症反应。除了形态各异外，肿瘤细胞以透明或嗜酸性细胞质及清晰的细胞膜为特征。高分级肿瘤主要表现为坏死和出血，其细胞内通常为嗜酸性细胞质，胞核为圆形且染色质分布均匀。高分级的肾透明细胞癌中可见异形的大细胞核和大小不一的核仁（Holger Moch 等，2016）。

PAX8 表达于几乎所有的肾透明细胞癌的细胞核，是检测肾上皮细胞肿瘤的敏感的标志物。与原发性肿瘤相比，PAX8 的高表达标志着肾细胞癌的多处转移（Barr 等，2015）。此外，上皮细胞标志物 AE1/AE3、CAM5.2 在肾透明细胞癌中呈阳性。CA Ⅸ在 75% 的肾透明细胞癌中过表达，但在高分级的肿瘤中通常不表达。同样，多数研究表明 CA Ⅸ水平的降低与晚期肾透明细胞癌患者的低生存率相关，CA Ⅸ可作为肾透明细胞癌预后标志物（Bui 等，2003）。然而，另有一些长期随访研究得出了相反的结果（Zhang 等，2013）。在肾透明细胞癌组织中 CA Ⅸ常分布于细胞膜，而在乳头状肾细胞癌组织中则分布于基底外侧。与 CK7 弥漫性表达于肾嫌色细胞癌相反，肾透明细胞癌 CK7 不表达，或者只在高分级肾透明细胞癌细胞中表达。CD10 作为近端小管标志物，可区分肾透明细胞癌与其他肾肿瘤。间叶细胞标志物波形蛋白在肿瘤中的表达水平高于正常肾组织，在肾透明细胞癌的高分级区域表达水平最高。基于上述发现，波形蛋白可用于预测患者的存活率（Shi 等，2015）。此外，波形蛋白还可作为诊断指标以区分肾透明细胞癌和肾嫌色细胞癌（Williams 等，2009）。

生物标志分子的表达差异及肿瘤异质性会进一步对基因靶向治疗效果产生影响。肾透明细胞癌所特有的 3p 染色体丢失促使肿瘤的发生、进展和转移，其位于 3p25～26 的 *VHL* 抑癌基因突变最为常见（Holger Moch 等，2016）。影响 *VHL* 基因的变异包括启动子区甲基化、杂合子的丢失及遗传性和散发性肾透明细胞癌中一系列导致等位基因改变的变异。VHL 蛋白参与泛素介导的有氧蛋白质水解过程。关于 *VHL* 基因变异能否作为预后标志物，现阶段研究结果

大不相同（Cowey 和 Rathmell，2009）。除 *VHL* 基因外，另外两种 3p 染色体常丢失的基因，包括表观遗传调节因子和染色质重组复合物，如 *SETD2*、*BAP1* 和 *PBRM1* 也被认为是抑癌基因。其中，*PBRM1* 的变异率大约为 45% 且是肾透明细胞癌中第二常丢失的抑癌基因。*PBRM1* 编码的 BAF180 参与核小体的重组并调控肿瘤细胞的致癌作用（Brugarolas，2014）。肾透明细胞癌中 *BAP1* 基因突变率约为 15%，其编码的 BAP1 蛋白参与 PI3K 和 mTOR 信号通路。*BAP1* 的丢失与高分级肾透明细胞癌和死亡相关。在大多数的病例中，*PBRM1* 和 *BAP1* 突变不会同时存在于同一个体中，同时含有这两种基因突变的表现型似乎更具侵袭性（Brugarolas，2014）。其他分子改变包括 14q 上等位基因的丢失，一定程度上导致了与肾透明细胞癌不良预后相关分子 HIF1A 的丢失（Monzon 等，2011）。5q 的增加导致了 *SQSTM1* 等致癌基因的扩增及过表达（Li 等，2013）。

对于肾透明细胞癌患者来说，病理分期用于预测患者预后最为精确，其次是 WHO/ISUP 肿瘤分级，第三是反映肿瘤坏死、肉瘤样、杆状特征的分化。需要注意的是，上述提到的免疫组织化学和分子标记在临床实际应用中并不常见。

### （二）低度恶性多囊肾肿瘤

#### 1. 定义

低度恶性多囊肾肿瘤在所有肾肿瘤中占比<1%，其特点是不会发生复发和转移。从遗传学角度出发，这种肿瘤与肾透明细胞癌相关。此类肿瘤大多数情况为偶发且预后良好（Holger Moch 等，2016）。

#### 2. 宏观

此类肿瘤由大量大小不一的囊肿组成，经薄隔膜分隔开，且不存在实性瘤结节（Holger Moch 等，2016）。

#### 3. 组织病理学、免疫组织化学、分子病理学及与预后的相关性

低度恶性多囊肾肿瘤在形态学上无法与低分级的肾透明细胞癌区分。囊肿周围是一层核仁不明显的透明肿瘤细胞，使得其形态符合 WHO 分级 1 或 2 级。肿瘤细胞表达 PAX8 和碳酸酐酶Ⅸ。囊肿之间的间隔由纤维组织构成，含有特征性肿瘤细胞群。肿瘤没有坏死、血管侵袭或肉瘤样特征。分子改变似肾透明细胞癌，包括 *VHL* 变异和 3p 染色体缺失（Holger Moch 等，2016）。

### （三）乳头状肾细胞癌

#### 1. 定义

乳头状肾细胞癌是源于肾小管上皮的恶性肿瘤，是成年人群中第二常见的肾细胞癌，同时是小儿肾细胞癌中最常见的亚型，大约占肾上皮细胞肿瘤的 10%（Fernandes 和 Lopes，2015）。通常见于终末期肾病患者，伴有遗传性乳头状肾细胞癌综合征罕见。习惯上将其分为两种类型，即Ⅰ类和Ⅱ类（Holger Moch 等，2016）。

#### 2. 宏观

大多数肿瘤非常局限，在肾皮质中被假包膜包被，部分与肾脏瘢痕形成有关（Holger Moch 等，2016）。

#### 3. 组织病理学、免疫组织化学、分子病理学及与预后的相关性

乳头状肾细胞癌含有由良好的纤维血管核心及有突起的乳头或管状乳头结构，通常含有泡沫状巨噬细胞和小钙化灶（砂粒体）。

组织学上，Ⅰ型肿瘤的乳头状细胞内含浅色稀疏的细胞质及单层细胞核。Ⅱ型肿瘤的细胞含有假复层细胞核、丰富的嗜酸性细胞质，分化程度较高，细胞核分级较低。相比于Ⅰ型，Ⅱ型乳头状肾细胞癌通常体积更大，分期更晚，肿瘤坏死，淋巴血管侵犯更频繁。Ⅱ型乳头状肾细胞瘤可表现为广泛的淋巴结转移（Holger Moch 等，

2016)。图 35–2 分别展示了 Ⅰ 型和 Ⅱ 型乳头状肾细胞瘤。

对于多样性嗜酸细胞性乳头状肾细胞癌(opRCC),其细胞质呈嗜酸性、核仁呈明显的细颗粒状。有种说法认为多样性嗜酸细胞性乳头状肾细胞癌可以独立作为一种肾细胞癌亚型。它的基因特征类似 Ⅰ 型乳头状肾细胞癌但恶性程度较低(Han 等,2017)。

在上述两种亚型中,肉瘤样或杆状分化与不良预后相关,肿瘤坏死反而不反映患者的存活率(Peckova 等,2017)。

基于基因组分析结果,有证据表明 Ⅰ 型和 Ⅱ 型乳头状肾细胞瘤在生物学和临床上皆存在差别,是独立的两种疾病(Cancer Genome Atlas Research N 等,2016)。因此,乳头状肾细胞瘤的基因分型可被当作是乳头状肾细胞癌预后预测因素之一。

与 Ⅱ 型乳头状肾细胞癌相比,Ⅰ 型肿瘤的患者生存率明显更高且分级和分期较低。Ⅰ 型通常含有 7p、17p 的增殖,Y 染色体的丢失,3q、8p、12q、16q、20q 的额外增殖(Fernandes 和 Lopes,2015)和 MET 通路的改变(Cancer Genome Atlas Research N 等,2016)。

Ⅱ 型乳头状肾细胞癌的 1p、3p、5p、6p、8p、9p、10p、11p、15p、18p、22p 中至少有一个存在等位基因不平衡。8p、9p 和 11p 的丢失与较高的 T 分期和高临床分级有关,且 8p 的丢失常表示肿瘤处于 M 期,3q 中 9p 的增加表示肿瘤处于 N 期(Fernandes 和 Lopes,2015)。分子分析表明 Ⅱ 型乳头状肾细胞癌是一种异质性疾病,可分为至少以下三个亚型,即 *CDKN2A* 基因改变型、*TFE3*/*TFEB* 基因融合型、*CIMP* 高甲基化型。其中 *CDKN2A* 基因丢失型和 CpG 岛甲基化表型肿瘤的预后不佳(Fernandes 和 Lopes,2015)。

在乳头状肾细胞癌中,角蛋白 AE1/AE3、CAM5.2、大分子量角蛋白、EMA、AMACR、RCC、波形蛋白、CD10、CK7 呈阳性,且 Ⅰ 型特有 CK7 表达多于 Ⅱ 型。

有些遗传综合征也和乳头状肾细胞癌相关。最近一项基于对 *c-MET* 基因的胚系突变的检测研究发现,在多发的和(或)双侧 Ⅰ 型乳头状肾细胞癌中存在一种早发型遗传性乳头状肾细胞癌综合征,而 *c-MET* 基因与乳腺癌、胰腺癌、肺癌、皮肤癌和胃癌相关(Fernandes 和 Lopes,2015)。这种综合征已被广泛认可为是一种特殊类型的不完全外显的常染色体显性遗传的遗传性肾癌(Fernandes 和 Lopes,2015)。

### (四)遗传性平滑肌瘤病及相关肾细胞癌

#### 1. 定义

遗传性平滑肌瘤病及其相关肾细胞癌(hlRCC)是一种 1q42.3～q42 中 *FH* 基因突变阳性的遗传综合征,其中 *GH* 基因编码延胡索酸水合酶(Holger Moch 等,2016)。

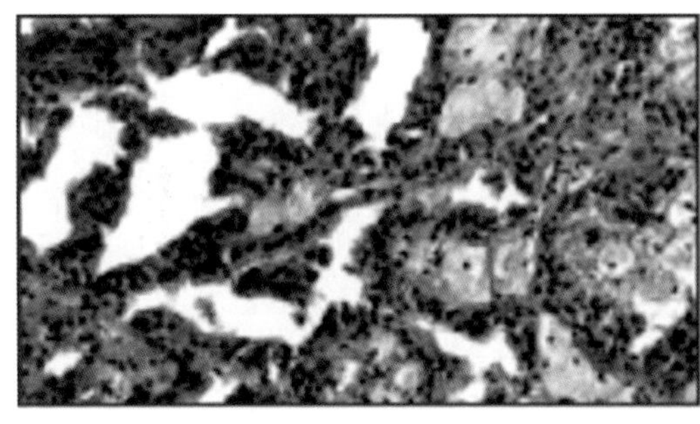

pRCC Ⅰ 型

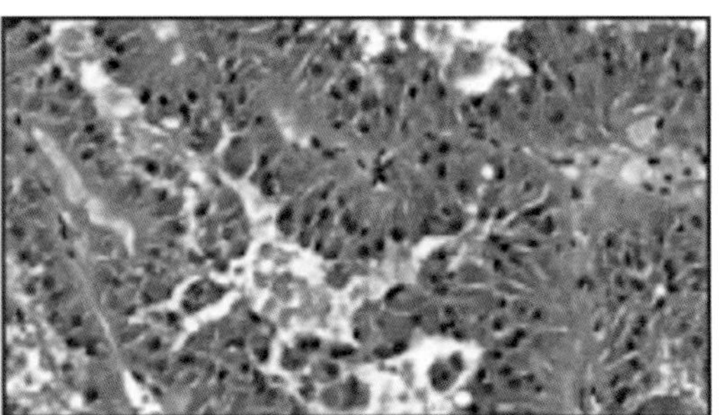

pRCC Ⅱ 型

▲ 图 35–2 Ⅰ 型和 Ⅱ 型乳头状肾细胞癌的组织病理学变化

2. 宏观

主要分布于肾皮质，但也可侵犯肾髓质。它与皮肤平滑肌瘤相关，大多数存在于手臂、胸部，也可表现为子宫平滑肌瘤（Holger Moch 等，2016）。

3. 组织病理学、免疫组织化学、分子病理学及与预后的相关性

与 hlRCC 相关的肾肿瘤多为乳头状，在形态学上与集合管癌存在重叠。肿瘤细胞类似Ⅱ型乳头状肾细胞癌细胞，含有丰富的嗜酸性细胞质，核体较大，核仁周围有一圈清晰的光晕，呈包涵体状，嗜酸性（Holger Moch 等，2016）。

hlRCC 平滑肌瘤相关特征不典型，与肾细胞癌的特点相似，例如有细胞核周围的光晕（Przybycin 等，2013）。

由于 *FH* 基因存在潜在突变，延胡索酸水合酶一般呈阴性，S- 琥珀基半胱氨酸阳性。

遗传性平滑肌瘤病及相关肾细胞癌患者预后不佳，通常肿瘤分期晚且侵袭肾周和（或）静脉（Przybycin 等，2013）。即使是肿瘤较小也有早期广泛播散的倾向。hlRCC 相关性肾肿瘤预计比其他遗传性肾癌综合征更具有侵袭性（Schmidt 和 Linehan，2014）。

Ⅱ型乳头状肾细胞癌中 CIMP 高甲基化型也含有 FH 基因的胚系或体系突变，是 hlRCC 预后不良的原因之一（Cancer Genome Atlas Research N 等，2016）。

## （五）嫌色细胞性肾细胞癌

1. 定义

chRCC 起源于终末肾单位，是一种恶性肾肿瘤，占所有肾细胞癌类型的 5%～7%，且大多为散发性。细胞膜明显、细胞核皱缩，呈葡萄干样，外周有光晕，胞质染色呈淡嗜酸性。遗传学特征常表现为 BirtHogg-Dube 综合征（Holger Moch 等，2016）。

2. 宏观

chRCC 边界清楚，无包膜，颜色呈浅棕色或棕色，有时可见中央区瘢痕（Holger Moch 等，2016）。

3. 组织病理学、免疫组织化学、分子病理学及与预后的相关性

chRCC 常呈现明显的浅色细胞（>80%）、网状细胞质及特征性细胞膜。上述形态与肿瘤坏死和肉瘤样改变有关，是一种具有高度远处转移可能的侵袭性肿瘤（Holger Moch 等，2016）。以图 35–3 为例，展现 chRCC 的形态学表现。

在嗜酸性变异体（>80% 为嗜酸性细胞）中，有一种明显更小的嗜酸性细胞。这种变异体与大嗜酸性细胞瘤有诸多相似之处。即常为双侧（11%）和多发（22%），细胞核呈不规则状皱缩（葡萄干样），外周有光晕包围，染色质粗糙。实性生长，有时呈现含广泛纤维化隔膜的管状囊性变（Vera-Badillo 等，2012），也有许多混合型。然而，现阶段无明确证据表明组织学变异体存在分子改变。

该类肿瘤大多数分级低、分期早且预后良好，5 年存活率 78%～100%。即使是转移性疾病，chRCC 的平均生存期约为 29 个月，高于乳头状肾细胞癌的 5.5 个月（Motzer 等，2002）。其具有侵袭性的子亚型与较晚的分期、肉瘤样分化、坏死、小血管侵袭有关。在大约 5% 的病例

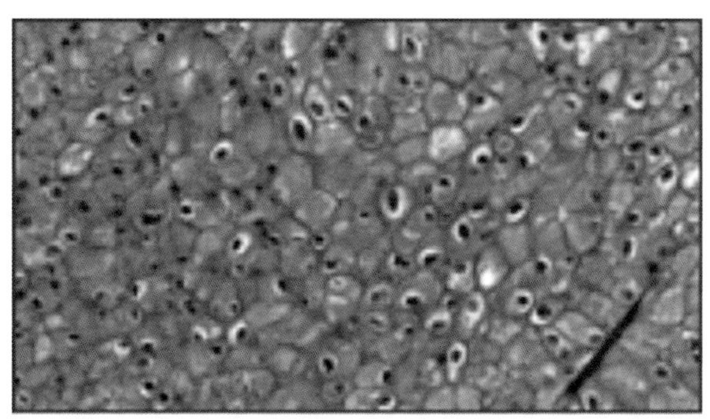

chRCC

▲ 图 35–3　嗜色性肾细胞癌的组织病理学变化

中，6%～7% 的转移性 chRCC 患者伴有肾静脉侵袭（Vera-Badillo 等，2012）。尽管有更严重的子亚型，但并未对其进行分类（Hirsch 等，2015）。

肿瘤组织中 CD117（KIT）、小清蛋白、肾特异性钙黏素、CK7 常呈阳性，同时可见细胞质中弥漫的胶体铁阳性染色。

细胞遗传学研究表明，chRCC 患者遗传表型是一种典型的亚二倍体，即含有多个单倍体的组合体，包括染色体 1、2、6、10、13、21（Hirsch 等，2015）。chRCC 中染色体 2、10、13、17、21 的丢失分别占 93%、93%、87%、90%、70%，这些染色体可能作为 chRCC 的预后相关标志物（Vera-Badillo 等，2012）。

有一种组织学表现与 chRCC 和大嗜酸粒细胞瘤重叠，被命名为"杂交大嗜酸粒细胞瘤 / 肾嫌色细胞癌。该类型与 Birt-Hogg-Dube 综合征密切相关，其特征是含有编码卵巢滤泡激素的 *FLCN* 基因的失活性突变。*FLCN* 基因位于 17 号染色体的短臂上。在 FLCN-/– 的肿瘤中，*mTOR* 基因的上调导致了 mTORC1 和 mTORC2 信号通路的激活。PI3K-Akt-mTOR 信号通路与此类型肿瘤的临床前模型相关，并可以部分解释 mTOR 抑制药的反馈机制。然而，在散发性 chRCC 中，17 号染色体的丢失被认为与 FLCN 突变无关（Vera-Badillo 等，2012）。

### （六）管囊性肾细胞癌

1. 定义

管囊性肾细胞癌是一种不常见的囊性肾上皮肿瘤，占肾细胞癌的 1% 以下。文献中记载的 tcRCC 不足 100 例（Holger Moch 等，2016）。

2. 宏观

通常位于肾皮质或皮质 – 髓质交界处，可能源自近曲小管或闰细胞，最常侵犯左肾，常表现为单发的、多囊的、边界清楚的、表面呈海绵状的细胞团（Holger Moch 等，2016）。

3. 组织病理学、免疫组织化学、分子病理学及与预后的相关性

病如其名，tcRCC 由许多不同大小的小管样组织和排列成单层扁平和立方上皮的大囊肿混合而成，含有纤维性基质。细胞核大而不规则，核仁中等或偏大（WHO3 级）。细胞质有时呈现大嗜酸粒细胞瘤样形态。AMACR、CD10、CK19、波形蛋白常呈阳性（Holger Moch 等，2016）。

尽管细胞学分级较高，大多数 tcRCC 病例的预后似乎表现良好，常在诊断时局限于肾脏，＜10% 的病例显现出 $pT_3$ 特征（Zhao 等，2015a），远程转移少见（Bhullar 等，2014），肿瘤分级价值不高。由于疾病比较罕见，现有的知识不足以解释上述现象。

### （七）集合管癌

1. 定义

集合管癌是一种源自肾脏集合管主细胞的一种罕见的恶性上皮细胞肿瘤，在肾细胞癌中发生率＜1%。男性常见（Holger Moch 等，2016）。

2. 宏观

多数局限于肾髓质，可延伸至皮质或肾外，边界不清晰。随着肿瘤增长，其原发病灶会变得难以识别（Hirsch 等，2015）。现有研究中，存在肾皮质非肿瘤性小管中的浸润性生长的病例，多数两肾均侵犯（Holger Moch 等，2016）。

3. 组织病理学、免疫组织化学、分子病理学及与预后的相关性

组织学上表现为管状、管状乳头状或管囊性，含有不规则狭长且带有分支小管的肿瘤组织。肿瘤细胞常呈单层立方、柱状或钉状，含有淡且透明的嗜酸性细胞质。细胞核分级较高，核仁大、多形且明显（Holger Moch 等，2016）。细胞中存在大量异常的有丝分裂、凋亡小体和凝固性坏死，肉瘤样和杆状分化同样常见（Hirsch 等，2015）。

诊断此病常依靠排除性诊断。WHO 诊断标准为：①浸润髓质；②明显的管状形态；③促结缔组织增生的基质反应；④细胞学高分级；⑤浸润性生长；⑥排除其他类型肾细胞癌、尿路上皮肿瘤。

组织学诊断是其自身的不良预后因素之一。根据定义，cdCA 分级较高，无法将其划定为某一个等级（Srigley 等，2013）。大部分肿瘤表现为高度侵袭性，易转移（80%），诊断时分期较高（70% 以上≥$pT_3$）。研究表明，cdCA 局限性肿瘤、局部转移、远处转移的 3 年存活率分别为 93%、45% 和 6%（Srigley 等，2013）。

肿瘤细胞中高分子量细胞角蛋白、CK7 常呈阳性，有时也伴随波形蛋白的表达。与尿路上皮肿瘤免疫组织化学类似，大部分病例 PAX8 阳性，14% 的病例 p63 阳性（Srigley 等，2013）。

由于此病类型较罕见，细胞遗传学的研究结果有限。大多数研究在对其病例遗传表型的探究中发现了单倍体融合，也有一些研究发现了三倍体染色体突变。

至今，遗传学特征与预后相关的结论仍不充分。

### （八）黏液管状和梭形细胞状肾细胞癌（mtsRCC）

1. 定义

黏液管状和梭形细胞状肾细胞癌是一种不常见的肾上皮细胞癌，全球约 100 个病例，肾细胞癌中发病率<1%。女性常见，男女发病比例为 1∶3。由于病例中少有淋巴结转移和复发（Crumley 等，2013），且组织学分级较低（Wu 等，2013），其被认为是一种低分级的恶性肾上皮细胞肿瘤。该病的发生可能与肾结石有关（Holger Moch 等，2016）。

2. 宏观

总体来看，肿瘤常发生于肾皮质，但也可局限于肾髓质。肿瘤边界清晰，切面呈实性、光滑、黏液状，提示肿瘤可能起源于近端肾单位（Holger Moch 等，2016）。

3. 组织病理学、免疫组织化学、分子病理学及与预后的相关性

组织学上，肿瘤由特征性的管状和梭形细胞混合构成，由数量不同的黏液性基质分开，同时组织内含有黏液较少的变异体（Holger Moch 等，2016；Hirsch 等，2015）。胞质呈嗜酸性，染色较淡较稀疏，细胞核圆且大小一致、分级较低。极少数病例存在高度遗传学异形性的肉瘤样分化、肿瘤坏死、有丝分裂活性增加（Zhao 等，2015b）。这种去分化改变常伴有预后差，无病生存期较短，早期频繁转移等一系列不良临床结果（Arafah 和 Zaidi，2013）。然而，在典型病例中，存在多发远处转移且形态学分级较低的原发性或转移性肿瘤呈现出相同的形态学特征（Zhao 等，2015b）。CK7、PAX2 和 AMACR 在肿瘤中常呈现阳性，肉瘤样分化区域呈现 CK7、AMACR 阴性。

免疫学结果表明此肿瘤起源于近端肾单位且与乳头状肾细胞癌有关，但不同于乳头状肾细胞癌，mtsRCC 的 7、17 号染色体无增加，Y 染色体无丢失，证明 mtsRCC 从遗传学角度来说是一种区别于乳头状肾细胞癌的肿瘤（Zhao 等，2015b）。

### （九）琥珀酸脱氢酶缺乏性肾细胞癌

1. 定义

琥珀酸脱氢酶缺乏性肾细胞癌（sdhRCC）是一种遗传性恶性肿瘤，琥珀酸脱氢酶 B（SDHB）的低表达导致线粒体复合体Ⅱ的功能障碍。发病机制为抑癌基因 SDH 胚系突变导致的连续性失活，从而引起副神经节细胞瘤、胃肠道间质瘤、垂体腺瘤等一系列肿瘤综合征。sdhRCC 在肾细胞癌中占 0.05%～0.2%，常见于青年患者（Holger

Moch 等，2016）。

2. 宏观

sdhRCC 为边界清晰的实性肿瘤，小部分为红棕色切面的多囊性肿瘤。大部分肿瘤局限于肾，大约 30% 的患者有多病灶或双侧表现（Holger Moch 等，2016）。

3. 组织病理学、免疫组织化学、分子病理学及与预后的相关性

在显微镜下，肿瘤细胞呈小叶状，向边界扩散，散在分布的囊肿中含有嗜酸性物质。恶性细胞呈实性巢状或管状生长。典型恶性细胞细胞质中存在气泡状嗜酸性物质的液泡或包涵体。分级较高的肿瘤中，这些特征较不明显。染色质呈絮状，细胞核轮廓清晰，核仁不明显，染色质散在分布。分级更高时，细胞核异型性增加，最终可呈现肉瘤样特征（Holger Moch 等，2016）。

*SDHB* 基因的丢失可诊断 sdhRCC。其他阳性指标包括 CAM5.2、EMA、病灶中的 PAX8（Williamson 等，2015）。相反，细胞角蛋白仅见于 30% 的病例。sdhRCC 的潜在分子改变是连续的 *SDH* 基因（常为 *SDHB*，*SDHC* 和 *SDHD* 少见）胚系突变。这导致了线粒体内膜的线粒体复合物Ⅱ装配障碍。

大多数病例中 sdhRCC 分级较低且预后良好。肉瘤样特征和细胞核高分级常提示 sdhRCC 的转移。

由于病例数量和相关研究较少，sdhRCC 目前并没有特征性预后标志物。

### （十）MiT 家族基因易位型肾细胞癌

1. 定义

MiT 家族基因易位型肾细胞癌是一种由 MiT 家族基因中的转录因子的融合导致的恶性肿瘤。最常见的基因改变是 Xp11 易位，大约占儿童 RCC 的 40%。在已知 RCC 病例中大约有 50 例与 t（6；11）易位相关（Holger Moch 等，2016）。

2. 宏观

MiT 家族基因易位型肾细胞癌在显微镜下无明显特征（Holger Moch 等，2016）。

3. 组织病理学、免疫组织化学、分子病理学及其与预后的相关性

MiT 家族基因易位型肾细胞癌呈乳头状生长，由富含砂粒体的透明上皮细胞构成。然而，Xp11 易位型 RCC 也可表现为其他类型的肾肿瘤。t（6；11）易位型 RCC 有双相生长模式，包括癌巢中较大的上皮细胞生长和基底膜附近小细胞成群环绕（Holger Moch 等，2016）。

MiT 家族基因易位型肾细胞癌含有 MiT 家族中两种转录因子的融合。Xp11 易位型 RCC 为 *TFE3* 和一种多基因的融合，大约占儿童 RCC 的 40%，成人 RCC 的 1.6%～4%。最常见的易位为 t（X；1）（p11.2；q21）和 t（X；17）（p11.2；q25），分别导致 *TFE3*、*PRCC* 基因的融合和 *TFE3*、*ASPSCR1* 基因的融合。t（6；11）较少见，为 *MALAT1* 基因和 *TFEB* 基因的融合，导致了 *TFEB* 基因的过表达（Holger Moch 等，2016）。

MiT 家族基因易位型肾细胞癌始终表达 *PAX8* 基因和其他肾小管标志物，但缺乏或不表达上皮细胞标记。*TFE3* 高免疫活性的细胞核和 *TFE3* 分离的 FISH 结果对于检测 Xp11 具有极高的特异性和敏感性。t（6；11）易位型 RCC 始终表达黑色素瘤标志物，如黑色素 A、HMB45 和半胱氨酸蛋白酶组织蛋白酶 K。细胞核中 *TFEB* 的表达和 FISH 检测出的易位对于诊断 t（6;11）易位型 RCC 具有特异性(Holger Moch 等，2016）。

关于 MiT 家族基因易位型肾细胞癌的临床诊断，高龄和远处转移是 RCC 相关性死亡的预后标志物（Ellis 等，2014）。不同的融合亚型对应不同的表现型，如与其他基因融合型相比，ASPSCR1-TF3 融合型肿瘤常伴有淋巴结转移。

### （十一）肾髓样癌

1. 定义

肾髓样癌（rmCA）是一种罕见的 RCC 亚型，已知病例大约有 200 个，主要见于黑种人，主要与镰刀细胞性贫血或血红蛋白病有关。这种高侵袭性肿瘤多见于年轻人，大多数病例诊断时已有转移（Holger Moch 等，2016）。

2. 宏观

肾髓样癌是主要位于肾髓质中心的实性肿瘤，瘤体边界不清晰，切面灰白（Holger Moch 等，2016）。

3. 组织病理学、免疫组织化学、分子病理学及其与预后的相关性

rmCA 的病理学特征与集合管癌、尿路上皮癌相同。病理学特征与高分化腺癌一致，包括管状、腺状、管状乳头状生长，同时伴有坏死、炎症和结缔组织形成。肿瘤细胞含有明显的不典型的胞质内黏蛋白。肿瘤呈现黏液状，与微小脓肿和炎症浸润有关（Holger Moch 等，2016）。

肿瘤细胞始终表达 PAX8，大约 50% 的肿瘤细胞其多克隆癌配抗原 CK7 和 CAM5.2 呈阳性。大多数肾髓样癌中有干细胞标志物 Oct3/4 表达，可作为其预后诊断标志（Rao 等，2012）。

rmCA 的进展与低氧诱导因子、p53、血管内皮生长因子相关基因突变有关。

rmCA 在所有肾肿瘤中占比小于 1%，但因为普遍预后较差，仍没有常用的特征性预后标志物。

### （十二）新出现的肿瘤

2013 肾肿瘤 ISUP 温哥华分型发布了一类新出现的肿瘤（Holger Moch 等，2016）。

- 甲状腺样变滤泡性肾细胞癌。
- 琥珀酸脱氢酶 B 变异相关肾细胞癌。
- ALK 重排相关肾细胞癌。
- 血管平滑肌瘤性 MiT 肾细胞瘤。
- 成神经细胞瘤后嗜酸细胞性肾细胞癌。

至今，关于这些新出现的肿瘤的形态学表现和分子学特征仍不充分。此外，由于这些亚型的病例较少，分型较新，对其临床病程及预后的分析存在局限（Srigley 等，2013）。因此，需要更多实验去研究其特征，确定诊断标准，获取更多关于疾病进展的认识。这些新型肿瘤是否会被纳入 WHO 分型仍未可知。

## 参考文献

[1] Amin MB, Amin MB, Tamboli P, Javidan J, Stricker H, de-Peralta Venturina M, et al. Prognostic impact of histologic subtyping of adult renal epithelial neoplasms: an experience of 405 cases. Am J Surg Pathol. 2002;26(3):281–91.

[2] Arafah M, Zaidi SN. Mucinous tubular and spindle cell carcinoma of the kidney with sarcomatoid transformation. Saudi J Kidney Dis Transpl. 2013;24(3):557–60.

[3] Barr ML, Jilaveanu LB, Camp RL, Adeniran AJ, Kluger HM, Shuch B. PAX-8 expression in renal tumours and distant sites: a useful marker of primary and metastatic renal cell carcinoma? J Clin Pathol. 2015;68(1):12–7.

[4] Bedke J, Chun FK, Merseburger A, Scharpf M, Kasprzyk K, Schilling D, et al. Inflammatory prognostic markers in clear cell renal cell carcinoma – preoperative C-reactive protein does not improve predictive accuracy. BJU Int. 2012;110(11 Pt B):E771–7.

[5] Bhullar JS, Varshney N, Bhullar AK, Mittal VK. A new type of renal cancer – tubulocystic carcinoma of the kidney: a review of the literature. Int J Surg Pathol. 2014;22(4):297–302.

[6] Brugarolas J. Molecular genetics of clear-cell renal cell carcinoma. J Clin Oncol. 2014;32(18):1968–76.

[7] Bui MH, Seligson D, Han KR, Pantuck AJ, Dorey FJ, Huang Y, et al. Carbonic anhydrase IX is an independent predictor of survival in advanced renal clear cell carcinoma: implications for prognosis and therapy. Clin Cancer Res. 2003;9(2):802–11.

[8] Can C, Acikalin MF, Ozen A, Dundar E. Prognostic impact of intratumoral C-reactive protein expression in patients with clear cell renal cell carcinoma. Urol Int. 2014;92(3):270–5.

[9] Cancer Genome Atlas Research N, LinehanWM, Spellman PT, Ricketts CJ, Creighton CJ, Fei SS, et al. Comprehensive molecular characterization of papillary renalcell carcinoma. N Engl J Med. 2016;374(2):135–45.

[10] Cheville JC, Lohse CM, Zincke H, Weaver AL, Blute ML. Comparisons of outcome and prognostic features among histologic subtypes of renal cell carcinoma. Am J Surg Pathol. 2003;27(5): 612–24.

[11] Cowey CL, Rathmell WK. VHL gene mutations in renal cell carcinoma: role as a biomarker of disease outcome and drug efficacy. Curr Oncol Rep. 2009;11(2):94–101.

[12] Crumley SM, Divatia M, Truong L, Shen S, Ayala AG, Ro JY. Renal cell carcinoma: evolving and emerging subtypes. World J Clin

Cases. 2013;1(9):262–75.

[13] Delahunt B, Cheville JC, Martignoni G, Humphrey PA, Magi-Galluzzi C, McKenney J, et al. The International Society of Urological Pathology (ISUP) grading system for renal cell carcinoma and other prognostic parameters. Am J Surg Pathol. 2013;37(10):1490–504.

[14] Dudderidge TJ, Stoeber K, Loddo M, Atkinson G, Fanshawe T, Griffiths DF, et al. Mcm2, Geminin, and KI67 define proliferative state and are prognostic markers in renal cell carcinoma. Clin Cancer Res. 2005;11(7):2510–7.

[15] Eichelberg C, Chun FK, Bedke J, Heuer R, Adam M, Moch H, et al. Epithelial cell adhesion molecule is an independent prognostic marker in clear cell renal carcinoma. Int J Cancer. 2013;132(12):2948–55.

[16] Ellis CL, Eble JN, Subhawong AP, Martignoni G, Zhong M, Ladanyi M, et al. Clinical heterogeneity of Xp11 translocation renal cell carcinoma: impact of fusion subtype, age, and stage. Mod Pathol. 2014;27 (6):875–86.

[17] Fernandes DS, Lopes JM. Pathology, therapy and prognosis of papillary renal carcinoma. Future Oncol. 2015;11 (1):121–32.

[18] Gayed BA, Youssef RF, Bagrodia A, Kapur P, Darwish OM, Krabbe LM, et al. Prognostic role of cell cycle and proliferative biomarkers in patients with clear cell renal cell carcinoma. J Urol. 2013;190(5):1662–7.

[19] Genega EM, Ghebremichael M, Najarian R, Fu Y,Wang Y, Argani P, et al. Carbonic anhydrase IX expression in renal neoplasms: correlation with tumor type and grade. Am J Clin Pathol. 2010;134(6):873–9.

[20] Gervais ML, Henry PC, Saravanan A, Burry TN, Gallie BL, Jewett MA, et al. Nuclear E-cadherin and VHL immunoreactivity are prognostic indicators of clear-cell renal cell carcinoma. Lab Inves. 2007;87(12):1252–64.

[21] Gudbjartsson T, Hardarson S, Petursdottir V, Thoroddsen A, Magnusson J, Einarsson GV. Histological subtyping and nuclear grading of renal cell carcinoma and their implications for survival: a retrospective nation-wide study of 629 patients. Eur Urol. 2005;48(4):593–600.

[22] Haddad AQ, Luo JH, Krabbe LM, Darwish O, Gayed B, Youssef R, et al. Prognostic value of tissue-based biomarker signature in clear cell renal cell carcinoma. BJU Int. 2017;119(5):741–7.

[23] Han G, Yu W, Chu J, Liu Y, Jiang Y, Li Y, et al. Oncocytic papillary renal cell carcinoma: a clinicopathological and genetic analysis and indolent clinical course in 14 cases. Pathol Res Pract. 2017;213(1):1–6.

[24] Harada K, Miyake H, Kusuda Y, Fujisawa M. Expression of epithelial-mesenchymal transition markers in renal cell carcinoma: impact on prognostic outcomes in patients undergoing radical nephrectomy. BJU Int. 2012;110(11 Pt C):E1131–7.

[25] Hirsch MS, Signoretti S, Dal Cin P. Adult renal cell carcinoma: a review of established entities from morphology to molecular genetics. Surg Pathol Clin. 2015;8 (4):587–621.

[26] Holger Moch PAH, Ulbright TM, Reuter VE, editors. WHO classification of tumours of the urinary system and male genital organs. 4th ed. Lyon: IARC; 2016.

[27] Hsieh JJ, Purdue MP, Signoretti S, Swanton C, Albiges L, Schmidinger M, et al. Renal cell carcinoma. Nat Rev Dis Primers. 2017;3:17009.

[28] Ingels A, Hew M, Algaba F, de Boer OJ, van Moorselaar RJ, Horenblas S, et al. Vimentin over-expression and carbonic anhydrase IX under-expression are independent predictors of recurrence, specific and overall survival in non-metastatic clear-cell renal carcinoma: a validation study. World J Urol. 2017;35(1):81–7.

[29] Jacobsen J, Rasmuson T, Grankvist K, Ljungberg B. Vascular endothelial growth factor as prognostic factor in renal cell carcinoma. J Urol. 2000;163 (1):343–7.

[30] Katagiri A, Watanabe R, Tomita Y. E-cadherin expression in renal cell cancer and its significance in metastasis and survival. Br J Cancer. 1995;71(2):376–9.

[31] Kim HL, Seligson D, Liu X, Janzen N, Bui MH, Yu H, et al. Using tumor markers to predict the survival of patients with metastatic renal cell carcinoma. J Urol. 2005;173(5):1496–501.

[32] Langner C, Ratschek M, Rehak P, Schips L, Zigeuner R. Expression of MUC1 (EMA) and E-cadherin in renal cell carcinoma: a systematic immunohistochemical analysis of 188 cases. Mod Pathol. 2004;17 (2):180–8.

[33] Leibovich BC, Sheinin Y, Lohse CM, Thompson RH, Cheville JC, Zavada J, et al. Carbonic anhydrase IX is not an independent predictor of outcome for patients with clear cell renal cell carcinoma. J Clin Oncol. 2007;25(30):4757–64.

[34] Li L, Shen C, Nakamura E, Ando K, Signoretti S, Beroukhim R, et al. SQSTM1 is a pathogenic target of 5q copy number gains in kidney cancer. Cancer Cell. 2013;24(6):738–50.

[35] Lohse CM, Gupta S, Cheville JC. Outcome prediction for patients with renal cell carcinoma. Semin Diagn Pathol. 2015;32(2):172–83.

[36] Monzon FA, Alvarez K, Peterson L, Truong L, Amato RJ, Hernandez-McClain J, et al. Chromosome 14q loss defines a molecular subtype of clear-cell renal cell carcinoma associated with poor prognosis. Mod Pathol. 2011;24(11):1470–9.

[37] Motzer RJ, Bacik J, Mariani T, Russo P, Mazumdar M, Reuter V. Treatment outcome and survival associated with metastatic renal cell carcinoma of non-clear-cell histology. J Clin Oncol. 2002;20(9):2376–81.

[38] Neri D, Supuran CT. Interfering with pH regulation in tumours as a therapeutic strategy. Nat Rev Drug Discov. 2011;10(10):767–77.

[39] Patard JJ, Leray E, Rioux-Leclercq N, Cindolo L, Ficarra V, Zisman A, et al. Prognostic value of histologic subtypes in renal cell carcinoma: a multicenter experience. J Clin Oncol. 2005;23(12):2763–71.

[40] Peckova K, Martinek P, Pivovarcikova K, Vanecek T, Alaghehbandan R, Prochazkova K, et al. Cystic and necrotic papillary renal cell carcinoma: prognosis, morphology, immunohistochemical, and molecular-genetic profile of 10 cases. Ann Diagn Pathol. 2017;26:23–30.

[41] Phuoc NB, Ehara H, Gotoh T, Nakano M, Kamei S, Deguchi T, et al. Prognostic value of the co-expression of carbonic anhydrase IX and vascular endothelial growth factor in patients with clear cell renal cell carcinoma. Oncol Rep. 2008;20(3):525–30.

[42] Przybycin CG, Magi-Galluzzi C, McKenney JK. Hereditary syndromes with associated renal neoplasia: a practical guide to histologic recognition in renal tumor resection specimens. Adv Anat Pathol. 2013;20(4):245–63.

[43] Rao P, Tannir NM, Tamboli P. Expression of OCT3/4 in renal medullary carcinoma represents a potential diagnostic pitfall. Am J Surg Pathol. 2012;36(4):583–8.

[44] Schmidt LS, Linehan WM. Hereditary leiomyomatosis and renal cell carcinoma. Int J Nephrol Renovasc Dis. 2014;7:253–60.

[45] Schrader AJ, Rauer-Bruening S, Olbert PJ, Hegele A, Rustemeier J, Timmesfeld N, et al. Incidence and long-term prognosis of papillary renal cell carcinoma. J Cancer Res Clin Oncol. 2009;135(6): 799–805.

[46] Seligson DB, Pantuck AJ, Liu X, Huang Y, Horvath S, Bui MH, et al. Epithelial cell adhesion molecule (KSA) expression: pathobiology and its role as an independent predictor of survival in renal cell carcinoma. Clin Cancer Res. 2004;10(8):2659–69.

[47] Shi ZG, Li SQ, Li ZJ, Zhu XJ, Xu P, Liu G. Expression of vimentin and survivin in clear cell renal cell carcinoma and correlation with p53. Clin Transl Oncol. 2015;17 (1):65–73.

[48] Siegel RL, Miller KD, Jemal A. Cancer statistics, 2016. CA Cancer J Clin. 2016;66(1):7–30.

[49] Sim SH, Messenger MP, Gregory WM,Wind TC, Vasudev NS,

Cartledge J, et al. Prognostic utility of pre-operative circulating osteopontin, carbonic anhydrase IX and CRP in renal cell carcinoma. Br J Cancer. 2012;107(7):1131–7.

[50] Srigley JR, Delahunt B, Eble JN, Egevad L, Epstein JI, Grignon D, et al. The International Society of Urological Pathology (ISUP) Vancouver classification of renal neoplasia. Am J Surg Pathol. 2013;37 (10):1469–89.

[51] Stillebroer AB, Mulders PF, Boerman OC, Oyen WJ, Oosterwijk E. Carbonic anhydrase IX in renal cell carcinoma: implications for prognosis, diagnosis, and therapy. Eur Urol. 2010;58(1):75–83.

[52] van Kuijk SJ, Yaromina A, Houben R, Niemans R, Lambin P, Dubois LJ. Prognostic significance of carbonic anhydrase IX expression in cancer patients: a meta-analysis. Front Oncol. 2016;6:69.

[53] Vera-Badillo FE, Conde E, Duran I. Chromophobe renal cell carcinoma: a review of an uncommon entity. Int J Urol. 2012;19(10):894–900.

[54] Williams AA, Higgins JP, Zhao H, Ljunberg B, Brooks JD. CD 9 and vimentin distinguish clear cell from chromophobe renal cell carcinoma. BMC Clin Pathol. 2009;9:9.

[55] Williamson SR, Eble JN, Amin MB, Gupta NS, Smith SC, Sholl LM, et al. Succinate dehydrogenase-deficient renal cell carcinoma: detailed characterization of 11 tumors defining a unique subtype of renal cell carcinoma. Mod Pathol. 2015;28(1):80–94.

[56] Wu XR, Chen YH, Sha JJ, Zhao L, Huang JW, Bo JJ, et al. Renal mucinous tubular and spindle cell carcinoma: a report of 8 cases and review of the literature. Diagn Pathol. 2013;8:206.

[57] Xie Y, Chen L, Ma X, Li H, Gu L, Gao Y, et al. Prognostic and clinicopathological role of high Ki-67 expression in patients with renal cell carcinoma: a systematic review and meta-analysis. Sci Rep. 2017;7:44281.

[58] Yu W, Wang Y, Jiang Y, Zhang W, Li Y. Distinct immunophenotypes and prognostic factors in renal cell carcinoma with sarcomatoid differentiation: a systematic study of 19 immunohistochemical markers in 42 cases. BMC Cancer. 2017;17(1):293.

[59] Zhang BY, Thompson RH, Lohse CM, Dronca RS, Cheville JC, Kwon ED, et al. Carbonic anhydrase IX (CAIX) is not an independent predictor of outcome in patients with clear cell renal cell carcinoma (ccRCC) after long-term follow-up. BJU Int. 2013;111 (7):1046–53.

[60] Zhao M, Teng X, Ru G, Zhao Z, Hu Q, Han L, et al. Tubulocystic renal cell carcinoma with poorly differentiated foci is indicative of aggressive behavior: clinicopathologic study of two cases and review of the literature. Int J Clin Exp Pathol. 2015a;8(9):11124–31.

[61] Zhao M, He XL, Teng XD. Mucinous tubular and spindle cell renal cell carcinoma: a review of clinicopathologic aspects. Diagn Pathol. 2015b;10:168.

[62] Zimpfer A, Maruschke M, Rehn S, Kundt G, Litzenberger A, Dammert F, et al. Prognostic and diagnostic implications of epithelial cell adhesion/activating molecule (EpCAM) expression in renal tumours: a retrospective clinicopathological study of 948 cases using tissue microarrays. BJU Int. 2014;114(2):296–302.

# 第36章　小肾癌相关治疗

## Treatment of Small Renal Masses

M. Schostak　J. J. Wendler　D. Baumunk A. Blana　R. Ganzer　T. Franiel　B. Hadaschik
T. Henkel　K. U. Köhrmann　J. Köllermann　T. Kuru　S. Machtens　A. Roosen
G. Salomon　H. P. Schlemmer　L. Sentker　U. Witzsch　U. B. Liehr　著
范　博　译　　王　梁　校

**摘　要**

近年来，肾细胞癌的发生率有所增长，尤其是在工业化国家，早期诊断容易发现$T_{1a}$期的肾细胞癌。由于保留肾单位治疗适用于合并慢性肾功能不全、期望寿命短的患者。因此治疗手段的选择从根治性肾切除术到肾部分切除术进行过渡，尤其以微创化腹腔镜技术为依托，对于发病率、麻醉风险、术后并发症出现率较高的患者来说，是有益处的。针对小肾癌（$cT_{1a}$）的危险分层评估，需要建立在穿刺活检及病理组织上。主动监测意味着治疗过程中的可控延迟。尽管经皮射频消融术和腹腔镜下冷冻消融术存在一定局限性，尤其是对于靠近肾门的中央型肿瘤，但它们仍是近年来常见的替代治疗。新型消融方式，包括高能聚焦超声、不可逆电穿孔、微波消融、经皮立体定向消融放射治疗，以及高能近距离放射治疗具有相应的治疗潜力和价值，但目前仍处于试验阶段。

**关键词**

小肾癌；局部治疗；主动监测；射频消融术；冷冻消融术；高能聚焦超声术；不可逆电穿孔；微波消融术；经皮放疗；外科手术

## 一、概述

随着生活质量提高，受肥胖等因素影响，肾细胞癌在德国等工业化国家的发病率呈现逐年递增的趋势。癌症流行病学登记组织（GEKID）和罗伯特科赫研究所（RKI）预计在未来几年，肾细胞癌患者数量会继续增加。

随着人口老龄化的到来，多种类型肿瘤的发生率都在增加，其他合并疾病发生率的增加也加重了肾功能负担，其中慢性肾衰竭更容易出现在预期寿命短，生活质量差的患者中（Kirchberger等，2012）。

尽管根治性肾切除术是过去肾脏肿瘤经典的治疗方式之一，然而小肾癌治疗上，与肾部分切除术相比，并无明显优势，甚至会增加肾衰竭的可能性。在过去的几十年里，国际指南推荐的保留器官疗法作为肾癌治疗的一线选择，欧洲泌尿外科协会、美国泌尿外科协会、德国泌尿外科协会皆推荐保留肾单位手术治疗作为小肾癌的金标准治疗手术方式（Olbert 等，2015）。这些指南定义小肾癌为肿瘤最大直径≤4cm，而根治性肾切除术的适用范围针对 $T_2$ 期以上、肿瘤最大直径>7cm、无法有效进行部分切除术时（Ljungberg 等，2016）。

影像技术在近几十年里得到快速发展，CT 和 MRI 手段可充分区分良恶性肿瘤及其临床分期，这与微创治疗的理念是相契合的。其中，射频消融术和冷冻消融术已成为治疗手段之一，还有其他消融技术在治疗方面的应用被探讨，目前处于试验阶段。

## 二、明确诊断：从小肾癌到肾细胞癌

无论临床表现如何，患者的发病率都是基于治疗情况而言（Deutsche Krebsgesellschaft，Deutsche Krebshilfe，AWMF 2015）。参照小肾癌相关资料，组织学活检可以验证影像诊断不明确的病灶，帮助选择出合适的治疗方式。对于外科手术介入，如根治性或肾部分切除术，当无明显禁忌证时，没有活检证实的形态学可疑病变的影像可作为充分指征。对于替代治疗方式，如消融相关技术，组织活检术是需要的，用来判断组织学变化。对于术前活检结果阴性，提示非恶性组织学特征，消融相关技术是存在禁忌的。

针对普通穿刺活检，可能因为没有达到预定靶组织，而取材中央坏死区域。因此目前推荐的方法是用同轴双套筒核心活检（18 号针）进行组织学分析，避开可能的中央肿瘤坏死区域（Ljungberg 等，2016）。

囊性肾癌作为一类特殊类型的肿瘤，根据形态学 bosniak 分类系统进行 CT 评估，其中 3%～10% 的患者为 IIF 期恶性肿瘤，病理类型常为乳头状肾细胞癌（Graaumann 等，2015）。这样的研究结果要求随访影像（Visapää 等，2013）。囊性肿瘤的活检组织液中，细胞密度较低，假阴性风险较高，还有潜在的穿刺相关的针道种植风险［Leitlinienprogramm Onkologie（Deutsche Krebsgesellschaft，Deutsche Krebshilfe，AWMF），2015］。为明确诊断，推荐采用同轴核心活检组织学分析和细针穿刺细胞学分析（Ljungberg 等，2016）。对于怀疑发生于集合系统的尿路上皮癌或侵犯肾盏系统伴发血尿时，禁忌使用经皮活检术，因为这可能会增加穿刺通道转移风险（Robertson 和 Baxter，2011）。在这种情况下，内镜诊断是有必要的。

尽管通过组织活检的方法确诊肾细胞癌有着很高的灵敏度（94%～98%）和特异度（100%），但仍有较高概率（高达 20%）出现假阴性和不确定样本的结果。阴性的活检结果（正常实质）是重复活检的指征，其复检成功率可达 90%。［Ljungberg 等，2016；Leitlinienprogramm Onkologie（Deutsche Krebsgesellschaft，Deutsche Krebshilfe，AWMF），2015］。

另一个使基于组织活检明确诊断肿瘤实体存在局限的因素是肾细胞癌的瘤内生物异质性（Höfflin 等，2015）。在某些情况下，很难区分良性的嗜酸细胞瘤和嗜酸性肾细胞癌。除此之外，这类肿瘤归为癌症的可能也尚存争议。肾细胞癌的活检与其起始治疗相关（Maurice 等，2015）。

## 三、主动监测和等待观察

### （一）主动监测

主动监测的内容包括对小的局限性无症状肾肿瘤（小肾癌，$cT_{1a}$ 期，≤4cm）进行定期影像学检查随访，此类肿瘤生长缓慢，转移倾向小。风险主要取决于肿瘤的大小，以及穿刺活检后组织学证实的病理亚型。治疗应该在肿瘤增大或者患者要求的情况下才能进行。主动监测的实施建立在肿瘤生物学及肿瘤明确诊断的基础上。没有选择时候患者的客观标准，执行主动监测的方式也就没有统一标准。主动监测应该考虑到包含泌尿外科医师、放射科医师、病理学医师及其他学科专家在内的跨学科背景的综合信息。许多关于小肾癌（$cT_{1a}$）研究进展指出，在前2～4年的随访中，其大小增长相对缓慢，每年增长0.2～0.4cm，有1%～2%转移的概率。然而，这些数据包含了相当一部分组织学未确定的肾肿瘤，甚至包含了应归为良性的肿瘤，以及异质性较高的肾细胞癌亚型［Leitlinienprogramm Onkologie（Deutsche Krebsgesellschaft，Deutsche Krebshilfe，AWMF），2015］。Chawla等在对组织活检证实为$pT_{1a}$期肾细胞癌（$n$=120）亚组进行的Meta分析中发现，其肿瘤平均大小为2.48cm（1.7～4.0cm），并在进行平均时间为30个月（25～39个月）的随访后计算出肿瘤平均增长速度为每年0.35cm（每年0.42～1.6cm）。肿瘤初始大小和增长率没有显著的相关性（Chawla等，2006）。Thompson等对肿瘤直径＜3cm（1/178）的肾细胞癌进行描述，其转移率为0.13%，肿瘤直径每增长1cm，转移的风险就增加24%（Thompson等，2009）。可见的血管、包膜、肾上腺和肾盏侵犯都是预后不利因素，因此它是主动监测的禁忌证。另一个不利因素就是活检证实的Fuhrman核分级处于3～4级（高级别）的透明细胞或者非透明细胞肾细胞癌。解剖学分类系统包括PADUA评分（用于术前解剖学分类），R.E.N.A.L.评分（半径，外生/内生型，靠近集合系统或肾窦的距离，肾脏冠状面的前/后，以及相对于极线的位置），或者C指数，这些评价系统都可为手术或者手术方式提供早期指征，如此便可以界定是否需要进行主动监测（Camacho等，2015）。

迄今为止，尚不存在可追踪肾脏肿瘤的肿瘤标志物，以及建立在主动监测的过程中重复活检监测肾脏肿瘤的观念。因此，主动监测通常只在影像随访时进行［Leitlinienprogramm Onkologie（Deutsche Krebsgesellschaft，Deutsche Krebshilfe，AWMF），2015］。此外，现阶段关于主动监测，也尚无推荐的显像模式和时间间隔方案。考虑到肿瘤进展的风险，肾细胞癌外科手术成功治疗后，调整随访方案为指南推荐的术后护理也许是有益的［Leitlinienprogramm Onkologie（Deutsche Krebsgesellschaft，Deutsche Krebshilfe，AWMF），2015］。常规非增强CT对于腹部脏器的诊断具有一定优势，而MRI能够更好地进一步区分良恶性肿瘤和肿瘤分期（Vargas等，2013；Hallscheidt等，2004）。基于影像学检查的主动监测应该至少每年一次。回顾性研究和Meta分析都可以用来对主动监测小肾癌和$pT_{1a}$期的肾细胞癌进行探索评价。此外，目前并没有正在进行的大型系统研究或是Meta分析去探索主动监测过程中经活检证实的$pT_{1a}$期肾细胞癌［Leitlinienprogramm Onkologie（Deutsche Krebsgesellschaft，Deutsche Krebshilfe，AWMF），2015］。

Jewett等分析101例经活检证实的$pT_{1a}$期肾细胞癌，平均随访时间为28个月，发现平均每年肿瘤进展0.13cm，转移率为1.1%（Jewett等，2011）。Lane等在进行主动监测和根治性或者肾部分切除术，且治疗平均年龄≥75岁的537个患小肾癌的患者中没有发现有明显的生存时间的区别。然而，在平均3.9年的随访中发现，148个死亡病例只有4%是死于肾细胞癌进展（Lane等，2010）。Pierorazio等在为期1年的随访中发现在立即治疗组和主动监测组中其生活质量并没有区别（Pierorazio等，2013）。总而言之，主动监测并不建议用于边界不清，肿瘤直径＞4cm，明显不均质，或是活检证实有侵袭性的肾细胞癌，同样，主动监测亦不适用于有很长预期寿命，或是形态学上有可疑影像学发现的患者。目前，由于在下文中描述的局部消融成为一种替代手段，主动监测逐渐较少应用。

### （二）等待观察

预期寿命低的患者（如由于高龄和严重的

伴随疾病），随访时偶然发现无症状肿瘤会导致一些不必要的心理压力而导致没有治疗效果。因此，由于没有确切诊断和治疗手段而实行的观望策略，在这些情况下应该被考虑。这个等待观察或观望的方式与主动监测有根本上的区别。导致等待观察的诊断程序和治疗的因素包括由于骨转移导致的骨痛，或由于侵犯集合系统导致的血尿的症状，其目的是为了单纯的姑息治疗。例如，对于引起症状的异常，进行放疗缓解疼痛、栓塞或是局部消融。这样的等待观察策略应该配备最好的支持护理，并有基本的支持措施，包括营养咨询、物理治疗，或是有针对性的疼痛治疗。对于无随访影像学检查或者没有客观生活质量参数情况能否进行等待观察的问题，现相关研究较少。

## 四、消融

### （一）基于指南的消融程序

德国、欧洲和美国泌尿外科学和放射学协会指南对射频消融和冷冻消融进行了评估，认为其可作为小肾癌的替代治疗方案。由于消融技术已经广泛应用于各大临床中心，因此有大量的相关数据，然而其中并没有前瞻性研究，甚至没有随机对照试验（Whitson 等，2012）。消融治疗的评估，除了能否有效地控制肿瘤，对发生并发症的风险和患者术后生活质量的评估也占有重要地位。在疾病特异性、无复发和总体生存率上，直接比较射频消融和冷冻消融，两者并没有明显差异（Ljungberg 等，2016）。手术能否成功，以及发生并发症的风险，取决于肾脏肿瘤的位置及大小。Camacho 等表示 R.E.N.A.L. 评分＞8 的肾癌患者，其行射频消融和冷冻消融术后局部复发率和并发症发生率增高（Camacho 等，2015）。利用现有数据，尚不能准确评估射频消融和冷冻消融可否作为替代治疗方法。因此，对有高发病率，有相应外科手术和麻醉风险及禁忌证的非中央型 $T_{1a}$ 期高龄肾肿瘤患者，并不推荐该方案［Ljungberg 等，2016；Leitlinienprogramm Onkologie（Deutsche Krebsgesellschaft，Deutsche Krebshilfe，AWMF），2015］。

### （二）射频消融

射频消融是一种高温消融技术，高频（375～400kHz）交流电导致的活性电极离子运动，产生持续的摩擦热（焦耳效应），电极温度可达 100℃，造成目标组织凝固性坏死。这种摩擦热由电极向外传导至组织中（传导原理）。射频消融温度区间在 50～105℃，不同的温度有不同的效果。在较低温度时会导致蛋白质变性，染色体改变，并对细胞膜、细胞器及血管系统造成损害。达到 100℃的高温时，会造成组织的凝固、汽化和碳化（Duffey 和 Kyle Anderson，2010）。电极采用单极或双极探头，同时有扩展保护电极装置。射频消融在 1997 年第一次被应用（Zlotta 等，1997）。探头型号、使用时间及温度的高低会影响消融区域的大小和均匀性。消融区域范围可达 7cm，可见肿瘤周围 5～10mm 为推荐安全边界。射频消融对于中央型肾细胞癌的应用有局限性，因为中央型肾细胞癌邻近肾门，有穿透的风险。血液和尿液的热损耗效应（热沉对流）也应该被考虑在内。事先对目标组织和边缘组织行动脉栓塞，可以减少通过肾动脉的热损耗效应。

射频消融的三种途径，包括开放、经皮、经腹腔镜，先后被众多学者描述。经皮射频消融是基于能量的消融方法，最常被用在肾细胞癌的替代治疗中。该技术操作简单，耗时较短（10～20min）。CT 和 MRI 可对射频消融的仪器进行实时扫描监测。射频消融操作前需局部麻醉，镇静镇痛。目标温度需要达到 80℃，维持 8～10min，在操作温度达到高温的情况下尽可能彻底破坏组织。肾脏肿瘤血管存在不均一性和多变性，可能会通过上述的热沉效应导致不完全的消融（跳跃性病变），以及能量流的连续抵抗性跳跃（Klingler 等，2007）。因此，尽管应用了适合的技术手段，最初的成功率也不是 100%，而是 90%～100%，而这取决于肿瘤的大小和位置（Zagoria 等，2011）。小肿瘤（小肾癌<3cm），尤其是在皮质的肿瘤成功的可能性更大。许多研究表示，在最初的 5 年内，$pT_{1a}$ 期肾细胞癌进展 / 局部复发率可达 2%～12%（Kunkle 和 Uzzo，2008）。总的来说，消融技术的优势在于其可重复性，二次消融成功率可接近 100%。射频消融后转移风险和主动监测相差不多（无转移和疾病特异性生存率均为 95%～99%）（Tracy 等，2010）。多数情况下射频消融后仅有轻微并发症，预计只有 0%～20% 的发生概率。如上所述，接近集合系统或是大血管会构成危险，进而可能造成穿孔、瘘管和狭窄，因此射频消融并不推荐用于上述情况（Wah 等，2014）。射频消融的效果可以和肾部分切除相当，但是缺少前瞻性随机对照研究证实（Takaki 等，2010）。如果能获得更多的长期随访数据，可以设想射频消融的适应证将会增多，甚至适用于超过 $T_{1a}$ 期的肿瘤。

### （三）冷冻消融

冷冻消融是唯一的低温消融方法，在 1995 年被首次应用，是最初的消融手段（Uchida 等，1995）。其操作方法为插入冷冻探针，温度降至 -70℃再回升至 0℃进行主动冻融，随后的细胞脱水和因为冰晶形成造成的组织机械性被破坏，伴随着低灌注引起的缺血，最终导致了靶区域的凝固性坏死。与高温消融相比，冷冻消融并没有恰当地止血，从而增加了出血的风险。和射频消融一样，因为接近肾门和集合系统，冷冻消融对于中央型的肾细胞癌也有局限性。温度调节是利用所谓的焦耳 - 汤姆逊效应（密度和压力相关的温度变化），通过隔热轴和非隔热尖端的充气式冷冻探针完成。用氩气（-180℃）冷冻，用氦气解冻。在影像引导下放置 3～5 个冷冻消融针，2 个温度感受器，消融针数量取决于肿瘤大小。冷冻消融推荐的安全边界是 5～10mm。与射频消融相似，冷沉效应的阻抗跳跃使治疗的成功率大大降低（Berger 等，2009），事先经动脉栓塞可以减弱冷沉效应（Duffey 和 Kyle Anderson，2010）。

与射频消融类似，冷冻消融也可以通过开放性手术、经皮、经腔或者经内镜等方式实现。与射频消融相比，全麻下腹腔镜介入应用最广，尽管这种操作近年来在欧洲国家少见。与腹腔镜肾部分切除术相同，由于需要对肾脏进行外科手术暴露，将消融针精确放置，因此其手术复杂性较高。冷冻消融完成后，需机械性施压 5～10min，然后在降低腹内压的情况下监视 5～10min。可以使用液态或固态的止血药物或者黏合剂进行止血，如有持续出血可行外科手术止血，如环形缝合等。

对于小肾癌，首次冷冻消融成功率为 90%～100%（Atwell 等，2008）。由于技术原因，成功率取决于肿瘤的大小和位置。类似于射频消融，治疗效果最好的是肿瘤大小<3cm，处于边缘皮质的肿瘤（Georgiades 等，2008）。研究表明，在冷冻消融术后最初 5 年，$T_{1a}$ 期肿瘤的进展和局部复发率在 3%～7%（Atwell 等，2008；Georgiades 等，2008；Pirasteh 等，2011）。因此，在无转移和疾病特异性生存期方面，冷冻消融和单纯的保守治疗方式（如主动监测）差别不大。冷冻消融术后并发症发生率较低（2%～19%），通常只会发生轻微并发症（Gill 等，2005）。冷冻消融的技术和手术复杂性远大于经皮射频消融，除此之外，由于冷冻消融材料费用昂贵，该项技术只在很少几个临床中心开展。

### （四）其他可能的替代消融技术

#### 1. 高能聚焦超声

高能聚焦超声是一项温度超过 80℃的高温

消融技术，用一个抛物面反射装置聚焦压电晶体的超声波［1～4MHz，脉冲持续4～6s，峰值能量2000kJ/cm（Kirchberger等，2012）］到靶组织上。与射频消融相同，该方法会导致组织凝固性坏死。经皮高能聚焦超声利用分束技术（集成超声耦合的体外高能聚焦超声探头）进行消融，穿透深度达3.5～8.0cm。上述操作通常需要全身麻醉。然而，由于呼吸引起的肾运动、骨信号丢失引起的声窗受限，以及动态手动超声控制等因素，经皮高能聚焦超声技术广泛应用较难（Wu等，2003；Ritchie等，2010）。

腹腔镜高能聚焦超声或许可避免上述问题。类似于腹腔镜冷冻消融，腹腔镜高能聚焦超声同样需要在腹腔镜下暴露整个肾脏。高能聚焦超声的换能器是相当大的（直径18m），因此使用探针操作（Misonix，Inc.，USA）。在10～40min的操作中，在实时超声监测下，肿瘤在温度>90℃的条件下被消融。Klingler等在腹腔镜高能聚焦超声后进行了消融组织的外科切除术，高能聚焦超声操作顺利，在7名患者中，完全消融者有4人，不完全消融者有3人（Klingler等，2008）。Ritchie等分析了12位患小肾癌（肿瘤大小2.0～4.7cm，平均为3.8cm，2例内生肿瘤、10例外生皮质瘤、4例嗜酸细胞瘤、8例肾细胞癌）患者，在腹腔镜高能聚焦超声消融成功后进行了腹腔镜下肾部分切除术。其中8例为不完全消融，主要是有包膜下残留物（跳跃性病变）（Ritchie等，2010）。对于高能聚焦超声治疗小肾癌的数据非常有限，而且现有小部分数据中不完全消融比例很高。

2. 不可逆电穿孔

不可逆电穿孔是近来一项新的微创非热能组织消融方法。局部临界电诱导细胞膜偶极电位波动，导致了不可逆的细胞膜上孔隙形成。这会导致永久性细胞膜渗透性增加，1～7天内持续的细胞溶解，以及细胞内环境稳定性丧失。通过2～6个探针，每个电极含90～100个高能矩形高电压脉冲（每对至少90个，1.500～3.000V，电流强度30～50A，脉冲持续70～100μs），在经气道麻醉下局部应用。通过假设全或无的反应，电穿孔开始于一个由临界电引发的跨膜电位和细胞效应（保留矩阵），消融区域应该在肿瘤组织和周围组织间形成小过渡区和明显的轮廓（Rubinsky等，2010）。2007年，不可逆电穿孔（纳米刀系统，AngioDynamics公司，2～6针电极）被批准应用于临床（广泛应用于软组织肿瘤）。先前第1阶段临床试验相关的文献可以证实，不可逆电穿孔技术能安全应用于保留肾集合系统和血管。8名$pT_{1a}$期的肾细胞癌（1.6～3.1cm）患者在CT引导下行不可逆电穿孔，Thomson等在3个月后的CT随访中发现5例达到完全消融，2例肿瘤进展（29%）（Thomson等，2011）。Trimmer等对20例CT引导下行不可逆电穿孔治疗周围型$T_{1a}$期肾肿瘤（1.5～2.9cm；包含13例经活检证实的肾细胞癌）患者进行观察，6周后行CT或MRI随访影像学检查，在形态学上确认了20例中有2例残余肿瘤（10%），在1年后经活检证实6例中有1例复发（17%）（Trimmer等，2015）。Wendler等在2a期实验中展示了不可逆电穿孔治疗活检证实的实性$pT_{1a}$期肾细胞癌首次手术切除4周后的组织学结果。不可逆电穿孔术中切除的肿瘤样本显示出严重的肿瘤损伤，并没有残余肿瘤组织存在迹象。然而，与先前的假设相比，受累的非肿瘤肾组织会导致不良反应，如内膜增生、病灶周围区域大血管闭塞、肾乳头坏死等（Wendler等，2015a和b）。总的来说，根据上述初步研究结果，对于实性肾细胞癌行不可逆电穿孔的经皮消融需要进一步的技术优化，但该技术基本可行，并且作为一些中央型肿瘤的保留肾单位治疗方案也是有利的。

3. 微波消融

作为热消融的另一种方式，微波消融通过

发射高频电磁微波（45～200W）和天线介电常数滞后引起的旋转运动（旋转偶极子频率为915～2450MHz），组织吸收后激发肿瘤周围组织中水分子产生摩擦和热，传导到靶组织，引起细胞凝固性坏死。现代的微波消融发射器在组织中温度可以达100℃，在10～15min内甚至超过150℃。热疗造成的凝固性坏死程度会因天线几何结构差异而不同。目前微波消融在肾癌的治疗相关实验研究只要集中在动物实验阶段，而对于小肾癌的临床研究较少（Floridi等，2014）。Yu等针对98名$pT_{1a}$期肾细胞癌患者（最大肿瘤直径0.6～4cm）进行经皮超声引导下的微波消融治疗，发现平均26个月的成功率达97%，随访32个月后，只有1例患者发生进展，主要并发症的发生率是1.7%（Yu等，2015）。

Moreland等对53名经病理活检证实为$pT_{1a}$期的肾细胞癌患者进行经皮超声引导下的微波消融治疗，随访8个月后，针对38名患者进行CT和MRI的影像学检查，尚未发现局部复发者，理化检查显示6例患者出现肾功能变化（11.3%）（Moreland等，2014）。由于微波消融治疗激发水分子进行作用，因此该术式也适用于囊性肾癌及复杂性肾囊肿的消融方式。Carrafiello等对于7名Bosniak Ⅲ级/Ⅳ级囊肿（1.4～2.7cm）患者进行经皮CT或超声引导下的微波消融治疗，随访24个月后，消融治疗率达100%，未出现复发现象（Carrafiello等，2013）。由于微波消融技术的复杂性，它没有像其他高温消融技术一样被广泛普及接受。

## 五、经皮放射治疗

最初的经皮放射治疗用于局限性肾细胞癌的局部治疗被认为是无效的。其基础理论是因为肾细胞癌有高放射抵抗性，而且对邻近的缺乏组织保护能力的放射敏感性器官有害（小肠和大肠）。随着技术的进步，更精确的低分割放射治疗（放射外科）问世，被称为立体定向消融放射治疗。治疗被分为一次或几次（1～5次总剂量24～40Gy，每次4～25Gy）。机器人辅助的直线加速器，还有现代固定化措施和新型的基于计算机的3D/4D仿真放射几何学、呼吸触发、基准标记、锥束成像、调强放疗等新兴技术被逐渐应用。相对于常规放疗，该技术可以破坏DNA引起的细胞凋亡，而立体定向放疗亦可作用于不同的细胞结构，激活连续的、致死的、非热损伤的信号通路。Campbell等对发布于2003—2015年的14项研究结果进行总结，对138名患者166个$T_{1a\sim1b}$期的肿瘤进行了立体定向消融放射治疗局限性肾细胞癌（Campbell等，2015）。最后作者得出结论，初步的立体定向消融放射治疗可以作为今后治疗局限性肾细胞癌的选择之一。然而由于肿瘤数据繁多，治疗方案和评估标准存在异质性，结论存在一定的局限性。

## 六、近距离放射治疗

近距离放射治疗通过暂时放置的放射源向靶组织传递大剂量的辐射。典型剂量骤降可以防止周围组织的高辐射暴露。在图像引导后装机中，先在CT扫描实时监控下放置不能活动的探头，然后通过后装机二次加载发散放射源。精确的放射治疗计划（剂量分布）通过探头的位置和停留时间计算。高剂量率近距离放射治疗的特点是持续的高剂量率（HDR＞12Gy/h），$^{192}Ir$现在是最常用于β射线疗法的同位素。由于射线作用于各种细胞结构和信号通路，近距离放射治疗会导致致命的细胞非热损伤。静脉注射镇静镇痛药后用Seldinger技术插入通过固定瓣膜引导器（如血管造影引导器）定位的近距离放射治疗导管，对比增强CT或MRI扫描（屏气技术，层面厚度≤5mm）用来确定肿瘤的增长（坐标x，y，z）。辐照时间20～90min，辐照时间的长短主要取决于肿瘤的体积；理想情况是100%（$D_{100\%}$）的目标体积（肿瘤体积 + 几毫米的安全边缘）都被预计剂量覆盖。如果有必要的话，暴露的肿瘤区域应该被二次辐射治疗。这项技术没有肿瘤大小的限制，也不用顾及呼吸运动的影响，能够使形状不规则的肿瘤也得到治疗。目前还没有经皮高剂量率近距离放射治疗局限性肾细胞癌的临床数据。一项前瞻性Ⅰ/Ⅱ期试验研究目前正在对肾细胞癌的辐照和非肿瘤肾实质的允许剂量进行探索（Ricke 等，University of Magdeburg，Germany）（Bretschneider 等，2012）。至今仍未发布的中期结果显示，经皮高剂量率近距离放射治疗对肾细胞癌有良好的控制和应答。

## 七、外科手术

### 肾部分切除术和肾肿瘤剜除术

肾肿瘤切除术被认为是治疗选择之一，只要符合手术指征，就应行肾部分切除术（保留肾单位手术）。在有丰富治疗经验的临床中心，腹腔镜和开放介入手术在总生存率和癌症特异性生存率方面均没有差异。然而，腹腔镜手术的术中失血量更少，住院时间较短（Ljungberg 等，2016；Gill 等，2007）。手术路径的指征取决于患者的身体素质、肿瘤的位置（R.E.N.A.L. 评分），以及外科医生腹腔镜下肾切除术的经验。连续尿量不依赖于手术方式。尽管开放性肾部分切除术手术时间和缺血时间更短，术后 GFR 无明显减少，但另一方面，腹腔镜下肾部分切除术后发病率低，在 3.6 年的随访中，肾衰竭的程度几乎无差异（Muramaki 等，2012）。最重要的结果参数就是健康肾实质的缺血时间，缺血时间越短越好，能最大限度保留肾脏功能。建议的冷却（冷缺血）预计时间为 25min。如果肿瘤处于有利于手术的位置，尤其是在外周，预计不会发生严重出血，零出血的肾部分切除也是可以实现的（Gill 等，2011）。除此之外，在尽可能剜除肿瘤的情况下（保留肾单位手术），应最大限度地保留健康肾实质。

一项关于肾部分切除术和肿瘤剜除术的 Meta 分析显示，患者术后有 0%～7% 手术切缘阳性可能，大多数情况下手术选择对肿瘤复发和总生存率，癌症特异性生存率没有影响（Marszalek 等，2012），因此，目前的指南建议对于术后肿瘤复发的患者，应简单随访而不是二次手术。目前还没有研究用来比较评估腹腔镜下单孔肾部分切除术或者其他腹腔镜下的技术（如机器人协助的肾部分切除术）的价值。

## 八、临床实践结论

1. 如果没有禁忌证，肾部分切除术是小肾癌治疗的金标准。

2. 如果能获得良好的影像，有或没有组织学监测的主动监测可作为选择，但仅建议用于低风险的，＜3cm 的肾细胞癌患者。

3. 作为“非治疗”方式，等待观察是高龄、有共患病的、无任何不良结果的肾肿瘤的患者的一种选择。

4. 尽管有很多的替代消融手段，但是只有射频消融和冷冻消融是指南里推荐的。

5. 其他的各种方法，如 IRE，目前都被认为是试验性的。

## 参考文献

[1] Atwell TD, Farrell MA, Leibovich BC, et al. Percutaneous renal cryoablation: experience treating 115 tumors. J Urol. 2008;179: 2136–40.

[2] Berger A, Kamoi K, Gill IS, Aron M. Cryoablation for renal tumors: current status. Curr Opin Urol. 2009; 19(2):138–42.

[3] Bretschneider T, Peters N, Hass P, Ricke J. Update on interstitial brachytherapy. Radiologe. 2012;52(1):70–3.

[4] Camacho JC, Kokabi N, Xing M, Master VA, Pattaras JG, Mittal

PK, Kim HS. R.E.N.A.L. (Radius, exophytic/ endophytic, nearness to collecting system or sinus, anterior/posterior, and location relative to polar lines) nephrometry score predicts early tumor recurrence and complications after percutaneous ablative therapies for renal cell carcinoma: a 5-year experience. J Vasc Interv Radiol. 2015;26(5):686–93. https://doi.org/10.1016/j. jvir.2015.01.008. Epub 2015 Mar 11

[5] Campbell SP, Song DY, Pierorazio PM, Allaf ME, Gorin MA. Stereotactic ablative radiotherapy for the treatment of clinically localized renal cell carcinoma. J Oncol. 2015;2015:547143. https:// doi.org/10.1155/ 2015/547143. Epub 2015 Nov 11, Review

[6] Carrafiello G, Dionigi G, Ierardi AM, Petrillo M, Fontana F, Floridi C, Boni L, Rovera F, Rausei S, Mangano A, Spampatti S, Marconi A, Carcano G, Dionigi R. Efficacy, safety and effectiveness of image-guided percutaneous microwave ablation in cystic renal lesions Bosniak III or IV after 24 months follow up. Int J Surg. 2013;11 s.30–35.

[7] Chawla SN, Crispen PL, Hanlon AL, Greenberg RE, Chen DY, Uzzo RG. The natural history of observed enhancing renal masses: meta-analysis and review of the world literature. J Urol. 2006;175(2):425–31.

[8] Duffey BG, Kyle Anderson J. Current and future technology for minimally invasive ablation of renal cell carcinoma. Indian J Urol. 2010;26(3):410–7.

[9] Floridi C, De Bernardi I, Fontana F, Muollo A, Ierardi AM, Agostini A, Fonio P, Squillaci E, Brunese L, Fugazzola C, Carrafiello G. Microwave ablation of renal tumors: state of the art and development trends. Radiol Med. 2014;119(7):533–40. https://doi.org/ 10.1007/ s11547-014-0426-8. Epub 2014 Jul 8

[10] Georgiades CS, Hong K, Bizzell C, Geschwind JF, Rodriguez R. Safety and efficacy of CT-guided percutaneous cryoablation for renal cell carcinoma. J Vasc Interv Radiol. 2008;19:1302–10.

[11] Gill IS, Matin SF, Desai MM, Kaouk JH, Steinberg A, Mascha E, et al. Comparative analysis of laparoscopic versus open partial nephrectomy for renal tumors in 200 patients. J Urol. 2003;170:64–8.

[12] Gill IS, Remer EM, Hasan WA, Strzempkowski B, Spaliviero M, Steinberg AP, et al. Renal cryoablation: outcome at 3 years. J Urol. 2005;173:1903–7.

[13] Gill IS, Kavoussi LR, Lane BR, et al. Comparison of 1,800 laparoscopic and open partial nephrectomies for single renal tumors. J Urol. 2007;178(1):41–6.

[14] Gill IS, et al. "Zero ischemia" partial nephrectomy: novel laparoscopic and robotic technique. Eur Urol. 2011; 59(1):128–34.

[15] Graumann O, Osther SS, Karstoft J, Hørlyck A, Osther PJ. Bosniak classification system: a prospective comparison of CT, contrast-enhanced US, and MR for categorizing complex renal cystic masses. Acta Radiol. 2015;56(3):374–83.

[16] Hallscheidt PJ, et al. Diagnostic accuracy of staging renal cell carcinomas using multidetector-row computed tomography and magnetic resonance imaging: a prospective study with histopathologic correlation. J Comput Assist Tomogr. 2004;28(3):333–9.

[17] Höfflin R, Roth W, Sültmann H, Grüllich C, Hatiboglu G, Nyarangi-Dix J, Schönberg G, Teber D, Hadaschik B, Pahernik S, Hohenfellner M, Duensing S. Intratumoral heterogeneity in renal cell carcinoma.Molecular basis and translational implications. Urologe A. 2015;54(6):800–3.

[18] Jewett MA, Mattar K, Basiuk J, Morash CG, Pautler SE, Siemens DR, Tanguay S, Rendon RA, Gleave ME, Drachenberg DE, Chow R, Chung H, Chin JL, Fleshner NE, Evans AJ, Gallie BL, Haider MA, Kachura JR, Kurban G, Fernandes K, Finelli A. Active surveillance of small renal masses: progression patterns of early stage kidney cancer. Eur Urol. 2011;60(1):39–44.

[19] Kirchberger I, Meisinger C, Heier M, Zimmermann AK, Thorand B, Autenrieth CS, Peters A, Ladwig KH, Döring A. Patterns of multimorbidity in the aged population. Results from the KORA-Age study. PLoS One. 2012;7(1):e30556.

[20] Klingler HC, Marberger M, Mauermann J, Remzi M, Susani M. 'Skipping' is still a problem with radiofrequency ablation of small renal tumours. BJU Int. 2007;99(5):998–1001.

[21] Klingler HC, Susani M, Seip R, Mauermann J, Sanghvi N, Marberger MJ. A novel approach to energy ablative therapy of small renal tumours: laparoscopic high-intensity focused ultrasound. Eur Urol. 2008;53(4):810–6.

[22] Kunkle DA, Uzzo RG. Cryoablation or radiofrequency ablation of the small renal mass: a meta-analysis. Cancer. 2008;113(10):2671–80.

[23] Lane BR, Abouassaly R, Gao T,Weight CJ, Hernandez AV, Larson BT, Kaouk JH, Gill IS, Campbell SC. Active treatment of localized renal tumors may not impact overall survival in patients aged 75 years or older. Cancer. 2010;116(13):3119–26.

[24] Leitlinienprogramm Onkologie (Deutsche Krebsgesellschaft, Deutsche Krebshilfe, AWMF). Diagnostik, Therapie und Nachsorge des Nierenzellkarzinoms, S3-Leitlinie, Langversion 1.0; 2015, AWMF Registernummer: 043/017OL. http://leitlinien programm-onkologie.de/Leitlinien.7.0.html. Accessed 31 Dec 2016.

[25] Ljungberg B, Bensalah K, Bex A, Canfield S, Dabestani S, Giles RH, Hofmann F, Hora M, Kuczyk MA, Lam T, Marconi L, Merseburger AS, Powles T, Staehler M, Volpe A. Guidelines on Renal Cell Carcinoma. European Association of Urology (EAU); 2016. Accessed 31 Dec 2016.

[26] Marszalek M, Carini M, Chlosta P, Jeschke K, Kirkali Z, Knüchel R, Madersbacher S, Patard JJ, Van Poppel H. Positive surgical margins after nephron-sparing surgery. Eur Urol. 2012;61(4):757–63.

[27] Maurice MJ, Zhu H, Kiechle JE, Kim SP, Abouassaly R. Increasing biopsy utilization for renal cell carcinoma is closely associated with treatment. Urology. 2015; 86(5):906–13.

[28] Moreland AJ, Ziemlewicz TJ, Best SL, Hinshaw JL, Lubner MG, Alexander ML, Brace CL, Kitchin DR, Hedican SP, Nakada SY, Lee FT Jr, Abel EJ. Highpowered microwave ablation of t1a renal cell carcinoma: safety and initial clinical evaluation. J Endourol. 2014;28(9):1046–52.

[29] Muramaki M, Miyake H, Sakai I, et al. Prognostic factors influencing postoperative development of chronic kidney disease in patients with small renal tumors who underwent partial nephrectomy. Curr Urol. 2012;6:129–35.

[30] Olbert PJ, Maier M, Heers H, Hegele A, Hofmann R. Indications for nephron-sparing surgery. Analysis over a 13-year period in the context of changing guidelines. Urologe A. 2015;54(6):804–10.

[31] Pierorazio P, McKiernan J, Allaf M. Quality of life on active surveillance for small renal masses versus immediate intervention: interim analysis of the DISSRM (delayed intervention and surveillance for small renal masses) registry. J Urol. 2013;189 s.30–35.

[32] Pirasteh A, Snyder L, Boncher N, Passalacqua M, Rosenblum D, Prologo JD. Cryoablation vs. radiofrequency ablation for small renal masses. Acad Radiol. 2011;18:97–100.

[33] Ritchie RW, Leslie T, Phillips R,Wu F, Illing R, ter Haar G, Protheroe A, Cranston D. Extracorporeal high intensity focused ultrasound for renal tumours: a 3-year followup. BJU Int. 2010;106(7):1004–9.

[34] Robert Koch-Institut, . (Hrsg). Krebs in Deutschland 2011/ 2012.10. Ausgabe. Berlin; 2015.

[35] Robertson EG, Baxter G. Tumour seeding following percutaneous needle biopsy: the real story! Clin Radiol. 2011;66(11):1007–14.https:// doi.org/10.1016/j. crad.2011.05.012. Epub 2011 Jul 23

[36] Rubinsky B. Irreversible Electroporation, Series in biomedical engineering. Berlin\Heidelberg: Springer- Verlag; 2010.

[37] Takaki H, Yamakado K, Soga N, et al. Midterm results of radiofrequency ablation versus nephrectomy for T1a renal cell

carcinoma. Jpn J Radiol. 2010;28(6):460–8.
[38] Thompson RH, Hill JR, Babayev Y, Cronin A, Kaag M, Kundu S, Bernstein M, Coleman J, Dalbagni G, Touijer K, Russo P. Metastatic renal cell carcinoma risk according to tumor size. J Urol. 2009;182 (1):41–5. https://doi.org/10.1016/j.juro.2009.02.128. Epub 2009 May 17
[39] Thomson KR, Cheung W, Ellis SJ, Federman D, Kavnoudias H, Loader-Oliver D, Roberts S, Evans P, Ball C, Haydon A. Investigation of the safety of irreversible electroporation in humans. J Vasc Interv Radiol. 2011;22(5):611–21.
[40] Tracy CR, Raman JD, Donnally C, Trimmer CK, Cadeddu JA. Durable oncologic outcomes after radiofrequency ablation: experience from treating 243 small renal masses over 7.5 years. Cancer. 2010;116:3135–42.
[41] Trimmer CK, Khosla A, Morgan M, Stephenson SL, Ozayar A, Cadeddu JA. Minimally invasive percutaneous treatment of small renal tumors with irreversible electroporation: a single-center experience. J Vasc Interv Radiol. 2015;26(10):1465–71. https://doi.org/ 10.1016/j.jvir.2015.06.028. Epub 2015 Aug 4
[42] Uchida M, Imaide Y, Sugimoto K, Uehara H, Watanabe H. Percutaneous cryosurgery for renal tumours. Br J Urol. 1995;75(2):132–7.
[43] Vargas HA, Delancy HG, Delappe EM, Wang Y, Zheng J, Moskowitz CS, Tan Y, Zhao B, Schwartz LH, Hricak H, Russo P, Akin O. Multiphasic contrastenhanced MRI: single-slice versus volumetric quantification of tumor enhancement for the assessment of renal clear-cell carcinoma fuhrman grade. J Magn Reson Imaging. 2013;37(5):1160–7. https://doi.org/ 10.1002/jmri.23899. Epub 2012 Nov 13
[44] Visapää H, Glücker E, Haukka J, Taari K, Nisen H. Papillary renal cell cancer is strongly associated with simple renal cysts. Urol Int. 2013;91(3):269–72. https://doi.org/10.1159/000351751. Epub 2013 Aug 10
[45] Wah T, Irving H, Gregory W, Cartledge J, Joyce A, Selby P. Radiofrequency ablation (RFA) of renal cell carcinoma (RCC): experience in 200 tumours. BJU Int. 2014;113(3):416–28.
[46] Wendler JJ, Ricke J, Pech M, Fischbach F, Jürgens J, Siedentopf S, Roessner A, Porsch M, Baumunk D, Schostak M, Köllermann J, Liehr UB. First delayed resection findings after irreversible electroporation (IRE) of human localised renal cell carcinoma (RCC) in the IRENE Pilot Phase 2a Trial. Cardiovasc Intervent Radiol. 2015a.;39(2):239–250
[47] Wendler JJ, Porsch M, Nitschke S, Köllermann J, Siedentopf S, Pech M, Fischbach F, Ricke J, Schostak M, Liehr UB. A prospective Phase 2a pilot study investigating focal percutaneous irreversible electroporation (IRE) ablation by NanoKnife in patients with localised renal cell carcinoma (RCC) with delayed interval tumour resection (IRENE trial). Contemp Clin Trials. 2015b;43:10–9. https://doi.org/ 10.1016/j.cct.2015.05.002. Epub 2015 May 9. PubMed PMID: 25962890
[48] Whitson JM, Harris CR, Meng MV. Population-based comparative effectiveness of nephron-sparing surgery vs ablation for small renal masses. BJU Int. 2012; 110(10):1438–43.
[49] Wu F, Wang ZB, Chen WZ, Bai J, Zhu H, Qiao TY. Preliminary experience using high intensity focused ultrasound for the treatment of patients with advanced stage renal malignancy. J Urol. 2003;170 (6 Pt 1):2237–40.
[50] Yu J, Zhang G, Liang P, XL Y, Cheng ZG, Han ZY, Zhang X, Dong J, Li QY, MJ M, Li X. Midterm results of percutaneous microwave ablation under ultrasound guidance versus retroperitoneal laparoscopic radial nephrectomy for small renal cell carcinoma. Abdom Imaging. 2015;40(8):3248–56.
[51] Zagoria RJ, Pettus JA, Rogers M, Werle DM, Childs D, Leyendecker JR. Long-term outcomes after percutaneous radiofrequency ablation for renal cell carcinoma. Urology. 2011; 77: 1393–7
[52] Zlotta AR,Wildschutz T,Wood BJ, et al. Radiofrequency interstitial tumor ablation (RITA) is a possible new modality for treatment of renal cancer: ex vivo and in vivo experience. J Endourol. 1997;11:251–8.

# 第 37 章　肾部分切除术与肾根治性切除术关于适应证及优缺点比较

# Partial Versus Total Nephrectomy: Indications, Limitations, and Advantages

Riccardo Autorino　B. Mayer Grob　Georgi Guruli　Lance J. Hampton　著

范　博　译　　刘志宇　校

**摘　要**

目前，关于肾部分切除术或肾根治性切除术的选择仍然是临床上悬而未决的医学难题。在提倡精准医疗的时代，我们致力于为患者提供风险最低且收益最高的治疗方式。在临床决策中，其考虑因素包含了患者的特征（患者一般状况、痛苦、体质、共患病、肾功能）和肿瘤特征（部位、大小）等。此外，决策过程受外科医生因素（个人专业技术、之前的结果、对手术过程的适应度尤其是微创技术）的影响。但现有的证据表明相较于理想状态，尽管目前技术上存在可行性，但肾占位性病变的患者并非都从肾部分切除术中获益。总的来说，在任何时期对于分期较早、局限大小的单纯肾占位性病变来说，肾部分切除术都是重要的手术方式。我们应付出更多的努力去消除限制实施肾部分切除术的阻碍。因其可接受的术后复发率、与肾根治性切除术近乎相同的癌症控制率，可以更好地维持肾功能、进而使患者长期存活，肾部分切除术亦适用于较大的肾肿瘤，但对于 $T_2$ 期肿瘤，肾根治性切除术仍是标准治疗方法，但肾部分切除术的使用也可基于患者个人情况而选择。

## 一、概述

自从 20 世纪 60 年代末，三十多年来肾根治性切除术（radical nephrectomy，RN）始终是肾肿瘤的主要手术治疗方式（Robson 等，2002）。手术过程是基于低风险的关键原则，包括为使血管癌栓的风险降到最低而结扎肾血管、切除包括肾和肾上腺的腹横筋膜及大范围淋巴结清扫。

在 20 世纪 90 年代初，对选择性适应证（对侧肾正常的患者）实施保留肾单位手术的想法被提出并广泛传播（Van Poppel 等，1991；Campbell 和 Novick，1995；Steinbach 等，1995；D'Armiento 等，1997；Herr，1994）。CT 成像的广泛应用使得这种治疗方法得以改善，但导致临床上肾肿瘤大小呈持续性递减（Nguyen 等，2006）。可靠的证据显示，NSS 患者长期预后与 RN 相仿（Herr，1999；Pahernik 等，2006）。此外，对于术后生活质量的持续关注促使了已经建立的癌症控制模式向最大限度地保留功能的观念迈进（Clark 等，2001；Poulakis 等，2003）。随着外科技术的发展和手术人数的增多，现有治疗指南指出，肾部分切除术（partial nephrectomy，PN）逐渐成为局限性肾癌手术治疗的金标准（Ljungberg 等，2015；Campbell 等，2009；Finelli 等，2017）（表 37-1）。

然而，PN 特有的复杂性使得其存在特定的围术期并发症风险，尤其对于老年和伴有严重共患病的患者（Tomaszewski 等，2014）。此外，对于 EORTC30904 随机对照试验中，有的调查结果显示 PN 并未显著提高患者生存率（Scosyrev 等，2014）。因此，关于根治性或保守肾癌手术方式的争论不休，也使我们意识到对于可行手术的患者，PN 仍存在不足，在 PN 围术期风险和保留肾单位手术的可能优势之间的平衡仍是个挑战。

本章总结了现有的关于肾局限性肿瘤的 RN 和 PN 对比结果，回顾性补充了现有 PN 适应证，并分析了与 RN 相比 PN 的优点和缺点。

## 二、肾部分切除术使用的当代趋势

毋庸置疑的是，在过去的 20 年间，将 PN 用于临床实践的说法逐渐增多。然而，PN 被许多人认为是医疗质量提升的标志，因此尽管越来越多的人注意到 NSS，但其仍未被充分利用。Hollenbeck 提出一项对 1998—2002 年来自 NIS 数据库的病例进行的早期研究，此研究发现 PN 所占的比例从 3.7% 增长至 12.3%，总体使用率为 7.5%（Hollenbeck 等，2006）。一些美国和欧洲的研究给出了使用 PN 用于肾癌管理的趋势（表 37-2）。总的来说，尽管许多年来在大型综合性教学医院 PN 使用显著增多，尤其是应用于小肾癌的治疗，但对于小规模的非教学性社区医院，仍有需要 PN 的普及。另一个重要方面是肾癌手术中微创设备的影响。有文献指出，PN 的普及较慢可能是经腹腔镜 RN 用于局限性肿瘤的增多所致（Abouassaly 等，2010）。有证据表明，采用机器人技术会提高 PN 的应用（Patel 等，2013）。

## 三、小肾癌中 PN 与 RN 的对比

目前临床指南包含 PN 的原因是有来自大型医疗机构或基于大量人群的研究表明与 RN 相比，应用 PN 的患者肿瘤相关预后相当，功能性预后更好，整体生存率更好（Thompson 等，2008；Huang 等，2009；Weight 等，2010）。然而，更多最新的证据有截然不同的结论，从而有其他观点认为 NSS 的“防护”效益并不适用于所有的患者。

为了验证关于 PN 治疗小肾癌（<5cm）且对侧肾正常的患者优于 RN 的猜想，EORTC30904 进行了唯一的前瞻性随机试验（表 37-3）（Scosyrev 等，2014；Van Poppel 等，2007 和 2011）。其中有三个研究已被公开。第一个关于手术预后的研究表示需要再次手术的围术期并发症虽然在两组中均很罕见，但 PN 仍较 RN 更多（4.4% vs.

表 37-1　局限性肾肿瘤手术现有治疗指南概述

| 协　会 | PN | RN |
|---|---|---|
| EAU<br>（Ljungberg 等，2015） | • NSS 适用于 $T_{1a}$ 期肿瘤患者<br>• 对于 $T_{1b}$ 期肿瘤患者，技术上可行时应优于 RN | • 经腹腔镜 RN 适用于 $T_2$ 期肿瘤、NSS 无效的局限性肾占位性病变<br>• 经腹腔镜 RN 不用于 $T_1$ 期适用 PN 的肿瘤患者 |
| AUA<br>（Campbell 等，2009） | • NSS 适用于临床 $T_1$ 肾占位性病变的所有患者 | • 基于肿瘤大小、位置、放射学表现判断不适用于 NSS 时可选择 RN。经腹腔镜 RN 是一种已确立的标准治疗 |
| ASCO<br>（Finelli 等，2017） | • 标准治疗适用于所有需要干预的患者和可接受这种方法治疗的肿瘤的患者 | • 只适用于不接受 PN 或 PN 会导致术后高复发率的病情显著复杂的患者 |

EAU. 欧洲泌尿协会；AUA. 美国泌尿协会；ASCO. 美国临床肿瘤学会；NSS. 保留肾单位手术；PN. 部分肾切除术；RN. 肾根治性切除术

表 37-2 PN 适用的当代趋势：相关研究概述

| 参考文献 | 数据集（原始） | 研究时期 | 手术数量（例） | 临床肿瘤分期 | PN 占比（%） | 研究期间 PN 应用的增长 |
|---|---|---|---|---|---|---|
| *Zini* | 多中心登记（欧洲） | 1987—2007 | 1883 | $T_{1\sim2}$ | 31.7 | 4.5 倍 |
| *Thompson* | MSKCC 数据集 | 2000—2007 | 1533 | $T_1$ | 56 | 69%～89%（$T_{1a}$）<br>20%～60%（$T_{1b}$） |
| *Dulabon* | SEER（美国） | 1999—2006 | 18 330 | $T_{1a}$ | 35 | 21%～45% |
| *Sun* | SEER（美国） | 1998—2008 | 26 468 | $T_{1a}$ | 34 | 5%～40% |
| *Colli* | NCD（美国） | 2000—2008 | 142 194 | $T_1$ | 不适用 | 17%～31% |
| *Patel* | NIS（美国） | 2002—2008 | 226 419 | 不适用 | 19.8 | 15%～25% |
| *Patel* | 马里兰州 HSCRC | 2000—2011 | 14 260 | 不适用 | 18.4 | 9%～27% |
| *Liss* | NIS（美国） | 2007—2011 | 95 711 | $T_1$ | 32.3 | 29%～35% |
| *Hadjipavlous* | BAUS（英国） | 2012 | 1768 | $T_1$ | 38.8 | 不适用 |
| *Bnengas* | SEER（美国） | 2004—2009 | 835 | $T_1$ | 27.6 | 43%～55%（$T_{1a}$）<br>9%～18%（$T_{1b}$） |
| *Tan* | SEER（美国） | 2000—2009 | 11 678 | $T_1$ | 25.3 | 14.6%～41.4% |
| *Simone* | 多中心登记（欧洲） | 2004—2014 | 2526 | $T_1$ | 56.9 | 不适用 |

PN. 肾部分切除术；SEER. 监测、流行病学和最终结果计划；NCD. 美国国家癌症数据库；NIS. 美国国家住院患者样本；HSCRC. 卫生服务成本审查委员会；BAUS. 英国泌尿外科医师协会

表 37-3 EORTC30904 试验的简要说明

| 实验设计 | 随机、非劣效性、多中心、第三阶段研究 |
|---|---|
| 实验时期 | 1992—2003 年 |
| 目标 | 第一目标：总生存率<br>第二目标：疾病特异性生存率，进展，手术不良反应 |
| 纳入标准 | 实体，$T_{1\sim2}N_0M_0$ 期，疑似 RCC 且< 5cm 的肾肿瘤，对侧肾正常，WHO 分级标准 0～2 级 |
| 登记患者数量 | 541 例（RN=273 例，PN=268 例） |
| 主要发现 | PN 患者的并发症率稍高 |
| | 总的来说，NSS 的 10 年生存率低于 RN<br>仅对于 RCC 患者来说，RN 的优势不明显 |
| | NSS 大幅度降低了中度肾功能障碍（eGFR < 60ml/min）的发生率，但两种治疗方式中，晚期肾病（eGFR < 30ml/min）和肾衰竭（eGFR < 15ml/min）的发生率几乎相同 |
| 试验不足、缺点 | 由于利润低，实验关闭过早<br>基线水平同患多病相差悬殊<br>治疗组之间存在大量交叉病例 |

引自 Scosyrev 等，2014；Weight 等，2010；Van Poppel 等，2007

2.4%）（Van Poppel 等，2007）。2011 年公布了关于生存预后的分析（Van Poppel 等，2011），出乎意料的是，RN 的 10 年生存率（81.1%）好于 PN（75.7%）（HR=1.5；95%CI 1.03～2.16；$P$=0.03）。在 RCC 患者中两者的生存率并不存在明显差别（$P$=0.07）。无论如何，选择 PN 的患者的生存率并没有提高。117 例死亡患者中只有 12 例是由于肾癌（RN 患者 1.5%，PN 患者 3%，$P$=0.23）。最近的一项研究重点关注肾功能的差异（Scosyrev 等，2014）。患者距上次 eGFR 测量的平均时间为 6.7 年，与 RN 相比，PN 大幅度减少了中度肾功能障碍的（eGFR＜60ml/min）发生率（64.7% vs. 85.7%），但两者的晚期肾病（eGFR＜30ml/min）发生率相近（RN10%vs.PN6.3%），肾衰（eGFR＜15ml/min）发生率基本相同（RN1.5%vs.PN1.6%）。尽管这个试验展示了迄今为止唯一的 I 级证据，但它仍有许多明显的不足。最初此项实验设计为非劣效性试验并致力于发现 PN 与 RN5 年生存率的不同，但试验没能按时完成，且在得到目标结果之前就宣告停止。此外，由于纳入患者基线水平相差悬殊，且随访不足，存在显著的交叉病例。尽管有许多不足，但考虑到类似的随机试验重复的可能性很低，EORTC 试验的结果也不可忽略。

另一个对该领域的重要贡献来自于 Kim，他对 36 个符合条件的实验进行了系统性回顾和 Meta 分析，其中包括了 41 000 名经历了 PN（23%）或 RN（77%）手术的患者（Kim 等，2012）。大多数的研究主要对临床 $T_{1a}$ 期（＜4cm）肿瘤进行探究，包括上述提到的 EORTC30904 和额外 20 个回顾性研究的综合估计。在这些研究中，PN 与 19% 的总体死亡率的下降有关（HR=0.81；$P$＜0.00001）。此外，与 RN 相比，PN 与 29% 的癌症特异性死亡率的下降有关（HR=0.71；$P$=0.0002）。报道这一结果的九项研究的最终结果可能存在大量的选择性偏倚，其原因可能使 PN 治疗的肿瘤复杂性、肿瘤学危险性均较低。另一项 Meta 分析发现 PN 患者患严重慢性肾脏疾病的风险减少 61%（HR=0.39；$P$＜0.0001）。正如作者最后提示到，总的来说，他们的研究结果应考虑到其研究的低质量性和显著的异质性的背景。

最近以来，新出现了两项 Meta 分析。Gu 等的研究涉及 28 764 个患者的 14 项队列研究，发现 PN 总生存率（HR=0.81；$P$＜0.001）较好，但癌症特异性生存率（HR=0.85；$P$＜0.060）和无复发生存率（HR=0.66；$P$=0.239）与 RN 相近（Gu 等，2016）。值得注意的是，与 Kim（2012）之前的实验对比，Meta 分析将来自重叠的数据集中的实验去除，如基于人群的 SEER 数据库，以求减少总体估计中对治疗效果的高预期程度。Wang（2016）等的 Meta 分析中，收集了 26 项新发的慢性肾脏疾病的研究，6 项心血管预后的研究。在所有的患者中，与 RN 相比，PN 可降低 73% 的新发的慢性肾脏疾病的风险（HR=0.27；$P$＜0.0001）。另一方面，两组之间在心血管疾病现有（HR=0.86；$P$=0.238）和死亡（HR=0.79；$P$=0.196）上并无明显差异。

对数据集的回顾性分析指出了影响研究有效性的显著的缺点。选择性偏倚导致了数据集中测量值和未测量值之间显著的差异，对治疗类型相关的预处理和管理决策把控较差。最近许多研究用先进的统计学方法以克服这些缺陷。Tan 等用“工具变量分析”（一种依靠与利息的处理相关的“工具”的统计学方法），探究 PN 和 RN 在长期生存上的差异。他们评估了临床 $T_{1a}$ 期的肾占位性病变的患者，对其进行了 8 年随访，发现 PN 患者的总体死亡率降低了 15%，意味着每 7 个应用 PN 而非 RN 的患者中就有 1 人获益（Tan 等，2012）。

## 四、复杂性肾占位性病变中 PN 与 RN 的对比

尽管现有的指南建议当技术可行时，推荐将

PN 作为临床 $T_{1a}$ 期和 $T_{1b}$ 期肾肿瘤的标准手术治疗选择（Ljungberg 等，2015），但 RN 仍是较大的占位性病变（$T_2$ 期）的参照标准。NSS 用于解剖学上复杂的占位性病变会导致围术期和肿瘤学的风险，但应用 RN 可以避免。因此，占位性病变的理想治疗方案的选择过程更具有挑战性。在这一背景下的新数据分析表明了 PN 的重要性（图 37-1）。

Robust 基于人群的分析显示，RN 与 PN 治疗 $T_{1b}$ 期肿瘤在对肿瘤的控制上相当（Crépel 等，2010；Badalato 等，2012）。同时表明即使在高风险占位性病变（＞7cm）的患者中，PN 也没能降低癌症特异性死亡率（Kopp 等，2014；Long 等，2012；Becker 等，2011；Bigot 等，2014）。Mit 等最近发布了一项 Meta 分析，对比了 PN 和 RN 在较大的（$T_{1b}$ 期 2 级）肾占位性病变中的功能、肿瘤学、手术预后（Mir 等，2017）。总体包含了 11 204 名患者（RN=8620 名；PN=2584 名）的 20 个病例对照研究中大多数都是开放性 PN，这被认为是合适的并被采纳。RN 患者术后并发症的可能性较低。PN 患者的术后肾功能恢复较好，表现为术后 eGFR 较高（WMD：12.4ml/min；CI 9.8～14.9；$P$＜0.001），术后 CKD 发病可能较低（RR=0.36；CI 0.52～0.76；$P$＜0.001），eGFR 减少较少（WMD：-8.6；CI -12.6～-4.7；$P$＜0.001）。PN 的肿瘤复发可能较低（OR=0.6；$P$＜0.001），肿瘤特异性（OR=0.58；$P$=0.001）和总体（OR=0.67；$P$=0.005）死亡率较低。有四项研究对比了 PN（$n$=212）和 RN（$n$=1792）在治疗特定的 $T_2$ 期肿瘤的不同。同样，PN 并发症发生率可能性更高（RR=2.0；$P$＜0.001）。RN 的疾病复发率更高（RR=0.61；$P$=0.004），肿瘤特异性死亡率也更高（RR=0.65；$P$=0.03）。尽管这类分析有许多内部的限制，仍然可以表明在这些病例中 PN 的技术需要提高，因为手术不良预后的概率较高。然而，PN 有效控制癌症进展、保留肾功能等优点可与增长的手术风险相抵消。不幸的是，我们没法将一些更可靠的评估手术风险的参数汇总并分析，也没法将肿瘤复杂程度评分作汇总分析，如 RENAL 或 PADUA 评分。Koop 等表示为了适应肿瘤的复杂性，唯一可靠的特异性的临床 $T_2$ 期肾占位性病变的评分是 RENAL 评分，尤其着重于 PN 与 RN 的预后对比（Kopp 等，2014）。他们发现临床 RENAL 评分＞10 的患者癌症进展风险更高，PN 所体现的肾功能优势可能消失。直观上与 RN 对比，PN 的出血和尿瘘的风险更高，其与肿瘤的切除、血管结扎和肾功重建有关。在上述提到的 EORTC 试验的病例中，PN 的出血（3.1% vs. 1.2%）、尿瘘（4.4% vs.

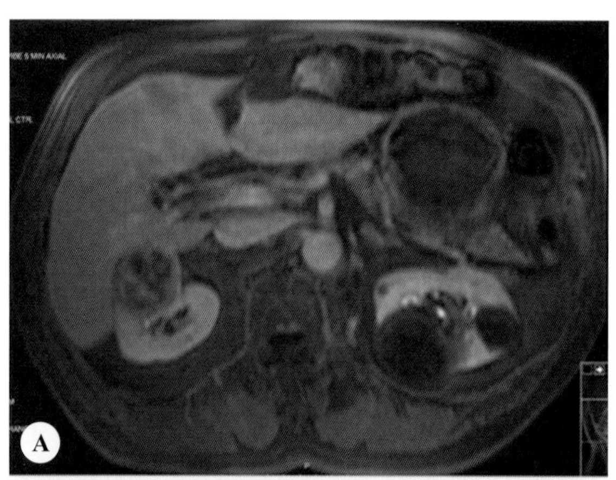


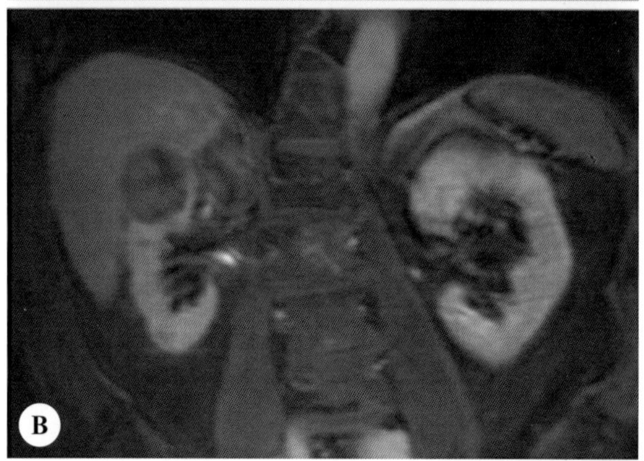


▲ 图 37-1　肾脏 **MRI**（**A.** 横切面；**B.** 冠状面）显示 **72** 岁患者，**RENAL** 评分为 **8a**，右肾前部 / 上部发现一枚复杂囊性肿块，大小约为 **5cm**×**4cm**，经过 **PN** 和 **RN** 之间进行风险权衡后，该患者成功接受了机器人辅助腹腔镜下肾部分切除术。病理结果显示为肾细胞癌，手术边缘阴性，随访 **2** 年后，患者病情平稳

0%)、再次手术(4.4% vs. 2.4%)发生率较高(Van Poppel 等，2007)。当更大的肾占位性病变需要切除更多的实质时更直观。

## 五、老年患者中 PN 与 RN 的对比

手术复杂性和术后并发症的潜在高风险在老年患者中越来越常见，老年人的共患病更多、寿命有限。Sun 等基于 SEER 数据库对 PN 和 RN 对于特定人群患者（$T_1$ 期肿瘤，年龄>75 岁，2 个以上共患病）的其他原因死亡率的影响进行量化。研究显示这些年龄>75 岁（HR=0.83；$P$=0.2）、诊断时有两个以上共患病（HR=0.83；$P$=0.1）的患者之间并无差别。因此作者们认为，诊断时有多个共患病的老年人 PN 治疗后的其他病因死亡率并无好转（Sun 等，2013）。另一个在 2002—2014 年开展的 VA 医疗系统中的 14 186 例肾切除术研究中，Leppert 等发现随着时间推移，PN 在所有患者中的应用变多，但老年患者 PN 应用率增幅最小（Leppert 等，2017）。另一方面，Kim 等基于国际癌症数据库对老年（>70 岁）$T_1$ 期肾肿瘤患者的治疗进行研究，记录了在 2002—2011 年研究期间 PN 的使用的增长程度(Kim 等，2017)。An 等的对他们机构登记的>65 岁的 $T_1$/$T_2$ 期 PN 或 RN 切除的肾占位性病变提出了质疑。其中，437 例(55.5%)经 PN 应用，350 例(44.5%)应用 RN。与之前类似，PN 和 RN 组的围术期预后接近（37.8% vs. 38.9%）。与 RN 相比，PN 的 eGFR 变化较小（6.4 vs. 19.7，$P$<0.001），癌症特异性生存率相当。因此，作者们认为，对老年患者实施 PN 并无害处，且含有潜在的价值，年龄本身并不应成为 NSS 的禁忌因素（An 等，2017）。

## 六、PN vs. RN：决策过程新出现的概念

根据最近的数据，已有 CKD（CKD-M）和术后新发 CKD（CKD-S）患者的肾功能每年分别减少 5% 和 0.7%。此外，术后 CKD 患者的生存曲线与整体人群的接近（Lane 等，2013）。Lane 等的一项对 4300 个患者进行平均 9.4 年的随访研究发现，与 CKD-M 患者相比，CKD-S 患者的肾功能更好，整体生存率更高；因此，对于 $T_1$/$T_2$ 期肾癌，对侧肾正常且 eGFR>45ml/min 的患者选择 RN 更好，而有 CKD 的患者更适合 NSS（Lane 等，2015）。这些关于 RN 手术无害的新数据来源于捐献的肾切除术患者的长期调查（Ibrahim 等，2009）。

PN 被认为是一项高风险的手术，尿漏、手术特异性并发症危险性较高。然而随着机器人手术的发展，结论是会不断变化的（Kaouk 等，2012）。如上文提到，机器人手术技术使得 NSS 手术能更频繁的应用于不同的手术教学(Patel 等，2013)。随着手术经验的提升，机器人 PN 的适应证变得更加广泛，包括了许多更苛刻的临床场景，如完全脑实质内肿瘤（Autorino 等，2014）、肺门肿瘤（Eyraud 等，2013）、已有同侧 NSS 手术史的患者（Autorino 等，2013）。

此外，现有的证据表明，机器人 PN 的预后比传统经腹腔镜 PN 要好。一项最近包括了 25 个研究（包括近 5000 个患者）的 Meta 分析表明，机器人手术治疗的患者的肿瘤更大（WMD0.17cm，$P$=0.001）、更复杂（WMD0.59 RENAL 评分，$P$=0.002）。尽管如此，机器人手术与较低的肿瘤转归可能（RR=0.36，$P$<0.001）、较低的并发症风险（RR=0.84，$P$=0.007）、切缘阳性率（RR=0.53，$P$<0.001）及较短的热缺血时间（WMD 4.3min，$P$<0.001）有关（Leow 等，2016）。因此，当必要的技术可行时，机器人可能取代经腹腔镜这一最常见的 PN 微创术式（Ghani 等，2014）。

## 七、结论

PN 与 RN 之间的选择仍是一项临床挑战。

在精准手术时代（Autorino 等，2017），我们致力于为患者提供最好的治疗和最高的风险收益平衡（图 37-2）。在上述讨论中，我们囊括了患者的特征（身体健康总体状况、体质、疼痛、身体习性、共患病、肾功能）和肿瘤特征（大多为位置和大小）。此外，影响选择过程的手术因素（个人手术技能、先前的结果、对不同手术方式的适应度，尤其是微创技术）也被考虑在内。

尽管与预期相差甚远，现有的证据仍可以表明在技术可行的情况下，PN 并不能够使所有的肾占位性病变的患者受益。总的来说，PN 的应用很重要，它适用于分级较低、大小较局限的单纯肾占位性病变。我们应付出更多的努力去解除对于 PN 实施的限制条件。PN 可作为较大的肾占位性病变的选择之一，因为它能够提供可接受的术后发病率、与 RN 相同的癌症控制率、更好的维持肾功能和潜在的更高的长期生存率。对于 $T_2$ 期肿瘤来说，RN 仍是标准治疗方式，PN 也可视情况而定作为选择之一。

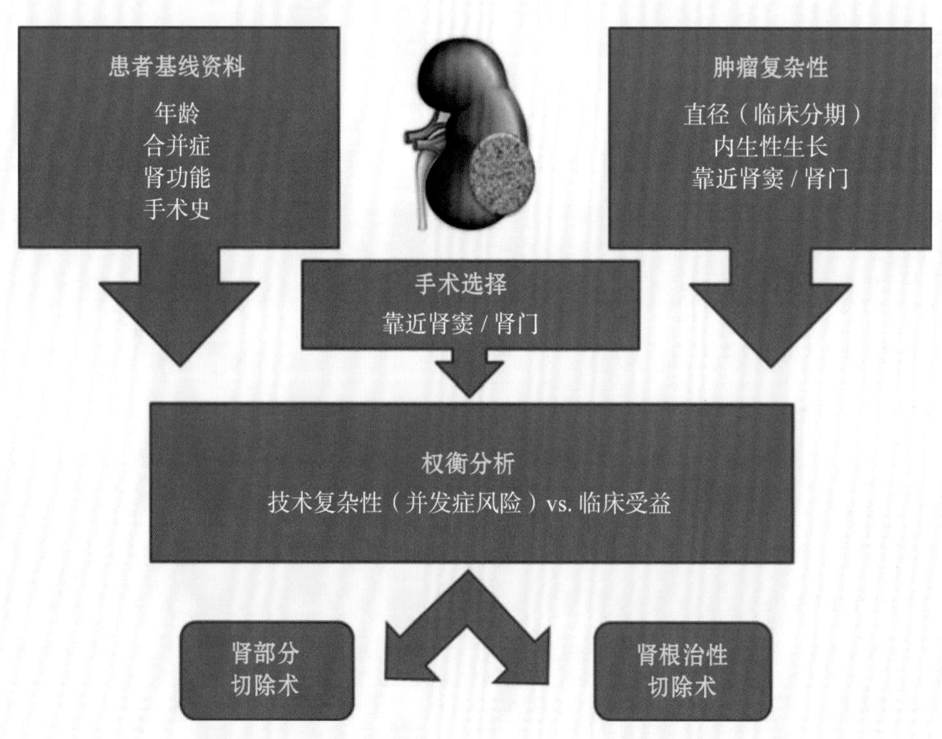


▲ 图 37-2 **PN 或 RN 用于局部进展性肾癌的手术管理和决策过程中影响因素**

## 参考文献

[1] Abouassaly R, Alibhai SM, Tomlinson G, Timilshina N, Finelli A. Unintended consequences of laparoscopic surgery on partial nephrectomy for kidney cancer. J Urol. 2010;183(2):467–72.

[2] An JY, Ball MW, Gorin MA, et al. Partial vs radical nephrectomy for T1–T2 renal masses in the elderly: comparison of complications, renal function, and oncologic outcomes. Urology. 2017;100:151–7.

[3] Autorino R, Khalifeh A, Laydner H, et al. Repeat robotassisted partial nephrectomy (RAPN): feasibility and early outcomes. BJU Int. 2013;111(5):767–72.

[4] Autorino R, Khalifeh A, Laydner H, et al. Robot-assisted partial nephrectomy (RAPN) for completely endophytic renal masses: a single institution experience. BJU Int. 2014;113(5):762–8.

[5] Autorino R, Porpiglia F, Dasgupta P, et al. Precision surgery and genitourinary cancers. Eur J Surg Oncol. 2017. https://doi.org/10.1016/j.ejso.2017.02.005, pii: S0748-7983(17)30350-5

[6] Badalato GM, Kates M, Wisnivesky JP, Choudhury AR, McKiernan

JM. Survival after partial and radical nephrectomy for the treatment of stage T1bN0M0 renal cell carcinoma (RCC) in the USA: a propensity scoring approach. BJU Int. 2012;109(10):1457–62.

[7] Becker F, Roos FC, Janssen M, et al. Short-term functional and oncologic outcomes of nephron-sparing surgery for renal tumours 7 cm. Eur Urol. 2011;59(6):931–7.

[8] Bigot P, Hétet JF, Bernhard JC, et al. Nephron-sparing surgery for renal tumors measuring more than 7 cm: morbidity, and functional and oncological outcomes. Clin Genitourin Cancer. 2014;12(1):e19–27.

[9] Campbell SC, Novick AC. Surgical technique and morbidity of elective partial nephrectomy. Semin Urol Oncol. 1995;13(4):281–7.

[10] Campbell SC, Novick AC, Belldegrun A, et al. Guideline for management of the clinical T1 renal mass. J Urol. 2009;182(4):1271–9.

[11] Clark PE, Schover LR, Uzzo RG, Hafez KS, Rybicki LA, Novick AC. Quality of life and psychological adaptation after surgical treatment for localized renal cell carcinoma: impact of the amount of remaining renal tissue. Urology. 2001;57(2):252–6.

[12] Colli J, Sartor O, Grossman L, Lee BR. Underutilization of partial nephrectomy for stage T1 renal cell carcinoma in the United States, trends from 2000 to 2008. A long way to go. Clin Genitourin Cancer. 2012;10(4):219–24.

[13] Crépel M, Jeldres C, Perrotte P, et al. Nephron-sparing surgery is equally effective to radical nephrectomy for T1BN0M0 renal cell carcinoma: a population-based assessment. Urology. 2010;75(2):271–5.

[14] D'rmiento M, Damiano R, Feleppa B, Perdonà S, Oriani G, De Sio M. Elective conservative surgery for renal carcinoma versus radical nephrectomy: a prospective study. Br J Urol. 1997;79(1):15–9.

[15] Dulabon LM, Lowrance WT, Russo P, Huang WC. Trends in renal tumor surgery delivery within the United States. Cancer. 2010;116(10):2316–21.

[16] Eyraud R, Long JA, Snow-Lisy D, et al. Robot-assisted partial nephrectomy for hilar tumors: perioperative outcomes. Urology. 2013;81(6):1246–51.

[17] Finelli A, IsmailaN,Bro B, et al. Management of small renal masses: American Society of Clinical Oncology clinical practice guideline. J Clin Oncol. 2017;35(6):668–80.

[18] Ghani KR, Sukumar S, Sammon JD, Rogers CG, Trinh QD, Menon M. Practice patterns and outcomes of open and minimally invasive partial nephrectomy since the introduction of robotic partial nephrectomy: results from the nationwide inpatient sample. J Urol. 2014;191(4):907–12.

[19] Gu L, Ma X, Li H, Chen L, Xie Y, Li X, Gao Y, Zhang Y, Zhang X. Comparison of oncologic outcomes between partial and radical nephrectomy for localized renal cell carcinoma: a systematic review and meta-analysis. Surg Oncol. 2016;25(4):385–93.

[20] Hadjipavlou M, Khan F, Fowler S, Joyce A, Keeley FX, Sriprasad S, BAUS Sections of Endourology and Oncology. Partial vs radical nephrectomy for T1 renal tumours: an analysis from the British Association of Urological Surgeons Nephrectomy Audit. BJU Int. 2016;117(1):62–71.

[21] Herr HW. Partial nephrectomy for incidental renal cell carcinoma. Br J Urol. 1994;74(4):431–3.

[22] Herr HW. Partial nephrectomy for unilateral renal carcinoma and a normal contralateral kidney: 10-year followup. J Urol. 1999;161(1):33–4.

[23] Hollenbeck BK, Taub DA, Miller DC, Dunn RL, Wei JT. National utilization trends of partial nephrectomy for renal cell carcinoma: a case of underutilization? Urology. 2006;67(2):254–9.

[24] Huang WC, Elkin EB, Levey AS, Jang TL, Russo P. Partial nephrectomy versus radical nephrectomy in patients with small renal tumors – is there a difference in mortality and cardiovascular outcomes? J Urol. 2009;181(1):55–61.

[25] Ibrahim HN, Foley R, Tan L, Rogers T, Bailey RF, Guo H, Gross CR, Matas AJ. Long-term consequences of kidney donation. N Engl J Med. 2009;360(5):459–69.

[26] Kaouk JH, Khalifeh A, Hillyer S, Haber GP, Stein RJ, Autorino R. Robot-assisted laparoscopic partial nephrectomy: step-by-step contemporary technique and surgical outcomes at a single high-volume institution. Eur Urol. 2012;62(3):553–61.

[27] Kim SP, Thompson RH, Boorjian SA, et al. Comparative effectiveness for survival and renal function of partial and radical nephrectomy for localized renal tumors: a systematic review and meta-analysis. J Urol. 2012;188(1):51–7.

[28] Kim SP, Gross CP, Meropol N, et al. National treatment trends among older patients with T1-localized renal cell carcinoma. Urol Oncol. 2017;35(3):113.e15–21.

[29] Kopp RP, Mehrazin R, Palazzi KL, et al. Survival outcomes after radical and partial nephrectomy for clinical T2 renal tumours categorised by R.E.N.A.L. nephrometry score. BJU Int. 2014;114(5):708–18.

[30] Lane BR, Campbell SC, Demirjian S, Fergany AF. Surgically induced chronic kidney disease may be associated with a lower risk of progression and mortality than medical chronic kidney disease. J Urol. 2013;189(5):1649–55.

[31] Lane BR, Demirjian S, Derweesh IH, Riedinger CB, Fergany AF, Campbell SC. Is all chronic kidney disease created equal? Curr Opin Urol. 2014;24(2):127–34.

[32] Lane BR, Demirjian S, Derweesh IH, et al. Survival and functional stability in chronic kidney disease due to surgical removal of nephrons: importance of the new baseline glomerular filtration rate. Eur Urol. 2015;68(6):996–1003.

[33] Leow JJ, Heah NH, Chang SL, Chong YL, Png KS. Outcomes of robotic versus laparoscopic partial nephrectomy: an updated meta-analysis of 4,919 patients. J Urol. 2016;196(5):1371–7.

[34] Leppert JT, Mittakanti HR, Thomas IC, et al. Contemporary use of partial nephrectomy: are older patients with impaired kidney function being left behind? Urology. 2017;100:65–71.

[35] Liss MA, Wang S, Palazzi K, et al. Evaluation of national trends in the utilization of partial nephrectomy in relation to the publication of the American Urologic Association guidelines for the management of clinical T1 renal masses. BMC Urol. 2014;14:101. https://doi.org/10.1186/1471-2490-14-101.

[36] Ljungberg B, Bensalah K, Canfield S, et al. EAU guidelines on renal cell carcinoma: 2014 update. Eur Urol. 2015;67(5):913–24.

[37] Long CJ, Canter DJ, Kutikov A, et al. Partial nephrectomy for renal masses 7 cm: technical, oncological and functional outcomes. BJU Int. 2012;109(10):1450–6.

[38] Mir MC, Derweesh I, Porpiglia F, Zargar H, Mottrie A, Autorino R. Partial nephrectomy versus radical nephrectomy for clinical T1b and T2 renal tumors: a systematic review and meta-analysis of comparative studies. Eur Urol. 2017;71(4):606–17.

[39] Nguyen MM, Gill IS, Ellison LM. The evolving presentation of renal carcinoma in the United States: trends from the Surveillance, Epidemiology, and End Results program. J Urol. 2006;176(6 Pt 1):2397–400.

[40] Pahernik S, Roos F, Hampel C, Gillitzer R, Melchior SW, Thüroff JW. Nephron sparing surgery for renal cell carcinoma with normal contralateral kidney: 25 years of experience. J Urol. 2006;175(6):2027–31.

[41] Patel SG, Penson DF, Pabla B, et al. National trends in the use of partial nephrectomy: a rising tide that has not lifted all boats. J Urol. 2012;187(3):816–21.

[42] Patel HD, Mullins JK, Pierorazio PM, et al. Trends in renal surgery: robotic technology is associated with increased use of partial nephrectomy. J Urol. 2013;189(4):1229–35.

[43] Poulakis V, Witzsch U, de Vries R, Moeckel M, Becht E. Quality of life after surgery for localized renal cell carcinoma: comparison

between radical nephrectomy and nephron-sparing surgery. Urology. 2003;62(5):814–20.

[44] Robson CJ, Churchill BM, Anderson W. The results of radical nephrectomy for renal cell carcinoma. 1969. J Urol. 2002;167(2 Pt 2):873–5.

[45] Scosyrev E, Messing EM, Sylvester R, Campbell S, Van Poppel H. Renal function after nephron-sparing surgery versus radical nephrectomy: results from EORTC randomized trial 30904. Eur Urol. 2014;65(2):372–7.

[46] Simone G, De Nunzio C, Ferriero M, et al. Trends in the use of partial nephrectomy for cT1 renal tumors: analysis of a 10–yr European multicenter dataset. Eur J Surg Oncol. 2016;42(11): 1729–35.

[47] Steinbach F, Stöckle M, Hohenfellner R. Clinical experience with nephron-sparing surgery in the presence of a normal contralateral kidney. Semin Urol Oncol. 1995;13(4):288–91.

[48] Sun M, Abdollah F, Bianchi M, et al. Treatment management of small renal masses in the 21st century: a paradigm shift. Ann Surg Oncol. 2012;19(7):2380–7.

[49] Sun M, Bianchi M, Trinh QD, et al. Comparison of partial vs radical nephrectomy with regard to other-cause mortality in T1 renal cell carcinoma among patients aged 75 years with multiple comorbidities. BJU Int. 2013;111(1):67–73.

[50] Tan HJ, Norton EC, Ye Z, Hafez KS, Gore JL, Miller DC. Long-term survival following partial vs radical nephrectomy among older patients with early-stage kidney cancer. JAMA. 2012;307(15):1629–35.

[51] Tan HJ, Daskivich TJ, Shirk JD, Filson CP, Litwin MS, Hu JC. Health status and use of partial nephrectomy in older adults with early-stage kidney cancer. Urol Oncol. 2016. https://doi.org/10.1016/j. urolonc.2016.11.007, pii: S1078–1439(16)30373–8

[52] Thompson RH, Boorjian SA, Lohse CM, et al. Radical nephrectomy for pT1a renal masses may be associated with decreased overall survival compared with partial nephrectomy. J Urol. 2008;179(2):468–71.

[53] Thompson RH, Kaag M, Vickers A, et al. Contemporary use of partial nephrectomy at a tertiary care center in the United States. J Urol. 2009;181(3):993–7.

[54] Tomaszewski JJ, Uzzo RG, Kutikov A, et al. Assessing the burden of complications after surgery for clinically localized kidney cancer by age and comorbidity status. Urology. 2014;83(4):843–9.

[55] Van Poppel H, Claes H, Willemen P, Oyen R, Baert L. Is there a place for conservative surgery in the treatment of renal carcinoma? Br J Urol. 1991;67(2):129–33.

[56] Van Poppel H, Da Pozzo L, AlbrechtW, et al. A prospective randomized EORTC intergroup phase 3 study comparing the complications of elective nephron-sparing surgery and radical nephrectomy for low-stage renal cell carcinoma. Eur Urol. 2007;51(6):1606–15.

[57] Van Poppel H, Da Pozzo L, AlbrechtW, et al.Aprospective, randomised EORTC intergroup phase 3 study comparing the oncologic outcome of elective nephron-sparing surgery and radical nephrectomy for low-stage renal cell carcinoma. Eur Urol. 2011;59(4):543–52.

[58] Wang Z, Wang G, Xia Q, Shang Z, Yu X, Wang M, Jin X. Partial nephrectomy vs. radical nephrectomy for renal tumors: a meta-analysis of renal function and cardiovascular outcomes. Urol Oncol. 2016;34(12):533.e11–9.

[59] Weight CJ, Larson BT, Fergany AF, et al. Nephrectomy induced chronic renal insufficiency is associated with increased risk of cardiovascular death and death from any cause in patients with localized cT1b renal masses. J Urol. 2010;183(4):1317–23.

[60] Zini L, Patard JJ, Capitanio U, et al. The use of partial nephrectomy in European tertiary care centers. Eur J Surg Oncol. 2009;35(6): 636–42.

# 第 38 章　肾肿瘤的手术方式：开放性手术与腹腔镜 / 机器人手术的对比

# Surgical Methods in Treatment of Kidney Tumors: Open Surgery Versus Laparoscopy Versus Robotic Surgery

Mario Wolfgang Kramer　Axel S. Merseburger　Raschid Hoda　著

范　博　译　　刘志宇　校

摘　要

局限性肾肿瘤主要由手术治疗。肾肿瘤手术治疗方式有很多种，如开放手术、经腹腔镜手术、机器人辅助手术。目前尚没有随机对照试验评估经腹腔镜和开放性肾切除术的肿瘤学预后。在所有已知的保留肾单位手术中，开放性肾部分切除术（open partial nephrectomy，OPN）是局限性 RCC 的标准治疗方式。然而，随着微创技术的迅速发展和腹腔镜技术的广泛应用，经腹腔镜肾部分切除术（Laparoscopic partial nephrectomy，LPN）逐渐成为可行的选择。然而，对比 OPN 与 LPN 的临床随机试验较少，目前已知的证据大部分来源于非随机和回顾性对比研究。关于两种术式治疗肿瘤的安全性，在已公开的大型研究中显示了 LPN 与 OPN 的肿瘤学预后，它们的 5 年总生存率和癌症特异性生存率分别为 86% 和 100%。在经腹腔镜术式临床实践中，OPN 和 LPN 的无进展生存期相同。此外，经腹腔镜术式切缘阳性率和局部复发率分别为 0%～3.6% 和 0%～2%，而现有研究中开放性手术切缘阳性率和局部复发率分别为 0%～14% 和 0%～10%。目前，对于两种术式的选择，仍需要大量随机临床试验去证实和比较 LPN 和 OPN 之间的优缺点。同时，微创手术的潜在优势同样需要与高风险并发症和长期缺血相权衡。

## 一、概述

肾肿瘤是一组包含从良性肾占位性病变到不同类型癌症的异质性肿瘤。2012 年欧盟共确诊 80 000 例以上新发的肾细胞癌。对于局限性疾病来说，除了主动监测和热消融外，仍有其他的术式选择。对于保留肾单位手术的原则和适应证将在不同的章中讨论。本章对不同手术方式进行了详细介绍，包括肾肿瘤开放性手术与腹腔镜 / 机器人辅助手术，同时也讨论了关于 RCC 相关的腔静脉癌栓的手术治疗。

## 二、一般患者的选择和适应证

在腹腔镜手术和机器人手术出现之前，开放性肾根治性切除术和肾部分切除术是 RCC 手术治疗的金标准。随着微创技术的发展，开放性手术只适用于局限性晚期且新技术不可行的肿瘤。如今，腹腔镜手术的非手术性禁忌证仅包括肺容量受限和不可停用抗凝剂两种情况。肿瘤侵袭腔静脉是唯一的开放性手术适应证。

## 三、开放性肾切除术

对于简单（部分）肾切除术，侧方入路（肋缘下或肋间）最常使用。患者呈 45°～90° 平卧于手术台上并暴露至第 12 肋。大腿伸直，小腿屈曲。弯曲手术台直至侧翼肌肉紧张。此方法可能出现难以发现主要肾血管和肿瘤，以及周围环境的明显粘连两种情况，因此更推荐前路手术。前路手术可以经横轴、肋缘、中线且能最好的暴露血管蒂。前路手术的优点是提供了更好的肾血管视野。缺点是可能有肠道损伤、后期可能形成粘连、腹腔污染。尽管侧方入路更快更简便，但对血管的暴露有限。

使用侧方入路手术时，在第 11 或 12 肋作切口。穿过腹内外斜肌和腹横肌后，腹横筋膜被直接推至腰大肌内侧。肾切除术可以保留完整的腹横筋膜。在这种情况下，在血管结扎之前，肾和其腹横筋膜被完全挪动。腹横肌膜也可以选择性纵向剖开。肾周围脂肪直接切开，肾小囊保持完整。尽早识别输尿管可将其作为引导结构。目前有两种血管结扎的方式，一种是结扎血管蒂，然而，此方法会导致动静脉瘘。另一种是分别结扎肾静脉和肾动脉。术前 CT 或 MRI 扫描有助于手术的选择。

## 四、经腹腔镜肾切除术

### （一）患者选择和适应证

自从 Calyman 实施了第 1 例腹腔镜肾切除术后，微创技术已成为大多数局限性肾肿瘤患者的标准治疗（Clayman 等，1991）。经腹腔镜肾切除术最初的适应证包括肾良性和恶性疾病，以及用于肝移植的肾切除术。经腹腔镜肾根治性切除术（lapartoscopic radical nephrectomy，LRN）的原则性适应证为≤10cm 的不可行肾部分切除术的肾肿瘤。2017 年欧洲泌尿协会指南提出了经腹腔镜肾切除术式治疗 $cT_2$ 期肿瘤的标准（$cT_1$ 期肿瘤不可行保留肾单位手术），与开放性肾切除术类似的是，此术式术后发病率较低，肿瘤预后相当（Ljungberg 等，2017）。LRN 可能的选择性禁忌证包括较小的可行保留肾单位手术和较大的淋巴结转移或静脉癌栓的肾肿瘤。现今，LRN 已发展成可经腹膜内、腹膜外、可进行单孔（LESS）的微创术式。对术式的选择很大程度上依赖于医生的训练背景、技术的可行性，也需要考虑患者相关因素，如肿瘤位置大小、共患病、身体状况、腹部手术史。然而，开放性术式和 LRN 从临床安全性和肿瘤学疗效上看相差无几，只要技术可行都应应用微创技术。此外，随着不断增长的泌尿外科腹腔镜手术经验，现阶段不得不面对的问题是，选择腹腔镜术式与肾肿瘤的大小有关。现今，LRN 最适用于 $cT_1$ 期（≤7cm）或 $cT_2$ 期（>7cm 但局限于肾）的肿瘤。然而，有研究表示在有经验的腹腔镜医生的操作下，也可经腹腔镜摘除较大的肾肿瘤（Hemal 等，2007）。此外，只要与腔静脉交界处有安全的无瘤距离，侵犯肾静脉的肿瘤也并不是绝对的禁忌证（Martin 等，2008）。有研究发现肾肿瘤较大且分期较晚需接受辅助性免疫治疗的患者，目前可以进行腹腔镜切除（Mattar 和 Finelli，2007）。

由于影像学的广泛应用，较小的、无症状的、随机发现的肾肿瘤数量持续增多。因此，从 PN 的角度来说，较小的、分级较低的肾占位性病变更适用于 NSS。大部分保留肾单位手术要么是开放性肾部分切除术，要么是经腹腔镜肾部分切除术。OPN 目前仍是参照标准，LPN 现在也作为可能和安全的选择被广泛接受。传统的根治性肾切除术被认为对于肾小占位性病变存在过度切除的情况。<7cm 的肾肿瘤无论 RN 或 PN 均具有相同的肿瘤学预后，大约 20% 的临床 $T_1$ 期肾肿瘤为良性肿瘤，60%～70% 为惰性肿瘤，其转

移可能性小。更重要的是，许多证据表明 RN 是慢性肾脏疾病的独立危险因素（Dash 等，2006），使得许多泌尿外科医生重新考虑将 RN 作为局限性肾占位性病变的常规手术方式。因此，NSS 尤其适用于术后高风险肾功能不全的患者，包括双侧肾肿瘤患者、功能性孤立肾肿瘤患者和对侧肾损伤的患者。因此，对于肾肿瘤的手术管理，无论是传统腹腔镜、机器人辅助或开放性手术，无论可能与否，都应着重于器官保留。一系列最近的报道显示 NSS（开放性、腹腔镜、机器人辅助手术）对于治疗 $cT_{1a}$ 期肿瘤，在保留肾功能性、肿瘤学和临床预后方面存在明显优势（Sun 等，2012；Van Poppel 等，2011a）。事实上，$cT_{1b}$ 期肿瘤可以选择较为安全的经腹腔镜术式，许多研究报道及临床技术专业中心显示，LPN 可以保护肾功能，也是 $cT_{1b}$ 期肿瘤的治疗选择（Sprenkle 等，2012）。然而，有一些肾肿瘤由于位置不佳（如与肾门粘连），用于维持正常功能的剩余肾实质不足、患者不可停用抗凝药、肾静脉血栓形成等，不适用于 LPN。

### （二）外科技术

腹腔镜肾根治性切除术可以经腹膜、腹腔镜或手辅助。经腹膜术式是目前最常使用的技术，因为泌尿外科医生更熟悉解剖环境，也提供了更广阔的工作视野。经腹膜腹腔镜肾根治性切除术开始时，让患者躺在手术床上并固定，便于患者向各个方向倾斜，再进行胸腹定位。然后，作脐上切口（约 2cm），通过穿刺针建立 10～15mmHg 压力的气腹。在同一个切口注入第一个 trocar（10mm），进行腹腔镜探查。或者在未实施穿刺针的情况下，于脐旁约 2cm 处刺入，在直肠后腹膜切开后直视下插入摄像头端口。在肾切除术中，在右锁骨中线下 4cm、脐水平上需额外插入两个 trocar 针（10mm 和 5mm）。在剑突下数厘米插入第四针以便于放置肝脏牵引器。将手术台倾斜 30°，剪掉 Toldt 线。结肠被推离内侧。继而分辨出腰大肌。然后在肾下级内侧下方识别输尿管，将其作为肾门的引导标志。钝性剥离后可见肾门，同时分离出肾静脉和肾动脉。主要的肾动脉用四个血管夹或 Hem-o-lok 夹闭，在第二和第三个血管夹之间离断。肾静脉用同样的方法结扎或可以选择内镜下切割吻合器（Endo GIA）。最后，在两个血管夹之间离断输尿管。肾脏和完整的腹横筋膜一起从外侧近端剥离，扩大 trocar 切口，取出游离组织。将腹内压降至 5mmHg 后，可见术野出血，可用双极电灼术使血液凝固。可选择性使用引流管引流。术后管理主要包括循环指数的常规监测及术后第 1 天膀胱导管的拔除。术后输液和止痛视患者自身情况而定。

腹膜后 LRN 的优点包括可以迅速找到肾门、避免腹腔内刺激，以及减少对通气和血流动力学功能的影响（Linhui 等，2010）。缺点在于工作空间小、学习曲线长。腹膜后 LRN 开始时，患者取腰部切开术体位，于腋后线约 2cm、肋下 3cm 处刺入。穿透筋膜后，用示指可触及腹膜后间隙，随后将气囊及 trocar 置入已扩张的腹膜后间隙，再取出气囊注入气体。辨认出腰大肌后，随后将腹膜推至内侧。然后，去腋中线髂嵴上（12mm）、第 12 肋下两点分别置入操作 trocar。可于腰大肌内侧辨认输尿管并离断。在此技术中，输尿管也作为肾门的引导标志。随着不断向肾脏方向分离输尿管，可以轻易分辨出肾门，首先暴露的是肾动脉，然后是肾静脉。其次，用 Hem-o-lok 夹闭肾静脉并在血管夹之间离断。然后，继续下列步骤，即向各个方向移动肾脏，再夹闭离断输尿管，随后用内袋从扩大的 trocar 切口处取出肾脏。

在手辅助技术（hand-assisted technique，HALN）中，在扩大的远端 trocar 切口中置入一种特殊的手助装置。HALN 的优点在于更好的牵引功能和对肾门区的控制，缺点在于费用昂贵。HALN 可应用于许多临床上的捐献性肾切除术。在这种情况下，手助装置的置入也可用于取出器官。

在应用腹腔镜手术治疗肾肿瘤之后，越来越多的学者公开了他们应用不同改良技术的结果，包括单孔腹腔镜（LESS）、自然孔道腔内内镜手术（NOTES）、机器人辅助肾根治性或部分切除术。LESS 和 NOTES 已迈出第一步，且在一小部分肿瘤和肾部分切除术中逐渐展开应用（Greco 等，2012；Porpiglia 等，2011）。这些改良术式主要的优点在于外观，其需要大量实验评估发病率和肿瘤治疗安全性。

### （三）腹腔镜肾部分切除术

腹腔镜肾部分切除术是一项更具挑战的技术，且手术治疗原则仍在不断完善，尤其是逐渐增多的适应证。与 LRN 一样，LPN 也可以经腹膜、腹膜后或手辅助。然而，经腹膜术式现今主要用于位于前方和外侧的肿瘤、需要肾部分切除的较大的浸润性肿瘤。腹膜后术式明显的优势在于直接接触后方和中后方的肾占位性病变，但较小的腹膜后间隙使得此术式操作条件十分严苛。此外，腹膜后 LPN 可考虑应用于已做过腹部手术的患者（Breda 等，2009）。手术室及患者体位原则上与 LRN 一致。穿刺部位和找到肾脏及血管的步骤与上述 LRN 一致。沿 Toldt 线切割腹膜后组织，可见内侧的结肠。游离肾门，可见肾血管，此时如果使用牛头夹进行肾动脉交叉夹闭术会导致热缺血。对于外生性肾肿瘤，可做楔形切除。随后移动肾脏以暴露肿瘤病灶。可用腹腔镜超声探针以决定切割线位置和长度，以及肿瘤浸润深度。用单极剪或超声刀切除肿瘤及其周围 3～5mm 的肾周组织。然而，与开放性肾切除术类似，将恶性组织连带边界全部切除对于肿瘤学整体预后至关重要。因此，常通过冻结截面分析（frozen section analysis，FSA）以确定切除部位。将样本放入内镜袋，随后在之前下腹部造口处行肌肉切开术分离。为了止血，手术室应配备氩离子束装置，使用预先制作的垫枕在实施肾修补术后压迫切口。有许多方法可以封闭组织，如使用明胶基质凝血酶组织密封剂（Flowseal）。LPN 手术过程中的止血和肾实质缝合术仍非常重要。一方面，腹腔镜术式可以降低热缺血时间，另一方面，可以确保集合管系统的完整性并充分止血。肾门夹闭且热缺血时间延长会导致缺血性肾损害，因此，30min 的 WIT 通常被认为是 NSS 的安全限制节点（Desai 等，2005a）。尽管如此，热缺血对于肾功能实际长期的影响仍需评估，目前已知的平均 WIT 时间为 20～60min（Wille 等，2006；Haseebuddin 等，2010）。对于较小的外周肿瘤，LPN 可以用新型机械和生物止血药替代肾门夹闭。

一些临床实践专业中心更偏向于使用手辅助 LPN。手辅助肾部分切除术（hand-assisted partial nephrectomy，HALPN）可能同时具有腹腔镜术式和手动开放性术式的优点。手辅助腹腔镜肾部分切除术在保证腹腔镜所需的气腹同时，还允许将一只手掌放入腹腔。HALPN 的优点在于能更好地控制肾蒂，更易压迫肾实质出血，更快的切开和缝合，更少的切口病变。

### （四）临床表现

#### 1. 腹腔镜肾根治性切除术

原则上来说，腹腔镜肾根治性切除术的并发症候群与开放性肾切除术一致。然而，肾微创手术在功能上的优势特别明显。与开放性手术相比，腹腔镜技术除了美观作用外，还可减少发病率（Burgess 等，2007；Raghuram 等，2005；Borin，2008）。对于患者来说，能够减小创伤是其优势之一。大量文献记载了其与开放性手术的围术期对比的功能性和肿瘤学数据（Hoda 和 Fornara，2012；Golombos 等，2017）。大量试验数据表明患者在经腹腔镜肾切除术后，镇痛药应用较少、住院时间较短，以及能更早地恢复正常活动（Heuer 等，2010；Liu 等，2017）。Gabr 等对 255 个 LRN 患者进行了分析，发现这些患者的 LRN 术后发病率（并发症和住院时间）与肿瘤特性（肿瘤大小等）无关，但与患者的一般状况有关，如体重指数（BMI）、年龄、ASA 评分等（Gabr 等，2009a）。腹腔镜肾切除术的临床免疫学优势在动物实验和住院患者中均有所体现（Sáenz 等，2007；Duchene 等，2008）。试验显示手术创伤的范围可以特异性影响机体的系统反应（Duchene 等，2008）。目前已知的体液因素包括免疫学参数（如炎症、抗炎细胞因子、应激因子、C 反应蛋白等）、激素（如皮质醇，细胞因子等）和神经递质（如 5- 羟色胺等）（Fornara 等，2000；Matsumoto 等，2005）。

2. 腹腔镜肾部分切除术

腹腔镜肾部分切除术可能与泌尿外科一些常见的并发症有关，如出血、尿漏、肾功能不全等。LPN 出现术中并发症的危险因素包括患者年龄、身体状况、失血的增加，WIT 的延长，肿瘤位置，孤立肾功能等（Eisenberg 等，2010）。从一些前瞻研究和回顾性研究中可知，LPN 并发症的总发生率在 8%～35%，与开放性肾部分切除术类似（5%～38%）（Dominguez-Escrig 等，2011）。需特别说明的是，LPN 后的尿漏率为 2%～9%（Choi 等，2015；Stephenson 等，2004）。然而，在报道 LPN 后尿漏的数据时，必须考虑肿瘤的位置和外科医生经验的影响。例如，内生性肿瘤和肾门区肿瘤的尿漏发生率分别为 26.3% 和 50%，外生性占位性病变为 6.1%（Venkatesh 等，2006）。此外，LPN 术后出血性并发症的概率为 2%～9%，输血率为 6%～8%（Yin 等，2009；Simmons，2007）。随着手术技术经验的提高和肾门结扎、肾止血针等应用的常规化，LPN 对于控制围术期出血的积极影响显而易见。目前新型生物止血药的影响仍具有争论。例如，Gill 等将 Flowseal 作为密封剂并探究 LPN 的预后，发现总体（16% vs. 36.8%，$P$=0.008）及出血（3.2% vs. 11.8%，$P$=0.08）并发症发病率降低（Breda 等，2007a；Gill 等，2005）。关于肿瘤大小对 LPN 术中并发症发生率的影响的讨论仍有争议。大型回顾性多中心研究的数据显示对＞4cm 的肿瘤实施 LPN 会特异性延长平均手术时间，同时会导致更多的失血、更高的输血率及尿漏率（Patard 等，2007）。然而，在同一回顾性研究中，＞4cm 肿瘤的总体并发症率和住院时长与其他组相比没有明显不同（Patard 等，2007）。另一方面，Porpiglia 等对 1～6cm 的肿瘤进行评估，发现肿瘤大小与 LPN 并发症之间没有明显关联（Porpiglia 等，2008a）。LPN 是一种保留肾单位手术，因此术后肾功能的恢复程度尤为重要（Volpe 等，2015）。大量前瞻性和回顾性研究发现大约 1% 的病例存在 LPN 术后急性肾衰竭（Scosyrev 等，2014；Hung 等，2013）。LPN 术后肾功能不良的危险因素包括术前慢性肾脏疾病、WIT＞30min 的高龄患者、肾动脉结扎和 WIT＞60min 等（Zhang 等，2016；Mir 等，2015）。此外，对比腹膜后和经腹膜术式的临床预后发现，腹膜后术式的热缺血、手术和住院时间均较短（Ng 等，2005），但两种术式的失血量、围术期并发症、术后功能和组织学预后并无不同。

### （五）肿瘤学预后

1. 腹腔镜肾根治性切除术

腹腔镜肾肿瘤切除术是肿瘤学上毋庸置疑的术式。根据现有研究可以推断，这种术式对局部肿瘤的控制与开放性手术具有同样良好的效果，其肿瘤特异性 5 年生存率为 88%～98%（Colombo 等，2008）。此外，无病复发率和肿瘤特异性生存率也与开放性手术相当（MacLennan

等，2012a）。一项长期观察性研究显示，围术期和患者自身的因素均不影响开放性和腹腔镜肾切除的肿瘤学预后。确切地说，无病复发率和肿瘤特异性生存率均依赖于病理学参数（组织学、分期、分级、切除状态）（Breda 等，2007b）。在腹腔镜技术发展初期，术中会出现明显的腹腔内创伤，腹腔镜术后腹腔脏器恶性肿瘤及妇科恶性肿瘤转移率高达 20%（Fornara 等，2003）。随着经验的积累和设备技术的进步，如内镜袋和放弃体内粉碎术等，使得并发症显著减少。目前还没找到腹腔镜术式导致的造血细胞肿瘤增多的证据。然而，我们仍推测当器械直接接触肿瘤时，会导致机械性肿瘤细胞播散（Wind 等，2009）。因此需要特别注意的是，经腹腔镜从腹腔中移除肿瘤时，应小心使用内镜袋，且操作过程中不可损坏瘤体。考虑到所有的预防措施后，种植转移的概率会降低至与开放性手术相当。

2. 腹腔镜肾部分切除术

对于 $T_1N_0M_0$ 期肾肿瘤来说，LPN 与 OPN 的肿瘤学预后相差无几，其中包括边缘阳性、局部或远处复发率、癌症特异性生存率等（Tan 等，2011；Lane 和 Gill，2010；Gong 等，2008）。在肿瘤大小方面，一项大型回顾性分析表明，＞4cm 和＜4cm 的肿瘤之间的边缘阳性、局部或远处复发率、癌症特异性生存率没有明显不同（Patard 等，2007）。

### （六）机器人辅助下肾切除术

在建立了腹腔镜术式以治疗肾肿瘤后，关于多种改良设备的经验性研究逐渐增多。因为具有三维视角、机器辅助消除手颤、仪器远端有六个方向的自由度、便于体内缝合和减少 WIT 等独特优势，机器人辅助肾切除术与 LPN 或重建术式相比，能提供更好的保留器官功能。尽管之前的经验推测机器人辅助腹腔镜术式在肾脏组织重建等方面有优势，但仍有一部分研究关注应用机器人辅助肾根治性切除术（RRN）的临床价值。例如，2005 年 Klingler 等对 5 个患者实施 RRN 的可行性进行研究（Klingler 等，2005）。另一项研究对比了经腹腔镜（$n$=33）和开放性（$n$=18）肾根治性切除术的患者（Nazemi 等，2006）。结果显示机器人组的失血量较少，手术时间显著增长（345min vs. 265min），但机器人组和腹腔镜术式组的手术参数并无明显不同。因此，从现有的机器人辅助肾根治性切除的经验来看，RRN 与传统腹腔镜标准肾切除术相比，并没有许多明显的优势。然而，它的使用和维持费用昂贵。另外，机器人辅助腹腔镜肾部分切除术（RLPN）最近才付诸实践。现有的中短期数据分析结果与开放性和传统腹腔镜肾部分切除术一致，其关于肿瘤学和功能性预后的长期数据仍有待收集和研究（Spana 等，2011；Wu 等，2014；Xia 等，2017；Choi 等，2015）。

### （七）手术方式的对比

不幸的是，由于临床疗效和（或）肿瘤治疗安全性问题，直接对比肾开放性手术、经腹腔镜术式、机器人辅助术式的随机临床试验难以找到。而我们在文献中找到的大多数队列研究和回顾性研究，其研究方法的质量均较低。

1. ORN 与 LRN 的对比

到目前为止，还没有 RCT 对腹腔镜术式和开放性肾根治性切除术的长期肿瘤学预后进行评估。回顾已知的队列研究和回顾性研究数据，可见 LRN 和 ORN 的肿瘤学预后相当（Hemal 等，2007；Jeon 等，2011）。即便是在 $T_2$ 期以上的肿瘤，LRN 与 ORN 之间的 CSS、PFS、OS 也没有明显差别（Hattori 等，2009；Steinberg 等，2004；Laird 等，2015）。关于临床疗效，一项 RCT 研究和部分回顾性研究显示，与 ORN 相比，LRN 的围术期失血量明显减少，住院时间、康复期明显缩短，镇痛药的使用明显减少（Hattori 等，

2009；Golombos 等，2017；Gratzke 等，2009）。另外，ORN 的手术时间明显更短。然而，在所有的已公开的研究中，ORN 与 LRN 的输血患者数量、并发症总发生率并无差别。此外，少量试验发现 ORN 和 LRN 的术后 QoL 评分也没有明显不同（Gratzke 等，2009）。再者，考虑到手术设备，有两个 RCT 试验对比了 RN 腹膜后术式和经腹膜术式，发现患者的肿瘤学预后相似，其术后生存质量并无不同（Desai 等，2005b；Nambirajan 等，2004）。同时，一项 RCT 研究也对比了传统 LRN 与 HALRN，发现 HALRN 组的手术时间更短，且住院时长短于标准 LRN（Nadler 等，2006）。然而，他们的肿瘤学预后参数并没有不同。

2. RN 与 PN 的对比

不考虑手术设备问题，只有一项包含 $T_1$ 期 RCC 患者的 RCT 研究和部分回顾性研究对比了 RN 和 PN 的肿瘤治疗安全性和临床疗效（Butler 等，1995；D'Armiento 等，1997；Lee 等，2007；Van Poppel 等，2011b）。这些研究发现两种术式的生存率参数并无明显不同，但行 PN 患者其肾功能保留较好，较少导致代谢性或心血管紊乱。事实上，大量具有说服力的证据表明，肾部分切除术，尤其 OPN，与保留肾脏滤过功能相关，且最不易引起 CKD（Patel 等，2017；Minervini 等，2014）。因此，对于已患有 CKD 的患者，PN 术式可以限制向终末期肾衰竭进展，从而避免血液透析。关于临床安全性，EORTC 开展的一项随机试验对使用 RN 和 OPN 术式的 $T_{1a}$ 期 RCC 患者进行了对比，发现 OPN 有稍高的概率导致严重的出血（3.1% vs. 1.2%），其尿漏的概率为 4.4%（Van Poppel 等，2007）。然而，其他大多数回顾性数据研究发现两种术式之间的住院时间、平均术中出血量、输血率并无不同（An 等，2017；Shekarriz 等，2002）。此外，一项研究发现 OPN 的手术时间长于 RN，但并未被其他研究证实（Gabr 等，2009b；MacLennan 等，2012b）。

3. OPN 与 LPN 的对比

在所有已知的保留肾单位手术方式中，开放性肾部分切除术被认为是局限性 RCC 的标准治疗并广泛应用，因此有大量的数据支持。随着微创技术的快速发展和腹腔镜术式的广泛应用，LPN 逐渐成为 OPN 的替代之一。虽然如此，目前仍缺少随机临床试验对比 OPN 和 LRN，现有的证据大部分基于非随机和回顾性研究。关于肿瘤治疗安全性，一些大型临床诊疗中心的研究数据表明 LPN 和 OPN 的肿瘤学预后相当，5 年总生存率和肿瘤特异性生存率分别为 86% 和 100%（Gong 等，2008；Marszalek 等，2009；Lane 和 Gill，2007），PFS 并无差别（Lane 和 Gill，2007；Gill 等，2007）。此外，边缘阳性率（0%～3.6%）和局部复发率（0%～2%）相当，而在开放性术式中分别为 0%～14% 和 0%～10%（Porpiglia 等，2008b；Aron 和 Gill，2007；Marszalek 等，2012）。关于临床安全性，一些大型研究数据显示，LPN 组的平均失血量较少，手术时间普遍较长，但 OPN 组的热缺血时间较短（Marszalek 等，2009；Gill 等，2007；Porpiglia 等，2016；Muramaki 等，2013）。Gill 等对 1800 名患有单个、肿瘤直径≤7cm，经 OPN（$n$=1028）或 LPN（$n$=771）手术的 RCC 患者进行了对比研究，发现两组中均有术中并发症的发生（Gill 等，2007）。然而，LPN 多与急性术后并发症有关，尤其是泌尿系统相关并发症和后续手术治疗。总的来说，目前仍需要随机临床试验去对比和证实 LPN 与 OPN 的优缺点。同时，微创技术的潜在优势也需要同高并发症风险和长缺血时间相权衡。

### （八）腔静脉癌栓

1. 背景

肾细胞癌的特点之一就是可能侵入肾静脉和下腔静脉，出现在 4%～10% 的 RCC 中（Ferlay

等，2013）。现今的治疗方式是肾根治性切除术合并血栓切除。因为系统治疗能限制癌栓生长，这种侵入性术式被广泛应用。根据癌栓扩张程度的不同，手术策略的选择众多（Bissada 等，2003）。表 38-1 中展示了最常见的癌栓扩张分级系统。

2. 手术设施

对于局限于肾静脉的癌栓术式，需要在专家的建议下对标准术式进行少量修改。肿瘤容易被挤向肾静脉深处，通常来说下腔静脉是完整的，假使肿瘤位于下腔静脉，需要用 Satinsky 夹夹闭整个肾静脉。切除后，用缝线缝合下腔静脉缺损处。

Ⅱ级肿瘤需要处理近端和远端的下腔静脉。此外，在切除手术期间必须用止血带控制对侧肾静脉血流量。癌栓去除后，下腔静脉血管腔内变红，需要检查是否有残留的肿瘤碎片。大多数情况下，使用连续缝合关闭下腔静脉。当缺口较大时需要应用腔静脉补丁。更重要的是，当最后一道缝线绷紧时，需释放远端血管夹从而去除滞留的空气。

Ⅲ级肿瘤通常需要在传统术式的基础上增加血管旁路（Mandhani 等，2015）。通常静脉转流就足够，也可使用伴有循环停止和深度低温的心肺转流术。通常需要移动肝脏以暴露位置。一旦控制好血管，便可实施空腔切开术以及腔静脉重建术。

Ⅳ级癌栓切除术中的心肺转流术和循环停止非常必要。这种术式具有挑战性，需要操作人员涉及多门学科，包括胸外、普外和泌尿外科联合手术。腹部手术与Ⅲ级肿瘤一致。

3. 预后因子

已知的多种预后因素如下。

(1) 癌栓分级：病理学分级被认为是 RCC 最重要的预后因素，但癌栓分级对于生存率的影响仍存在争议。一项关于 AJCC/UICC 分级系统对生存率预测的准确性评价表明癌栓分级可以被认为是生存预后标志物之一（$pT_{3a}$ 期 43.2 个月，$pT_{3b}$ 期 37.3 个月，$pT_{3c}$ 期 22.2 个月）（Blute 等，2004）。

(2) 转移：存在转移被认为是除癌栓等级以外，对于侵犯静脉的 RCC 强有力的预后标志物（Mandhani 等，2015；Martinez-Salamanca 等，2011；Gettman 等，2003）。

(3) RCC 组织学亚型：关于生存预后与组织学亚型和其他癌栓的关系的数据较少。一项研究

**表 38-1　不同分级系统**

| 作者和协会 | 肾静脉 | 肝内 | | 肝区以上肝静脉以下 | 肝段下腔静脉 | 肝上膈下 | 肝上膈上 | 心房 |
|---|---|---|---|---|---|---|---|---|
| | | 肾静脉 2cm 以内下腔静脉 | 肾静脉 2cm 以外下腔静脉 | | | | | |
| Ciancio | Ⅰ | Ⅱ | | Ⅲ a | Ⅲ b | Ⅲ c | Ⅲ d | Ⅳ |
| Moinzadeh | | Ⅰ | | | | | Ⅱ | Ⅲ |
| Neves | 0 | Ⅰ | Ⅱ | | | Ⅲ | Ⅳ | |
| Novick | Ⅰ | Ⅱ | | | | | Ⅲ | Ⅳ |
| Hinman | Ⅰ | Ⅱ | | | | | Ⅲ | |
| AJCC，UICC，2010 | $T_{3a}$ | $T_{3b}$ | | | | | $T_{3c}$ | |

AJCC. 美国癌症联合委员会；UICC. 国际癌症防治联盟［引自 Ciancio et al.（2010），Moinzadeh and Libertino（2004），Neves and Zincke（1987），Novick et al.（1989），and Hinman（1998）.］

显示，乳头状癌的患者比其他亚型的预后较差，癌栓分级较高( Spiess 等，2012 )。肾嫌色细胞癌、透明细胞癌、乳头状肾细胞癌的 5 年癌症特异性生存率分别为 59.5%、54.8%、36.8%。

4. 术后并发症

对于发病率（高达 70%）和死亡率（高达 16%）均高的癌栓，常应用肾根治性切除术合并并癌栓切除术（Gettman 等，2003；Tilki 等，2014；Sosa 等，1984）。有一些因素可能会提高围术期发病率，包括患者共患病情况、身体状态、远处转移、隔膜上癌栓浸润程度等。

5. 生存率

关于生存率的数据有限。5 年无病生存率受肿瘤分级和分期的影响，而不是癌栓等级，为 35%～55%（Almgard 等，1973；Zielinski 等，2000）。5 年总生存率与癌栓程度无关，在 47%～63%（Almgard 等，1973；Zielinski 等，2000；Hatcher 等，1991）。

## 参考文献


[1] Almgard LE, Fernstrom I, Haverling M, Ljungqvist A. Treatment of renal adenocarcinoma by embolic occlusion of the renal circulation. Br J Urol. 1973;45 (5):474–9.

[2] An JY, Ball MW, Gorin MA, Hong JJ, Johnson MH, Pavlovich CP, Allaf ME, Pierorazio PM. Partial vs radical nephrectomy for T1–T2 renal masses in the elderly: comparison of complications, renal function, and oncologic outcomes. Urology. 2017;100:151–7.

[3] Aron M, Gill IS. Minimally invasive nephron-sparing surgery (MINSS) for renal tumours part I: laparoscopic partial nephrectomy. Eur Urol. 2007;51(2):337–46.

[4] Bissada NK, Yakout HH, Babanouri A, Elsalamony T, Fahmy W, Gunham M, et al. Long-term experience with management of renal cell carcinoma involving the inferior vena cava. Urology. 2003;61(1):89–92.

[5] Blute ML, Leibovich BC, Lohse CM, Cheville JC, Zincke H. The Mayo Clinic experience with surgical management, complications and outcome for patients with renal cell carcinoma and venous tumour thrombus. BJU Int. 2004;94(1):33–41.

[6] Borin JF. Laparoscopic radical nephrectomy: long-term outcomes. Curr Opin Urol. 2008;18(2):139–44.

[7] Breda A, Stepanian SV, Lam JS, Liao JC, Gill IS, Colombo JR, Guazzoni G, Stifelman MD, Perry KT, Celia A, Breda G, Fornara P, Jackman SV, Rosales A, Palou J, Grasso M, Pansadoro V, Disanto V, Porpiglia F, Milani C, Abbou CC, Gaston R, Janetschek G, Soomro NA, De la Rosette JJ, Laguna PM, Schulam PG. Use of haemostatic agents and glues during laparoscopic partial nephrectomy: a multi-institutional survey from the United States and Europe of 1347 cases. Eur Urol. 2007a;52:798–803.

[8] Breda A, Stepanian SV, Liao J, et al. Positive margins in laparoscopic partial nephrectomy in 855 cases: a multiinstitutional survey from the United States and Europe. J Urol. 2007b;178(1):47–50.

[9] Breda A, Finelli A, Janetschek G, et al. Complications of laparoscopic surgery for renal masses: prevention, management, and comparison with the open experience. Eur Urol. 2009;55(4):836–50.

[10] Burgess NA, Koo BC, Calvert RC, et al. Randomized trial of laparoscopic v open nephrectomy. J Endourol. 2007;21:610–3.

[11] Butler BP, et al. Management of small unilateral renal cell carcinomas: radical versus nephron sparing surgery. Urology. 1995;45:34.

[12] Choi JE, et al. Comparison of perioperative outcomes between robotic and laparoscopic partial nephrectomy: a systematic review and meta-analysis. Eur Urol. 2015;67:891.

[13] Ciancio G, Shirodkar SP, Soloway MS, Livingstone AS, Barron M, Salerno TA. Renal carcinoma with supradiaphragmatic tumor thrombus: avoiding sternotomy and cardiopulmonary bypass. Ann Thorac Surg. 2010;89:505–10.

[14] Clayman RV, Kavoussi LR, SoperNJ. Laparoscopic nephrectomy: initial case report. J Urol. 1991;146:278–82.

[15] Colombo JRJr, HaberGP, Jelovsek JE, et al. Seven years after laparoscopic radical nephrectomy: oncologic and renal functional outcomes. Urology. 2008;71(6):1149–54.

[16] D'Armiento M, et al. Elective conservative surgery for renal carcinoma versus radical nephrectomy: a prospective study. Br J Urol. 1997;79:15.

[17] Dash A, Vickers AJ, Schachter LR. Comparison of outcomes in elective partial vs. radical nephrectomy for clear cell renal cell carcinoma of 4 to 7 cm. BJU Int. 2006;97:939.

[18] Desai MM, Ramani AP, Spaliviero M, Rybicki L, Kaouk JH. The impact of warm ischaemia on renal function after laparoscopic partial nephrectomy. BJU Int. 2005a;95:377–83.

[19] Desai MM, et al. Prospective randomized comparison of transperitoneal versus retroperitoneal laparoscopic radical nephrectomy. J Urol. 2005b;173:38.

[20] Dominguez-Escrig JL, Vasdev N, O'Riordon A, Soomro N. Laparoscopic partial nephrectomy: technical considerations and an update. J Minim Access Surg. 2011;7 (4):205–21.

[21] Duchene DA, Gallagher BL, Ratliff TL, Winfield HN. Systemic and cell-specific immune response to laparoscopic and open nephrectomy in porcine model. J Endourol. 2008;22(1):113–20.

[22] Eisenberg MS, Brandina R, Gill IS. Current status of laparoscopic partial nephrectomy. Curr Opin Urol. 2010;20(5):365–70.

[23] Ferlay J, Steliarova-Foucher E, Lortet-Tieulent J, Rosso S, Coebergh JW, Comber H, et al. Cancer incidence and mortality patterns in Europe: estimates for 40 countries in 2012. Eur J Cancer. 2013;49(6):1374–403.

[24] Fornara P, Doehn C, Seyfarth M, Jocham D. Why is laparoscopy minimally invasive? Eur Urol. 2000;37:241–50.

[25] Fornara P, Zacharias M, Wagner S. Port-site metastases: fact or fiction? Urol Int. 2003;71(2):136–42.

[26] Gabr AH, Gdor Y, Strope SA, et al. Patient and pathologic correlates with perioperative and long-term outcomes of laparoscopic radical nephrectomy. Urology. 2009a;74(3):635–40.

[27] Gabr AH, et al. Approach and specimen handling do not influence oncological perioperative and long-term outcomes after laparoscopic

radical nephrectomy. J Urol. 2009b;182:874.

[28] Gettman MT, Boelter CW, Cheville JC, Zincke H, Bryant SC, Blute ML. Charlson co-morbidity index as a predictor of outcome after surgery for renal cell carcinoma with renal vein, vena cava or right atrium extension. J Urol. 2003;169(4):1282–6.

[29] Gill IS, Ramani AP, Spaliviero M, Xu M, Finelli A, Kaouk JH, Desai MM. Improved hemostasis during laparoscopic partial nephrectomy using gelatin matrix thrombin sealant. Urology. 2005;65(3):463–6.

[30] Gill IS, et al. Comparison of 1,800 laparoscopic and open partial nephrectomies for single renal tumors. J Urol. 2007;178:41–6.

[31] Golombos DM, Chughtai B, Trinh QD, Thomas D, Mao J, Te A, O'Malley P, Scherr DS, Del Pizzo J, Hu JC, Sedrakyan A. Minimally invasive vs open nephrectomy in the modern era: does approach matter? World J Urol. 2017. https://doi.org/10.1007/s00345-017-2040-6.

[32] Gong EM, et al. Comparison of laparoscopic and open partial nephrectomy in clinical T1a renal tumors. J Endourol. 2008;22:953.

[33] Gratzke C, et al. Quality of life and perioperative outcomes after retroperitoneoscopic radical nephrectomy (RN), open RN and nephron-sparing surgery in patients with renal cell carcinoma. BJU Int. 2009;104:470.

[34] Greco F, Veneziano D, Wagner S, Kawan F, Mohammed N, Hoda MR, Fornara P. Laparoendoscopic single-site radical nephrectomy for renal cancer: technique and surgical outcomes. Eur Urol. 2012;62(1):168–74.

[35] Haseebuddin M, Benway BM, Cabello JM, Bhayani SB. Robot-assisted partial nephrectomy: evaluation of learning curve for an experienced renal surgeon. J Endourol. 2010;24:57–61.

[36] Hatcher PA, Anderson EE, Paulson DF, Carson CC, Robertson JE. Surgical management and prognosis of renal cell carcinoma invading the vena cava. J Urol. 1991;145(1):20–3. discussion 3–4

[37] Hattori R, et al. Laparoscopic radical nephrectomy for large renal-cell carcinomas. J Endourol. 2009;23: 1523.

[38] Hemal AK, Kumar A, Kumar R, et al. Laparoscopic versus open radical nephrectomy for large renal tumors: a long-term prospective comparison. J Urol. 2007; 177:862–6.

[39] Heuer R, Gill IS, Guazzoni G, et al. A critical analysis of the actual role of minimally invasive surgery and active surveillance for kidney cancer. Eur Urol. 2010;57:223–32.

[40] Hinman F. Atlas of urologic surgery. 2nd ed. Philadelphia: WB Saunders Co; 1998. p. 1172.

[41] Hoda MR, Fornara P. Nephrectomy-pro laparoscopic. Urologe. 2012;51:658–65.

[42] Hung AJ, Cai J, Simmons MN, et al. "Trifecta" in partial nephrectomy. J Urol. 2013;189:36.

[43] Jeon SH, et al. Comparison of laparoscopic versus open radical nephrectomy for large renal tumors: a retrospective analysis of multi-center results. BJU Int. 2011; 107:817.

[44] Klingler DW, Hemstreet GP, Balaji KC. Feasibility of robotic radical nephrectomy – initial results of singleinstitution pilot study. Urology. 2005;65(6):1086–9.

[45] Laird A, et al. Matched pair analysis of laparoscopic versus open radical nephrectomy for the treatment of T3 renal cell carcinoma. World J Urol. 2015;33:25.

[46] Lane BR, Gill I. 5-Year outcomes of laparoscopic partial nephrectomy. J Urol. 2007;177:70–4.

[47] Lane BR, Gill IS. 7-year oncological outcomes after laparoscopic and open partial nephrectomy. J Urol. 2010; 183:473.

[48] Lee JH, et al. Comparison of the surgical outcome and renal function between radical and nephron sparing surgery for renal cell carcinomas. Korean J Urol. 2007;48(7):671.

[49] Linhui W, Liang W, Yang Q, et al. Retroperitoneal laparoscopic and open radical nephrectomy. J Endourol. 2010;23(9):1509–12.

[50] Liu G, Ma Y,Wang S, Han X, Gao D. Laparoscopic versus open radical nephrectomy for renal cell carcinoma: a systematic review and meta-analysis. Transl Oncol. 2017;10(4):501–10.

[51] Ljungberg B, Albiges L, Bensalah K, Bex A, Giles RH, Hora M, Kuczyk MA, Lam T, Marconi L, Merseburger AS, Powles T, Staehler M, Volpe A. EAU guidelines on renal cell carcinoma. 2017 update. 2017.www.uroweb.org

[52] MacLennan S, Imamura M, LapitanMC, Omar MI, LamTB, Hilvano-Cabungcal AM, Royle P, Stewart F, MacLennan G, MacLennan SJ, Canfield SE, McClinton S, Griffiths TR, Ljungberg B, N'Dow J, UCAN Systematic Review Reference Group, EAU Renal Cancer Guideline Panel. Systematic review of oncological outcomes following surgical management of localised renal cancer. Eur Urol. 2012a;61(5):972–93.

[53] MacLennan S, Imamura M, Lapitan MC, Omar MI, Lam TB, Hilvano-Cabungcal AM, Royle P, Stewart F, MacLennan G, MacLennan SJ, Dahm P, Canfield SE, McClinton S, Griffiths TR, Ljungberg B, N'Dow J, UCAN Systematic Review Reference Group, EAU Renal Cancer Guideline Panel. Systematic review of perioperative and quality-of-life outcomes following surgical management of localised renal cancer. Eur Urol. 2012b;62(6): 1097–117.

[54] Mandhani A, Patidar N, Aga P, Pande S, Tewari P. A new classification of inferior vena cava thrombus in renal cell carcinoma could define the need for cardiopulmonary or venovenous bypass. Ind J Urol. 2015;31(4): 327–32.

[55] Marszalek M, et al. Laparoscopic and open partial nephrectomy: a matched-pair comparison of 200 patients. Eur Urol. 2009;55:1171.

[56] Marszalek M, Carini M, Chlosta P, Jeschke K, Kirkali Z, Knüchel R, Madersbacher S, Patard JJ, Van Poppel H. Positive surgical margins after nephron-sparing surgery. Eur Urol. 2012;61(4):757–63.

[57] Martin GL, Castle EP, Martin AD, et al. Outcomes of laparoscopic radical nephrectomy in the setting of vena caval and renal vein thrombus: seven-year experience. J Endourol. 2008;22:1681–5.

[58] Martinez-Salamanca JI, Huang WC, Millan I, Bertini R, Bianco FJ, Carballido JA, et al. Prognostic impact of the 2009 UICC/AJCC TNM staging system for renal cell carcinoma with venous extension. Eur Urol. 2011;59(1):120–7.

[59] Matsumoto ED, Margulis V, Tunc L, et al. Cytokine response to surgical stress: comparison of pure laparoscopic, hand-assisted laparoscopic, and open nephrectomy. J Endourol. 2005;19(9): 1140–5.

[60] Mattar K, Finelli A. Expanding the indications for laparoscopic radical nephrectomy. Curr Opin Urol. 2007; 17(2):88–92.

[61] Minervini A, Siena G, Antonelli A, Bianchi G, Bocciardi AM, Cosciani Cunico S, Ficarra V, Fiori C, Fusco F, Mari A, Martorana G, Medica M, Mirone V, Morgia G, Porpiglia F, Rocco F, Rovereto B, Schiavina R, Simeone C, Terrone C, Volpe A, Carini M, Serni S, Members of the RECORd Project-LUNA Foundation. Open versus laparoscopic partial nephrectomy for clinical T1a renal masses: a matched-pair comparison of 280 patients with TRIFECTA outcomes (RECORd Project). World J Urol. 2014;32(1):257–63.

[62] Mir MC, Ercole C, Takagi T, et al. Decline in renal function after partial nephrectomy: etiology and prevention. J Urol. 2015;193:1889.

[63] Moinzadeh A, Libertino JA. Prognostic significance of tumor thrombus level in patients with renal cell carcinoma and venous tumor thrombus extension. Is all T3b the same? J Urol. 2004;171:598–601.

[64] Muramaki M, et al. Prognostic factors influencing postoperative development of chronic kidney disease in patients with small renal tumors who underwent partial nephrectomy. Curr Urol. 2013;6:129.

[65] Nadler RB, et al. A prospective study of laparoscopic radical nephrectomy for T1 tumors – is transperitoneal, retroperitoneal or hand assisted the best approach? J Urol. 2006;175:1230.

[66] Nambirajan T, et al. Prospective, randomized controlled study: transperitoneal laparoscopic versus retroperitoneoscopic radical

nephrectomy. Urology. 2004;64:919.
[67] Nazemi T, Galich A, Sterrett S, et al. Radical nephrectomy performed by open, laparoscopy with or without handassistance or robotic methods by the same surgeon produces comparable perioperative results. Int Braz J Urol. 2006;32(1):15–22.
[68] Neves RJ, Zincke H. Surgical treatment of renal cancer with vena cava extension. Br J Urol. 1987; 59:390–5.
[69] Ng CS, Ramani AP, Steinberg AP, Spaliviero M, Abreu SC, Kaouk JH, et al. Transperitoneal versus retroperitoneal laparoscopic partial nephrectomy: patient selection and perioperative outcomes. J Urol. 2005;174:846–9.
[70] Novick AC, Streem SB, Pontes E. Stewart's operative urology. 2nd ed. Philadelphia: Williams and Wilkins; 1989.
[71] Patard JJ, Crepel M, Lam JS, Bellec L, Albouy B, Lopes D, et al. Morbidity and clinical outcome of nephronsparing surgery in relation to tumour size and indication. Eur Urol. 2007;52:148–54.
[72] Patel HD, Pierorazio PM, Johnson MH, Sharma R, Iyoha E, Allaf ME, Bass EB, Sozio SM. Renal functional outcomes after surgery, ablation, and active surveillance of localized renal tumors: a systematic review and metaanalysis. Clin J Am Soc Nephrol. 2017; pii: CJN. 11941116. https://doi.org/10.2215/CJN.11941116
[73] Porpiglia FVA, Billia M, Renard J, Scarpa RM. Assessment of risk factors for complications of laparoscopic partial nephrectomy. Eur Urol. 2008a; 53:590–6.
[74] Porpiglia F, Volpe A, Billia M, Scarpa RM. Laparoscopic versus open partial nephrectomy: analysis of the current literature. Eur Urol. 2008b;53(4):732–42.
[75] Porpiglia F, Fiori C, Morra I, Scarpa RM. Transvaginal natural orifice transluminal endoscopic surgeryassisted minilaparoscopic nephrectomy: a step towards scarless surgery. Eur Urol. 2011;60(4):862–6.
[76] Porpiglia F, Mari A, Bertolo R, Antonelli A, Bianchi G, Fidanza F, Fiori C, Furlan M, Morgia G, Novara G, Rocco B, Rovereto B, Serni S, Simeone C, Carini M, Minervini A. Partial nephrectomy in clinical T1b renal tumors: multicenter comparative study of open, laparoscopic and robot-assisted approach (the RECORd Project). Urology. 2016;89:45–51.
[77] Raghuram S, Godbole HC, Dasgupta P. Laparoscopic nephrectomy: the new gold standard? Int J Clin Pract. 2005;59:128–9.
[78] Sáenz J, Asuero MS, Villafruela J, et al. Immunohumoral response during laparoscopic and open living donor nephrectomy: an experimental model. Transplant Proc. 2007;39(7):2102–4.
[79] Scosyrev E, Messing EM, Sylvester R, et al. Renal function after nephron-sparing surgery versus radical nephrectomy: results from EORTC randomized trial 30904. Eur Urol. 2014;65:372.
[80] Shekarriz B, et al. Comparison of costs and complications of radical and partial nephrectomy for treatment of localized renal cell carcinoma. Urology. 2002;59:211.
[81] Simmons MN. Decreased complications of contemporary laparoscopic partial nephrectomy: use of a standardized reporting system. J Urol. 2007;177:2067–73.
[82] Sosa RE, Muecke EC, Vaughan ED Jr, McCarron JP Jr. Renal cell carcinoma extending into the inferior vena cava: the prognostic significance of the level of vena caval involvement. J Urol. 1984;132(6):1097–100.
[83] Spana G, Haber GP, Dulabon LM, et al. Complications after robotic partial nephrectomy at centers of excellence: multi-institutional analysis of 450 cases. J Urol. 2011;186(2):417–21.
[84] Spiess PE, Kurian T, Lin HY, Rawal B, Kim T, Sexton WJ, et al. Preoperative metastatic status, level of thrombus and body mass index predict overall survival in patients undergoing nephrectomy and inferior vena cava thrombectomy. BJU Int. 2012;110(11 Pt B):E470–4.
[85] Sprenkle PC, Power N, Ghoneim T, et al. Comparison of open and minimally invasive partial nephrectomy for renal tumors 4–7 cm. Eur Urol. 2012;61(3):517–8.
[86] Steinberg AP, et al. Laparoscopic radical nephrectomy for large (greater than 7 cm, T2) renal tumors. J Urol. 2004;172:2172.
[87] Stephenson AJ, Snyder ME, Russo P. Complications of radical and partial nephrectomy in a large contemporary cohort. J Urol. 2004;171:130–4.
[88] Sun M, Bianchi M, Trinh QD, et al. Hospital volume is a determinant of postoperative complications, blood transfusion and length of stay after radical or partial nephrectomy. J Urol. 2012;187(2):405–10.
[89] Tan H-J,Wolf JS, Ye Z, et al. Population-level comparative effectiveness of laparoscopic versus open radical nephrectomy for patients with kidney cancer. Cancer. 2011;117:4184.
[90] Tilki D, Nguyen HG, Dall'Era MA, Bertini R, Carballido JA, Chromecki T, et al. Impact of histologic subtype on cancer-specific survival in patients with renal cell carcinoma and tumor thrombus. Eur Urol. 2014;66(3):577–83.
[91] Van Poppel H, Pozzo LD, AlbrechtW, Matveev V, Bono A, Borkowski A, et al. A prospective randomized EORTC intergroup phase 3 study comparing the complications of elective nephron-sparing surgery and radical nephrectomy for low-stage renal cell carcinoma. Eur Urol. 2007;51:1606.
[92] Van Poppel H, Becker F, Cadeddu JA, et al. Treatment of localised renal cell carcinoma. Eur Urol. 2011a; 60(4):662–72.
[93] Van Poppel H, et al. A prospective, randomised EORTC intergroup phase 3 study comparing the oncologic outcome of elective nephron-sparing surgery and radical nephrectomy for low-stage renal cell carcinoma. Eur Urol. 2011b;59:543.
[94] Venkatesh RW, Ames CD, Figenshau SR, Sundaram CP, Andriole GL, Clayman RV, et al. Laparoscopic partial nephrectomy for renal masses: effect of tumor location. Urology. 2006;67:1169–74.
[95] Volpe A, Blute ML, Ficarra V, et al. Renal ischemia and function after partial nephrectomy: a collaborative review of the literature. Eur Urol. 2015;68:61.
[96] Wille AH, Roigas J, Loening SA, Deger S. Laparoscopic partial nephrectomy in renal cell cancer – results and reproducibility by different surgeons in a high volume laparoscopic center. Eur Urol. 2006;49:337–42.
[97] Wind J, Tuynman JB, Tibbe AG, et al. Circulating tumour cells during laparoscopic and open surgery for primary colonic cancer in portal and peripheral blood. Eur J Surg Oncol. 2009;35(9):942–50.
[98] Wu Z, Li M, Liu B, Cai C, Ye H, Lv C, Yang Q, Sheng J, Song S, Qu L, Xiao L, Sun Y, Wang L. Robotic versus open partial nephrectomy: a systematic review and meta-analysis. PLoS One. 2014;9(4):e94878.
[99] Xia L, Wang X, Xu T, Guzzo TJ. Systematic review and meta-analysis of comparative studies reporting perioperative outcomes of robot-assisted partial nephrectomy versus open partial nephrectomy. J Endourol. 2017. https://doi.org/10.1089/end.2016.0351.
[100] Yin M, Yang XQ, Li RB, Yang YQ, Yang M. Retroperitoneal laparoscopic nephron-sparing surgery for renal tumors. Zhonghua Yi Xue Za Zhi. 2009;89:1983–5.
[101] Zhang Z, Zhao J, Dong W, Remer E, Li J, Demirjian S, Zabell J, Campbell SC. Acute kidney injury after partial nephrectomy: role of parenchymal mass reduction and ischemia and impact on subsequent functional recovery. Eur Urol. 2016;69(4):745–52.
[102] Zielinski H, Szmigielski S, Petrovich Z. Comparison of preoperative embolization followed by radical nephrectomy with radical nephrectomy alone for renal cell carcinoma. Am J Clin Oncol. 2000;23(1):6–12.

# 第 39 章　晚期肾癌的系统治疗及序贯治疗

## Systemic and Sequential Therapy in Advanced Renal Cell Carcinoma

Viktor Grünwald　Mareike Hornig　著

张　玥　译　　刘志宇　校

**摘　要**

近 10 年来，随着靶向治疗技术的发展及针对肿瘤生长和转移活性关键途径的药物被发现，局部进展性肾细胞癌和转移性肾细胞癌的系统治疗及序贯治疗发生了革命性的变化。

针对血管内皮生长因子 /VEGF 受体或西罗莫司途径（哺乳动物）特异性靶点抑制药进行的随机对照临床试验表明，这些新药对 mRCC 患者具有更好的疗效，但它对患者总生存率的影响一直受到质疑，因为只有少数研究表明患者 OS 有所改善。

随着几种治疗 mRCC 药物的引入，逐步建立了一个由 VEGF 抗体贝伐单抗，酪氨酸激酶抑制药帕佐帕尼、舒尼替尼、阿西替尼和索拉非尼，mTOR 抑制药替西罗莫司及依维莫司，三者组成的序贯疗法。有几项研究讨论了如何根据肿瘤组织学、既往的治疗反应及患者一般状况和基础疾病来最佳地安排可用药物的问题。然而，并没能确定具体的药物治疗顺序，连续治疗与顺序使用这些药物仍然是标准治疗。

如今，又有一批新药丰富了肿瘤治疗领域，即作为免疫检查点抑制药的纳武单抗，作为第三代 TKI 的卡博替尼和乐伐替尼。有趣的是，在这些研究中，这些新药在 mRCC 治疗中的引入与患者 OS 的增加有关，这在过去很少发生。

### 一、概述

肾细胞癌的系统治疗在过去的 10 年间发生了重大的变化，甚至可以说是革命性的变化。长期以来，局部晚期（la）和（或）转移性（M）RCC 被认为是一种无法被治愈的疾病，中位生存期不长，长期生存的可能性很低。事实上，在一些临床研究中，mRCC 患者的总生存率仍然低于预期，然而，由于序贯治疗的选择，mRCC 患者在延长无进展生存期方面取得了明显的成功。对一些患者来说，通过序贯使用现有可选择的药物，预期寿命可能会延长 1 倍甚至 3 倍。

仅仅 10 年前，mRCC 的全身治疗主要是通过应用 IL-2 或 IFN-α 进行免疫刺激（Negrier 等，2002）。通过使用细胞因子作为姑息治疗，中位 OS 改善至 13.3 个月（Coppin 等，2004）。然而，尽管中位 OS 有 3 个月的改善，但有效率仍然有限，并且大多数受益者为转移部位良好的无症状患者。但抗肿瘤效果良好的患者与长期疾病控制和生存率相关（Hughes 等，2015）。

许多研究探讨了化疗在细胞因子治疗中的作用。但直到最近，具有适当统计数据的随机临床试验才阐明化学免疫疗法不能提供额外的益处，不应在临床实践中使用（Gore 等，2010）。其中 28% 的患者在随后的治疗中接受了靶向治疗，这可能导致了本研究的中位 OS 为 19 个月，这比细胞因子时代的历史对照组要高。

直到最近，关于肿瘤生物学和生长转移机制的实验室研究才引导了针对特定肿瘤靶点研制治疗武器这一全新世界的发展。所谓的靶向治疗包括一系列的药物，旨在特异性地抑制对肿瘤生长和生存至关重要的细胞途径。

RCC 是一种高度血管化的肿瘤，其生长和存活主要依赖于肿瘤周围的新生血管和内皮细胞的活化。这种激活主要基于内皮细胞上的受体酪氨酸激酶的活性。血管内皮生长因子受体作为 RCC 关键驱动因素的鉴定是基于透明细胞肾细胞癌中通过缺氧诱导因子破坏 von Hippel-Lindau 功能（CWM 等，2007）。基于这一分子事件，肿瘤中 VEGF 的过表达发生在肿瘤中并导致特征性的高血管性肿瘤。这一观察结果促进了 VEGFR 抑制药的临床发展，主要是阻断酪氨酸激酶谱的酪氨酸激酶抑制药，包括 VEGFR（Coppin 等，2008）。除此之外，mTOR 通路也被发现可以触发 HIF 诱导的 VEGF 分泌，并可诱导细胞生长、增殖和癌细胞存活的基因修饰。mTOR 通路的抑制具有一定临床疗效，但不及 VEGF 靶向治疗。由于 la/mRCC 的治疗建议仍存在不确定性，需要根据实际的临床试验和对肿瘤生存、发展和耐药机制的观察，定期重新设计 TKI 及 mTOR 抑制药这两种机制药物的合并或序贯使用，因此在临床试验和常规临床实践中对这两种药物的作用机制及抵抗机制进行了评估。

值得注意的是，这些药物能够提高系统治疗的疗效，中位无进展生存期为 8～11 个月（Motzer 等，2009 和 2013a），鼓励制药界和临床继续进行靶向治疗的研究，同时通过在临床研究中确定最佳的药物序列和选择来改善个别患者的预后。免疫疗法（即 PD-1 抑制）的最佳应用时机和长期效果仍有待确定，因为这种选择被认为可诱导长期免疫反应并可能治愈一部分转移患者，其与其他免疫疗法或靶向药物的组合，是否可以实现最好的疗效是当前研究的主要焦点，并可能在不久的将来在临床中实现。

国际委员会和癌症协会定期更新和公布 RCC 治疗建议。通过了解 RCC 的基本分子发现和与治疗相关的肿瘤基因表达重塑，尤其是新生血管起始的修饰，收集关于反应持续时间、原发性耐药的病例，收集不同靶向药物治疗序列疗效的临床证据，不断改进或至少改变我们对肾细胞癌治疗和生物学的看法和理解。

## 二、晚期肾细胞癌的一般治疗

侵犯 Gerota 筋膜和（或）存在远处转移的肾细胞癌被归类为Ⅳ期。Ⅳ期 RCC 的主要治疗选择包括全身治疗和减瘤治疗，即手术切除原发肿瘤和（或）转移灶。应采取个体化治疗方案，以便为患者提供最佳治疗，包括局部治疗和（或）药物治疗。

### （一）手术治疗

对于寡转移灶或晚期肾细胞癌患者，如果患者有明显症状或介入治疗可能有更好的预后，则可考虑行肾切除术和转移灶切除。尤其是那些初次手术治疗后复发＞1 年的患者和（或）具有良好 / 中等预后特征的患者，肾切除术仍然是相关的治疗选择（Choueiri 等，2011）。孤立的淋巴结转移和（或）肺转移应综合多学科考虑手术治疗指征。

### （二）组织学

值得注意的是，临床试验几乎只包括组织学为透明细胞（ccRCC）的患者，透明细胞癌为 RCC 最常见的亚型（80%～90%），因此临床医生对于如何治疗组织学亚型较为少见的 RCC，如乳头状细胞癌（pRCC，6%～15%）和肾嫌色细胞癌（chRCC）（2%～5%），缺乏相关证据（Lopez-Beltran 等，2006）。

越来越多的证据支持 RCC 是一种异质性疾病的观点（the Cancer Genome Atlas Research Network，2016；Becht 等，2015；Durinck 等，2015；Gerlinger 等，2014），表明不同的治疗方法在未来可能是合理的。病理分类的最新更新，证明 RCC 具有许多不同的病理类型，开辟了 RCC 病理学更多样化的领域（Shuch 等，2015）。

### （三）辅助治疗

在局部 RCC 的第一次手术切除和组织学分类后，患者和专业人员经常面临是否需要及何时进行辅助化疗的问题。值得注意的是，有明确的证据表明 RCC 对标准化疗方案不敏感。在过去几十年中，免疫疗法已被探索作为辅助治疗方案，但没有一种能够带来生存获益（Chamie 等，2016；Wood 等，2008）。

转移性 RCC 靶向治疗有效性的提高引出了这样一个问题，即这些药物是否能够通过辅助治疗治愈患者。为了解决这个问题，一些研究正在进行，其中两项已经报告了结果（表 39–1）。

最近有研究为局部晚期 RCC 术后应用靶向药物辅助系统治疗的基本原理提供了证据。ASSURE 试验比较了舒尼替尼或索拉非尼与安慰剂对比治疗 1 年的结果（Haas 等，2016），主要终点为中位无病生存率，而这在任何一组中均未见显著差异（舒尼替尼，5.8 年；索拉非尼，6.1 年；安慰剂，6.6 年）。更有趣的是，该试验报道了 5 例患者出现靶向治疗相关死亡和全剂量药物耐受性差，这导致该试验纳入 1323 名患者后，在后续试验中减少了靶向药物的剂量。

S-TRAC 试验对比了舒尼替尼与安慰剂两组对 RCC 患者治疗 1 年的结果，以判断舒尼替尼是否能够改善高危患者的 DFS（Casey 等，2016），试验结果显示舒尼替尼组达到研究的主要终点（DFS：6.8 年 vs. 5.6 年；HR=0.761，$P$=0.03），并引发了一场关于辅助治疗是否合理的争论。5 年后，该试验分别有 59.3%（舒尼替尼）和 51.3%（安慰剂）的患者保持无瘤状态。然而，目前没有成熟的 OS 数据可用于这两个试验，仅根据中间替代终点（即 DFS）和耐受性对辅助治疗作出当前判断。

有趣的是，在这两项研究中，治疗过程中均

**表 39–1　靶向药物辅助治疗的Ⅲ期试验（ClinicalTrials.gov）**

| 试验 | 主要终点 | 试验状态 | 临床试验政府登记号 |
|---|---|---|---|
| ASSURE<br>（舒尼替尼 / 索拉非尼与安慰剂的对比） | DFS | 试验组报道的 DFS 低于安慰剂组（Haas 等，2016） | NCT00326898 |
| S-TRAC<br>（舒尼替尼与安慰剂相比） | DFS | 试验组报道的 DFS 优于安慰剂组（Casey 等，2016） | NCT00375674 |
| ATLAS<br>（阿西替尼与安慰剂对比） | DFS | 活动中，停止招募患者 | NCT01599754 |
| EVEREST<br>（依维莫司与安慰剂对比） | DFS | 活动中，停止招募患者 | NCT01120249 |
| SORCE<br>（索拉非尼与安慰剂对比） | DFS | 已关闭 | NCT00492258 |
| PROTECT<br>（帕唑帕尼与安慰剂对比） | DFS | 活动中，停止招募患者 | NCT01235962 |

发现大量的严重药品毒性不良事件。S-TRAC 报道的 3～4 级不良事件发生率分别为 62%（舒尼替尼）和 21%（安慰剂）。与此一致，ASSURE 报道的 3 级不良事件发生率为 63%（舒尼替尼）、72%（索拉非尼）和 25%（安慰剂）。除了报道的 5 例与治疗相关的死亡外，靶向治疗的作用还需要进行严格评估，因为疗效必须大于治疗相关风险。

目前，辅助治疗不被推荐，并应根据正在进行的靶向治疗试验（ATLAS、EVEREST、SORCE、ROTECT）进行评估（表 39–1）。目前的临床研究调查了免疫疗法在这种情况下的作用，考虑到他们的作用方式，对 OS 改善的高期望，正在进行的临床试验可能会为辅助治疗绘出不同的未来。

## 三、转移性疾病：系统治疗

转移性或不可切除的局部恶性肿瘤患者的治疗，应根据患者的需要和治疗目标设计个性化治疗方案。为了选择最合适的治疗方案，对患者疾病状态和风险的评估是正确选择的先决条件。原则上，如果患者肿瘤可被完全切除，即可得到临床完全缓解，则可进行局部治疗。此外，还可根据患者的预后采用局部治疗。在本章中，我们将重点介绍临床治疗，这是 RCC 治疗中的一种选择。

### （一）预后评分

目前的治疗指南大多采用 MSKCC 对患者风险评估的评分方法。该评估风险项目包括 Karnofsky 体力评分（PS）＜80%，既往未行肾切除，血红蛋白＜正常下限，乳酸脱氢酶＞正常上限 1.5 倍，校正血清钙＞10mg/dl。0 分表示低风险，1～2 个危险因素表示中风险，≥3 个危险因素表示高风险（Motzer 等，1999）。随着靶向治疗对 RCC 的应用，为了进一步提高预测的准确性，后来又额外增加了其他的参数。国际转移性肾细胞癌数据库联盟（IMDC）评分将危险因素扩展至 6 个，即 Karnofsky（PS）＜80%，血红蛋白＜正常下限，从诊断到治疗的时间＜1 年，校正血清钙＞正常上限，血小板计数＞正常上限，中性粒细胞计数＞正常上限（Heng 等，2013）。IMDC 评分的主要优点是它能更好地区分高风险和中等风险患者，判断需接受靶向治疗人群（表 39–2）。

**表 39–2 MSKCC 和 IMDC 得分（Motzer 等，1999；Heng 等，2013）**

| MSKCC 评分 | IMDC 评分 |
|---|---|
| Karnofsky 体力评分（PS）＜ 80% | Karnofsky 体力评分（PS）＜ 80% |
| 从诊断到治疗的时间＜ 1 年 | 从诊断到治疗的时间＜ 1 年 |
| 血红蛋白＜正常水平的下限 | 血红蛋白＜正常水平的下限 |
| 乳酸脱氢酶＞正常值上限的 1.5 倍 | — |
| 校正血清钙＞ 10mg/dl | 校正血清钙＞正常值的上限 |
| — | 中性粒细胞＞正常值的上限 |
| — | 血小板＞正常值的上限 |

IMDC. 国际转移性肾细胞癌数据库联盟；MSKCC. 纪念斯隆 – 凯特琳癌症中心
得分为 0 表示低风险，1～2 个危险因素表示中风险，3 个危险因素表示高风险

### （二）医学治疗的开始

对于复发或无法行根治性手术切除的Ⅳ期患者，原则上建议进行系统治疗。治疗的目的是减轻症状，延缓疾病的进展。靶向治疗的主要缺点是其不良反应高，60%～70% 的患者发生 3 级不良事件，95%～98% 的患者发生全级不良事件（Motzer 等，2007 和 2013a；Haas 等，2016；Choueiri 等，2016）。许多 RCC 患者一般情况良好并未出现肿瘤相关症状，反而系统治疗会使他

们的生活质量大幅下降（Cella 等，2008）。因此，治疗在一开始就必须平衡疗效与不良反应，并使特定患者的针对性治疗更可行。其目的是只让需要的患者接受毒性治疗，避免无痛性疾病患者的不良事件。到目前为止，还没有明确的标准来识别这些患者，而且相关评估对医生和患者而言都是主观的。

低肿瘤负担和无症状疾病或特定转移部位（Grassi 等，2016）或组织类型（Rini 等，2016a）可能会推动治疗决策进程。来自空白对照的三期临床试验及其他临床研究（Choueiri 等，2016；Sternberg 等，2013；Nosov 等，2012）的数据间接支持了这一观点。尽管没有达到显著性，但安慰剂组的患者预后趋势较差（Sternberg 等，2013），这表明患者意愿是选择主动监测治疗方案的关键，这些患者仍有早期进展或死亡的风险。一项前瞻性研究评估基于专家选择作为备选方案，该研究表明肿瘤负荷、IMDC 风险类别、肉瘤样分化和表现状态可影响患者的主动监测方案的选择（Rini 等，2016a）。然而，与主动监测相关的总体获益和个体风险需要进一步评估。当前，只有在肾细胞癌治疗方面有经验的医生才能为患者推荐主动监测方案。

### （三）医学治疗指南

许多小组在国家和国际层面上讨论了 RCC 的治疗选择。在欧洲，以欧洲医学肿瘤学会（表 39–3）和欧洲泌尿外科协会（表 39–1）（EAU 肾

**表 39–3　mRCC 的治疗方案（基于 NCCN/ESMO/EAU2016 指南）**

| 治疗方法 | | NCCN（类别）[a] | ESMO（LE，GR）[b] | EAU（LE）[c] |
|---|---|---|---|---|
| 一线治疗 | 透明细胞癌良好 / 中等预后 | • 帕唑帕尼（Negrier 等，2002）<br>• 舒尼替尼（Negrier 等，2002）<br>• 贝伐单抗 +IFN-α（Negrier 等，2002）<br>• 阿西替尼（2A）<br>• 大剂量 IL-2（2A）（特定患者）<br>• 索拉非尼（2A）（特定患者） | 标准：<br>• 舒尼替尼（Ⅰ，A）<br>• 贝伐单抗（+IFN-α）（Ⅰ，A）<br>• 帕唑帕尼（I，A）<br>可选：<br>• 大剂量 IL-2（Ⅲ，C）<br>• 索拉非尼（Ⅱ，B）<br>• 贝伐单抗 + 低剂量 IFN（Ⅲ，B） | • 舒尼替尼（1b）<br>• 帕佐帕尼（1b）<br>• 贝伐单抗 +INF-α（1b） |
| | 非透明细胞癌 | • 舒尼替尼<br>• 阿西替尼<br>• 贝伐单抗<br>• 卡博替尼<br>• 厄洛替尼<br>• 依维莫司<br>• 乐伐替尼 + 依维莫司<br>• 纳武单抗<br>• 帕唑帕尼<br>• 索拉非尼<br>• 替西罗莫司<br>（以上均为 2A） | 标准：<br>• 舒尼替尼（Ⅱ，B）<br>可选：<br>• 替西罗莫司（Ⅲ，B）<br>• 舒尼替尼（Ⅲ，B）<br>• 帕唑帕尼（Ⅲ，B）<br>• 依维莫司（Ⅲ，B） | • 舒尼替尼（2a）<br>• 依维莫司（2b）<br>• 替西罗莫司（2b） |
| | 高风险 | • 替西罗莫司（Negrier 等，2002） | 标准：<br>• 替西罗莫司（Ⅱ，A）<br>可选：<br>• 替西罗莫司（Ⅱ，B）<br>• 索拉非尼（Ⅲ，B）<br>• 帕唑帕尼（Ⅲ，B） | • 替西罗莫司（1b） |

（续表）

| 治疗方法 | | NCCN（类别）[a] | ESMO（LE，GR）[b] | EAU（LE）[c] |
|---|---|---|---|---|
| 二线治疗 | 透明细胞癌 | • 卡博替尼（Negrier 等，2002）<br>• 纳武单抗（Negrier 等，2002）<br>• 阿西替尼（Negrier 等，2002）<br>• 乐伐替尼 + 依维莫司(Negrier 等，2002)<br>• 依维莫司（2A）<br>• 帕唑帕尼（2A）<br>• 索拉非尼（2A）<br>• 舒尼替尼（2A）<br>• 贝伐单抗（2B）<br>• 大剂量 IL-2（2B）（特定患者）<br>• 替西罗莫司（2B） | 细胞因子治疗后：<br>标准：<br>• 阿西替尼（Ⅱ，A）<br>• 索拉非尼（Ⅰ，A）<br>可选：<br>• 舒尼替尼（Ⅲ，A）<br>TKI 治疗后：<br>标准：<br>• 纳武单抗（Ⅰ，A）<br>• 卡博替尼（Ⅰ，A）<br>可选：<br>• 阿西替尼（Ⅱ，B）<br>• 依维莫司（Ⅱ，B）<br>• 索拉非尼（Ⅲ，B） | VEGF 治疗后：<br>基于 OS：<br>• 纳武单抗（2a）<br>基于 RFS：<br>• 卡博替尼（2a）<br>• 阿西替尼（2a）<br>• 索拉非尼（2a）<br>• 依维莫司（2a） |
| | 非透明细胞癌 | | | 任何靶向药（Gore 等，2010） |
| 三线治疗 | | | 2 个 TKI 治疗后：<br>标准：<br>• 纳武单抗<br>• 卡博替尼（Ⅱ，A）<br>可选：<br>• 依维莫司（Ⅱ，B）<br>TKI 和 mTOR 治疗后：<br>• 索拉非尼（Ⅰ，B）<br>• 纳武单抗或卡博替尼（Ⅴ，A）<br>可选：<br>• 换用另一种 TKI 或再次尝试 TKI 治疗（Ⅳ，B）<br>TKI/ 纳武单抗治疗后：<br>标准：<br>• 卡博替尼（Ⅴ，A）<br>可选：<br>• 阿西替尼（Ⅳ，C）<br>• 依维莫司（Ⅳ，C）<br>TKI/ 卡博替尼治疗后：<br>标准：<br>• 纳武单抗（Ⅳ，A）<br>可选：<br>• 依维莫司（Ⅴ，B）<br>• 阿西替尼（Ⅴ，B） | VEGF 治疗后：<br>• 纳武单抗（2a）<br>• 卡博替尼（2a）<br>• 依维莫司（2a）<br>VEGF 和 mTOR 治疗后：<br>治疗选择：<br>• 索拉非尼（1b）<br>VEGF 和纳武单抗治疗后：<br>• 卡博替尼（Gore 等，2010）<br>• 阿西替尼（Gore 等，2010）<br>• 依维莫司（Gore 等，2010） |

EAU. 欧洲泌尿外科学会；ESM. 欧洲肿瘤学学会；GR. 推荐等级；IFN-α. 干扰素 –α；IL. 白介素；LE；证据等级；mTOR. 西罗莫司靶蛋白；NCCN. 美国国家综合癌症网络；TKI. 酪氨酸激酶抑制药；VEGF. 血管内皮生长因子

a. 基于 NCCN 标准的分级

b. LE 和 GR 改编自美国传染病学会 – 美国公共卫生服务

c. LE 基于牛津循证医学中心评级系统

细胞癌指南，2016 年 3 月有限文本更新）的指南为准，并定期更新。在美国，美国国家综合癌症网络提供了癌症治疗的最新指南。在所有指南中，都给出了连续药物治疗的建议。然而，不能给出特定的、预先确定的药物序贯治疗建议。相反，在某个特定的决策时间点应选择最佳的治疗药物以满足患者的需求。

国家指南是根据特定国家的具体需要量身定制的，可能更适用于获取治疗机会有限的国家。

如前所述，治疗的开始取决于各种因素，如肿瘤定位、组织学形态、肿瘤负荷、转移时间、MSKCC 评分和患者意愿，这些只能在指南中部分说明。值得注意的是，纳入临床Ⅲ期试验的患者大多属于肿瘤低危或中危，因此限制了试验结论适用的普遍性。

#### （四）治疗选择

由于 mRCC 当前的标准护理包括患者持续接受治疗，这里强调序贯治疗而不仅仅是单一治疗路线。没有关于特定药物应用顺序的建议；因此，药物的选择取决于治疗方案的不同，医生和患者都在寻求最佳的治疗方案。考虑到即使在临床研究中，也有大约 50% 的患者没有接受后续治疗，这就给了药物选择一定权重。如今，一线治疗主要使用酪氨酸激酶抑制药（TKI），其在 mRCC 治疗中有效。然而，在过去，治疗采用细胞因子，其在今天可能与贝伐单抗（一种 VEGF 单克隆抗体）一起联合使用。我们将在下文总结历史和当今的治疗方法。

1. 细胞因子

由于 RCC 被发现是一种对常规化疗药物具有耐药性的肿瘤（大约 30 年前），免疫治疗的概念很早就被引入晚期肾细胞癌的治疗中。20 世纪 80 年代，细胞因子的主要抗肿瘤活性被报道。在小鼠模型中使用 IL-2 可激活淋巴细胞，将其转化为激活的杀伤细胞，从而导致肿瘤缩小（Rosenberg 等，1985）。这些结果及 mRCC 患者可能获得自发缓解的观察疗效促使了 mRCC 免疫疗法的发展。当时，免疫刺激是抗肿瘤治疗的热点。为 mRCC 患者皮下或静脉注射 IL-2 和 IFN-α，10%～20% 患者对该疗法产生治疗反应，但完全反应者数量较少（Motzer 等，2009；McDermott 等，2005）；然而，对细胞因子治疗有反应的患者获得了持续的临床获益( Hughes 等，2015）。但是 IL-2 毒性很高，治疗中可危及患者生命，所以在实践中该疗法需在专门的医疗中心进行，并对患者进行密切随访。在美国，转移风险低且一般状况良好的患者仍被认为有指征应用大剂量 IL-2。

更常见的非积极 / 姑息性治疗方法为细胞因子皮下注射，其目前仍然作为贝伐单抗和 IFN-α 联合治疗的一部分。我们使用贝伐单抗和 IFN-α 作为低风险患者的治疗选择，如腺体转移（甲状腺、胰腺等）或有利风险患者（Escudier 等，2007）。无论风险等级或 IFN-α 剂量如何，贝伐单抗联合 IFN-α 治疗组的中位无进展生存期显著长于安慰剂联合 IFN-α 治疗组（10.2 个月 vs. 5.4 个月），已发现在 mRCC 治疗中引入 VEGF 抑制药可提高疗效。

2. 靶向治疗

对肿瘤生长和转移的细胞通路的深入研究，促使了针对特定细胞靶点治疗药物的开发。其中包括血管内皮生长因子及其受体，以及西罗莫司靶蛋白。VEGF 及 VEGFR 通过刺激血管生成促进肿瘤生长，西罗莫司是一种调节细胞生长、增殖和运动的丝氨酸 / 苏氨酸蛋白激酶。

通过靶向作用 VEGFR 的抗体或酪氨酸激酶抑制药来抑制 VEGF 通路，以及通过 mTOR 抑制药抑制 mTOR，能够成功阻断肿瘤生长，甚至导致肿瘤坏死。

肿瘤发生的一个共同观念是获得突变，从而获得生存优势、不受控制的细胞生长和免疫逃逸。在透明细胞肾细胞癌的发展过程中，*VHL* 基因被发现是一个主要的效应因子，该基因通过蛋白酶活性降解缺氧诱导因子。在高达 75% 的肾细胞癌患者中发现 *VHL* 基因突变或沉默，这种改变主要发生于透明细胞癌患者中（Patel 等，2006）。细胞中 HIF 的增加直接刺激 VEGF 通路。众所周知 RCC 是一种高度血管化的肿瘤，基于肿瘤血管的快速生长，靶向抑制 VEGFR 可有效治疗 RCC（图 39–1）。

自 2005 年以来，五种 VEGF 靶向药物被批准用于 mRCC 的临床治疗，TKI 药物帕唑帕尼、舒尼替尼和索拉非尼，以及与 IFN-α 联合使用的抗 VEGF 抗体贝伐单抗。Ⅲ期临床试验可以证明上述靶向药都可延长患者 PFS。

VEGF 靶向药物治疗的不良事件范围广泛，从皮肤毒性（如手足综合征）、疲劳和高血压到胃肠道毒性（如腹泻、出血）和（或）口腔炎，但只有约 10% 的患者会因药物不良反应而停止治疗（Grünwald 等，2007）。

依维莫司和替西罗莫司都是所谓的西罗莫司，因为它们是从西罗莫司进展而来的，也被称为西罗莫司，是一种抑制 mTOR 途径的有效抗肿瘤靶向药。mTOR 是一种细胞内丝氨酸 / 苏氨酸激酶，作用为调节细胞大小和增殖，其激活可导致细胞周期进展和肿瘤生长。随着 mTOR 活性的增加，肾细胞癌经常表现出这种信号通路的改变。值得注意的是，mTOR 的激活导致细胞内 HIF 水平升高，这是由于刺激 VEGF 转录所致，其在肾细胞癌的发展中起关键作用（Voss 等，2011）。

mTOR 抑制药替西罗莫司和依维莫司已被批准用于局部晚期或转移性肾细胞癌的治疗。值得注意的是，晚期肾细胞癌是临床肿瘤学中首次批准的 mTOR 抑制药适应证。mTOR 抑制药的主要优点是耐受性好，但它们提供的客观反应程度远低于 VEGF 靶向药物。

最常见的不良事件是代谢异常（高血糖和高胆固醇血症）、血液毒性、乏力、皮疹、疲劳、恶心、感染和脑炎。值得注意的是，间质性肺炎是一种罕见但可能严重的不良事件，分别发生在

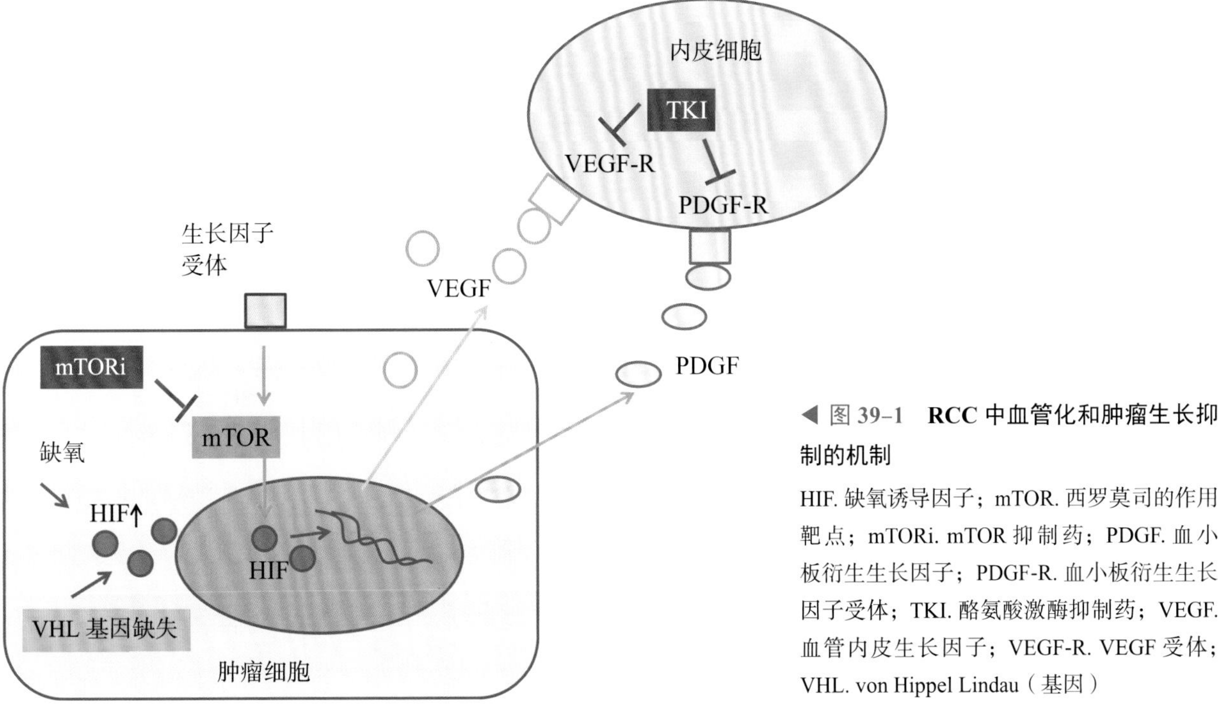


◀ **图 39–1　RCC 中血管化和肿瘤生长抑制的机制**

HIF. 缺氧诱导因子；mTOR. 西罗莫司的作用靶点；mTORi. mTOR 抑制药；PDGF. 血小板衍生生长因子；PDGF-R. 血小板衍生生长因子受体；TKI. 酪氨酸激酶抑制药；VEGF. 血管内皮生长因子；VEGF-R. VEGF 受体；VHL. von Hippel Lindau（基因）

25%（依维莫司）和（或）8%（替西罗莫司）的患者中（Motzer 等，2010；Hudes 等，2008）。

如今，据报道肾细胞癌的分子多样性比预期更为复杂。最近具有自身独特分子背景的 RCC 案例被报道，可能为 mRCC 的进一步药物研发开辟新的途径（the Cancer Genome Atlas Research Network，2016；Evelönn 等，2016；Malouf 等，2014）。

## 四、一线治疗（表 39-3 和表 39-4）

### （一）酪氨酸激酶抑制药

1. 帕唑帕尼

帕唑帕尼是一种口服血管生成抑制药，靶向作用于 VEGFR-1、VEGFR-2 和 VEGFR-3、PDGFR-α 和 PDGFR-β，以及干细胞因子受体（c-KIT）。在一项比较帕唑帕尼和安慰剂的空白对照Ⅲ期试验中，帕唑帕尼组 PFS 获益 5 个月（9.2 个月 vs. 4.2 个月），客观缓解率（ORR）分别为 30% 和 3%。最常见的不良反应（10%～50%）为腹泻、高血压、头发颜色改变、恶心、厌食、呕吐、疲劳、虚弱、腹痛和头痛。治疗前和治疗期间，肝功能的监测至关重要，因为帕唑帕尼最显著的 3 级毒性为肝毒性（20%～30%）。值得注意的是，在对 OS 的最终分析中并未发现帕唑帕尼具有显著优势，但这可能因频繁揭盲使帕唑帕尼在组间产生交叉应用所致（Sternberg 等，2013；Motzer 等，2014a）。

2. 舒尼替尼

舒尼替尼为多激酶抑制药（靶向作用如 PDGFRα、PDGFRβ、VEGFR-1、VEGFR-2、VEGFR-3、c-KIT、FLT3、CSF-1R 和 RET）可抑制血管生成和细胞增殖，与 IFN-α 治疗相比，在大型Ⅲ期试验中被确定为一线治疗。舒尼替尼 PFS 获益 6 个月（11 个月 vs. 5 个月），ORR 为 31%，与帕唑帕尼相当。严重不良事件（5%～12%）为中性粒细胞减少、血小板减少、高淀粉酶血症、腹泻、手足综合征和高血压（Motzer 等，2007）。

回顾性研究中的数据分析结果确实显示了帕唑帕尼和舒尼替尼在患者 OS 和 PFS 方面的疗效相当（Ruiz-Morales 等，2016）。COMPARZ 试验直接比较了帕唑帕尼和舒尼替尼在一线治疗中的疗效和安全性，结果显示了两者显著差异的 PFS（8.4 个月 vs. 9.5 个月）和 ORR（31% vs. 25%）。值得注意的是，帕唑帕尼某些不良事件（疲劳、手足综合征、味觉改变、血小板减少）相关的毒性更低，但肝毒性更高。最终结果显示两种药物的 OS 预期值相似（分别为 28.3 个月和 29.1 个月）（Motzer 等，2013a）。

规模较小的Ⅲ期临床试验 PISCES 对接受帕

**表 39–4 FDA 批准的一线治疗药物的研究结果**

| 药　物 | 对照组 | 中位 PFS（12 个月） | 中位 OS（个月） | 参考资料 |
|---|---|---|---|---|
| 帕唑帕尼 | 安慰剂 | 11.1 vs. 2.8[a] | 22.9 vs. 20.5 | Motzer 等，(2013b) |
| 舒尼替尼 | IFN-α | 11 vs. 5[a] | 26.4 vs. 21.8 | Motzer 等，(2009) |
| 贝伐单抗 +IFN-α | IFN-α | 10.2 vs. 5.4[a]<br>8.5 vs. 5.2[a] | 23.3 vs. 21.3<br>18.3 vs. 17.4 | Escudier 等，(2010)<br>Rini 等，(2010) |
| 索拉非尼 | IFN-α | 5.7 vs. 5.6 | NA | Escudier 等，(2009b) |
| 替西罗莫司 | IFN-α | 5.5 vs. 3.1 | 10.9 vs. 7.3[a] | Hudes 等，(2008) |

FDA. 美国食品药品管理局；IFN-α. 干扰素 –alpha；NA. 没有；OS. 总生存率；PFS. 无进展生存率
a. 具有统计学意义

唑帕尼或舒尼替尼作为一线治疗 10 周的患者进行了盲法随机比较，以确定患者偏好。值得注意的是，由于生活质量的提高，70% 的患者确实更喜欢帕唑帕尼，尽管在某些情况下，帕唑帕尼毒性不良事件的发生率客观更高或与帕唑帕尼相似（Escudier 等，2012）。一些人对这些研究的结果提出了质疑，因为在许多 AE 类别中，两者差异仍很小，且考虑到研究的规模和设置，PISCES 容易产生偏倚。然而，这些研究证明了 TKI 在 mRCC 治疗中延长生存期的关键作用，也强调了基于患者的毒性评估的重要性。很明显，新的 mRCC 治疗途径，而不是更多相同的作用机制，将有助于显著改善患者疗效。

3. 索拉非尼

索拉非尼是第一代 TKI，由于与其他 TKI 相比其治疗反应率较低，大多数情况下建议将其作为一线治疗的替代选择。在一项随机Ⅱ期临床试验中，索拉非尼与 IFN-α 对初治患者的治疗比较表明，一线治疗仅通过 ORR 改善（69% vs. 39% 肿瘤消退）才有效，但 PFS 没有任何获益。由于从 IFN-α 过渡到索拉非尼的患者确实有无进展的时间间隔，因此假定在 IFN-α 和 TKI 之后，索拉非尼作为二线治疗具有临床获益（Escudier 等，2009a）。这项 SWITCH 研究强调了在比较索拉非尼和舒尼替尼于 mRCC 一线治疗中的作用时，索拉非尼的活性较差（Eichelberg 等，2015）。

4. 阿昔替尼

阿昔替尼是 VEGFR-1、VEGFR-2 和 VEGFR-3 的第二代选择性抑制药。阿昔替尼抑制 VEGFR-2 的 IC-50 率较低，具有药理学优势。根据在初治患者中比较阿昔替尼和索拉非尼疗效的Ⅲ期临床试验结果，阿昔替尼确实使 PFS 增加（10.1 个月 vs. 6.5 个月，无显著性差异），毒性可接受。阿昔替尼最常见的不良事件（与索拉非尼相比差异大于 10%）为腹泻、高血压、体重减轻和食欲下降（Hutson 等，2013）。在最近的一项随机Ⅱ期临床试验中，对未接受治疗的患者进行了阿昔替尼剂量递增双盲试验，试验表明阿昔替尼剂量的递增可改善主要终点 ORR（54% vs. 34%）（Rini 等，2013a）。剂量递增的阿昔替尼（42.7 个月）的 OS 优于标准剂量的阿昔替尼（30.4 个月），OS 为试验次要终点（Rini 等，2016b）。然而，试验组间 OS 差异不显著，但同时又提示了阿昔替尼剂量递增微小的 PFS 优势（HR=0.85；$P$=0.24）（Rini 等，2013a）。发生了阻止剂量增加的不良事件的患者也取得了显著的疗效，其 OS 为 41.6 个月，这表明使用可耐受和亚毒性剂量的阿昔替尼，是其治疗管理的重点之一，可通过标准剂量或剂量滴定来实现。这项研究还以一种包括药代动力学在内的前瞻性方式表明，TKI 治疗与高血压之间的关系比先前预期的要复杂得多。因此，不支持使用血压作为它疗效的替代观察指标（Rini 等，2014）。

根据这些数据，不建议在 mRCC 中使用阿西替尼作为一线治疗药物，但在全球范围内也有一些人应用阿昔替尼。

### （二）单克隆抗体

贝伐单抗

根据贝伐单抗 + IFN-α 与单纯 IFN-α 对比的Ⅲ期临床试验研究结果（AVOREN 和 CALBG 试验），将 VEGF-A 结合重组人单克隆抗体贝伐单抗作为一线治疗方案。添加贝伐单抗确实延长了患者 PFS（3～5 个月获益，分别为 10.2 个月和 8.5 个月），并获得了更好的 ORR（分别为 30.6% 和 25.5%）（Escudier 等，2007；Rini 等，2010）。贝伐单抗被推荐为良好 / 中等风险患者的一线治疗方案。

### （三）mTOR 抑制药

替西罗莫司

替西罗莫司是一种静脉应用的 mTORi，ARCC 临床试验为一项对初治 mRCC 患者进行的

Ⅲ期、多中心、随机、盲法试验，其对比了替西罗莫司 ±IFN-α 和单独使用 IFN-α 的疗效，根据其试验结果，符合 6 种不利预后因素中的 3 种或更多的 mRCC 患者获批使用替西罗莫司。Hudes 等介绍了一组短生存期的预测因子，以选择符合一线应用替西罗莫司条件的患者，即 LDH 水平>1.5 倍 UNL，血红蛋白水平<LLN，校正钙水平>10mg/dl（2.5mmol/l），从最初诊断到开始系统治疗的时间间隔<1 年，Karnofsky PS<70，2 个及以上器官转移。结果显示，单用替西罗莫司患者的 OS 有显著改善（10.3 个月 vs. 7.3 个月）。值得注意的是，替西罗莫司和 IFN-α 联合使用会导致 AE 增加（包括 3 级或 4 级）（Hudes 等，2008）。根据这项研究结果，替西罗莫司仅适用于风险特征较差患者的一线治疗。

值得注意的是，尽管替西罗莫司出现在官方指南和包括生存获益在内的Ⅲ期临床试验证据中，但它通常不用于高危患者的一线治疗。

## 五、二线治疗（表 39-3 和表 39-5）

一线治疗失败后，约 50% 的患者接受二线治疗。根据前一阶段的治疗效果，选择下一阶段治疗路线的药物。由于一线治疗以 TKI 为主，只有一小部分患者接受细胞因子或 mTORi。根据新一代 TKI 治疗失败后出现的新数据，最近更新了当前的治疗建议。新一代 TKIs 为乐伐替尼、卡博替尼或 PD-1 抑制药纳武单抗。历史上，TKI 阿昔替尼和 mTORi 依维莫司被认为是二线治疗的标准选择。

### （一）酪氨酸激酶抑制药

#### 1. 阿昔替尼

一项多中心、随机Ⅲ期临床试验（AXIS）比较了阿昔替尼和索拉非尼在一次先前全身治疗（主要是细胞因子或舒尼替尼）后的二线治疗情况，结果显示阿昔替尼的 PFS 有 2 个月的优势（6.7 个月 vs. 4.7 个月），且 ORR 翻倍（19% vs. 9%）。然而在实际中，当关注现实环境中的主要患者人群时，发现舒尼替尼治疗失败后的疗效从 4.8 个月降至 3.4 个月（HR=0.741，$P$=0.0107），ORR 为 11%（Rini 等，2011）。根据应答率，阿昔替尼仍然是当时最活跃的二线治疗药物。然而，总体应答率仍然不大，表明需要进一步改进。

阿昔替尼最常见的不良事件是高血压、疲劳、发音困难和甲状腺功能减退（Motzer 等，2013b）。值得注意的是，最近一项针对细胞因子难治性 mRCC 患者的Ⅱ期临床试验研究报告，阿昔替尼的中位 5 年生存率为 20.6%（Rini 等，2013b）。

#### 2. 索拉非尼

将索拉非尼作为 RCC 靶向治疗二线药物的选择，是基于Ⅲ期安慰剂对照临床试验（TARGET）的结果，适用患者包括先前使用细

表 39-5　FDA 批准的二线治疗药物的研究结果

| 药　物 | 对照组 | 中位 PFS（12 个月） | 中位 OS（个月） | 参考资料 |
|---|---|---|---|---|
| 纳武单抗 | 依维莫司 | 4.6 vs. 4.4 | 25 vs. 19.6[a] | Motzer 等,（2015b） |
| 卡博替尼 | 依维莫司 | 7.4 vs. 3.8 | NA | Choueiri 等,（2015） |
| 阿昔替尼 | 索拉非尼 | 6.7 vs. 4.7[a] | NA | Rini 等,（2011） |
| 依维莫司 | 安慰剂 | 4.9 vs. 1.9 | 14.8 vs. 14.4 | Motzer 等,（2010） |

FDA. 美国食品药品管理局；NA. 没有；PFS. 无进展生存率；OS. 总生存率
a. 具有统计学意义

胞因子治疗后进展者。索拉非尼 PFS 显著高于对照组（5.5 个月 vs. 2.8 个月），中位 OS 试验组比安慰剂组多出 3.5 个月（17.8 vs. 14.3 个月），但组间 OS 差异不显著，这是因为在试验中期进行组间 OS 对比评估后，安慰剂组患者也接受索拉非尼治疗所致（Escudier 等，2009b）。还有关于舒尼替尼或贝伐单抗治疗后应用索拉非尼治疗的研究数据，数据显示中位 PFS 为 4.4 个月（Garcia 等，2010）。SWITCH 研究发现索拉非尼在两种治疗方案的累积 PFS 优于舒尼替尼（Eichelberg 等，2015）。该研究未达到其主要终点，显示索拉非尼在一线和二线的疗效较差，然而，两组的 OS 仍然相似。

3. 舒尼替尼

舒尼替尼对先前曾接受靶向治疗但肿瘤进展的患者有效。作为二线选择，舒尼替尼在细胞因子和（或）TKI 治疗失败后显示出良好疗效，一线细胞因子治疗后 PFS 为 8.7 个月（Motzer 等，2006），索拉非尼治疗后 PFS 为 5 个月（与舒尼替尼治疗后索拉非尼治疗 4.7 个月相比）（Dudek 等，2009）。

### （二）第三代 TKI

直到最近，FDA 和 EMA 于 2016 年批准了两种新一代的 TKI 药物，即卡博替尼和纳武单抗。它们都是多酪氨酸激酶抑制药，不仅阻断 VEGFR，还阻断 MET 和 AXL 信号通路（卡博替尼），或 VEGFR2 和 VEGFR3（纳武单抗）等多种 VEGF 通路。值得注意的是，MET 和 AXL 似乎都与肿瘤进展有关。但更重要的是，动物模型表明，对单纯 VEGFR 抑制药耐药性的发展可以通过 AXL 和 MET 介导（Zhou 等，2016）。在 ccRCC 中，VHL 抑癌基因的缺失不仅可以上调 VEGF 通路，还可以上调 AXL 和 MET 酪氨酸激酶受体的表达，这就为使用 AXL 抑制药治疗 VEGFR 靶向 TKI 耐药患者提供了理论依据（Escudier 等，2016）。

卡博替尼和纳武单抗（与依维莫司合用）不仅能延长患者 PFS，还能增加 OS。

1. 卡博替尼

最近一项Ⅲ期临床试验（METEOR）研究纳入曾行 TKI 治疗失败的患者，使用卡博替尼作为二线治疗。这项研究纳入患者包括之前接受过 1～3 次靶向治疗的患者，并且允许之前接受检查点封锁。与依维莫司相比，卡博替尼确实在 PFS（7.4 个月 vs. 3.8 个月）和 ORR（17% vs. 3%）方面显示出优势（Choueiri 等，2016）。有趣的是，卡博替尼组发生肿瘤立即进展的患者人数低于依维莫司组（12% vs. 27%），并且事实上，也是受试靶向治疗中最低的，这表明卡博替尼具有广泛的治疗有效性。与依维莫司相比，卡博替尼也降低了死亡率（OS21.4 个月 vs. 16.5 个月），与其他已往的 TKI 相比，其不良事件相似（主要为皮肤黏膜不良事件、高血压、腹泻、疲劳）（Choueiri 等，2016），62% 的患者需要减少药物使用剂量（相比之下，依维莫司为 25%）。

直到最近，Ⅱ期 CABOSUN 试验才比较了卡博替尼和舒尼替尼在一线治疗中对中风险和低风险 RCC 患者的疗效。研究显示卡博替尼 PFS 优于对照组（分别为 8.2 个月和 5.4 个月；HR=0.69；$P$=0.012）和 ORR（46% vs. 18%），两组安全性 / 毒性相当（Choueiri 等，2017）。卡博替尼 OS 更具优势（HR=0.80），表明卡博替尼在该患者群体中的潜在获益。更有趣的是，与依维莫司（PFS HR=0.51）相比，有骨转移的患者使用卡博替尼（PFS HR=0.51）疗效非常好，这一结果也出现在 METEOR 试验中。

2. 乐伐替尼

乐伐替尼是基于 mRCC Ⅱ期临床数据批准的唯一靶向药物。HOPE205 研究以随机方式调查了乐伐替尼（含或不含依维莫司）在单药使用中的作用。曾行一次 TKI 治疗失败的患者被随机分为三个治疗组。试验主要终点是检测乐伐替尼与依维莫司之间单药治疗和联合治疗的差异。令人惊讶的是，到目前为止，乐伐替尼与依维莫司这一组合的表现超过了预期，并产生了 TKI 耐药 mRCC 有史以来最好的 PFS。乐伐替尼 + 依维莫司、乐伐替尼和依维莫司的 PFS 分别为 14.6 个月、7.4 个月和 5.5 个月（Motzer 等，2015a）。试验组和依维莫司组的相应危险比分别为 0.40（$P$=0.0005）和 0.61（$P$=0.048）。与 PFS 的显著改善相对应，联合用药组的客观有效率也更高，乐伐替尼 + 依维莫司、乐伐替尼和依维莫司三组的客观有效率分别为 43%、27% 和 6%。乐伐替尼组的初始治疗失败率较低（分别为 4% 和 6%），但在本分析中，12% 和 15% 的患者无法评估，这可能低估了初始治疗失败者的真实数量。更令人惊讶的是，尽管纳入试验的患者人数较少，但疗效获益仍能转化为 OS 获益。乐伐替尼 + 依维莫司、乐伐替尼和依维莫司三组的 OS 分别为 25.5 个月、19.1 个月和 15.4 个月（Motzer 等，2015a）。

乐伐替尼 + 依维莫司组合显示出可接受的 AE。然而，与依维莫司（50%）相比，联合用药（71%）或乐伐替尼单药治疗（79%）会增加 3 级不良事件的发生率。具体而言，乐伐替尼 + 依维莫司组胃肠道毒性严重，3 级腹泻（依维莫司组为 20% vs. 2%）或便秘（依维莫司组为 37% vs. 0%）发生率增加。其他不良事件发生率也有增加，如疲劳（18% vs. 2%）、高血压（13% vs. 2%）和肾衰竭（10% vs. 2%）（Motzer 等，2015a）。总的来说，乐伐替尼+依维莫司联合用药毒性更大，需要更频繁地减少乐伐替尼的使用剂量（71%）。但乐伐替尼单药治疗 62% 患者也需要调整剂量，表明剂量减少可能不会妨碍临床疗效。

### （三）免疫治疗

基于肿瘤免疫逃逸机制和免疫系统功能障碍的研究证据越来越多，可以确定几个可被靶向药物选择性阻断的关键蛋白质，如 CTLA-4（细胞毒性 T 淋巴细胞相关蛋白 4）和 PD-1（程序性细胞死亡蛋白 1）。两者都被认为是启动和（或）阻断细胞毒性 T 细胞抗肿瘤免疫反应的关键免疫检查点。表达 PD-1 的 T 细胞通过与这些免疫检查点相互作用，而与 PD-L1 结合，进而赋予 T 细胞对肿瘤细胞的免疫耐受。无法在所有患者中检测 PD-L1 在肿瘤细胞上的表达情况，但临床证据表明 PD-L1 阴性患者对 PD-1 阻断也有反应，可导致肿瘤缩小（Gandini 等，2016）。因此，在建立免疫治疗有效性的预测性标志物之前，可能需要对人体免疫环境有更全面的了解。寻找最佳肿瘤标记物的工作已经开始，并且很可能会包括一个以上的标记物，以确定患者免疫治疗获益的最佳机会。更有可能的是，未来的免疫疗法将根据肿瘤的免疫环境量身定制，涉及多种药物。

纳武单抗

纳武单抗是 2016 年 FDA 和 EMA 批准的第一个免疫检查点抑制药，用于一线到二线 VEGF 靶向治疗后失败后的 la/mRCC。关键的 CheckMate025 Ⅲ期临床试验包括了之前接受过两种治疗（mTORi naïve，最多两种 TKI）的患者，随机分配接受纳武单抗或依维莫司治疗，结果显示纳武单抗治疗获益，其 OS 获益为 5.4 个月（25.0 个月 vs. 19.6 个月），这是本研究的主要终点（Motzer 等，2015b）。值得注意的是，研究结果不仅证明纳武单抗治疗患者 OS 获益，而且其 ORR 提高了 5 倍（25% vs. 5%）。此外，还对生活质量进行了评估，显示纳武单抗组患者的生活质量持续改善。与依维莫司组 88% 的不良事件发生率，79% 的患者使用纳武单抗治疗时出现治疗相关不良事件；值得注意的是，纳武单抗组 3～4 级不良反应仅为 19%，主要是疲劳，而依维莫司组为 37%。

通过问卷调查对患者生活质量进行评估，

显示患者生活质量随着治疗时间的推移而增加（Motzer 等，2015b）。本研究的另一项分析进一步探讨了 QoL 在 mRCC 中的作用。鉴于 QoL 的性质，QoL 可能反映药物毒性或肿瘤相关症状对患者的影响。QoL 评分提高 2 分（相当于最小重要差异）的患者被归为 QoL 应答者，与依维莫司治疗相比，纳武单抗治疗 QoL 提高更常见（55% vs. 37%；$P<0.001$）（Cella 等，2016）。有 QoL 应答的患者 OS 也有改善，表明 QoL 指标在 mRCC 中的重要性。

值得注意的是，检查点抑制药治疗与非常规反应模式相关，这可能包括肿瘤缩小前体积增大（Nishino 等，2012）。这种模式主要出现在治疗的初始阶段。因此，治疗 12 周后应进行 CT 扫描以评估治疗效果。然而，有症状的患者应立即进行肿瘤分期。在疾病进展的情况下，应对表现良好且耐受性良好的无症状患者进行确诊扫描。治疗失败的定义是肿瘤进展（临床或影像学评估）、肿瘤相关症状或不可忍受的不良反应的进展。

### （四）mTOR 抑制药

mTORi 依维莫司被批准用于治疗 VEGF 靶向治疗失败的 mRCC 患者。关键的Ⅲ期试验（RECORD1）纳入曾使用舒尼替尼或索拉非尼治疗失败的患者，分别分入依维莫司与安慰剂治疗组，并进行组间比较。依维莫司组的 PFS 获益为 3 个月（4.9 个月 vs. 1.9 个月），并导致其临床适应证获批（Motzer 等，2010）。由于 RECORD-1 的交叉试验设计，大量患者能够转为积极治疗（76%），从而稀释了依维莫司在这种情况下的潜在生存获益。安慰剂组的低 PFS 强调了晚期 mRCC 患者具有迅速进展的肿瘤侵袭特点，需要积极治疗。这类药物的特点是患者客观反应数量较少，这一点已被最近的研究证实，一般为 5%（Choueiri 等，2016；Motzer 等，2010 和 2015a 和 b）。然而，病情稳定是 mTORi 的主要成就，这可能控制患者症状。

依维莫司的一个主要优点是其良好的耐受性。最常见的不良反应是口炎、皮疹，影响代谢和疲劳（Motzer 等，2010）。

值得注意的是，在最近的一项Ⅲ期临床试验中，比较了卡博替尼和纳武单抗与依维莫司二线治疗的效果，这两种药物确实显示出明显优于 mTORi 的治疗效果，该结果可能导致 mTORi 被降级为下一级治疗选择或联合用药选择。然而，有 10%～15% 的患者在 mTORi 治疗中获益，持续治疗 1 年以上。不幸的是，目前还没有研究对这些患者进行评估。部分研究表明这与 AKTTSC mTOR 轴突变有关，但并非唯一的原因（Voss 等，2014）

Ⅱ期临床试验 RECORD-3 表明，与舒尼替尼相比，采用依维莫司作为一线治疗的效果较差，并强调了 TKI 在 mRCC 治疗选择中的重要作用（Motzer 等，2014b）。

## 六、其他治疗

根据一线和二线治疗决定三线、四线和其他治疗，主要分为 TKI 后、mTOR 后或纳武单抗后，并进行亚组分析或小样本回顾性研究（表 39–3）。

## 七、建议

由于临床试验的多样性及两种或两种以上药物直接比较结果的不同，局部晚期和转移性肾细胞癌的序贯治疗仍存在许多疑问。除临床数据外，药物可使用的情况，以及推荐使用顺序在国家间具有很大差异。不过，一些通用指南给出了高级别的推荐，具体如下。

- 医学治疗应按阶段进行。
- 目前的一线治疗选择包括 TKI（舒尼替尼或帕唑帕尼）、贝伐单抗 + 干扰素（有利和中等风险）或替西罗莫司（仅低风险）。
- 考虑到卡博替尼或纳武单抗在Ⅲ期临床试验

中的生存获益，这些药物建议优于后续治疗中优先选用。

- 乐伐替尼+依维莫司仍然是二线治疗的选择，该疗法具有高应答率的优点；然而，该治疗经验局限于单一的Ⅱ期临床试验，这在原则上容易产生偏倚。
- 阿昔替尼和依维莫司仍然是治疗选择，但在Ⅲ期临床试验中缺乏 OS 获益，因此，对于先前接受过靶向治疗的患者不是首选。如果考虑使用其他药物不安全、不耐受或不可用，则应选用这些药物。
- 对于非透明细胞癌，舒尼替尼和依维莫司是最具探索性的药物，是治疗的主要手段。

表 39-6 总结了 mRCC 治疗中获批的靶向药物及官方批准的适应证信息。

支持治疗始终是转移性或局部晚期肾细胞癌患者常规临床治疗的一部分，包括溶骨性骨病的骨保护措施、镇痛药、手术和（或）立体定向放射治疗局部可治疗的转移瘤（如脑转移、脊髓狭窄、孤立性骨折，或有骨折风险的骨骼），以及最后但并非不重要的心理支持。

系统治疗期间的规律肿瘤扫描应每 6～12 周进行一次，使用 CT 或 MRI。值得注意的是，免疫治疗患者的常规随访应在第 12 周开始，以避免假性进展，假性进展通常发生在使用纳武单抗治疗的早期。然而，有症状的患者需要进行及时和充分的诊断和治疗。

## 八、总结

临床试验和实际治疗经验证明了序贯疗法在 mRCC 中的重要性。随着患者持续接受医疗治疗，在过去 10 年中，患者的预期 OS 延长到了 30 个月，这是疾病进展结束的节点。序贯疗法的进一步发展需要有新作用机制的新型药物出现。最近，第三代 TKI 和免疫疗法为 mRCC 的药物研发开辟了一条全新的道路。随着这些新疗法的实施，患者长期生存率有望提高，新疗法包括靶向药物和（或）免疫疗法的组合。今天是 mRCC 治疗的新时代的起点，它提供了大量的机会，但也存在风险。

今天，我们对当前可用的靶向药物进行排序，但最佳的应用顺序尚未确定。可能是由于有太多的个体因素在治疗选择中起作用，所以最好的顺序是过度简化的临床实际和患者需求。临床

表 39-6　靶向药物及其适应证总结

| 药　物 | 批　准 | 获批适应证 |
|---|---|---|
| 贝伐珠单抗 | 2004（FDA），2005（EMA） | 联合细胞因子进行一线治疗 |
| 索拉非尼 | 2005（FDA），2006（EMA） | 细胞因子治疗失败后 |
| 舒尼替尼 | 2006（FDA，EMA） | 全线治疗 |
| 替西罗莫司 | 2007（FDA，EMA） | 一线治疗仅应用于预后较差的患者 |
| 依维莫司 | 2009（FDA，EMA） | VEGF 靶向治疗失败后 |
| 帕唑帕尼 | 2009（FDA），2010（EMA） | 一线治疗或细胞因子失败后 |
| 阿昔替尼 | 2012（FDA，EMA） | 舒尼替尼或细胞因子治疗失败后的二线药物 |
| 卡博替尼 | 2016（FDA，EMA） | 抗血管生成治疗失败后 |
| 乐伐替尼 | 2016（FDA，EMA） | 一次抗血管生成治疗失败后与依维莫司联合使用 |

FDA. 美国食品药品管理局；EMA. 欧洲药品管理局；VEGF. 血管内皮生长因子

表现、医生经验、组织学亚型、肿瘤分期、个人风险评分、患者的预期活动和耐受性都是治疗选择要考虑的重点。合并症也可能影响药物的选择和治疗期间的风险。

无症状或肿瘤负荷低、预后良好 / 中等的患者可先经过一段时间的观察等待，直到病情明确进展。缺乏局部治疗选择和（或）患者意愿也可能是决定系统治疗的开始。

研究结果强调，酪氨酸激酶抑制药可以在序贯治疗中使用，并证明了其有效性，甚至生存获益。总之，治疗失败（进展性疾病）后，仍应序贯使用靶向药物。

原则上，治疗应持续到肿瘤明确进展（每 6～12 周行 CT 扫描测量）或在充分的支持治疗下仍存在药物不耐受。在药物不能耐受的情况下，我们确实更喜欢采取观察等待，直到客观或临床进展，而不是立即切换到另一种治疗方法。然而，间歇疗法本身也有肿瘤进展的风险，应该与患者进行充分的沟通。

联合治疗仅能在临床试验中进行，但乐伐替尼 + 依维莫司和贝伐单抗 + 干扰素的联合治疗除外。

值得注意的是，在所有研究中，对靶向药物的临床反应均可持续 6～12 个月。目前尚不明确 mTOR 和 TKI 的主要作用是直接抑制肿瘤细胞还是抑制周围的内皮细胞和基质细胞。与其他用靶向药物治疗的肿瘤一样，RCC 被认为适合采用抑制 VEGF 通路的药物和（或）具有直接杀瘤作用的药物。

因此，免疫疗法和（或）靶向药物的组合可能确实是一种新的有效的治疗方法，通过多种作用机制合力对抗肿瘤细胞可能的各种免疫逃逸途径来获得长期的肿瘤控制并抑制肿瘤生长。

尽管在过去 10 年中取得了这些重大进展，但为下一个 10 年提供了更积极、更彻底的治疗机会，有望使 mRCC 患者存活率更高，甚至可能被治愈。

## 参考文献


[1] Becht E, Giraldo NA, Beuselinck B, Job S, Marisa L, Vano Y, et al. Prognostic and theranostic impact of molecular subtypes and immune classifications in renal cell cancer (RCC) and colorectal cancer (CRC). Oncoimmunology. 2015;4(12):e1049804.

[2] Casey M, Staehler M, Patard J-J, Investigators S, Ravaud A, Motzer RJ, et al. Adjuvant Sunitinib in high-risk renalcell carcinoma after nephrectomy. N Engl J Med [Internet]. 2016;375(23):2246–54.Available from http://www. nejm.org/doi/10.1056/NEJMoa1611406%5Cn http:// www.ncbi.nlm.nih.gov/pubmed/27718781

[3] Cella D, Li JZ, Cappelleri JC, Bushmakin A, Charbonneau C, Kim ST, et al. Quality of life in patients with metastatic renal cell carcinoma treated with sunitinib or interferon alfa: results from a phase III randomized trial. J Clin Oncol [Internet]. 2008;26 (22):3763–9. Available from http://www.ncbi.nlm.nih. gov/pubmed/18669464

[4] Cella D, Grünwald V, Nathan P, Doan J, Dastani H, Taylor F, et al. Articles: quality of life in patients with advanced renal cell carcinoma given nivolumab versus everolimus in CheckMate 025: a randomised, open-label, phase 3 trial. Lancet Oncol [Internet]. 2016;17:994–1003. Available from http://10.0.3.248/S1470–2045(16)30125–5%5Cn https://ezp.lib.unimelb.edu.au/login?url=https://search.ebscohost.com/login.aspx?direct=true&db=edselp&AN=S1470204516301255&site=eds-live&scope=site

[5] Chamie K, Donin NM, Klöpfer P, Bevan P, Fall B, Wilhelm O, et al. Adjuvant weekly girentuximab following nephrectomy for high-risk renal cell carcinoma: the ARISER randomized clinical trial. JAMA Oncol [Internet]. 2016.; Available from http://www.ncbi.nlm. nih.gov/pubmed/27787547

[6] Choueiri TK, XieW, Kollmannsberger C, North S, Knox JJ, Lampard JG, et al. The impact of cytoreductive nephrectomy on survival of patients with metastatic renal cell carcinoma receiving vascular endothelial growth factor targeted therapy. J Urol [Internet]. 2011;185(1):60–6. Available from http://www.sciencedirect.com/science/ article/pii/S0022534710045489

[7] Choueiri T, Escudier B, Powles T, Mainwaring P, Rini B, Donskov F, et al. Cabozantinib versus everolimus in advanced renal-cell carcinoma. N Engl J Med. 2015;373(19):1814–23.

[8] Choueiri TK, Escudier B, Powles T, Tannir NM, Mainwaring PN, Rini BI, et al. Cabozantinib versus everolimus in advanced renal cell carcinoma (METEOR): final results from a randomised, openlabel, phase 3 trial. Lancet Oncol. 2016;17(7):917–27.

[9] Choueiri TK, Halabi S, Sanford BL, Hahn O, Michaelson MD,Walsh MK, et al. Cabozantinib versus sunitinib as initial targeted therapy for patients with metastatic renal cell carcinoma of poor or intermediate risk: the alliance A031203 CABOSUN trial. J Clin Oncol. 2017;34:591–597.

[10] Coppin C, Porzsolt F, Autenrieth M, Kumpf J, Coldman A, Wilt T. Immunotherapy for advanced renal cell cancer. Cochrane Database

Syst Rev [Internet]. 2004;(3): CD001425. Available from http://www.ncbi.nlm.nih. gov/pubmed/10908496

[11] Coppin C, Le L, Wilt Timothy J, Kollmannsberger C. Targeted therapy for advanced renal cell carcinoma. Cochrane Database Syst Rev [Internet]. 2008;(2). Available from http://onlinelibrary.wiley.com/doi/10. 1002/14651858.CD006017.pub2/abstract

[12] Dudek AZ, Zolnierek J, Dham A, Lindgren BR, Szczylik C. Sequential therapy with sorafenib and sunitinib in renal cell carcinoma. Cancer. 2009;115(1):61–7.

[13] Durinck S, Stawiski EW, Pavía-Jiménez A, Modrusan Z, Kapur P, Jaiswal BS, et al. Spectrum of diverse genomic alterations define non-clear cell renal carcinoma subtypes. Nat Genet [Internet]. 2015;47(1):13–21. Available from https://doi.org/10.1038/ng.3146

[14] Eichelberg C, Vervenne WL, De Santis M, Fischer Von Weikersthal L, Goebell PJ, Lerchenmüller C, et al. SWITCH: a randomised, sequential, open-label study to evaluate the efficacy and safety of sorafenibsunitinib versus sunitinib-sorafenib in the treatment of metastatic renal cell cancer. Eur Urol. 2015;68 (5):837–47.

[15] Escudier B, Pluzanska A, Koralewski P, Ravaud A, Bracarda S, Szczylik C, et al. Bevacizumab plus interferon alfa-2a for treatment of metastatic renal cell carcinoma: a randomised, double-blind phase III trial. Lancet. 2007;370(9605):2103–11.

[16] Escudier B, Szczylik C, Hutson TE, Demkow T, Staehler M, Rolland F, et al. Randomized phase II trial of first-line treatment with sorafenib versus interferon Alfa-2a in patients with metastatic renal cell carcinoma.[Erratum appears in J Clin Oncol. 2009 May 1; 27(13):2305]. J Clin Oncol [Internet]. 2009a;27:1280–9 ST – Randomized phase II trial of first –. Available from http://ovidsp.ovid.com/ovidweb. cgi?T=JS&CSC=Y&NEWS=N&PAGE=fulltext& D=medl&AN=19171708

[17] Escudier B, Eisen T, Stadler WM, Szczylik C, Oudard S, Staehler M, et al. Sorafenib for treatment of renal cell carcinoma: final efficacy and safety results of the phase III treatment approaches in renal cancer global evaluation trial. J Clin Oncol. 2009b;27(20):3312–8.

[18] Escudier B, Bellmunt J, Négrier S, Bajetta E, Melichar B, Bracarda S, et al. Phase III trial of bevacizumab plus interferon alfa-2a in patients with metastatic renal cell carcinoma (AVOREN): final analysis of overall survival. J Clin Oncol [Internet]. 2010;28(13):2144–50. Available from http://www.ncbi.nlm.nih.gov/pubmed/20368553% 5Cn https://clinicaltrials.gov/ct2/show/NCT02056587? term=avoren&rank=1

[19] Escudier BJ, Porta C, Bono P, De Giorgi U, Parikh O, Hawkins RE, et al. Patient preference between pazopanib (Paz) and sunitinib (Sun): results of a randomized double-blind, placebo-controlled, cross-over study in patients with metastatic renal cell carcinoma (mRCC) – PISCES study, NCT 01064310. ASCO Meet Abstr. 2012;30(15_suppl):CRA4502.

[20] Escudier B, Lougheed JC, Albiges L. Cabozantinib for the treatment of renal cell carcinoma. ExpertOpin Pharmacother [Internet]. 20 16;17(18):14656566.2016.1258059. Available from https://www.tandfonline.com/doi/full/10.1080/14656 566.2016.1258059

[21] Evelönn EA, Degerman S, Köhn L, Landfors M, Ljungberg B, Roos G. DNA methylation status defines clinicopathological parameters including survival for patients with clear cell renal cell carcinoma (ccRCC). Tumour Biol [Internet]. 2016;37(8):10219–28. Available from http://www.ncbi.nlm.nih.gov/pubmed/26831665

[22] Gandini S, Massi D, Mandala M. PD-L1 expression in cancer patients receiving anti PD-1/PD-L1 antibodies: a systematic review and meta-analysis. Crit Rev Oncol Hematol. 2016;100:88–98.

[23] Garcia JA, Hutson TE, Elson P, Cowey CL, Gilligan T, Nemec C, et al. Sorafenib in patients with metastatic renal cell carcinoma refractory to either sunitinib or bevacizumab. Cancer. 2010;116(23):5383–90.

[24] Gerlinger M, Horswell S, Larkin J, Rowan AJ, Salm MP, Varela I, et al. Genomic architecture and evolution of clear cell renal cell carcinomas defined by multiregion sequencing. Nat Genet [Internet]. 2014;46(3):225–33. Available from http://www.nature.com/ng/journal/v46/ n3/pdf/ng.2891.pdf

[25] Gore ME, Griffin CL, Hancock B, Patel PM, Pyle L, Aitchison M, et al. Interferon alfa-2a versus combination therapy with interferon alfa-2a, interleukin-2, and fluorouracil in patients with untreated metastatic renal cell carcinoma (MRC RE04/EORTC GU 30012): an open-label randomised trial. Lancet. 2010;375 (9715):641–8.

[26] Grassi P, Doucet L, Giglione P, Grünwald V, Melichar B, Galli L, et al. Clinical impact of pancreatic metastases from renal cell carcinoma: a multicenter retrospective analysis. PLoS One. 2016;11(4):1–13.

[27] Grünwald V, Heinzer H, Fiedler W. Managing side effects of angiogenesis inhibitors in renal cell carcinoma. Onkologie. 2007;30:519–24.

[28] Haas NB, Manola J, Uzzo RG, Flaherty KT, Wood CG, Kane C, et al. Adjuvant sunitinib or sorafenib for highrisk, non-metastatic renal-cell carcinoma (ECOGACRIN E2805): a double-blind, placebo-controlled, randomised, phase 3 trial. Lancet [Internet]. 2016;387 (10032):2008–16. Available from https://doi.org/ 10.1016/S0140-6736(16)00559-6

[29] Heng DYC, Xie W, Regan MM, Harshman LC, Bjarnason GA, Vaishampayan UN, et al. External validation and comparison with other models of the International Metastatic Renal-Cell Carcinoma Database Consortium prognostic model: a population-based study. Lancet Oncol. 2013;14(2):141–8.

[30] Hudes G, Carducci M, Tomczak P, Dutcher J, Figlin R, Kapoor A, et al. Temsirolimus, interferon alfa, or both for advanced renal-cell carcinoma. J Urol. 2008;179:497–8.

[31] Hughes T, Klairmont M, Broucek J, Iodice G, Basu S, Kaufman HL. The prognostic significance of stable disease following high-dose interleukin-2 (IL-2) treatment in patients with metastatic melanoma and renal cell carcinoma. Cancer Immunol Immunother. 2015;64 (4):459–65.

[32] Hutson TE, Lesovoy V, Al-Shukri S, Stus VP, Lipatov ON, Bair AH, et al. Axitinib versus sorafenib as first-line therapy in patients with metastatic renal-cell carcinoma: a randomised open-label phase 3 trial. Lancet Oncol. 2013;14(13):1287–94.

[33] Lopez-Beltran A, Scarpelli M, Montironi R, Kirkali Z. WHO classification of the renal tumors of the adults. Eur Urol. 2004, 2006;49:798–805.

[34] Malouf GG, Su X, Yao H, Gao J, Xiong L, He Q, et al. Next-generation sequencing of translocation renal cell carcinoma reveals novel RNA splicing partners and frequent mutations of chromatin-remodeling genes. Clin Cancer Res. 2014;20(15):4129–40.

[35] McDermott DF, ReganMM, Clark JI, Flaherty LE,Weiss GR, Logan TF, et al. Randomized phase III trial of high-dose interleukin-2 versus subcutaneous interleukin-2 and interferon in patients with metastatic renal cell carcinoma. J Clin Oncol. 2005;23 (1):133–41.

[36] Motzer RJ, Mazumdar M, Bacik J, BergW, Amsterdam A, Ferrara J. Survival and prognostic stratification of 670 patients with advanced renal cell carcinoma. J Clin Oncol [Internet]. 1999;17(8):2530–40. Available from http://www.ncbi.nlm.nih.gov/pubmed/10561319

[37] Motzer RJ, Michaelson MD, Redman BG, Hudes GR, Wilding G, Figlin RA, et al. Activity of SU11248, a multitargeted inhibitor of vascular endothelial growth factor receptor and platelet-derived growth factor receptor, in patients with metastatic renal cell carcinoma. J Clin Oncol. 2006;24(1):16–24.

[38] Motzer RJ, Hutson TE, Tomczak P, Michaelson MD, Bukowski RM, Rixe O, et al. Sunitinib versus interferon alfa in metastatic renal-cell carcinoma. N Engl J Med [Internet]. 2007;356(2):115–24. Available from http://www.ncbi.nlm.nih.gov/pubmed/17215529

[39] Motzer RJ, Hutson TE, Tomczak P, Michaelson MD, Bukowski RM, Oudard S, et al. Overall survival and updated results for sunitinib compared with interferon alfa in patients with

metastatic renal cell carcinoma. J Clin Oncol [Internet]. 2009;27(22):3584–90. Available from http://www.ncbi.nlm.nih.gov/pubmed/19487381

[40] Motzer RJ, Escudier B, Oudard S, Hutson TE, Porta C, Bracarda S, et al. Phase 3 trial of everolimus for metastatic renal cell carcinoma: final results and analysis of prognostic factors. Cancer. 2010;116(18):4256–65.

[41] Motzer RJ, Hutson TE, Cella D, Reeves J, Hawkins R, Guo J, et al. Pazopanib versus Sunitinib in metastatic renal-cell carcinoma. N Engl J Med [Internet]. 2013a;369(8):722–31. Available from http://www. nejm.org/doi/abs/10.1056/NEJMoa1303989

[42] Motzer RJ, Escudier B, Tomczak P, Hutson TE, Michaelson MD, Negrier S, et al. Axitinib versus sorafenib as second-line treatment for advanced renal cell carcinoma: overall survival analysis and updated results from a randomised phase 3 trial. Lancet Oncol. 2013b;14(6):552–62.

[43] Motzer RJ, Hutson TE, McCann L, Deen K, Choueiri TK. Overall survival in renal-cell carcinoma with pazopanib versus sunitinib. N Engl J Med [Internet]. 2014a;370(18):1769–70. Available from http://www. ncbi.nlm.nih.gov/pubmed/24785224

[44] Motzer RJ, Barrios CH, Kim TM, Falcon S, Cosgriff T, Harker WG, et al. Phase II randomized trial comparing sequential first-line everolimus and second-line sunitinib versus first-line sunitinib and second-line everolimus in patients with metastatic renal cell carcinoma. J Clin Oncol. 2014b;32(25):2765–72.

[45] Motzer RJ, Hutson TE, Glen H, Michaelson MD, Molina A, Eisen T, et al. Lenvatinib, everolimus, and the combination in patients with metastatic renal cell carcinoma: a randomised, phase 2, open-label, multicentre trial. Lancet Oncol. 2015a;16 (15):1473–82.

[46] Motzer RJ, Escudier B, McDermott DF, George S, Hammers HJ, Srinivas S, et al. Nivolumab versus everolimus in advanced renal-cell carcinoma. N Engl J Med [Internet]. 2015b;1803–13. Available from http://www.ncbi.nlm.nih.gov/pubmed/26406148

[47] Negrier S, Escudier B, Gomez F, Douillard JY, Ravaud A, Chevreau C, et al. Prognostic factors of survival and rapid progression in 782 patients with metastatic renal carcinomas treated by cytokines: a report from the Groupe Francais d'Immunotherapie. Ann Oncol [Internet]. 2002;13(9):1460–8. Available from http://annonc.oupjournals.org/cgi/doi/10.1093/annonc/mdf257

[48] Nishino M, Jagannathan JP, Krajewski KM, O'Regan K, Hatabu H, Shapiro G, et al. Personalized tumor response assessment in the era of molecular medicine: cancer-specific and therapy-specific response criteria to complement pitfalls of RECIST. Am J Roentgenol. 2012;198:737–45.

[49] Nosov DA, Esteves B, Lipatov ON, Lyulko AA, Anischenko AA, Chacko RT, et al. Antitumor activity and safety of tivozanib (AV-951) in a phase II randomized discontinuation trial in patients with renal cell carcinoma. J Clin Oncol [Internet]. 2012;30 (14):1678–85. Available from http://www.ncbi.nlm. nih.gov/pubmed/22493422

[50] Patel PH, Chadalavada RSV, Chaganti RSK, Motzer RJ. Targeting von Hippel-Lindau pathway in renal cell carcinoma. Clin Cancer Res. 2006;12(24):7215–20.

[51] Reuter CWM, Morgan MA, Grünwald V, Herrmann TRW, Burchardt M, Ganser A. Targeting vascular endothelial growth factor (VEGF)–receptor-signaling in renal cell carcinoma. World J Urol. 2007;25:59–72.

[52] Rini BI, Halabi S, Rosenberg JE, Stadler WM, Vaena DA, Archer L, et al. Phase III trial of bevacizumab plus interferon alfa versus interferon alfa monotherapy in patients with metastatic renal cell carcinoma: final results of CALGB 90206. J Clin Oncol. 2010;28 (13):2137–43.

[53] Rini BI, Escudier B, Tomczak P, Kaprin A, Szczylik C, Hutson TE, et al. Comparative effectiveness of axitinib versus sorafenib in advanced renal cell carcinoma (AXIS): a randomised phase 3 trial. Lancet. 2011;378 (9807):1931–9.

[54] Rini BI, Melichar B, Ueda T, Grünwald V, Fishman MN, Arranz JA, et al. Axitinib with or without dose titration for first-line metastatic renal-cell carcinoma: a randomised double-blind phase 2 trial. Lancet Oncol. 2013a;14(12):1233–42.

[55] Rini BI, De La Motte RT, Harzstark AL, Michaelson MD, Liu G, Grünwald V, et al. Five-year survival in patients with cytokine-refractory metastatic renal cell carcinoma treated with axitinib. Clin Genitourin Cancer. 2013b;11(2):107–14.

[56] Rini BI, Quinn DI, Baum M, Wood LS, Tarazi J, Rosbrook B, et al. Hypertension among patients with renal cell carcinoma receiving axitinib or sorafenib: analysis from the randomized phase III AXIS trial. Target Oncol. 2014;10(1):1–9.

[57] Rini BI, Dorff TB, Elson P, Rodriguez CS, Shepard D, Wood L, et al. Active surveillance in metastatic renalcell carcinoma: a prospective, phase 2 trial. Lancet Oncol. 2016a;17(9):1317–24.

[58] Rini BI, Tomita Y, Melichar B, Ueda T, Grünwald V, Fishman MN, et al. Overall survival analysis from a randomized phase II study of axitinib with or without dose titration in first-line metastatic renal cell carcinoma. Clin Genitourin Cancer. 2016b;14 (6):499–503.

[59] Rosenberg SA, Mulé JJ, Spiess PJ, Reichert CM, Schwarz SL. Regression of established pulmonary metastases and subcutaneous tumor mediated by the systemic administration of high-dose recombinant interleukin 2. J Exp Med. 1985;161(5):1169–88.

[60] Ruiz-Morales JM, Swierkowski M, Wells JC, Fraccon AP, Pasini F, Donskov F, et al. First-line sunitinib versus pazopanib in metastatic renal cell carcinoma: results from the International Metastatic Renal Cell Carcinoma Database Consortium. Eur J Cancer. 2016;65:102–8.

[61] Shuch B, Amin A, Armstrong AJ, Eble JN, Ficarra V, Lopez-Beltran A, et al. Understanding pathologic variants of renal cell carcinoma: distilling therapeutic opportunities from biologic complexity. Eur Urol. 2015;67(1):85–97.

[62] Sternberg CN, Hawkins RE, Wagstaff J, Salman P, Mardiak J, Barrios CH, et al. A randomised, doubleblind phase III study of pazopanib in patients with advanced and/or metastatic renal cell carcinoma: final overall survival results and safety update. Eur J Cancer [Internet]. 2013;49(6):1287–96. Available from http:// www.ncbi.nlm.nih.gov/pubmed/23321547

[63] The Cancer Genome Atlas Research Network. Comprehensive molecular characterization of papillary renalcell carcinoma. N Engl J Med. 2016;374(2):135–45.

[64] Voss MH, Molina AM, Motzer RJ. MTOR inhibitors in advanced renal cell carcinoma. Hematol Oncol Clin North Am. 2011;25:835–52.

[65] Voss MH, Hakimi AA, Pham CG, Brannon AR, Chen Y-B, Cunha LF, et al. Tumor genetic analyses of patients with metastatic renal cell carcinoma and extended benefit from mTOR inhibitor therapy. Clin Cancer Res [Internet]. 2014;20(7):1955–64. Available from http:// www.pubmedcentral.nih.gov/articlerender.fcgi?artid=4140619&tool=pmcentrez&rendertype=abstract

[66] Wood C, Srivastava P, Bukowski R, Lacombe L, Gorelov AI, Gorelov S, et al. An adjuvant autologous therapeutic vaccine (HSPPC-96; vitespen) versus observation alone for patients at high risk of recurrence after nephrectomy for renal cell carcinoma: a multicentre, open-label, randomised phase III trial. Lancet. 2008;372(9633):145–54.

[67] Zhou L, Liu X-D, Sun M, Zhang X, German P, Bai S, et al. Targeting MET and AXL overcomes resistance to sunitinib therapy in renal cell carcinoma. Oncogene [Internet] 2016;35(21):2687–2697. Available from http://www.nature.com/doifinder/10.1038/onc.2015.343

# 在线参考文献

[1] ClinicalTrials.gov. Available from ClinicalTrials.gov
[2] EAU Guidelines on Renal Cell Carcinoma (Limited text update 2016). Available from http://www.uroweb.org/guidelines/
[3] NCCN Clinical Practice Guidelines in Oncology (NCCN Guidelines®). Kidney cancer. Version 2.2017 – 31 Oct 2016. Available from http://www.nccn.org

# 第 40 章 进展性肾癌的转移瘤手术治疗

## Metastatic Surgery in Advanced Renal Cell Carcinoma

Laura-Maria Krabbe　Solomon L. Woldu　Oner Sanli　Vitaly Margulis　著

张　玥　译　　刘志宇　校

摘　要

晚期和转移性肾细胞癌患者的治疗是一项具有挑战性的任务，通常需要多学科综合治疗。在细胞因子免疫治疗时代，减瘤性肾切除术联合免疫治疗被证明优于单纯免疫治疗，从而使减瘤性肾切除术成为治疗的基础。在最近的分子靶向治疗时代，减瘤性肾切除术似乎仍保留其在这些患者中治疗的作用，尽管迄今为止缺乏 1 级证据。然而，正确的患者选择对于确保手术获益至关重要。尽管在研究登记过程中遇到了挑战，但旨在明确减瘤性肾切除术在靶向治疗时代疗效和时机选择的前瞻性临床试验正在进行中，我们期待其研究结果。此外，最近以免疫轴为靶点的检查点抑制药的再次引入正在改变该领域治疗前景，并挑战减瘤性肾切除术的地位。另外，转移瘤切除术目前正用于相对无痛的寡转移患者。尽管缺乏 1 级证据，但现有证据支持一些患者通过转移瘤切除术获得长期临床缓解。本章旨在总结减瘤性肾切除术和肾转移瘤切除术的现有证据，并对这一领域的新进展进行展望。

## 一、概述

全世界肾细胞癌的发病率因地区而异，从非洲的约 1/10 万到北欧、东欧及非洲裔美国人的 15/10 万以上不等（Znaor 等，2015）。全世界大约有 340 000 例新发肾癌病例，其中绝大多数（> 90%）由肾细胞癌组成（Ferlay 等，2014）。常见的为透明细胞肾细胞癌（70%）、乳头状肾细胞癌（10%～15%）和肾嫌色细胞癌（5%）（Ebele 等，2004）。

肾细胞癌的危险因素包括年龄、吸烟、肥胖、职业接触三氯乙烯和终末期肾病（Guha 等，2012；Hunt 等，2005；Renehan 等，2008；Vajdic 等，2006；Znaor 等，2015）。此外，最近的研究报道表明，肾细胞癌患病风险和肾功能下降之间存在正相关，不仅仅是依赖性透析的患者（Lowrance 等，2014）。

虽然在大多数国家，特别是在西方，肾细胞癌的诊断率一直在上升，但死亡率相对稳定，在西欧和北欧甚至略有下降（Znaor 等，2015）。以往，肾细胞癌在临床上是通过腰痛、血尿和可触及肿块的三联征来诊断的，这些症状表明了疾病进展的晚期阶段（Cohen 和 McGovern，2005）。这种诊断模式在现代化的 CT 横断面成像技术下已经改变，这导致了肾肿瘤可在早期偶然发现和分期下移。截至 2004 年，57% 的肾细胞癌患者为Ⅰ期（局限性），14% 者为Ⅲ期（区域淋巴结受累），约 18% 患者在诊断时为Ⅳ期（远处转移）（Kane 等，2008）。对于大约 70% 的局限性肾癌患者，肾切除术通常是可被治愈的；然而，Ⅱ期或Ⅲ期的患者有 30%～40% 的复发风险（Janowitz 等，2013；Zhang，2017）。复发的主要危险因素是肿瘤的病理分期和组织学分级；然而，复发风险可以使用经过验证的预测模型进行个体化评估，如加州大学洛杉矶分校综合分期系统（UISS）、“分期、大小、分级和坏死”（SSIGN）评分或 Karakeiwicz 诺模图（Karakiewicz 等，2007；Leibovich 等，2003；Patard 等，2004；Zisman 等，2001）。

当肾细胞癌不再局限于局部时，患者预后很差，Ⅲ期患者的 5 年生存率为 53%，Ⅳ期患者的 5 年生存率进一步下降至 8%（Choueiri 和 Motzer，2017）。尽管在过去的 15 年中，肿瘤的治疗手段有了很大的进展，但由于肾细胞癌的“化疗耐药性”，转移性肾癌的系统性治疗一直受到限制。在 2005 年之前，系统治疗仅限于 IFN-α 和 IL-2 的免疫治疗。这些治疗对临床结果的改善率微乎其微；高剂量 IL-2 与罕见的（约 5%）完全缓解相关，但有长期缓解机会（Fyfe 等，1995）。2005 年，FDA 批准了索拉非尼在肾癌患者中的应用，紧接着又批准了舒尼替尼，这是基于以上药物与 IFN-α 相比肾癌患者无进展生存期改善的研究结果（Escudier 等，2007；Motzer 等，2007）。这是“靶向治疗”的时代开启。在过去的 10 年中，许多其他抗血管生成药物已经获批，包括帕唑帕尼、阿昔替尼、贝伐单抗、卡博替尼和乐伐替尼（与依维莫司联合使用）。此外，另一类全身疗法（西罗莫司抑制药的哺乳动物靶点）在证明替西罗莫司和依维莫司改善临床结果的试验后获得批准（Hudes 等，2007；Motzer 等，2008）。虽然与传统免疫疗法相比，靶向治疗显著改善了患者药物耐受性和应答率，但支持相关药物获批的试验数据表明其总体生存获益仍有限，所有患者最终都会对这些药物产生耐药性，并最终导致疾病治疗失败。对癌症免疫治疗兴趣的重新兴起导致了新型免疫检查点抑制药的开发，特别是针对 PD-1 受体或其配体（PD-L1）的抑制药。在肾细胞癌的二线治疗中，将 PD-1 抑制药纳武单抗与依维莫司进行了对比，显示出 PD-1 抑制药药物耐受性的改善和患者生存获益。最引人注目的是，它的药物应答可能是持久的，这给那些面临不良预后的患者带来巨大的治疗希望（Motzer 等，2015）。就像靶向治疗的进展一样，我们无疑会看到更多免疫检查点抑制药的衍生，无论是针对 PD-1/PD-L1 轴还是正在开发的新靶点。这将给泌尿科医生和肿瘤科医生带来更复杂的治疗选择，但会给患者带来更多希望。

因此，在肾细胞癌系统治疗的第三个时代，一个长久的问题是局部治疗在整体环境中的作用。由于缺乏有效的系统治疗及存在原发肾肿瘤切除后转移性疾病自发消退的可疑病例，泌尿外科医生几十年来一直在评估手术对转移性肾细胞癌患者的作用。现已经进行了许多研究来明确这个问题，包括免疫治疗时代最初的两项随机试验、靶向治疗时代正在进行的两项试验及大量回顾性研究。但是随着系统治疗选择的发展，我们也要进一步分析手术在这种情况下的作用。在这一章中，我们旨在阐明历史背景和临床证据，并就减瘤性肾切除术和转移瘤切除术在转移性肾细胞癌中的合理应用提供意见和建议。

## 二、减瘤性肾切除术

外科手术始终是肾癌治疗的基石。几十年来，人们已经知道常规化疗对肾细胞癌无效，而放射治疗对原发性肿瘤无效（Yagoda 等，1993）。因此，局限性肾癌的主要治疗方法是手术切除，包括尽可能进行的肾部分切除术，而消融治疗和积极监测是肾脏小肿瘤适用的其他治疗选择。靶向药物在肾癌患者围术期并没有常规使用，最近的研究显示辅助靶向治疗没有任何生存获益，尽管一项研究显示围术期辅助靶向治疗可使患者无进展生存期略有改善（Haas 等，2015；Ravaud 等，2016）。相反，由于 RCC 需要多学科综合治疗，其治疗管理相当具有挑战性。由于这些患者大多是不可治愈的，从历史上看，减瘤性肾切除术（cytoreductire nephrectomy，CN）在管理转移性肾细胞癌以预防或治疗局部并发症方面占有重要地位。此外，原发肿瘤有可能成为进一步肿瘤转移扩散的来源。然而，CN 的治疗效果需要对其优缺点进行综合评估，这可能会影响临床决策（表 40–1）。

表 40–1 减瘤性肾切除术的优缺点

| 优 点 | 缺 点 |
|---|---|
| 减少大量和潜在的免疫抑制性肿瘤负担 | 围术期死亡率和并发症风险 |
| 预防或减轻不适、血尿等局部症状 | 全身治疗的延迟 |
| 通过改善一般状态和纠正恶病质来提高患者全身治疗的耐受性 | 对预期寿命有限患者的手术恢复时间和生活质量存在负面影响 |
| 减少贫血、厌食症、体重减轻、发热、高血压、高钙血症 | — |

## （一）前靶向分子治疗时代减瘤性肾切除术的证据

除了治疗或预防局部并发症外，CN 对 mRCC 的明显获益为罕见的 mRCC 转移瘤（主要是肺转移瘤）自发消退的现象，这种现象发生在 1%～5% 的患者中。尽管证据很少，而且文献报道多没有转移部位的组织学证据以证明其病案报道的真实性，但这些观察促使了强调肿瘤免疫抑制作用的 mRCC 免疫原性概念的提出（Lokich，1997；Walther 等，1993）。应该强调的是，转移瘤自发消退并非仅在 mRCC 报道中出现，在其他癌症如胚胎癌、乳腺癌、神经母细胞瘤及黑色素瘤（Kucerova 和 Cervinkova，2016）中类似现象也曾被报道。此外，它不仅可在原发肿瘤手术切除后被观察到，也可在主动监测过程中被发现。在一项对 73 名明确转移的 RCC 患者的研究中，3 名和 2 名患者分别在没有任何治疗的情况下完全和部分转移瘤自发消退，另外 4 名患者的病情稳定时间超过 12 个月（Oliver 等，1989）。据此，mRCC 的转移瘤自发消退通常被归因于肿瘤的免疫原性，且总体上并不常见；然而，如果存在，这种肿瘤的消退往往是持久的。这些对肾癌免疫原性潜力的观察和思考，以及常规疗法有效性的缺乏，导致了针对 mRCC 免疫疗法的研究，尤其是 IFN-α、IL-2 及它们的联合应用。INF-α 是第一批可用于系统治疗 mRCC 的药物之一，回顾性研究证明了其与 CN 联合使用的疗效。此外，2001 年发表的两项临床随机对照试验显示，与单独接受 INF-α 相比，在开始 INF-α 治疗前接受 CN 的患者具有更高生存率，从而使 INF-α 成为 mRCC 管理的标准治疗。

### 1. CN 和 IFN-α

一项研究（SWOG-8949）将 246 名患者随机分为“立即手术随后使用 INF-α 治疗组”和“立即使用 INF-α 不做手术治疗组”，主要终点为总生存期［CN+INF-α 组为 11.1 个月，而单纯使用 INF-α 组为 8.1 个月（$P$=0.05）］（Flanigan 等，2001）。值得一提的是，CN 的生存优势与患者一般状态、转移部位及是否存在可检测的转移灶无关。同样，另一项研究（EORTC30947，$n$=78）发现，CN 联合 INF-α 治疗的患者肿瘤无进展生存期时间延长（5 个月 vs. 3 个月，HR=0.60，95%CI 0.36～0.97）且 OS 改善（17 个月 vs. 7 个月，HR=0.54，95%CI 0.31～0.94）（Mickisch 等，2001）。由于研究方案和纳入标准相同（活检证实的 mRCC，无脑转移，ECOG0～1，被认为适合手术），因此进行了一项综合分析以提高统计意义。这项综合分析共包括 324 名患者，显示 CN+IFN-α 治疗的中位 OS 为 13.6 个月，而单纯 IFN-α 治疗的中位 OS 为 7.8 个月，这说明联合治疗组死亡风险降低了 31%（$P$=0.002）。联合治疗组的 1 年 OS 为 51.9%，而单纯 IFN-α 组为 37.1%；联合组的客观缓解率为 6.9%，而单纯 IFN-α 组为 5.7%（$P$=0.60）（Flanigan 等，2004）。

除了生存获益，这些研究还证明了其他问题。首先，他们证明了对于转移性疾病的患者，ECOG0～1 的患者进行 CN 的死亡率较低。在这两项研究中，手术以标准化的方式进行，采用经腹、经腰或胸腹入路，早期结扎肾动静脉。尽管包括静脉受侵的患者，但 SWOG-8949 仅报道了 1% 的围术期死亡率和 4.9% 的严重并发症发生率。同时，EORTC-30397 报道术后死亡率为 0，但有 14.2% 的高等级围术期并发症。然而，只有少数患者（5.6%）因一般状态下降而无法接受 INF-α 治疗。此外，尽管包括了大体积肿瘤（中位直径 11.5cm），但 INF-α 的不良反应在治疗组间分布均匀，如骨髓毒性、恶心、厌食及神经和心理功能障碍。然而，44% 的 CN 患者需要调低 INF-α 剂量，而单独接受 INF-α 治疗的患者仅 22% 需要调低剂量。

其次，SWOG-8949 报道了除了一般状态之外的生存预测因子，揭示了肿瘤负荷和转移部位为影响患者生存的独立危险因素（肺转移瘤 HR=0.73，$P$=0.028），表明风险分层影响生存预测。此外，研究表明，病情迅速进展的患者（CN 后 3 个月内）没有从手术中获益，并且与没有 CN 的患者具有相同的 OS，这再次强调了选择合适患者的重要性。最后，两项研究都表明，CN 组的转移进展延迟了约 2 个月，这支持了 CN 通过去除原发肿瘤的免疫抑制效应来改善机体免疫平衡的重要理论，特别是在免疫治疗对原发肿瘤影响不大的情况下（Lara 等，2009）。

2. CN 和 IL-2

IL-2 治疗前行 CN 治疗的可用证据较 INF-α 少，原因有二。首先，大剂量 IL-2 的显著毒性限制了其在高度选择患者中的应用，这给随机对照试验的患者招募带来了麻烦。Walther 等通过计算得出在 $P$=0.05、差异检测效率为 80% 的水平上，足以确定在 IL-2 之前 CN 疗效所需的患者数量为 480（10%IL-2 应答率）～1420（20%IL-2 应答率）（Walther 等，1997）。其次，由于 INF-α 和 IL-2 使用相同的免疫生物学机制来对抗肿瘤细胞，从随机对照试验中获得的观察数据似乎有限。因此，只有少数研究涉及在全身性 IL-2 治疗前使用 CN，但表明增加 IL-2 剂量比使用 INF-α 的客观缓解率更高（5.6%～23.2%，而在 CN+INF-α 试验中为 5.7%）（Alva 等，2016；Fyfe 等，1995；McDermott 等，2005；Negrier 等，1998 和 2007；Walther 等，1997；Yang 等，2003）。在其中一项研究中，Pantuck 等确定了 89 名在接受 CN 治疗后接受 IL-2 治疗的患者符合 SWOG-8949 的纳入标准（Pantuck 等，2001）。共纳入来自 SWOG-8949 的 120 名患者，使用 CN 和 IL-2 治疗患者的中位 OS 为 16.2 个月，这是仅使用 IFN-α 组患者的 2 倍，并且比 SWOG-8949 的联合治疗组长 5 个月（$P$＜0.05）（Flanigan 等，2004；Pantuck 等，2001）。此外，Wagner 等报道了采用 IL-2 治疗并未接受 CN 的患者有 6%（3/51 例患者）达到完全或部分缓解，而 Walther 等发现 IL-2 后 CN 的患者有 18%（19/107 例患者）达到完全或部分缓解，表明了 CN 对免疫治疗的额外获益（Wagner 等，1999；Walther 等，1997）。因此，在高度选择的采用 IL-2 治疗的 mRCC 患者中，CN 应被视为综合疗法的一部分。然而，值得一提的是，高剂量 IL-2 治疗并没有显著延长患者中位 OS，同时使患者面临高达 62.1% 的 3 级或 4 级不良事件风险和高达 4% 的死亡率，故得出了低剂量 IL-2 足以治疗的结论（Fyfe 等，1995；Hanzly 等，2014；Negrier 等，2007；Yang 等，2003）。

### （二）靶向分子治疗时代减瘤性肾切除术的证据

引入第一代酪氨酸激酶抑制药后，肾癌的系统治疗发生了巨大的变化。导致传统的免疫疗法更少被用于治疗转移性疾病，因为与靶向分子疗法相比，它们的治疗应答率较低而不良反应更大。众所周知，舒尼替尼等 TMT（对比 IFN-α）可提供更高的治疗应答率（47% vs. 12%）、更长的肿瘤无进展生存期（11 个月 vs. 5 个月）和更好的 OS（26.4 个月 vs. 21.8 个月）（Motzer 等，2007）。一项 SEER 研究强调了非选择人群中的这一发现，并显示在 TMT 时代，CN 患者的中位 OS 增加到 19 个月，而在免疫治疗时代为 13 个月（Conti 等，2014）。

据此，与以前的免疫疗法相比，多种药物的快速开发和批准提高了患者疗效，这对 TMT 时代的 CN 应用产生了重大影响。Tsao 等报道称，CN 的使用在 2001—2005 年保持稳定，为每年 50%，而在 2008 年降至 38%（Tsao 等，2013）。与此同时，Psutka 等从一家私人保险公司的数据库中确定了在 2004—2010 年间接受 CN 的患者，并发现 CN 的使用率从 2005 年的 31.3% 下降到 2010 年的 14.8%（Psutka 等，2015）。这些趋势可能反映了这样一种观念，即在 TMT 时代拥有更多样化的系统治疗选择，有更好的风险分层工具可优化患者选择，CN 是不必要的。在 TMT 时代，接受 CN 治疗的有可能是更年轻、男性、已婚且肿瘤更大的患者，这突出了患者选择方面的发展（Conti 等，2014）。然而，我们也注意到了种族差异，非洲裔美国人和西班牙裔美国人接受 CN 治疗者比白种人少 18% 和 14%（Tsao 等，2013）。

1. CN 联合 TMT 的优势

到目前为止，没有随机对照试验证实在 TMT 时代 CN 的获益和时机。为了克服这一不足，“评估肾切除术重要性的临床试验”（CARMENA：NCT0093033）和“转移性肾癌患者即刻手术或苹果酸舒尼替尼治疗后手术治疗”（SURTIME：NCT01099423）目前正在进行中（Hirano 等，2012；Williams 等，2013）。在 CARMENA 中，患者被随机分配到“CN 后舒尼替尼”与“单独舒尼替尼”组治疗，直到疾病进展，以研究该患者群体中 CN 的获益；而 SURTIME 旨在通过将患者随机分配到“舒尼替尼后 CN 组”和“CN 后舒尼替尼组”来研究 CN 的时机。

尽管如此，这两项研究都面临着重大问题，SURTIME 研究于 2016 年初结束，现收集数据可能不足以解释预定义的终点（PFS 和 OS）（Stewart 等，2016）。与此同时，CARMENA 可能会在 2017 年底完成招募（比原计划晚了近 6 年），然而可能只能得出“等效”的结论，而不能得出“显著差异”的结论，为了得出显著差异的结果必须纳入更多的患者（Stewart 等，2016）。

外科手术的随机对照试验通常会给患者招募带来特殊问题，包括但不限于：患者不想随机分组；患者、医生及跨专业的医生临床认知不对等；由于外科医生 / 肿瘤学家的偏倚，不愿意将患者随机化（Stewart 等，2016）等。未来外科随机对照试验的设计可以通过以下方式优化，即进行可行性研究的初步试验，采用其他医生而非紧密相关的人员提供信息来减少偏倚，清晰的报酬给予流程（Stewart 等，2016）。

在缺乏前瞻性数据的情况下，多项回顾性分析和 Meta 研究评估了在 TMT 时代 CN 的获益情况，总体上显示 CN 获益；然而，人们必须记住这种分析方法固有的选择偏倚。表 40–2 总结了现有证据。Petrelli 等最近进行的一项 Meta 分析纳入了 11 项 OS 数据可获取的回顾性研究，报道了与单独使用 TMT 治疗相比，使用 TMT 治疗患者的 CN 死亡风险降低（HR=0.4695%，CI 0.32～0.64，$P<0.01$，$I^2=95\%$，中位随访 39 个月）；

表 40-2　有无 CN 和 TMT 治疗患者的回顾性研究

| 研究周期设置 | 患者人数（名） | CN 患者（名） | 无 CN 患者（名） | 中位随访时间（月） | CN 患者中位 OS（个月） | 无 CN 患者中位 OS（个月） | 具有统计学意义的支持 CN 的因素 |
|---|---|---|---|---|---|---|---|
| Choueiri 等（2011）<br>多中心<br>2004—2008 | 314 | 201 | 113 | NR | 19.8 | 9.4 | • 低龄<br>• KPS 高<br>• 单发转移<br>• 血清钙水平降低 |
| Conti 等（2014）<br>SEER<br>1993—2010 | 20 104 | 6915 | 13，189 | NR | 19 | 4 | • 低龄<br>• 男性<br>• 白种人<br>• 单发 |
| Heng 等（2014）<br>IMDC<br>2005—2013 | 1658 | 982 | 676 | 39.1 | 20.6 | 9.6 | • IMDC 风险低<br>• 非透明细胞癌成分较少的 RCC<br>• 骨转移少<br>• 肝脏转移少 |
| Bamias 等（2014）<br>多中心<br>2006—2011 | 186 | 150 | 36 | 34 | 23.9 | 9.0 | • 低龄<br>• 更好的 PS<br>• 中性粒细胞数量减少<br>• 低 LDH<br>• 既往细胞因子疗法治疗 |
| Abern 等（2014）<br>SEER<br>2005—2009 | 2382[a] | 1521 | 861 | 13 | 20[b] | 6[b] | • 低龄<br>• 男性<br>• 白种人<br>• 单发 |

（续表）

| 研究周期设置 | 患者人数（名） | CN 患者（名） | 无 CN 患者（名） | 中位随访时间（月） | CN 患者中位 OS（个月） | 无 CN 患者中位 OS（个月） | 具有统计学意义的支持 CN 的因素 |
|---|---|---|---|---|---|---|---|
| Aizer 等（2014）<br>SEER，不确定细胞<br>2000—2009 | 591 | 377 | 214 | NR | 14 | 6 | • 低龄<br>• 男性<br>• 白种人<br>• 单发<br>• 位于西海岸 |
| Mathieu 等（2015）<br>多中心<br>1999—2009 | 351 | 298 | 53 | NR | 38.1 | 16.4 | • 较低的 MSKCC 风险<br>• 较好的 ECOG 评分 |
| de Groot 等（2016）<br>基于人口的注册表[c]，倾向得分匹配<br>2008—2010 | 227 | 74 | 151 | NR | 17.9 | 8.8 | • T 分期＜ $T_{3/4}$<br>• 一处转移<br>• 骨转移少 |
| Hanna 等（2016）<br>美国国家癌症数据库<br>2006—2013 | 15 390 | 5374 | 10 016 | NR | 17.1 | 7.7 | • 低龄<br>• 私人保险<br>• 学术中心<br>• 低 T 分期<br>• $cN_0$ |

CN. 减瘤性肾切除术；ECOG. 东部肿瘤合作集团；IMDC. 国际转移性肾细胞癌数据库联盟；KPS.Karnofsky 一般状态；LDH. 乳酸脱氢酶；MSKCC. 纪念斯隆 – 凯特琳癌症中心；NR. 未报告；OS. 整体生存率；PS. 一般状态；RCC. 肾细胞癌；SEER. 监测、流行病学和最终结果注册表

a. $T_3$ 亚组，共计 7143 名患者；b. 根据 Kaplan-Meier 的分析得出的估算结果；c. 仅接受舒尼替尼的患者

改编自 Bex and colleagues（2016）

然而，这些研究间存在显著的异质性（Petrelli 等，2016）。在迄今为止发表的最大持续性研究之一中，Hanna 等报道了美国国家癌症数据库中 15 390 名患者的分析结果，他们在 2006—2013 年间接受了 mRCC 的 TMT 治疗，其中 5374 人最初接受了 CN（Hanna 等，2016）。作者发现，有和无 CN 患者的中位 OS 分别为 17.1 个月（95%CI 16.3～18.0 个月）和 7.7 个月（95%CI 7.4～7.9 个月；$P<0.01$）。有和无 CN 患者的 1 年、2 年和 3 年 OS 发生率分别为 62.7%、39.1% 和 27.1% vs. 34.7%、17.1% 和 9.8%。在这项研究中，有统计学意义的有利于接受 CN 治疗的患者因素是年龄较小、私人保险、在学术中心治疗、较低的 T 分期及淋巴结临床分期为 0，这突出了回顾性研究方法对该问题的固有选择偏差，因为接受 CN 的患者更有可能拥有有利的患者和肿瘤特征。例如，在 Heng 等的研究中，比较了 982 例联合 CN 和 TMT 治疗的患者与 676 例仅应用 TMT 治疗的患者，低风险患者仅占接受 CN 治疗的患者的 28%，而占未接受 CN 治疗患者的 54%，这显然导致了两组患者结果的差异（Heng 等，2014）。此外，NCBD 数据的一个已知缺点是没有关于进一步治疗方案的信息，因此不知道患者生存情况是否仅归因于 CN、对 CN 的选择偏倚、后续治疗方案的数量和持续时间。总的来说，回顾性研究报道的 CN 患者中位 OS 在 14～38 个月，而没有 CN 组的中位 OS 在 4～16 个月（表 40-1）。然而，CN 似乎也影响患者治疗失败时间和对 TMT 的总有效率，提示了减瘤以外的益处。CN 和 TMT 患者的 ORR 和 TFF 分别为 26.3% 和 8.1 个月，而未接受 CN 患者的 ORR 和 TFF 分别为 11.5% 和 5.5 个月（Choueiri 等，2011）。

2. CN 后主动监测

一般来说，在 CN 恢复期后不久就要进行 TMT 治疗。然而，对于仍被认为无法彻底切除的低负荷肿瘤患者，也可选择 CN 后主动监测。最近，Rini 等在 48 名可评估的 mRCC 患者中使用了初始主动监测来确定哪些患者可能在这种情况下获益（98% 的患者之前接受过肾切除术）（Rini 等，2016）。作者报道的中位监测时间为 14.9 个月，并确定高 IMDC 风险和较多转移部位是与肿瘤进展相关的重要因素，此类情况监测期较短。同时，作者将 AS 适宜人群定义为 0～1 个 IMDC 危险因素和≤2 个与转移器官。对于适宜 AS 的患者，患者的估算中位生存期为 22.2 个月（95%CI 13.8～33.3 个月），而其余的（不适宜 AS）患者为 8.4 个月（3.2～14.1 个月；$P=0.0056$）。同样，在 28 名初发肿瘤转移，随后接受 CN 和 AS 的患者中，接受靶向治疗的中位时间及中位 OS 分别为 14 个月（3～43 个月）和 21.5 个月（4～75 个月）（Bex 等，2016）。尽管对转移性疾病的积极监测似乎是一种选择，但仍需要对大样本患者进行研究，以证明这些初步结果，特别是鉴于该领域目前的进展，CN 和 AS 人群的 OS 预期似乎相当短。

3. CN 的外科考虑

目前有证据表明，尽管有可能进一步减少肿瘤负荷，但淋巴结清扫术在行 CN 时不会使患者获得更好的肿瘤预后。在 Gershman 等的一项研究中纳入了 305 名患者，有 62% 的患者接受了 LND，其中 24% 的患者病理显示淋巴结阳性，中位随访 8.5 年后的患者生存不受 LND 显著影响（Gershman 等，2017）。然而，在部分特定患者中，LND 可能仍存在一些价值。例如，对于寡转移的患者，可能会接受转移灶切除术，其有疾病治愈的可能性，虽然可能性不大。在 CN 期间进行 LND 可能有利于避免肿瘤局部进展和进一步手术干预的必要性；然而，没有具体关于这一情况的数据。

关于手术方法，有数据表明，在特定患者中，使用微创（腹腔镜 / 机器人辅助）方法可以安全地进行 CN，不增加手术并发症或违背肿瘤学原则（Nunez Bragayrac 等，2016）。在对 CN

的手术方法进行计划和决策时，应仔细权衡相关因素，包括肿瘤大小、是否存在血管侵犯或癌栓、淋巴结是否阳性、肾脏和周围器官之间是否存在组织间隙及后者是否可能被肿瘤侵犯。在手术过程中，由于术中出血或不可预见的技术困难（Nunez Bragayrac 等，2016），在一定数量的病例中，即使专家也有必要做好迅速中转开放手术的准备（约 5%）。

CN 可能有利于预防或缓解局部和全身症状，如血尿、疼痛、贫血及与肿瘤相关的恶病质。此外，在不到 5% 的肾细胞癌患者中发现了副肿瘤综合征，包括高钙血症、红细胞增多症、肝功能障碍、淀粉样变性、发热和体重减轻，这些通常与不良病理特征和更晚的分期有关（Motzer 等，1996）。对于局限性疾病，副肿瘤综合征通常在根治性肾切除术后得到解决。然而，副肿瘤综合征在肿瘤转移患者中的机制则相当复杂，其中相关症状的改善不一定是由原发肿瘤单独驱动的（Walther 等，1997）。

### （三）支持或反对 CN 的决策

针对或反对 CN 的决策是复杂的，包括肿瘤负荷、患者因素及预后因素等问题，以评估疾病的自然病程，从而做出有益的决策、避免对患者的伤害。小体积或受累器官局限的肾癌患者，其预计肿瘤体积倍增时间较慢（约 70 周）；然而，也有快速生长的 RCC（Lee 等，2008）。RCC 的生长动力学非常不均匀，甚至在 mRCC 患者中也是如此，一些患者在没有任何治疗的情况下病情可稳定数月，而另一些患者尽管进行了全身治疗，但仍显示出肿瘤的快速进展。SWOG-8949 和 EORTC-30947 试验表明，CN 不是有益的，甚至可能有害，因为它可能导致患者一般状态进一步恶化，使患者无法接受全身治疗，而无法使肿瘤体积缩小。因此，在被认为有高 mRCC 进展和死亡风险的患者中进行诱导性 TMT 尝试可以作为进一步确定 CN 是否会长期获益的试金石。然而，对患者进行相应的风险分层，并选择最有可能受益于 CN 的患者和最有可能不受益于 CN 者的工作是一项挑战。

前 TMT 时代的证据显示，仅转移到一个系统器官的患者比涉及多个系统器官的患者具有显著更好的生存率。Han 等报道，接受 CN 后仅在肺或骨转移并进行免疫治疗的 mRCC 患者中位 OS 为 31 个月，而多系统器官转移的患者中位 OS 为 13 个月（Han 等，2003）。同时，CN 后免疫治疗的应答率在肺、骨和多器官部位分别为 44%、20% 和 14%。这进一步引入了“可被 CN 去除的肿瘤体积百分比”概念。在免疫治疗时代，Fallick 等发现大于 75% 的“肿瘤体积切除百分比”（FPTV）对预后有益，而最近的报道支持＞90% 的 FPTV 来评估 CN 的潜在获益（Barbastefano 等，2010；Fallick 等，1997；Pierorazio 等，2007）。这与移除的肿瘤负荷每多增加 1cm 就可有生存率提高的发现相一致（Iacovelli 等，2012）。

#### 1. 影响 CN 获益的患者因素

除了肿瘤和疾病特异性因素外，患者因素如年龄、合并症在 CN 的决策中也是非常重要的考量因素。报道显示，年龄每增加 10 岁，接受 CN 的可能性就会下降 30%（Conti 等，2014）。在预测接受 CN 的因素 logistic 回归模型中，Tsao 等报道称，60—69 岁、70—79 岁和 80 岁及以上的患者接受 CN 的可能性（OR=0.68、OR=0.45、OR=0.18）明显低于年轻患者（Tsao 等，2013）。这项研究还显示，查尔森共病指数（CCI）为 2 的患者也不太可能（OR=0.74，$P<0.01$）接受 CN。这是由于老年人围术期手术并发生率较高，与 75 岁以下患者相比，75 岁以上的 mRCC 患者死亡率高达 20% vs. 1.1%（Kader 等，2007）。

东方肿瘤协作组一般状态评分（ECOG PS）是评估患者整体功能状态的既定工具，并在许多多因素分析研究中被发现是 mRCC 患者 OS 的独立预测因子(Flanigan 等，2001)。在临床试验中，它通常被用作纳入标准和分层工具，经常由于默认选择了一般状况更好的患者（ECOG0～1），使得研究队列比真实人群更倾向于好的结局。尽管如此，使用各种工具测量患者一般状态是用于确定 CN 对 mRCC 患者潜在获益的主要标准之一。数据显示，拥有良好 PS（Karnofsky PS80% 或更高）的患者使用 CN 和 TMT 治疗后的中位 OS 为 23.9 个月，而未接受 CN 的患者中位 OS 仅为 14.5 个月（$P<0.01$）(Choueiri 等，2011)。然而，PS 低于 80% 的患者仅获得了较小的生存获益（10.1 个月 vs. 6 个月，$P=0.08$），再次强调了在 TMT 前选择 CN 患者的重要性。另外，Shuch 等报道，患有非衰竭性骨转移的 ECOG PS2/3 的患者显示出与 ECOG PS 为 1 的患者相似的生存率（17.7 个月 vs. 13.8 个月，$P=0.46$）(Shuch 等，2008)。因此，作者建议将患者分为 ECOG PS2/3a（内脏疾病）和 b（骨受累），并建议对 ECOG PS2/3a 采用姑息性手段治疗，同时考虑对 ECOG PS2/3b 患者使用 CN 治疗，指出需要特定的标志物和风险分层工具来确定 CN 在 mRCC 患者中的有效性。同时，患有衰竭性（非承重）骨转移患者的生存期低至 2.1 个月，因此这些患者应仅采用姑息性措施进行治疗。

2. 影响 CN 疗效的组织学因素

众所周知，对组织学不清［如乳头状肾细胞癌（pRCC）或肉瘤样分化］的患者，对可用药物的反应不如透明细胞肾细胞癌，因此他们接受 TMT 的频率低于后者（Smaldone 等，2015）。因此，评估 CN 在该亚组患者中的获益是有意义的，因为它可能影响手术减瘤的决定。Aizer 等通过使用 SEER 数据库报道称，接受 CN 的非 ccRCC 患者的 2 年肿瘤特异性生存率明显低于 ccRCC 患者［59.2%（95%CI 53.1%～64.8%）vs. 74.2%（95%CI 66.4%～80.4%）］，突出了 TMT 的疗效差异（Aizer 等，2014）。同时，接受 CN 的非肾细胞癌患者比未接受的患者有更高的 OS（14 个月 vs. 6 个月，$P<0.001$）；然而，必须认识到这些分析的固有偏倚。详细来说，在除髓样 / 集合管癌之外的所有组织学类型中，CN 与肾细胞癌特异性死亡率的较低估计相关，尽管在某些亚组（papRCC）中可能不如 ccRCC 显著，而在其他亚组（肾嫌色细胞癌）中可能更显著，表明与 ccRCC 相比，它们的侵袭性更强或生物学表现更好（Smaldone 等，2015）。值得注意的是，肉瘤样癌被排除在这些研究之外，其被认为是最重要的不良组织学类型之一（Sanli 等，2010）。You 等报道，在一组接受或不接受 CN 治疗的患者中，与无肉瘤样分化的患者相比，肉瘤样分化患者的疾病进展风险增加了 2.9 倍，总死亡风险增加了 2.7 倍（You 等，2011）。同样，Shuch 等报道，肉瘤样分化患者的中位 OS 为 4.9 个月，而无肉瘤样分化特征的患者的中位 OS 为 17.7 个月（Shuch 等，2008）。总的来说，CN 对非 ccRCC 患者可能有价值，且组织学本身不应是判断患者是否接受 CN 治疗的因素。

3. 风险分层工具

与单个因素相比，综合风险分层工具在结果预测中的效用更大，这是合乎逻辑的。从历史上看，MSKCC 风险分层模型及其修改版本包括总共五个临床变量（Karnofsky PS<80%、从最初诊断到治疗的时间（取代了没有“先前进行过肾切除术”的最初模型）和实验室变量（LDH>1.5 倍正常值上限，血红蛋白低于正常值，以及校正钙升高>10mg/dl），用于将患者分为三个风险分层，这与生存率预后有很好的相关性(Motzer 等，1999 和 2002)。

然而，这些风险分层系统是从免疫治疗时代的数据中创建的，因此这些工具对 TMT 治疗的推测是有争议的。在一项多机构和多国的研究中（IDMC 小组），Heng 等回顾性地确定了独立预后因素，包括 3 个来自美国和 4 个来自加拿大医疗中心 645 名接受 TMT 治疗的患者（Heng 等，2009）。作者确定了 MSKCC 风险分层模型五个变量中的四个（血红蛋白低于正常值下限 LLN、校正血清钙高于正常值上限 ULN、Karnofsky PS＜80%、从最初诊断到治疗的时间少于 1 年）来完成 IMDC 风险模型。作者报道称，有利风险组(无危险因素)、中等风险组(1～2 个危险因素)和不良风险组（3～6 个危险因素）的预测 2 年 OS 分别为 75%、53% 和 7%。对 849 名患者采用这些标准进行的外部检验验证显示了这些变量对预后风险的良好区分，并显示了这三个风险类别中 OS 的估计值分别为 43.2 个月、22.5 个月和 7.5 个月，一致性检验为 0.71(95%CI 0.69～0.73)（Heng 等，2013）。如今，该模型被广泛用于对临床试验中的患者进行风险分层，考虑到高风险患者存活时间短，高风险状态可能是 CN 有限获益的指征（Li 等，2015）。然而，这些标准大都是在进行了肾切除治疗的患者中建立的，这可能会限制其对评估 CN 获益的适用性，此外，一些危险因素甚至可能被 CN 改变，并可能因此改变患者风险分层。

为了尽可能解决 IDMC 标准的缺点，Culp 等着手了开发一个包括 7 个术前临床变量的总和评分，利用 566 名 mRCC 患者的回顾性分析来识别不会从 CN 中获益的患者（Culp 等，2010）。术前危险因素的数量与总体死亡风险相关，与接受 CN 患者的中位 OS 成反比(表 40-3)。作者得出结论，有 4 个危险因素的患者似乎没有从 CN 中获益。

**表 40-3 Culp 等定义的生存预测变量（2010）**

| | 具体内容 |
|---|---|
| 生存预测变量 | • 血清白蛋白＜ LLN<br>• 血乳酸脱氢酶（LDH）水平＞，UNL<br>• 临床肿瘤分期 $T_3$ 或 $T_4$<br>• 转移部位引起的症状(如骨疼痛、神经症状等)<br>• 存在肝转移<br>• 腹膜后淋巴结肿大的放射学证据(1cm)<br>• 膈上淋巴结肿大的放射学证据(1cm) |

此外，预后诺模图是患者个体化管理有价值的工具，目前正用于泌尿肿瘤学的许多领域。最近，Margulis 等利用 601 名患者的队列研究开发了一个术前和术后诺模图，用于预测 CN 后 6 个月和 12 个月的癌症特异性生存率（Margulis，2013）。术前诺模图参数包括白蛋白和乳酸脱氢酶，而术后诺模图除此两者外，还包括病理性肿瘤分期≥$pT_3$、病理性淋巴结分期及输血。这两个诺模图显示可接受的区分准确度分别为 0.76 和 0.74，因此表明其在选择可能不从 CN 中获益的患者时可能有用。

4. CN 的时机

尽管通过前面提到的风险分层工具获得了预后信息，但是疾病进展的预测仍具有挑战。虽然有些患者可能有更好预后，但不可能在初次评估时就预测到。因此，一些研究人员建议利用系统治疗最初作为测试，以确定哪些患者将进展迅速，不会从 CN 中获益。Bex 等在小样本 mRCC 患者中通过免疫治疗的临床反应来更好地选择 CN 适宜人群（Bex 等，2002）。作者建议，3 个月全身治疗后肿瘤仍进展的患者应免于 CN，而病情稳定或部分缓解的患者应接受 CN，因为后者的生存预后远远优于前者（中位 OS 11.5 个月 vs. 3 个月）。另一项包括 75 名患者的研究使用肿瘤原发性反应（定义为治疗开始后 60 天内肾脏肿瘤体积减少 10%）作为评估肿瘤预后的替代物（Abel 等，2011）。发现无轻微原发肿瘤（PT）反应、60 天后有轻微 PT 反应和早期 PT 反应患者的中位 OS 分别为 10.3 个月、16.5 个月和 30.2 个月。此外，最近有证据表明术前 TMT 可能是有利的。在 Hanna 等的研究中，88.4% 和 11.6% 的患者分别在 TMT 开始前、后接受了 CN，据报道，TMT 前、后接受 CN 患者的 1 年和 3 年 OS 分别为 61.2% 和 26.6%、73.3% 和 35.3%（$P<0.01$）（Hanna 等，2016）。此外，TMT 不仅可以用作评估 CN 获益的方法，也可使原发肿瘤降期，以

利于手术；然而，这种影响似乎不大。在最近的一项系统综述中，发现对术前 TMT 有反应的肿瘤，直径缩小的中位百分比为 9.6%～28.3%；然而，肿瘤直径绝对变化的中位值仅在 0.8～3.1cm（Borregales 等，2016）。当根据 RESIST 标准进行评估时，0%～46% 的患者显示部分缓解，而没有患者显示完全缓解（Borregales 等，2016）。对于在这种设定下哪种药物最有效目前没有共识；然而，唯一解决这一问题的前瞻性研究在保留肾单位手术前使用了阿昔替尼（Borgegales 等，2016）。

最后，TMT 对瘤栓的作用似乎不大。虽然约 45% 的瘤栓显示缩小，但 28% 的瘤栓显示长度稳定或有所增加（Cost 等，2011）。总的来说，只有 12% 患者的瘤栓水平发生了临床变化，这对手术管理的影响很小（Cost 等，2011）。

5. 术前 TMT 与先行 CN 的优缺点

术前 TMT 的一个可能的缺点是担心与调控血管内皮生长因子轴相关的伤口愈合延迟。虽然 CN 后前 30 天内的并发症不一定存在差异，但在术前 TMT 后，预计多达 20% 的患者会出现伤口愈合延迟，这可能会导致术后进一步全身治疗的延迟（Jonasch 等，2009；Margulis 等，2008）。术前停用 TMT 药物应在预防术后并发症和停药期间可能的疾病进展之间取得平衡。目前，专家建议的术前停药时间为 2～3 个 TMT 半衰期，口服 TKI 为 1～3 天，而贝伐单抗最长可达 4 周（Margulis 等，2008）。

术前 TMT 的一个优点是全身治疗对转移部位的直接影响。Kutikov 等报道称，在 141 名接受 CN 的患者中，高达 30.5% 的患者由于疾病进展迅速（30% 的患者未接受 TMT）、患者拒绝、围术期死亡或决定术后先行主动监测，而未接受系统治疗（Kutikov 等，2010）。进一步数据表明，在 CN 后 TMT 患者中，61% 的患者在术后 60 天内由于疾病相关、手术相关及非手术非疾病相关因素而没有接受 TMT，比例分别为 27.5%、11%（5% 为 clavien Ⅲ级）和 22%（Gershman 等，2016）。延误治疗的预测因素是肝转移、病理性淋巴结转移和术中输血。

尽管对于 mRCC，术前 TMT 有一些令人信服的好处，但必须记住它可能导致 CN 的推迟，使患者一般状态恶化，引起不良事件甚至疾病进展。因此，需要随机对照试验来证明术前 TMT 的实际获益，即使有免疫疗法的最新进展和与之相关的治疗前景的可能改变，以及上述等待试验的招募问题。此外，关于在 CN 前用于肿瘤缩小的药物选择和药物持续时间的问题仍有待回答。

总的来说，在第一轮 TMT 之前还是之后进行 CN 应该根据上面的讨论及患者个体因素进行仔细的考量，在决策中充分考虑可能的优点和缺点。欧洲泌尿外科协会指南向一般状态良好、原发肿瘤较大、转移体积相对较小的患者推荐 CN（Bex 等，2016）。同时，根据 IMDC 或 MSKCC 风险评分，对于一般状态不佳或疾病风险较低、原发肿瘤相对较小、转移体积较大和（或）肉瘤样肿瘤的患者，一般不建议 CN 治疗。

### （四）“新”免疫疗法时代 CN 的未来展望

随着最近针对各种恶性肿瘤的“新”免疫治疗药物的引入，包括非一线治疗的 mRCC，CN 的作用和时机概念可能会受到进一步挑战。然而，迄今为止，还没有可靠的数据用以临床指导。导致 FDA 批准纳武单抗（第一个也是迄今为止唯一一个获批的肾细胞癌检查点抑制药）二线治疗 mRCC 的三期试验，与 TMT 时代的试验一样，包括了几乎 90% 的既往肾切除患者（Motzer 等，2015）。因此，亚组分析对肾脏保留肾癌患者的疗效影响非常有限，至今尚未发表。关于作用机制，新的免疫治疗药物可能对原发性肿瘤最有益，因为将有更多的肿瘤抗原被（再）活化的 T 细胞识别，可能影响免疫反应的强度。

然而，由于这些患者存在转移，因此在 CN 后会有残留的肿瘤，这可能不重要，甚至在一些肿瘤负荷通过免疫检查点抑制药克服肿瘤诱导的免疫抑制，拥有更高的药物应答率。但仍需要大规模的研究来证明这一点，在此之前，泌尿科和肿瘤科应该共同努力，从我们的患者身上积累经验。目前，休斯顿 MD 安德森癌症中心有一个开放试验方案（NCT02210117，ClinicalTrials.gov，2017a），对以前未治疗过的 mRCC 患者进行 CN 前治疗。该方案患者术前辅助各种药物治疗方案（单用纳武单抗，纳武单抗加贝伐单抗，以及纳武单抗加伊匹单抗），随后进行 CN，以研究这些药物的组合在术前新辅助治疗的疗效及肿瘤组织和外周血中的免疫变化（ClinicalTrials.gov，2017b）。这项研究将为免疫检查点抑制药对原发肿瘤的作用提供重要的证据。

## 三、转移瘤切除术

1939 年，Barney 和 Churchill 报道了第 1 例同时进行肾切除和孤立肺转移瘤切除术的患者。这个患者存活了 23 年，只是后来死于冠状动脉疾病（Barney 和 Churchill，1939）。转移瘤切除术的主要目标是在缺乏有效系统治疗的情况下获得完全的临床缓解，而次要目标是缓解和推迟系统治疗的可能。然而，这份案例报道的积极结果不能一概而论，绝大多数出现或发展为 mRCC 的患者将在短时间内死亡，无论是否尝试对远处转移灶进行积极的外科治疗。然而，完全手术切除也是使患者疾病治愈的少数可靠方法之一（即使在许多情况下只是暂时的，但也有高达 20% 的长期缓解率），并且有大量的回顾性文献将转移灶切除与有利的长期肿瘤结果联系起来。

与 CN 一样，转移瘤切除术的生存获益只能通过前瞻性随机对照临床试验来回答，因为关于该主题的回顾性研究选择偏差过大，无法量化 mRCC 的治疗获益（如果有的话）。然而，关于转移灶切除在 mRCC 中的作用，目前还没有已完成或正在进行的随机试验。这类临床试验将非常难以完成，因为 mRCC 是一种非常异质性的疾病，需要纳入非常多的患者来对患者和疾病特征的各种因素进行分层分析。与 CN 类似，越来越多可选择的全身治疗方案使问题进一步复杂化，因为转移瘤切除术在最初的免疫治疗时代的证据可能在 TMT 时代和现在的免疫检查点抑制药时代不再适用。关于出现转移患者的手术时机，产生了进一步问题。例如，转移瘤切除术可联合肾切除术在全身治疗之前、之后或特定的时机施行。此外，对于如何处理已经接受过转移瘤切除术但现在疾病复发的患者，目前还没有一致的意见。没有 1 级证据，我们只能尝试总结现有的回顾性研究。

### （一）支持转移瘤切除术的临床证据

大量研究报道了单中心或多中心 mRCC 转移瘤切除术的回顾性分析结果。van der Poel 等报道了 101 例患者中 152 次的肾细胞癌转移灶的切除，其中 41 例患者接受了重复切除（van der Poel 等，1999）。然而，据报道，只有 7% 的患者具有＞5 年的长期 OS。Kierney 等报道了 41 例孤立性转移瘤（不包括骨、淋巴结和脊髓转移瘤）患者，他们接受了根治性切除，并报道了 31% 的 5 年 OS（Kierney 等，1994）。与原发灶相比，转移灶的低组织学分级是唯一被发现与改善 OS 相关的因素。Kavolius 等比较了 141 例接受根治性转移瘤切除术、70 例接受非根治性转移瘤切除术和 67 例接受非手术治疗患者的结果，报道的 5 年 OS 分别为 44%、14% 和 11%（Kavolius 等，1998）。与改善 OS 相关因素的多变量分析包括无病时间间隔＞12 个月、单次复发（相对于多次）、治愈 / 根治性转移瘤切除（相对于不完全或非手术治疗）和男性。来自韩国的研究报道称，无论是在系统治疗前，还是在不能或不愿意接受系统治疗的患者中，转移瘤切除术都是 OS 的独立预测因素（Kwak 等，2007；Lee 等，2006）。Eggener 等将 MSKCC 风险分组（最初是为预测接受 IFN-α 治疗的 mRCC 患者的生存率而开发）与有无转移灶切除相结合，发现在多变量分析中，转移灶的手术干预仍然与生存率的提高独立相关（Eggener 等，2008）。Alt 等报道了 887 例肾细胞癌多发转移患者，其中 125 例（14%）接受了所有病灶的完全切除（Alt 等，2011）。在多种临床情况下（仅肺转移、非仅肺转移、3 个及以上转移病灶及同时性和非同时性转移）完全切除与生存率的提高相关。在多变量分析中，良好的一般状态、仅肺转移、非同时性转移和完全切除都是与改善 CSS 和 OS 相关的变量。来自 Leuven 大学医院和 Udine 大学的研究人员分析了 132 名在不同解剖部位接受转移癌切除术患者的记录（Tosco 等，2013）。基于对与结果相关因素的多变量分析，作者创建了四个“Leuven-Udine”（LU）预后组，分别以 2 年和 5 年的曲线下面积 0.87 和 0.88 准确预测生存率。

尽管与 mRCC 转移瘤切除术相关的异质性研究中没有一项与提高患者生存率相关的因素完全一致，但提出了几种因素。肺转移、初诊和转移发展之间较长的无病时间间隔及施行根治性手术切除的可能与转移瘤切除后的结果改善相关（表 40-4）。

### （二）转移部位

mRCC 最常见的转移部位是肺（45%～69%），其次是淋巴结（20%～40%）、骨（30%）、肝（20%），以及不太常见的肾上腺（9%）、脑（8%）和其他器官（Bianchi 等，2012；McKay 等，2014）。前文已经叙述了肿瘤位置对患者生存的影响，同 CN 一样这些考虑与转移瘤切除术的潜在获益相关。此外，转移灶的具体位置可能会影响患者生活质量或直接导致患者死亡，在评估患者是否应进行转移病灶的积极局部治疗时应考虑这些因素。

#### 1. 肺转移瘤

由于肺是肾细胞癌转移最常见的部位，有许多关于 RCC 肺转移瘤切除术的报道（Assouad 等，2007；Hofmann 等，2005；Kanzaki 等，2011；Kawashima 等，2011；Meimarakis 等，2011；Murthy 等，2005；Pfannschmidt 等，2002；Piltz 等，2002）。转移瘤完全切除后，肺转移患者的 5 年生存率在 21%～60%（Meimarakis 等，2011）。许多研究报道了与肺转移瘤切除术后预后改善相关的其他因素，包括无病时间间隔、转移灶数量和可切除程度。Hofmann 等将危险因素定义为无病间隔＜36 个月且有 1 个以上肺转移（Hofmann 等，2005）。患者被分为第 1 组（可切除，无危险因素）、第 2 组（可切除，一个危险因素）、第 3 组（可切除，两个危险因素）和第 4 组（不可切除）。每组的 5 年生存率分别为 53%、48%、22% 和 0%。Meimarakis 等报道了一种预后工具（慕尼黑评分）来确定肺转移瘤切除术的价值。基于他们对 175 例患者的多因素分析，转移瘤完全切除（$R_0$）、转移灶大小＞3cm、原发肿瘤淋巴结阳性、同步转移、胸膜浸润和肿瘤浸润肺门或纵隔淋巴结转移被报道为生存预后的独立危险因素（Meimarakis 等，2011）。风险分组定义为低风险患者（完全切除，无危险因素）、中风险患者（完全切除，一个或多个危险因素）和高风险患者（严重不完全切除或手术切缘阳性），报道的 5 年生存率数据分别为 63%、29% 和 0%。

#### 2. 骨转移瘤

骨转移作为 mRCC 中第二常见的远处转移，与肺转移相比，OS 显著降低。由于骨转移病灶与致残性疼痛相关，并可导致病理性骨折，因此对骨转移瘤的手术干预不应仅基于肿瘤学获益处理，还应基于患者预期寿命、疾病负担和干预后的恢复时间（Evenski 等，2012；Kollender 等，

表 40-4　转移瘤切除术的回顾性研究

| 作　者<br>研究中心<br>年　份 | 患者数量 | 临床方案 | 预后改善的相关因素 |
| --- | --- | --- | --- |
| van der Poel 等<br>（1999）<br>多中心<br>1985—1995 | • 总计（*n*=101）<br>• 孤立的（*n*=40）<br>• 重复切除术（*n*=41） | 孤立或多发的非同时发生的 mRCC | • 肺转移<br>• 完全切除<br>• DFI ＞ 2 年 |
| Kierney 等<br>（1994）<br>梅奥诊所<br>1970—1990 年 | • 总计（*n*=41）<br>• 完全切除（*n*=41） | 孤立的非同时发生的 mRCC | • 与原发灶相比，转移灶组织学等级低 |
| Kavoulius 等<br>（1998）<br>MSKCC<br>1980—1993 | • 总计（*n*=278）<br>• 完全切除（*n*=141）<br>• 不完全切除（*n*=70）<br>• 未切除（*n*=67） | 孤立的非同时发生的 mRCC | • DFI ＞ 12 个月<br>• 孤立性复发<br>• 完全切除<br>• 男性 |
| Lee 等<br>（2006）<br>韩国首尔<br>1999—2003 年 | • 总计（*n*=57）<br>• 转移灶切除术（*n*=20）<br>• 未行转移灶切除术（*n*=37） | 接受免疫化疗治疗的 mRCC | • 孤立性转移<br>• 根治性转移瘤切除术<br>• 肺转移 |
| Russo 等<br>（2007）<br>MSKCC<br>1989—2003 | • 总计（*n*=91）<br>• 完全切除（*n*=61）<br>• 未切除（*n*=30） | 同时发生的 mRCC | • 转移瘤切除术 |
| Kwak 等<br>（2007）<br>韩国首尔<br>1990—2004 | • 总计（*n*=62）<br>• 转移灶切除术（*n*=21）<br>• 未切除（*n*=41） | 未接受系统治疗的 mRCC | • 转移瘤切除术 |
| Eggener 等<br>（2008）<br>MSKCC<br>1989—2007 | • 总计（*n*=129）<br>• 完全切除（*n*=44）<br>• 未切除（*n*=85） | 肾切除术后非同时发生的 mRCC | • 转移瘤切除术<br>• 低 MSKCC 风险 |
| Alt 等<br>（2011）<br>Mayo Clinic<br>1976—2006 年 | • 总计（*n*=887）<br>• 完全切除（*n*=125） | 多发转移的 mRCC | • 完全切除<br>• 肺转移<br>• 一般状态良好<br>• 非同时发生的转移 |
| Tosco 等<br>（2013）<br>Udine，意大利<br>Leuven，比利时<br>1988—2011 | • 总计（*n*=109）<br>• 完全切除（*n*=82）<br>• 不完全切除（*n*=27） | 同时或非同时发生、单发或多发转移的 mRCC | • pT 分期＜ 3<br>• Fuhrman1～2 级<br>• 肺转移<br>• 孤立转移<br>• 完全切除 |

DFI. 无病间隔；mRCC. 转移性肾细胞癌；MSKCC. 纪念斯隆 – 凯特琳癌症中心

2000；Smith 等，1992）。长期以来，骨科手术一直被用来减轻 mRCC 患者的痛苦，但局部治疗也可能有利于生存。Fuchs 等分析了 60 例肾细胞癌孤立性骨转移患者，发现接受刮骨术和髓内骨固定术患者与未接受手术治疗患者相比，5 年肿瘤特异性生存率明显更高（38% vs. 8%）（Fuchs 等，2005）。同样，Kitamura 等报道了 2003—2012 年日本 149 例肾细胞癌骨转移患者的多因素分析，并指出骨科手术，而不是骨调节剂或放疗，与改善患者 OS 相关（Kitamura 等，2016）。

3. 脑转移瘤

肾细胞癌易转移到大脑，仅次于肺癌和黑色素瘤（Barnholtz-Sloan 等，2004）。肾细胞癌脑转移通常通过症状来诊断，直到最近，这类患者预后一直被认为很差，大多数患者生存期为 4～7 个月（Culine 等，1998；Wronski 等，1997）。这些病例的不良预后与脑损害的局部影响及脑转移同更广泛疾病间的关联有关（Samlowski 等，2008）。由于较差的生存预后，脑转移患者通常被排除在系统治疗的临床试验之外，并且没有可供参考的治疗指南（Heng 等，2014）。此外，有人担心血脑屏障 / 血液肿瘤屏障可能会抑制药物渗透到脑转移灶，靶向治疗可能会导致毁灭性的颅内出血；然而，这两个假设都被揭示为错误的（Carden 等，2008）。尽管如此，脑转移患者仍被排除在较新的免疫检查点抑制药的研究之外，尽管最近有一份病例报道显示，用帕博利珠单抗（抗 PD-1 抗体）治疗的患者显示脑转移瘤消退（Motzer 等，2015；Rothermundt 等，2016）。从历史上看，神经外科手术，通常与放射治疗相结合，为特定患者提供延长生存期的唯一机会，特别是那些有局限性浅表脑病变的患者、发病时无症状的患者，以及那些没有颅外病变的患者（Culine 等，1998；Harada 等，1999）。通常，病灶在出现时被认为是不可切除的，全脑放疗是唯一可用的选择（Culine 等，1998，Wronski 等，1997）。肾细胞癌固有的“放射抗性”被认为是局部控制差的罪魁祸首，但正如我们将在下面描述的，立体定向放射形式的高剂量放射对这一教条观念提出了挑战（Amendola 等，2000；Andrews 等，2004；Samlowski 等，2008；Schoggl 等，1998）。自 SRS 出现以来，开颅手术在很大程度上被保留用于尺寸大于 3cm 的脑部病变或那些迅速出现症状导致中线移位的病例（Dabestani 等，2014）。

4. 肾上腺转移瘤

Robson 等报道了接受根治性肾切除术（包括同侧肾上腺切除术）患者的生存获益；然而，在绝大多数局限性肾细胞癌的病例中，术前影像学的改善使得这种治疗策略在绝大多数局限性肾细胞癌病例中可能是过度的（Kletscher 等，1996；Robson 等，1968）。尽管如此，肾细胞癌确实有肾上腺转移的倾向，尸检显示转移率高达 29%（Siemer 等，2004）。在肾上腺同步转移的情况下，肾上腺切除术可以与 CN 同期进行。与其他转移部位类似，当肾上腺是非同时转移的唯一部位，并且无病时间间隔较长时，肾上腺切除术是一种潜在的治疗选择，有长期肿瘤特异性生存获益的报道（Alt 等，2011；Kuczyk 等，2005；Tsui 等，2000）。

5. 胰腺转移瘤

虽然孤立的胰腺转移很少，但肾细胞癌似乎有胰腺转移倾向。典型的胰腺转移出现较晚，并且通常是转移的唯一部位（Ghavamian 等，2000）。在对来自 17 个机构的 243 名接受胰腺转移瘤切除术患者的分析中发现，61.7% 的病例是为肾细胞癌胰腺转移（Reddy 和 Wolfgang，2009）。在转移到胰腺的肿瘤中，肾细胞癌与迄今为止最好的预后相关，因为患者的 5 年 OS 为 66%。

6. 非典型转移

除个案报道外，大多数已发表的关于 RCC

转移灶切除的报道都涉及最常见的转移灶；然而，像其他恶性肿瘤一样，RCC 可以扩散到任何器官。探索非典型部位转移瘤切除术作用的最大样本量研究由 Antonelli 等发表，他回顾了 37 例 RCC 非典型部位转移瘤切除术和 57 例 RCC 肺转移瘤切除术（Antonelli 等，2012）。非典型部位包括皮肤、肌肉、甲状腺、睾丸、鼻咽、阴道、网膜、脾、胃、乳房和胰腺。与肺转移相比，作者发现非典型部位转移瘤肿瘤特异性生存率没有差异，并得出结论，对非典型部位转移瘤手术的作用可能与肺转移瘤没有什么不同。

### （三）转移瘤手术的并发症

鉴于缺乏支持转移瘤手术的 1 级证据，大多数发生转移性疾病的患者的预期寿命有限，且考虑患者与 mRCC 相关的共病和不良一般状态，转移瘤切除术的安全性必须与预期获益进行权衡。Tosco 等报道了 124 名在不同转移部位接受转移瘤切除术患者的手术并发症（Tosco 等，2013）。平均住院时间为 9 天，13% 的患者出现 Clavien-Dindo3 级或更高的并发症。由于患者因素、肿瘤大小、数量和位置的异质性，很难提供有意义的转移瘤切除术并发症发生率的估计。尽管如此，在进行转移瘤切除术之前，需要仔细考虑这些因素，且患者的偏好和生活质量被重点考虑。胰腺转移瘤就是一个很好的例子，尽管其切除有相对有利的 OS，但胰腺切除术仍然是非常大的手术，在原发性胰十二指肠切除术中，围术期死亡率为 2%，发病率为 38%（Winter 等，2006）。

### （四）放射治疗：外科手术的替代治疗方法

尽管完全手术切除转移病灶已成为肾癌转移灶局部治疗的主要手段，但患者的偏好、健康状况和肿瘤因素（可及性、可切除性）可能使这种方法不可行，放疗可能为手术提供一种无创的替代治疗方法。尽管以前人们认为肾细胞癌是“抗辐射的”，但越来越多的文献正在驳斥这一观点（Dengina 等，2016）。虽然常规分割放射通常涉及 1.8～3.0Gy 的每日放射量，并且似乎对肾细胞癌无效，但是立体定向体放射治疗或立体定向放射治疗形式的高剂量放射治疗可导致肿瘤脉管系统的破坏，对高度依赖血管生成的肿瘤有效，包括肾细胞癌（De Meerleer 等，2014；Mehta 等，2005）。

大多数已发表的关于转移性肾细胞癌放射治疗的报道都是关于脑或骨转移的。放疗相对于手术治疗骨转移瘤的疗效受到质疑；然而，在这些先前的报告中，多采用较低的辐射剂量（Hunter 等，2012；Kitamura 等，2016）。Zelefsky 等报道了 105 例接受 18～24Gy 的单剂量影像引导调强放射治疗的肾细胞癌骨转移患者（SD-IGRT）和低分割放射治疗（3～5 个分割，20～30Gy）（Zelefsky 等，2012）。在 3 年时，高单剂量（24Gy）放射后的局部无进展生存期为 88%，显著高于低单剂量（＜24Gy）放射和低分割放射方案的 21% 和 17%LPFS。这些有利的结果已经得到了其他报道的证实，但治疗有效的持久性仍有待观察（Amini 等，2015）。

关于脑部病变，大量的当代研究表明，在有限转移性的患者中，SRS 显示出有利的局部控制率和持久的长期生存率（Amendola 等，2000；Fokas 等，2010；Ikushima 等，2000；Majewski 等，2016）。由于对 WBRT 后神经功能恶化的担忧，关于在 SRS 中加入 WBRT 的获益存在争议，尤其是在孤立或局限性脑病变的情况下。尽管 SRS+WBRT 组的局部控制率有所提高，但 SRS+WBRT 与 SBRT 单独治疗脑转移瘤的一项随机对照临床试验并未显示加入 WBRT 后患者生存率有任何改善（Aoyama 等，2006）。

虽然 mRCC 中的大部分 SBRT 数据是在骨转移患者中，但是这种放射方式也越来越多的在软组织病变中被研究，具有类似的获益结果。在一份用 SBRT 治疗 36 个病灶的报道中（最常见的分割是 5 个分割中 50Gy），其中胸部、腹部和皮肤 / 软组织部位为肾细胞癌转移，36 个月时的中位影像学控制率为 93.4%（Altos 等，2015）。由于放射治疗的进步，即使在如此高的剂量下，相关毒性作用也很低，没有报道 4 级或 5 级不良事件。其他机构也展示了类似的结果，局部控制率一直很高（Ranck 等，2013；Wersall 等，2005）。

远隔效应

“远隔效应”是一种转移瘤的局部放射治疗与未照射的远处肿瘤消退相关的现象（Mole，1953）。它被认为由免疫系统激活介导，并且已经在许多恶性肿瘤中报道过，包括 mRCC（Robin 等，1981；Wersall 等，2006）。虽然远隔效应的真正机制仍在争论中，但有效的免疫检查点抑制药的出现引起了人们对用放射疗法增强免疫系统的兴趣（Park 等，2015）。从理论上讲，肿瘤学结果的改善可能来自于转移病灶的 SBRT 消融，而不是手术切除。至此，我们的机构最近开始了纳武单抗联合 SBRT 对转移性透明细胞肾细胞癌治疗的Ⅱ期临床试验（SaBr）（ClinicalTrials.gov，2016）。

### （五）局部复发

根治性肾切除术后孤立性局部复发少见，仅在 1%～2% 的病例中有报道（Bruno 等，2006；Esrig 等，1992；Itano 等，2000；Margulis 等，2009；Tanguay 等，1996）。从历史上看，即使是孤立的局部复发也被认为与预后不良有关（Dekernion 等，1978）。然而，多个当代报道已经证明了局部复发性肾细胞癌治疗的可行性和成功管理。当与广泛转移性疾病相关时，无论是否尝试手术切除，局部复发似乎都与不良预后相关（Bruno 等，2006）。然而，在孤立复发的患者中，Margulis 等证明了积极的肿瘤切除可以与持久的局部控制和存活相关（Margulis 等，2009）。在关于该主题发表的研究文章中，作者确定了 54 例行手术切除的晚期转移性肾细胞癌患者，这些患者在肾窝、同侧肾上腺或腹膜后淋巴结有孤立的局部复发并通过手术切除进行治疗。中位无复发生存期和肿瘤特异性生存期分别为 11 个月和 61 个月。与不良结局相关的危险因素包括手术切缘阳性、肿瘤大小（5cm）、肉瘤样特征、血清碱性磷酸酶升高和乳酸脱氢酶升高。无危险因素患者的肿瘤特异性生存期为 111 个月，而有两个或两个以上危险因素的患者为 8 个月。在该研究中，4% 的患者出现围术期死亡，15% 的患者出现主要并发症，这凸显了患者选择的重要性，在这种情况下，与腹膜后手术相关的再次手术高发病率必须与潜在的生存获益进行权衡（Margulis 等，2009）。

### （六）转移瘤切除术推迟全身治疗

转移性肾细胞癌患者开始全身治疗的最佳时机尚不清楚。很明显，一些患者将经历转移性疾病的惰性生长模式，最近的一项前瞻性Ⅱ期试验证明了在开始系统治疗前主动监测的安全性（Rini 等，2016）。尽管已发表的关于这种治疗的报道有限，但孤立或寡转移疾病的转移瘤切除术可用于延迟系统治疗的开始。Mitchell 等报道了 60 例转移性肾细胞癌患者，这些患者最初没有接受系统治疗。最常见的（60%）初始策略是仅进行转移瘤切除术，而另外 12% 接受多种局部治疗方式（Mitchell 等，2015）。接受转移瘤切除术治疗的患者通常预后较好，在术后 4.7 年的随访期内，只有 31% 的患者继续接受系统治疗，系统治疗的平均时间为 36.5 个月。目前有一项正在进行的Ⅲ期临床试验，由东部肿瘤协作组（NCT01575548）领导，评估了帕唑帕尼与安慰剂在转移瘤切除后无疾病证据患者中的作用，还有一项 RESORT Ⅱ期试验评估了索拉非尼对转移瘤切除术后患者的作用（ClinicalTrials.gov，2017b；Procopio 等，2014）。虽然这些试验都没有直接评估转移瘤切除术相对于立即开始全身治疗的获益，但这些结果将是解答该问题的第一个前瞻性研究数据。

## 四、结论

做出支持或反对 CN 的决策相当困难。有 1 级证据支持将 CN 与 INF-α 联合使用；然而，这种“较老的”免疫疗法在 10 多年前引入 TMT 后很少使用。由于我们缺乏支持在 TMT 时代使用 CN 的 1 级证据，我们不得不依赖于回顾性报道，尽管在调整混杂因素方面作出了值得称赞的努力，但这些报道仍存在固有偏倚。尽管如此，现有的证据确实表明，在正确选择的患者中，CN 是有益的。在定义 CN 的患者选择标准方面已经做了相当大的努力。结果的主要驱动因素包括肿瘤因素，包括“可切除肿瘤体积分数”、患者因素和实验室参数，这些因素被捆绑在多个风险分层工具中。EAU 指南推荐表现良好、原发肿瘤较大、转移肿瘤负荷相对较低的患者使用 CN，而一般状况不佳、风险特征差、转移肿瘤负荷高、原发肿瘤相对较小的患者可能不会从 CN 中获益。人们非常期待通过 SURTIME 和 CARMENA 试验获得 1 级证据，尽管患者纳入的困难可能会限制结论。随着新免疫疗法（检查点抑制药）的引入，CN 的作用将需要重新评估，这些疗法将重塑目前 mRCC 的治疗格局。

从现有的回顾性数据中只能得出有限的结论，这些数据声称转移瘤切除术具有生存获益。选择接受转移瘤切除术的患者存在固有的显著选择偏倚，包括实施偏差（参与者和人员未被掩盖）、检测偏差（结果未被掩盖）和归因偏差（不完整的结果数据），对转移瘤切除术的肿瘤学作用进行回顾性研究的选择性报道应排除某些患者，通常是可完全切除孤立的、仅肺转移瘤的患者，其诊断和转移瘤发展之间的无病时间间隔较长，在转移瘤切除术后可以经历长时间的无复发生存期。尚不清楚干预是否对疾病的自然发展有任何影响，也不知道在这种情况下，更惰性的肿瘤生物学是否是有利结果的基础。最成问题的因素是对“可切除性”的评估，这是一个难以在多变量分析中捕捉的任意参数。尽管存在这些担忧，但现有的文献似乎表明转移瘤切除术存在生存获益。因此，谨慎的做法是为高度选择的患者提供转移瘤切除术的选择，尤其是在可完全切除且安全的情况下。放射治疗的发展，特别是 SRS 和 SBRT，已经证明了其在肾细胞癌转移治疗的治疗中，具有良好的中期局部控制率和降低发病率的显著疗效。结合手术和放射治疗的多学科治疗方法可能在 mRCC 的治疗中发挥越来越大的作用。

## 参考文献

[1] Abel EJ, Culp SH, et al. Early primary tumor size reduction is an independent predictor of improved overall survival in metastatic renal cell carcinoma patients treated with sunitinib. Eur Urol. 2011;60(6):1273–9.
[2] Abern MR, Scosyrev E, et al. Survival of patients undergoing cytoreductive surgery for metastatic renal cell carcinoma in the targeted-therapy era. Anticancer Res. 2014;34(5):2405–11.
[3] Aizer AA, Urun Y, et al. Cytoreductive nephrectomy in patients with metastatic non-clear-cell renal cell carcinoma (RCC). BJU Int. 2014;113(5b):E67–74.
[4] Alt AL, Boorjian SA, et al. Survival after complete surgical resection of multiple metastases from renal cell carcinoma. Cancer. 2011;117(13):2873–82.
[5] Altoos B, Amini A, et al. Local control rates of metastatic renal cell carcinoma (RCC) to thoracic, abdominal, and soft tissue lesions using stereotactic body radiotherapy (SBRT). Radiat Oncol. 2015;10:218.
[6] Alva A, Daniels GA, et al. Contemporary experience with high-dose interleukin-2 therapy and impact on survival in patients with metastatic melanoma and metastatic renal cell carcinoma. Cancer Immunol Immunother. 2016;65(12):1533–44.
[7] Amendola BE, Wolf AL, et al. Brain metastases in renal cell carcinoma: management with gamma knife radiosurgery. Cancer J. 2000;6(6):372–6.
[8] Amini A, Altoos B, et al. Local control rates of metastatic renal cell carcinoma (RCC) to the bone using stereotactic body radiation therapy: is RCC truly radioresistant? Pract Radiat Oncol.

2015;5(6):e589–96.
[9] Andrews DW, Scott CB, et al. Whole brain radiation therapy with or without stereotactic radiosurgery boost for patients with one to three brain metastases: phase III results of the RTOG 9508 randomised trial. Lancet. 2004;363(9422):1665–72.
[10] Antonelli A, Arrighi N, et al. Surgical treatment of atypical metastasis from renal cell carcinoma (RCC). BJU Int. 2012;110(11 Pt B):E559–63.
[11] Aoyama H, Shirato H, et al. Stereotactic radiosurgery plus whole-brain radiation therapy vs stereotactic radiosurgery alone for treatment of brain metastases: a randomized controlled trial. JAMA. 2006;295(21):2483–91.
[12] Assouad J, Petkova B, et al. Renal cell carcinoma lung metastases surgery: pathologic findings and prognostic factors. Ann Thorac Surg. 2007;84(4):1114–20.
[13] Bamias A, Tzannis K, et al. Prognostic significance of cytoreductive nephrectomy in patients with synchronous metastases from renal cell carcinoma treated with first-line sunitinib: a European multiinstitutional study. Clin Genitourin Cancer. 2014;12(5):373–83.
[14] Barbastefano J, Garcia JA, et al. Association of percentage of tumour burden removed with debulking nephrectomy and progression-free survival in patients with metastatic renal cell carcinoma treated with vascular endothelial growth factor-targeted therapy. BJU Int. 2010;106(9):1266–9.
[15] Barney JD, Churchill EJ. Adenocarcinoma of the kidney with metastasis to the lung cured by nephrectomy and lobectomy. J Urol. 1939;42:269.
[16] Barnholtz-Sloan JS, Sloan AE, et al. Incidence proportions of brain metastases in patients diagnosed (1973 to 2001) in the Metropolitan Detroit Cancer Surveillance System. J Clin Oncol. 2004;22(14):2865–72.
[17] Bex A, Horenblas S, et al. The role of initial immunotherapy as selection for nephrectomy in patients with metastatic renal cell carcinoma and the primary tumor in situ. Eur Urol. 2002;42(6):570–4. discussion 575–6
[18] Bex A, de Bruijn R, et al. Time to targeted therapy after cytoreductive nephrectomy (CN) and surveillance in patients with synchronous unresectable metastases of renal cell carcinoma (RCC). J Clin Oncol. 2016a;34 (2 suppl):604.
[19] Bex A, Ljungberg B, et al. The role of cytoreductive nephrectomy: European Association of Urology recommendations in 2016. Eur Urol. 2016b;70(6):901–5.
[20] Bianchi M, Sun M, et al. Distribution of metastatic sites in renal cell carcinoma: a population-based analysis. Ann Oncol. 2012;23(4):973–80.
[21] Borregales LD, Adibi M, et al. The role of neoadjuvant therapy in the management of locally advanced renal cell carcinoma. Ther Adv Urol. 2016;8(2):130–41.
[22] Bruno JJ 2nd, Snyder ME, et al. Renal cell carcinoma local recurrences: impact of surgical treatment and concomitant metastasis on survival. BJU Int. 2006;97 (5):933–8.
[23] Carden CP, Larkin JM, et al. What is the risk of intracranial bleeding during anti-VEGF therapy? Neuro Oncol. 2008;10(4):624–30.
[24] Choueiri TK, Motzer RJ. Systemic therapy for metastatic renal-cell carcinoma. N Engl J Med. 2017;376 (4):354–66.
[25] Choueiri TK, Xie W, et al. The impact of cytoreductive nephrectomy on survival of patients with metastatic renal cell carcinoma receiving vascular endothelial growth factor targeted therapy. J Urol. 2011;185 (1):60–6.
[26] ClinicalTrials.gov. Nivolumab and stereotactic ablative radiation therapy (SAbR) for metastatic clear cell renal cell carcinoma. In: Health USNIo, editor. www. clinicaltrials.gov; 2016.
[27] ClinicalTrials.gov.Nivolumab vs nivolumab + bevacizumab vs nivolumab + ipilimumab in metastatic renal cell carcinoma (mRCC) (NCT02210117). 2017a. https://clinicaltrials.gov/ ct2/show/NCT022 10117?term=cytoreductive+nephrectom y&rank=3. Accessed 3 Feb 2017.
[28] ClinicalTrials.gov. Pazopanib hydrochloride in treating patients with metastatic kidney cancer who have no evidence of disease after surgery. In: Health USNIo, editor. 2017b.
[29] Cohen HT, McGovern FJ. Renal-cell carcinoma. N Engl J Med. 2005;353(23):2477–90.
[30] Conti SL, Thomas IC, et al. Utilization of cytoreductive nephrectomy and patient survival in the targeted therapy era. Int J Cancer. 2014;134(9):2245–52.
[31] Cost NG, Delacroix SE Jr, et al. The impact of targeted molecular therapies on the level of renal cell carcinoma vena caval tumor thrombus. Eur Urol. 2011;59 (6):912–8.
[32] Culine S, Bekradda M, et al. Prognostic factors for survival in patients with brain metastases from renal cell carcinoma. Cancer. 1998;83(12):2548–53.
[33] Culp SH, Tannir NM, et al. Can we better select patients with metastatic renal cell carcinoma for cytoreductive nephrectomy? Cancer. 2010;116(14):3378–88.
[34] Dabestani S, Marconi L, et al. Local treatments for metastases of renal cell carcinoma: a systematic review. Lancet Oncol. 2014;15(12):e549–61.
[35] De Meerleer G, Khoo V, et al. Radiotherapy for renal-cell carcinoma. Lancet Oncol. 2014;15(4):e170–7.
[36] Dekernion JB, Ramming KP, et al. The natural history of metastatic renal cell carcinoma: a computer analysis. J Urol. 1978;120(2): 148–52.
[37] Dengina N, Tsimafeyeu I, et al. Current role of radiotherapy for renal-cell carcinoma: review. Clin Genitourin Cancer. 2016 Sep;15(2):183–7.
[38] Ebele JN, Sauter G, Epstein JI, Sesterhenn IA. Pathology and genetics of tumours of the urinary system and male genital organs. World Health Organisation classification of tumours. Lyon: International Agency for Research on Cancer; 2004.
[39] Eggener SE, Yossepowitch O, et al. Risk score and metastasectomy independently impact prognosis of patients with recurrent renal cell carcinoma. J Urol. 2008;180 (3):873–8. discussion 878
[40] Escudier B, Eisen T, et al. Sorafenib in advanced clear-cell renal-cell carcinoma. N Engl J Med. 2007;356 (2):125–34.
[41] Esrig D, Ahlering TE, et al. Experience with fossa recurrence of renal cell carcinoma. J Urol. 1992;147 (6):1491–4.
[42] Evenski A, Ramasunder S, et al. Treatment and survival of osseous renal cell carcinoma metastases. J Surg Oncol. 2012;106(7):850–5.
[43] Fallick ML, McDermott DF, et al. Nephrectomy before interleukin-2 therapy for patients with metastatic renal cell carcinoma. J Urol. 1997;158(5):1691–5.
[44] Ferlay J, Soerjomataram I, Ervik M, et al. GLOBOCAN 2012, cancer incidence and mortality worldwide: IARC CancerBase No. 11. Lyon: International Agency for Research on Cancer; 2014.
[45] Flanigan RC, Salmon SE, et al. Nephrectomy followed by interferon alfa-2b compared with interferon alfa-2b alone for metastatic renal-cell cancer. N Engl J Med. 2001;345(23):1655–9.
[46] Flanigan RC, Mickisch G, et al. Cytoreductive nephrectomy in patients with metastatic renal cancer: a combined analysis. J Urol. 2004;171(3):1071–6.
[47] Fokas E, Henzel M, et al. Radiotherapy for brain metastases from renal cell cancer: should whole-brain radiotherapy be added to stereotactic radiosurgery?: analysis of 88 patients. Strahlenther Onkol. 2010;186(4):210–7.
[48] Fuchs B, Trousdale RT, et al. Solitary bony metastasis from renal cell carcinoma: significance of surgical treatment. Clin Orthop Relat Res. 2005;(431):187–92.
[49] Fyfe G, Fisher RI, et al. Results of treatment of 255 patients with metastatic renal cell carcinoma who received highdose recombinant interleukin-2 therapy. J Clin Oncol. 1995;13(3):688–96.

[50] Gershman B, Moreira DM, et al. Comprehensive characterization of the perioperative morbidity of cytoreductive nephrectomy. Eur Urol. 2016;69 (1):84–91.

[51] Gershman B, Thompson RH, et al. Lymph node dissection is not associated with improved survival among patients undergoing cytoreductive nephrectomy for metastatic renal cell carcinoma: a propensity score based analysis. J Urol. 2017;197(3 Pt 1):574–9.

[52] Ghavamian R, Klein KA, et al. Renal cell carcinoma metastatic to the pancreas: clinical and radiological features. Mayo Clin Proc. 2000;75(6):581–5.

[53] de Groot S, Redekop WK, et al. Survival in patients with primary metastatic renal cell carcinoma treated with sunitinib with or without previous cytoreductive nephrectomy: results from a population-based registry. Urology. 2016;95:121–7.

[54] Guha N, Loomis D, et al. Carcinogenicity of trichloroethylene, tetrachloroethylene, some other chlorinated solvents, and their metabolites. Lancet Oncol. 2012;13 (12):1192–3.

[55] Haas NB, Manola J, et al. Initial results from ASSURE (E2805): adjuvant sorafenib or sunitinib for unfavorable renal carcinoma, an ECOG-ACRIN-led, NCTN phase III trial. ASCO Meet Abstr. 2015;33(7 suppl):403.

[56] Han KR, Pantuck AJ, et al. Number of metastatic sites rather than location dictates overall survival of patients with node-negative metastatic renal cell carcinoma. Urology. 2003;61(2):314–9.

[57] Hanna N, Sun M, et al. Survival analyses of patients with metastatic renal cancer treated with targeted therapy with or without cytoreductive nephrectomy: a National Cancer Database study. J Clin Oncol. 2016;34 (27):3267–75.

[58] Hanzly M, Aboumohamed A, et al. High-dose interleukin- 2 therapy for metastatic renal cell carcinoma: a contemporary experience. Urology. 2014;83(5):1129–34.

[59] Harada Y, Nonomura N, et al. Clinical study of brain metastasis of renal cell carcinoma. Eur Urol. 1999;36(3):230–5.

[60] Heng DY, Xie W, et al. Prognostic factors for overall survival in patients with metastatic renal cell carcinoma treated with vascular endothelial growth factor-targeted agents: results from a large, multicenter study. J Clin Oncol. 2009;27(34):5794–9.

[61] Heng DY, XieW, et al. External validation and comparison with other models of the International Metastatic Renal Cell Carcinoma Database Consortium prognostic model: a population-based study. Lancet Oncol. 2013;14(2):141–8.

[62] Heng DY, Choueiri TK, et al. Outcomes of patients with metastatic renal cell carcinoma that do not meet eligibility criteria for clinical trials. Ann Oncol. 2014a;25 (1):149–54.

[63] Heng DY, Wells JC, et al. Cytoreductive nephrectomy in patients with synchronous metastases from renal cell carcinoma: results from the International Metastatic Renal Cell Carcinoma Database Consortium. Eur Urol. 2014b;66(4):704–10.

[64] Hirano D, Okada Y, et al. Intravesical recurrence after surgical management of urothelial carcinoma of the upper urinary tract. Urol Int. 2012;89(1):71–7.

[65] Hofmann HS, Neef H, et al. Prognostic factors and survival after pulmonary resection of metastatic renal cell carcinoma. Eur Urol. 2005;48(1):77–81. discussion 81–2

[66] Hudes G, Carducci M, et al. Temsirolimus, interferon alfa, or both for advanced renal-cell carcinoma. N Engl J Med. 2007;356(22):2271–81.

[67] Hunt JD, van der Hel OL, et al. Renal cell carcinoma in relation to cigarette smoking: meta-analysis of 24 studies. Int J Cancer. 2005;114(1):101–8.

[68] Hunter GK, Balagamwala EH, et al. The efficacy of external beam radiotherapy and stereotactic body radiotherapy for painful spinal metastases from renal cell carcinoma. Pract Radiat Oncol. 2012;2(4):e95–e100.

[69] Iacovelli R, Lanoy E, et al. Tumour burden is an independent prognostic factor in metastatic renal cell carcinoma. BJU Int. 2012;110(11):1747–53.

[70] Ikushima H, Tokuuye K, et al. Fractionated stereotactic radiotherapy of brain metastases from renal cell carcinoma. Int J Radiat Oncol Biol Phys. 2000;48 (5):1389–93.

[71] Itano NB, Blute ML, et al. Outcome of isolated renal cell carcinoma fossa recurrence after nephrectomy. J Urol. 2000;164(2):322–5.

[72] Janowitz T, Welsh SJ, et al. Adjuvant therapy in renal cell carcinoma – past, present, and future. Semin Oncol. 2013;40(4):482–91.

[73] Jonasch E, Wood CG, et al. Phase II presurgical feasibility study of bevacizumab in untreated patients with metastatic renal cell carcinoma. J Clin Oncol. 2009;27 (25):4076–81.

[74] Kader AK, Tamboli P, et al. Cytoreductive nephrectomy in the elderly patient: the M. D. Anderson Cancer Center experience. J Urol. 2007;177(3):855–60. discussion 860–1

[75] Kane CJ, Mallin K, et al. Renal cell cancer stage migration: analysis of the National Cancer Database. Cancer. 2008;113(1):78–83.

[76] Kanzaki R, Higashiyama M, et al. Long-term results of surgical resection for pulmonary metastasis from renal cell carcinoma: a 25–year single-institution experience. Eur J Cardiothorac Surg. 2011;39(2):167–72.

[77] Karakiewicz PI, Briganti A, et al. Multi-institutional validation of a new renal cancer-specific survival nomogram. J Clin Oncol. 2007;25(11):1316–22.

[78] Kavolius JP, Mastorakos DP, et al. Resection of metastatic renal cell carcinoma. J Clin Oncol. 1998;16(6):2261–6.

[79] Kawashima A, Nakayama M, et al. Pulmonary metastasectomy in patients with renal cell carcinoma: a single-institution experience. Int J Clin Oncol. 2011;16(6):660–5.

[80] Kierney PC, van Heerden JA, et al. Surgeon's role in the management of solitary renal cell carcinoma metastases occurring subsequent to initial curative nephrectomy: an institutional review. Ann Surg Oncol. 1994;1 (4):345–52.

[81] Kitamura H, Takahashi A, et al. Molecular-targeted therapy and surgery may prolong survival of renal cell carcinoma patients with bone metastasis: a multiinstitutional retrospective study in Japan. Anticancer Res. 2016;36(10):5531–6.

[82] Kletscher BA, Qian J, et al. Prospective analysis of the incidence of ipsilateral adrenal metastasis in localized renal cell carcinoma. J Urol. 1996;155(6):1844–6.

[83] Kollender Y, Bickels J, et al. Metastatic renal cell carcinoma of bone: indications and technique of surgical intervention. J Urol. 2000;164(5):1505–8.

[84] Kucerova P, Cervinkova M. Spontaneous regression of tumour and the role of microbial infection – possibilities for cancer treatment. Anti-Cancer Drugs. 2016;27 (4):269–77.

[85] Kuczyk M, Wegener G, et al. The therapeutic value of adrenalectomy in case of solitary metastatic spread originating from primary renal cell cancer. Eur Urol. 2005;48(2):252–7.

[86] Kutikov A, Uzzo RG, et al. Use of systemic therapy and factors affecting survival for patients undergoing cytoreductive nephrectomy. BJU Int. 2010;106 (2):218–23.

[87] Kwak C, Park YH, et al. Metastasectomy without systemic therapy in metastatic renal cell carcinoma: comparison with conservative treatment. Urol Int. 2007;79 (2):145–51.

[88] Lara PN Jr, Tangen CM, et al. Predictors of survival of advanced renal cell carcinoma: long-term results from Southwest Oncology Group Trial S8949. J Urol. 2009;181(2):512–6. discussion 516–7

[89] Lee SE, Kwak C, et al. Metastatectomy prior to immunochemotherapy for metastatic renal cell carcinoma. Urol Int. 2006;76(3):256–63.

[90] Lee JY, Kim CK, et al. Volume doubling time and growth rate of renal cell carcinoma determined by helical CT: a single-institution experience. Eur Radiol. 2008;18 (4):731–7.

[91] Leibovich BC, Blute ML, et al. Prediction of progression after radical nephrectomy for patients with clear cell renal cell

carcinoma: a stratification tool for prospective clinical trials. Cancer. 2003;97(7):1663–71.

[92] Li H, Samawi H, et al. The use of prognostic factors in metastatic renal cell carcinoma. Urol Oncol. 2015;33 (12):509–16.

[93] Lokich J. Spontaneous regression of metastatic renal cancer. Case report and literature review. Am J Clin Oncol. 1997;20(4):416–8.

[94] Lowrance WT, Ordonez J, et al. CKD and the risk of incident cancer. J Am Soc Nephrol. 2014;25 (10):2327–34.

[95] Majewski W, Tabor M, et al. The efficacy of stereotactic radiotherapy for metastases from renal cell carcinoma. Neoplasma. 2016;63(1):99–106.

[96] Margulis V, Matin SF, et al. Surgical morbidity associated with administration of targeted molecular therapies before cytoreductive nephrectomy or resection of locally recurrent renal cell carcinoma. J Urol. 2008;180(1):94–8.

[97] Margulis V, McDonald M, et al. Predictors of oncological outcome after resection of locally recurrent renal cell carcinoma. J Urol. 2009;181(5):2044–51.

[98] Margulis V, Shariat SF, et al. Development of accurate models for individualized prediction of survival after cytoreductive nephrectomy for metastatic renal cell carcinoma. Eur Urol. 2013;63(5):947–52.

[99] Mathieu R, Pignot G, et al. Nephrectomy improves overall survival in patients with metastatic renal cell carcinoma in cases of favorable MSKCC or ECOG prognostic features. Urol Oncol. 2015;33(8):339.e9–e15.

[100] McDermott DF, Regan MM, et al. Randomized phase III trial of high-dose interleukin-2 versus subcutaneous interleukin-2 and interferon in patients with metastatic renal cell carcinoma. J Clin Oncol. 2005;23(1):133–41.

[101] McKay RR, Kroeger N, et al. Impact of bone and liver metastases on patients with renal cell carcinoma treated with targeted therapy. Eur Urol. 2014;65(3):577–84.

[102] Mehta MP, Tsao MN, et al. The American Society for Therapeutic Radiology and Oncology (ASTRO) evidence-based review of the role of radiosurgery for brain metastases. Int J Radiat Oncol Biol Phys. 2005;63 (1):37–46.

[103] Meimarakis G, Angele M, et al. Evaluation of a new prognostic score (Munich score) to predict long-term survival after resection of pulmonary renal cell carcinoma metastases. Am J Surg. 2011;202(2):158–67.

[104] Mickisch GH, Garin A, et al. Radical nephrectomy plus interferon-alfa-based immunotherapy compared with interferon alfa alone in metastatic renal-cell carcinoma: a randomised trial. Lancet. 2001;358(9286):966–70.

[105] Mitchell AP, Hirsch BR, et al. Deferred systemic therapy in patients with metastatic renal cell carcinoma. Clin Genitourin Cancer. 2015;13(3):e159–66.

[106] Mole RH. Whole body irradiation; radiobiology or medicine? Br J Radiol. 1953;26(305):234–41.

[107] Motzer RJ, Bander NH, et al. Renal-cell carcinoma. N Engl J Med. 1996;335(12):865–75.

[108] Motzer RJ, Mazumdar M, et al. Survival and prognostic stratification of 670 patients with advanced renal cell carcinoma. J Clin Oncol. 1999;17(8):2530–40.

[109] Motzer RJ, Bacik J, et al. Interferon-alfa as a comparative treatment for clinical trials of new therapies against advanced renal cell carcinoma. J Clin Oncol. 2002;20 (1):289–96.

[110] Motzer RJ, Hutson TE, et al. Sunitinib versus interferon alfa in metastatic renal-cell carcinoma. N Engl J Med. 2007;356(2): 115–24.

[111] Motzer RJ, Escudier B, et al. Efficacy of everolimus in advanced renal cell carcinoma: a double-blind, randomised, placebo-controlled phase III trial. Lancet. 2008;372(9637):449–56.

[112] Motzer RJ, Escudier B, et al. Nivolumab versus everolimus in advanced renal-cell carcinoma. N Engl J Med. 2015;373(19): 1803–13.

[113] Murthy SC, Kim K, et al. Can we predict long-term survival after pulmonary metastasectomy for renal cell carcinoma? Ann Thorac Surg. 2005;79(3):996–1003.

[114] Negrier S, Escudier B, et al. Recombinant human interleukin-2, recombinant human interferon alfa-2a, or both in metastatic renal-cell carcinoma. Groupe Francais d'Immunotherapie. N Engl J Med. 1998;338 (18):1272–8.

[115] Negrier S, Perol D, et al. Medroxyprogesterone, interferon alfa-2a, interleukin 2, or combination of both cytokines in patients with metastatic renal carcinoma of intermediate prognosis: results of a randomized controlled trial. Cancer. 2007;110(11):2468–77.

[116] Nunez Bragayrac L, Hoffmeyer J, et al. Minimally invasive cytoreductive nephrectomy: a multi-institutional experience. World J Urol. 2016;34(12):1651–6.

[117] Oliver RT, Nethersell AB, et al. Unexplained spontaneous regression and alpha-interferon as treatment for metastatic renal carcinoma. Br J Urol. 1989;63(2):128–31.

[118] Pantuck AJ, Belldegrun AS, et al. Nephrectomy and interleukin-2 for metastatic renal-cell carcinoma. N Engl J Med. 2001;345(23):1711–2.

[119] Park SS, Dong H, et al. PD-1 restrains radiotherapyinduced abscopal effect. Cancer Immunol Res. 2015;3 (6):610–9.

[120] Patard JJ, Kim HL, et al. Use of the University of California Los Angeles integrated staging system to predict survival in renal cell carcinoma: an international multicenter study. J Clin Oncol. 2004;22(16):3316–22.

[121] Petrelli F, Coinu A, et al. Cytoreductive nephrectomy in metastatic renal cell carcinoma treated with targeted therapies: a systematic review with a meta-analysis. Clin Genitourin Cancer. 2016;14(6):465–72.

[122] Pfannschmidt J, Hoffmann H, et al. Prognostic factors for survival after pulmonary resection of metastatic renal cell carcinoma. Ann Thorac Surg. 2002;74(5):1653–7.

[123] Pierorazio PM, McKiernan JM, et al. Outcome after cytoreductive nephrectomy for metastatic renal cell carcinoma is predicted by fractional percentage of tumour volume removed. BJU Int. 2007;100(4):755–9.

[124] Piltz S, Meimarakis G, et al. Long-term results after pulmonary resection of renal cell carcinoma metastases. Ann Thorac Surg. 2002;73(4):1082–7.

[125] van der Poel HG, Roukema JA, et al. Metastasectomy in renal cell carcinoma: a multicenter retrospective analysis. Eur Urol. 1999;35(3):197–203.

[126] Procopio G, Verzoni E, et al. Rationale and protocol of RESORT, a randomized, open-label, multicenter phase II study to evaluate the efficacy of sorafenib in patients with advanced renal cell carcinoma after radical resection of the metastases. Tumori. 2014;100(1):e28–30.

[127] Psutka SP, Kim SP, et al. The impact of targeted therapy on management of metastatic renal cell carcinoma: trends in systemic therapy and cytoreductive nephrectomy utilization. Urology. 2015;85(2):442–50.

[128] Ranck MC, Golden DW, et al. Stereotactic body radiotherapy for the treatment of oligometastatic renal cell carcinoma. Am J Clin Oncol. 2013;36(6):589–95.

[129] Ravaud A, Motzer RJ, et al. Adjuvant sunitinib in high-risk renal-cell carcinoma after nephrectomy. N Engl J Med. 2016;375(23):2246–54.

[130] Reddy S, Wolfgang CL. The role of surgery in the management of isolated metastases to the pancreas. Lancet Oncol. 2009;10(3):287–93.

[131] Renehan AG, TysonM, et al. Body-mass index and incidence of cancer: a systematic review andmeta-analysis of prospective

observational studies. Lancet. 2008;371(9612):569–78.
[132] Rini BI, Dorff TB, et al. Active surveillance in metastatic renal-cell carcinoma: a prospective, phase 2 trial. Lancet Oncol. 2016;17(9):1317–24.
[133] Robin HI, AuBuchon J, et al. The abscopal effect: demonstration in lymphomatous involvement of kidneys. Med Pediatr Oncol. 1981;9(5):473–6.
[134] Robson CJ, Churchill BM, et al. The results of radical nephrectomy for renal cell carcinoma. Trans Am Assoc Genitourin Surg. 1968;60:122–9.
[135] Rothermundt C, Hader C, et al. Successful treatment with an anti-PD-1 antibody for progressing brain metastases in renal cell cancer. Ann Oncol. 2016;27(3):544–5.
[136] Russo P, Synder M, et al. Cytoreductive nephrectomy and nephrectomy/complete metastasectomy for metastatic renal cancer. ScientificWorldJournal. 2007;7:768–78.
[137] Samlowski WE, Majer M, et al. Multidisciplinary treatment of brain metastases derived from clear cell renal cancer incorporating stereotactic radiosurgery. Cancer. 2008;113(9):2539–48.
[138] Sanli O, Zorba OU, et al. Microscopic venous invasion is associated with disease free and cancer free survival in renal cell carcinoma. Minerva Urol Nefrol. 2010;62 (4):347–53.
[139] Schoggl A, Kitz K, et al. Gamma-knife radiosurgery for brain metastases of renal cell carcinoma: results in 23 patients. Acta Neurochir. 1998;140(6):549–55.
[140] Shuch B, La Rochelle JC, et al. Performance status and cytoreductive nephrectomy: redefining management in patients with poor performance. Cancer. 2008;113 (6):1324–31.
[141] Siemer S, Lehmann J, et al. Adrenal metastases in 1635 patients with renal cell carcinoma: outcome and indication for adrenalectomy. J Urol. 2004;171(6 Pt 1): 2155–9. discussion 9
[142] Smaldone MC, Handorf E, et al. Temporal trends and factors associated with systemic therapy after cytoreductive nephrectomy: an analysis of the National Cancer Database. J Urol. 2015;193(4):1108–13.
[143] Smith EM, Kursh ED, et al. Treatment of osseous metastases secondary to renal cell carcinoma. J Urol. 1992;148(3):784–7.
[144] Stewart GD, Aitchison M, et al. Cytoreductive nephrectomy in the tyrosine kinase inhibitor era: a question that may never be answered. Eur Urol. 2016;71(6):845–7.
[145] Tanguay S, Pisters LL, et al. Therapy of locally recurrent renal cell carcinoma after nephrectomy. J Urol. 1996;155(1):26–9.
[146] Tosco L,Van Poppel H, et al. Survival and impact of clinical prognostic factors in surgically treated metastatic renal cell carcinoma. Eur Urol. 2013;63(4):646–52.
[147] Tsao CK, Small AC, et al. Cytoreductive nephrectomy for metastatic renal cell carcinoma in the era of targeted therapy in the United States: a SEER analysis. World J Urol. 2013;31(6):1535–9.
[148] Tsui KH, Shvarts O, et al. Prognostic indicators for renal cell carcinoma: a multivariate analysis of 643 patients using the revised 1997 TNM staging criteria. J Urol. 2000;163(4):1090–5. quiz 295
[149] Vajdic CM, McDonald SP, et al. Cancer incidence before and after kidney transplantation. JAMA. 2006;296 (23):2823–31.
[150] Wagner JR,Walther MM, et al. Interleukin-2 based immunotherapy for metastatic renal cell carcinoma with the kidney in place. J Urol. 1999;162(1):43–5.
[151] Walther MM, Alexander RB, et al. Cytoreductive surgery prior to interleukin-2–based therapy in patients with metastatic renal cell carcinoma. Urology. 1993;42 (3):250–7. discussion 257–8
[152] Walther MM, Yang JC, et al. Cytoreductive surgery before high dose interleukin-2 based therapy in patients with metastatic renal cell carcinoma. J Urol. 1997;158 (5):1675–8.
[153] Wersall PJ, Blomgren H, et al. Extracranial stereotactic radiotherapy for primary and metastatic renal cell carcinoma. Radiother Oncol. 2005;77(1):88–95.
[154] Wersall PJ, Blomgren H, et al. Regression of non-irradiated metastases after extracranial stereotactic radiotherapy in metastatic renal cell carcinoma. Acta Oncol. 2006;45 (4):493–7.
[155] Williams AK, Kassouf W, et al. Multifocality rather than tumor location is a prognostic factor in upper tract urothelial carcinoma. Urol Oncol. 2013;31(7):1161–5.
[156] Winter JM, Cameron JL, et al. 1423 pancreaticoduodenectomies for pancreatic cancer: a single-institution experience. J Gastrointest Surg. 2006;10(9):1199–210. discussion 210–1
[157] Wronski M, Maor MH, et al. External radiation of brain metastases from renal carcinoma: a retrospective study of 119 patients from the M. D. Anderson Cancer Center. Int J Radiat Oncol Biol Phys. 1997;37(4):753–9.
[158] Yagoda A, Petrylak D, et al. Cytotoxic chemotherapy for advanced renal cell carcinoma. Urol Clin North Am. 1993;20(2):303–21.
[159] Yang JC, Sherry RM, et al. Randomized study of high-dose and low-dose interleukin-2 in patients with metastatic renal cancer. J Clin Oncol. 2003;21(16):3127–32.
[160] You D, Jeong IG, et al. The value of cytoreductive nephrectomy for metastatic renal cell carcinoma in the era of targeted therapy. J Urol. 2011;185(1):54–9.
[161] Zelefsky MJ, Greco C, et al. Tumor control outcomes after hypofractionated and single-dose stereotactic imageguided intensity-modulated radiotherapy for extracranial metastases from renal cell carcinoma. Int J Radiat Oncol Biol Phys. 2012;82(5):1744–8.
[162] Zhang S. Adjuvant sunitinib in renal-cell carcinoma. N Engl J Med. 2017;376(9):893.
[163] Zisman A, Pantuck AJ, et al. Improved prognostication of renal cell carcinoma using an integrated staging system. J Clin Oncol. 2001;19(6):1649–57.
[164] Znaor A, Lortet-Tieulent J, et al. International variations and trends in renal cell carcinoma incidence and mortality. Eur Urol. 2015;67(3):519–30.

# 第 41 章　肾脏肿瘤的合理随访

## Advisable Follow-Up for Kidney Tumors

Axel Bex　著

张　玥　译　　刘志宇　校

**摘　要**

目前，对于非转移性肾细胞癌治疗后的随访策略尚未达成共识。除了功能性控制、癌症诊断、随访治疗后患者的心理社会需要之外，尚缺乏证据表明，随访能否改变局部治疗后 RCC 的疾病进程。尽管如此，大多数指南建议随访。有相关回顾性研究数据表明，肾癌患者的复发风险、治疗类型和竞争风险（如合并症和年龄）可用于个体化随访。

## 一、概述

尽管许多发表文章以随访方案和时间为主题，但对于肾细胞癌治疗后的随访仍没有达成共识。事实上，没有证据表明早期和晚期复查可以提高患者的生存率（表 41–1）。

**表 41–1　监测的目的是跟踪功能和肿瘤学结果**

| 肾肿瘤的随访问题 | |
|---|---|
| 功能性随访 | 肾功能监测，治疗术后并发症 |
| 肿瘤学随访 | 检测肾切除部分术或其他保肾策略后肾内局部复发；局部复发包括淋巴结转移和肾上腺或静脉瘤栓；对侧肾复发；远处单发或多发转移 |

因此，随访的策略应该同时考虑个体功能和肿瘤风险。除了功能控制和跟踪患者的心理社会需要以达到治疗目的外，关键问题是在癌症诊断和治疗，恶性肿瘤完全切除或治疗后的随访是否会改变疾病病程。在肾细胞癌中还没有研究过这个问题，也没有答案。不幸的是，无论是前瞻性的还是回顾性的对照研究，都没有探讨过肾细胞癌治疗后的随访是否能提高患者生存率。

## 二、基本原理

随访的基本原理是早期发现复发或转移性疾病，随后进行局部或全身治疗，从而改变疾病，进而转化为生存获益，甚至治愈疾病。不论推荐的随访策略有多少，这一理论仍存在缺陷。根据已发表的数据表明，在 RCC 治疗中，只有局部复发或可切除的孤立或寡转移的局部治疗是有效的，如转移灶切除术、立体定向放疗和消融（Dabestani 等，2014）。尽管对肾细胞癌转移瘤局部治疗的系统综述一致发现施行转移瘤全切除术比不行转移瘤切除或行转移瘤不全切除的生存获益更大，但回顾性研究容易产生非常大的偏倚和混杂风险（Dabestani 等，2014）。所有回顾性转移灶切除研究的主要缺陷是适应证偏倚，即一组接受手术的低负荷疾病患者与一组具有多个转移部位且病情进展迅速的患者进行比较偏倚，这些患者从来都不是转移瘤切除的候选对象。此外，就潜在可切除的局部复发或转移而言，几乎没有关于复发模式的证据。局部治疗可以治愈这些病灶，而多发性转移瘤则需要在某些特定时间进行非治愈性全身治疗。而转移性肾癌的随机Ⅲ期安慰剂对照交叉研究表明，延迟有效的靶向治疗不会对生存率产生负面影响（Sternberg 等，2010），没有数据证实延迟检测局部复发或寡转移瘤对治愈不利。与罕见的孤立的局部复发肿瘤相比，潜在可切除的转移瘤的发病率很高，然而其机制不明。非转移性肾细胞癌患者经验证的风险评分可预测手术后的肿瘤转移率，作为局部治疗候选者的非同时性复发患者的发生率、真正的切除率及转移瘤切除后病程尚不确定，因为这些数据没有在随后的局部或全身治疗策略中进行评估。例如，一个基于人群的数据库显示，11 000 例以上的转移性肾细胞癌患者在所有年龄组中的单部位转移率均＞50%，但这一比率并不意味着这些患者都适宜进行转移瘤局部治疗（Bianchi 等，2012）。相反，来自冰岛的一项全国性研究表明，在 55 例原发性肺转移患者中，只有 11 例在回顾性研究中被认为是可切除的，而实际上只有一例患者进行了切除（Oddsson 等，2012）。如果不知道如何对潜在可治愈的寡转移性疾病患者决策是否进行局部治疗及决策所涉及的因素，就很难确定后续治疗的建议。

近期发表的两篇文章分析了手术治疗后的非转移性肾细胞癌复发模式。在荷兰的一项研究中，234 例 RCC 患者在治愈性手术后中位随访 61.9 个月，68 例（29.1%）患者出现转移，其中 28 例（41.2%）被认为可能治愈。然而，只有 13 个可能治愈的病灶（19% 的复发）接受了局部治疗。最终，在多年的多次随访和 3000 多次影像学检查的代价下，只有 4 例（所有随访患者的 1.7%）保持无疾病复发（Kuijpers 等，2016）。在瑞典的一项基于人群的研究中，共有 3107 名患者出现局部病灶，其中 623 名（20%）患者在随访期间复发（Dabestani 等，2016）。在复发患者中有 50% 的患者接受了系统治疗，而仅有 17% 的复发患者进行了转移瘤切除术，这其中 68% 的患者具有治疗意图。根据 GLOBOCAN 数据，肾细胞癌的年发病和死亡人数分别为 33.8 万和 14.35 万（Li 等，2015）。用这些流行病学研究的数据进行计算（Dabestani 等，2016；Thorstenson 等，2014），全球每年将有 15.9 万肾细胞癌患者（其中 37 000 名为非透明细胞亚型）发展为转移性疾病。因此，最近的数据表明，17%～19% 的患者可能会在全球范围内接受转移瘤切除术或其他形式的局部治疗，每年有 17 000～19 000 名患者可能会从随访中获益。

## 三、功能结果监测

关于功能监测，术后并发症和肾功能可以通过患者的病史、体格检查、血清肌酐测量和估计的肾小球滤过率来评估。这种评估通常限于术后的最初 3～6 个月。长期反复监测 eGFR 似乎只表明术前肾功能受损或术后肾功能恶化。术后并发症应按 Clavien-Dindo 系统进行分级（Dindo 等，2004）。

## 四、肿瘤预后监测

要了解肿瘤随访的必要性，重要的是要认识到转移性疾病是不能被目前的全身治疗所治愈的。因此，随访应关注发现局部复发和远处孤立病灶，因为这些病灶的手术切除或局部治疗可能治愈这些患者。对于其他所有的转移性疾病，尤其是多发性转移性疾病，病情进展的诊断只有在决定是否开始全身治疗时才重要。由于 TKI 或 mTOR 抑制药的安慰剂对照交叉研究未显示安慰剂对照组延迟积极治疗的不良结果（Sternberg 等，2010），用于随访的成像技术的类型和间隔，对于发生系统性疾病而非局部复发风险高危的患者可能不太重要。然而，只有很少的数据表明，在高危患者中，发生多重转移的风险超过潜在可切除疾病的风险。一项研究分析了患者的复发模式，低、中、高风险根据 Leibovich 和 UICC/AJCC 分层，发现在高危患者组中，早期复发主要为多发性转移性疾病（Kuijpers 等，2016）。对于接受全身治疗的患者，定期随访遵循不同的目标。在这些情况下，发现肿瘤进展将确定那些不再受益于药物毒性治疗的患者。

发生局部复发和远处转移的可能性取决于描述良好的危险因素，这些危险因素被纳入临床使用的评分系统。然而，复发的类型、频率和模式还与管理和保留肾单位的技术有关。

### （一）（腹腔镜）肾部分切除术后肾脏局部复发

同侧肾部分切除后肿瘤复发率为 2%～2.5%。在最近一项美国大中心的回顾性数据分析中（Kreshover 等，2013），对 360 例 $pT_{1a}$ 和 $pT_{1b}$ 肿瘤患者平均随访 34 ± 17 个月，仅有 8 例（2.2%）复发。考虑到 3 年随访相对较短，大多数肿瘤复发发生在 1～2 年。在这 8 例复发中，只有 4 例发生在同侧肾内，2 例为局部复发，2 例为远处转移。复发者肿瘤直径>3cm，病理为透明细胞癌，Fuhrman 分级>1 分。这表明肿瘤<3cm，Fuhrman 分级 1 级或非透明细胞亚型局部复发的机会很小，总体风险似乎很低。

相反地，这似乎表明 $pT_{1a/1b}$ 肿瘤存在下述问题的患者应在最初 2 年内更密切地随访是否有局部复发。

- 肿瘤> 3cm。
- 透明细胞亚型。
- Fuhrman 分级> 1。

而发生远处转移的风险应遵循风险适应性随访的一般指南。其他与肾内和局部复发风险高度相关的因素如下。

- 肾门肿瘤或中央型肿瘤直径> 4cm。
- 周围正常肾组织的淋巴血管或血管侵犯（Akatsu 等，2007; Shindo 等，2013）。
- Fuhrman 分级 3～4（Borghesi 等，2013）。
- 切缘阳性（Borghesi 等，2013; Marszalek 等，2012）。
- 肿瘤外溢（恶性囊肿或肿瘤包膜破裂）。

在这些情况下，建议在第 1 年每 3 个月进行一次 CT 检查，以发现可能治愈的局部复发。

### （二）肾脏消融后的局部复发

肾脏消融后的原位及局部复发率较高。在一些研究中，已经观察到复发率高达 12%。在最近的一篇文章中，英国的一个较大的研究报道了 200 例 $T_{1a/1b}$ 期肿瘤，平均大小为 2.9cm（范围为 1～5.6cm），平均随访时间为 46.1 个月（Wah 等，2014），肾脏复发率为 2.5%，5 年无复发生存率（包括淋巴结转移和静脉癌栓）为 87.7%。Kaplan-Mayer 曲线显示，这些局部复发包括原位复发均发生在 4 年以后，平均检测时间为 58.3 个月。这是一个值得关注的话题，标准监测方案建议在及时监测到肿瘤的复发，最多每年进行一次 CT 复查。

这似乎表明，由于局部复发率高，消融后的患者，特别是 $T_{1a/1b}$ 肿瘤射频消融后，需要>5 年的长期随访，并常规使用 CT 复查。显然，这需要考虑预期寿命、并发症和肾功能，这些通常是老年患者更关心的问题（Stewart-Merrill 等，2015）。同样，Fuhrman 分级>1 和直径>3cm 的患者复发可能更大。

### （三）残余肾局部复发

由于许多回顾性研究在局部复发的定义中包括肾上腺转移，导致许多文献中数据是相互矛盾的。然而，孤立性残余肾复发是罕见的（1.3%～2.9%）（Psutka 等，2016）。早期诊断可能对患者有益，因为最有效的治疗手段为手术切除（Bruno 等，2006；Sandhu 等，2005）。另一组研究显示，33 例孤立性局部复发患者中位复发时间为 1.5 年，预后较差（Psutka 等，2016）。然而，孤立的残余肾复发很少见（1.3%～2.9%）（Psutka 等，2016）。总的来说，在孤立复发诊断后的 CSS 中位数仅为 2.5 年。然而，在本研究中，局部定向治疗显著降低了 RCC 的死亡风险（HR=0.26，$P<0.001$）。对侧肾脏复发也很少见（1.2%），且与边缘阳性、多灶性和分级有关（BaniHani 等，2005）。虽然这是一种罕见的事件，但如果及早发现并进行肿瘤切除或局部治疗，患者是有可能被治愈的。高危患者发生孤立性局部复发的风险较高。在一组多变量分析中表明，病理晚期、凝固性坏死、孤立性局部复发，是复发风险增加的独立危险因素（Psutka 等，2016）。几种风险模型都包含病理分期和肿瘤坏死。随访应遵循适应患者风险级别的影像学检查。

### （四）远处转移

在技术可行和临床适宜的情况下，切除所有转移性病变是唯一可能治愈的治疗方法。几十年来，对孤立性或寡转移灶患者的回顾性数据一致表明，完全切除是一个良好的预后因素且与种族或地理位置无关。这是由于相对良性的肿瘤生物学行为还是转移瘤切除术导致，或两者共同作用的结果，目前仍存在争议。由于患者招募的根本缺陷，没有可靠的数据证明 mRCC 患者中有适合接受局部治疗的患者比例。根据诊断时的年龄，57%～65% 的转移性肾细胞癌患者有单个部位的转移（Bianchi 等，2012）。然而，这并不意味着这些单部位转移灶可被切除。此外，在评估可操作性方面，患者因素可能有重要作用。据估计，17%～25% 的非同期转移患者可能满足局部治疗的适应证（Alt 等，2011；Ki-jpr 等，2016；Dabestani 等，2016）。对于同时转移性疾病，这一比例可能要低得多。一项关于 mRCC 患病率和潜在可切除治疗率的斯堪纳维亚人研究确定了 154 例（16.9%）同期肺转移患者，评估了转移瘤切除术的比例（Oddsson 等，2012）。只有 11 例孤立性病变的患者可考虑手术切除，最终只有 1 例患者进行了手术。

除了少数个案外，对高危人群进行随访以发现早期转移性疾病，治疗方案通常选择全身治疗，而不是手术切除。然而，数据表明系统性疾病诊断的延迟并不影响对靶向治疗的反应（Sternberg 等，2010）。因此，检测转移性疾病的影像学方法适应于各种不同病程、患者合并症和预期寿命。对于那些很可能在多个部位出现转移和快速进展，或者可能不适合手术或有合并症的患者，随访检查一次胸片可能就足够了；然而，对于那些早期发现孤立转移灶，如果切除可能治愈的患者，胸部横断面成像和 CT 检查是必要的。

## 五、评估复发、转移和死亡风险的预后模型和诺模图

一些合作小组设计了评分系统和诺模图来量化患者发生肿瘤复发、转移和死亡的可能性。这些系统都经过了对照试验和验证。尽管可以进行预测，但这些模型或诺模图都并非 100% 准确，c 指数在复发评估中为 74%～82.2%，在肿瘤特异性死亡率评估中为 68%～89%。风险模型已经进行了全面和彻底的概述（Sun 等，2011；Capogrosso 等，2015）。UCLA 综合分期系统（UISS）是比较常用的模型，采用 TNM 分期、ECOG 性能状态和 Fuhrman 分级（Zisman 等，2001）（图 41-1）。Leibovich 评分增加了肿瘤坏死和肿瘤大小（Leibovich 等，2003）（表 41-2），但 UCLA 和 Leibovich 模型均仅限于透明细胞 RCC。总的来说，由于预测并非 100% 的准确性，以及 TNM 分期系统的历史差异，评估（生存、死亡率、无复发生存等）和亚型（仅透明细胞 vs. 所

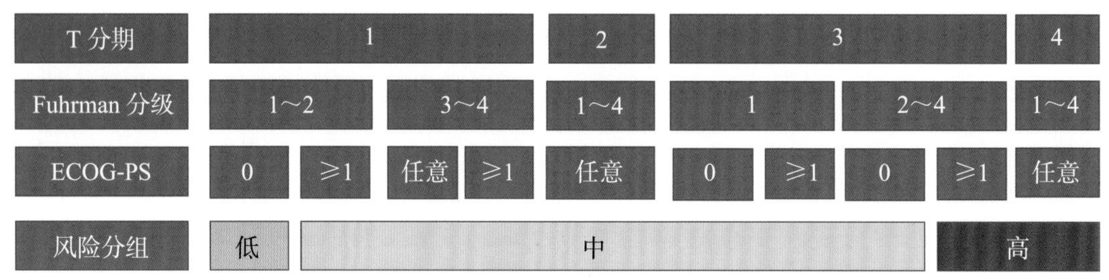


▲ 图 41-1 非转移性透明细胞肾癌的 IUCLA-UISS 风险模型

表 41-2 Leibovich 风险评分

| 风险因素 | 积分 | 列出各个要点 |
|---|---|---|
| $pT_{1a}$ | 0 | |
| $pT_{1b}$ | 2 | |
| $pT_2$ | 3 | |
| $pT_{3a}$ | 4 | |
| $pT_{3b}$ | 4 | |
| $pT_{3c}$ | 4 | |
| $pT_4$ | 4 | |
| $pN_x/pN_0$ | 0 | |
| $pN_{1\sim2}$ | 2 | |
| 肿瘤大小> 10cm | 0 | |
| 肿瘤大小≤ 10cm | 1 | |
| Fuhrman 分级Ⅰ～Ⅱ级 | 0 | |
| Fuhrman 分级Ⅲ级 | 1 | |
| Fuhrman 分级Ⅳ级 | 3 | |
| 没有肿瘤坏死 | 0 | |
| 有肿瘤坏死 | 1 | |
| | | 合计: |

有亚型）的差异，所以只要能够实现风险分层，在临床实践中使用哪种模型或诺模图可能并不重要。我们必须接受的是，现预测的准确率已经达到了一个稳定阶段，且都有一定的错误率。然而，应该选择一种易于在临床中使用的系统作为对低、中、高危人群建立的风险分层随访方案。

考虑到方法学和患者群体的所有差异，无论是 Leibovich 评分还是低、中、高风险的 UISS 评分，无转移生存率或“失败率”都惊人地相似（表 41-3 和表 41-4）。莱博维奇分数提供了更长时间随访的信息，这是至关重要的（Leibovich，2003）。为了便于使用，最近开发的诺模图在日常实践中更容易，尽管风险分层更容易通过点评分系统来定义，而不是通过使用滑动概率标度的诺模图来定义。2005 年，Kattan 为肾透明细胞癌提供了一个术后诺模图，该图直接使用了临床数据，并显示了肿瘤 5 年内不复发的概率（Sorbellini 等，2005）。Klatte 等为肾乳头状细胞癌开发了类似的诺谟图，但尚未得到验证（Klatte 等，2010）。尽管这两个诺模图在科学上并不准确，但为了便于使用，它们可以很容易地调整和

表 41-3 根据 Leibovich 评分的无转移生存率

| Leibovich 得分 | 1 年 MFS（%） | 3 年 MFS（%） | 5 年 MFS（%） | 7 年 MFS（%） | 10 年 MFS（%） |
|---|---|---|---|---|---|
| 低风险（0～2） | 99.5 | 97.9 | 97.1 | 95.4 | 92.5 |
| 中风险（3～5） | 90.4 | 79.8 | 73.8 | 69.1 | 64.3 |
| 高风险≥ 6 | 57.5 | 37.1 | 31.2 | 27.3 | 23.6 |

表 41-4　根据 UISS 风险评分的疾病无进展率（局部和全身）

| UISS 评分 | 1 年（%） | 2 年（%） | 3 年（%） | 4 年（%） | 5 年（%） |
|---|---|---|---|---|---|
| 低风险 | 97 | 96 | 94 | 91.4 | 91.4 |
| 中风险 | 88.5 | 80.1 | 76.7 | 70.6 | 64 |
| 高风险 | 74.3 | 57.5 | 46.9 | 40.7 | 37.3 |

缩放为低、中、高风险的 Leibovich 和 UISS 评分数据。两个诺模图（排除了某些亚型）都涵盖了最常见的肾细胞癌类型（图 41-1）。

建立随访指南建议

一些指南制订了后续的随访建议，但最主要的问题仍然是证据级别低。欧洲泌尿外科协会指南基于专家意见提出了非常简单的建议（Ljungberg 等，2015）。EAU 指南考虑了多篇发表文献，证明在随访中胸部 CT 在检测肺或纵隔转移瘤方面的敏感性更高，这使得常规胸部 X 线片毫无用处。然而，在某些具有竞争风险或极有可能发展为多发性转移性疾病部位的患者中，常规胸部 X 线片检查可能有助于限制 CT 胸部检查的频率。此外，有多个放射学文献和诺模图表明，随着时间的推移，几种类型的肿瘤尽管 CT 示阴性时也可能发生转移。在某些情况下，考虑到疾病的侵袭性和患者风险，其随访间隔可达 1 年（Ljungberg 等，2015）。

## 六、随访的时长

对于最佳随访时长目前没有共识。一些作者认为 5 年后随访没有意义；然而，晚期转移瘤更可能是孤立的，需要积极治疗。此外，对侧肾脏肿瘤复发的患者如果发现肿瘤很小，可以采用保留肾脏的手术治疗。为了评估随时间的推移复发的风险，条件生存数据是至关重要的，并已于最近发表（Abdollah 等，2014）。术后复发或无进展生存期会影响随后的临床进展风险，并且每个风险分层有所不同，因此会影响随访设计。在治疗后幸存的患者在随后的几年中复发风险与术前。最近的两篇文章探讨了 RCC 患者的这个问题。

Abdollah 等分析了 1454 名病理分期分别为Ⅰ、Ⅱ和Ⅲ～Ⅳ患者，1 年、5 年和 10 年的条件无进展生存率（Abdollah 等，2014）（表 41-5）。总之，病理Ⅰ期患者在 10 年内肿瘤进展的风险非常低。有趣的是，对于Ⅲ～Ⅳ期，由于患者数量相对较低而一起分析，风险在第 1 年最高，5 年后下降，5～10 年期间的风险与Ⅰ期相同。这表明Ⅲ～Ⅳ期是侵袭性疾病，如果近期没有复发，以后复发的可能性很小。它还表明，Ⅲ～Ⅳ期的影像扫描和监测频率可在 5 年后降至Ⅰ期水平。仅Ⅱ期患者复发风险在 10 年内保持相似，表明复发随着时间的推移而稳定。荷兰的一项研究和 SEER 数据库中 40 000 多名患者的另一项分析也进行了非常相似的观察（Bianchi 等，2013；Kuijpers 等，2016）。对于Ⅲ期和Ⅳ期患者，如果他们在肾切除术后存活 1 年和 2 年，则改善的 5 年癌症特异性生存率最高。

对 3651 名接受手术的 $M_0$ RCC 患者进行的，

表 41-5　每个病理分期的条件 PFS

| 病理分期 | 1 年 PFS（%） | 5 年 PFS（%） | 10 年 PFS（%） |
|---|---|---|---|
| Ⅰ期 | 98 | 97 | 98 |
| Ⅱ期 | 92 | 87 | 94 |
| Ⅲ～Ⅳ期 | 69 | 88 | 96 |

Ⅰ期，$T_1N_0M_0$；Ⅱ期，$T_2N_0M_0$；Ⅲ期，$T_3N_0M_0$ 或任何 T、$N_1M_0$；Ⅳ期，$T_4N_0M_0$ 或任何 T，任何 N，$M_1$

基于 AUA 和 NCCN 指南建议的回顾性研究表明，为了捕获 95% 的复发患者，肾部分切除术后的低风险患者需要时长 15 年的监测，根治性肾切除术后的低风险患者需要 21 年的监测，中等至高风险患者需要监测 14 年（Stewart 等，2014）。根据研究作者所言，当前术后复发患者的漏检最主要原因似乎是指南中推荐的随访期限为 5 年（Stewart-Merrill 等，2015）（表 41–6）。

## 七、竞争风险的影响

随访费用高昂，但人们已经认识到，随访可以根据患者复发风险、合并症和年龄进行个体化设计。美国和欧洲的几项研究表明，局部治疗复发后的潜在治愈率与随访的相关费用成本效益比较差（Stew-art-Merrill 等，2015；Kuijpers 等，2016）。Stewart Merrill 等在 1990—2008 年对 2511 名接受手术的 $M_0$ RCC 患者进行了复发风险与非癌症相关死亡风险的比较。此外，他们还分析了复发的部位。

$pT_1N_{x\sim0}$ 且 Charlson 共病指数为 1 的 80 岁及以上患者有非肾癌死亡风险，以及术后 6 个月时腹部复发的风险。然而，在 50 岁以下的患者中，发生腹部复发的风险在 20 年以上也较高。有趣的是，对于 $pT_1N_{x\sim0}$ 但 Charlson 共病指数为 2 的患者，非肾癌死亡的风险早在术后 30 天就高于腹部复发的风险，而与患者年龄无关。这些数据清楚地表明，竞争风险对估计个体患者随访时间的必要性。

## 八、基于循证建议的后续随访建议

### （一）肾切除术后低风险 RCC（任何亚型）

证据摘要和理由：数据表明，在每 5 年的随访期内，复发 / 转移率非常低且稳定，为 2%～3%。病程是非侵袭性的，任何复发更可能是单发或寡转移。这增加了局部的治愈机会。因此，后续应该是长期控制和检查放射剂量之间的权衡。应使用经验证的风险分数来个体化评估患者风险。

### （二）肾切除术后中风险 RCC（任何亚型）

证据摘要和理由：数据表明，这些患者在最初 5 年内复发 / 转移的风险略高，此后与低风险肾细胞癌的风险持平。这似乎证明了在前 5 年进行更密切的随访是合理的，在前 2 年中每 6 个月进行一次胸部和腹部 CT 检查，然后在第 3～5 年每 6 个月交替进行 CT 检查和 US/CXR 检查。然后，在术后 5～10 年的随访方案遵循低风险 RCC 患者随访方案。应使用经验证的风险分级工具来计算风险。

### （三）肾切除术后高风险 RCC（任何亚型）

证据摘要和理由：数据表明，如果患者在前 2 年没有转移，其发生复发的风险与低至中度风险者相似。如果没有全身治疗，该患者组在前 24 个月的强化随访是有争议的，因为与低风险疾

表 41–6　< 3cm RCC 患者射频消融后的随访建议

| 影像学检查 | 第 1 年 | | | | | 第 2 年 | | 第 3 年 | | 第 4 年 | | 第 5 年 | |
|---|---|---|---|---|---|---|---|---|---|---|---|---|---|
| | 2～4 周 | 3 个月 | 6 个月 | 9 个月 | 12 个月 | 18 个月 | 24 个月 | 30 个月 | 36 个月 | 42 个月 | 48 个月 | 54 个月 | 60 个月 |
| 实验室检查 | × | × | × | × | × | | | | | | | | × |
| 腹部 CT | × | × | × | × | × | | | | | | | | × |
| 胸部 CT | | × | | | | | | | | | | | |
| 超声检查 | | | | | | | × | | × | | × | | |

病相反，这些患者更可能出现早期发生的和更广泛的全身性疾病，超过 1 个部位转移的发病率为 40%，如果涉及单个部位，经常包含 1 个以上的病变。在大多数情况下，不适宜转移瘤的局部治疗。此外，荷兰的一项研究表明，一旦在随访期间检测到多发转移，会推迟进行系统治疗，延迟率为 50%（Kuijpers 等，2016）。因此，低剂量的 CT 胸部检查可能就足够了。

### （四）部分肾切除术后低风险 RCC

证据摘要和理由：肾部分切除术后的低风险定义不同，重点是局部复发而不是转移。数据表明如为以下情况中的任何一种，说明 RCC 几乎完全没有复发或转移。

- 切缘阴性肿瘤＜ 3cm，透明细胞 RCC，Fuhrman 分级 1。
- 切缘阴性肿瘤＜ 3cm，非透明细胞亚型。

这些可以被定义为肾部分切除术后的“低风险”指标。因此，随访的目的应该是通过每年一次的 CT、肾功能和超声检查，以发现不太可能发生的大体变化。发生转移的可能性很低，因此低剂量胸部 CT 就足够了。

### （五）肾部分切除术后高风险 RCC

证据摘要和理由：相反，只要存在以下一种或多种情况，就可能出现局部复发的高风险因素。

- 肾门肿瘤或＞ 4cm 的中央型肿瘤。
- 肿瘤周围血管浸润。
- Fuhrman 评分 3～4 分。
- 切缘阳性。
- 肿瘤溢出。

CT 比超声更能发现早期复发，在前 2 年中，每 6 个月进行一次腹部 CT 检查，然后每 6 个月交替进行 CT 检查和 US 检查，直到 5 年后，以发现早期局部复发。由于大多数患者有发生远处转移的中等风险，影像学检查应包括筛查远处转移。

### （六）肾部分切除术后中等风险 RCC

证据摘要和理由：对于不符合低风险或高风险的情况，最好在不太严格的时间间隔内进行随访。检测远处转移的影像学检查应等同于低风险 Leibovich 评分，CT 应仅用于检测局部转移。

### （七）肿瘤直径＜3cm 射频消融 RCC 患者的随访

证据摘要和理由：资料显示＜3cm 的 RCC 肾部分切除术后肿瘤复发风险较低。同样，对于这样的患者，如表 41–6 所示的随访计划可能就足够了。通常在设计个人随访计划时应考虑到消融治疗具有更高的风险。其原因包括这类人群肾功能可能较差。因此，需要适当情况才能进行 CT 检查。

### （八）肿瘤直径＞3cm 射频消融 RCC 患者的随访

证据摘要和理由：鉴于消融术后复发率较高，且复发发生较晚，可考虑以下方案（表 41–7）。

## 九、展望

目前，没有高等级的证据支持具体的随访方案，更不用说随访提高患者生存的证据。在缺乏证据的情况下，需要比较每个危险分层患者不同 CT 复查频率和策略下的复发情况和复发时间，随后记录与局部及全身治疗方式相关的参数。大型回顾性数据库和辅助治疗试验的数据可用于确定对照组，这些对照对象可在前瞻性随机方案中进行调查，并以生存期、节约的资源和辐射暴露量作为潜在的重点。如果没有这方面的努力，肾细胞癌后续随访的关键理论（改变疾病自然发展的进程）将仍然没有科学支持。

表 41-7　**RCC 射频消融后＞ 3cm 的建议随访时间表**

| | 第 1 年 | | | | | 第 2 年 | | 第 3 年 | | 第 4 年 | | 第 5 年 | | 第 6 年 | 第 7 年 | 第 8 年 | 第 9 年 | 第 10 年 |
|---|---|---|---|---|---|---|---|---|---|---|---|---|---|---|---|---|---|---|
| **影像学检查** | **2～4 周** | **第 3 个月** | **第 6 个月** | **第 9 个月** | **第 12 个月** | **第 18 个月** | **第 24 个月** | **第 30 个月** | **第 36 个月** | **第 42 个月** | **第 48 个月** | **第 54 个月** | **第 60 个月** | **第 72 个月** | **第 84 个月** | **第 96 个月** | **第 108 个月** | **第 120 个月** |
| 实验室检查 | × | × | × | × | × | × | × | | × | | × | | × | | | | | × |
| 腹部 CT | × | × | × | × | × | × | × | | × | | × | | × | | | | | |
| 胸部 CT | | × | | | × | | × | | × | | × | | × | | | | | |
| 超声波检 | | | | | | | | | | | | | | × | × | × | × | × |

根据肾功能和体重指数的个性化随访方法，如果计算 MDRD GFR ＜ 45 则采用 MRI 替代 CT；如果计算出 MDRD GFR ＜ 30ml/min 则 MRI 不可使用对比剂；如果为肥胖患者则不适合使用超声波（放射科医生指出），应使用 CT 替代超声检查

# 参考文献

[1] Abdollah F, Suardi N, Capitanio U, Matloob R, Fossati N, Castiglione F, et al. The key role of time in predicting progression-free survival in patients with renal cell carcinoma treated with partial or radical nephrectomy: conditional survival analysis. Urol Oncol. 2014;32 (1):43.e9–16.

[2] Akatsu T, Shimazu M, Aiura K, Ito Y, Shinoda M, Kawachi S, et al. Clinicopathological features and surgical outcome of isolated metastasis of renal cell carcinoma. Hepato-Gastroenterology. 2007;54(78):1836–40.

[3] Alt AL, Boorjian SA, Lohse CM, Costello BA, Leibovich BC, Blute ML. Survival after complete surgical resection of multiple metastases from renal cell carcinoma. Cancer. 2011;117:2873–82.

[4] Bani-Hani AH, Leibovich BC, Lohse CM, Cheville JC, Zincke H, Blute ML. Associations with contralateral recurrence following nephrectomy for renal cell carcinoma using a cohort of 2,352 patients. J Urol. 2005;173 (2):391–4.

[5] Bianchi M, Sun M, Jeldres C, Shariat SF, Trinh QD, Briganti A, et al. Distribution of metastatic sites in renal cell carcinoma: a population-based analysis. Ann Oncol. 2012;23(4):973–80.

[6] Bianchi M, Becker A, Hansen J, Trinh QD, Tian Z, Abdollah F, et al. Conditional survival after nephrectomy for renal cell carcinoma (RCC): changes in future survival probability over time. BJU Int. 2013;111(8): E283–9.

[7] Borghesi M, Brunocilla E, Schiavina R, Martorana G. Positive surgical margins after nephron-sparing surgery for renal cell carcinoma: incidence, clinical impact, and management. Clin Genitourin Cancer. 2013;11(1):5–9.

[8] Bruno JJ, Snyder ME, Motzer RJ, Russo P. Renal cell carcinoma local recurrences: impact of surgical treatment and concomitant metastasis on survival. BJU Int. 2006;97(5):933–8.

[9] Capogrosso P, Capitanio U, La Croce G, Nini A, Salonia A, Montorsi F, Bertini R. Follow-up after treatment for renal cell carcinoma: the evidence beyond the guidelines. EU Focus. 2015;(in press).

[10] Dabestani S, Marconi L, Hofmann F, Stewart F, Lam TBL, Canfield SE, Staehler M, Powles T, Ljungberg B, Bex A. Local treatments for metastases of renal-cell carcinoma: a systematic review. Lancet Oncol. 2014;15(12): e549–61.

[11] Dabestani S, Thorstenson A, Lindblad P, Harmenberg U, Ljungberg B, Lundstam S. Renal cell carcinoma recurrences and metastases in primary non-metastatic patients: a population-based study. World J Urol. 2016;34:1081–6.

[12] Dindo D, Demartines N, Clavien PA. Classification of surgical complications: a new proposal with evaluation in a cohort of 6336 patients and results of a survey. Ann Surg. 2004;240(2):205–13.

[13] Klatte T, Remzi M, Zigeuner RE, Mannweiler S, Said JW, Kabbinavar FF, et al. Development and external validation of a nomogram predicting disease specific survival after nephrectomy for papillary renal cell carcinoma. J Urol. 2010;184(1):53–8.

[14] Kreshover JE, Richstone L, Kavoussi LR. Renal cell recurrence for T1 tumors after laparoscopic partial nephrectomy. J Endourol. 2013;27(12):1468–70.

[15] Kuijpers YA, Meijer RP, Jonges GN, de Jong J, Bosch JL, Horenblas S, et al. Potentially curable recurrent disease after surgically managed non-metastatic renal cell carcinoma in low-, intermediate- and high-risk patients. World J Urol. 2016;34:1073–9.

[16] Leibovich BC, Blute ML, Cheville JC, Lohse CM, Frank I, Kwon ED, et al. Prediction of progression after radical nephrectomy for patients with clear cell renal cell carcinoma: a stratification tool for prospective clinical trials. Cancer. 2003;97(7):1663–71.

[17] Li P, Znaor A, Holcatova I, Fabianova E, Mates D, Wozniak MB, et al. Regional geographic variations in kidney cancer incidence rates in European countries. Eur Urol. 2015;67(6):1134–41.

[18] Ljungberg B, Bensalah K, Canfield S, Dabestani S, Hofmann F, Hora M, et al. EAU guidelines on renal cell carcinoma: 2014 update. Eur Urol. 2015;67 (5):913–24.

[19] Marszalek M, Carini M, Chlosta P, Jeschke K, Kirkali Z, Knuchel R, et al. Positive surgical margins after nephron-sparing surgery. Eur Urol. 2012;61 (4):757–63.

[20] Oddsson SJ, Hardarson S, Petursdottir V, Jonsson E, Sigurdsson MI, Einarsson GV, et al. Synchronous pulmonary metastases from renal cell carcinoma – a whole nation study on prevalence and potential resectability. Scand J Surg. 2012;101(3):160–5.

[21] Patard JJ, Kim HL, Lam JS, Dorey FJ, Pantuck AJ, Zisman A, et al. Use of the University of California Los Angeles integrated staging system to predict survival in renal cell carcinoma: an international multicenter study. J Clin Oncol. 2004;22(16):3316–22.

[22] Psutka SP, Heidenreich M, Boorjian SA, Bailey GC, Cheville JC, Stewart-Merrill SB, et al. Renal fossa recurrence after nephrectomy for renal cell carcinoma: prognostic features and oncological outcomes. BJU Int. 2017 Jan;119(1):116–127. https://doi.org/10.1111/bju.13620. Epub 2016 Aug 31.

[23] Sandhu SS, Symes A, A'Hern R, Sohaib SA, Eisen T, Gore M, et al. Surgical excision of isolated renal-bed recurrence after radical nephrectomy for renal cell carcinoma. BJU Int. 2005;95(4):522–5.

[24] Shindo T, Masumori N, Kobayashi K, Fukuta F, Hirobe M, Tonooka A, et al. Long-term outcome of small, organconfined renal cell carcinoma (RCC) is not always favourable. BJU Int. 2013;111(6): 941–5.

[25] Sorbellini M, KattanMW, Snyder ME, Reuter V, Motzer R, Goetzl M, et al. A postoperative prognostic nomogram predicting recurrence for patients with conventional clear cell renal cell carcinoma. J Urol. 2005;173 (1):48–51.

[26] Sternberg CN, Davis ID, Mardiak J, Szczylik C, Lee E, Wagstaff J, et al. Pazopanib in locally advanced or metastatic renal cell carcinoma: results of a randomized phase III trial. J Clin Oncol. 2010;28(6):1061–8.

[27] Stewart SB, Thompson RH, Psutka SP, Cheville JC, Lohse CM, Boorjian SA, et al. Evaluation of the National Comprehensive Cancer Network and American Urological Association renal cell carcinoma surveillance guidelines. J Clin Oncol. 2014;32(36): 4059–65.

[28] Stewart-Merrill SB, Thompson RH, Boorjian SA, Psutka SP, Lohse CM, Cheville JC, et al. Oncologic surveillance after surgical resection for renal cell carcinoma: a novel risk-based approach. J Clin Oncol. 2015;33 (35):4151–7.

[29] Sun M, Shariat SF, Cheng C, Ficarra V, Murai M, Oudard S, et al. Prognostic factors and predictive models in renal cell carcinoma: a contemporary review. Eur Urol. 2011;60(4):644–61.

[30] Thorstenson A, Bergman M, Scherman-Plogell AH, Hosseinnia S, Ljungberg B, Adolfsson J, et al. Tumour characteristics and surgical treatment of renal cell carcinoma in Sweden 2005–2010: a population-based study from the national Swedish kidney cancer register. Scand J Urol. 2014;48(3):231–8.

[31] Wah TM, Irving HC, Gregory W, Cartledge J, Joyce AD, Selby PJ. Radiofrequency ablation (RFA) of renal cell carcinoma (RCC): experience in 200 tumours. BJU Int. 2014;113(3):416–28.

[32] Williamson TJ, Pearson JR, Ischia J, Bolton DM, Lawrentschuk N. Guideline of guidelines: follow-up after nephrectomy for renal cell carcinoma. BJU Int. 2016;117(4):555–62.

[33] Zisman A, Pantuck AJ, Dorey F, Said JW, Shvarts O, Quintana D, et al. Improved prognostication of renal cell carcinoma using an integrated staging system. J Clin Oncol. 2001;19(6):1649–57.

# 第五篇 睾丸肿瘤

# Testicular Cancer

# 第 42 章　睾丸肿瘤的流行病学、危险因素和组织病理学

# Epidemiology, Risk Factors, and Histopathology in Testicular Cancer

Tim Nestler　Hans Schmelz　著

邢天俊　译　　庞东梓　校

**摘　要**

总体来讲睾丸生殖细胞肿瘤（germ cell tumor of the testis，GCT）临床较罕见，但它是 20—45 岁男性中最常见的肿瘤。它在欧洲和美国更常见，其北部地区发病率更高。自从以铂类为基础的化疗引入以来，GCT 包括转移患者的治愈率非常高。

GCT 最重要且被证实的危险因素包括对侧肿瘤病史、隐睾症、遗传易感性、不孕症和身高。

根据目前 WHO 和 TNM 分类，准确的病理是正确的分期及治疗所必需的。转移患者按影响治疗的 IGCCCG 分类进行危险分层。因此，本章将讨论基础病理检查和 GCT 的不同类型。

## 一、概述

睾丸生殖细胞肿瘤临床较罕见，但在青年男性肿瘤患者中最常见。然而，由于对化疗敏感，尤其是以顺铂为基础的化疗，其治愈率非常高（Hoffmann 等，2014）。自 20 世纪 80 年代使用顺铂为基础的化疗以来，局部乃至转移性 GCT 的治愈率均有显著提高（Einhorn 和 Donohue，1977）。因此，GCT 已经成为最可能治愈的癌症之一（RKI，2017）。

为探明哪些患者应该重点治疗，了解年龄分布和危险因素是很重要的。为得到正确的治疗，GCT 诊断和分类是必需的，临床和病理分期均严格按照目前的 TNM 分期标准进行。

## 二、流行病学

### （一）发病率

在西方国家 GCT 是第四常见的泌尿系统肿瘤，占男性癌症的 1%～2%（RKI，2017）。西方社会的发病率为 3%～10%（RKI，2017；Rosen 等，2011）。2008 年全球新诊断病例估计为 52 322 例（表 42–1）（Znaor 等，2014）。德国每年的发病率为 10.3/10 万，2014 年新诊断 GCT 约 4100 例（RKI，2017）。据报道，德国过去的 10 年大约有 4 万名男性患 GCT（RKI，2017）。在过去的 10 年中，GCT 的发病率平均每年增长 1%（Znaor 等，2014；Nigam 等，2015；Le Cornet 等，2014；Ghazarian 等，2015）。然而，最近一些国家的发病率已经稳定下来，具体原因目前尚不清楚。

虽然 GCT 是一种罕见病，但它是 20—45 岁男性中最常见的恶性肿瘤（RKI，2017）。几十年来，其峰值年龄正在向更高年龄段转移（Ruf 等，2014）。精原细胞瘤和非精原细胞瘤的发病高峰年龄不同。非精原细胞瘤的发病率高峰在 20—30 岁，精原细胞瘤在 30—40 岁。此外，由

表 42–1　根据 2008 年全球报告，GCT 发病率和死亡率的全球分布（Znaor 等，2014）

| 国家及地区 | 发病率 | | 死亡率 | |
|---|---|---|---|---|
| | 患者数量（例） | ASR（%） | 患者数量（例） | ASR（%） |
| **全球** | 52 322 | 1.5 | 9847 | 0.3 |
| **欧洲** | 18 326 | 4.8 | 1627 | 0.4 |
| 北欧 | 3365 | 6.7 | 130 | 0.2 |
| 南欧 | 3363 | 4.2 | 260 | 0.3 |
| 西欧 | 7399 | 7.8 | 295 | 0.2 |
| 中东欧 | 4199 | 2.6 | 942 | 0.6 |
| **美洲** | 16 845 | 3.5 | 1836 | 0.4 |
| 北美 | 9017 | 5.1 | 413 | 0.2 |
| 中美 | 2910 | 3.7 | 523 | 0.7 |
| 南美 | 4764 | 2.4 | 848 | 0.4 |
| **亚洲** | 14 775 | 0.7 | 5525 | 0.3 |
| 东亚 | 4182 | 0.5 | 817 | 0.1 |
| 东南亚 | 2166 | 0.8 | 945 | 0.3 |
| 中南亚 | 6661 | 0.8 | 3032 | 0.4 |
| 西亚 | 1766 | 1.5 | 731 | 0.6 |
| **澳大利亚 / 新西兰** | 868 | 6.7 | 27 | 0.2 |
| **非洲** | 1481 | 0.4 | 849 | 0.3 |

ASR. 年龄标准化率

于 GCT 主要影响西方国家，因此存在地域差异（表 42–1）。在这些国家内，还有一个从北向南的梯度，发病率最高的是斯堪的纳维亚（Rosen 等，2011）。

双侧同时发病约占病例的 1%。2.5%～5% 的 GCT 患者可发生对侧异时性 GCT（Harland 等，1993）。由于该病发病率低且预后良好，目前没有推荐的筛查方案（Albers 等，2018；Force USPST，2011）。此外，在常规诊断中不推荐使用血清肿瘤标志物（Gilligan 等，2010）。除了筛查的潜在好处外，还必须考虑到，对一种罕见疾病的筛查将导致一些假阳性结果，在最坏的情况下导致不必要的睾丸切除。自我体检作为一种非常简单的早期诊断方法，应该向每一位去看全科医生或泌尿科医生的年轻患者展示（Rovito 等，2015；Saab 等，2016）。

### （二）死亡率

自 20 世纪 70 年代以来，疾病特异性死亡率一直在下降。2008 年，全球估计约有 9000 例与 GCT 相关的死亡（Ferlay 等，2010）。在 1990—2010 年，欧盟下降幅度约为 26%，从 0.47/10 万到 0.35/10 万（–26%）（La Vecchia 等，2010）。

2015 年，德国的疾病特异性死亡人数为 145 人（RKI，2017 年）。即使在一个国家内，不同地区间的死亡率可能相差很大。东德的死亡率为 5.5 人 / 百万人年，而西德只有 2.6 人 / 百万人年（Stang 等，2015）。此外，也有 GCT 发生率较低而死亡率较高的地区，如中南美洲和中亚地区，反之亦然（Rosen 等，2011）。

### （三）生存率

GCT 的存活概率非常高。与一般的人群相比，德国的 5 年和 10 年生存率为 96%（RKI，2017）。在早期阶段，甚至可以达到 99%。因此，GCT 是具有高生存率的恶性肿瘤之一（类似于霍奇金淋巴瘤或视网膜母细胞瘤）（RKI，2017）。根据 IGCCCG 对转移性 GCT 的风险分类，个体预后主要取决于组织学和肿瘤分期（Mead 和 Stenning，1997）。治疗相关的毒性对生存也有影响。早期治疗相关的不良反应是可能导致死亡，如血栓栓塞事件。化疗或放疗继发的恶性肿瘤是迟发的不良反应（Kvammen 等，2016）。

## 三、危险因素

GCT 的病因未明。研究主要基于临床调查和流行病学评估。通过这些方法，确定了不同的临床危险因素。下文主要介绍与 GCT 显著相关的危险因素，并且对有争论的危险因素进行了粗略的总结。睾丸外伤和流行性腮腺炎性睾丸炎不会增加 GCT 的风险。

### （一）对侧肿瘤病史

GCT 病史是对侧睾丸继发 GCT 最重要的危险因素。在单侧 GCT 患者中出现异时性睾丸肿瘤的风险估计为 2.5%～5%（Harland 等，1993）。

### （二）隐睾症

隐睾是 GCT 最明确的危险因素。目前的 Meta 分析结果证实相对风险（RR）为 2.90（95%CI 2.21～3.82）或 OR 为 4.30（95%CI 3.62～5.11）（Lip 等，2013；Cook 等，2010）。对侧正常已下降的睾丸也有较高风险（Giwercman 等，1987；Moller 等，1996）。与腹股沟睾丸相比，腹内隐睾有更高的恶变风险（Batata 等，1982；Abratt 等，1992）。建议在出生后 1 年内治疗隐睾，与延迟几年治疗相比，可显著降低 GCT 的发病风险（Chan 等，2014；Pettersson 等，2007；Banks 等，2012）。

### （三）遗传易感性

与大多数其他癌症相比，家族聚集发病在 GCT 中更为常见（Mai 等，2010）。斯堪的纳维亚研究显示：父亲患有 GCT，RR 为 2.0（95%CI 1.7～2.4）；兄弟有 GCT，则 RR 为 4.1（95%CI 3.6～4.6）；多个亲属有 GCT，RR 为 17（95%CI 10～26）；双胞胎，RR 为 20（95%CI 13～31）（Kharazmi 等，2015）。全基因组关联研究确定了 19 个基因位点（单核苷酸多态性）与 GCT 相关（Litchfield 等，2015）。目前认为 GCT 是由几个低穿透基因触发的多基因模型致病（Greene 等，2015）。

### （四）不孕症

男性不育症患者发生 GCT 的概率高达 1∶200（Raman 等，2005；Olesen 等，2017）。GCT 由原位生殖细胞瘤发展而来，它对精子会生成产生负面影响，从而损害了精子质量。特别是严重的不孕症与 GCT 的风险显著相关（Latif 等，2017）。

### （五）身高

多个研究表明，身高与 GCT 风险之间存在相关性（Lerro 等，2010）。身高＞195cm 的男性患病风险极高（OR=3.35）（Dieckmann 等，2008）。

### （六）微石症

微石症与 GCT 有关，但作为一个独立的危险因素受到越来越多的质疑。目前的 Meta 分析显示，RR 为 8.5～12.7（95%CI 4.5～16.1）（95%CI 8.18～19.71）（Tan 等，2010；Wang 等，2015）。这些综述的主要局限性是只描述了 GCT 和微石症同时发生，却没有分析微石症患者随着时间的推移发展为 GCT 的风险。然而，一项 442 例微石症患者的大型随访研究显示，仅有 0.5% 的患者发展为 GCT（Patel 等，2016）。此外，一项包括 5899 例患者的综述显示，只有 4% 的微石症患者发展成为 GCT，而没有微石症的患者为 1%，质疑了微石症作为独立危险因素（van Casteren 等，2009）。因此，微石症不应再作为一个独立的危险因素，而应与其他已证实的危险因素联合使用（Richenberg 等，2015）。

### （七）睾丸发育不良综合征

睾丸发育不良综合征（TDS）是一种与男性生殖相关的疾病，以尿道下裂、隐睾、精液质量差或组织病理学改变为特征，可导致 GCT（Skakkebaek，2004）。然而，这个观点还须得到验证。

### （八）有争论的危险因素

GCT 存在多个潜在危险因素，但数据尚不充分。在两项研究中认为吸食大麻是一个危险因素，此外胎儿期的 21- 三体综合征或雌激素过量也是危险因素（Gurney 等，2015；Callaghan 等，2017；Hasle 等，2016；Strohsnitter 等，2001）。

## 四、组织病理学

根据 WHO 的分类，睾丸有多种良恶性肿瘤（表 42–2）。睾丸肿瘤一词通常是睾丸生殖细胞肿瘤的总称，生殖细胞肿瘤占睾丸恶性肿瘤的绝大多数，高达 98%（Trabert 等，2015）。一般认为睾丸 GCT 多为原位生殖细胞肿瘤来源，如精原细胞瘤、胚胎癌、卵黄囊瘤、绒毛膜癌或青春期后型畸胎瘤。非原位生殖细胞瘤来源的 GCT 非常少，如精母细胞瘤、青春期前型的卵黄囊瘤或青春期前型的畸胎瘤（Moch 等，2016a）。此外还有肉瘤、癌和性索 – 间质瘤，如睾丸间质或支持细胞瘤。

病理学家必须提供以下肉眼特征的病理信息，即位置、睾丸大小、最大肿瘤大小，以及附睾、精索和鞘膜的特征。取材方法为：每厘米最大肿瘤直径取 $1cm^2$ 的切片，包括正常的实质（如果存在）、白膜和附睾。此外，还应包括精索近端、远端及任何可疑区域。显微镜下诊断应根据 2016 年 WHO 的分类标准（表 42–2），提供有关组织学类型（成分及比例）的信息（Albers 等，2018；Moch 等，2016b）。另外，还应提供有无瘤周静脉和淋巴浸润，白膜、鞘膜、睾丸网、附睾或精索是否受累，非肿瘤实质内有无原位生殖细胞瘤（GCNIS）的信息。pT 分期应以 2016 年 TNM 分期为标准（表 42–3）（Brierley 等，2016）。另外，应酌情使用免疫组化诊断（表 42–4）（Moch 等，2016a）。

### （一）原位生殖细胞瘤

恶性 GCT 的前体病变是原位生殖细胞瘤。这些细胞呈精原细胞瘤样，并沿输精管基底膜排列。GCNIS 细胞与精原细胞瘤或胚胎癌一样，OCT3/4 均呈阳性（表 42–4）（Moch 等，2016a）。虽然 GCNIS 细胞通常为 KIT 阳性，但必须考虑到正常的精原细胞也可能是阳性。在 2016 年 WHO 分类之前，GCNIS 被称为管内生殖细胞原位瘤（IGCNU）、睾丸上皮内瘤变（TIN）或原发原位癌（CIS），这些名称不再使用。

### （二）精原细胞瘤

精原细胞瘤细胞被认为是早期胚胎发育中存在的原始生殖细胞 / 性腺细胞的恶性相似物（Moch 等，2016a）。约 60% 的 GCT 为纯精原细胞瘤，其在所有 GCT 中的比例多年来一直在增加（Ruf 等，2014）。纯精原细胞瘤患者的中位年龄约为 41 岁。多达 20% 的精原细胞瘤向血清中分泌人绒毛膜促性腺激素。根据定义，精原细胞瘤不分泌甲胎蛋白。肉眼观察精原细胞瘤像白色的鱼肉，偶尔有坏死或瘤内出血。有时很难区分精原细胞瘤和类似的肿瘤，如性索间质瘤或转移性睾丸肿瘤。精原细胞瘤特异性标记为 OCT3/4、KIT 和（或）SALL4（表 42–4），如有必要可结合标志物进行鉴别诊断（Ulbright 等，2014）。用于诊断精原细胞瘤向另一种肿瘤类型早期转化的标志物（如用于胚胎癌表型的 CD30）仍然存在争议，因为相关性仍不明确（Williamson 等，2017）。

### （三）非精原细胞瘤

除纯精原细胞瘤外，其余 GCT 均属于非精原生殖细胞瘤（non-seminomatous germ cell tumor，NSGCT），包含单一或混合的组织学类型（表 42–2）。其中位发病年龄为 30 多岁。胚胎癌和畸胎瘤混合型是最常见的 NSGCT，而胚胎癌是最常见的单一组织学类型。

胚胎癌（embryonal carcinoma，EC）是一种由类似胚胎干细胞的卵圆形至柱状肿瘤细胞组成的肿瘤，表现为透明颗粒或双染色的细胞质，细胞核明显，并以不同的形态排列（Moch 等，2016a）。它占 NSGCT 的 10%，混合型高达 80%。发病高峰年龄在 30 岁左右。免疫组化通常显示为 OCT3/4、CD30 和 SOX2 阳性，而 KIT 和 Glypican-3 为阴性（表 42–4）。

**42-2 WHO 睾丸生殖细胞肿瘤分类，GCT 的分类应使用该分类（Moch 等，2016b）**

（续表）

| 2016 年 WHO 分类 | ICD-O |
|---|---|
| **来源于原位生殖细胞新生物的生殖细胞肿瘤** | 9064/2 |
| 非侵袭性生殖细胞肿瘤 | |
| 原位生殖细胞瘤 | |
| 特殊类型生精小管内生殖细胞瘤变 | |
| 单一组织学类型肿瘤（纯型） | |
| 精原细胞瘤 | 9061/3 |
| 含合胞滋养层细胞的精原细胞瘤 | |
| 非精原生殖细胞肿瘤 | |
| 胚胎癌 | 9070/3 |
| 青春期后型卵黄囊瘤 | 9071/3 |
| 滋养细胞肿瘤 | |
| 绒毛膜癌 | 9100/3 |
| 非绒毛膜癌性滋养细胞肿瘤 | |
| 胎盘部位滋养细胞肿瘤 | 9104/1 |
| 上皮样瘤 | 9105/3 |
| 囊性滋养细胞肿瘤 | |
| 青春期后型畸胎瘤 | 9080/3 |
| 含体细胞型恶性成分的畸胎瘤 | 9084/3 |
| 混合组织类型非精原性细胞瘤 | |
| 混合性生殖细胞肿瘤 | 9085/3 |
| 未定型生殖细胞肿瘤 | |
| 退化型生殖细胞肿瘤 | 9080/1 |
| **与原位生殖细胞新生物无关的生殖细胞肿瘤** | 9063/3 |
| 精母细胞瘤 | |
| 青春期前型畸胎瘤 | 9084/0 |
| 皮样囊肿 | |
| 表皮样囊肿 | |
| 分化良好的神经内分泌肿瘤（单胚层畸胎瘤） | 8240/3 |
| 青春期前型畸胎瘤和卵黄囊混合瘤 | 9085/3 |
| 青春期前型卵黄囊瘤 | 9071/3 |
| **性索－间质肿瘤** | 8650/1 |
| 单一组织类型肿瘤 | |
| Leydig 细胞瘤 | |
| 恶性 Leydig 细胞瘤 | 8650/3 |
| 支持细胞瘤 | 8640/1 |
| 恶性支持细胞瘤 | 8640/3 |
| 大细胞钙化型支持细胞瘤 | 8642/1 |
| 小管内大细胞玻璃样变性支持细胞肿瘤 | 8643/1 |
| 颗粒细胞瘤 | |
| 成人型颗粒细胞瘤 | 8620/1 |
| 幼年型颗粒细胞瘤 | 8622/1 |
| 纤维瘤组肿瘤 | 8600/0 |
| 混合性及未分类性索－间质瘤 | |
| 混合性性索－间质瘤 | 8592/1 |
| 未分类性索－间质瘤 | 8591/1 |
| **由生殖细胞和性索－间质成分构成的肿瘤** | 9073/1 |
| 性腺母细胞瘤 | |

**42-3　第 8 版 UICC 睾丸肿瘤 TNM 分期（Brierley 等，2016）**

| | | 原发肿瘤 | |
|---|---|---|---|
| pT | $pT_x$ | 原发肿瘤无法评估（未行睾丸切除则用 $T_x$） | |
| | $pT_0$ | 无原发肿瘤的证据（如睾丸内的组织学上的瘢痕） | |
| | pTis | 曲细精管内生殖细胞瘤（原位癌） | |
| | $pT_1$ | 肿瘤仅限于睾丸和附睾，不伴有血管 / 淋巴管浸润；可以浸润睾丸白膜但无鞘膜侵犯 | |
| | $pT_2$ | 肿瘤局限于睾丸和附睾，伴有血管 / 淋巴管浸润，或肿瘤通过睾丸白膜侵犯鞘膜 | |
| | $pT_3$ | 肿瘤侵犯精索，有或没有血管 / 淋巴管浸润 | |
| | $pT_4$ | 肿瘤侵犯阴囊，有或没有血管 / 淋巴管浸润 | |
| | | **区域淋巴结临床评估** | |
| N | $N_x$ | 区域淋巴结转移情况无法进行评估 | |
| | $N_0$ | 没有局部淋巴结转移 | |
| | $N_1$ | 单个淋巴结转移最大径≤ 2cm，或多个淋巴结转移，任何一个淋巴结最大径不超过 2cm | |
| | $N_2$ | 单个淋巴结最大径＞ 2cm 但≤ 5cm，或超过 5 个淋巴结阳性，任何一个淋巴结最大径不超过 5cm 或有肿瘤淋巴结外浸润的证据 | |
| | $N_3$ | 转移淋巴结最大径＞ 5cm | |
| | | **区域淋巴结病理评估** | |
| PN | $pN_x$ | 区域淋巴结转移情况无法进行评估 | |
| | $pN_0$ | 没有区域淋巴结转移 | |
| | $pN_1$ | 单个淋巴结转移最大径≤ 2cm；或≤ 5 个淋巴结转移，任何一个淋巴结最大径不超过 2cm | |
| | $pN_2$ | 单个淋巴结最大径＞ 2cm 但≤ 5cm，或超过 5 个淋巴结阳性，任何一个淋巴结最大径不超过 5cm 或有肿瘤淋巴结外浸润的证据 | |
| | $pN_3$ | 转移淋巴结最大径＞ 5cm | |
| | | **远处转移** | |
| M | $M_x$ | 远处转移情况无法评估 | |
| | $M_0$ | 无远处转移 | |
| | $M_1$ | 阻滞性转移 | $M_{1a}$ 区域外淋巴结或肺转移 |
| | | | $M_{1b}$ 除区域外淋巴结和肺转移外的远处转移 |
| | | **血清肿瘤标志物** | |
| S | $S_x$ | 血清标志物无法评估 | |
| | $S_0$ | 血清标志物水平在正常范围 | |
| | $S_1$ | LDH ＜ 1.5 倍正常值上限，hCG ＜ 5000mIU/ml 和，AFP ＜ 1000ng/ml | |
| | $S_2$ | LDH 为 1.5～10 倍正常值上限，或 hCG 为 5000～50 000mIU/ml，或 AFP 为 1000～10 000ng/ml | |
| | $S_3$ | LDH ＞ 10 倍正常值上限，或 hCG ＞ 5000mIU/ml，或 AFP ＞ 10 000ng/ml | |

LDH. 乳酸脱氢酶；hCG. 人绒毛膜促性腺激素；AFP. 甲胎蛋白

表 42-4 用于诊断目的不同 GCT 亚型蛋白表达情况

| | AFP | CD30 | Glypican-3 | KIT(CD117, KIT) | NANOG | OCT3/4 | PLAP | SALL4 | SOX2 | SOX17 | βhCG |
|---|---|---|---|---|---|---|---|---|---|---|---|
| 原位生殖细胞瘤 | — | — | — | + | +(100%) | +(100%) | + | + | — | + | — |
| 精原细胞瘤 | — | — | — | +(100%) | +(100%) | +(100%) | +(90%~100%) | +(100%) | —(< 1%) | +(95%) | — |
| 胚胎癌 | ±(8%~36%) | +(84%~93%) | —(5%) | — | +(100%) | +(100%) | +(79%~86%) | +(100%) | +(96%) | — | — |
| 畸胎瘤 | ± | — | ±(17%) | — | — | — | — | ±(52%) | ± | ± | — |
| 卵黄囊瘤 | +(74%~100%) | — | +(100%) | ±(59%) | — | — | ±(1%~85%) | +(100%) | — | ±(50%) | — |
| 绒毛膜癌 | — | — | +(80%) | — | — | — | + | ±(69%) | — | — | +(100%) |

改编自 WHO manual of 2016(Moch et al. 2016a)

卵黄囊瘤（青春期后型）分化为类似于胚外结构，包括卵黄囊、尿囊和胚外间充质（Moch 等，2016a）。它是儿童中最常见的睾丸肿瘤（青春期前型），也可发生在成人。大多数成年患者年龄在 15—40 岁。高达 40% 的卵黄囊瘤以混合型 NSGCT 存在，而单一型罕见。卵黄囊瘤 Glypican-3 阳性，多数 AFP 阳性，OCT3/4 和 CD30 阴性。卵黄囊瘤的出现与血清 AFP 升高也有很强的相关性（表 42–4）（Moch 等，2016a）。

绒毛膜癌分化类似于胚胎外绒毛膜的滋养细胞，包括滋养细胞、中间滋养细胞和合胞滋养细胞（Moch 等，2016a）。临床相对少见，仅在＜1% 的 GCT 和约 8% 的混合型 NSGCT 中出现。典型的发病年龄在 20—40 岁。其血清 hCG 升高，且常显著升高（＞50 000mU/ml）。免疫组化提示 hCG 阳性，OCT3/4、KIT 及 CD30 阴性（表 42–4）。纯绒毛膜癌和以绒毛膜癌为主的 NSGCT 预后差。

纯畸胎瘤由代表一个或多个生发层（内胚层、中胚层和外胚层）的几种组织组成。它可能完全由分化良好的成熟组织组成，也可能包含不成熟的胚胎型组织（Moch 等，2016a）。纯畸胎瘤占 NSGCT 的 3%～7%，约占混合 GCT 的 50%。区分青春期前和青春期后畸胎瘤是很重要的。青春期后的畸胎瘤是 GCNIS 衍生的，被认为是恶性的 GCT，22%～37% 出现转移（Moch 等，2016a）。畸胎瘤没有特异性的单一标志物，但形成畸胎瘤的不同成分可能表达相应的免疫谱。由于缺乏预后评价，不推荐区分成熟和不成熟畸胎瘤（Williamson 等，2017）。在临床上转移性畸胎瘤对化疗无反应，治疗选择完全的手术切除。

此外，含体细胞型恶性成分的畸胎瘤必须与青春期后畸胎瘤区分开来。它是类似于其他器官和组织中的躯体型恶性肿瘤（如肉瘤、癌），有明显继发成分的畸胎瘤（Moch 等，2016a）。通常在顺铂为基础的化疗后发生转移。在某些病例中，它在最初诊断后超过 30 年的时间内出现进展和变化。免疫组化特征与其他器官相似。通常 OCT3/4 和 AFP 是阴性的（Moch 等，2016a）。

青春期前畸胎瘤与 GCNIS 无关，可产生正常精子，不发生转移（Moch 等，2016a）。虽然它被称为青春期前，但它也可以在成人中出现，也包括良性肿瘤，如皮样囊肿或表皮样囊肿。

### （四）非生殖细胞瘤

非生殖细胞肿瘤罕见（占成人睾丸肿瘤的 2%～5%），主要发生于睾丸间质部分，如性索间质肿瘤包括间质细胞、支持细胞或颗粒细胞。大多数非生殖细胞肿瘤发生在老年患者，且大多为良性（Banerji 等，2016）。

睾丸间质细胞肿瘤占成人睾丸肿瘤的 1%～3%，是最常见的非生殖细胞肿瘤，最可能发生在成年男性（30—60 岁）。它们在 Klinefelter 综合征中更常见。由于间质细胞分泌睾酮，所以高达 80% 的患者可出现激素紊乱（低睾酮，高雌激素）。约 10% 的间质细胞肿瘤是恶性的。恶性特征为 DNA 非整倍体、MIB-1 增殖增加、体积大（＞5cm）、血管浸润或有丝分裂活性增加。通常间质细胞肿瘤表达波形蛋白、抑制素、S-100 蛋白和局灶性细胞角蛋白（Albers 等，2018）。

支持细胞肿瘤占睾丸肿瘤＜1%，发病高峰为 45 岁，发生于睾丸的支持细胞。高达 20% 的支持细胞肿瘤是恶性的，通常表现为大小＞5cm，血管浸润，多形性核，有丝分裂活性增加。波形蛋白和细胞角蛋白染色常呈阳性（Albers 等，2018）。

颗粒细胞肿瘤非常罕见（有报道的＜100 例）。幼年型与成年型（高峰年龄 45 岁）可以区分。幼年型为良性，大小＞4cm 或淋巴血管侵犯（Albers 等，2018）。

## 六、相交章节参考

1. 第 1 章　泌尿生殖系统恶性肿瘤中的分

子机制

2. 第 2 章　泌尿生殖系统癌症的临床表现和辅助检查

3. 第 3 章　泌尿系统肿瘤学的临床试验及其原则

4. 第 42 章　睾丸肿瘤的流行病学、危险因素和组织病理学

5. 第 43 章　睾丸肿瘤的症状、诊断与分期

6. 第 44 章　睾丸肿瘤局部病灶的治疗

7. 第 45 章　原位生殖细胞肿瘤

8. 第 46 章　临床 Ⅰ 期睾丸肿瘤的治疗

9. 第 47 章　临床 Ⅱ 期睾丸肿瘤

10. 第 49 章　睾丸肿瘤的残余肿瘤治疗

11. 第 51 章　睾丸肿瘤的随访

## 参考文献


[1] Abratt RP, Reddi VB, Sarembock LA. Testicular cancer and cryptorchidism. Br J Urol. 1992;70(6):656–9.

[2] Albers P, Albrecht W, Algaba F, Bokemeyer C, Cohn- Cedermark G, Fizazi K, Horwich A, Laguna MP, Nicolai N, Oldenburg J. EAU Guidelines Office, Arnhem, The Netherlands; 2018.

[3] Banerji JS, Odem-Davis K, Wolff EM, Nichols CR, Porter CR. Patterns of care and survival outcomes for malignant sex cord stromal testicular cancer: results from the National Cancer Data Base. J Urol. 2016;196(4):1117–22.

[4] Banks K, Tuazon E, Berhane K, Koh CJ, De Filippo RE, Chang A, et al. Cryptorchidism and testicular germ cell tumors: comprehensive meta-analysis reveals that association between these conditions diminished over time and is modified by clinical characteristics. Front Endocrinol (Lausanne). 2012;3:182.

[5] Batata MA, Chu FC, Hilaris BS, Whitmore WF, Golbey RB. Testicular cancer in cryptorchids. Cancer. 1982;49(5):1023–30.

[6] Brierley JD, Gospodarowicz MK, Wittekind C. The TNM classification of malignant tumours. 8th ed. UICC, Oxford UK and Hoboken, NJ, USAWiley; 2016.

[7] Callaghan RC, Allebeck P, Akre O, McGlynn KA, Sidorchuk A. Cannabis use and incidence of testicular cancer: a 42–year follow-up of Swedish Men between 1970 and 2011. Cancer Epidemiol Biomark Prev. 2017;26(11):1644–52.

[8] Chan E, Wayne C, Nasr A, Resource FfCAoPSE-B. Ideal timing of orchiopexy: a systematic review. Pediatr Surg Int. 2014;30(1):87–97.

[9] Cook MB, Akre O, Forman D, Madigan MP, Richiardi L, McGlynn KA. A systematic review and meta-analysis of perinatal variables in relation to the risk of testicular cancer–experiences of the son. Int J Epidemiol. 2010;39(6):1605–18.

[10] Dieckmann KP, Hartmann JT, Classen J, Ludde R, Diederichs M, Pichlmeier U. Tallness is associated with risk of testicular cancer: evidence for the nutrition hypothesis. Br J Cancer. 2008;99(9):1517–21.

[11] Einhorn LH, Donohue J. Cis-diamminedich-loroplatinum, vinblastine, and bleomycin combination chemotherapy in disseminated testicular cancer. Ann Intern Med. 1977;87(3):293–8.

[12] Ferlay J, Shin HR, Bray F, Forman D, Mathers C, Parkin DM. Estimates of worldwide burden of cancer in 2008: GLOBOCAN 2008. Int J Cancer. 2010;127(12):2893–917.

[13] Force USPST. Screening for testicular cancer: U.S. Preventive Services Task Force reaffirmation recommendation statement. Ann Intern Med. 2011;154(7):483–6.

[14] Ghazarian AA, Trabert B, Graubard BI, Schwartz SM, Altekruse SF, McGlynn KA. Incidence of testicular germ cell tumors among US men by census region. Cancer. 2015;121(23):4181–9.

[15] Gilligan TD, Seidenfeld J, Basch EM, Einhorn LH, Fancher T, Smith DC, et al. American Society of Clinical Oncology Clinical Practice Guideline on uses of serum tumor markers in adult males with germ cell tumors. J Clin Oncol. 2010;28(20):3388–404.

[16] Giwercman A, Grindsted J, Hansen B, Jensen OM, Skakkebaek NE. Testicular cancer risk in boys with maldescended testis: a cohort study. J Urol. 1987;138 (5):1214–6.

[17] Greene MH, Mai PL, Loud JT, Pathak A, Peters JA, Mirabello L, et al. Familial testicular germ cell tumors (FTGCT) – overview of a multidisciplinary etiologic study. Andrology. 2015;3(1):47–58.

[18] Gurney J, Shaw C, Stanley J, Signal V, Sarfati D. Cannabis exposure and risk of testicular cancer: a systematic review and meta-analysis. BMC Cancer. 2015;15:897.

[19] Harland SJ, Cook PA, Fossa SD, Horwich A, Parkinson MC, Roberts JT, et al. Risk factors for carcinoma in situ of the contralateral testis in patients with testicular cancer. An interim report. Eur Urol. 1993;23(1):115–8. discussion 9

[20] Hasle H, Friedman JM, Olsen JH, Rasmussen SA. Low risk of solid tumors in persons with Down syndrome. Genet Med. 2016;18(11):1151–7.

[21] Hoffmann R, Plug I, McKee M, Khoshaba B, Westerling R, Looman C, et al. Innovations in health care and mortality trends from five cancers in seven European countries between 1970 and 2005. Int J Public Health. 2014;59(2):341–50.

[22] Kharazmi E, Hemminki K, Pukkala E, Sundquist K, Tryggvadottir L, Tretli S, et al. Cancer risk in relatives of testicular cancer patients by histology type and age at diagnosis: a joint study from five nordic countries. Eur Urol. 2015;68(2):283–9.

[23] Kvammen O, Myklebust TA, Solberg A, Moller B, Klepp OH, Fossa SD, et al. Long-term relative survival after diagnosis of testicular germ cell tumor. Cancer Epidemiol Biomark Prev. 2016;25(5):773–9.

[24] La Vecchia C, Bosetti C, Lucchini F, Bertuccio P, Negri E, Boyle P, et al. Cancer mortality in Europe, 2000–2004, and an overview of trends since 1975. Ann Oncol. 2010;21(6):1323–60.

[25] Latif T, Kold Jensen T, Mehlsen J, Holmboe SA, Brinth L, Pors K, et al. Semen Quality as a predictor of subsequent morbidity: a Danish cohort study of 4,712 men with long-term follow-up. Am J Epidemiol. 2017;186(8):910–7.

[26] Le Cornet C, Lortet-Tieulent J, Forman D, Beranger R, Flechon A, Fervers B, et al. Testicular cancer incidence to rise by 25% by 2025 in Europe? Model-based predictions in 40 countries using population-based registry data. Eur J Cancer. 2014;50(4):831–9.

[27] Lerro CC, McGlynn KA, Cook MB. A systematic review and meta-analysis of the relationship between body size and testicular cancer. Br J Cancer. 2010; 103(9):1467–74.

[28] Lip SZ, Murchison LE, Cullis PS, Govan L, Carachi R. A meta-

analysis of the risk of boys with isolated cryptorchidism developing testicular cancer in later life. Arch Dis Child. 2013;98(1):20–6.
[29] Litchfield K, Shipley J, Turnbull C. Common variants identified in genome-wide association studies of testicular germ cell tumour: an update, biological insights and clinical application. Andrology. 2015;3(1):34–46.
[30] Mai PL, Friedlander M, Tucker K, Phillips KA, Hogg D, Jewett MA, et al. The International Testicular Cancer Linkage Consortium: a clinicopathologic descriptive analysis of 461 familial malignant testicular germ cell tumor kindred. Urol Oncol. 2010;28(5):492–9.
[31] Mead GM, Stenning SP. The International Germ Cell Consensus Classification: a new prognostic factor-based staging classification for metastatic germ cell tumours. Clin Oncol (R Coll Radiol). 1997;9(4):207–9.
[32] Moch H, Humphrey PA, Ulbright TM, Reuter V. WHO classification of tumours of the urinary system and male genital organs. Lyon: International Agency for Research on Cancer; 2016a.
[33] Moch H, Cubilla AL, Humphrey PA, Reuter VE, Ulbright TM. The 2016 WHO classification of tumours of the urinary system and male genital organs-part a: renal, penile, and testicular tumours. Eur Urol. 2016b;70(1):93–105.
[34] Moller H, Prener A, Skakkebaek NE. Testicular cancer, cryptorchidism, inguinal hernia, testicular atrophy, and genital malformations: case-control studies in Denmark. Cancer Causes Control. 1996;7(2):264–74.
[35] Nigam M, Aschebrook-Kilfoy B, Shikanov S, Eggener S. Increasing incidence of testicular cancer in the United States and Europe between 1992 and 2009. World J Urol. 2015;33(5):623–31.
[36] Olesen IA, Andersson AM, Aksglaede L, Skakkebaek NE, Rajpert-de Meyts E, Joergensen N, et al. Clinical, genetic, biochemical, and testicular biopsy findings among 1,213 men evaluated for infertility. Fertil Steril. 2017;107(1):74–82 e7.
[37] Patel KV, Navaratne S, Bartlett E, Clarke JL, Muir GH, Sellars ME, et al. Testicular microlithiasis: is sonographic surveillance necessary? Single centre 14 year experience in 442 patients with testicular microlithiasis. Ultraschall Med. 2016;37(1):68–73.
[38] Pettersson A, Richiardi L, Nordenskjold A, Kaijser M, Akre O. Age at surgery for undescended testis and risk of testicular cancer. N Engl J Med. 2007; 356(18):1835–41.
[39] Raman JD, Nobert CF, Goldstein M. Increased incidence of testicular cancer in men presenting with infertility and abnormal semen analysis. J Urol. 2005;174(5):1819–22. discussion 22
[40] Richenberg J, Belfield J, Ramchandani P, Rocher L, Freeman S, Tsili AC, et al. Testicular microlithiasis imaging and follow-up: guidelines of the ESUR scrotal imaging subcommittee. Eur Radiol. 2015;25(2):323–30.
[41] RKI. Krebs in Deutschland 2013/2014. Berlin: Robert Koch-Institut; 2017.
[42] Rosen A, Jayram G, Drazer M, Eggener SE. Global trends in testicular cancer incidence and mortality. Eur Urol. 2011;60(2): 374–9.
[43] Rovito MJ, Cavayero C, Leone JE, Harlin S. Interventions Promoting Testicular Self-Examination (TSE) performance: a systematic review. Am J Mens Health. 2015;9(6):506–18.
[44] Ruf CG, Isbarn H, Wagner W, Fisch M, Matthies C, Dieckmann KP. Changes in epidemiologic features of testicular germ cell cancer: age at diagnosis and relative frequency of seminoma are constantly and significantly increasing. Urol Oncol. 2014;32(1):33 e1–6.
[45] Saab MM, Landers M, Hegarty J. Promoting testicular cancer awareness and screening: a systematic review of interventions. Cancer Nurs. 2016;39(6):473–87.
[46] Skakkebaek NE. Testicular dysgenesis syndrome: new epidemiological evidence. Int J Androl. 2004; 27(4):189–91.
[47] Stang A, Bray F, Dieckmann KP, Lortet-Tieulent J, Rusner C. Mortality of testicular cancer in East and West Germany 20 years after reunification: a gap not closed yet. Urol Int. 2015;95(2):160–6.
[48] Strohsnitter WC, Noller KL, Hoover RN, Robboy SJ, Palmer JR, Titus-Ernstoff L, et al. Cancer risk in men exposed in utero to diethylstilbestrol. J Natl Cancer Inst. 2001;93(7):545–51.
[49] Tan IB, Ang KK, Ching BC, Mohan C, Toh CK, Tan MH. Testicular microlithiasis predicts concurrent testicular germ cell tumors and intratubular germ cell neoplasia of unclassified type in adults: a meta-analysis and systematic review. Cancer. 2010;116(19): 4520–32.
[50] Trabert B, Chen J, Devesa SS, Bray F, McGlynn KA. International patterns and trends in testicular cancer incidence, overall and by histologic subtype, 1973–2007. Andrology. 2015;3(1):4–12.
[51] Ulbright TM, Tickoo SK, Berney DM, Srigley JR. Members of the IIiDUPG. Best practices recommendations in the application of immunohistochemistry in testicular tumors: report from the International Society of Urological Pathology consensus conference. Am J Surg Pathol. 2014;38(8):e50–9.
[52] van Casteren NJ, Looijenga LH, Dohle GR. Testicular microlithiasis and carcinoma in situ overview and proposed clinical guideline. Int J Androl. 2009;32(4):279–87.
[53] Wang T, Liu L, Luo J, Liu T, Wei A. A meta-analysis of the relationship between testicular microlithiasis and incidence of testicular cancer. Urol J. 2015;12(2): 2057–64.
[54] Williamson SR, Delahunt B, Magi-Galluzzi C, Algaba F, Egevad L, Ulbright TM, et al. The World Health Organization 2016 classification of testicular germ cell tumours: a review and update from the International Society of Urological Pathology Testis Consultation Panel. Histopathology. 2017;70(3): 335–46.
[55] Znaor A, Lortet-Tieulent J, Jemal A, Bray F. International variations and trends in testicular cancer incidence and mortality. Eur Urol. 2014;65(6):1095–106.

# 第43章 睾丸肿瘤的症状、诊断与分期

# Symptoms, Diagnosis, and Staging in Testicular Cancer

Mark Schrader 著

张建斌 译 庞东梓 校

**摘 要**

睾丸肿瘤的典型症状是睾丸的无痛性增大和硬结，少数情况下因转移灶而发现。85% 的原发肿瘤仅可通过触诊发现。主要检查包括锁骨上淋巴结触诊等体格检查和双侧睾丸的高分辨率超声检查。睾丸的超声检查可同时识别睾丸的微石症。睾丸肿瘤的标志物包括甲胎蛋白、β-hCG 和乳酸脱氢酶。术中经腹股沟切口暴露睾丸可确诊。如果存在 GCNIS 的危险因素应考虑对侧睾丸活检。肿瘤分期的影像学检查包括胸部 CT 和腹部 CT（MRI 也可作为一种选择），FDG-PET-CT 仅推荐用于精原细胞瘤化疗后的随访和肿瘤残留的体积＞3cm 的患者，但不宜在化疗后 8 周内进行。组织学上，睾丸肿瘤分为恶性生殖细胞肿瘤、间质肿瘤、混合生殖细胞间质肿瘤和其他肿瘤。精原细胞瘤是生殖细胞恶性肿瘤中最常见的类型(60%)，其余 40% 为非精原细胞瘤(即使存在精原细胞瘤，不同组织学类型的混合类型也归入非精原细胞瘤)。基质细胞瘤包括支持细胞和间质细胞肿瘤。恶性睾丸肿瘤分类依据两个标准，其一为 TNM 分期（UICC），其二为转移性生殖细胞肿瘤以预后为基础的肿瘤分期（IGCCCG）。

## 一、临床表现

睾丸肿瘤通常表现为受累睾丸的无痛性增大，较小的肿瘤则表现为睾丸内或睾丸表面可触及的硬结（Germa-Lluch 等，2002）。10%～20% 的病例表现为受累睾丸非特异性疼痛，这一点与附睾炎的鉴别诊断有困难。极少数的睾丸肿瘤因转移灶出现症状而发现。较大的腹膜后转移淋巴结可导致背部和腹部疼痛，而纵隔转移性淋巴结可导致吞咽困难。肺转移瘤可引起咯血或呼吸困难，脑转移瘤可引起神经系统症状。发生转移后，许多患者出现非特异性症状，如疲劳和体重减轻（Germa-Lluch 等，2002）。

## 二、临床检查

约 85% 的原发性睾丸肿瘤通过触诊诊断（Albers 等，2015）。双手配合检查可评估双侧睾丸的大小、表面情况和一致性。触摸附睾和精索的变化来判断是否有肿瘤浸润。约 30% 的患者伴有鞘膜积液，睾丸触诊无法评估。在瘦弱的患者中，大的腹膜后淋巴结转移通过腹壁的深触诊可以明确诊断。约 5% 的患者可在胸导管静脉角开口处的淋巴结发生转移，故体格检查还应包括锁骨上淋巴结触诊（Albers 等，2015）。2%～5% 的患者因睾丸肿瘤引起的性激素失调可导致单侧或双侧男性乳房发育（多见于非精原细胞瘤），故检查乳

腺也是必要的。

有睾丸肿瘤家族史的患者及其家庭成员，建议定期进行睾丸自我检查。

## 三、睾丸影像：超声和磁共振成像

高分辨率超声（5～10MHz）检查是疑似睾丸肿瘤的诊断方法。超声检查作为一个重要的检查手段，可确定肿块是位于睾丸内还是睾丸外，敏感性接近 100%（Richie 等，1982）。对于有临床症状的也应进行超声检查。对于睾丸肿瘤来说，MRI 比超声具有更高的敏感性和特异性，但因其昂贵的费用并不作为常规使用（Sohaib 等，2011）。

对于不明确的病变，超声可以区分病变位于睾丸内或睾丸外，以及囊性或实性。超声检查时，睾丸实质呈均匀反射模式，大多数睾丸肿瘤可在超声检查中出现轮廓型紊乱。与正常睾丸实质相比，肿瘤区域主要表现为低回声，也常表现为不均匀反射模式。如果整个睾丸都被肿瘤侵蚀，则显示为均匀的超声图像，诊断的不确定性就会提高；同时，超声检查对侧睾丸有助于鉴别是否存在睾丸肿瘤。在罕见的“烧坏肿瘤”病例中，仅在受累睾丸中可见零星的微小钙化灶。约 1% 的病例存在双侧睾丸肿瘤，故所有患者都应行对侧睾丸超声检查。

## 四、血清肿瘤标志物

约 2/3 的恶性睾丸肿瘤产生血清肿瘤标志物。肿瘤标志物包括 α-AFP 由卵黄囊细胞产生、β-hCG 由滋养层细胞产生（Albers 等，2015）。AFP 只在非精原细胞瘤产生，β-hCG 可以在精原细胞瘤和非精原细胞瘤中产生。除了一些假阳性情况外，β-hCG 和 AFP 是恶性睾丸肿瘤的特异性表现（Salemand Gilligan，2011）。AFP 的半衰期是 5～7 天，β-hCG 的半衰期是 24～36h，建议在睾丸切除术前和术后 5～7 天行血清肿瘤标志物测定，以确定分期和预后（Aparicio 等，2011）。

值得注意的是，标志物阴性不排除生殖细胞肿瘤的诊断（表 43-1）。

表 43-1 AFP 假阳性和 β-hCG 下降的原因

| AFP | β-hCG |
|---|---|
| • 肝细胞性肝癌<br>• 曾患肝炎<br>• 肝硬化<br>• 药物性肝损害<br>• 其他癌（胰腺、胃肠道、肺）<br>• 肿瘤消除<br>• 使用异嗜性抗体对抗外来蛋白的血清或活体细胞治疗 | • 垂体瘤<br>• 性腺功能减退导致的促性腺激素分泌过多<br>• 终末期肾衰竭<br>• 血清或活细胞治疗 |

诊断睾丸恶性肿瘤的另一相关肿瘤标志物是乳酸脱氢酶。LDH 可在许多疾病中升高，因此相对不具有特异性，但对监测治疗和预后分类具有重要意义。由于诊断价值低，胎盘碱性磷酸酶和神经元特异性烯醇化酶的测定不再使用（Tandstad TKlepp，2003；Decoene 等，2015）。

## 五、腹股沟探查和睾丸切除术

为明确恶性睾丸肿瘤的诊断需通过腹股沟探查并在囊内显露睾丸。如果已发生危及生命的转移，应首先放弃化疗（Albers 等，2015；Germa-Lluch 等，2002）。

在手术中，可通过腹股沟切口对睾丸进行移动和探查。如对诊断不确切，可取有代表性的组织进行冰冻检查。确诊为恶性肿瘤后，在腹股沟内环旁切断精索。如果只有一个睾丸，可以采取一切必要的预防措施（睾丸受累＜30%，睾丸激素水平正常，辅助放射治疗 20Gy），行保留器官的肿瘤摘除术。只有睾丸肿瘤浸润或穿透睾丸鞘膜的罕见病例，才考虑半阴囊切除术。

高达 9% 的睾丸肿瘤患者对侧睾丸可存在 GCNIS，可通过睾丸活检术予以排除（Dieckmann 和 oy，1996；Hoei-Hansen 等，2003）。双活检可增加敏感性，并已成为一些欧洲国家的标准。如果存在 GCNIS，在 5 年内有 50% 的患者会进展为恶性睾丸肿瘤（von der Maase 等，1986）。另外，对侧继发性肿瘤的风险极低，阴性的双活检有更高的阴性预测价值，使得后续随访更简单。因为异时性继发性肿瘤大多为临床 I 期，对侧睾丸常规活检备受争议。对于高风险 GCNIS（睾丸体积<12ml，隐睾或生育能力低下，年龄<30 岁，睾丸微石症）的患者，对侧睾丸活检应慎重考虑。原发性性腺外纵隔内或腹膜后生殖细胞肿瘤的患者，存在高风险 GCNIS 时应行双侧睾丸活检。28%～34% 的腹膜后生殖细胞肿瘤患者，可检测到 GCNIS，与异时性睾丸肿瘤的风险相关（即使在化疗之后）。

## 六、分期诊断

使用增强 CT 检查腹 / 盆腔（CT 或 MRI）和胸部，以评估腹膜后和纵隔淋巴结及相关脏器的转移情况。所有新诊断为睾丸恶性肿瘤的患者均推荐此检查。最好通过体格检查评估锁骨上淋巴结。

腹 / 盆腔 CT 的敏感性为 70%～80%。磁共振成像具有相同的准确性，但价格高，可及性低。胸部增强 CT 对肺和纵隔的初步诊断具有较高的敏感性，优于常规胸部 X 线片检查。

在睾丸肿瘤患者的分期诊断和随访中，为了减少辐射暴露，MRI 逐渐取代 CT。腹膜后 MRI 评估具有挑战性，需要放射科医生有足够的专业知识。因为局限性和转移性疾病的随访建议原则上不同，疾病初期常规胸部 X 线片检查可以取代 CT。

FDG-PET-CT 对睾丸肿瘤的诊断价值有限（Yacoub 等，2016），该检查仅推荐用于精原细胞瘤患者化疗后且残余肿块>3cm 的随访，同时不应在化疗后 8 周内进行，其敏感性约为 72%，特异性约为 93%。需要指出的是，FDG-PET-CT 在非精原细胞瘤的随访和分期诊断中作用不大。

如果临床怀疑局部存在转移应进行的影像学检查，如肝脏超声、骨扫描或头颅 MRI。对非精原细胞瘤且预后不良（IGCCCG）的患者建议头颅 CT 或 MRI 检查。对于这些患者，常规检查的基础上应辅以头颅断层扫描，最好是 MRI 检查（Yacoub 等，2016；Sohaib 等，2011）。

## 参考文献

[1] Albers P, Albrecht W, Algaba F, Bokemeyer C, Cohn- Cedermark G, Fizazi K, Horwich A, Laguna MP, Nicolai N, Oldenburg J, European Association of Urology. Guidelines on testicular cancer: 2015 update. Eur Urol. 2015;68:1054–68.

[2] Aparicio J, Sastre J, Germa JR, Isla D. SEOM clinical guidelines for diagnosis and treatment of testicular seminoma (2010). Clin Transl Oncol. 2011;13:560–4.

[3] de Wit M, Brenner W, Hartmann M, Kotzerke J, Hellwig D, Lehmann J, Franzius C, Kliesch S, Schlemmer M, Tatsch K, Heicappell R, Geworski L, Amthauer H, Dohmen BM, Schirrmeister H, Cremerius U, Bokemeyer C, Bares R. [18F]–FDGPET in clinical stage I/II non-seminomatous germ cell tumours: results of the German multicentre trial. Ann Oncol. 2008;19:1619–23.

[4] Decoene J, Winter C, Albers P. False-positive fluorodeoxyglucose positron emission tomography results after chemotherapy in patients with metastatic seminoma. Urol Oncol. 2015;33:23 e15–21.

[5] Dieckmann KPL, oy V. Prevalence of contralateral testicular intraepithelial neoplasia in patients with testicular germ cell neoplasms. J Clin Oncol. 1996;14(12):3126–32.

[6] Germa-Lluch JR, Garcia del Muro X, Maroto P, Paz-Ares L, Arranz JA, Guma J, Alba E, Sastre J, Aparicio J, Fernandez A, Barnadas A, Terrassa J, Saenz A, Almenar D, Lopez-Brea M, Climent MA, Sanchez MA, Lasso de la Vega R, Berenguer G, Perez X, Spanish Germ-Cell Cancer (GG). Clinical pattern and therapeutic results achieved in 1490 patients with germ-cell tumours of the testis: the experience of the Spanish Germ-Cell Cancer Group (GG). Eur Urol. 2002;42:553–62, discussion 562–3

[7] Hoei-Hansen CE, Holm M, Rajpert-De Meyts E, et al. Histological evidence of testicular dysgenesis in contralateral biopsies from 218 patients with testicular germ cell cancer. J Pathol. 2003;200(3):370–4.

[8] Richie JP, Birnholz J, Garnick MB. Ultrasonography as a diagnostic adjunct for the evaluation of masses in the scrotum. Surg Gynecol Obstet. 1982;154:695–8.

[9] Salem M, Gilligan T. Serum tumor markers and their utilization in the management of germ-cell tumors in adult males. Expert Rev Anticancer Ther. 2011;11:1–4.

[10] Sohaib SA, Cook G, Koh DM. Imaging studies for germ cell tumors. Hematol Oncol Clin North Am. 2011;25:487–502, vii
[11] Tandstad TKlepp O. Neuron-specific enolase in testicular cancer–clinical experiences with serum neuron-specific enolase in patients with testicular cancer at diagnosis and during follow-up. Acta Oncol. 2003;42(3):202–6.
[12] von der Maase H, Rorth M, Walbom-Jorgensen S, et al. Carcinoma in situ of contralateral testis in patients with testicular germ cell cancer: study of 27 cases in 500 patients. Br Med J (Clin Res Ed). 1986;293(6559):1398–401.
[13] Yacoub JH, Oto A, Allen BC, Coakley FV, Friedman B, Hartman MS, Hosseinzadeh K, Porter C, Sahni VA, Sudakoff GS, Verma S, Wang CL, Remer EM, Eberhardt SC. ACR appropriateness criteria staging of testicular malignancy. J Am Coll Radiol. 2016;13: 1203–9.

# 第 44 章　睾丸肿瘤局部病灶的治疗

# Treatment of Local Disease in Testicular Cancer

Julia Heinzelbecker　著

吴　锴　译　　陈惠庆　校

摘　要

近百年来，睾丸肿瘤原发病灶的局部治疗几乎没有更新。经腹股沟高位睾丸切除术仍然是标准的治疗方式。手术的病理组织学结果、分期及肿瘤标志物共同构成了睾丸肿瘤进一步辅助治疗的基础。在腹股沟睾丸切除术的同时，对侧睾丸是否进行活检以诊断或排除原位生殖细胞瘤仍然存在争议。在双侧和异时性睾丸肿瘤及孤立性睾丸等特殊情况下，保留睾丸手术后放疗已得到广泛认可。腹股沟睾丸切除术时，可为患者同时提供睾丸假体植入术。

## 一、概述

近百年来，睾丸肿瘤原发病灶的主要治疗方式没有改变，经腹股沟高位睾丸切除术仍然是标准的手术方式。但随着保留睾丸手术的发展及假体植入的应用，睾丸肿瘤的外科治疗有了新的进展。

## 二、经腹股沟睾丸切除术

作为睾丸肿瘤的首选治疗方式，经腹股沟睾丸切除术，切除范围包括带有肿瘤的睾丸、同侧至内环口的精索。选取腹股沟切口，分离精索，使用止血带阻断，防止肿瘤播散。这一传统做法已被质疑，其原因是目前的肿瘤生物学观点认为，肿瘤的转移、进展与肿瘤的特异性分子特征密切相关，而非机械力。将睾丸自阴囊取出并结扎引带。如果无法确认肿瘤性质，可以术中行冰冻病理检查。病理确认为恶性，需将精索至腹股沟内环水平完整切除。为了更好的控制出血，可以将精索血管从精索分离，分别结扎。随后，缝合腱膜，并依次关闭切口。

睾丸肿瘤经阴囊睾丸切除术应尽量避免，因该术式有较高的局部复发率（2.9% vs. 0.4%）。然而，偶尔行经阴囊途径手术与经腹股沟途径相比，辅助治疗没有差别（Capelouto 等，1995）。

在确诊睾丸恶性肿瘤后，应尽快行手术治疗，因为延误诊治会影响睾丸恶性肿瘤患者的预后。

手术切除标本提供了精确的组织学信息，结合肿瘤标志物及肿瘤分期，为睾丸肿瘤的进一步辅助治疗提供了依据（见第 43 章）。

## 三、对侧睾丸活检

行经腹股沟睾丸切除术时，是否进行对侧睾丸的活检一直存在争议。主要原因是 GCNIS 和异时性睾丸肿瘤发生率较低，以及 GCNIS 病理价值存在争议。但专家共识认为，术前高度怀疑 GCNIS 的患者，应考虑行对侧睾丸活检。其中，伴有睾丸萎缩（体积<12cm$^3$），年龄<40 岁，隐睾病史及生精功能障碍的睾丸肿瘤患者 GCNIS 发生率较高（Albers 等，2015）。

组织活检时，应双针穿刺。穿刺针应从睾丸头侧入针，避免血管损伤。针道应进入睾丸实质 3～4mm（Dieckmann 等，2011），穿刺组织应保存在 Bouin 或 Stieve 保存液中。

对于 GCNIS 的治疗，见第 45 章。

## 四、保留睾丸手术

在某些特定情况下，保留睾丸手术可以成为睾丸切除术的备选术式。对侧异时性睾丸肿瘤、双侧睾丸肿瘤及孤立睾丸肿瘤的患者，可以选择睾丸部分切除术。这种术式在一定程度上保留内分泌、生育功能，并减轻患者的心理压力。然而，保留睾丸的术式仅适用于体积较小的肿瘤，原因是保留了残余睾丸正常的睾酮合成能力。此外，术前检查雄激素分泌不足的患者，不适用于该术式。

手术入路为标准的腹股沟切口，分离精索。使用止血带阻断精索血管，然而一些医学中心放弃了阻断。将睾丸自阴囊取出，并将睾丸引带离断，可以使用细针穿刺或超声辅助以精确定位睾丸肿瘤。手术完整切除肿瘤后，瘤床的组织活检送冰冻病理可以除外肿瘤浸润，但冷缺血及热缺血的选择仍然存在争议。

几乎所有的睾丸肿瘤均伴有 GCNIS，因此应选择放疗作为辅助治疗，但最佳的放射剂量仍存在争议。但是相关研究表明，<20Gy 的放射剂量，对原位癌无效，故推荐使用 20Gy 剂量，2 周 10 次放疗（Giannarini 等，2010；Heidenreich 等，2001；Woo 和 Ross，2016）。部分保留睾丸的患者，经过化疗后会出现雄激素不足，并且放疗可必然导致不育。因此，有生育意愿的患者，考虑到不育的风险，应权衡利弊或延迟放疗（见第 45 章）。

## 五、睾丸假体植入术

随着睾丸肿瘤逐渐变成可治愈的疾病，患者的长期生存质量得到了越来越多的关注。因此，长期的性心理及身体形态方面的问题，成为当今医学关注的重点。19 世纪 40 年代，人类首次实施了睾丸假体植入术。20 世纪 70 年代硅胶设备问世，现已成为最常用的设备。专家共识认为，在经腹股沟睾丸切除手术前，应充分告知患者睾丸假体植入的相关事宜。根据文献报道，30%～50% 的睾丸肿瘤患者，选择了睾丸假体植入术。最近有研究证实，经腹股沟睾丸切除患者睾丸假体植入安全且不影响后续的辅助治疗（Bodiwala 等，2007；Dieckmann 等，2015；Robinson 等，2016）。

## 参考文献

[1] Albers P, Albrecht W, Algaba F, Bokemeyer C, Cohn- Cedermark G, Fizazi K, Horwich A, Laguna MP, Nicolai N, Oldenburg J. Guidelines on testicular cancer: 2015 update. Eur Urol. 2015;68:1054–68.

[2] Bodiwala D, Summerton D, Terry T. Testicular prostheses: development and modern usage. Ann R Coll Surg Engl. 2007;89: 349–53.

[3] Capelouto CC, Clark PE, Ransil BJ, Loughlin KR. A review of scrotal violation in testicular cancer: is adjuvant local therapy necessary? J Urol. 1995;153:981–5.

[4] Dieckmann K-P, Kulejewski M, Heinemann V, Loy V. Testicular biopsy for early cancer detection – objectives, technique and controversies. Int J Androl. 2011;34:e7–13.

[5] Dieckmann K-P, Anheuser P, Schmidt S, Soyka-Hundt B, Pichlmeier U, Schriefer P, Matthies C, Hartmann M, Ruf CG. Testicular prostheses in patients with testicular cancer – acceptance rate and patient satisfaction. BMC Urol. 2015;15

[6] Giannarini G, Dieckmann K-P, Albers P, Heidenreich A, Pizzocaro G. Organ-sparing surgery for adult testicular tumours: a systematic review of the literature. Eur Urol. 2010;57:780–90.

[7] Heidenreich A. Contralateral testicular biopsy in testis cancer: current concepts and controversies. BJU Int. 2009;104:1346–50.

[8] Heidenreich A,Weissbach L, HöltlW, Albers P, Kliesch S, Köhrmann KU, DIeckmann KP, German Testicular Cancer Study Group. Organ sparing surgery for malignant germ cell tumor of the testis. J Urol. 2001;166:2161–5.

[9] Neal RD, Tharmanathan P, France B, Din NU, Cotton S, Fallon-

Ferguson J, Hamilton W, Hendry A, Hendry M, Lewis R, et al. Is increased time to diagnosis and treatment in symptomatic cancer associated with poorer outcomes? Systematic review. Br J Cancer. 2015;112: S92–S107.

[10] Robinson R, Tait CD, Clarke NW, Ramani VAC. Is it safe to insert a testicular prosthesis at the time of radical orchidectomy for testis cancer: an audit of 904 men undergoing radical orchidectomy. BJU Int. 2016;117:249–52.

[11] Woo LL, Ross JH. The role of testis-sparing surgery in children and adolescents with testicular tumors. Urol Oncol Semin Orig Investig. 2016;34:76–83.

# 第45章 原位生殖细胞肿瘤

## Management of Germ Cell Neoplasia In Situ (GCNIS)

Pia Paffenholz 著

吴 锴 译 陈惠庆 校

摘 要

原位生殖细胞肿瘤（又称睾丸上皮内瘤变或睾丸原位癌）是TGCT的前期病变，同时有5%TGCT患者对侧睾丸会出现病变。尽管两针穿刺可以较为精确的诊断GCNIS，对侧睾丸是否穿刺，在临床上仍然存在争议。EAU指南推荐，高度怀疑GCNIS的患者（睾丸体积<12ml，隐睾病史，生精功能障碍，年龄>40岁）推荐行对侧睾丸穿刺活检。单侧睾丸肿瘤出现对侧GCNIS的患者，应选择局部放疗（16～20Gy）。但是，20%的患者在治疗后可出现放疗相关生殖细胞杀伤所致的不育，需要雄激素替代治疗睾丸间质细胞受损所引起的雄激素不足。因此，有生育意愿的育龄患者，应求助精子库或推迟放射时间。

### 一、概述

原位生殖细胞肿瘤（又称睾丸上皮内瘤变或睾丸原位癌）是TGCT的前期病变，同时有5%TGCT患者对侧睾丸会出现病变（Dieckmann等，2007；Albers等，2015）。如果未行治疗，50%的GCNIS可在5年内进展为侵袭性肿瘤（Hoei-Hansen，2005）。根据EAU指南，治疗选择包含手术切除、睾丸的局部放疗及主动监测（Albers，2015）。

### 二、GCNIS的病理组织学特征及疾病进展

在显微镜下，GCNIS细胞可见大而清晰的核仁，这些细胞直径缩小，成单排排列于曲细精管增厚的基底膜（Hoei-Hansen等，2005）。总体上，GCNIS相关的曲细精管一般没有生精活性。

GCNIS的检测手段主要是标准的免疫组织化学染色（Berney等，2016）。鉴定GCNIS的最常见的标志物是组织特异性碱性磷酸酶、胎盘样碱性磷酸酶（PLAP）（Maniveletal，1987）。根据部分有经验的临床中心推荐，PLAP免疫组化染色是诊断GCNIS强烈推荐的检测手段。

前体细胞转化至GCNIS细胞的恶变过程可能始于胚胎期的生殖干细胞，这种细胞可能是一种形态学处于GCNIS和生殖母细胞之间的细胞；部分蛋白如KIT、OCT3/4和AP-2γ在GCNIS细胞和生殖母细胞出现过表达，但不存在于成人睾丸中，这些蛋白可通过免疫组化的方式诊断（Hoei-Hansen等，2005；Hoei-Hansen等，2004；Rajpert-DeMeyts，2015；Jørgensen，1995）。另外，TGCT被认为来源于GCNIS，它们的共祖细胞具有分化为精原细胞瘤、胚胎癌、畸胎瘤及卵黄囊肿瘤、绒癌等胚胎外肿瘤的可能（图45-1）。

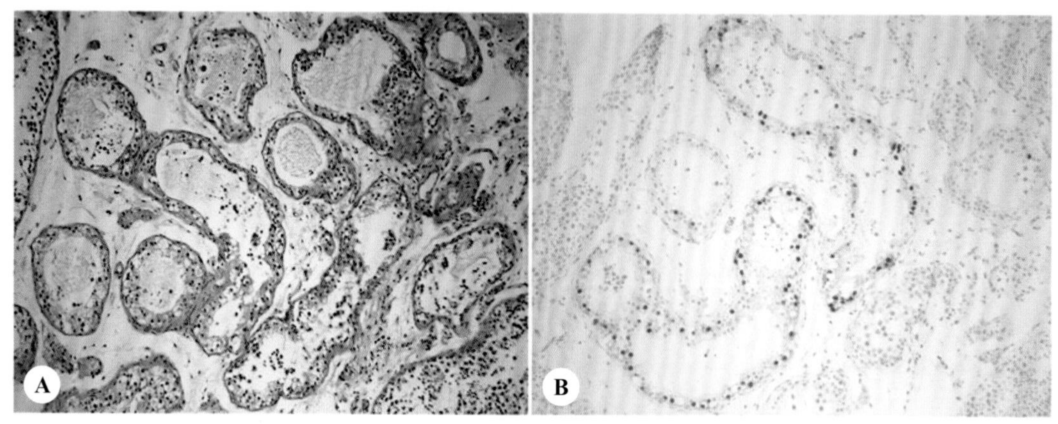

▲ 图 45-1 **A. 原位生殖细胞瘤，由 HE 染色显示；B. 由八聚体结合转录因子 3/4（OCT3/4）免疫组化突出**

## 三、对侧睾丸穿刺活检

目前，睾丸穿刺活检是诊断 GCNIS 最常见及最可靠的方式，特异性为 99%，灵敏性 95% 为（Albers 等，2015；Heidenreich，2009；DieckmannandLoy，1996）。由于无法确认对侧睾丸是否存在 GCNIS，对单侧 TGCT 的患者行对侧睾丸活检仍存在争议。主要原因为包括 GCNIS 发生率低（9%），对侧异时性睾丸肿瘤发生率也较低（约 2.5%），存在假阴性率（0.5%～1.0%），大多数异时性肿瘤为低级别。GCNIS 治疗的并发症，即放疗所致的不育（生精障碍及间质细胞内分泌受损）（Heidenreich，2009；Harland，1998；Andreassen，2011；Albersetal，1999）。

对侧高危因素的 GCNIS 患者，应考虑行对侧睾丸活检，高危因素包括睾丸萎缩（体积＜12ml），隐睾病史及生精功能障碍的睾丸肿瘤患者（JohnsonScore1～3）（表 45-1）（Albersetal，2015）。此外，对于＞40 岁无危险因素的患者，不推荐对侧睾丸穿刺活检。

鉴于 GCNIS 在睾丸内存在多病灶，大于睾丸体积 10% 的 GCNIS，行孔道 3mm 的随机穿刺即可（Berthelsen 和 Skakkebæk，1981）。但是，一项 2318 例 TGCT 患者的研究中，系统性的两针穿刺较单针穿刺，对于诊断 GCNIS 更加敏感（Dieckmannl 等，2007；Kliesch 等，2003）。该项研究进一步显示，31% 的穿刺结果与临床实际情况存在差异，尤其是睾丸体积正常及生精功能正常的患者（Heidenreich，2009）。总之，相对单针穿刺，双针穿刺诊断 GCNIS 的准确性更高。同时，应告知患者，尽管穿刺结果为阴性，仍有可能患 TGCT（Souchon 等，2006）。

表 45-1 **单侧生殖细胞肿瘤对侧 GCNIS 的风险因素（Heidenreich，2009）**

| 风险因素 | 相对危险（95%CI） |
|---|---|
| 睾丸萎缩（＜ 12ml） | 4.3（2.83～6.44） |
| 隐睾病史 | 2.1（1.21～3.63） |
| 年龄小于 30 | 1.7（1.17～2.6） |
| 睾丸肿瘤家族史 | 2.2（1.25～12.3） |
| 不育 | 1.6（1.10～10） |

## 四、GCNIS 治疗

一侧睾丸肿瘤伴对侧 GCNIS 是临床最常见的情况。局部放疗（16～20Gy，分 2 次放疗）是这些患者的治疗选择之一。放疗可以有效控制并杀灭所有 GCNIS 细胞，并防止继发性睾丸肿瘤（Alberse，2015），可保留正常的阴囊外形，并维持正常的男性体征。但是，放疗可出现一定的不良反应，包括杀伤生殖细胞所致的不育、“支持细胞”综合征及睾丸间质细胞受损所导致的终身雄激素替代治疗（Albers，2015；Heidenreich，2009；Heidenreich 和 Angerer-Shpilenya，2012；Petersen，2002）。因此，在随访期间，每 6 个月需行一次睾酮水平评估（Albersetal，2015）。对于有生育要求的患者，可延迟放疗，并定期行睾丸超声检查（Dieckmann，2007；Albers，2015）。对于对侧睾丸切除术后的孤立睾丸，化疗的效果相对较差，且治愈率与剂量相关（Albers，2015；Dieckmann，2013）。

原发肿瘤的转移灶需要化疗，GCNIS 的治疗应推迟，因为化疗后 30% 的 GCNIS 患者疾病状态稳定，42% 的患者复发。在化疗后 1 年，推荐对剩余睾丸行穿刺活检。仍存在 GCNIS 的患者，需辅助放疗（Albers 等，2015）。

如果患者一侧 GCNIS，对侧睾丸健康（不育症监测或原发睾丸外精原细胞瘤），应选择睾丸切除术或密切随访，50% 的患者 5 年内发展为 TGCT（Albers，2015；Hoei Hansen，2005）。对于这部分患者，考虑到放疗对健侧睾丸的影响，不推荐放疗（Albers，2015）。推荐双侧睾丸 CIS 患者接受放疗（Albers，2015）。

## 五、GCNIS 与生育

总之，鉴于 GCNIS 患者仅保留部分生育功能，且采取根治术后生育功能将彻底丧失，应制订个体化治疗方案。因此，治疗前应慎重考虑治疗选择对生育的影响。

如前所述，睾丸局部放疗会影响睾丸的内分泌及外分泌功能。首先，放疗会杀伤所有的生殖细胞，导致“支持细胞”综合征，这一征象被穿刺病理结果证实（Heidenreich，2009）。但是，睾丸放疗的支持者认为，GCNIS 患者精液质量低与生精功能障碍、睾丸萎缩密切相关，放疗可能不是导致患者不育的重要因素（Dieckmann 等，2007；Petersen 等，1999）。有研究显示，在随访中睾丸切除后患者的精液质量有一定程度的改善，从而受孕（Heidenreich，2009；Dieckmann 和 Loy，1993；Heidenreich 等，1997；Kliesch 等，1997）。因此，在 GCNIS 确诊后，行精液分析，对有生育意愿的患者可以推迟放疗。另外，对有强烈生育意愿的患者提供精子库、冷冻睾丸组织及辅助生殖手段。另外，放疗可影响患者睾丸的内分泌功能。研究证实，孤立睾丸患者接受 20Gy 剂量的放疗后，20%～30% 患者的睾丸间质细胞功能受损，另有 25% 的患者需要雄激素替代治疗（Giwercman 等，1991）。这类患者，可能放疗前就存在间质细胞功能不全，更易出现治疗相关睾丸毒性（Heidenreich，2009）。

## 参考文献

[1] Albers P, Göll A, Bierhoff E, Schoeneich G, Müller SC. Clinical course and histopathologic risk factor assessment in patients with bilateral testicular germ cell tumors. Urology. 1999;54(4):714–8. Available from: http://www.ncbi.nlm.nih.gov/pubmed/10510934

[2] Albers P, Albrecht W, Algaba F, Bokemeyer C, Cohn- Cedermark G, Fizazi K, et al. Guidelines on testicular Cancer: 2015 update. Eur Urol. 2015;68(6):1054–68. Available from: http://www.ncbi.nlm.nih.gov/pubmed/ 26297604

[3] Andreassen KE, Grotmol T, Cvancarova MS, Johannesen TB, Fosså SD. Risk of metachronous contralateral testicular germ cell tumors: a population-based study of 7,102 Norwegian patients (1953–2007). Int J Cancer. 2011;129(12):2867–74. Available from: http://www. ncbi.nlm.nih.gov/pubmed/21626506

[4] Berney DM, Looijenga LHJ, Idrees M, Oosterhuis JW, Rajpert-De Meyts E, Ulbright TM, et al. Germ cell neoplasia in situ (GCNIS): evolution of the current nomenclature for testicular pre-invasive germ cell malignancy. Histopathology. 2016;69(1):7–10. Available from: http://doi.wiley.com/10.1111/his.12958

[5] Berthelsen JG, Skakkebæk NE. Value of testicular biopsy in diagnosing carcinoma in situ testis. Scand J Urol Nephrol. 1981;15(3):165–8. Available from: http:// www.ncbi.nlm.nih.gov/pubmed/7323735

[6] Dieckmann KP, Loy V. Paternity in a patient with testicular seminoma and contralateral testicular intraepithelial neoplasia. Int J Androl. 1993;16(2):143–6. Available from: http://www.ncbi.nlm.nih.gov/pubmed/8514426

[7] Dieckmann KP, Loy V. Prevalence of contralateral testicular intraepithelial neoplasia in patients with testicular germ cell neoplasms. J Clin Oncol. 1996;14 (12):3126–32. Available from: http://www.ncbi.nlm. nih.gov/pubmed/8955658

[8] Dieckmann K-P, Kulejewski M, Pichlmeier U, Loy V. Diagnosis of contralateral testicular intraepithelial neoplasia (TIN) in patients with testicular germ cell cancer: systematic two-site biopsies are more sensitive than a single random biopsy. Eur Urol. 2007;51(1):175–83; discussion 183–5. Available from: http://linkinghub. elsevier.com/retrieve/pii/S0302283806006531

[9] Dieckmann K-P, Wilken S, Loy V, Matthies C, Kleinschmidt K, Bedke J, et al. Treatment of testicular intraepithelial neoplasia (intratubular germ cell neoplasia unspecified) with local radiotherapy or with platinum-based chemotherapy: a survey of the German Testicular Cancer Study Group. Ann Oncol. 2013;24 (5):1332–7. Available from: http://www.ncbi.nlm.nih. gov/pubmed/23293116

[10] Giwercman A, von der Maase H, Berthelsen JG, Rørth M, Bertelsen A, Skakkebaek NE. Localized irradiation of testes with carcinoma in situ: effects on Leydig cell function and eradication of malignant germ cells in 20 patients. J Clin Endocrinol Metab. 1991;73 (3):596–603. Available from: https://academic.oup. com/jcem/article-lookup/doi/10.1210/jcem-73-3-596

[11] Harland SJ, Cook PA, Fossa SD, Horwich A, Mead GM, Parkinson MC, et al. Intratubular germ cell neoplasia of the contralateral testis in testicular cancer: defining a high risk group. J Urol. 1998;160(4):1353–7. Available from: http://www.ncbi.nlm.nih.gov/ pubmed/ 9751353

[12] Heidenreich A. Contralateral testicular biopsy in testis cancer: current concepts and controversies. Br J Urol Int. 2009;104(9 Pt B):1346–50. Available from: http:// www.ncbi.nlm.nih.gov/ pubmed/19840011

[13] Heidenreich A, Angerer-Shpilenya M. Organ-preserving surgery for testicular tumours. BJU Int. 2012;109 (3):474–90. Available from: http://www.ncbi.nlm.nih. gov/pubmed/22243667

[14] Heidenreich A, Moul JW. Contralateral testicular biopsy procedure in patients with unilateral testis cancer: is it indicated? Semin Urol Oncol. 2002;20(4): asuro0200234. Available from: http://www.ncbi. nlm. nih.gov/pubmed/12489055

[15] Heidenreich A, Vorreuther R, Neubauer S, Zumbe J, Engelmann UH. Paternity in patients with bilateral testicular germ cell tumors. Eur Urol. 1997;31 (2):246–8. Available from: http://www.ncbi.nlm. nih. gov/pubmed/9076475

[16] Hoei-Hansen CE, Nielsen JE, Almstrup K, Sonne SB, Graem N, Skakkebaek NE, et al. Transcription factor AP-2gamma is a developmentally regulated marker of testicular carcinoma in situ and germ cell tumors. Clin Cancer Res. 2004;10(24):8521–30. Available from: http://clincancerres.aacrjournals.org/cgi/doi/10.1158/1078-0432.CCR-04-1285

[17] Hoei-Hansen CE, Rajpert-De Meyts E, Daugaard G, Skakkebaek NE. Carcinoma in situ testis, the progenitor of testicular germ cell tumours: a clinical review. Ann Oncol Off J Eur Soc Med Oncol. 2005;16 (6):863–8. Available from: http://academic.oup.com/annonc/article/16/6/863/193754/Carcinoma-in-situ-tes tis-the-progenitor-of

[18] Jørgensen N, Rajpert-De Meyts E, Graem N, Müller J, Giwercman A, Skakkebaek NE. Expression of immunohistochemical markers for testicular carcinoma in situ by normal human fetal germ cells. Lab Investig. 1995;72(2):223–31. Available from: http://www.ncbi. nlm.nih.gov/pubmed/7531795

[19] Kliesch S, Bergmann M, Hertle L, Nieschlag E, Behre HM. Semen parameters and testicular pathology in men with testicular cancer and contralateral carcinoma in situ or bilateral testicular malignancies. Hum Reprod. 1997;12(12):2830–5. Available from: http:// www.ncbi.nlm.nih.gov/pubmed/9455863

[20] Kliesch S, Thomaidis T, Schutte B, Puhse G, Kater B, Roth S, et al. Update on the diagnostic safety for detection of testicular intraepithelial neoplasia (TIN). APMIS. 2003;111(1):70–4; discussion 75. Available from: http://www.ncbi.nlm.nih.gov/ pubmed/12752238

[21] Manivel JC, Jessurun J, Wick MR, Dehner LP. Placental alkaline phosphatase immunoreactivity in testicular germ-cell neoplasms. Am J Surg Pathol. 1987;11(1): 21–9. Available from: http://www. ncbi.nlm.nih.gov/ pubmed/3538918

[22] Petersen PM, Giwercman A, Hansen SW, Berthelsen JG, Daugaard G, Rørth M, et al. Impaired testicular function in patients with carcinoma-in-situ of the testis. J Clin Oncol. 1999;17(1):173. Available from: http:// www.ncbi.nlm.nih.gov/pubmed/10458231

[23] Petersen PM, Giwercman A, Daugaard G, Rørth M, Petersen JH, Skakkebæk NE, et al. Effect of graded testicular doses of radiotherapy in patients treated for carcinoma-in-situ in the testis. J Clin Oncol. 2002;20 (6):1537–43. Available from: http://www.ncbi. nlm.nih. gov/pubmed/11896102

[24] Rajpert-De Meyts E, Nielsen JE, Skakkebaek NE, Almstrup K. Diagnostic markers for germ cell neoplasms: from placental-like alkaline phosphatase to micro-RNAs. Folia Histochem Cytobiol. 2015;53 (3):177–88. Available from: http://www.ncbi.nlm.nih. gov/ pubmed/26306513

[25] Souchon R, Gertenbach U, Dieckmann K-P, Hahn E, Ruwe M, Stambolis C, et al. Contralateral testicular cancer in spite of TIN-negative double biopsies and interval cisplatin chemotherapy. Strahlenther Onkol. 2006;182(5):289–92. Available from: http://link. springer.com/10.1007/s00066-006-1516-x

[26] van Casteren NJ, de Jong J, Stoop H, Steyerberg EW, de Bekker-Grob EW, Dohle GR, et al. Evaluation of testicular biopsies for carcinoma in situ: immunohistochemistry is mandatory. Int J Androl. 2009;32 (6):666–74. Available from: http://doi.wiley.com/10.1111/ j.1365-2605.2008.00923.x

# 第46章 临床Ⅰ期睾丸肿瘤的治疗

## Management of Clinical Stage Ⅰ(CS Ⅰ) Disease in Testicular Cancer

Susanne Krege 著

吴 锴 译 韩雪冰 校

**摘 要**

对于临床Ⅰ期睾丸肿瘤，尽管影像学不支持转移，但也可能出现腹膜后淋巴结的隐匿性转移。因此，针对出现隐匿性转移的高危睾丸肿瘤患者应行辅助治疗。其中，对于精原细胞瘤患者，肿物直径>4cm及睾丸网侵犯是转移发生的高危因素；对于非精原细胞瘤，高危因素是血管侵犯。高危精原细胞瘤患者需行主动脉旁及腔静脉旁区域的辅助放疗，之后行单周期的卡铂辅助化疗，其原因是时间短、不良反应小。但也有报道显示，经过长期随访，部分放疗患者出现继发性恶性肿瘤。同时，有研究表明，未经辅助治疗的患者，复发率并不高，高风险组为15%～20%，低风险组为2%～3%；而近期有报道显示，经过卡铂化疗的患者，其长期复发率为9%～10%。因此，对于Ⅰ期精原细胞瘤患者，推荐主动监测。

Ⅰ期非精原细胞瘤的治疗，需根据危险因素进行区分，对于高危患者（出现转移灶30%～50%）应给予单周期PEB辅助化疗；对低危患者（出现转移灶10%～15%）应采取主动监测。加拿大及北欧患者的大样本研究报道了高危患者主动监测的良好生存数据，所以对所有临床Ⅰ期非精原细胞瘤患者常规推荐监测。这种推荐的另一个依据是联合化疗导致的长期毒性，尤其是心血管事件。

### 一、概述

睾丸肿瘤是罕见疾病，在德国，其发病人数约4500例/年。其中，约60%的患者为临床Ⅰ期，肿瘤标志物水平无明显升高，且影像学监测为阴性。但是，隐匿性转移灶可能无法检测到，腹膜后淋巴结的影像学检查可能为假阴性。因此对于隐匿性转移的高危睾丸肿瘤患者，应考虑辅助治疗。随着时间的推移，对睾丸肿瘤尤其是精原细胞瘤相关危险因素的认识发生了改变。精原细胞瘤患者发生转移的高危因素包括肿物直径>4cm及睾丸网侵犯；对于非精原细胞瘤，高危因素是血管侵犯。但是，目前部分文献认为肿瘤大小是预测睾丸肿瘤复发的确切因素（Tandstad等，2016）。对精原细胞瘤的辅助治疗方案也有讨论。几十年以来，放疗都是精原细胞瘤的标准辅助治疗。最近，一项随机试验，显示了单周期卡铂对精原细胞瘤的疗效（Oliver等，2005）。同时，考虑到放疗所致的继发恶性肿瘤，卡铂化疗成了新的标准治疗（Horwich，2014）。对于非精原细胞瘤，过去标准的辅助治疗是2个周期顺铂、依托泊苷、博来霉素的联合化疗。一项最新的研究显示，单周期联合化疗的效果与2个周期相似；推荐使用单周期的联合化疗（Tandstad，2014）。同时，对于低风险的精原细胞瘤及非精原细胞瘤，推荐主动监测（Cohn-Cedermark，2015；Kollmannsbergerl，2015）。

## 二、Ⅰ期精原细胞瘤

睾丸肿瘤中，最常见的类型是Ⅰ期精原细胞瘤。Warde等研究者在1997年所进行的一项涉及638例睾丸癌患者的回顾性研究中显示，肿瘤＞4cm及睾丸网侵犯的患者，发生腹膜后淋巴结隐匿性转移的风险增加，且肿瘤复发的风险增大；其中，没有危险因素的患者，复发率为12%，一个危险因素的复发率为15.9%，两个危险因素的复发率为31.5%（Warde等，1997）。因此，对于有危险因素的精原细胞瘤患者，应行辅助治疗。数十年来，推荐使用30Gy放射剂量对主动脉/腔静脉旁区域及单侧髂区的放疗（Warde等，1997）。但之后的研究，推荐减少放疗的剂量及区域（Fossa等，1999；Jones等，2005）。最终，专家的共识是建议使用20Gy的剂量对主动脉/腔静脉旁淋巴结进行放疗。同时，确立了卡铂单药化疗的方案。在卡铂治疗的最初阶段，推荐两个疗程400mg/qm，后来，依据AUC7曲线，优选单周期化疗。在Oliver等进行的一项随机对照试验中，比较了放疗与单周期卡铂化疗的疗效，经过2年的随访，尽管化疗组数据更优，但两组肿瘤预后疗效相当，放疗组复发率为3.3%，化疗组复发率为2.3%；化疗组患者疲劳程度较放疗组明显减轻，可尽早回归工作（Oliver等，2005）。尤其对于门诊患者，仅用2h就可以完成治疗，卡铂化疗成为新的标准治疗。文献报道，放疗导致继发癌症的发生率增加（Lewinshtein，2012）。Horwich进行的一项包含2543例精原细胞瘤患者的研究中，经过21.8年的中位随访，共153名患者出现继发恶性肿瘤，主要包含膀胱癌、胰腺癌、胃癌（Horwich，2014）。尽管如此，但必须指出目前依据现代放疗理念采用低剂量及小区域放疗的患者仍占少数。

通过比较未经辅助治疗的复发率（无危险因素12%，一个危险因素16%，两个危险因素31%）与经过单周期化疗的复发率，推荐卡铂辅助化疗（Warde等，1997；Oliver等，2011）。西班牙的精原细胞瘤治疗工作组的数据证实了这一结论。一项227例患者的回顾性研究中，无危险因素或仅有一个危险因素的患者接受主动监测，而具有两个危险因素的患者接受卡铂治疗2个周期。无危险因素组、肿瘤直径＞4cm、睾丸网侵犯组及具备两个危险因素且接受化疗组的复发率分别为4.8%、13.6%、20%及1.4%（Aparicio，2011）。最近，一项来自SWENOTECA的研究显示，无危险因素的患者复发率仅为2.9%，具有1～2个危险因素的患者，复发率为21.7%，可能与诊断精准性密切相关（Tandstad，2011）。根据这一研究结果，对于低危患者，卡铂化疗并没有明显获益。

一项SWENOTECA新的研究（包含897例前瞻性研究患者及221例前期研究患者）验证了精原细胞瘤的危险因素，显示肿瘤大小是预测肿瘤复发的连续变量。在前瞻性研究中，53%患者接受卡铂治疗；但仅12%的患者2有个危险因素，只有这一组推荐使用辅助治疗，结果与之前西班牙的研究结果相似（Tandstad等，2016）。该研究反映了这种治疗方式在当时的流行程度。复发率的具体数据见表46-1。

但该研究也显示了，经长期随访，接受单周期卡铂化疗的患者复发率更高（依据AUC7曲线）。中位随访5.6年，10.6%患者有两个危险因素，即经卡铂化疗，1/10复发。

Dieckmann等报道了一项关于德国临床Ⅰ期精原细胞瘤治疗的研究，自2008—2013年共入组1050例患者，725例患者完成随访分析（中位

表 46-1　SWENOTECA Ⅶ试验结果

| 复发率 | 主动监测 | 1 个周期卡铂化疗 |
|---|---|---|
| 总体复发率 | 7.5 | 6.2 |
| 无危险因素复发率 | 4.0 | 2.2 |
| *P* 值 | ＜ 0.001 | 0.001 |
| 1～2 个危险因素复发率 | 15.5 | 9.3 |
| 根据指南计算的复发率 | 7.7 | 10.6 |
| （2 种危险因素为 1 个周期卡铂化疗） | | |

时间 40 个月）。其中，265 例为主动监测，41 例接受放疗，362 例接受单周期卡铂化疗，66 例患者接受 2 个周期卡铂（400mg/qm）化疗。复发率分别为 8.2%、2.4%、5.0% 及 1.5%（Dieckmann 等，2016）。

以上数据都在质疑辅助治疗条件下卡铂的有效性，尤其是单周期卡铂化疗。目前推荐主动监测，不考虑危险因素。因此，如何选择最优的随访方案，成为关注的重点。SWENOTECA 研究和 Dieckmann 等的研究报道显示，多数患者在 2 年内复发，且主要复发位置在腹膜后；而延迟复发多在主动监测 5 年后，复发率为 4%～5%（Mortensen，2016；Hosni，2016）。Mortensen 等对 2000 例患者中位随访达 15 年的研究发现，5 年后复发率为 5%，10 年后复发率为 1%。另一项 Hosni 等的研究中，766 例主动监测的患者复发率为 4%，294 例接受辅助放疗的患者复发率为 1%。上述研究在治疗中均没有考虑危险因素。随访中几乎所有接受盆腔及纵隔放疗患者的转移病灶都出现在腹膜后。

## 三、临床 Ⅰ 期精原细胞瘤治疗总结

低危组患者复发率为 3%～4%，辅助治疗不能降低其复发率。高危组患者复发率为 10%～20%，而经过单周期卡铂化疗组患者，其复发率高达 10%；因此，目前高危患者应行主动监测。

在术后的前 3 年，非常密切随访；后 2 年密切随访。考虑到腹膜后为常见的复发部位，影像学检查是必要的。同时，考虑到高频率影像学检查，特别是 CT 扫描可导致继发恶性肿瘤，应选择低剂量 CT 或 MRI 扫描。

## 四、临床 Ⅰ 期非精原细胞瘤

临床 Ⅰ 期非精原细胞瘤患者，血管侵犯是腹膜后淋巴结隐匿性转移的危险因素。尽管胚胎癌细胞成分＞80% 与转移相关，但经过多因素分析，其并不是独立危险因素（Albers 等，2003）。对于没有血管侵犯的患者，其发生隐匿性转移率为 10%～20%；而血管侵犯组患者，转移率为 50%。因此，对于高危组患者，推荐使用 2 个周期 PEB 化疗（FernandezOrtega 等，2000）。德国的一项单臂研究中，将临床 Ⅰ 期非精原细胞瘤的化疗与腹膜后淋巴结清扫术进行比较，中位随访 47 个月，两组复发率分别为 1% 和 7.5%（Albers，2008）。因此，一项随机研究开始对比单周期 PEB 化疗与 2 个周期 PEB 化疗的疗效，但由于入组人数少而中止研究。同时，在 SWENOTECA 前瞻性的研究中，行单周期 PEB 辅助化疗治疗 Ⅰ 期非精原细胞瘤。中位随访 5 年，高危组、低危组及主动监测组的复发率分别为 3.5%（$n$=157）、1.4%（$n$=155）、12.6%（$n$=461）（Tandstad 等，2009）。近期一项随访 8 年的研究显示，在入组的 517 例患者中，2.3% 的患者复发；血管侵犯患者组，复发率为 3.2%，无血管侵犯组的复发率为 1.6%。10 年无疾病进展生存为 99.6%，总生存为 99.8%（Tandstad，2014）。

考虑到患者的复发率，主动监测也是患者的选择之一。Kollmannsberger 等的研究中，主动监测 1034 例（886 例没有血管侵犯，220 例存在血管侵犯，28 例不确定）；中位随访 63 个月，共 221 例复发，其中，无血管侵犯组 150 例复发（占 17%），血管侵犯组 60 例复发（占 27%）。几

乎所有的复发病例都发生在随访的前 3 年，无疾病进展生存率达 98%（Kollmannsberger，2015）。另一项研究中，Daugaard 等对 1226 例患者进行主动监测，5 年复发率为 30.6%。其中，70% 的复发患者为血管侵犯，中位复发时间为 5 个月；59% 患者复发部位仅在腹膜后，16% 出现在肺部，7% 的患者出现在双侧肺部，5% 的患者出现在腹股沟区域。主要通过血清学标志检测和（或）影像学检查确定复发。依据 IGCCCG 分级，Daugaard 将患者分为预后良好 94.4%，预后一般 4.7%，预后欠佳 0.8%。15 年特异性疾病生存为 99.1%，总生存为 94.5%。此外主动监测中，仅 3.9% 的患者配合欠佳。

支持主动监测的一个依据是，Ⅰ期非精原细胞瘤患者在化疗后心脑血管事件发生的风险增加（Kero，2014；Huddart，2003）。尤其是顺铂及博来霉素可导致患者血管损伤。对 SEER 数据库涉及 6909 例患者的研究显示，化疗后的标准化死亡比为 1.36，尤其发生在化疗后的第 1 年，达 5.31（2172 例发生脑血管事件，345 例发生心血管事件）（Fung 等，2015）。同时，年轻患者出现心血管事件较多。VandenBelt-Dusebout 的研究显示，在<45 岁的年龄组中，206 例患者出现心梗，46—54 岁年龄组为 186 例，55 岁及以上年龄组为 53 例（Van den Belt-Dusebout，2006）。

化疗患者继发性肿瘤的发生率增高( Fung 等，2012）。目前，只有一篇研究报道了 PEB 单周期化疗的预后。40 例高危患者中，3 例发生继发性肿瘤（7.5%），2 例为结直肠癌，1 例为急性淋巴细胞白血病；这些患者在接受了 3 个周期或以上的 PEB 化疗后，睾丸肿瘤仍复发。

## 五、临床Ⅰ期非精原细胞瘤的总结

研究显示低危组患者复发率为 15%，高危组>30%。单周期 PEB 化疗，可将低危组的复发率降至 1.4%，高危组降至 3.5%。

因此，高危组患者推荐辅助治疗。复发率为 15% 的低危组患者，如果复发，需要增加 3～4 个周期的 PEB 化疗。

## 参考文献


[1] Albers P, Siener R, Kliesch S, et al. Risk factors for relapse in clinical stage I nonseminomatous testicular germ cell tumors: results of the German Testicular Cancer Study Group Trial. J Clin Oncol. 2003;21:1505–12.

[2] Albers P, Siener R, Krege S, et al. Randomized phase III trial comparing retroperitoneal lymph node dissection with one course of bleomycin and etoposide plus cisplatin chemotherapy in the adjuvant treatment of clinical stage I nonseminomatous testicular germ cell tumors: AUO trial AH 01/94 by the German Testicular Cancer Study Group. J Clin Oncol. 2008;26:2966–72.

[3] Aparicio J, Maroto P, del Muro XG, et al. Risk-adapted treatment in clinical stage I testicular seminoma: the third Spanish Germ Cell Cancer Group study. J Clin Oncol. 2011;29:4677–81.

[4] Cohn-Cedermark G, Stahl O, Tandstad T. Surveillance vs. adjuvant therapy of clinical stage I testicular tumors – a review and the SWENOTECA experience. Andrology. 2015;3:102–10.

[5] Daugaard G, Gundgaard MG, Mortensen MS, et al. Surveillance for stage I nonseminoma testicular cancer: outcomes and long-term follow-up in a populationbased cohort. J Clin Oncol. 2014;32: 3817–23.

[6] Dieckmann KP, Dralle-Filiz I, Matthies C, et al. Testicular seminoma clinical stage 1: treatment outcome on a routine care level. J Cancer Res Clin Oncol. 2016;142:1599–607.

[7] Fernandez-Ortega A, Garcia del Muro X, Navarro M, Germa Lluch JR. Adjuvant chemotherapy of non-seminoma stage I gem cell tumors of the testis. Arch Esp Urol. 2000;53:487–90.

[8] Fossa SD, Horwich A, Russel JM. Optimal planning target volume for stage I testicular seminoma: a Medical Research Council randomized trial. J Clin Oncol. 1999;17:1146–54.

[9] Fung C, Fossa SD, Beard CJ, et al. Second malignant neoplasms in testicular cancer survivors. J Natl Compr Cancer Netw. 2012;10: 545–56.

[10] Fung C, Fossa SD, Milano MT, et al. Cardiovascular disease mortality after chemotherapy or surgery for testicular nonseminoma: a population-based study. J Clin Oncol. 2015;33:3105–14.

[11] Horwich A, Fossa SD, Huddart R, et al. Second cancer risk and mortality in men treated with radiotherapy for stage I seminoma. Br J Cancer. 2014;110:256–63.

[12] Hosni A, Warde P, Jewett M et al. Clinical characteristics and outcomes of late relapse in stage I testicular seminoma, Clin Oncol 2016; 28: 648–654.

[13] Huddart RA, Norman A, Shahidi M, et al. Cardiovascular disease as a long-term complication of treatment for testicular cancer. J Clin Oncol. 2003;21:1513.

[14] Jones WG, Fossa SD, Mead GM, et al. Randomized trial of 30 versus 20 Gy in the adjuvant treatment of stage I testicular seminoma: a report on Medical Research Council Trial TE 18, European Organization for the Research and Treatment of cancer Trial 30942. J Clin Oncol. 2005;23:1200.

[15] Kero AE, Järvelä LS, Arola M et al. Cardiovascular morbidity in long-term survivors of early-onset cancer: a population-based study, Int J Cancer 2014; 134: 664–673.

[16] Kollmannsberger C, Tandstad T, Bedard PL, et al. Patterns of relapse in patients with clinical stage I testicular cancer managed with active surveillance. J Clin Oncol. 2015;33:51–7.

[17] Lewinshtein D, Gulati R, Nelson PS, et al. Incidence of second malignancies after external radiotherapy for clinical stage I testicular seminoma. BJU Int. 2012;109:706–12.

[18] Mortensen MS, Lauritsen J, Kier MG, et al. Late relapses in stage I testicular cancer patients on surveillance. Eur Urol. 2016;70:365–71.

[19] Oliver RT, Mason MD, Mead GM, et al. Radiotherapy versus single-dose carboplatin in adjuvant treatment of stage I seminoma: a randomized trial. Lancet. 2005;366:293–300.

[20] Oliver RT, Mead GM, Rustin GJ, et al. Randomized trial of carboplatin versus radiotherapy for stage I seminoma: mature results on relapse and contralateral testis cancer rates in MRC TE19/ EORTC 30982 study. J Clin Oncol. 2011;29:957–62.

[21] Tandstad T, Dahl O, Cohn-Cedermark G, et al. Riskadapted treatment in clinical stage I nonseminomatous germ cell testicular cancer: the SWENOTECA management program. J Clin Oncol. 2009;27:2122–8.

[22] Tandstad T, Smaaland R, Solberg A, et al. Management of seminomatous testicular cancer: a binational prospective population-based study from the Swedish Norwegian testicular cancer study group. J Clin Oncol. 2011;29:719–25.

[23] Tandstad T, Stahl O, Hakansson U, et al. One course of adjuvant BEP in clinical stage I nonseminoma mature and expanded results from the SWENOTECA group. Ann Oncol. 2014;25:2167–72.

[24] Tandstad T, Stahl O, Dahl O, et al. Treatment of stage I seminoma, with one course of adjuvant carboplatin or surveillance, risk-adapted recommendations implementing patient autonomy: a report from the Swedish and Norwegian Testicular Cancer Group (SWENOTECA). Ann Oncol. 2016;27:1299–304.

[25] van den Belt-Dusebout AW, Nuver J, de Wit R, et al. Long-term risk of cardiovascular disease in 5–year survivors of testicular cancer. J Clin Oncol. 2006;24:467–75.

[26] Vidal AD, Thalmann GN, Karamitopoulou-Diamantis E, et al. Long-term outcome of patients with clinical stage I high-risk nonseminomatous germ-cell tumors 15 years after one adjuvant cycle of bleomycin, etoposide, and cisplatin. Ann Oncol. 2015;26:374–7.

[27] Warde P, Gospodarowicz MK, Panzarella T, et al. Stage I testicular seminoma: results of adjuvant irradiation and surveillance. J Clin Oncol. 1995;13:2255–62.

[28] Warde P, Gospodarowicz MK, Banerjee D, et al. Prognostic factors for relapse in stage I testicular seminoma treated with surveillance. J Urol. 1997;157:1705–10.

# 第47章　临床Ⅱ期睾丸肿瘤

## Treatment of Clinical Stage Ⅱ (CS Ⅱ) Disease in Testicular Cancer

Christian Winter　著

吴　锴　译　　韩雪冰　校

**摘　要**

睾丸肿瘤为15—40岁人群最常见的实体肿瘤。依据组织学，生殖细胞肿瘤分为精原细胞瘤和非精原细胞瘤。转移性睾丸肿瘤治疗的主要依据包括组织学特征、临床分期及IGCCCG分类。临床Ⅱ期非精原细胞瘤，定义为切除标本诊断睾丸肿瘤，且腹部及盆腔的淋巴结阳性。其他部分的转移灶，如肺部转移，可除外Ⅱ期肿瘤。10%～30%的精原细胞瘤及非精原细胞瘤为临床Ⅱ期肿瘤。在大医疗中心，通常对淋巴结转移的患者进行个体化危险因素分层，实施化疗、放疗及手术治疗等多学科综合治疗。

### 一、概述

睾丸恶性肿瘤少见，但在15—40岁年龄段，睾丸肿瘤是癌症相关发病率及致死率最高的（Bosl和Motzer，1997；Winter和Albers，2011）。目前，睾丸肿瘤治愈率较高。睾丸肿瘤治疗成功的主要原因是对肿瘤发病机制的理解，诊断分期的明确，早期治疗及联合治疗（包括化疗、放疗及外科手术），严格随访及挽救性治疗。

在过去的几十年里，睾丸肿瘤的治疗取得了重大进展，转移性睾丸生殖细胞瘤治疗的主要依据临床分期及IGCCCG分类。

临床Ⅱ期肿瘤的定义为切除病理标本证实睾丸肿瘤，腹部及盆腔影像学检查淋巴结阳性。阳性淋巴结的定义为影像学检查显示短轴断层层面扫描淋巴结＞10mm。其他转移部位，如肺转移，可排除Ⅱ期肿瘤。在临床上，10%～30%的精原细胞瘤及非精原细胞瘤为临床Ⅱ期肿瘤。

### 二、临床Ⅱ期睾丸肿瘤的定义

Ⅱ期睾丸肿瘤的诊断过程，包括睾丸肿瘤的组织学诊断、肿瘤标志物检测、影像学检查，之后依据UICC/TNM分级和血清肿瘤标志物进行临床分期。

转移性肿瘤的分级，主要依据IGCCCG分类，其包含组织学特征，原发灶及转移灶的部位，肿瘤标志物的水平（包括术后）。最佳的个体治疗策略，主要依据临床分期及IGCCCG分级（Winter和Albers，2011；Krege等，2008a和b；Beyer等，2013；Albers等，2015）。

临床Ⅱ期肿瘤表现出局部淋巴结转移（腹膜后），但一般无远处淋巴结及内脏转移（任何T，$N_{1\sim3}$，$M_0$，$S_x$）。

临床ⅡA期睾丸肿瘤，肿瘤细胞扩散至腹膜后淋巴结，临床或病理$N_1$期，但淋巴结直径≤2cm；如果行淋巴结清扫，阳性淋巴结数目≤5 个。同时，血清肿瘤学标志物在正常水平或轻微升高，没有肿瘤细胞转移至除腹膜后以外的迹象（任何 T，$N_1$，$M_0$，$S_0$ 或 $S_1$）。

临床ⅡB 期睾丸肿瘤，睾丸肿瘤扩散至腹膜后，淋巴结与睾丸肿瘤伴随，且最大直径为 5cm；淋巴结清扫术后，至少 1 个淋巴结在 2～5cm 或 5 个以上淋巴结均≤5cm。同时，血清肿瘤学标志物在正常水平或轻微增高，没有肿瘤细胞转移至除腹膜后以外迹象（任何 T，$N_2$，$M_0$，$S_0$ 或 $S_1$）。

临床ⅡC 期肿瘤，生殖细胞肿瘤扩散至淋巴结，至少有一个＞5cm 的淋巴结。同时，血清肿瘤学标志物在正常水平或轻微增高，没有肿瘤细胞转移至除腹膜后以外迹象（任何 T，$N_3$，$M_0$，$S_0$ 或 $S_1$）。

## 三、临床ⅡA/ⅡB 期精原细胞瘤/非精原细胞瘤的治疗

### （一）ⅡA/ⅡB 期精原细胞瘤

对于腹膜后淋巴结＜2cm，且肿瘤标志物阴性的精原细胞瘤，诊断仍存在问题。这些淋巴结的性质无法确定，可能为良性，也可能为淋巴结转移。如果穿刺不能确定为恶性肿瘤转移灶，需要 6～8 周后重新评价肿瘤分期。治疗措施无法确定，除非确定为转移病灶。

对于低瘤负荷放疗敏感的临床ⅡA/ⅡB 期精原细胞瘤，影像学检查发现膈下转移灶＜2cm(临床ⅡA)；2～5cm（临床ⅡB），推荐使用 30Gy 放疗（临床ⅡA）及 36Gy 放疗（临床ⅡB）；放疗区域为主动脉旁至一侧髂区域（曲棍球区域）；临床ⅡB 期肿瘤的放疗区域侧边缘，应依据淋巴结大小调节至安全距离 1.0～1.5cm。临床ⅡA/ⅡB 期精原细胞瘤复发率中等（ⅡA 期 5%；Ⅱ2B 期 11%）；总生存率接近 100%（Classen 等，2003；Chung 等，2004）。将放疗剂量减至 27Gy，复发率为 11%（Tandstad 等，2011）。另一项研究显示，监测后复发的精原细胞瘤患者仅接受放疗复发率较高（16%）（Kollmannsberger 等，2011）（图 47-1）。

就目前的研究数据而言，人们开始重视放疗后的长期并发症，如心血管事件及继发恶性肿瘤风险增高。

在临床ⅡB 期精原细胞瘤患者的治疗选择中，依据 IGCCCG 风险评分，3 个周期的 BEP 化疗或 4 个周期的 EP，可以成为放疗的替代方案，但急性及长期毒性反应更高（Garcia-del-Muro 等，2008）。其中一项 67 例ⅡB 期患者参与的研究中，中位随访 5.5 年，无复发生存为 100%（Tandstad 等，2011）。ⅡB 期肿瘤的化疗，推荐 EP 方案 4 个周期（依托泊苷 100mg/m$^2$，在 1～5 天使用；顺铂 20mg/m$^2$，在 1～5 天使用；治疗周期 21 天）或 BEP 方案 3 个周期（依托泊苷 100mg/m$^2$，在 1～5 天使用；顺铂 20mg/m$^2$，在 1～5 天使用）加用博来霉素 30mg 在第 1、8、15 天；周期为 21 天。

对于ⅡA 的患者，3 个周期的 BEP 化疗或 4 个周期的 EP 化疗（博来霉素禁忌证的患者）是放疗的替代方案。目前，还没有放疗与化疗疗效比较的随机对照研究。

就治疗转移性疾病而言，单一使用卡铂不能替代 EP 及 BEP 化疗（Krege 等，2006）。但对于ⅡA 期精原细胞瘤患者，推荐参加临床试验，实施较放疗及 3 个周期 BEP 化疗毒性更低的治疗。

最近，Horwich 等的研究显示放疗联合化疗对ⅡA 及ⅡB 期患者有较好的疗效（Horwich 等，2013）。低剂量卡铂化疗联合局部低剂量、小范围的放疗，可使无复发生存达到 100%。联合治疗的理念主要来源于单一治疗方式，可能导致的疗效减弱。一方面，放疗对主动脉旁及盆腔淋巴结区域有效，但复发病灶可能出现在照射区域外（Classen 等，2003）。另一方面，卡铂可以抑制隐匿性肿瘤病灶的产生，但不能控制受累淋巴结

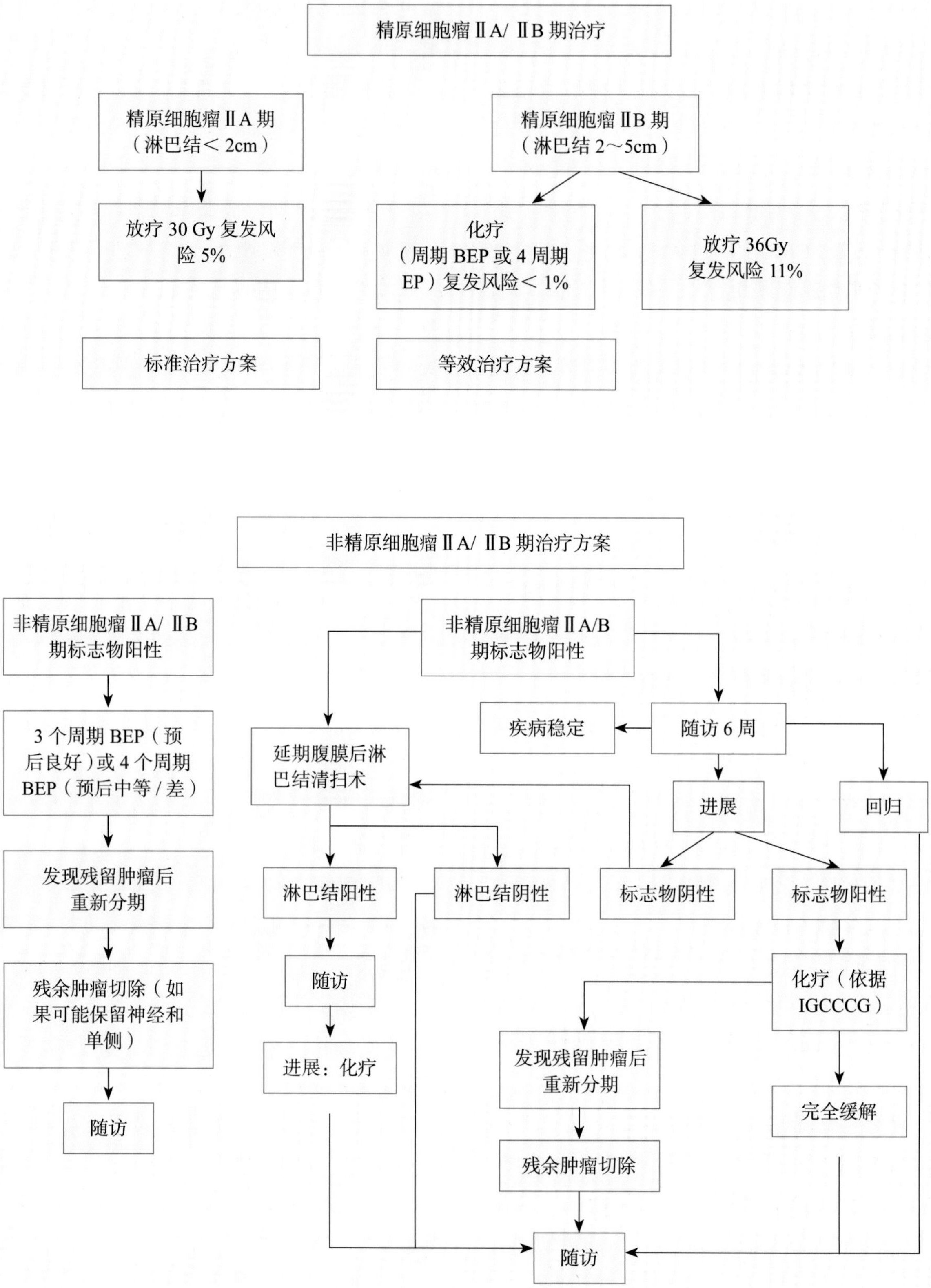

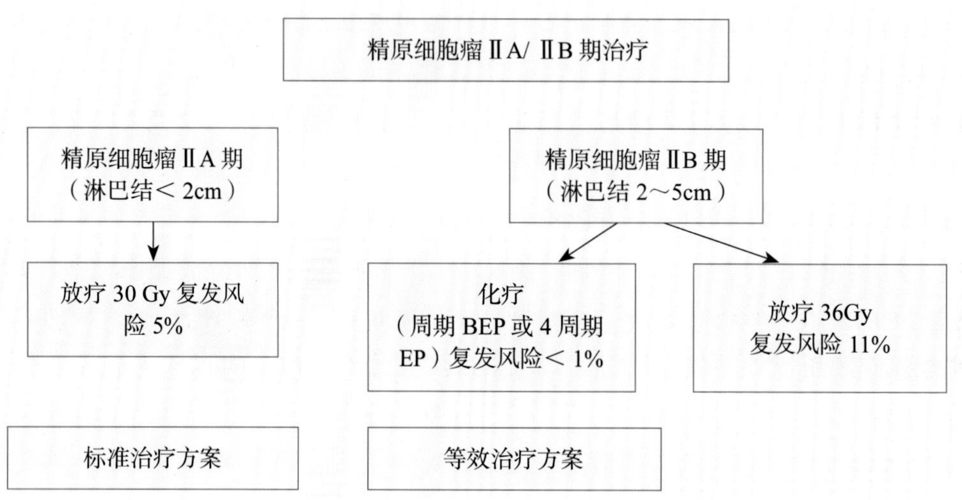

精原细胞瘤ⅡA/ⅡB期治疗
精原细胞瘤ⅡA期（淋巴结＜2cm）
精原细胞瘤ⅡB期（淋巴结2～5cm）
放疗30 Gy复发风险5%
化疗（周期BEP或4周期EP）复发风险＜1%
放疗36Gy复发风险11%
标准治疗方案
等效治疗方案
非精原细胞瘤ⅡA/ⅡB期治疗方案
非精原细胞瘤ⅡA/ⅡB期标志物阳性
3个周期BEP（预后良好）或4个周期BEP（预后中等/差）
发现残留肿瘤后重新分期
残余肿瘤切除（如果可能保留神经和单侧）
随访
非精原细胞瘤ⅡA/B期标志物阳性
延期腹膜后淋巴结清扫术
疾病稳定
随访6周
进展
回归
淋巴结阳性
淋巴结阴性
标志物阴性
标志物阳性
随访
进展：化疗
化疗（依据IGCCCG）
发现残留肿瘤后重新分期
完全缓解
残余肿瘤切除
随访

▲ 图47–1 **精原细胞瘤ⅡA/ⅡB期和非精原细胞瘤ⅡA/ⅡB期治疗方案**

（Krege 等，2006）。两种方式的联合治疗，可能达到更好的效果，且没有额外的不良反应。

瑞士临床癌症研究组织（the Swiss Group for Clinical Cancer Research SAKK）与德国睾丸肿瘤研究组进行了一项前瞻性研究，观察ⅡA / ⅡB 期精原细胞瘤患者单周期卡铂化疗联合受累淋巴结放疗的疗效。从 2012 年开始，招募患者参与这项多中心研究（SAKK-01/10–NCT01593241）。

另一项德国的Ⅱ期临床研究招募低瘤负荷、肿瘤标志物阴性的ⅡA/ⅡB 期精原细胞瘤患者，观察仅使用手术而未采用其他辅助治疗的疗效（PRIMETEST-NCT02797626）。

### （二）临床ⅡA/B 期非精原细胞瘤

推荐临床ⅡA/ ⅡB 期非精原细胞瘤伴肿瘤标志物升高的患者，依据 IGCCCG 分组分层而治。预后较好的患者应用 3 个周期 BEP 化疗，预后中等及较差的患者应用 4 个周期 BEP 化疗。

对于腹膜后残余病灶＞1cm 的患者，推荐残余病灶切除术。残余病灶切除的术区范围，不能因为保留射精功能而缩小，化疗后肿瘤标志物正常水平且冰冻病理为阴性的患者，保留神经的切除是可行的。该类患者，保留神经及缩小术区至单侧是可以保留射精及生育功能的（Winter 等，2009）。

临床Ⅱ2A/ ⅡB 期非精原细胞瘤不伴有肿瘤标志物升高，推荐行腹膜后淋巴结清扫术，并视情况保留神经。腹膜后淋巴结清扫术是首选的治疗方式，需要经验丰富的外科医师实施。如果病理检查示未分化胚胎癌，依据淋巴结转移灶的数量和大小，行 2 个周期 BEP 辅助化疗。如果病理结果考虑畸胎瘤，推荐术后主动监测。术后 6 周的主动监测可作为腹膜后淋巴结清扫术的替代方案，以评价腹膜后肿物的状态（稳定或进展）。另外，依据 IGCCCG 推荐，对于病灶快速生长且伴肿瘤标志物升高的患者，不应切除肿物，应首选 BEP 化疗。

对于肿瘤标志物水平正常的ⅡA/ ⅡB 期非精原细胞瘤患者，高度怀疑为恶性肿瘤，若技术允许，可行 CT 引导下的穿刺病检，可作为主动监测的备选方案。PET 扫描尚无足够的临床数据支持（Fossa 等，2005）。

肿瘤标志物阴性且进展或稳定的肿瘤患者，怀疑畸胎瘤、生长迅速未分化恶性肿瘤，推荐行腹膜后淋巴结清扫术。经随访后，肿瘤缩小的患者可能为非恶性肿瘤，推荐继续监测。

治疗过程中，当患者拒绝化疗或有禁忌时，可行保留神经的腹膜后淋巴结清扫术。化疗和保留神经的腹膜后淋巴结清扫术疗效相近，但近期及远期不良反应不同。

Weissbach 等进行了一项前瞻性研究，纳入了 1991—1995 年来自 57 个医学中心的 187 例患者，其中 A 组 109 例，行腹膜后淋巴结清扫术及术后 2 个周期 BEP 化疗，B 组 78 例，接受 3～4 个周期 BEP 化疗及化疗后残余病灶切除。中位随访 36 个月，A 组复发率 7%，B 组 11%。2 例死于化疗并发症。A 组手术并发症发生率为 12%，B 组为 9%，26 例残余病灶切除术的患者手术并发症发生率为 27%。Weissbach 等研究认为，先行手术比化疗后再手术的并发症较少。

另外，来自 MSKCC 的 Stephenson 等 2007 年的研究认为，对临床ⅡA/ ⅡB 期非精原细胞瘤患者，先行化疗较腹膜后淋巴结清扫术，无复发生存时间明显改善，但疾病特异性生存无明显改善。在这项研究中，1989—2002 年，入组 252 例临床ⅡA/ ⅡB 期非精原细胞瘤患者，其中，136 例行腹膜后淋巴结清扫，116 例患者行化疗及化疗后残余病灶切除术（Stephenson 等，2007）。

临床ⅡA/ ⅡB 期非精原细胞瘤患者的治疗选择仍存在争议，主要原因在于化疗及化疗后残余病灶切除和先行腹膜后淋巴结清扫及术后辅助 2 个周期化疗，两种治疗方法的总生存率都较好。

对于这些临床分期的患者，欧洲指南建议进展性的非精原细胞瘤患者，在确诊后接受化疗；对于Ⅱ期且肿瘤标志物水平正常的患者，可行腹膜后淋巴结清扫术或主动监测。

### （三）ⅡC 期精原细胞瘤及非精原细胞瘤的治疗

进展期及转移性生殖细胞肿瘤被认为是具有治愈可能的。在一些专科治疗中心其预后数据更好，主要与经验、病例选择、病灶体积及多学科合作密切相关。

依据 IGCCCG 的分析报道，中危组及高危组的 5 年生存率，分别为 80% 及 48%（deWit 等，1995）。

依据 IGCCCG 分级标准，对临床ⅡC 期及Ⅲ期生殖细胞瘤患者，行 BEP、EP 或 PEI 化疗是目前的标准治疗。对于预后较好患者，实施 3 个周期 BEP 化疗或 4 个周期 EP 化疗（考虑博来霉素的不良反应）；预后中等或较差的患者，推荐实施 4 个周期 BEP 或 4 个周期 PEI 化疗。其他的化疗方案与上述方案相比，疗效及毒性反应方面并没有优势（Culine 等，2008）。

建议在 2 个周期化疗后，通过影像学及肿瘤标志物重新评估。对于肿瘤标志物水平下降或肿瘤状态稳定及体积缩小的患者，继续完成化疗。对于肿瘤标志物水平下降，但转移灶增大的患者，应考虑畸胎瘤综合征，化疗结束后，肿瘤标志物阳性的患者应行病灶切除（Andre 等，2000）。对于预后较差的患者，在经过单周期化疗后，如果肿瘤标志物上升、下降缓慢及无明显下降，应考虑剂量强化、更改化疗方案及大剂量化疗。同时，在完成化疗或放疗后，应通过影像学及肿瘤标志物评估疾病状态。

无论体积大小，残余的精原细胞瘤病灶的治疗选择不应为手术切除，而是定期肿瘤标志物及影像学监测。FDG-PET 检查可评估经治疗后残余病灶是肿瘤还是坏死组织（Hinz 等，2008）。对于残余病灶＞3cm 的患者，为了获得更多的关于肿瘤的信息，应在化疗后 2 个月行 FDG-PET 检查。对于病灶＜3cm 的患者，该项检查为可选。经 FDG-PET 检查确定为肿瘤的患者，应在 6 周后复查（Decoene 等，2015）。除了肿瘤摄取值增加及进展性疾病的患者，其余患者应行主动监测。化疗后精原细胞瘤病灶的切除术并发症发生率高，且操作复杂，其手术应在大型医疗中心，由经验丰富的医师实施。

对于化疗后影像学显示残余病灶＞1cm 的非精原细胞肿瘤患者，手术切除病灶是必要的；应在化疗后 4～6 周实施。手术的过程顺利与否同肿瘤的大小及位置密切相关，建议由专科医疗中心经验丰富的医师实施。

对于化疗后血清学缓解且无残余病灶或病灶＜1cm 的播散性生殖细胞肿瘤患者，可行观察，暂不行手术治疗（图 47–2）。鉴于预后较差的患者，复发率高，对其残余病灶＜1cm，是否行手术切除仍需讨论。

## 四、结论

为了进一步改善睾丸肿瘤伴淋巴结转移患者的预后，诊断程序需优化；应依据风险分层实施个体化治疗，同时采用化疗、放疗及手术多种手段综合治疗。在治疗的早期阶段，应全面考虑急性及长期毒性反应。同时，各期的患者都应长期随访，观察肿瘤复发、晚期并发症及治疗相关毒性。

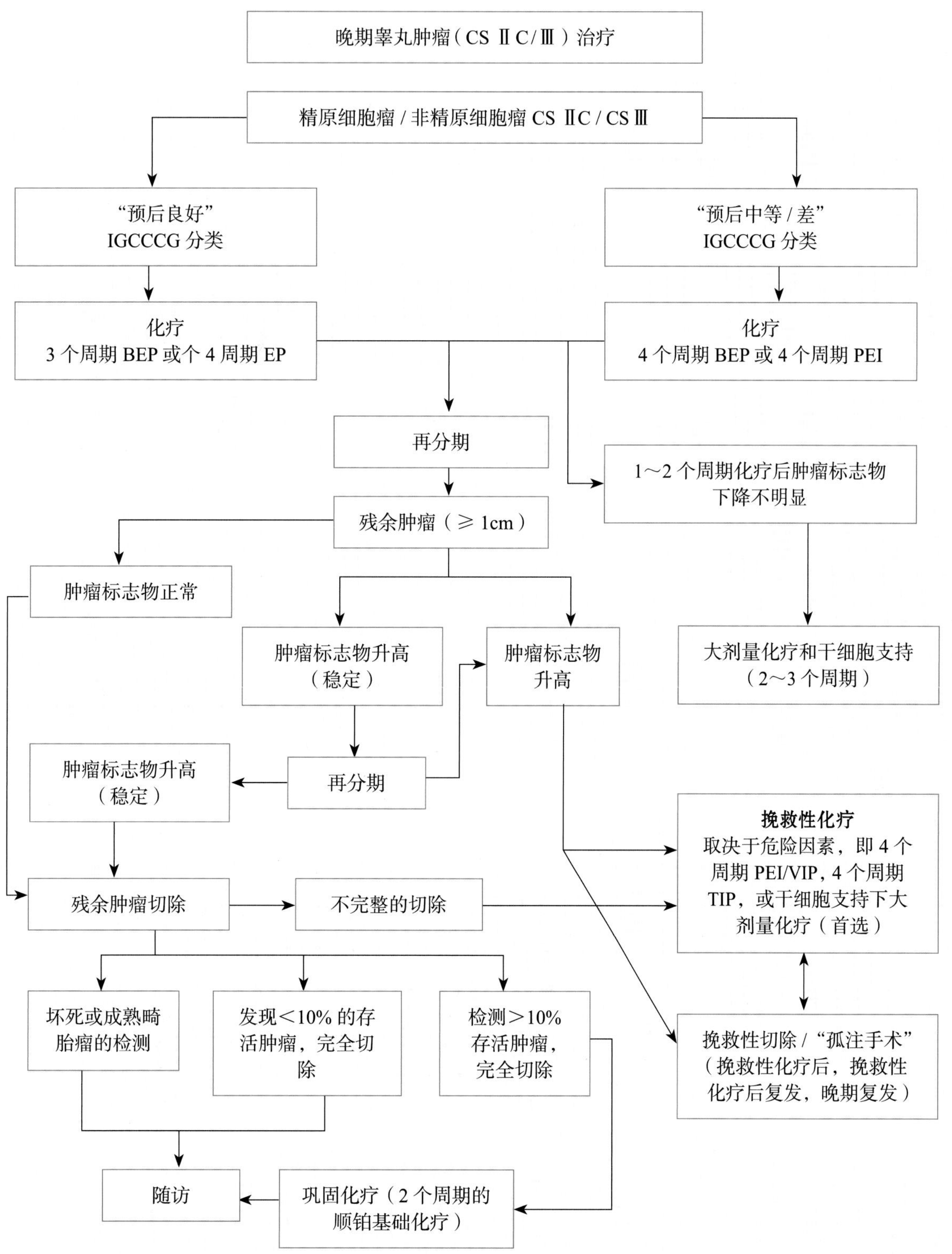


▲ 图 47-2　**晚期睾丸肿瘤（CS ⅡC/ Ⅲ）治疗方案**

# 参考文献


[1] Albers P, et al. Guidelines on testicular cancer: 2015 update. Eur Urol. 2015;68(6):1054–68.

[2] Andre F, et al. The growing teratoma syndrome: results of therapy and long-term follow-up of 33 patients. Eur J Cancer. 2000;36(11):1389–94.

[3] Beyer J, et al. Maintaining success, reducing treatment burden, focusing on survivorship: highlights from the third European consensus conference on diagnosis and treatment of germ-cell cancer. Ann Oncol. 2013;24(4): 878–88.

[4] Bosl GJ, Motzer RJ. Testicular germ-cell cancer. N Engl J Med. 1997;337(4):242–53.

[5] Chung PW, et al. Stage II testicular seminoma: patterns of recurrence and outcome of treatment. Eur Urol. 2004;45(6):754–9. discussion 759–60

[6] Classen J, et al. Radiotherapy for stages IIA/B testicular seminoma: final report of a prospective multicenter clinical trial. J Clin Oncol. 2003;21(6):1101–6.

[7] Culine S, et al. Randomized trial comparing bleomycin/ etoposide/ cisplatin with alternating cisplatin/cyclophosphamide/ doxorubicin and vinblastine/bleomycin regimens of chemotherapy for patients with intermediate- and poor-risk metastatic nonseminomatous germ cell tumors: Genito-Urinary Group of the French Federation of Cancer Centers Trial T93MP. J Clin Oncol. 2008;26(3):421–7.

[8] de Wit R, et al. Four cycles of BEP versus an alternating regime of PVB and BEP in patients with poorprognosis metastatic testicular non-seminoma; a randomised study of the EORTC Genitourinary Tract Cancer Cooperative Group. Br J Cancer. 1995;71(6):1311–4.

[9] Decoene J, Winter C, Albers P. False-positive fluorodeoxyglucose positron emission tomography results after chemotherapy in patients with metastatic seminoma. Urol Oncol. 2015;33(1):23.e15–21.

[10] Fossa SD, et al. Intensive induction chemotherapy with C-BOP/BEP for intermediate- and poor-risk metastatic germ cell tumors (EORTC trial 30948). Br J Cancer. 2005;93(11):1209–14.

[11] Garcia-del-Muro X, et al. Chemotherapy as an alternative to radiotherapy in the treatment of stage IIA and IIB testicular seminoma: a Spanish Germ Cell Cancer Group Study. J Clin Oncol. 2008;26(33):5416–21.

[12] Hinz S, et al. The role of positron emission tomography in the evaluation of residual masses after chemotherapy for advanced stage seminoma. J Urol. 2008;179(3):936–40, discussion 940

[13] Horwich A, et al. Neoadjuvant carboplatin before radiotherapy in stage IIA and IIB seminoma. Ann Oncol. 2013;24(8):2104–7.

[14] Kollmannsberger C, et al. Evolution in management of testicular seminoma: population-based outcomes with selective utilization of active therapies. Ann Oncol. 2011;22(4):808–14.

[15] Krege S, et al. Single agent carboplatin for CS IIA/B testicular seminoma. A phase II study of the German Testicular Cancer Study Group (GTCSG). Ann Oncol. 2006;17(2):276–80.

[16] Krege S, et al. European consensus conference on diagnosis and treatment of germ cell cancer: a report of the second meeting of the European Germ Cell Cancer Consensus group (EGCCCG): part I. Eur Urol. 2008a;53(3):478–96.

[17] Krege S, et al. European consensus conference on diagnosis and treatment of germ cell cancer: a report of the second meeting of the European Germ Cell Cancer Consensus Group (EGCCCG): part II. Eur Urol. 2008b;53(3):497–513.

[18] Stephenson AJ, et al. Nonrandomized comparison of primary chemotherapy and retroperitoneal lymph node dissection for clinical stage IIA and IIB nonseminomatous germ cell testicular cancer. J Clin Oncol. 2007;25(35):5597–602.

[19] Tandstad T, et al. Management of seminomatous testicular cancer: a binational prospective population-based study from the Swedish norwegian testicular cancer study group. J Clin Oncol. 2011;29(6):719–25.

[20] Weissbach L, et al. RPLND or primary chemotherapy in clinical stage IIA/B nonseminomatous germ cell tumors? Results of a prospective multicenter trial including quality of life assessment. Eur Urol. 2000;37(5):582–94.

[21] Winter C, Albers P. Testicular germ cell tumors: pathogenesis, diagnosis and treatment. Nat Rev Endocrinol. 2011;7(1):43–53.

[22] Winter C, et al. Retroperitoneal lymph node dissection after chemotherapy. BJU Int. 2009;104(9 Pt B):1404–12.

[23] Zengerling F, et al. German second-opinion network for testicular cancer: sealing the leaky pipe between evidence and clinical practice. Oncol Rep. 2014;31(6):2477–81.

# 第 48 章　Ⅲ期生殖细胞肿瘤

## Stage Ⅲ Germ Cell Cancer

David Pfister　Axel Heidenreich　著

吴　锴　译　　刘建武　校

摘　要

高瘤负荷的患者，包括精原细胞瘤和非精原细胞瘤均需系统治疗。总体上讲，PEB 方案是推荐的多药联合化疗方案。依据风险模型，推荐使用 3～4 个周期化疗。急性毒性反应主要是血液学毒性反应，但风险是适度的，不需要使用粒细胞刺激因子，仅对于化疗前已出现粒细胞减少性发热的患者，可使用粒细胞刺激因子以减少并发症。初始使用高剂量化疗的治疗方式，其疗效尚不明确，正在进一步研究。PEB 化疗后肿瘤标志物无明显下降的高危患者，使用加强化疗可能会受益。

转移性睾丸肿瘤有不同的评分系统。其中，Lugano 评分包括转移灶的位置及大小，依据 Lugano 评分，临床Ⅲ期肿瘤被认为是转移灶超过横膈。依据 TNM2009 分期，临床Ⅲ期肿瘤包含转移方式、内脏转移、淋巴结转移及肿瘤标志物水平。依据 IGCCCG 分类，将患者分为预后好，预后中等及预后不良（表 48–1）。

对于临床Ⅲ期患者，高瘤负荷的精原细胞瘤及非精原细胞瘤需要组织学区分，但治疗方式均应选择化疗。

依据 IGCCCG 分级，对于预后较好、中等及较差的患者，基础治疗应包含 3～4 个周期 PEB 治疗；对于精原细胞瘤患者，4 个周期顺铂及依托泊苷的治疗，有较好的预后，3 年总生存为 99%（92%～100%），5 年总生存 93%（83%～97%）。因此，预后较好的患者，可选择 3 个周期 PEB 化疗或 4 个周期依托泊苷、顺铂化疗。对于有博莱霉素禁忌证的患者，推荐 4 个周期依托泊苷、顺铂化疗。

在这项研究中，对于预后评分中等的患者，给予顺铂、依托泊苷，并应用异环磷酰胺替代博来霉素的化疗方案；患者可能出现更多的不良反应，需要使用粒细胞刺激因子。中位随访 4.5 年，总生存为 87%（67%～95%）。粒细胞减少症共 8 例（36%），粒细胞减少性发热 5 例（23%）。1 例患者出现毒性相关性死亡。依据指南推荐，中危精原细胞瘤可以使用 4 个周期 PEB 化疗或 VIP 化疗加用粒细胞刺激因子（考虑博来霉素的禁忌证）。

非精原细胞瘤的治疗，指南推荐 3 个周期或 4 个周期 PEB 化疗。PEB 化疗有不同方案。鉴于 3 天方案的毒性比 5 天方案大，而疗效相似，推荐 5 天化疗方案。化疗常见的不良反应为血液学不良反应。粒细胞减少性发热作为肿瘤学急症，见于 15% 的患者。另外，感觉神经受损及听力障碍发生率也较高，占 25%。目前，尚

表 48-1 **TNM2009/IGCCCG 分类系统**

| 分 期 | T | N | M | S | IGCCCG |
|---|---|---|---|---|---|
| Ⅲ | 任何患者 /$T_X$ | 任意一期的 N | $M_{1a}$ | $S_x$ | |
| ⅢA | 任何患者 /$T_X$ | 任意一期的 N | $M_{1a}$ | $S_0$ | 好 |
| | | 任意一期的 N | $M_{1a}$ | $S_1$ | |
| ⅢB | 任何患者 /$T_X$ | $N_{1\sim3}$ | $M_0$ | $S_2$ | 中等 |
| | | 任意一期的 N | $M_{1a}$ | $S_2$ | |
| ⅢC | 任何患者 /$T_X$ | $N_{1\sim3}$ | $M_0$ | $S_3$ | 不良 |
| | | 任意一期的 N | $M_{1a}$ | $S_3$ | |
| | | 任意一期的 N | $M_{1b}$ | 任意一期的 S | |

根据 EAU 指南调整

$N_1$. 淋巴结≤ 2cm，总数少于 5；$N_2$. 淋巴结 2～5cm，且无＞ 5cm 的淋巴结；$N_3$. 淋巴结＞ 5cm；$M_{1a}$. 区域外淋巴结转移或肺转移；$M_{1b}$. 转移至其他位点；$S_0$. 肿瘤标志物处于正常水平；$S_x$. 肿瘤标志物水平未知；$S_1$.LDH ＜ 1.5 倍正常值，hCG ＜ 5000U/L，AFP ＜ 1000ng/ml；$S_2$.LDH 位于 1.5～10 倍正常值或 hCG5000～50 000U/L 或 AFP1000～10 000ng/ml；$S_3$.LDH 大于 10 倍正常值或 hCG 大于 50 000U/L 或 AFP 大于 100 000ng/ml

没有使用 GCSF 的指南。依据 NCCN 指南，睾丸肿瘤患者出现粒细胞减少性发热的风险为中等，因此可以使用 GCSF。对于之前就存在粒细胞减少性发热的患者，GCSF 可减少化疗周期内及化疗后的并发症。在晚期并发症里，1/3 患者出现神经症状，15% 的患者出现听力障碍。尽管顺铂为经肾脏路径排泄，并且需要在每个周期使用前评估肾功能，但肾脏受损的晚期并发症罕见，＜5%。

与精原细胞瘤相比，非精原细胞瘤预后较好的患者，需谨慎采用 EP 化疗方案。一项大型的前瞻性研究（GETUGT93BP），预后良好的非精原细胞瘤患者，随机分为两组，均接受 3 个周期 PEB 治疗或 EP 治疗。研究结果显示：接受 EP 化疗方案的患者，发生粒细胞减少严重事件（3～4 级）的概率较高（62% vs. 47%）；PEB 化疗方案，神经系统及皮肤系统受损的概率较高。两组患者 4 年总生存没有明显差异（97% vs. 93%，$P$=0.082）。但两组患者的死亡率有明显差异，PEB 组的死亡率是 EP 组的 50%（4 例死亡 vs. 11 例死亡）（表 48-2）。

表 48-2 **非精原细胞生殖细胞瘤的标准治疗方案**

| 治疗方案 | 周期数 |
|---|---|
| PEB | 3～4，21 天疗程 |
| 顺铂 20mg/m$^2$，1～5 天 | |
| 依托泊苷 100mg/m$^2$，1～5 天 | |
| 博来霉素 30mg，第 1、8、15 天 | |
| EP | 4，21 天疗程 |
| 顺铂 20mg/m$^2$，1～5 天 | |
| 依托泊苷 100mg/m$^2$，1～5 天 | |
| PEI | 3～4，21 天疗程 |
| 顺铂 20mg/m$^2$，1～5 天 | |
| 依托泊苷 100mg/m$^2$，1～5 天 | |
| 异环磷酰胺 1.2g/m$^2$，1～5 天 | |

目前，对于预后中等或较差的患者，是否应采取更激进的治疗方案仍存在争议。

尚无证据支持更强化的治疗措施可以改善总生存。一项随机对照研究（EORTC30983），中危患者接受 T-PEB（PEB+ 紫杉醇）化疗方案较单独 PEB 化疗方案没有明显获益。对于更强化的方案需要加用粒细胞刺激因子以减少血液学毒性。尽管 T-PEB 组患者的 3 年无进展生存较 PEB 组提高，但无统计学意义（P=0.153；HR=0.73；CI 0.47～1.13）。由于入组人数较少，该研究提前结束。

法国的一项多中心研究，将高危患者随机分为两组，标准治疗组为 4 个周期 PEB 化疗，强化治疗组为 2 个周期 T-PEB、奥沙利铂及粒细胞刺激因子，2 个周期顺铂、异环磷酰胺、博来霉素及粒细胞刺激因子。强化治疗组 3 年无进展生存率有明显改善（48% vs. 59%；HR=0.66，0.44～1.00，P=0.05）。尽管强化治疗组患者的总生存较高，但两组总肿瘤学获益并无统计学意义（65% vs. 73%；HR=0.78，0.46～1.31；P=0.34）。

PEI 化疗方案与 PEB 化疗方案的疗效相近。在一项多中心的前瞻性研究中，将患者随机分为 PEI 化疗组与 PEB 化疗组。VIP 化疗组 2 年总生存为 74%，PEB 组为 71%；但两组间差异无统计学意义。但接受 PET 化疗方案的患者，3～4 级血液学不良反应发生率明显较高（88% vs. 73%，P<0.001）。

有几项关于中 / 高危患者接受初始高剂量化疗及自体干细胞移植的研究。其中一项配对研究中，高剂量化疗 2 年 PFS 明显改善（75% vs. 59%；P=0.0056），但总生存无明显改善（82% vs. 71%；P=0.01）。在另一项随机对照研究中，并不支持上述结论，高剂量化疗组血液学毒性反应、非血液学毒性反应（腹泻、感染、发热）、治疗相关致死性事件发生率明显升高，但总生存并没有获益。另一项前瞻性Ⅲ期临床试验中，将中高危患者分为两组，分别接受 4 个周期 PEB 标准化疗和 2 个周期 PEB 标准化疗后 +4 个周期基于高剂量卡铂的化疗。总体而言，上述研究强调了初始强化化疗无明显优势。两组间的完全缓解率无明显差别（56% vs. 55%，P=0.89）。高危组接受高剂量化疗 2 年生存率为 67%（95%CI 57%～77%），常规化疗组为 69%（95%CI 58%～79%）；中危组患者分别为 85%（95%CI 70%～100%）及 83%（95%CI 68%～98%）。该试验中，2 个周期化疗后肿瘤标志物是否下降作为预后指标。在初始接受 2 个周期化疗后，患者肿瘤标志物水平下降延迟，考虑化疗难治性肿瘤，并表现为总生存降低。亚组分析中，肿瘤标志物水平下降延迟患者，继续常规化疗和改为强化化疗的 2 年生存率分别为 55% vs. 78%（P=0.11）（Motzer 等，2007）。这一部分患者，可能从早期高剂量化疗中获益。目前为止，总体上不推荐高剂量化疗方案。

## 参考文献

[1] Albers P, AlbrechtW, Algaba F, et al. Guidelines on testicular cancer: 2015 update. Eur Urol. 2015;68(6):1054–68.

[2] Bokemeyer C, Kollmannsberger C, Meisner C, et al. Firstline high-dose chemotherapy compared with standarddose PEB/ VIP chemotherapy in patients with advanced germ-cell tumors: a multivariate and matched-pair analysis. J Clin Oncol. 1999;17: 3450–6.

[3] Culine S, Kerbrat P, Karmar A, et al. Refining the optimal chemotherapy regimen for good-risk metastatic nonseminomatous germ-cell tumors: a randomized trial of the Genito-Urinary Group of the french federation of cancer centers (GETUG T93BP). Ann Oncol. 2007;18:917–24.

[4] Daugaard G, Skoneczna I, Aass N, et al. A randomized phase III study comparing standard dose PEB with sequential high-dose cisplatin, etoposide, and ifosfamide (VIP) plus stem-cell support in males with poor prognosis germ-cell cancer. An intergroup study of EORTC, and Grupo Germinal (EORTC 30974). Ann Oncol. 2011;22:1054–61.

[5] DeWit R, Roberts JT,Wilkinson PM, et al. Equivalence of three or four cycles of bleomycin, etoposide, and cisplatin chemotherapy and of a 3– or 5– day schedule in good-prognosis germ cell cancer: a randomized study of the European Organization for Research and Treatment of Cancer Genitourinary Tract Cancer Cooperative Group and the Medical research Council. J Clin Oncol. 2001;19(6):1629–40.

[6] Droz J, Kramar A, Biron P, et al. Failure of high-dose cyclophosphamide and etoposide combined with double-dose cisplatin and bone marrow support in patients with high-volume metastatic nonseminomatous germ-cell tumours: mature results of a randomized trial. Eur Urol. 2007;51:739–48.

[7] Fizazi K, Delva R, Caty A, et al. A risk-adapted study of cisplatin and etoposide, with or without ifosfamide, in patients with metastatic

seminoma: results of the GETUG S99 multicenter prospective study. Eur Urol. 2014a;65:381–6.

[8] Fizazi K, Pagliaro L, Laplanche A, et al. Personalised chemotherapy based on tumour marker decline in poor prognosis germ cell tumours (GETUG13): a phase 3, multicenter randomized trial. Lancet Oncol. 2014b;15:1442–50.

[9] Motzer RJ, Nichols CJ, Margolin KA, et al. Phase III randomized trial of conventional-dose chemotherapy with or without high-dose chemotherapy and autologous hematopoietic stem-cell rescue as firstline treatment for patients with poor-prognosis metastatic germ cell tumors. J Clin Oncol. 2007;25(3): 247–56.

[10] Nichols C, Catalano P, Crawford E, et al. Randomized comparison of cisplatin and etoposide and either bleomycin or ifosfamide in treatment of advanced disseminated germ cell tumors: an eastern cooperative oncology group, southwest oncology group and cancer and leukemia group B study. J Clin Oncol. 1998;16:1287–93.

[11] de Wit R, Skoneczna I, Daugaard G, et al. Randomized phase III study comparing paclitaxel-bleomycin, etoposide and cisplatin (PEB) to standard PEB in intermediate-prognosis germ-cell cancer: intergroup study EORTC 30983. J Clin Oncol. 2012;30:792–9.

# 第 49 章 睾丸肿瘤的残余肿瘤治疗

## Management of Residual Tumor in Testicular Cancer

David Pfister Axel Heidenreich 著

王 玮 译 李志斌 校

摘 要

睾丸肿瘤是一种罕见肿瘤，是 20—30 岁人群中最常见的实体肿瘤。20 世纪 80 年代后期引入了顺铂为基础的化疗后，产生了革命性的结果，即出现了可治愈的病例。然而，手术治疗在睾丸肿瘤的多学科治疗中起主要作用。由于 FDG-PET 的高阴性预测作用，常用于精原细胞瘤的残余病灶的随访。在残余病灶的组织学标本的相关预测标志物还远远不足的情况下，非精原细胞瘤的残余病灶通常需要手术治疗。尽管通过切除范围最小化来努力减少并发症，但在晚期病例和挽救性治疗时仍需要采取激进的治疗方案，并发症也会显著增加。这些要点会在本章中突出强调。

很大比例的睾丸肿瘤可以通过多模式治疗获得治愈，这些治疗包括初次化疗和后续的残余肿瘤的切除。

虽然腹膜后淋巴结清扫最初在有适应证的患者中进行，但大多数主要的手术干预都在化疗后或挽救性治疗时完成。残余肿瘤大多位于腹膜后、肺（Besse 等，2009）和肝脏（Jacobsen 和 Beck，2010）、中枢神经系统、骨骼（Uygun 和 Karagol，2006）和血管（Johnston 等，2013）。

残余肿瘤的切除取决于原发肿瘤的组织学，即肿瘤是精原细胞瘤还是非精原细胞瘤。

### 一、精原细胞瘤

精原细胞瘤和化疗后有残余肿瘤的患者应分层而治。病灶＜3cm 的精原细胞瘤患者出现有活性的残余病灶的风险微不足道，可以免于手术治疗。病灶体积小的患者出现有活性精原细胞瘤的风险可被忽略。较大病灶的患者有活性的精原细胞瘤的发生率上升到 30%（Puc 等，1996）。与非精原细胞瘤相比，2–FDG-PET 是＞3cm 的病灶的诊断工具。DeSantias 等指出，FDG-PET 对于有活性的精原细胞瘤或纤维组织有出色的诊断准确性，其敏感性和特异性分别为 80% 和 100%（DeSantis 等，2004）。同时，我们也知道，影像学评估的时间点是强制性的。如果在化疗完成后 6 周以上进行 FDG-PET，假阳性率可以显著减少（Bachner 等，2012）。通过延长时间间隔，可以减少由化疗引起的炎症导致的病灶内的示踪剂摄取，从而降低假阳性率。然而，在日常的临床实践中，近期的数据显示＞3cm 的病变的假阳性率高达 60%（Decoene 等，2015）。在近期的指南中，如果出现可疑的结果，建议使用 PET 确认。仅在一些肿瘤体积增加或 SUV 摄取增加的情况下，才应该进行组织学检查，并开始进一步的治疗，如手术、放疗或化疗。

与非精原细胞瘤相比，精原细胞瘤患者化疗后腹膜后淋巴结清扫术会发生明显的治疗相关性结缔组织增生反应，甚至在较早的文献报道中有死亡病例（Herr 等，1997；Moshrafa 等，2003；Fossa 等，1987）。与非精原细胞瘤一样，精原细胞瘤患者的化疗后腹膜后淋巴结清扫术的并发症和附加手术有所减少（Moshrafa 等，2003；Pfister 和 Porres，2015）。精原细胞瘤患者很少行腹膜后淋巴结清扫，但如有必要，可以在有经验的中心进行。

## 二、非精原细胞瘤

非精原细胞瘤患者的残余病灶切除既往对于所有患者都是必需的，原因是其无法像精原细胞瘤那样用影像学来预测组织学类型。最终的组织病理学结果发现有活性的恶性肿瘤和畸胎瘤高达 10% 和 50%。近年来发表的长期研究把＜1cm 的残余肿瘤定义为化疗后完全缓解，数据显示治疗效果显著（Kollmannsberger 等，2009;Ehrlich 等，2010）。在更长时间的随访中发现预后中等或差的患者复发显著增加。最近的跨学科共识会议建议，只对于残余病灶＜1cm 的完全缓解的患者和根据 IGCCCG 标准初始判断预后良好的患者，可以不考虑化疗后腹膜后淋巴结清扫术。

避免残余肿瘤切除术的一个主要方面是减少其发病率。在这个大多数为年轻人的患者队列中，由于还有家庭生育计划，保留顺行射精至关重要。在特定的患者队列中，至少在欧洲改良术式是一种标准治疗。最初局限于患侧睾丸的优势区域的转移病灶，其大小≤5cm，可通过改良术式得到治疗，而不影响肿瘤预后，且能显著降低逆行射精的风险（Heidenreich 等，2009）。该队列患者的无进展生存率约为 95%。一旦复发，大多位于双侧切除范围之外。经外部验证的 Heidenreich 标准是识别施行改良术式患者的标准（Vallier 等，2014）。

为了实现残余肿瘤的完全切除，避免局部复发，需要对高达 25% 的病例实施附加手术。最常见的是同侧肾切除术（Nash 等，1998；Stephenson 等，2006），更大的是血管切除术和置换术，主要在下腔静脉，很少用于腹主动脉。有一些预后标志物可以帮助识别需要下腔静脉切除或置换的患者。在最初的依据 IGCCCG 标准预后中等或差的患者和体积＞5cm 的大残余病灶的患者，下腔静脉受累的风险增加近 5 倍。关于腹主动脉（Beck 等，2001；Winter 等，2012；Beck 和 Lalka，1998），多种基于顺铂的化疗方案和再发的大残余肿瘤包绕腹膜后血管是导致主动脉置换风险增加的因素（Winter 等，2012）。这些患者需要血管外科医生使用必要设备进行严格手术操作。在 73.3% 的血管干预中，不管是畸胎瘤或有活性的恶性肿瘤，都强调完全切除的必要性（Paffenholz 等，2016）。5.8% 的患者发现管腔内血栓。该标本的组织学中，畸胎瘤和有活性的恶性肿瘤分别占 28.6% 和 12.2%（Johnston 等，2013）。同时，有数据表明，患者肿瘤的预后不同于各中心的诊治经验显著相关（Capitanio 等，2009；Flechon 等，2010）。关于扩大切除的指南推荐在更多有经验的中心实施，否则会有更高的手术相关死亡率和肿瘤复发率。

在多转移区域的病例中，手术通常从腹膜后开始。切除腹膜后残余肿瘤后，再考虑治疗其他残余病灶。

## 三、肺转移瘤

肺转移病灶应该手术切除，因为肺和腹膜后的标本组织学的一致性较差（Krege 等，2008）。对于双肺病灶，应该从更合适的一侧开始治疗。当组织学显示肺纤维化，且双肺组织学高度一致时，对侧可以免于手术（Besse 等，2009）。

## 四、肝转移瘤

在回顾性分析中，23.3%～32.4% 的病例为有活性的恶性肿瘤（Hahn 等，1999；Rivoire 等，2001）。肝转移灶的大小与患者的预后相关。所有肝转移灶＞3cm 的患者均死于该疾病。在＜10mm 的病灶中，仅发现坏死组织。Jacobsen 等发现腹膜后病灶的病理与肝脏中可疑病灶的病理高度一致。腹膜后发生纤维化或者坏死的病例（Rivoire 等，2001），肝脏发生同样病理变化的比例几乎是 100%。在畸胎瘤和有活性的恶性肿瘤的病例中，比例分别下降到 70% 和 50%，但仍然可以实施个体化治疗方案（Jacobsen 和 Beck，2010）。

## 五、骨转移瘤

在文献中，约 3% 的化疗后腹膜后淋巴结清扫术的患者有骨转移的报道，复发的病例中有约 60% 的患者发生骨转移（Uygun 和 Karagol，2006；Paffenholz 等，2016）。在某些病例中，目前尚不清楚它是一个孤立的骨转移灶还是来自周围肿瘤组织的浸润。在大多数情况下，骨转移灶位于脊柱，并与其他转移部位相关。颅骨的孤立转移灶罕见（Uygun 和 Karagol，2006），这种情况仅见于个案报道或小样本的研究（Paffenholz 等，2016；Berglund 和 Lyde 等，2006；Hitchins 等，1988）。在腹膜后残余或复发病灶的手术中，复杂的残余肿瘤切除术为一个或多个椎体的主体切除。在这种情况下，第一步通常要进行背部的制动。第二步，再完成化疗后腹膜后淋巴结清扫术。椎体切除后，用支架系统补充缺损。除了骨切除术，还强调这些干预措施的复杂性，40% 的病例还需要进行下腔静脉和（或）主动脉的置换术。然而，手术切除的骨转移灶 80% 有明确的畸胎瘤和有活性的恶性肿瘤组织成分（Paffenholz 等，2016）。放疗对精原细胞瘤的骨转移灶长期效果良好（Collins 和 Eckert，1985）。

## 六、脑转移瘤

大约 10% 的进展期生殖细胞肿瘤患者有脑转移。根据 IGCCCG 标准定义的不良预后，诊断初期有脑转移的患者的长期生存率为 30%～40%（Oechsle 和 Bokemeyer，2011；Fizazi 等，2001 和 2008），没有标准化的治疗方案。治疗通常以化疗为主，追加放疗有生存获益。对化疗后完全缓解的病例实施放疗的效果尚不清楚。此外，也没有对颅脑残余病灶二次切除的长期研究结果。Iida 等报道了一个术后病例和一个 AFP 升高到 539ng/ml 的孤立脑复发晚期病例，患者只做过手术，在短期随访中没有复发。

腹膜后淋巴结切除的例外情况是 Redo-RLA 和补救性手术。Redo-RLA 通常是初次手术区域外复发。补救性手术用于化疗耐受并且可能切除的所有可见的肿瘤。在这两种病例中，在标本组织学中发现有活性的恶性肿瘤的风险增加。组织学结果与患者的预后相关，有活性的恶性肿瘤的 5 年生存率为 30%，与畸胎瘤（82%）和纤维化（85%）相比显著下降（$P$=0.0001）。当复发位于更复杂的解剖部位（如膈肌角、主动脉和腔静脉后面），在这些所谓的复杂 RLA 中，附加手术和术后并发症的风险增加（Paffenholz 等，2016）。

## 参考文献

[1] Bachner M, Loriot Y, Gross-Goupil M, et al. 2-[18]fluorodeoxy-D-glucose positron emission tomography (FDG-PET) for postchemotherapy seminoma residual lesions: a retrospective validation of the SEMPET trial. Ann Oncol. 2012;23:59–64.

[2] Beck SD, Lalka SG. Long-term results after inferior vena cava resection during retroperitoneal lymphadenectomy for metastatic germ cell cancer. J Vasc Surg. 1998;28:808–14.

[3] Beck SD, Foster RS, Bihrle R, Koch MO, Wahle GR, Donohue JP.

Aortic replacement during postchemotherapy retroperitoneal lymph node dissection. J Urol. 2001;165:1517–20.

[4] Berglund R, Lyden S, Tsai E, et al. Nonseminomatous germ cell tumor after chemotherapy with residual mass invading the spine. Eur Urol. 2006;50:372–4.

[5] Besse B, Grunenwald D, Flechon A, et al. Nonseminomatous germ cell tumors: assessing the need for postchemotherapy contralateral pulmonary resection in patients with ipsilateral complete necrosis. J Thorac Cardiovasc Surg. 2009;137:448–52.

[6] Beyer J, Albers P, Altena R, et al. Maintaining success, reducing treatment burden, focusing on survivorship: highlights from the third European consensus conference on diagnosis and treatment of germ cell cancer. Ann Oncol. 2013;24:878–88.

[7] Capitanio U, Jeldres C, Perrotte P, et al. Population-based study of perioperative mortality after retroperitoneal lymphadenectomy for nonseminomatous testicular germ cell tumors. Urology. 2009;74(2):373–7.

[8] Collins C, Eckert H. Seminoma of the testis with bone involvement: a report of three cases. Clin Radiol. 1985;36:467–8.

[9] De Santis M, Becherer A, Bokemeyer C, et al. 2–$^{18}$fluorodeoxy-D-glucose positron emission tomography is a reliable predictor for viable tumor in postchemotherapy seminoma: an update from the multicenter SEMPET trial. J Clin Oncol. 2004;22:1034–9.

[10] Decoene J, Winter C, Albers P. False positive fluorodeoxyglucose positron emission tomography results after chemotherapy in patients with metastatic seminoma. Urol Oncol. 2015;33:15–21.

[11] Ehrlich Y, Bramas M, Beck S, et al. Long-term follow-up of cisplatin combination chemotherapy in patients with disseminated nonseminomatous germ-cell tumors: is a postchemotherapy retroperitoneal lymph node dissection needed for complete remission? J Clin Oncol. 2010;28:531–6.

[12] Fizazi K, Tjulandin S, Salvioni R, et al. Viable malignant cells after primary chemotherapy for disseminated nonseminomatous germ cell tumors: prognostic factors and role of postsurgery chemotherapy results from an international study. J Clin Oncol. 2001;19:2647–57.

[13] Fizazi K, Oldenburg J, Dunant A, et al. Assessing prognosis and optimizing treatment in patients with postchemotherapy viable nonseminomatous germ-cell tumors (NSGCT): results of the sCR2 international study. Ann Oncol. 2008;19(2):259–64.

[14] Fléchon A, Tavernier E, Boyle H, et al. Long-term oncological outcome after post-chemotherapy retroperitoneal lymph node dissection in men with metastatic nonseminomatous germ cell tumour. BJU Int. 2010;106(6):779–85.

[15] Fossa S, Borge L, Aass N, Johannessen N, Stenwig A, Kaalhus O. The treatment of advanced metastastic seminoma: experience in 55 cases. J Clin Oncol. 1987;5:1071–7.

[16] Hahn T, Jacobson L, Einhorn L, et al. Hepatic resection of metastatic testicular carcinoma: a further update. Ann Surg Oncol. 1999;6: 640–4.

[17] Heidenreich A, Pfister D, Witthuhn R, et al. Postchemotherapy retroperitoneal lymph node dissection in advanced testicular cancer: radical or modified template resection. Eur Urol. 2009;55(1): 217–24.

[18] Herr H, Sheinfeld J, Heide S, Heelan R, Bajorin D, Mencel P, Bosl G, Motzer R. Surgery for a postchemotherapy residual mass in seminoma. J Urol. 1997;157:860–2.

[19] Hitchins R, Philip P, Wignall B, et al. Bone disease in testicular and extragonadal germ cell tumours. Br J Cancer. 1988;58:793–6.

[20] Iida K, Naiki T, Kawai N, et al. Metastasectomy as optimal treatment for late relapsing solitary brain metastasis from testicular germ cell tumor: a case report. BMC Res Notes. 2014;7:865.

[21] Jacobsen N, Beck S, Jacobsen L, et al. Is retroperitoneal history predictive of liver histology at concurrent postchemotherapy retroperitoneal lymph node dissection and hepatic resection. J Urol. 2010;184:949–53.

[22] Johnston P, Beck S, Cheng L, et al. Incidence, histology and management of intraluminal thrombus at postchemotherapy retroperitoneal lymph node dissection. J Urol. 2013;190:874–7.

[23] Kollmannsberger C, Daneshmand S, So A, et al. Management of disseminated nonseminomatous germ cell tumors with risk-based chemotherapy followed by response-guided postchemotherapy surgery. J Clin Oncol. 2009;28:537–42.

[24] Krege S, Beyer J, Souchon R, et al. European consensus conference on diagnosis and treatment of germ cell cancer: a report of the second meeting of the European germ cell Cancer consensus group (EGCCCG): part I. Eur Urol. 2008;53(3):478–96.

[25] Moshrafa A, Foster R, Leibovich B, Bihrle R, Johnson C, Donohue J. Is post-chemotherapy resection of seminomatous elements associated with higher acute morbidity? J Urol. 2003;169(6): 2126–8.

[26] Nash PA, Leibovitch I, Foster RS, et al. En bloc nephrectomy in patients undergoing post-chemotherapy retroperitoneal lymph node dissection for nonseminomatous testis cancer: indications, implications and outcomes. J Urol. 1998;159:707–10.

[27] Oechsle K, Bokemeyer C. Treatment of brain metastases from germ cell tumors. Hematol Oncol Clin North Am. 2011;25(3):605–13.

[28] Oldenburg J, Fossa S, Nuver J, et al. Testicular seminoma and non-seminoma: ESMO clinical practice guidelines for diagnosis, treatment and follow-up. Ann Oncol. 2013;24(Suppl 6):vi125–32.

[29] Paffenholz P, Pfister D, Heidenreich A. Postchemotherapy residual tumour resection in complex metastatic sites of advanced testicular germ cell tumours. Urologe A. 2016;55(5):632–40.

[30] Pfister D, Porres D, Matveev V, et al. Reduced morbidity in resection of residual tumors after chemotherapy for seminoma. Urologe A. 2015;54:1402–6.

[31] Puc H, Heelan R, Mazumdar M, et al. Management of residual mass in advanced seminoma: results and recommendations from the memorial Sloan Kettering cancer center. J Clin Oncol. 1996;14: 454–60.

[32] Rivoire M, Elias D, De Cian F, et al. Multimodality treatment of patients with liver metastases from germ cell tumours. Cancer. 2001;92:578–87.

[33] Stephenson AJ, Tal R, Sheinfeld J. Adjunctive nephrectomy at post-chemotherapy retroperitoneal lymph node dissection for nonseminomatous germ cell testicular cancer. J Urol. 2006;176:1996–9.

[34] Uygun K, Karagol H, Kocak Z, et al. Isolated bone metastasis in testicular germ cell tumors: a case report and review of the literature. Onkologie. 2006;29:93–5.

[35] Vallier C, Savoie PH, Delpero JR, et al. External validation of the Heidenreich criteria for patient selection for unilateral or bilateral retroperitoneal lymph node dissection for post-chemotherapy residual masses of testicular cancer. World J Urol. 2014;32(6): 1573–8.

[36] Winter C, Pfister D, Busch J, et al. Residual tumour size and IGCCCG risk classification predict additional vascular procedures in patients with germ cell tumors and residual tumour resection: a multicenter analysis of the German testicular Cancer study group. Eur Urol. 2012;61:403–9.

# 第50章　晚期生殖细胞肿瘤化疗后腹膜后淋巴结清扫

# Postchemotherapy Retroperitoneal Lymph Node Dissection in Advanced Germ Cell Tumors of the Testis

Axel Heidenreich　David Pfister　著

王　玮　译　　李志斌　校

**摘　要**

化疗后的腹膜后淋巴结清扫是晚期睾丸生殖细胞肿瘤患者多模式治疗中不可分割的组成部分。根据目前的指南和推荐，对于晚期精原细胞瘤直径＞3cm 的残余肿瘤只有在化疗后 6～8 周进行 PET 扫描显示阳性病灶时才实施 PC-RPLND。

在非精原细胞瘤的睾丸生殖细胞肿瘤中，PC-RPLND 适用于所有化疗后影像学检查发现直径＞1cm 的残余病灶，并且血清肿瘤标志物为阴性或浓度稳定的情况。根据原发病灶和残余病灶的位置和大小，决定行改良的还是双侧淋巴结清扫术。最常见的长期并发症是顺行射精的丧失，可以通过保留神经或改良术式来预防。

残余病灶＜1cm 和最初预后良好的患者可以主动监测。PC-RPLND 仅适用于预后中等、预后不良或睾丸病变主要含有畸胎瘤的患者。

肿瘤标志物升高的患者应接受挽救性化疗。如果所有影像学检查中可见的病灶都可以完全切除，只有化疗难治性的、肿瘤标志物升高的患者才可能行补救性的 PC-RPLND。PC-RPLND 是一种复杂的手术操作，应该只在经验丰富的三级医疗中心进行。

**关键词**

睾丸肿瘤；化疗；转移瘤；非精原细胞瘤；精原细胞瘤；成熟畸胎瘤；神经保留手术

## 一、概述

化疗后残余腹膜后淋巴结或残余内脏转移灶的手术切除是全身化疗的晚期睾丸肿瘤患者多模式治疗的一个必不可少的组成部分（Albers 等，2015；Oldenburg 等，2013；Daneshmand 等，2012）。化疗后腹膜后淋巴结清扫的基本原理是切除腹膜后淋巴结，这些淋巴结可能包含 30%～40% 的成熟畸胎瘤，10%～20% 的患者有活性的恶性肿瘤（Albers 等，2015；Oldenburg 等，2013；Daneshmand 等，2012；Woldu 等，2018；Flechon 等，1979；Friedman 等，1985）。

对非精原细胞生殖细胞肿瘤，目前PC-RPLND在血清肿瘤标志物正常或稳定和残余病灶>1cm时进行（Oldenburg等，2013）。当残余病灶<1cm，睾丸切除标本中主要成分为畸胎瘤或者预后中等及预后不良的患者，残余畸胎瘤的风险增加，应该进一步行PC-RPLND。因为成熟畸胎瘤的残余病灶有局部浸润的倾向、恶性转化和晚期复发的风险，即使很小也应该切除。残余肿瘤中具有有活性的生殖细胞肿瘤成分反映了内在或外在的化疗抵抗，尽管有二线或挽救性化疗，这些留在原位的病灶仍然会进展。血清肿瘤标志物正常和所有转移病灶都被完全切除的患者不需要PC-RPLND治疗，因为只有3%～5%的患者在主动监测时会复发。

在初次化疗后有残余病灶的晚期精原细胞瘤患者中，只有当残余病灶直径>3cm，并且FDG-PET扫描阳性时才行PC-RPLND。在其他的所有情况下，肿瘤都不一定要切除，但应该密切关注影像学检查和肿瘤标志物检测（Albers等，2015；Oldenburg等，2013；Daneshmand等，2012）。

尽管在有经验的中心PC-RPLND是常规手术操作，但是其治疗相关的并发症可能是很多的，因为PC-RPLND需要在大约25%的病例中对邻近器官实施附加手术（Albers等，2015；Oldenburg等，2013；Daneshmand，2012）。PC-RPLND应在经验丰富的有大量病例的中心进行，因为对于晚期TGCT的患者而言，与病例数少的中心相比其生存率明显要高（Woldu等，2018）。

本文的目的是对当前PC-RPLND在初次或者挽救性化疗后残余肿瘤的治疗作用进行综述。特别关注适应证、手术技巧、并发症和肿瘤学结果。

## 二、晚期精原细胞瘤的PC-RPLND

晚期精原细胞瘤的腹膜后可见病灶经顺铂为基础的化疗后，12%～30%的患者残余病灶>3cm，<10%的患者残余病灶<3cm（表50-1）。然而，根据细胞毒性协议的指南修订，在精原细胞瘤的残余病灶中，无论其大小，可见病灶都已下降到20%（Flechon等，1979；Friedman等，1985；Schultz等，1989；Foss等，1987；Ravi等，1994；Puc等，1996；Mosharafa等，2003）。按照先前的建议，切除所有直径>3cm的残余病灶，将导致80%的过度治疗，PC-RPLND降格为有创的分期手术，患者没有任何治疗获益。此外，由于缩小的肿块与邻近的血管和内脏之间有严重的结缔组织增生，残余病灶切除手术在技术上具有挑战。回顾性研究表明，精原细胞瘤的PC-RPLND需要更多的术中操作，从而增加术后并发症（Mosharafa等，2003）。高达38%的

**表50-1 晚期精原细胞瘤在PC-RPLND后残留肿瘤的组织学**

| 作　者 | 数　量 | 直　径 | 数　量 | PC-RPLND | 恶性精原细胞瘤 |
|---|---|---|---|---|---|
| Friedman | 15 | ≥3cm/＜3cm | 11/4 | 3/0 | 0 |
| Schultz | 21 | ≥3cm/＜3cm | 9/12 | 1/2 | 0 |
| Fossa | 16 | ≥3cm/＜3cm | 10/6 | 3/1 | 0 |
| Ravi | 43 | ≥3cm/＜3cm | 25/18 | 15/4 | 3/0 |
| Puc和Herr | 104 | ≥3cm/＜3cm | 30/74 | 27/28 | 6/0 |
| Flechon | 60 | ≥3cm/＜3cm | 31/29 | 15/12 | 2/0 |
| 合计 | 259 | ≥3cm/＜3cm | 116/143 | 64/47 | 11（17%）/0 |

改编自Pfister等. 2015

患者需要附加的肾切除术或血管手术，如部分或完全下腔静脉的切除术或主动脉置换术，而接受 PC-RPLND 治疗的晚期非精原细胞瘤患者该比例只有 25%。然而，我们的资料显示，43 例精原细胞瘤和 380 例非精原细胞瘤患者实施了 PC-RPLND，手术相关并发症和附加手术率没有显著增加（Pfister 等，2015）。精原细胞瘤和非精原细胞瘤的手术标本中位直径分别为 4.6cm 和 5.9cm，6% 的晚期精原细胞瘤和 8.1% 的非精原细胞瘤患者出现了手术相关并发症。

为了更好地选择 PC-RPLND 的可能受益患者，前瞻性评估了 FDG-PET 对晚期精原细胞瘤残余病灶中存在有活性肿瘤的预测作用（图 50–1）。获得初步阳性结果后（DeSantis 等，2004），研究扩大到 54 例患者，CT 扫描在 1～11cm 的 74 个残余肿瘤（Becherr 等，2005）。PET 扫描后，患者接受手术或临床随访；残余病灶持续生长的被认为是恶性的，而不断缩小或保持稳定超过 24 个月被认为无活性成分。用 FDG-PET 检测活性度的敏感性和特异性分别为 80% 和 100%；扫描结果没有假阳性，只有三次假阴性。根据目前的 EAU 和 ESMO 指南推荐（Albers 等，2015；Oldenburg 等，2013），放化疗后的精原细胞瘤残余病灶，无论大小都不必切除，但应进行密切影像学和肿瘤标志物监测（Albers 等，2004 和 2015；Oldenburg 等，2013；Kamat 等，1992；Hofmockel 等，1996）。除了对 PET 扫描阴性的患者进一步积极监测外，不需要手术切除或其他任何治疗。而有残余病灶的患者在完成放化疗后 6 周以上，PET 扫描阳性是可见残余病灶非常可靠的预测因子。FDG-PET 扫描阳性患者应通过活检或手术切除获得组织学结果。基于组织学结果，进一步的治疗可能包括观察、手术、放疗或再次化疗。

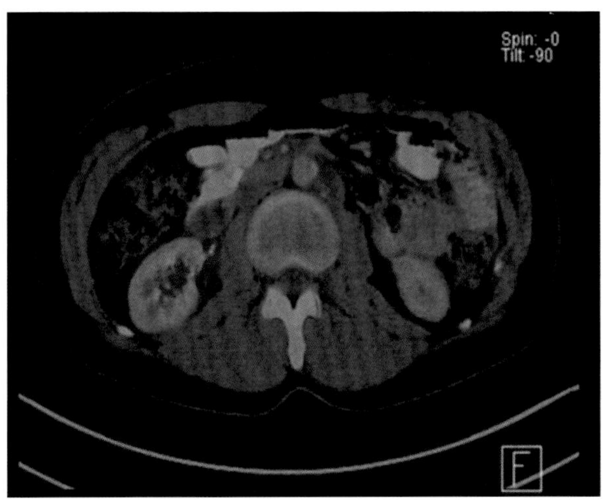


▲ **图 50–1　在对转移性精原细胞瘤进行全身化疗后 8 周行 FDG-PET/CT 检查，在残余的主动脉旁淋巴结中显示明显的示踪剂积累，提示精原细胞瘤**

## 三、晚期非精原细胞瘤的 PC-RPLND

完全缓解即化疗后的肿瘤标志物正常、没有残余病灶的患者，不需要行化疗后手术治疗（Albers 等，2015；Oldenburg 等，2013；Daneshmand 等，2012）。残余病灶＞1cm 和肿瘤标志物正常的患者应手术切除。一线化疗后的残余病灶的组织学结果为坏死、成熟畸胎瘤和有活性恶性肿瘤的患者比例分别占 50%、35% 和 15%。残余病灶＜1cm 的患者，如果初次睾丸切除标本为以畸胎瘤为主，或在化疗开始时存在中度预后或不良预后，应该强烈建议行 PC-RLND。各种回顾性单中心分析表明，尽管病灶较小，但分别有高达 20% 和 8% 的患者存在成熟的畸胎瘤和有活性的恶性肿瘤。如果在最初的组织学中存在畸胎瘤，那么患残余畸胎瘤的风险甚至会增加。如果技术上可行，所有残余肿瘤都应切除。在残留的腹膜后肿块中，腹膜后手术应包括初始转移部位的所有区域。

根据最近的报道，在残余病灶＜1cm，睾丸切除标本不以畸胎瘤为主和预后良好的患者（Kollmannsberger 等，2010；Ehrlich 等，2010；Pfister 等，2011），可不行 PC-RPLND。Kollmannsberger 等（2010）分析了全身化疗的转移性非精原细胞瘤患者 276 例，161 例（58.3%）完全缓解（定义为现存残余病灶＜1cm），所有患者都没有行后续的手术切除。在平均随访 40（2～128）个月后，6% 的患者出现复发，在适当的挽救性治疗后没有人死亡。然而，根据 IGCCCG 的分类，94% 的患者属于预后良好组，只有 3% 的患者属于中高风险组。Ehrlich 等（Ehrlich 等，2010）以类似的方法评估了 141 例化疗后残余病灶＜1cm 的患者资料。经过平均 15 年以上的随访，9% 复发，3% 死于睾丸肿瘤。IGCCCG 风险预测最佳结果为低危组的无复发生存率和癌症特异性生存率分别为 95% 和 99%，中高危组则分别下降至 91% 和 73%。然而，12 例复发者中只有 6 例在腹膜后，因此只有 50% 的患者能从 PC-RPLND 治疗潜在获益。最近，德国睾丸肿瘤研究小组（GTCSG）分析了 392 例任意大小残余病灶的患者接受 PC-RPLND 的结果，发现最终的病理组织学与残余病灶的大小和 IGCCCG 风险分布相关联（Pfister 等，2011）。残余病变＜1cm的患者在术后标本中发现有活性恶性肿瘤和成熟畸胎瘤的比例分别为 9.4% 和 21.8%。残余病灶大小为 1～1.5cm 的患者，比例分别增加到 21% 和 25%，病变＞1.5cm 的患者，比例分别增加到 36% 和 42%。IGCCCG 风险分布未被确定为预测小残余病灶的最终病理组织学的独立风险因素。GTCSG 得出的结论是，所有存在可见残余病灶的患者手术切除都应在三级中心进行。

## 四、最佳手术策略的考量

PC-RPLND 是一个具有挑战性的手术，需要详细的了解腹膜后解剖，熟悉血管和肠道结构的外科技术，以及管理睾丸肿瘤患者的丰富经验。根据残余病灶的大小和范围，外科医生必须改进腹膜后区域的手术方法。从剑突到耻骨联合的腹部中线切口可用于大多数单侧和肾门下病灶的患者，而 V 形切口可能更适合于双侧和肾门上病灶的患者。大约 10% 的患者为顽固的膈后病灶，所以胸腹联合入路是暴露这个解剖区域最容易和最安全的方法（Albers 等，2004）。胸腹联合手术尤其需要专业的手术和腹膜后解剖学知识，以避免重大并发症（Fujioka 等，1993；Skinner 等，1982）。虽然 PC-RPLND 的并发症发生率超过了初始保留神经的 RPLND，但细胞毒性机制的改变、手术方法和围术期护理都使短期和长期并发症有所减少。然而，由于与治疗相关的急性并发症发生率很高，残余病灶的手术应该只在专门的中心进行（Albers 等，2015；Oldenburg 等，2013；Daneshmand 等，2012）。

在多个部位都有残余病灶的患者，应就切除的数量和范围做出个性化选择。手术范围的选择应基于个别患者复发的风险和生活质量。因为 35%～50% 的患者组织学类型不一致，腹部或肺外的残余肿瘤的切除也应有个体化考虑（Wood 等，1992）。

## 五、术前影像学检查

在 PC-RPLND 之前，完整的转移和体力评估，包括在最后一次化疗后 6～8 周进行胸部、腹部和盆部的 CT 扫描；检测血清肿瘤标志物；肺毒性风险增加的患者在 PC-RPLND 之前进行肺功能检查（4 个周期 PEB、＞40 年、吸烟史、肾功能不全）。

特别是在残余病灶较大的患者中，因为下腔静脉和腹主动脉受侵比例大约分别为 6%～10% 和 2%（Heidenreich 等，2017；Beck 等，2001；Winter 等，2012；Johnston 等，2013），应该用影像学检查充分评估腹膜后大血管结构。磁共振成像是预测血管壁受侵和血管腔内瘤栓存在的最佳成像技术（图 50–2）。大约 2/3 的患者在浸润部位存在有活性的恶性肿瘤或成熟的畸胎瘤，所以应该完全切除受侵的下腔静脉壁和下腔静脉瘤栓。通常下腔静脉重建或置换术是不必要的，因为只有不到 5% 的患者有可能出现慢性静脉后遗症（Heidenreich 等，2017；Johnston 等，2013）。

主动脉置换术罕见，通常伴随着大的残余病灶，侵犯邻近的结构，并需要附加的手术，如肾切除术、下腔静脉切除术、小肠切除术和肝切除术（图 50–3 和图 50–4）。在大多数病例中，主动脉壁存在成熟畸胎瘤或有活性的恶性肿瘤（Winter 等，2012；Johnston 等，2013）。

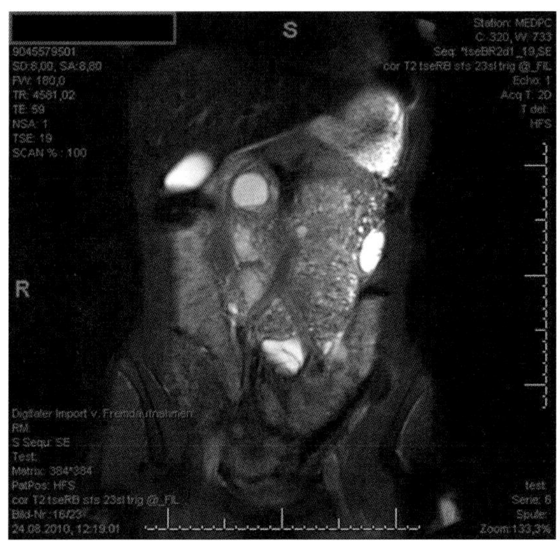


▲ 图 50–2　**1 例非精原细胞瘤患者的腹部 MRI 检查示：较大残余病灶压迫和侵犯腹主动脉**

## 六、PC-RPLND 的时机

一旦诊断存在残余肿瘤，应尽快行 PC-RPLND，并完全切除所有腹膜后和腹腔内的肿块。完全切除残余肿瘤具有非常重要的预后意义。在一项最近的回顾性分析中，Sonneveld 等（1998）证实，大约 50% 的 PC-RPLND 后局部复发患者在初次手术时并未完全切除病灶。Hendry 等（2002）回顾性分析了 443 例发现残余病灶进展立即或选择性 PC-RPLND 治疗患者的预后。立即手术的无进展生存率（83% vs. 62%，$P$=0.001）和肿瘤特异性生存率有明显获益（89% vs. 56%，$P$=0.001），认为切除不完全和残余肿瘤体积较大是预测不良预后的风险因子。这两个参数在接受选择性 PC-RPLND 的患者组中更多见。

## 七、PC-RPLND 的手术范围

多年来 PC-RPLND 的解剖学范围一直是有争议的。根据 20 世纪 80 年代的经验，普遍的做法是进行双侧的标准切除术，当时大多数患者在腹膜后手术时有大量的残余病灶。完整的双侧清扫手术的标准边界包括膈肌角、髂总动脉的分叉和

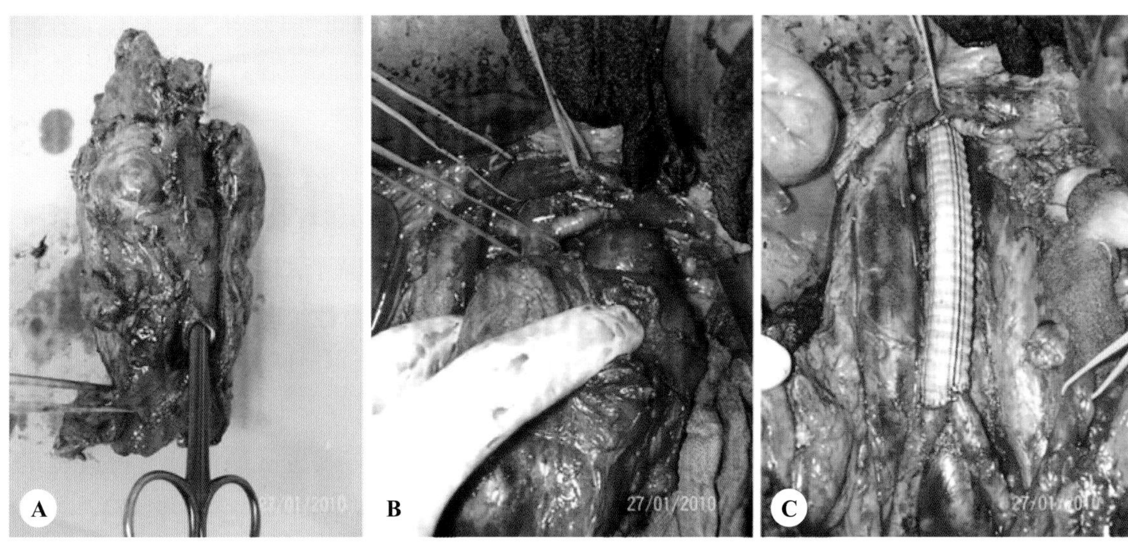


▲ 图 50–3　**浸润主动脉的大残余病灶**

A. 主要血管结构的解剖学准备；B. 肾下主动脉切除；C. 肾下主动脉置换

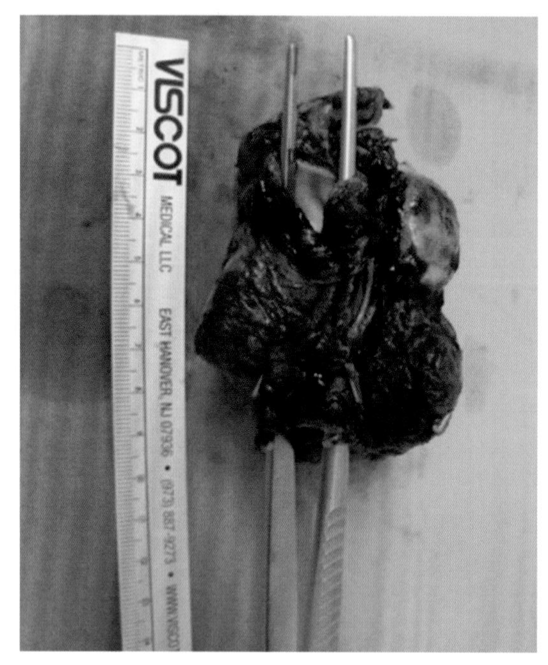


▲ 图 50-4 因畸胎瘤伴恶性体细胞转化浸润血管壁，进行的下腔静脉部分切除

输尿管，即右侧（腔静脉旁、主动脉下腔静脉间）和左侧（腹主动脉旁、腹主动脉前）睾丸的一级和二级着陆区。Wood 等（1992）证实，113 例残余病灶大的患者在接受了顺铂或卡铂化疗后行双侧 PC-RPLND，对侧播散的发生率为 8%。同样，Qvist 等（1991）和 Rabbani 等（1998）报道了在改良标准切除的解剖边界外畸胎瘤残余病灶的发生率为 5.7% 和 2.6%。然而，目前对相对体积较小的腹膜后病灶（临床分期Ⅱ B 期）进行全身化疗，大多数转移灶局限于睾丸肿瘤负荷的初始着陆区。虽然对侧播散的可能性确实存在，特别是从右到左，但在小体积残余病灶并不常见。对任何残余病灶都进行双侧清扫的恰当性持怀疑态度。Aprikian 等（1994）回顾性分析了 40 例接受局限手术或双侧根治性 PC-RPLND 患者的结果。如果术中切除肿块的冷冻切片分析（FSA）显示坏死或纤维化，则选择局限性切除的方法，而根治性 RPLND 适用于成熟畸胎瘤或有活性的恶性肿瘤。20% 的患者出现复发（局限性切除和 RPLND 的复发率分别为 14% 和 26%），腹膜后没有复发。作者们建议临床行 PC-RPLND 时，术中使用 FSA 决定最适手术方法。Herr（1997）基于所切除标本进行 FSA 的结果，分析了局限性切除和双侧 PC-RPLND 的治疗结果。如果 FSA 显示坏死，则进行局限性的 RPLND；在所有其他病例中，患者均接受双侧 RPLND。中位随访时间为 6 年，14 例复发病例中，只有 2 例在腹膜后；此外，有 6 种主要的手术并发症，其中 5 种发生在双侧 RPLND 之后。对选择性的晚期睾丸肿瘤患者，改良的 PC-RPLND 是安全的。这些早期回顾性和单中心研究表明，对于局限的腹膜后残余病灶和在残余病灶的冷冻切片分析中没有畸胎瘤或有活性恶性肿瘤证据的左侧或右侧原发性肿瘤患者，改良的 PC-RPLND 可能是一种安全的方法。然而，基于有 3%～8% 的患者对侧区域出现成熟畸胎瘤或有活性恶性肿瘤，改良的单侧 PC-RPLND 术式在三级医疗中心仍存在争议（Wood 等，1992；Qvist 等，1991；Rabbani 等，1998）。最近，三个有经验的研究团队报道了改良的单侧 PC-RPLND 术式的经验（Beck 等，2007；Cho 等，2017）。印第安纳大学的团队对 100 名小体积腹膜后病灶（＜5cm）患者进行了局限性的 PC-RPLND，残余病灶发生在原发肿瘤的一级着陆区域，平均随访时间为 125 个月，只有 7 名患者复发，且所有的切除范围都在改良的清扫范围甚至双侧清扫的边界之外。5 年和 10 年无疾病生存率分别为 93% 和 92%。

科隆研究小组评估了 85 例血清肿瘤标志物正常或稳定的患者行双侧腹膜后 PC-RPLND 的肿瘤学结果的必要性（Heidenreich 等，2009）。依据残余肿瘤的大小或原发性睾丸肿瘤的位置，分别行双侧标准切除术（$n$=35）或改良的标准切除术（$n$=50）。明确≤2cm 的病灶，行改良的 PC-RPLND，＞5cm 的病灶则行双侧的 PC-RPLND。直径为 2～5cm 病灶的术式取决于原发部位和肿块的位置，即主动脉间残余病灶行双侧 PC-

RPLND。如果转移部位与原发部位一致，主动脉旁和腔静脉旁病灶行改良的 PC-RPLND；否则，行完整的双侧 PC-RPLND，未见明显的术中并发症；然而，双侧和改良的 PC-RPLND 的术后并发症有显著差异，扩大手术的患者有更多的并发症发生（$P<0.001$）。约 85% 的改良 PC-RPLND 的患者保留了顺性射精功能，而在 75% 的双侧 PC-RPLND 病例中无法保留（$P=0.02$）（图 50–5）。中位随访 48 个月（2～84 个月）观察到 4 例（4.7%）复发，即 1 例为改良的 RTR 治疗腹主动脉旁病灶后的腹膜后复发，3 例为双侧 PC-RPLND 后手术区域外复发。复发的频率和位置与手术范围没有显著的相关性。

在一项最近的包括 59 名患者的研究中，Vallier 等（2014）观察到在改良的 RPLND 术区外和手术未涉及的对侧 RPLND 区域内没有复发。因此，Heidenreich 标准对每个患者都了进行正确分类。

另一项研究评估了 50 例接受双侧 PC-RPLND 治疗的晚期生殖细胞肿瘤患者的临床和病理特征，以确定可能行改良手术的患者人群（Ehrlich 等，2006）。作者发现所有小体积的左侧原发性肿瘤都遵循可预测的扩散模式，而右侧原发性肿瘤在 20% 的病例中表现出交叉。中位随访 53 个月，术区无复发，因此作者赞成小体积残余病灶和左侧原发病灶行改良切除术。

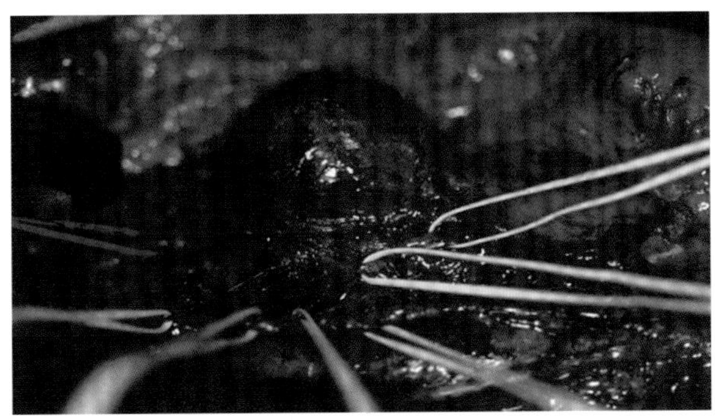

▲ **图 50–5** 改良的 **PC-RPLND** 切除术中的保留神经的术中位置。交感神经纤维呈黄色环状，残余肿瘤在图片中心清晰可见

数据显示，双侧完整的 PC-RPLND 并非必需，对于有广泛残余病灶、残余病灶位于主动脉与腔静脉之间和（或）残余病灶与原发睾丸肿瘤位置不对应的患者应行该手术。对明确＜5cm 的小病灶，改良 RTR 不影响肿瘤的治疗结果，但会减少与治疗相关的并发症。

## 八、肺转移（腹膜外转移）

肺转移应该手术切除，因为肺和腹膜后的标本组织学一致性很低。但是 Besse 等（2009）认为如果双肺都有残余病灶，病理提示一侧肺部纤维化，则避免手术切除对侧肺残余病灶。在这种情况下，不一致性从 31% 下降到 5%，患者要通过随访来降低并发症。

## 九、肝转移

一项回顾性分析发现，23.3%～32.4% 的肝转移病例存在有活性的恶性肿瘤（Hahn 等，1999；Rivoire 等，2001）。肝转移灶的大小与患者的预后相关，所有肝转移灶＞3cm 的患者均死于该病。＜10mm 的病灶中只有坏死组织（Rivoire 等，2001）。Jacobsen 等研究显示除了肝转移灶的大小之外，腹膜后的病灶与可能的肝脏病灶有高度的一致性（Jacobsen 等，2010）。如果腹膜后病灶发生纤维化或坏死，肝脏病灶几乎 100% 与之一致。存在畸胎瘤和有活性的恶性肿瘤的病例，其病灶一致性分别减少到 70% 和 50%，但仍然要考虑个体化治疗。在系列研究中，通过这种方法，较高的肝脏手术并发症可以被降至最低（Hahn 等，1999；Rivoire 等，2001；Jacobsen 等，2010；Copson 等，2004）。

## 十、骨转移

骨转移在临床比较罕见。在文献中，接受 PC-RPLND 的患者约 3% 存在骨浸润（Heidenreich

等，2017；Uygun 等，2006）。60% 的骨转移在复发病例中发生。在某些情况下，尚不清楚它是孤立的骨转移还是来自周围肿瘤组织的浸润。在大多数病例中，骨转移位于脊柱，并与其他转移部位相关（Uygun 等，2006）。孤立的颅骨转移罕见，仅限于个案报道或小样本研究（Heidenreich 等，2017；Berglund 等，2006；Hitchins 等，1988）。切除腹膜后残余或复发病灶时切除一个或多个椎体属于复杂的残余肿瘤切除术。在这种病例中，通常第一步行背部固定术，第二步完成 PC-RPLND。切除椎体主体，需要用笼状支撑技术填补。除了骨切除术外，这些干预措施的复杂性在于，40% 的病例还需要进行血管手术来替代腔静脉和（或）主动脉。

然而，手术切除的骨转移灶中 80% 的组织学成分为畸胎瘤和有活性的恶性肿瘤（Heidenreich 等，2017）。对于组织学为精原细胞瘤的骨转移灶，放射治疗远期预后良好（Collins 和 Eckert，1985）。

## 十一、脑转移

大约 10% 的晚期生殖细胞肿瘤患者有脑转移。根据 IGCCCG 标准不良预后的定义，初诊时脑转移患者的长期生存率为 30%～40%（Oechsle 和 Bokemeyer，2011；Fizazi，2001）。和以往一样，脑转移没有标准治疗，化疗是其主要治疗，辅助放疗可能会有生存获益。

化疗后完全缓解的患者辅助放疗的疗效尚不清楚。此外，脑残余病灶的治疗也没有长期数据。Iida 等（2014）报道孤立的远期脑复发灶单发病例，AFP 升高为 539ng/ml，在术后的短期随访中没有复发。

## 十二、挽救性化疗或腹膜后手术后的 PC-RPLND

与一线化疗后 PC-RPLND 相比，挽救性化疗后出现残余肿瘤与更多有活性的恶性肿瘤、可能切除不完全和术后复发风险更高有关。最近，Eggener 等（2007）提出，与先前以顺铂为基础的细胞毒性化疗相比，当前含有紫杉烷类的挽救性化疗方案将残余肿瘤中有活性恶性肿瘤的比例明显从 42% 减少到 14%（$P$=0.01）；畸胎瘤的比例变化不大，分别为 31% 和 33%。他们发现 10 年的疾病特异性生存率为 70%，因此如果肿瘤可以完全切除，即使在多次化疗后，PC-RPLND 也是可行的。

虽然罕见，但部分患者由于初次手术切除不完全，在初次 RPLND 或 PC-RPLND 后出现转移瘤复发需要行再次 RPLND（Waples 和 Messing，1993；Cespedesh 和 Peretsman，1999；Sexton 等，2003；McKiernan 等，2003；Heidenreich 等，2005）。再次 RPLND 本身代表不良预后，充分 PC-RPLND5 年生存率为 86%，再次 RPLND5 年生存率明显更低，仅为 55%。再次 RPLND 的长期预后取决于所有腹膜后残余病灶的完全切除，病灶存在有活性恶性肿瘤和成熟畸胎瘤的比例分别为 20%～25% 和 35%～40%。虽然仅有成熟畸胎瘤的患者治愈率接近 100%，但存在有活性的恶性肿瘤和伴有恶性转化的畸胎瘤时，治愈率分别显著下降到 44% 和 20%。再次 RPLND 具有挑战性，附加手术率较高，其中同侧肾切除术和血管手术是最常出现的附加手术。

再次 RPLND 是治疗原位复发的最后机会，其并发症可接受。再次 RPLND 的长期生存率为 67%～75%；如果患者出现原位复发和标志物升高，应在 PC-RPLND 后行全身化疗。原位复发而标志物阴性的患者，因为大多数肿块只包含成熟的畸胎瘤，应立即行 RPLND。

## 十三、补救性 PC-RPLND

“补救性 RPLND” 适用于初始诱导化疗后或挽救性化疗后（因内源性或外源性化疗抵抗），

血清肿瘤标志物升高或持续增加的患者。补救性 PC-RPLND 的患者附加手术频率更高且预后更差。通常，由于全身广泛转移，单靠手术的治愈率很低。然而，根据多组数据，5 年总生存率为 54%～67%，因此手术可在选择的患者中进行（Albers 等，2000；Beck 等，2005）。最近的系列研究发现，术前 β-hCG 持续升高、AFP 升高、再次 RPLND 和切除不完全是生存率低的危险因素。尽管血清肿瘤标志物升高，但 45%～50% 的患者手术标本存在成熟畸胎瘤或坏死 / 纤维化，因此治愈率很高。高血清肿瘤标志物下降的患者和仅接受过一线化疗的患者，在切除标本中最高可能出现畸胎瘤或坏死组织。另一方面，手术切除不完全的患者预后差，不能从大范围的手术中获益。识别可能从残余肿瘤完全切除的即刻手术中获益的患者极其重要。

## 十四、PC-RPLND 患者的附加手术

为了完全切除残余肿瘤，多达 25% 的 PC-RPLND 患者（表 50-2）可能需要对邻近血管或内脏行附加手术（Heidenreich 等，2017；Beck 等，2001；Winter 等，2012；Johnston 等，2013）。全肾切除术是最常见的附加手术。附加的血管手术，如因肿瘤浸润而必须进行的主动脉置换和下腔静脉切除分别占 1.5% 和 10%。

## 十五、PC-RPLND 的术后并发症

临床Ⅰ期的 NSGCT 患者初次行保留神经的 RPLND 后，并发症的发生率较低（Heidenreich 等，2003）。体积大的残余病灶行 PC-RPLND 后并发症的发生率显著增加。与 20 世纪 90 年代相比，最近的系列研究显示，虽然相关并发症的发生率有所下降，但仍接近 10%（Heidenreich 等，2003；Mosharafa 等，2004）。最常见的并发症包括：轻微并发症如伤口感染、麻痹性肠梗阻、短暂性高淀粉酶血症和肺炎 / 肺不张，严重并发症如急性肾衰竭、乳糜腹水或肠梗阻等，发生率不到 2%。

表 50-2　152 例患者 PC-RPLND 辅助手术

| 辅助手术的类型 | 频　率 |
|---|---|
| 下腔静脉切除术 | 4（2.5%） |
| 对下腔静脉的替代 | 3（1.9%） |
| 下腔静脉血栓切除术 | 2（1.3%） |
| 主动脉的置换术 | 2（1.3%） |
| 肾切除术 | 6（3.8%） |
| 输尿管切除术 | 4（2.5%） |
| 小肠切除术 | 6（3.8%） |
| 肝转移灶的切除术 | 8（5.0%） |
| 膈后转移灶的切除术 | 8（5.0%） |
| 合计 | 43（27.2%） |

## 十六、二次手术后的巩固性化疗

坏死组织或畸胎瘤切除术后，不需要进一步治疗。当发现有活性的未分化肿瘤时，巩固化疗的作用尚不确定。回顾性分析表明，辅助化疗可提高无进展生存率，但不能改善总体生存率。因此，“等待观察”也可能是合理的（Fizazi 等，2001）。根据 IGCCCG 分类，在预后“良好”组，残余病灶中有活性恶性肿瘤＜10% 且完全切除的患者，即使没有进行辅助化疗也有良好的结果。如果完整切除的肿瘤标本中有活性恶性肿瘤＞10%，或者切除的完全性存在疑问，巩固化疗可能是合理的。

## 十七、结论

PC-RPLND 是全身化疗后晚期 TGCT 跨学科治疗的主要组成部分（表 50-3）。在晚期精原细胞瘤患者中，只有化疗 6～8 周后 FDG-PET 扫描阳性时，才能进行 PC-RPLND。在晚期 NSGCT 中，残余病灶无论大小，所有患者

均应行 PC-RPLND，原因是成熟畸胎瘤和可见肿瘤的出现率高。左侧初发的和（或）肿瘤体积小的患者，可以行改良的 PC-RPLND，不影响治疗效果。完全切除所有残余肿瘤患者的长期无疾病生存率为 95%，大约 55% 补救性手术的患者可以实现长期治愈。PC-RPLND 是一种复杂的手术，应该在经验丰富的三级医疗中心进行。

表 50-3 **PC-RPLND 的适应证**

| | 适应证 |
|---|---|
| 晚期精原细胞瘤 | FDG-PET 扫描阳性，活检证明的恶性残余肿瘤，可以完全切除 |
| | 晚期复发率 |
| NSGCT* | 任何直径＞ 1cm 的残留肿瘤和标准化的血清肿瘤标志物 |
| | 任何直径＞ 1cm 的残留肿瘤和稳定的血清肿瘤标志物 |
| | 残余肿瘤直径＜ 1cm，原发睾丸切除标本中有成熟畸胎瘤 |
| | 既往 RPLND 术后标志物阴性局部复发 |
| | 挽救性化疗后残留病灶标志物为阴性或稳定 |
| | 化疗抵抗和大肿瘤患者的挽救性 RPLND |

*. 非精原细胞瘤

## 参考文献


[1] Albers P, Ganz A, Hannig E, Miersch WD, Müller SC. Salvage surgery of chemorefractory germ cell tumors with elevated markers. J Urol. 2000;164:381–4.

[2] Albers P, Weissbach L, Krege S, Kliesch S, Hartmann M, Heidenreich A, Walz P, Kuczyk M, Fimmers R, German Testicular Cancer Study Group. Prediction of necrosis after chemotherapy of advanced germ cell tumors: results of a prospective multicenter trial of the German Testicular Cancer Study Group. J Urol. 2004a;171:1835–8.

[3] Albers P, Höltl W, Heidenreich A, Aharinejad S. Thoracoabdominal resection of retrocrural residual tumors. Aktuelle Urol. 2004b;35:141–50.

[4] Albers P, Albrecht W, Algaba F, Bokemeyer C, Cohn- Cedermark G, Fizazi K, Horwich A, Laguna MP, Nicolai N, Oldenburg J, European Association of Urology. Guidelines on testicular cancer: 2015 update. Eur Urol. 2015;68(6):1054–68.

[5] Aprikian AG, Herr HW, Bajorin DF, Bosl GJ. Resection of postchemotherapy residual masses and limited retroperitoneal lymphadenectomy in patients with metastatic testicular nonseminomatous germ cell tumors. Cancer. 1994;74:1329–34.

[6] Becherer A, De Santis M, Karanikas G, Szabo M, Bokemeyer C, Dohmen BM, Pont J, Dudczak R, Dittrich C, Kletter K. FDG PET is superior to CT in the prediction of viable tumour in post-chemotherapy seminoma residuals. Eur J Radiol. 2005;54:284–8.

[7] Beck SD, Foster RS, Bihrle R, Koch MO, Wahle GR, Donohue JP. Aortic replacement during post-chemotherapy retroperitoneal lymph node dissection. J Urol. 2001;165:1517–20.

[8] Beck SD, Foster RS, Bihrle R, Einhorn LH, Donohue JP. Outcome analysis for patients with elevated serum tumor markers at postchemotherapy retroperitoneal lymph node dissection. J Clin Oncol. 2005;23:6149–56.

[9] Beck SD, Foster RS, Bihrle R, Donohue JP, Einhorn LH. Is full bilateral retroperitoneal lymph node dissection always necessary for postchemotherapy residual tumor? Cancer. 2007;110:1235–40.

[10] Berglund R, Lyden S, Tsai E, et al. Nonseminomatous germ cell tumor after chemotherapy with residual mass invading the spine. Eur Urol. 2006;50:372–4.

[11] Besse B, Grunenwald D, Flechon A, et al. Nonseminomatous germ cell tumors: assessing the need for postchemotherapy contralateral pulmonary resection in patients with ipsilateral complete necrosis. J Thorac Cardiovasc Surg. 2009;137:448–52.

[12] Cespedes RD, Peretsman SJ. Retroperitoneal recurrences after retroperitoneal lymph node dissection for low-stage nonseminomatous germ cell tumors. Urology. 1999;54:548–52.

[13] Cho JS, Kaimakliotis HZ, Cary C, Masterson TA, Beck S, Foster R. Modified retroperitoneal lymph node dissection for post-chemotherapy residual tumour: a longterm update. BJU Int. 2017;120(1):104–8.

[14] Collins C, Eckert H. Seminoma of the testis with bone involvement: a report of three cases. Clin Radiol. 1985;36:467–8.

[15] Copson E, McKendrick J, Hennessey N, et al. Liver metastases in germ cell cancer: defining a role for surgery after chemotherapy. BJU Int. 2004;94:552–8.

[16] Daneshmand S, Albers P, Fosså SD, Heidenreich A, Kollmannsberger C, Krege S, Nichols C, Oldenburg J, Wood L. Contemporary management of postchemotherapy testis cancer. Eur Urol. 2012; 62(5):867–76.

[17] De Santis M, Becherer A, Bokemeyer C, et al. 2–18fluorodeoxy-D-glucose positron emission tomography is a reliable predictor for viable tumor in postchemotherapy seminoma: an update from the multicenter SEMPET trial. J Clin Oncol. 2004;22:1034–9.

[18] Eggener SE, Carver BS, Loeb S, Kondagunta GV, Bosl GJ, Sheinfeld J. Pathologic findings and clinical outcome of patients undergoing retroperitoneal lymph node dissection after multiple chemotherapy regimens for metastatic testicular germ cell tumors. Cancer. 2007; 109:528–35.

[19] Ehrlich Y, Yossepovitch O, Kedar D, Baniel J. Distribution of nodal metastases after chemotherapy in nonseminomatous testis cancer: a possible indication for limited dissection. BJU Int. 2006;97:1221–4.

[20] Ehrlich Y, Brames MJ, Beck SD, Foster RS, Einhorn LH. Long-term follow-up of cisplatin combination chemotherapy in patients with disseminated nonseminomatous germ cell tumors: is a postchemotherapy retroperitoneal lymph node dissection needed after complete remission? J Clin Oncol. 2010;28(4):531–6.

[21] Fizazi K, Tjulandin S, Salvioni R, et al. Viable malignant cells after primary chemotherapy for disseminated nonseminomatous germ cell tumors: prognostic factors and role of postsurgery chemotherapy results from an international study. J Clin Oncol. 2001;19:2647–57.

[22] Flechon A, Bompas E, Biron P, Droz JP. Management of post-chemotherapy residual masses in advanced seminoma. J Urol. 1979;168:1975–9.

[23] Fosså SD, Borge L, Aass N, Johannessen NB, Stenwig AE, Kaalhus O. The treatment of advanced metastatic seminoma: experience in 55 cases. J Clin Oncol. 1987; 5(7):1071–7.

[24] Friedman EL, Garnick MB, Stomper PC, Mauch PM, Harrington DP, Richie JP. Therapeutic guidelines and results in advanced seminoma. J Clin Oncol. 1985; 3:1325–32.

[25] Fujioka T, Nomura K, Okamoto T, Aoki H, Ohhori T, Kubo T. Retroperitoneal lymph node dissection for testicular tumors using the thoracoabdominal approach. Int Surg. 1993;78:154–8.

[26] Hahn T, Jacobson L, Einhorn L, et al. Hepatic resection of metastatic testicular carcinoma: a further update. Ann Surg Oncol. 1999;6: 640–4.

[27] Heidenreich A, Albers P, Hartmann M, Kliesch S, Körhmann KU, Krege S, Lossin P, Weissbach L, German Testicular Cancer Study Group. Complications of primary nerve-sparing lymph node dissection for clinical stage I nonseminomatous germ cell tumors of the testis: experience of the German Testicular Cancer Study Group. J Urol. 2003;169:1710–4.

[28] Heidenreich A, Ohlmann C, Hegele A, Beyer J. Repeat retroperitoneal lymphadenectomy in advanced testicular cancer. Eur Urol. 2005;47:64–71.

[29] Heidenreich A, Pfister D, Witthuhn R, Thüer D, Albers P. Postchemotherapy retroperitoneal lymph node dissection in advanced testicular cancer: radical or modified template resection. Eur Urol. 2009;55(1):217–24.

[30] Heidenreich A, Haidl F, Paffenholz P, Pape C, Neumann U, Pfister D. Surgical management of complex residual masses following systemic chemotherapy for metastatic testicular germ cell tumours. Ann Oncol. 2017;28(2):362–7.

[31] Hendry WF, Norman AR, Dearnaley DP, Fisher C, Nicholls J, Huddart RA, Horwich A. Metastatic nonseminomatous germ cell tumors of the testis: results of elective and salvage surgery for patients with residual retroperitoneal masses. Cancer. 2002;94: 1668–76.

[32] Herr HW. Does necrosis on frozen-section analysis of a mass after chemotherapy justify a limited retroperitoneal resection in patients with advanced testis cancer? Br J Urol. 1997;80:653–7.

[33] Herr HW, Sheinfeld J, Puc HS, Heelan R, Bajorin DF, Mencel P, Bosl GJ, Motzer RJ. Surgery for a postchemotherapy residual mass in seminoma. J Urol. 1997;157:860–2.

[34] Hitchins R, Philip P, Wignall B, et al. Bone disease in testicular and extragonadal germ cell tumours. Br J Cancer. 1988;58:793–6.

[35] Hofmockel G, Gruss A, Theiss M. Chemotherapy in advanced seminoma and the role of postcytostatic retroperitoneal lymph node dissection. Urol Int. 1996;57:38–42.

[36] Iida K, Naiki T, Kawai N, et al. Metastasectomy as optimal treatment for late relapsing solitary brain metastasis from testicular germ cell tumor: a case report. BMC Res Notes. 2014;7:865.

[37] Jacobsen N, Beck S, Jacobsen L, et al. Is retroperitoneal history predictive of liver histology at concurrent postchemotherapy retroperitoneal lymph node dissection and hepatic resection. J Urol. 2010;184:949–53.

[38] Johnston P, Beck SD, Cheng L, Masterson TA, Bihrle R, Kesler K, Foster RS. Incidence, histology and management of intraluminal thrombus at post-chemotherapy retroperitoneal lymph node dissection. J Urol. 2013; 190(3):874–8.

[39] Kamat MR, Kulkarni JN, Tongoankar HB, Ravi R. Value of retroperitoneal lymph node dissection in advanced testicular seminoma. J Surg Oncol. 1992;51:65–7.

[40] Kollmannsberger C, Daneshmand S, So A, Chi KN, Murray N, Moore C, Hayes-Lattin B, Nichols C. Management of disseminated nonseminomatous germ cell tumors with risk-based chemotherapy followed by response-guided postchemotherapy surgery. J Clin Oncol. 2010;28(4):537–42.

[41] Krege S, Beyer J, Souchon R, et al. European consensus conference on diagnosis and treatment of germ cell cancer: a report of the second meeting of the European Germ Cell Cancer Consensus Group (EGCCCG): part I. Eur Urol. 2008;53:478–96.

[42] McKiernan JM, Motzer RJ, Bajorin DF, Bacik J, Bosl GJ, Sheinfeld J. Reoperative retroperitoneal surgery for nonseminomatous germ cell tumor: clinical presentation, patterns of recurrence and outcome. Urology. 2003;62:732–6.

[43] Mosharafa AA, Foster RS, Leibovich CC, Bihrle R, Johnson C, Donohue JP. Is post-chemotherapy resection of seminomatous elements associated with higher acute morbidity? J Urol. 2003;169:2126–8.

[44] Mosharafa AA, Foster RS, Koch MO, Bihrle R, Donohue JP. Complications of post-chemotherapy retroperitoneal lymph node dissection for testis cancer. J Urol. 2004;171:1839–41.

[45] Oechsle K, Bokemeyer C. Treatment of brain metastases from germ cell tumors. Hematol Oncol Clin North Am. 2011;25:605–13.

[46] Oldenburg J, Fosså SD, Nuver J, Heidenreich A, Schmoll HJ, Bokemeyer C, Horwich A, Beyer J, Kataja V, ESMO GuidelinesWorking Group. Testicular seminoma and non-seminoma: ESMO Clinical Practice Guidelines for diagnosis, treatment and follow-up. Ann Oncol. 2013;24(Suppl 6):vi125–32.

[47] Pfister D, Busch J, Winter C, Albers P, Schrader M, Dieckmann KP, Krege S, Schmelz H, Heidenreich A. Pathohistological findings in patients with nonseminomatous germ cell tumours who undergo postchemotherapy retroperitoneal lymph node dissection for small tumours. J Urol. 2011;185:e334, AUA Abstract # 830

[48] Pfister D, Porres D, Matveev V, Heidenreich A. Reduced morbidity in resection of residual tumors after chemotherapy for seminoma. Urologe A. 2015;54(10): 1402–6.

[49] Puc HS, Heelan R, Mazumdar M, Herr H, Sheinfeld JE, Vlasmis V, Bajorin DF, Bosl GJ, Mencel P, Motzer RJ. Management of residual mass in advanced seminoma: results and recommendations from the Memorial Sloan Kettering Cancer Center. J Clin Oncol. 1996;14:454–60.

[50] Qvist HL, Fossa SD, Ous S, Hoie J, Stenwig AE, Giercksky KE. Post-chemotherapy tumor residuals in patients with advanced nonseminomatous testicular cancer. Is it necessary to resect all residual masses? J Urol. 1991;145:300–2.

[51] Rabbani F, Goldenberg SL, Gleave ME, Paterson RF, Murray N, Sullivan LD. Retroperitoneal lymphadenectomy for post-chemotherapy residual masses: is a modified dissection and resection of the residual mass sufficient? Br J Urol. 1998;81:295–300.

[52] Ravi R, Rao RR, Shanta V. Integrated approach to the management of patients with advanced germ cell tumors of the testis. J Surg Oncol. 1994;55(1):47–51.

[53] Rivoire M, Elias D, De Cian F, et al. Multimodality treatment of patients with liver metastases from germ cell tumours. Cancer. 2001;92:578–87.
[54] Schultz SM, Einhorn LH, Conces DJ, Williams SD, Loehrer PJ. Management of postchemotherapy residual mass in patients with advanced seminoma: Indiana University experience. J Clin Oncol. 1989;7:1497–503.
[55] Sexton WJ, Wood CG, Kim R, Pisters LL. Repeat retroperitoneal lymph node dissection for metastatic testis cancer. J Urol. 2003;169:1353–6.
[56] Skinner DG, Melamud A, Lieskovsky G. Complications of thoracoabdominal retroperitoneal lymph node dissection. J Urol. 1982;127:1107–10.
[57] Sonneveld DJ, Sleijfer DT, Koops HS, Keemers-Gels ME, Molenaar WM, Hoekstra HJ. Mature teratoma identified after postchemotherapy surgery in patients with disseminated nonseminomatous testicular germ cell tumors: a plea for an aggressive surgical approach. Cancer. 1998;82:1343–51.
[58] Uygun K, Karagol H, Kocak Z, et al. Isolated bone metastasis in testicular germ cell tumors: a case report and review of the literature. Onkologie. 2006;29:93–5.
[59] Vallier C, Savoie PH, Delpero JR, Bladou F, Gravis G, Salem N, Rossi D, Walz J. External validation of the Heidenreich criteria for patient selection for unilateral or bilateral retroperitoneal lymph node dissection for post-chemotherapy residual masses of testicular cancer. World J Urol. 2014;32(6):1573–8.
[60] Waples MJ, Messing EM. Redo retroperitoneal lymphadenectomy for germ cell tumor. Urology. 1993;42:1–4.
[61] Winter C, Pfister D, Busch J, Bingöl C, Ranft U, Schrader M, Dieckmann KP, Heidenreich A, Albers P. Residual tumor size and IGCCCG risk classification predict additional vascular procedures in patients with germ cell tumors and residual tumor resection: a multicenter analysis of the German Testicular Cancer Study Group. Eur Urol. 2012;61(2):403–9.
[62] Woldu SL, Matulay JT, Clinton TN, Singla N, Krabbe LM, Hutchinson RC, Sagalowsky A, Lotan Y, Margulis V, Bagrodia A. Impact of hospital case volume on testicular cancer outcomes and practice patterns. Urol Oncol. 2018;36(14):e7–15.
[63] Wood DP, Herr HW, Heller G, Vlamis V, Sogani PC, Motzer RJ, Fair WR, Bosl GJ. Distribution of retroperitoneal metastases after chemotherapy in patients with nonseminomatous germ cell tumors. J Urol. 1992;148: 1812–6.

# 第51章　睾丸肿瘤的随访

# Follow-Up for Testicular Cancer

Christian G. Ruf　著

王　玮　译　　李志斌　校

**摘　要**

睾丸肿瘤与其他肿瘤相比存在独有的特征，即使肿瘤为晚期，治愈率也极高，患者年轻，低强度的治疗措施多，患者预期生存时间长，肿瘤复发率和治疗不良反应与众不同。睾丸肿瘤值得随访，即使是肿瘤复发，治愈率也很高。随访频率应足够，及时发现肿瘤复发和不良反应，另外应尽早行简单易行的治疗，同时避免伤害，如电离辐射的暴露。

因此，应询问既往史，行体格检查、各种影像学检查和血液检测。随访时间表随组织学、临床分期和治疗方案而定。此外，一些患者的个性化随访必不可少，尤其针对不同的不良反应。绝大多数睾丸肿瘤患者需要进行5～10年及10年以上的随访。

## 一、概述

随访对于癌症患者的意义在于，如果早期检测到肿瘤复发或治疗的不良反应，早期的治疗可以提高治疗率，有助于减少治疗相关不良反应，或改善生活质量，对于睾丸肿瘤患者尤其如此。睾丸肿瘤患者的良好治疗率基于多种治疗方法，包括积极监测和随访。

在过去几十年里，在几乎所有临床治疗阶段睾丸肿瘤的治疗强度都持续下降。对于最常见的临床分期为Ⅰ期的非转移性肿瘤，主动监测是目前大多数患者的治疗方法。特别对这些患者，规律的随访对于检测和治疗早期的转移病灶至关重要。

随访计划应有足够的频率并且可行，以尽早发现肿瘤复发，同时不会因不良反应而伤害患者，如CT扫描中的电离辐射。因此，影像学检查应符合肿瘤复发的部位和频率。

肿瘤复发主要发生在最初治疗的前1～2年内。肿瘤复发的频率、部位和时间点取决于肿瘤的组织学类型、临床分期和治疗，不同患者需要制订不同的随访时间表。随访项目有一些固定的部分，如既往史、体格检查和肿瘤标志物的检测，这些都应该在肿瘤每个阶段的每次随访中进行。但也有可变的部分，特别是影像学检查的项目和频率，取决于肿瘤的分期和治疗方法。随访不仅应监测肿瘤的复发，而且还应监测肿瘤治疗的长期不良反应，这些不良反应通常发生在治疗后的几年或几十年。

肿瘤治疗的不良反应广泛，如治疗相关的继发恶性肿瘤、代谢综合征、心血管疾病、包括持续性神经病变的神经损伤、耳毒性和耳鸣、肾功能损伤和男性功能方面的影响（Travis等，2010；Abouassaly等，2011；Gilligan，2011）。

Travis 等（2005 和 2010）观察了超过 40 576 名长期生存的患者，随访至少 10 年，2285 例出现继发性实体肿瘤。继发性肿瘤发生的频率和部位取决于治疗方法和器官。相对风险比为 1.5～4 的患者通过足够的实验室参数确诊放化疗后血液肿瘤（Travis 等，1997）。相对风险比为 3.5～4.5 的患者在随访中检查出继发性实体和血液恶性肿瘤（Fosså，2004；Richiardi 等，2007），特别在依托泊苷化疗后（Richiardi 等，2007）。

如果没有通过活检或治疗排除对侧睾丸的 GCNIS，异时性睾丸肿瘤预计可达到约 5%（Dieckmann 等，2003）。

在随访过程中也经常发生心理问题和厌倦（Travis 等，2010；Fosså，2004）。治疗不良反应的发生率通常取决于治疗的强度和方式。由于不良反应广泛及一些特殊不良反应相对罕见，不可能对每一位患者所有可能出现的不良反应都进行筛选。因此，要强调既往史和临床调查在随访中的重要性，既往史和临床调查可以提示不良反应，常常需要咨询专家。

随访过程中，研究的焦点从肿瘤复发的监测转移到不良反应的发现和治疗。随访的持续时间仍在争论之中。虽然 5 年后的肿瘤复发很罕见，但像继发性恶性肿瘤这样的长期不良反应通常发生在 10 多年后。

以下是关于睾丸肿瘤患者随访的一些想法和事实。

- 随访应尽早发现肿瘤复发、对侧肿瘤和治疗的不良反应。
- 大部分肿瘤复发都发生在前 2 年内。
- 晚期复发和对侧肿瘤可能在 10 年及以后发生（Dieckmann 等，2005 和 2013）。
- 复发的风险和部位取决于肿瘤的组织学、分期和治疗方法。
- 大约 50% 的对侧肿瘤发生在前 5 年内。
- 10 年及以后可发生长期毒性反应（如与治疗相关的继发性恶性肿瘤）。
- 长期毒性反应的发生率和类型取决于治疗方法。
- 长期毒性反应受生活行为影响。
- 随访期间，应考虑心理学方面的不良反应和厌倦。
- 与胸部 X 线片检查相比，胸部的 CT 扫描提供了最好的影像学信息，但带来了更高的辐射暴露。
- 应根据组织学、临床阶段、共存疾病和治疗情况，为患者制订有关频率、持续时间和影像学的个性化随访时间表。

所有标准的随访建议和时间表仅适用于标准情况和良好预后的患者，这些患者治疗后完全缓解。所有预后中等、特别是预后不良、反应不完全或罕见情况的患者都需要在有经验的中心进行个性化的随访。

## 二、既往史

既往史应该是每次随访的一部分。一个结构完整的有针对性的既往史，有发现和治疗肿瘤复发及早期不良反应的效力。既往史的询问应包括自上次陈述后的任何身体和心理上的相关变化。特别要询问新诊断的疾病和药物。

询问有关疼痛，特别是肋部、骨、背部疼痛，以及腹痛、咳嗽和咳痰、呼吸困难和呼吸急促、排尿和排便困难、神经异常、乳房肿胀，同时询问任何身体的变化，包括体重和明显的疲劳、抑郁、效力问题及顺性射精问题（Jewett 等，2003；Haugnes 等，2012）。

## 三、体格检查

体格检查最初应集中于肿瘤复发监测，包括触诊对侧睾丸、乳房、相关淋巴结区域（腹股沟、腋窝、颈部和心室上区域），以及腹部和肋部的触诊。肺应被听诊。检查腿部会发现不寻常的肿胀。

为了评估对于心血管长期不良反应的风险，每次就诊时都应测量血压和体重指数（Krege 等，2008）。

## 四、影像学检查

### （一）超声波检查

残余睾丸的超声必须使用高分辨率、至少 7.5MHz 传感器的探头来检查对侧睾丸肿瘤，特别是未活检的年轻患者（<30 岁）、睾丸体积小（<12ml）或未经 GCNIS 治疗的患者。

对于所有没有进行 CT 扫描 /MRI 随访的患者，应进行腹膜后、肝脏和肾脏的超声检查。彩色多普勒设备有助于区分灌注减少的组织区域和高血流信号的肿瘤组织，或识别及界定腹膜后的大血管。

### （二）胸部 X 线片检查

虽然胸部 X 线片检查是所有指南中的标准诊断程序，但关于其诊断准确性的证据非常有限。肺和纵隔的转移可在肿瘤的任意阶段发生（De La Pena 等，2017）。非精原细胞瘤可能出现有肺转移而没有腹膜后转移的情况，但纯精原细胞瘤不太可能出现。

### （三）CT 扫描

对于腹膜后、腹部、纵隔、肺和必要时对骨盆和颈部的标准检查方法是螺旋式 5mm 断层成像，而磁共振成像在检查头部方面有优越性（Bokemeyer 等，1997；Sohaib 等，2009）。CT 扫描应用广泛，同时放射科医生也有高水平的经验。

特别对进展或复发同时肿瘤标志物阴性的患者，CT 扫描是使用率最高的诊断工具。鉴于 CT 扫描的缺点，如暴露在电离辐射可能带来的不良反应，CT 使用频次应该减少到最低限度。腹部超声波或磁共振扫描等替代方案通常诊断准确性或可用性有限。一旦可能，应考虑其他影像学检查。

### （四）磁共振检查

与标准的 CT 扫描相比，腹部 MRI 的优点是电离辐射低、对比剂的不良反应少，以及成像更具细节，特别对较瘦的患者。腹部磁共振的缺点是扫描时间长、肠道的生理运动导致的伪影、可用性更少、与腹部 CT 扫描相比放射科医生的经验更少，以及花费更高。

几乎没有证据表明可以常规使用腹部磁共振成像代替 CT 扫描，一些前瞻性随机试验的结果尚无定论，但有一项研究表明腹部的磁共振成像和 CT 成像的结果相当（Sohaib 等，2009）。

对于有经验的医生用腹部 MRI 代替 CT 扫描似乎是可行的。

### （五）骨扫描

骨扫描很少在怀疑或排除骨转移时使用（Oechsle 等，2012），在成功治疗仍可见骨改变的患者的随访时偶尔使用。

### （六）其他内容

其他随访内容，如听阈图、扩散系数测量、运动心电图或肾清除率等不常规使用，但在随访期间，如果怀疑有迟发毒性反应，可能需要检查（Travis 等，2010；Abouassaly 等，2011；Cost 等，2012）。

## 五、肿瘤标志物、激素和血液检查

肿瘤标志物在诊断复发中发挥核心作用，如 AFP、β-hCG 和 LDH。

由于低特异性和大量的假阳性结果，PLAP 不再用于生殖细胞肿瘤的肿瘤标志物。

新的 miRNA 标志物如 miRNA371 在生殖细胞肿瘤的诊断和治疗监测中显示出很高的敏感性和特异性。最终的结果尚无定论，特别是关于 miRNA371 在随访中的作用，但或许使用

miRNA371 作为生殖细胞肿瘤中新的肿瘤标志物是非常可能的（Dieckmann 等，2017）。

β-hCG 是精原细胞瘤的主要标志物，但它只在 10%～50% 精原细胞瘤中有所增加（Gerl 等，2003）。AFP 仅适用于非精原细胞瘤。

LDH 是一种非特异性肿瘤标志物，其显著升高表明可能有晚期肿瘤。这三种肿瘤标志物被视为预后因子（IGCCCG，1997；EAU，2018）。

雄性性腺功能减退和不孕症等男性疾病，可能因为肿瘤或肿瘤治疗而发生，在随访期间也会迟发。因此，至少每年要监测作为代表精子生成障碍的激素 FSH 和代表男性功能减低的黄体生成素和睾酮（Spermon 等，2003；Nord 等，2003；Haugnes 等，2012），以及其他激素，如雌二醇、催乳素、甲状腺激素，还有其他如果需要就额外测量的激素。

为了监测肾损伤、高胆固醇和心血管疾病等长期不良反应，应检测血液的肝肾功能、电解质和血脂。指标不正常可能提示或表明存在器质性并发症的风险，如血脂增加会导致心血管疾病，血肌酐增加和低镁血症与肾功能受损有关（Haugnes 等，2012）。

此外，如有血尿应排除膀胱肿瘤或肾衰竭，尤其是放疗后。

## 六、时间表

根据复发风险和易损周期确定随访持续时间和时间间隔。

随访检查的最高频次在前 2 年内，因为前 2 年复发的风险最高。在第 2～5 年，随访的次数减少。5 年后，肿瘤复发的可能性与健康人群中新发肿瘤的发生率相似（Gerl 等，1995）。

睾丸肿瘤复发的有条件风险表现为复发率的动态变化，其复发率取决于原发非转移性肿瘤睾丸切除术后的时间点。例如，高风险的纯胚胎癌的复发率高达 50%。这些复发通常发生在前 6 个月。然而 18 个月随访后，低风险患者复发的相对风险高于高风险患者。在创建随访时间表时必须考虑到这一点（Nayan 等，2017）。

2%～2.5% 的病例复发可能晚于 5 年后（Oldenburg 等，2006；Buchler 等，2011），晚期复发并非都源于初始阶段（Dieckmann 等，2005）。初期化疗后晚期复发的预后较差，手术治疗后复发的患者将有最好的生存机会（Flechon 等，2005）。因此，在 5 年后随访应每年进行一次，并且至少再延长 5 年，以监测长期毒性反应。然而，长期的影响是已知的，特别是治疗 10 年后的继发性恶性肿瘤。因此，专家们主张对所有化疗或放疗的患者进行终身的随访研究，并可与泌尿系统预防性检查相结合。

对于睾丸肿瘤患者，有不充分但越来越多的证据支持推荐基于循证的随访（Cathomas 等，2011；Souchon 等，2011；Hartmann 等，2011）。大多数指南将患者分成三组，并有四个相应的随访建议（EAU，2018；Albers 等，2014）。为此，按照接受腹膜后区域局部治疗或者不接受腹膜后区域局部治疗（第 1 组和第 2 组），还有Ⅰ期接受动态监测将患者区分（第 3A 和 3B 组），形成三个随访分组。

表 51-1 根据组织学、临床分期和治疗情况概述了复发率和复发部位。

在转移性生殖细胞肿瘤中，根据 IGCCCG（1997）的分类，第 1 组和第 2 组建议仅适用于预后良好的患者。此外，患者必须完全缓解，包括切除非精原细胞瘤患者的所有残余肿瘤，以及 PET-CT 扫描阴性残余病灶＞3cm 的精原细胞瘤。对于其他所有患者，个性化的随访计划需要在有经验的中心进行。

### （一）第 1 组

第 1 组包括所有腹膜后局部治疗后进行辅助放疗的Ⅰ期精原细胞瘤患者，对ⅡA 期和ⅡB 期精原细胞瘤行放射治疗，对转移性非精原细胞瘤和化疗后残余肿瘤行手术治疗。腹膜后复发的概率较低，所以随访期间只行2次CT检查（表51-2）。

本组有两个例外：未行盆腔CT扫描的Ⅰ期辅助放疗的精原细胞瘤和最初为膈上转移的非精原细胞瘤患者，在第6、12和24个月时用胸部CT扫描取代常规胸部X线片检查。随访时间应至少为5年。

### （二）第2组

对于第2组的建议适用于所有未接受腹膜后局部治疗的患者，包括所有接受过全身化疗的精

表51-1 原发组织学、临床分期和治疗的复发率、目标区域和复发持续时间

| 组织学 | 阶段 | 治疗方法 | 复发率（%） | ＞2年之后(%) | 目标区域 | 参考文献 |
|---|---|---|---|---|---|---|
| 精原细胞瘤 | Ⅰ | 监视 | 3～31 | 4～6 | 腹部 | Warde等（2002），Tandstad等（2011和2016），Aparicio等（2011），Dieckmann等（2016） |
| 精原细胞瘤 | Ⅰ | 卡铂 | 1.5～6.5 | 1 | 肺、腹部 | Oliver等（2011），Aparicio等（2011），Tandstad等（2016），Dieckmann等（2016） |
| 精原细胞瘤 | Ⅰ | 20Gy | 2.5～4 | 1 | 肺，尾部边缘 | Classen等（2003），DeFelice等（2016），Dieckmann等（2016） |
| 精原细胞瘤 | Ⅱ A/B | 30/36Gy | 5～15 | 2 | 肺 | Classen等（2003和2010） |
| 精原细胞瘤 | Ⅱ C～Ⅲ“预后良好” | 3×PEB/4×EP | 10 | 1 | 肺、腹部 | De Wit等（2001） |
| 非精原细胞瘤 | Ⅰ“期低风险” | 随访 | 10～15 | 2 | 肺、腹部 | Albers等（2008），Tandstad等（2009） |
| 非精原细胞瘤 | Ⅰ | RLA | 8～10 | 2 | 肺 | Albers等（2008） |
| 非精原细胞瘤 | Ⅰ“期高风险” | 2×PEB | 0～2 | 1 | 肺、腹部 | Oliver等（2004），Tandstad等（2009） |
| 非精原细胞瘤 | Ⅱ A～Ⅲ“预后良好” | 3×PEB/4×EP | 10 | 1 | 肺、腹部 | De Wit等（2001） |

表51-2 局部腹膜后治疗患者的随访计划表（第1组）

| 使用年份 | 1 | 2 | 3 | 4 | 5 | ≥6 |
|---|---|---|---|---|---|---|
| 随访次数（每年的预约次数） | 4 | 4 | 2 | 2 | 2 | 1 |
| CT腹部（月） | 12 | 24 | — | — | — | — |
| 超声波腹部检查（月） | 6 | 18 | 36 | 48 | 60 | — |
| 超声波睾丸检查 | 1次/年 | 1次/年 | 1次/年 | 1次/年 | 1次/年 | 1次/年 |
| 胸部X线片检查（月） | 6+12 | 18+24 | 36 | 48 | 60 | — |
| 临床RR/BMI/标记r检查 | 4 | 4 | 2 | 2 | 2 | 1 |
| 扩展的实验室激素/脂类检查 | 1次/年 | 1次/年 | 1次/年 | 1次/年 | 1次/年 | 1次/年 |

包括放射治疗后精原细胞癌Ⅰ期的CT盆腔扫描。对于最初为膈上转移的非精原细胞患者6、12和24个月时用胸部CT扫描取代常规X线片检查

原细胞瘤或非精原细胞瘤患者。本组的复发率也很低，尤其在前两年。由于腹膜后复发更频繁，建议每6个月增加腹部CT扫描（表51–3）。化疗后的非精原细胞瘤或Ⅰ期精原细胞瘤患者因复发风险极低而排除。对于膈上转移的随访，建议在第6、12和24个月时进行胸部CT扫描，而不是常规的胸部X线片检查。随访时间至少为5年。

（三）第3A组和第3B组

主动监测的临床Ⅰ期患者使用3A和3B组的计划表。因为复发的时间和部位不同，必须区分精原细胞瘤（3A组）和非精原细胞瘤（3B组）。3B组适用于低危的非精原细胞瘤（无淋巴、血管受侵）。在主动监测中，影像学检查特别重要，因为20%～25%的非精原细胞瘤复发患者的肿瘤标志物变化并不显著。一项大型的随机Ⅲ期研究（Rustin等，2007）提出了这种情况下影像学检查频率的建议，即第3个月和第12个月的2次CT扫描比频繁的5次CT检查更好。然而，需要注意的是，在这项研究中的其他控制项目（医院、肿瘤标志物和常规胸部X线片检查）需要在前2年进行监测。关于在第3年和第5年底是否应该进行CT扫描，一直存在争论。以下时间表包括最少的CT扫描次数，可以通过在36个月甚至60个月后增加腹部CT扫描来补充（表51–4）。

1. 第3A组

主动监测的患者影像学检查的范围仍存在争议。文献中的复发率为3%～30%（Warde等，2002；Tandstad等，2016；Dieckmann等，2016），同时一些特定临床风险因素的重要性仍在争论之中（Zengerling等，2017）。当前的一项随机研究（MRC研究：TRISST）。

NCT0058953旨在比较1次CT扫描与3次CT扫描的必要性，以及与MRI相比，它们对复发监测的益处（7次对比3次MRI）。在获得这些结果之前，建议在前两年总共进行4次CT扫描。

随着Ⅰ期精原细胞瘤远期复发的发生率似乎有所增加，应该在36个月和60个月后对腹部进行额外的CT扫描。

然后，应用超声波检查替代CT检查，以保持影像学检查的频率，同时可以减少可能的辐射暴露。如果可以接受这种模式的话，在某些情况下，在随访期间可用MRI代替CT扫描。

2. 第3B组

在非精原细胞瘤中，复发的风险很大程度

**表51–3 无局部腹膜后治疗的患者随访进度表（第2组）**

| 使用年份 | 1 | 2 | 3 | 4 | 5 | ≥6 |
|---|---|---|---|---|---|---|
| 随访次数（每年的预约次数） | 4 | 4 | 2 | 2 | 2 | 1 |
| CT腹部（月） | [a]6+12 | 24 | | | | |
| 超声波腹部（月） | [a]6 | 18 | 36 | 48 | 60 | |
| 超声波睾丸 | 1次/年 | 1次/年 | 1次/年 | 1次/年 | 1次/年 | 1次/年 |
| 胸部X线片检查（月） | 6+12 | 18+24 | 36 | 48 | 60 | |
| 临床检查RR/BMI/marker | 4 | 4 | 2 | 2 | 2 | 1 |
| 扩展的实验室激素/脂类 | 1次/年 | 1次/年 | 1次/年 | 1次/年 | 1次/年 | 1次/年 |

a. 临床Ⅰ期的精原细胞瘤与非精原细胞瘤化疗后6个月不做CT扫描，做腹部超声；最初侵犯膈上的非精原细胞瘤（Ⅲ期）在第6、12及24个月做胸部CT而非胸部X线片检查

表 51-4 接受积极监测的临床Ⅰ期精原细胞瘤（3A 组）和非精原细胞瘤（3B 组）患者的随访日程表

| 使用年份 | 1 | 2 | 3 | 4 | 5 | ≥6 |
|---|---|---|---|---|---|---|
| 3A 组随访日程表（精原细胞瘤第一阶段主动监测） | | | | | | |
| 随访节奏（每年的预约次数） | 4 | 4 | 2 | 2 | 2 | 1 |
| CT 腹部（月） | 6+12 | 18+24 | 36 | | 60 | |
| 超声波腹部（月） | 3+9 | 15+21 | 30+36 | 48 | 60 | |
| 超声波睾丸 | 1次/年 | 1次/年 | 1次/年 | 1次/年 | 1次/年 | 1次/年 |
| 胸部 X 线片检查（月） | 6+12 | 18+24 | 36 | 48 | 60 | |
| 临床检查 RR/BMI/标志物 | 4 | 4 | 2 | 2 | 2 | 1 |
| 扩展的实验室激素/脂类 | 1次/年 | 1次/年 | 1次/年 | 1次/年 | 1次/年 | 1次/年 |
| 3B 组随访日程表（非精原细胞瘤第一阶段主动监测） | | | | | | |
| 随访节奏（每年的预约次数） | 6 | 6 | 4 | 2 | 2 | 1 |
| CT 腹部（月） | 4+12 | 24 | | | | |
| 超声波腹部（月） | | 24 | 36 | 48 | 60 | |
| 超声波睾丸 | 1次/年 | 1次/年 | 1次/年 | 1次/年 | 1次/年 | 1次/年 |
| 胸部 X 线片检查（月） | 每2个月 | 每2个月 | 30+36 | 48 | 60 | |
| 临床检查 RR/BMI/标志物 | 6 | 6 | 4 | 2 | 2 | 1 |
| 扩展的实验室激素/脂类 | 1次/年 | 1次/年 | 1次/年 | 1次/年 | 1次/年 | 1次/年 |

上取决于原发肿瘤对淋巴管的侵犯程度。对于Ⅰ期低危肿瘤，复发的风险只有14%～22%，而高危肿瘤的复发率高达40%～50%（Albers等，2003）。Ⅰ期非精原细胞瘤在随访期间肿瘤复发的风险会出现从高危到低危阶段的跨越（见上文）。

在某些情况下，随访期间可用MRI代替CT扫描。

## 七、结论

睾丸肿瘤患者的随访是患者治疗的重要组成部分。特别在减少治疗时，复发率可能会增加，而对复发的治疗应尽早开始。在对疾病的长期随访和治疗中，相关的健康损害和不良反应应该获得诊断和治疗。对于预后良好的患者的随访推荐，关于随访的时间表和方式的证据低但越来越多。根据IGCCCG，对于预后中等及差的患者，随访必须个体化，并由专家进行，需要的话尽可能跨学科进行。为了记录包括复发和继发肿瘤治疗的长期效果，随访时间应延长到至少10年，至少对于经过化疗或放疗的患者应该如此。在过去几年中，特别是CT扫描在诊断过程中使用频率已显著减少，目的是尽量减少电离辐射的暴露。

尽管随访已经标准化，但是只有认真且有必要的个性化随访才能满足患者成功治愈睾丸肿瘤的愿望。

# 参考文献


[1] Abouassaly R, Fosså SD, Giwercman A, Kollmannsberger C, Motzer RJ, Schmoll HJ, Sternberg CN. Sequelae of treatment in long-term survivors of testis cancer. Eur Urol. 2011;60:516–26.

[2] Albers P, Siener R, Kliesch S, Weissbach L, Krege S, Sparwasser C, Schulze H, Heidenreich A, de Riese W, Loy V, Bierhoff E, Wittekind C, Fimmers R, Hartmann M, German Testicular Cancer Study Group. Risk factors for relapse in clinical stage I nonseminomatous testicular germ cell tumors: results of the German Testicular Cancer Study Group Trial. J Clin Oncol. 2003;21(8):1505–12.

[3] Albers P, Siener R, Krege S, Schmelz HU, Dieckmann KP, Heidenreich A, Kwasny P, Pechoel M, Lehmann J, Kliesch S, Köhrmann KU, Fimmers R, Wessbach L, Loy V, Wittekind C, Hartmann M. Randomized phase III trial comparing retroperitoneal lymph node dissection with one course of bleomycin and etoposide plus cisplatin chemotherapy in the adjuvant treatment of stage I nonseminomatous testicular germ cell tumors: AUO trial AH 01/94 by the German Testicular Cancer Study Group. J Clin Oncol. 2008;26(18):2966–72.

[4] Albers P, et al. Maligne Hodentumoren. In: Rübben H, editor. Uroonkologie. Berlin/Heidelberg: Springer; 2014.

[5] Aparicio J, Maroto P, del Muro XG, Gumà J, Sánchez- Muñoz A, Margelí M, Doménech M, Bastús R, Fernández A, López-Brea M, Terrassa J, Meana A, del Prado PM, Sastre J, Satrústegui JJ, Gironés R, Robert L, Germà JR. Risk-adapted treatment in clinical stage I testicular seminoma: the third Spanish Germ Cell Cancer Group study. J Clin Oncol. 2011;29(35): 4677–81. https://doi.org/10.1200/JCO.2011.36.0503.

[6] Bokemeyer C, Nowak P, Haupt A, Metzner B, Köhne H, Hartmann JT, Kanz L, Schmoll HJ. Treatment of brain metastasis in patients with testicular cancer. J Clin Oncol. 1997;15:1449–54.

[7] Buchler T, Kubankova P, Boublikova L, et al. Detection of second malignancies during long-term follow-up of testicular cancer survivors. Cancer. 2011;117(18): 4212–8.

[8] Cathomas R, Hartmann M, Krege S, Souchon R, Lorch A, Mayer F, De Santis M, Gillessen S. Interdisciplinary evidence-based recommendations for the follow-up of testicular germ cell cancer patients. Onkologie. 2011;34:59–64.

[9] Classen J, Schmidberger H, Meisner C, Souchon R, Sautter-Bihl ML, Sauer R, Weinknecht S, Köhrmann U, Bamberger M. Radiotherapy for stage IIA/B testicular seminoma: final report of a prospective multicenter clinical trial. J Clin Oncol. 2003;21(6):1101–6.

[10] Classen J, Souchon R, Hehr T, Hartmann M, Hartmann JT, Bamberg M. Posttreatment surveillance after paraaortic radiotherapy for stage I seminoma: a systematic analysis. J Cancer Res Clin Oncol. 2010;136(2):227–32.

[11] Cost NG, Adibi M, Lubahn JD, Romman A, Raj GV, Sagalowski AI, Margulis V. Effect of testicular germ cell tumor therapy on renal function. Urology. 2012; 80(3):641–8.

[12] De Felice F, Musio D, Gravina GL, Marampon F, Tombolini V. Adjuvant radiation therapy in stage I seminoma: 20 years of oncologic results. Oncotarget. 2016;7(48):80077–82. https://doi.org/10.18632/oncota rget.11374.

[13] De La Pena H, Sharma A, Glicksman C, Joseph J, Subesinghe M, Traill Z, Verrill C, Sullivan M, Redgwell J, Bataillard E, Pintus E, Dallas N, Gogbashian A, Tuthill M, Protheroe A, Hall M. No longer any role for routine follow-up chest X-rays in men with stage I germ cell cancer. Eur J Cancer. 2017;84:354–9.

[14] De Wit R, Roberts JT, Wilkinson PM, de Mulder PH, Mead GM, Fosså SD, Cook P, de Prijck L, Stenning S, Collette L. Equivalence of three or four cycles of bleomycin, etoposide, and cisplatin chemotherapy and of a 3– or 5–day schedule in good-prognosis germ cell cancer: a randomized study of the European Organization for Research and Treatment of Cancer Genitourinary Tract Cancer Cooperative Group and the Medical Research Council. J Clin Oncol. 2001; 19(6):1629–40.

[15] Dieckmann KP, Classen J, Loy V. Diagnosis and management of testicular intraepithelial neoplasia (carcinoma in situ) – surgical aspects. APMIS. 2003;111(1):64–8.

[16] Dieckmann KP, Albers P, Classen J, De Wit M, Pichlmeier U, Rick O, Müllerleile U, Kuczyk M. Late relapse of testicular germ cell neoplasms: a descriptive analysis of 122 cases. J Urol. 2005;173(3):824–9.

[17] Dieckmann KP, Anheuser P, Sattler F, Von Kügelgen T, Matthies C, Ruf C. Sequential bilateral testicular tumours presenting with intervals of 20 years and more. BMC Urol. 2013;13:71. https://doi.org/10.1186/ 1471–2490–13–71.

[18] Dieckmann KP, Dralle-Filiz I, Matthies C, Heinzelbecker J, Bedke J, Ellinger J, Anheuser P, Souchon R, Pichlmeier U, German Testicular Cancer Study Group. Testicular seminoma clinical stage 1: treatment outcome on a routine care level. J Cancer Res Clin Oncol. 2016;142(7):1599–607. https://doi. org/10.1007/s00432–016–2162–z.

[19] Dieckmann KP, Radtke A, Spiekermann M, Balks T, Matthies C, Becker P, Ruf C, Oing C, Oechsle K, Bokemeyer C, Hammel J, Melchior S, Wosniok W, Belge G. Serum levels of microRNA miR-371a-3p: a sensitive and specific new biomarker for germ cell tumours. Eur Urol. 2017;71(2):213–20. https://doi.org/ 10.1016/j.eururo.2016.07.029.

[20] EAU Guidelines on Testicular cancer (2018) Presented at the EAU Annual Congress Copenhagen 2018. ISBN 978–94–92671–01–1.

[21] Flechon A, Culine S, Theodore C, Droz J-P. Pattern of relapse after first line treatment of advanced stage germ-cell tumors. Eur Urol. 2005;48:957–64.

[22] Fosså SD. Long-term sequelae after cancer therapy–survivorship after treatment for testicular cancer. Acta Oncol. 2004;43:134–41.

[23] Gerl A, Clemm C, Schmeller N, Hartenstein R, Lamerz R, Willmanns W. Prognosis after salvage treatment for unselected male patients with germ cell tumours. Br J Cancer. 1995;72:1026–32.

[24] Gerl A, Barba M, Weiss M, Liedl B, Zimmermann F, Clemm C. Hodentumoren. Manual Urogenitale Tumoren. Tumorzentrum München u. Zuckschwerdt, München (article in german). 2003.

[25] Gilligan T. Testicular cancer survivorship. Hematol Oncol Clin North Am. 2011;25:627–39.

[26] Hartmann M, Krege S, Souchon R, De Santis M, Gillessen S, Cathomas R. Nachsorge von Hodentumoren. Interdisziplinäre evidenzbasierte Empfehlungen. Urologe. 2011;50:830–5.

[27] Haugnes HS, Bosl GJ, Boer H, Gietema JA, Brydoy M, Oldenburg J, Dahl AA, Bremnes RM, Fosså SD. – Long-term and late effects of germ cell testicular cancer treatment and implications for follow-up. J Clin Oncol. 2012;30:3752–63.

[28] International Germ Cell Cancer Collaborative Group (IGCCCG). The International Germ Cell Consensus Classification: a prognostic factor-based staging system for metastatic germ cell cancer. J Clin Oncol. 1997; 15:594–603.

[29] Jewett MAS, Grabowski A, McKiernan J. Management of recurrence and follow-up for cancer. Urol Clin N Am. 2003;30:819–30.

[30] Krege S, Beyer J, Souchon R, Albers P, Albrecht E, et al. European consensus conference on diagnosis and treatment of germ cell cancer: a report of the second meeting of the European Germ Cell Cancer Consensus Group (EGCCCG). Part I and II. Eur Urol. 2008;53:478–513.

[31] Nayan M, Jewett MA, Hosni A, Anson-Cartwright L, Bedard PL, Moore M, Hansen AR, Chung P, Warde P, Sweet J, O'Malley M, Atenafu EG, Hamilton RJ. Conditional risk of relapse in surveillance for clinical stage I testicular cancer. Eur Urol. 2017;71(1):120–7.

[32] Nord C, Bjoro T, Ellingsen D, et al. Gonadal hormones in long-term survivors 10 years after treatment for unilateral testicular cancer. Eur Urol. 2003;44:322–8.

[33] Oechsle K, Bokemeyer C, Kollmannsberger C, Mayer F, Berger LA, Oing C, Honecher F. Bone metastases in germ cell tumor patients. J Cancer Res Clin Oncol. 2012;138(6):947–52.

[34] Oldenburg J, Martin J, Fosså SD. Late relapse of germ cell malignancies: incidence, management and prognosis. J Clin Oncol. 2006;24:5508–11.

[35] Oliver RTD, Ong J, Shamash J, Ravi R, Nagund V, Harper P, Ostrowski MJ, Sizer B, Levay MJ, Robinson A, Neal DE, Williams M. Long-term follow-up of Anglian Germ Cell Cancer Group: surveillance versus patients with stage I nonseminoma treated with adjuvant chemotherapy. Urology. 2004; 63(3):556–61.

[36] Oliver RT, Mead GM, Rustin GJ, Joffe JK, Aass N, Coleman R, Gabe R, Pollock P, Stenning SP. Randomized trial of carboplatin versus radiotherapy for stage I seminoma: mature results on relapse and contralateral testis cancer rates in MRC TE19/EORTC 30982 study (ISRCTN27163214). J Clin Oncol. 2011;29(8):957–62. https://doi.org/10.1200/JCO.200 9.26.4655.

[37] Richiardi L, Scelo G, Bofetta B, et al. Second malignancies among survivors of germ-cell testicular cancer: a pooled analysis between 13 cancer registries. Int J Cancer. 2007;120:623–31.

[38] Rustin GJ, Mead GM, Sally P, et al. Randomized trial of two or five computed tomography scans in the surveillance of patients with stage I nonseminomatous germ cell tumors of the testis: Medical Research Council Trial TE08, ISRCTN56475197 – the National Cancer Research Institute Testis Cancer Clinical Studies Group. J Clin Oncol. 2007;10:1310–5.

[39] Sohaib SA, Koh DM, Barbachano Y, Parikh J, Husband JE, Dearnaley DP, Horwich A, Huddart R. Prospective assessment of MRI for imaging retroperitoneal metastases from testicular germ cell tumours. Clin Radiol. 2009;64:362–7.

[40] Souchon R, Hartmann M, Krege S, Lorch A, Mayer F, De Santis M, Gillessen S, Beyer J, Cathomas R. Interdisciplinary evidence-based recommendations for the follow-up of early stage seminomatous testicular germ cell cancer patients. Strahlenther Onkol. 2011; 187:158–66.

[41] Spermon JR, Kiemeney LA, Meulemann EJ, Ramos L, Wetzels AM, Witjes JA. Fertility in men with testicular germcell tumors. Fertil Steril. 2003;79(Suppl 3):1543–9.

[42] Tandstad T, Dahl O, Cohn-Cedermark G, Cavallin-Stahl E, Stiener U, Sollberg A, Langberg C, Bremnes RM, Laurell A, Wijkstrom H, Klepp O. Risk-adapted treatment in clinical stage I nonseminomatous germ cell cancer: the SWENOTECA management program. J Clin Oncol. 2009;27:2122–8.

[43] Tandstad T, Smaaland R, Solberg A, Bremnes RM, Langberg CW, Laurell A, Stierner UK, Ståhl O, Cavallin-Ståhl EK, Klepp OH, Dahl O, Cohn- Cedermark G. Management of seminomatous testicular cancer: a binational prospective population-based study from the Swedish Norwegian Testicular Cancer Study Group. J Clin Oncol. 2011;29(6):719–25. https:// doi.org/10.1200/JCO.2010.30.1044.

[44] Tandstad T, Ståhl O, Dahl O, Haugnes HS, Håkansson U, Karlsdottir Å, Kjellman A, Langberg CW, Laurell A, Oldenburg J, Solberg A, Söderström K, Stierner U, Cavallin-Ståhl E, Wahlqvist R, Wall N, Cohn- Cedermark G, SWENOTECA. Treatment of stage I seminoma, with one course of adjuvant carboplatin or surveillance, risk-adapted recommendations implementing patient autonomy: a report from the Swedish and Norwegian Testicular Cancer Group (SWENOTECA). Ann Oncol. 2016;27(7):1299–304.

[45] Travis LB, Curtis RE, Storm H, et al. Risk of second malignant neoplasms among long-term survivors of testicular cancer. J Natl Cancer Inst. 1997;89:1429–39.

[46] Travis LB, Fosså SD, Schonfeld SJ, et al. Second cancers among 40,576 testicular cancer patients: focus on longterm survivors. J Natl Cancer Inst. 2005;97:1354–65.

[47] Travis LB, Beard C, Allan JM, Dahl AA, Feldman DR, Oldenburg J, Daugaard G, Kelly JL, Dolan ME, Hannigan R, Constine LS, Oeffinger KC, Okunieff P, Armstrong G, Wiljer D, Miller RC, Gietema JA, van Leeuwen FE, Williams JP, Nichols CR, Einhorn LH, Fosså SD. Testicular cancer survivorship: research strategies and recommendations. J Natl Cancer Inst. 2010;102:1114–30.

[48] Warde P, Specht L, Horwich A, Oliver T, Panzarella T, Gospodarowicz M, von der Maase H. Prognostic factors for relapse in stage I seminoma managed by surveillance: a pooled analysis. J Clin Oncol. 2002; 20:4448–52.

[49] Zengerling F, Kunath F, Jensen K, Ruf C, Schmidt S, Spek A. Prognostic factors for tumor recurrence in patients with clinical stage I seminoma undergoing surveillance – a systematic review. Urol Oncol. 2017. https://doi.org/10.1016/j.urolonc.2017.06.047. pii: S1078–1439(17)30331–9.

# 第六篇 其他罕见的泌尿系统恶性肿瘤（影响尿道的非泌尿系统肿瘤）

# Other Rare Urologic Malignancies (Non-urological Cancers Affecting the Urinary Tract)

# 第52章 尿道癌

## Urethral Carcinoma

Georgios Gakis 著

孙飞宇 译 王 斌 校

**摘 要**

尿道癌是一种罕见的泌尿生殖系统恶性肿瘤。因此，目前对这种疾病生物学的理解上存在巨大差异。尿道癌的诊断可分为原发性尿道肿瘤和继发性尿道肿瘤，继发性尿道肿瘤是指其他尿路部位尿路上皮癌治疗后复发的肿瘤。在组织学上，原发性和继发性尿道肿瘤均以尿路上皮组织来源为主。大多数患者发现时表现为局部晚期疾病相关的症状。其中，在非转移性原发尿道肿瘤中，淋巴结状态是一个关键性预后因子。在男性中，接受膀胱癌根治术后，继发性尿道肿瘤的危险因素包括非肌层浸润膀胱癌肿瘤分期、肿瘤多灶性、非原位尿流改道、前列腺肿瘤受累，以及根治性膀胱癌切除术时尿道切缘阳性。在女性中，根治性膀胱癌切除术后继发性尿道癌的危险因素包括多灶性或复发性膀胱癌、膀胱颈受累和根治性膀胱癌切除术时尿道切缘阳性。对于非转移性远端尿道癌，如果术中可获得阴性切缘，保留尿道手术可作为根治性手术的替代方案。对于近端或进展性尿道癌的治疗通常包括根治性手术及围术期化疗或放化疗。

### 一、概述

尿道癌是一种罕见的恶性肿瘤（Gakis 等，2013a 和 b）。我们对该病的生物学特性及适当的治疗方案选择方面的理解存在较大差异。本文综述了目前相关的文献。

原发性尿道癌（primary urethral carcinoma，PUC）是指原发于尿道中的恶性肿瘤，而继发性尿道癌（secondary urethral carcinoma，SUC）是指在尿路其他部位的癌治疗后在尿道中复发。据报道，欧洲 PUC 的年发病率约为 650 例（Swartz 等，2006），美国约为欧洲的 3 倍（Swartz 等，2006）。此外，据报道，非洲裔美国人患 PUC 的可能性是白种人的 2 倍（Visser 等，2012）。发病率随年龄而增加，≥75 岁的患者发病率最高，而<55 岁的患者发病率几乎可以忽略不计（Swartz 等，2006）。

### 二、原发性尿道癌的病因及危险因素分析

男性的危险因素有慢性尿道炎症和创伤（Saito，1981）、外放疗或放射性粒子植入（Mohan 等，2003）、尿道成形术后（Domino 等，2017）。女性的危险因素包括尿道憩室（Scantling 等，2013）和慢性或复发性尿路感染（Libby 等，2010）。

## 三、继发性尿道癌的病因及危险因素分析

在男性中，RC 或膀胱癌放疗后发生尿道恶性肿瘤的风险很低（4%～10%）（Gakis 等，2016a）。中位复发时间 13～30 个月（Boorjian 等，2011；Gakis 等，2015a）。在男性患者中，SUC（RC）的独立危险因素包括非肌层浸润性肿瘤分期、肿瘤多灶性、原位癌（Huguet 等，2008）、非原位尿流改道（Boorjian 等，2011）、浅表或浸润性癌侵犯前列腺（Huguet 等，2008），以及接受 RC 时尿道切缘阳性（Huguet 等，2008）。据报道，接受 RC 的女性中，尿道复发率为 1%～4%（Gakis 等，2013b，2016a）。最常见的 RC 后 SUC 的危险因素包括膀胱颈受累（Stein 等，2007）及 RC 时尿道切缘阳性（Gakis 等，2015a）。

## 四、尿道癌的组织病理学

尿路上皮癌是 PUC 的主要组织学亚型（54%～65%），其次分别是鳞状细胞癌（16%～22%）和腺癌（10%～16%）（Gakis 等，2013a 和 2016b）。与此相反，SUC 绝大多与尿路上皮组织学有关（Gakis 等，2015a 和 2016a）。

## 五、分级分期

建议采用 TNM 分期系统对尿道癌进行分期（Sobin 等，2010）。建议采用 2004 年 WHO 分级系统来区分低级别和高级别尿路上皮癌（Eble 等，2004）。需要注意的是，尿道前列腺部恶性肿瘤进行单独分期。非尿路上皮来源的尿道癌采用 1973 年 WHO 三维分级系统进行分级（Gakis 等，2013a）（表 52-1 至表 52-4）。

## 六、临床表现

尿道癌的临床发病可能是隐匿性的。大多数

**表 52-1 非前列腺尿道癌（A）和前列腺尿路上皮细胞癌（B）的 TNM 分型（Sobin 等，2010）**

| **A. 原发肿瘤（T）（男性和女性）** | |
|---|---|
| $T_x$ | 原发肿瘤不可评估 |
| Tis | 原位癌 |
| $T_0$ | 没有原发肿瘤的证据 |
| $T_a$ | 非侵袭性乳头状癌、息肉样癌或疣状癌 |
| $T_1$ | 肿瘤侵袭上皮下结缔组织 |
| $T_2$ | 肿瘤侵犯下列任何一种结构：海绵体、前列腺、尿道周肌 |
| $T_3$ | 肿瘤侵犯以下任何一种结构：海绵体、前列腺囊外侵犯、阴道前壁、膀胱颈 |
| $T_4$ | 肿瘤侵犯其他邻近器官 |
| **B. 前列腺尿道原发性肿瘤（T）** | |
| $T_x$ | 原发肿瘤不可评估 |
| Tis PU | 前列腺尿道原位癌 |
| Tis PD | 前列腺导管原位癌 |
| $T_0$ | 没有原发肿瘤的证据 |
| $T_1$ | 肿瘤侵袭上皮下结缔组织（仅在合并前列腺尿道受累的情况下） |
| $T_2$ | 肿瘤侵犯下列任何一种结构：海绵体、前列腺间质、尿道周肌 |
| $T_3$ | 肿瘤侵犯下列任何一种结构：海绵体、前列腺囊外、膀胱颈 |
| $T_4$ | 肿瘤侵犯其他邻近器官 |
| **局部淋巴结（N）** | |
| $N_x$ | 区域淋巴结不能评估 |
| $N_0$ | 无区域淋巴结转移 |
| $N_1$ | 最大直径＜ 2cm 的单个淋巴结转移 |
| $N_2$ | 单发淋巴结转移，最大直径＞ 2cm 或多发淋巴结转移 |
| **远处转移（M）** | |
| $M_x$ | 不能评估远处转移 |
| $M_0$ | 没有远处转移 |
| $M_1$ | 远端转移 |

表 52-2 尿道癌 AJCC 分期系统（Sobin 等，2010）

| 分期 | T | N | M |
|---|---|---|---|
| $0_a$ | $T_a$ | $N_0$ | $M_0$ |
| 0is | Tis 或 Tis（PD）或 Tis（PU） | $N_0$ | $M_0$ |
| Ⅰ | $T_1$ | $N_0$ | $M_0$ |
| Ⅱ | $T_2$ | $N_0$ | $M_0$ |
| Ⅲ | $T_1$ 或 $T_2$ | $N_1$ | $M_0$ |
| | $T_3$ | $N_0$ 或 $N_1$ | $M_0$ |
| Ⅳ | $T_4$ | $N_0$ 或 $N_1$ | $M_0$ |
| | 任何 T | $N_2$ | $M_0$ |
| | 任何 T | 任何 N | $M_1$ |

表 52-3 尿路上皮癌的组织病理学分级（Eble 等，2004）

| 分 级 | |
|---|---|
| PUNLMP | 低恶性潜能的乳头状尿路上皮肿瘤 |
| 低等级 | 高度分化 |
| 高等级 | 低分化 |

表 52-4 尿道非尿路上皮癌的组织病理学分级（Eble 等，2004）

| 分级 | |
|---|---|
| $G_x$ | 肿瘤分级无法评估 |
| $G_1$ | 高度分化 |
| $G_2$ | 中度分化 |
| $G_3$ | 低分化 |

患者表现为与局部晚期相关的症状，即尿道外肿块、膀胱出口梗阻、骨盆疼痛、尿道皮肤瘘、脓肿或性交困难（Gheiler 等，1998）。女性尿道癌主要表现为非特异性的刺激性或梗阻性排尿症状，可能被误诊为良性尿道疾病，如尿路感染、尿道憩室、尿道肉阜或尿道脱垂。男性尿道癌体格检查应包括直肠指诊和外生殖器触诊，以检查可疑的海绵体硬化或肿块。对于女性，应仔细检查外尿道、触诊尿道、全身麻醉下的双合诊及腹股沟淋巴结检查，因为肿大的淋巴结往往代表淋巴结转移（Gakis 等，2013a）。

## 七、诊断

### （一）尿细胞学检测

一项回顾性研究表明，尿液细胞学检测 PUC 的敏感性较低，男性和女性的检出率相似（分别为 55% 和 59%）。根据组织学特征分析，UC（男女比为 80%：50%）和 SCC（50%：77%）（Touijer 和 Dalbagni，2004）的比例有所不同。在这方面，需要始终牢记，尿液细胞学阳性可能与膀胱或上尿路肿瘤的存在有关。定期进行细胞学检查可能有助于检测 RC 后患者的继发性尿道复发，但尿流改道后其敏感性下降（Gakis 等，2013b）。

### （二）活检评估

尿道镜活检是为了进行尿道恶性疾病的组织学确认，也应该包括膀胱镜以排除合并膀胱癌（Gakis 等，2013a）。较大的病变可以用电切镜切除，而较小的病变则应进行“冷杯”活检。如果肿瘤能够完全切除，建议标记从近端和远端获得的活检，以便对手术切缘进行准确的组织病理学评估。在怀疑患有前列腺部 PUC 的患者中，报道称前列腺尿道循环活检（膀胱颈和精阜远端区域 5 和 7 点位置）有助于提高前列腺尿道恶性肿瘤的检测准确性（von Rundstedt 等，2015）。

### （三）影像学检查

影像学检查的目的是评估局部肿瘤的范围和发现淋巴结或远处转移。由于提高了软组织的分辨性，磁共振成像在分期准确性方面优于超声、尿道造影和 CT（Gourtsoyianni 等，2011）。因为淋巴结状态是预后的关键参数（Gakis 等，2016b），所以在开始治疗前，应重点关注腹股沟和盆腔淋巴引流系统的影像学检查（Gakis 等，2013a）。

## 八、局限性原发尿道癌的治疗

### （一）男性局限性尿道癌的治疗

局限性尿道癌的治疗选择取决于肿瘤的范围和位置，包括各种外科手术、放化疗和放疗。保留尿道技术已经普及，因为它们可能兼顾肿瘤安全性和功能性结果（Fahmy 等，2015）。大多数情况下，这些技术应用于尿道远端肿瘤，因为该部位与提高尿道癌生存率相关（Gakis 等，2016b；Gheiler 等，1998）。由于冰冻切片分析阳性切缘与最终的阳性切缘高度相关，因此在手术时评估切缘很重要（Gakis 等，2016a）。对于男性，保留阴茎的方法包括经尿道切除、局部肿瘤切除、龟头切除、远端尿道切除和部分尿道切除。在一个包括 18 名接受保留阴茎术患者的系列研究中，其中 8 例患者切缘无瘤距离＜5mm（Smith 等，2007），但中位随访 26 个月后未发现局部复发。

前列腺尿道非侵袭性 UC 患者可以采用保留尿道的方法进行治疗，包括经尿道切除术和随后的卡介苗治疗（Palou 等，2013）。据报道，在经尿道前列腺切除术后使用卡介苗在癌症控制方面比先用卡介苗更有效（Gofrit 等，2009）。广泛导管或间质受累的患者中，50% 以上的患者已在髂血管分叉上方出现淋巴结转移（Vzina 等，2004）。因此，建议对这些患者进行根治性膀胱切除术和扩大盆腔淋巴结清扫术（Gakis 等，2013a）。

### （二）女性局限性尿道癌的治疗

与男性一样，女性尿道切除术或保留尿道手术的适应证取决于肿瘤的确切范围和位置（Gakis 等，2013a）。根治性尿道切除术切除范围包括从球部海绵体肌柱状切除所有邻近的软组织直至耻骨联合和膀胱颈的所有尿道周围组织（Karnes 等，2010）。一项包括 53 名女性患者的研究中，尿道部分切除术后的局部复发率为 22%，这就佐证了是选择保留尿道手术或根治性尿道切除术的临床决策的重要性。大约 40% 的患者为获得更大的无瘤切缘而出现继发性尿失禁（Dimarco 等，2004a）。消融手术有高达 16% 的局部复发率，同时文献报道的癌症特异性生存率低至 50%，因此并不鼓励应用（Dimarco 等，2004a）。只有在不损害尿道外括约肌解剖完整性的情况下，才提倡保留尿道的手术（Gakis 等，2013a）。否则，根治性尿道切除术和可导尿造口术是一种恰当的选择（Karnes 等，2010）（图 52-1）。

## 九、晚期和复发性原发性尿道癌的治疗

多项研究表明，现代以铂类为基础的化疗方案可延长 PUC 患者的生存期。在一项 39 例患者的回顾性研究中接受新辅助化疗或新辅助放化疗对于临床晚期（$>cT_3$）和（或）临床淋巴结阳性的 PUC 患者，比直接手术患者（无论是否接受辅助化疗）显示出更高的生存率（Gakis 等，2015b）。这些发现与之前一项研究报道的局部晚期或淋巴结阳性 PUC 患者采用新辅助治疗与单纯化疗治疗相比总体生存率提高的研究结果一致

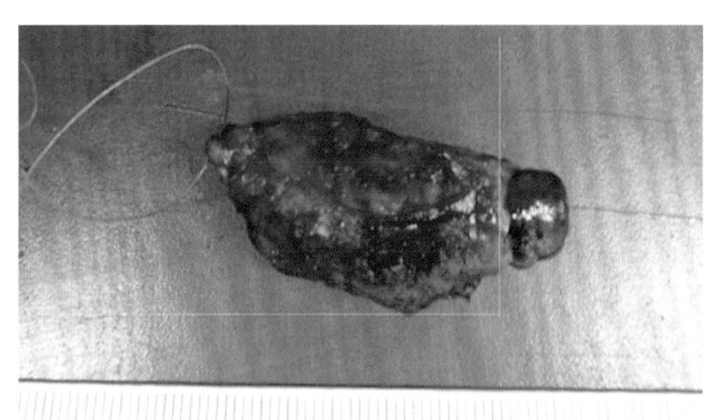


▲ 图 52-1 显示前尿道黑色素瘤用部分尿道切除术治疗

（Dayyani 等，2013）。在多模式治疗方法中，放疗的效果似乎更明显。荷兰国家癌症注册中心最近的一系列女性 PUC 患者的研究发现，即使在淋巴结阳性的患者中，原发肿瘤的广泛切除手术和追加放疗也能使生存获益。然而，不良反应包括尿道狭窄、瘘、坏死、直肠炎和出血性膀胱炎（Derksen 等，2013）。在尿道复发的情况下，因复发性 PUC 而接受挽救性手术或放疗的患者的生存率与早期治疗后从未复发的患者相当（Gakis 等，2018）。

## 十、继发性尿道癌的治疗

### （一）继发性尿道癌保留尿道的治疗

一项研究对 10 例 RC 术后尿道复发为 $T_{a\sim1}$ 期的患者行尿道内灌注卡介苗的作用进行了评估。其中 6 例仅为 CIS，4 例为乳头状或浸润性肿瘤。在插入改良的气囊导尿管后，给予 3 倍于普通剂量的卡介苗（150ml 0.9% 氯化钠溶解），并按照具体流程操作。完成灌注治疗 6 周后（每周 1 次，共 6 周），整个队列的总中位生存率相对较高，为 61（5～122）个月（Varol 等，2004）。6 例 CIS 患者中 5 例（83%）无复发。这些数据提示即使低分期肿瘤患者也具有高复发和进展风险，同时，据报道那些合并 CIS 患者使用经尿道前列腺电切后 BCG 灌注的保留尿道的治疗，比单独使用 BCG 灌注提高了局部控制率（Taylor 等，2007）。

### （二）继发性尿道癌尿道切除治疗

对于早期浸润性尿道复发患者，尿道切除术是一种有效的治疗选择（Varol 等，2004；Spiess 等，2006）。尽管如此，为了避免非异位改道患者 RC 后尿道复发的风险，复发风险高的患者行预防性尿道切除术可能会带来生存获益（Spiess 等，2006）。一项大型回顾性研究分析了 2401 名最初接受根治性膀胱切除术治疗的膀胱癌男性患者的尿道切除术的手术时机，其中 195 名男性（8.1%）在膀胱切除术后 6 周内同时行尿道切除术或在复发时行尿道切除术，延迟或即刻行尿道切除术患者的并发症发生率和术中出血量没有显著差异。然而，与在诊断复发时接受尿道切除术的患者相比，侵袭性肿瘤侵及前列腺的患者 RC 时行预防性尿道切除术有明显生存获益（$P$=0.063）（Nelles 等，2008）。但是，对于女性而言，RC 行非异位尿流改道时，建议同时行尿道切除术，因为与男性相比，女性在膀胱切除术时进行尿道切除术更容易（Gakis 等，2016a）。

## 十一、随访

鉴于原发性和继发性尿道癌的发生率较低，对于 PUC 治愈性治疗后无症状患者和 RC 后保留尿道患者还没有可靠数据支持的最佳随访方案（Gakis 等，2016a）。因此，根据上述患者复发的危险因素来制订个体化监测方案较为合理。然而，越来越多的证据表明，无症状尿道复发患者比有症状复发患者的生存率更高，因为前者更有可能在早期被诊断（Gakis 等，2016a；Giannarini 等，2010）。因此，需要进一步的研究来阐明明确的随访方案对预后的益处。

## 参考文献

[1] Boorjian SA, Kim SP, Weight CJ, Cheville JC, Thapa P, Frank I. Risk factors and outcomes of urethral recurrence following radical cystectomy. Eur Urol. 2011;60(6):1266–72.

[2] Dayyani F, Pettaway CA, Kamat AM, Munsell MF, Sircar K, Pagliaro LC. Retrospective analysis of survival outcomes and the role of cisplatin-based chemotherapy in patients with urethral carcinomas referred to medical oncologists. Urol Oncol. 2013;31(7):1171–7.

[3] Derksen JW, Visser O, de la Riviere GB, Meuleman EJ, Heldeweg EA, Lagerveld BW. Primary urethral carcinoma in females: an epidemiologic study on demographical factors, histological types,

tumour stage and survival. World J Urol. 2013;31(1):147–53.

[4] Dimarco DS, Dimarco CS, Zincke H, Webb MJ, Bass SE, Slezak JM, et al. Surgical treatment for local control of female urethral carcinoma. Urol Oncol. 2004a;22(5):404–9.

[5] DiMarco DS, DiMarco CS, Zincke H, Webb MJ, Keeney GL, Bass S, et al. Outcome of surgical treatment for primary malignant melanoma of the female urethra. J Urol. 2004b;171(2 Pt 1):765–7.

[6] Domino PM, Kim JT, Yeung LL. Development of squamous cell carcinoma of buccal mucosa graft used for urethroplasty: a case report. Urol Case Rep. 2017;10:60–2.

[7] Eble JN, Sauter G, Epstein JI, Sesterhenn IA. WHO classification of tumours: pathology and genetics of tumours of the urinary system and male genital organs. Lyon: IARC Press; 2004.

[8] Fahmy O, Scharpf M, Fend F, Stenzl A, Gakis G. Feasibility of penis-preserving surgery for urethral melanoma: proposal for a therapeutic algorithm. Clin Genitourin Cancer. 2015;13(6):e411–3.

[9] Gakis G,Witjes JA, Comperat E, Cowan NC, De Santis M, Lebret T, et al. EAU guidelines on primary urethral carcinoma. Eur Urol. 2013a;64(5):823–30.

[10] Gakis G, Efstathiou J, Lerner SP, Cookson MS, Keegan KA, Guru KA, et al. ICUD-EAU international consultation on bladder cancer 2012: radical cystectomy and bladder preservation for muscleinvasive urothelial carcinoma of the bladder. Eur Urol. 2013b;63(1):45–57.

[11] Gakis G, Ali-El-Dein B, Babjuk M, Hrbacek J, Macek P, Burkhard FC, et al. Urethral recurrence in women with orthotopic bladder substitutes: a multi-institutional study. Urol Oncol. 2015a;33(5):204 e17–23.

[12] Gakis G, Morgan TM, Daneshmand S, Keegan KA, Todenhofer T, Mischinger J, et al. Impact of perioperative chemotherapy on survival in patients with advanced primary urethral cancer: results of the international collaboration on primary urethral carcinoma. Ann Oncol. 2015b;26(8):1754–9.

[13] Gakis G, Black PC, Bochner BH, Boorjian SA, Stenzl A, Thalmann GN, et al. Systematic review on the fate of the remnant urothelium after radical cystectomy. Eur Urol. 2016a;71(4):545–57.

[14] Gakis G, Morgan TM, Efstathiou JA, Keegan KA, Mischinger J, Todenhoefer T, et al. Prognostic factors and outcomes in primary urethral cancer: results from the international collaboration on primary urethral carcinoma. World J Urol. 2016b;34(1):97–103.

[15] Gakis G, Morgan TM, Daneshmand S. Impact of salvage surgery and radiotherapy on overall survival in patients with recurrent primary urethral cancer. Urol Oncol. 2018;36(1):10.e7–e14.

[16] Gheiler EL, Tefilli MV, Tiguert R, de Oliveira JG, Pontes JE, Wood DP Jr. Management of primary urethral cancer. Urology. 1998;52(3):487–93.

[17] Giannarini G, Kessler TM, Thoeny HC, Nguyen DP, Meissner C, Studer UE. Do patients benefit from routine follow-up to detect recurrences after radical cystectomy and ileal orthotopic bladder substitution? Eur Urol. 2010;58(4):486–94.

[18] Gofrit ON, Pode D, Pizov G, Zorn KC, Katz R, Shapiro A. Prostatic urothelial carcinoma: is transurethral prostatectomy necessary before bacillus calmetteguerin immunotherapy? BJU Int. 2009;103 (7):905–8.

[19] Gourtsoyianni S, Hudolin T, Sala E, Goldman D, Bochner BH, Hricak H. MRI at the completion of chemoradiotherapy can accurately evaluate the extent of disease in women with advanced urethral carcinoma undergoing anterior pelvic exenteration. Clin Radiol. 2011;66(11):1072–8.

[20] Huguet J, Monllau V, Sabate S, Rodriguez-Faba O, Algaba F, Palou J, et al. Diagnosis, risk factors, and outcome of urethral recurrences following radical cystectomy for bladder cancer in 729 male patients. Eur Urol. 2008;53(4):785–92.

[21] Karnes RJ, Breau RH, Lightner DJ. Surgery for urethral cancer. Urol Clin North Am. 2010;37(3):445–57.

[22] Libby B, Chao D, Schneider BF. Non-surgical treatment of primary female urethral cancer. Rare Tumors. 2010;2(3):e55.

[23] Mohan H, Bal A, Punia RP, Bawa AS. Squamous cell carcinoma of the prostate. Int J Urol. 2003;10(2):114–6.

[24] Nelles JL, Vonety BR, Saigal C, Pace J, Lai J. Urethrectomy following cystectomy for bladder cancer in men: practice patterns and impact on survival. J Urol. 2008;180(5):1933–6.

[25] Palou J, Wood D, Bochner BH, van der Poel H, Al-Ahmadie HA, Yossepowitch O, et al. ICUD-EAU international consultation on bladder cancer 2012: urothelial carcinoma of the prostate. Eur Urol. 2013;63(1):81–7.

[26] Saito R. An adenosquamous carcinoma of the male urethra with hypercalcemia. Hum Pathol. 1981;12 (4):383–5.

[27] Scantling D, Ross C, Jaffe J. Primary clear cell adenocarcinoma of a urethral diverticulum treated with multidisciplinary robotic anterior pelvic exenteration. Case Rep Med. 2013;2013:387591.

[28] Smith Y, Hadway P, Ahmed S, Perry MJ, Corbishley CM, Watkin NA. Penile-preserving surgery for male distal urethral carcinoma. BJU Int. 2007;100(1):82–7.

[29] Sobin LH, Gospodarowicz MK, Wittekind C. TNM classification of malignant tumours. New York: Wiley- Blackwell; 2010.

[30] Spiess PE, Vassouf W, Brown G, Highshaw R, Wang X, Do KA, Kamat AM, Czerniak B, Dinney CP, Grossman HB. Immediate versus staged urethrectomy in patients at high risk of urethral recurrence: is there a benefit to either approach? Urology. 2006;67(3):466–71.

[31] Stein JP, Penson DF, Wu SD, Skinner DG. Pathological guidelines for orthotopic urinary diversion in women with bladder cancer: a review of the literature. J Urol. 2007;178(3 Pt 1):756–60.

[32] Swartz MA, Porter MP, Lin DW, Weiss NS. Incidence of primary urethral carcinoma in the United States. Urology. 2006;68(6): 1164–8.

[33] Taylor JH, Davis J, Schellhammer P. Long-term follow-up of intravesical bacillus calmette-guerin treatment for superficial transitional-cell carcinoma of the bladder involving the prostatic urethra. Clin Genitourin Cancer. 2007;5(6):386–9.

[34] Touijer AK, Dalbagni G. Role of voided urine cytology in diagnosing primary urethral carcinoma. Urology. 2004;63(1):33–5.

[35] Varol CTG, Burkhard FC, Studer UE. Treatment of urethral recurrence following radical cystectomy and ileal bladder substitution. J Urol. 2004;172(3):937–42.

[36] Vazina A, Dugi D, Shariat SF, Evans J, Link R, Lerner SP. Stage specific lymph node metastasis mapping in radical cystectomy specimens. J Urol. 2004;171(5):1830–4.

[37] Visser O, Adolfsson J, Rossi S, Verne J, Gatta G, Maffezzini M, et al. Incidence and survival of rare urogenital cancers in Europe. Eur J Cancer. 2012;48(4):456–64.

[38] von Rundstedt FC, Lerner SP, Godoy G, Amiel G, Wheeler TM, Truong LD, et al. Usefulness of transurethral biopsy for staging the prostatic urethra before radical cystectomy. J Urol. 2015;193(1): 58–63.

# 第53章　肾上腺肿瘤
## Adrenal Tumors

Luciano A. Nuñez Bragayrac　Thomas Schwaab　著
孙飞宇　译　　王　斌　校

**摘　要**

肾上腺是腹膜后的两个器官，具有多种内分泌和神经分泌功能。疾病与它们的功能及功能障碍有关。然而，它们无不例外都会发生肾上腺肿瘤或转移瘤。

本章将主要介绍肾上腺恶性疾病的诊治，包括肾上腺癌、恶性嗜铬细胞瘤和肾上腺转移瘤。

## 一、肾上腺癌

### （一）流行病学

肾上腺皮质癌（adrenocortical carcinoma，ACC）是一种非常罕见的侵袭性恶性肿瘤。发病率难以确定，据估计为每百万人 0.5～2 例（Wajchenberg 等，2000；Dackiw 等，2001；Allolio，Fassnacht，2006；Fassnacht 和 Allolio，2009；Zini 等，2011）。大约 5% 的肾上腺偶发瘤是肾上腺皮质癌（Zini 等，2011；Mantero 等，2000）。肾上腺皮质癌呈双峰型分布，10 岁前儿童和 40 岁成人发病率较高，但在任何年龄都可能发生（Allolio 和 review，2006；Zini 等，2011）。性别上，女性比男性更常见，比例为（1.5～2.5）：1（Allolio 和 review，2006；Xiao 等，1998；Roman，2006）。小儿 ACC 患者与成人 ACC 患者在临床表现、分期系统和预后方面存在差异。我们重点介绍成人 ACC。

### （二）发病机制

与 ACC 相关的不同综合征的肿瘤发生特征都很明确，但对散发型 ACC 的分子发病机制了解较少。对肾上腺肿瘤的克隆性研究表明 ACC 是单克隆起源。比较基因组杂交和微卫星分析表明，高达 62% 的 ACC 病例在 1p、17p、22p、22q 和 11q 处存在损失（Zhao 等，1999；Gicquel 等，2001）。

*TP53* 基因位于 17p13 染色体上，是人类癌症中最常见的突变基因。在 Li-Fraumeni 综合征中发现了非常常见的种系突变，该综合征易患乳腺癌、软组织肉瘤、脑肿瘤、骨肉瘤、白血病和 ACC（Hisada 等，1998）。在巴西南部（Stojadinovic 等，2002；Latronico 等，2001）、北美和欧洲（Varley 等，1999）的 ACC 患儿中观察到 *TP53* 基因种系突变。特别是在巴西的儿童中，几乎所有病例都在 *TP53* 基因外显子 10（R337H）中发现了这种种系突变（Latronico 等，2001）。

散发性 ACC 患者的 17p13 位点杂合度的缺失（LOH）表明 TP53 在散发性 ACC 中有一定的作用（Bourcigaux 等，2000）。LOH 存在于 85% 的恶性肿瘤和＜30% 的良性腺瘤（Gicquel 等，

2001）。然而，在散发性ACC中，30%的病例中存在TP53（Libe等，2007；Reincke等，1994；Ohgaki等，1993）。TP53突变频率与17p13上LOH的差异提示该位点存在另一个抑癌基因（Libe等，2007）。

位于11p15的胰岛素样生长因子2（IGF-Ⅱ）基因编码一种重要的由母体印记，仅由父系等位基因表达的胎儿生长因子（DeChiara等，1991）。11p的异常与Beckwith-Wiedemann综合征有关，该综合征表现为Wilms肿瘤、神经母细胞瘤、肝母细胞瘤和ACC（Sullivan等，1978）。IGF-Ⅱ在恶性肾上腺皮质肿瘤中过表达，约占ACC的90%（Gicquel等，1997，2001；Ilvesmaki等，1993）。此外，11p15的LOH在ACC中更常见（Gicquel等，2001），而且与高复发风险相关。然而，该位点的其他生长相关肿瘤抑制基因也可能参与其中（Bourcigaux等，2000）。

Wnt/p-catenin通路在肾上腺皮质发育中具有重要作用（Kim等，2008）。在家族性腺瘤性息肉病中发现了该通路的遗传改变（Smith等，2000；Kikuchi，2003）。APC患者的肾上腺肿瘤的发生率升高提示Wnt/p-catenin通路可能与ACC的发展有关。p-catenin基因的突变，特别是糖原合成酶激酶3-p（GSK3-p）磷酸化位点的突变，常见于约30%的ACC中（Tissier等，2005；Bonnet等，2011）。体细胞CTNNB1突变可能只能解释在肾上腺皮质肿瘤中观察到的约50%的β-catenin积累，这表明Wnt通路的其他成分可能参与其中（Tissier等，2005；Bonnet等，2011；Tadjine等，2008）。

### （三）临床表现

由于常规影像学检查增加，ACC可以表现为无症状的偶发肿块，但大多数患者仍表现为晚期肿瘤相关症状。大约60%的ACC表现出激素分泌过多的症状（主要是库欣综合征或雄激素化）（Allolio等，2006；Luton等，1990；Crucitti等，1996；Icard等，2001）。

成人分泌性ACC最典型的表现是库欣综合征，约45%患者起病迅速，出现向心性肥胖、满月脸、肌无力、皮肤萎缩、月经改变、骨质疏松、高血压和糖尿病等。库欣相关的男性化症状通常在糖皮质激素和雄激素分泌过多时更为明显（Wajchenberg等，2000；Dackiw等，2001；Ng和Libertino，2003；Koschker等，2006；Abiven等，2006）。约10%的患者仅出现男性化和（或）女性化，受影响的女性表现出雄激素分泌过多症状，由于肾上腺肿瘤产生雌激素而导致男性出现乳腺发育和睾丸萎缩是罕见的（Ng和Libertino，2003）。与ACC相关的高醛固酮增多症更为罕见，当存在高血压和低钾血症时，与醛固酮相比，更多的是与不同激素的过量产生有关（Latronico和Chrousos，1997；Johanssen等，2010）。

相比之下，无功能腺瘤通常表现为肿瘤局部占位效应的体征和症状，如腹痛、背痛、恶心、呕吐等，>10cm的肿瘤多见，或者这些肿瘤是由于不同的原因在影像学检查中偶然发现的（Johanssen等，2010）。

### （四）诊断

所有怀疑AAC的患者都应该有详细的病史和体格检查以排除内分泌过量产生的体征和症状，同时包括内分泌检查和影像学检查以确定肿瘤的范围。

#### 1. 激素作用

对所有怀疑的ACC和肾上腺肿瘤必须进行内分泌评估，不仅明确其是肾上腺的起源，而且还要作为肿瘤残留或切除复发的标志物。内分泌评估对预防术后肾上腺功能衰竭有重要意义。欧洲肾上腺肿瘤研究网（ENSAT）建议对糖皮质激素过量、性激素水平和前体进行评估，高血压和低血钾患者的盐皮质激素过量的评估应该通过计算醛固酮和肾素比值得出（Fassnacht 和 Allolio，2009；Arlt 等，2011；Zeiger 等，2009）。

术前应通过测定血浆中肾上腺素或尿中肾上腺素和儿茶酚胺排除嗜铬细胞瘤（Zeiger 等，2009；Lacroix，2010）。

2. 影像检查

影像学评估至关重要，不仅因为肾上腺肿瘤的影像学特征提供了恶性可能的信息，而且还因为它有助于 ACC 的分期。目前已经明确在检查肾上腺肿瘤时 CT 和 MRI 之间具有等效性（Ilias 等，2007）。

大多数 ACC 为非均质肿瘤，静脉注射对比剂后实性成分边缘不规则，强化不均匀。ACC 往往比良性肿瘤更大，平均大小为 10cm（Fassnacht 和 Allolio，2009；Ng 和 Libertino，2003）。

应进行完整的转移性评估，包括胸部、腹部和骨盆的影像学检查。如果出现特定位置的症状，则需要评估骨骼和中枢神经系统（Bharwani 等，2011）。

在平扫 CT 中测量 Hounsfield 单位（HU）有助于区分良性和恶性病变。阈值为 10HU 的敏感性为 71%，特异性为 98%（Boland 等，1998）。考虑到 30% 的乏脂质的良性腺瘤平扫 HU 值＞10，延迟增强 CT 扫描通过评价对比剂的廓清有助于鉴别缺乏脂质的良性腺瘤和 ACC。平扫 CT 中＞10HU 的肾上腺病变，对比剂廓清＜50%，对比剂注射 10～15min 后绝对值＞35HU 高度怀疑为恶性（Boland 等，1998；Park 等，2007）。

使用 MRI 是有用的，ACC 在 $T_1$ 加权图像上与肝脏等强度信号，但在 $T_2$ 加权图像上表现为中高强度信号。使用对比剂钆后增强不同，排泄缓慢。MRI 对良恶性病变的鉴别敏感度为 81%～90%，特异性为 92%～99%（Boland 等，1998）。MRI 在评估邻近器官的浸润和血管受侵方面优于 CT。

使用正电子发射断层扫描与氟脱氧葡萄糖扫描也是有用的，特别是在使用 MRI 的或者 CT 扫描不能区分肾上腺的良性或恶性病变（Mackie 等，2006；Leboulleux 等，2006）。然而，在一些良性病变中，特别是有激素活性的病变中，FDG 似乎也会摄取，这就是不推荐 $^{18}$FDG-PET 作为主要诊断工具的原因。另外，CT 扫描和 PET 图像的整合可以提高 PET 扫描对肾上腺肿块良恶性鉴别的检测能力，其敏感性为 83.3%，特异性为 85.4%（Metser 等，2006）。

3. 细针抽吸活检

现在，通过影像学研究和激素检测获得的信息已经能够满足诊断所需，而不必使用细针活检，其原因与针道播散的风险有关（Schteingart 等，2005）。然而，如果是转移性疾病且没有手术切除的指征，在内分泌检查之前进行的诊断性活检可以明确病理（Jhala 等，2004）。

4. 分期

首个现代分期系统是由 UICC/WHO 于 2004 年提出的，其基于 Sullivan 对原 McFarlane 分期系统的修改（Sullivan 等，1978）。后来，AJCC/UICC 发布基于原发肿瘤、淋巴结转移和远处转移的分期方法，这与世界卫生组织 2009 年提出的分期相似。

欧洲肾上腺肿瘤研究网络提出了一种改进的分期系统，提高了 TNM 分期系统的准确性（Fassnacht 等，2009）。在 ENSAT 分期系统中，Ⅲ期包括淋巴结阳性（$N_1$）的患者，周围组织有肿瘤浸润，或有腔静脉 / 肾静脉癌栓，而Ⅳ期定义为远处转移。ENSAT 分期系统已经显示在预测肿瘤预后方面优于其他系统（Lughezzani 等，2010）。

### （五）治疗

大多数 ACC 患者为晚期肿瘤，而那些局限性疾病的患者进展和转移的风险也较高。ACC 的治疗应该是多模式的，经常需要进行辅助治疗。

1. 手术

对于Ⅰ～Ⅲ期患者，治愈的关键是完整的

手术切除。如有其他脏器局部受累应行整块切除术，一旦怀疑侵犯以下组织，应考虑切除（肾、肝、脾、胰腺、胃、结肠）（Kuruba 和 Gallagher，2008）。即使是在Ⅰ期，微小转移的概率仍很高，所以许多成功的手术也不能达到治愈效果（Abiven 等，2006）。

鲜有支持淋巴结切除术的证据，它的获益还没有被证实。一项研究显示，与未接受淋巴结切除术的患者相比，接受淋巴结切除术的患者复发和疾病相关死亡的风险显著降低（Reibetanz 等，2012）。可疑淋巴结任何时候都应切除。

ACC 的标准治疗仍然是开放手术。然而，使用微创方法的证据逐渐增加；多项回顾性研究表明，肿瘤＜10cm 的患者接受腹腔镜或开放肾上腺切除术的疗效相当，特别是在大型医学中心（Brix 等，2010；Porpiglia 等，2010；Sgourakis 等，2015）。最近发表的文献建议对特定的邻近器官不受累的 ACC 病例采用腹腔镜入路，机器人入路可作为腹腔镜入路的替代，但需要进一步研究（Ball 等，2016）。

对于伴有转移的晚期治疗，应考虑在可行的情况下，对原发肿瘤进行减瘤手术，并切除所有转移瘤（Schulick 和 Brennan，1999）。对于手术切除大部分肿瘤的患者，也可以进行局部复发性病灶的切除。在一些患者中，复发或远处转移病灶的切除似乎可以延长生存期（Schulick 和 Brennan，1999；Datrice 等，2012）。但目前，相关证据很少，且导致全身治疗延迟（Schteingart 等，2005）。

*2. 放疗*

在 AAC 的治疗中，放疗的作用有限。然而，对于局部复发风险高的患者和为了控制局部症状而进行姑息治疗的患者，应该考虑辅助治疗（Fassnacht 等，2006）。

德国 ACC 登记处建议对所有即使已经手术切除，但镜下切除不完全（$R_1$ 或 $R_2$）或不确定（$R_x$）的患者，以及Ⅲ期疾病（根据 ENSAT 标准）患者进行辅助放疗。对于切除完全（$R_0$），肿瘤大小为＞8cm 且肿瘤侵犯血管（但没有大的腔静脉癌栓）的患者，应考虑进行辅助放疗。Ki-67 增殖指数＞10%，术中肿瘤包膜破裂、肿瘤溢出或坏死液扩散的患者辅助放疗同样适用（Allolio 和 review，2006；Polat 等，2009）。

在回顾性研究中，辅助放疗的疗效似乎是有效的，但在无病或总生存率方面没有明显改善（Fassnacht 等，2006；Sabolch 等，2015）。

对无法手术切除的患者考虑姑息性放疗，57% 的患者有反应，特别是骨和脑转移（Polat 等，2009）。

*3. 药物疗法*

米托坦是杀虫剂二氯二苯三氯甲烷（DDT）的口服合成衍生物，在术后辅助治疗和转移性患者中已显示出临床获益，已作为单一治疗药物或与细胞毒性药物联合使用。

一些回顾性研究评估了米托坦辅助治疗的疗效（Schteingart 等，2005；Khorram-Manesh 等，1998；Terzolo 等，2007），研究表明，在Ⅰ、Ⅱ或Ⅲ期 ACC 完全切除后，米托坦辅助治疗与较长的无复发生存期和总生存期相关（Terzolo 等，2007；Fassnacht 等，2010；Else 等，2014）。有人建议对最高复发风险的患者使用米托坦辅助治疗，例如，组织学高分级患者（Ki-67 染色＞10% 的肿瘤细胞，每 50HPF 有丝分裂象＞20 个，不论肿瘤大小），术中肿瘤溢出或破裂，以及一些分级较低但有血管或包膜侵犯的巨大肿瘤（Volante 等，2009）。

米托坦是非完全性减瘤切除或有手术禁忌的 ACC 患者的主要治疗方法。值得注意的是，米托坦作为单一用药的总体反应率为 14%～36%，中位生存期为 6.5 个月，这与未接受治疗的患者相似（Lubitz 等，1973）。

一些细胞毒性药物单独或与米托坦联合使用，最有希望的联合方案是米托坦与依托泊苷、阿霉素和顺铂（EDP-M）。局部晚期转移性肾上腺皮质癌治疗的首项国际随机试验，这项迄今为止规模最大的晚期 ACC 临床试验中，304 名患者被随机分配到 EDP-M 或米托坦联合链脲佐菌素治疗组（FIRM-ACT）。EPD-M 组的反应率（23% vs. 9%）、中位无进展生存期（5 个月 vs. 2.1 个月）明显更优，但总生存期（14.8 个月 vs. 12 个月）没有改善（Fassnacht 等，2012）。

一些新的治疗方法已经被试验，其中包括靶向治疗，但仍在临床试验中。两项关于酪氨酸激酶抑制药（舒尼替尼单药治疗和索拉非尼与紫杉醇联合治疗）的Ⅱ期研究未显示疗效和治疗反应差异（Butler 等，2010；Lee 等，2009）。

在一项研究中，厄洛替尼与吉西他滨联合治疗晚期 ACC 疗效甚微，只有 1/10 的患者出现轻微应答（Quinkler 等，2008）。

4. 预后

ACCs 的特点是总生存率较低，完全切除后 5 年生存率为 16%～47%（Luton 等，1990；Ng 和 Libertino，2003；Paton 等，2006）。在当代的研究中显示生存率有所提高，5 年生存率为 55%～60%（Fassnacht 等，2010；Vassilopoulou-Sellin 和 Schultz，2001），其原因尚不清楚，但它必须考虑到米托坦在过去 20 年的使用量增加，这可能会对更佳的预后产生影响。

ACC 往往在初诊时就趋于晚期，除了肿瘤分期，还有其他一些特征与生存率下降有关，包括肿瘤的大小（直径＞12cm）、高有丝分裂率、肿瘤坏死和 Ki-67 高表达（Stojadinovic 等，2002；Morimoto 等，2008；Assie 等，2007）。

## 二、恶性嗜铬细胞瘤

### （一）流行病学

分泌儿茶酚胺的肿瘤可起源于副神经节或肾上腺髓质的嗜铬细胞，后者称为嗜铬细胞瘤。一般来说，嗜铬细胞瘤是一种非常罕见的肿瘤，估计年发病率为 0.8/10 万人年（Beard 等，1983）。嗜铬细胞瘤可发生在任何年龄，常见于 40—50 岁（Beard 等，1983；Guerrero 等，2009）。

大约 10% 的嗜铬细胞瘤是恶性的（Guerrero 等，2009）。良性和恶性嗜铬细胞瘤之间无生化或组织学差异。免疫组化标志物不能用于区分良恶性肿瘤。2004 年，WHO 确定转移扩散是恶性嗜铬细胞瘤的唯一标志，恶性肿瘤甚至可以在长达切除术后 20 年发生（Clarke 等，1998）。因此，对良性嗜铬细胞瘤的密切长期的随访很重要（Goldstein 等，1999）。恶性嗜铬细胞瘤更不常见的表现是遗传背景。

### （二）临床表现

恶性嗜铬细胞瘤表现出与良性肿瘤相同的体征和症状。

约 50% 的患者有症状，且为典型的阵发性症状。嗜铬细胞瘤的经典三联征包括阵发性头痛、大汗和心动过速（Stein 和 Black，1991），但在大多数患者中并不出现（Baguet 等，2004）。阵发性高血压也是典型的症状，但 15% 的患者血压正常（Bravo，1991）。其他症状包括心悸、面色苍白、呼吸困难、虚弱和惊厥。

随着影像学研究的广泛应用，许多无症状嗜铬细胞瘤已在无症状期确诊，约 3% 的肾上腺偶发瘤被证实为嗜铬细胞瘤（Cawood 等，2009）。转移性嗜铬细胞瘤往往无症状，多在肿瘤切除后的监测中发现。

### （三）诊断

与 AAC 一样，嗜铬细胞瘤需要生化检测及影像学检查，生化检测可证实儿茶酚胺高分泌，但结果也可能正常，特别是肾上腺偶发瘤。肾上腺偶发瘤、嗜铬细胞瘤家族史、易患嗜铬细胞瘤的遗传综合征和既往嗜铬细胞瘤切除史需要评估。

1. 生化检查

通过尿和血浆中肾上腺素和儿茶酚胺的测定

来明确诊断。嗜铬细胞瘤的初始的生化诊断方法在各机构和国际学会存在一定的差异。当患者表现出轻度的肾上腺素水平升高，可乐定抑制试验可作为二级试验。可乐定可抑制交感神经系统的去甲肾上腺素分泌，但对嗜铬细胞瘤没有抑制作用（Sawka等，2003；Lenders等，2002）。

儿茶酚胺的检测包括多巴胺、去甲肾上腺素和肾上腺素。尿儿茶酚胺和血浆儿茶酚胺是过去的主要评估指标，但由于其敏感性和特异性都较低（均在85%左右），它们被甲氧基肾上腺素水平的检测替代，推荐使用甲氧基肾上腺素检测（Lenders等，2002）。

尿液和血浆中甲氧基肾上腺素检测的使用存在争议（Lenders等，2002；Guller等，2006），血浆甲氧基肾上腺素的敏感性为96%～100%，特异性为85%～90%，假阳性检测结果率很高（Sawka等，2003；Lenders等，2002）。

2. 影像学研究

CT或MRI是具有相似敏感性的首选检查（98%～100%）。首先是鉴别肾上腺腺瘤。CT检查嗜铬细胞瘤与脂质丰富的腺瘤不同，在平扫CT＞10HU时常表现为衰减增加。嗜铬细胞瘤表现为对比剂廓清延迟（绝对对比剂廓清＜50%），这与脂质缺乏的腺瘤相区别（Boland等，1998；Park等，2007）。

间碘苯甲胍（MIBG）是去甲肾上腺素的分子类似物。$^{123}$I-MIBG是闪烁显像的首选药物。它适用于CT或MRI表现为阴性但嗜铬细胞瘤的生化检测阳性时，也适用于恶性风险增加的大的肿瘤（如＞10cm）（Bravo，1991）。单发肾上腺嗜铬细胞瘤可忽略。

FDG-PET具有发现转移性疾病的作用，它比CT或MRI更敏感（Timmers等，2007，2012）。对于非转移性疾病，它可与其他成像技术相媲美。$^{18}$F-DOPAPET/CT是头颈部副神经节瘤的良好诊断工具，但对于腹膜后副神经节瘤敏感性不高。$^{18}$FDG-PET/CT对嗜铬细胞瘤检出的敏感性高，但特异性较低（Timmers等，2012）。对于已知转移性嗜铬细胞瘤的患者，$^{18}$FDG-PET/CT优于$^{123}$I-MIBG（Timmers等，2012）。

### （四）治疗

对于嗜铬细胞瘤，恶性与否的定义是基于发生转移与否。大约10%的嗜铬细胞瘤是恶性的，并且家族性综合征增加了恶性的风险。3%～5%与MEN2综合征相关的嗜铬细胞瘤是恶性的。最初发生转移少见，往往出现在切除术后超过20年。

1. 手术

初诊转移性嗜铬细胞瘤，定义为恶性，约占28%（Goffredo等，2013和2015）。如可行，应同时切除原发病灶和转移病灶。手术干预可改善症状并控制激素分泌（Ellis等，2013）。

手术应在经验丰富的中心进行，术前和术中用药控制症状。儿茶酚胺过量的症状与良性肿瘤相同，治疗方法也相同，采用联合α和β肾上腺素阻滞药。

良性肿瘤推荐腹腔镜入路，怀疑或证实为恶性肿瘤推荐开放入路（Adjalle等，2009）。然而，大量的研究表明，微创入路治疗恶性嗜铬细胞瘤是可行的，而且近期疗效好（Goffredo等，2015）。

2. 放疗

恶性嗜铬细胞瘤被认为是放疗抵抗的，但最近的研究表明，EBRT可以影响长期肿瘤控制和缓解症状，包括骨转移引起的疼痛。81%和87%的病变经影像学检查症状得到控制或病情稳定（Vogel等，2014）。然而，EBRT的使用仍在研发中。

3. 药物治疗

通过（$^{123}$I）MIBG闪烁显像确定，大约60%的肿瘤会摄取MIBG，并从MIBG治疗中获益（van der Harst等，2001）。MIBG通过去甲肾上腺素转运体进入细胞，并通过衰变的（$^{131}$I）放射性核素发出电离辐射导致细胞死亡。许多小型的病例研究和系统综述显示肿瘤稳定和（或）消退，应答率高达 40%（van Hulsteijn 等，2014）。对（$^{123}$I）MIBG 摄取良好的不能切除且病情进展的、通过其他方法无法控制症状的、骨转移数量少的患者应考虑此治疗方案。然而，由于大多数研究使用的剂量和疗程不同，无法就最佳剂量和疗程提出具体建议（Chen 等，2010）。考虑到明显的药物毒性，包括骨髓抑制、甲状腺炎和甲状腺功能减退，使用 MIBG 必须评估风险（Gedik 等，2008；Sze 等，2013）。

对于进展迅速的无法切除的、大量骨转移的、MIBG 治疗失败的患者，应考虑进行全身化疗。环磷酰胺、长春新碱和达卡巴嗪（CVD）化疗是治疗转移性嗜铬细胞瘤的标准方案。一项系统综述显示，完全或部分肿瘤缓解率分别为 4% 和 37%，完全或部分反应率分别为 14% 和 40%。化疗毒性是短暂的，包括骨髓抑制、神经病变和胃肠道反应（Niemeijer 等，2014）。一项小型研究评估了替莫唑胺在 SDHB 突变患者中的应用，但尚需进一步研究（Hadoux 等，2014）。

靶向治疗的研究正在进行中；目前最大的队列研究包括 17 例接受舒尼替尼治疗的患者，部分反应率为 21%，病情稳定率为 36%。最常见的药物不良反应是高血压（Ayala-Ramirez 等，2012）。培唑帕尼、依维莫司也在研究之中。

## 三、肾上腺转移

### （一）流行病学

肾上腺是肿瘤转移的常见部位。在没有确诊恶性肿瘤的患者中，0.7%～2.5% 的肾上腺偶发瘤是非肾上腺的转移瘤（Mantero 等，2000；Cawood 等，2009）。肾细胞癌、黑色素瘤、甲状腺癌、结肠癌、前列腺癌、非小细胞肺癌、乳腺癌和宫颈癌是最常见的可转移到肾上腺的肿瘤。即使存在已知的恶性肿瘤，但 48% 的肾上腺肿块是原发性肾上腺肿瘤（Lenert 等，2001；Frilling 等，2004）。

### （二）治疗

即使存在已知的恶性肿瘤，所有的肾上腺肿块都应该有一个完整的影像学和生化评估，以排除原发性肾上腺肿瘤。

临床上，肾上腺转移是无症状的，在对不同肿瘤进行评估或分期时被发现。肾上腺功能不全并不常见，可发展为双侧转移（Lutz 等，2000）。CT 扫描是评估转移瘤的首选方法，如前所述，病变在平扫 CT 中显示＞10HU，且在肾上腺廓清期没有显示明显的对比剂衰减，那么良性腺瘤的可能性较小（Boland 等，1998）。

生化检查是必要的，以排除有功能的肾上腺肿块。在排除嗜铬细胞瘤后，细针穿刺活检可以区分肾上腺肿瘤和肾上腺转移（Jhala 等，2004）。

肾上腺转移的治疗取决于原发肿瘤的控制、合并症及手术干预的利弊。肾上腺转移患者的总体预后较差（Lee 等，1998），严格选择的因转移癌接受肾上腺切除术的患者，其生存时间与接受其他内脏部位转移癌切除术的患者相似（Lenert 等，2001）。

## 参考文献

[1] Abiven G, Coste J, Groussin L, Anract P, Tissier F, Legmann P, et al. Clinical and biological features in the prognosis of adrenocortical cancer: poor outcome of cortisol-secreting tumors in a series of 202 consecutive patients. J Clin Endocrinol Metab. 2006;91(7): 2650–5.

[2] Adjalle R, Plouin PF, Pacak K, Lehnert H. Treatment of malignant pheochromocytoma. Horm Metab Res. 2009;41(9):687–96.

[3] Allolio B, Fassnacht M. Clinical review: adrenocortical carcinoma: clinical update. J Clin Endocrinol Metab. 2006;91(6):2027–37.

[4] Arlt W, Biehl M, Taylor AE, Hahner S, Libe R, Hughes BA, et al. Urine steroid metabolomics as a biomarker tool for detecting malignancy in adrenal tumors. J Clin Endocrinol Metab. 2011;96(12): 3775–84.

[5] Assie G, Antoni G, Tissier F, Caillou B, Abiven G, Gicquel C, et al. Prognostic parameters of metastatic adrenocortical carcinoma. J Clin Endocrinol Metab. 2007;92(1):148–54.

[6] Ayala-Ramirez M, Chougnet CN, Habra MA, Palmer JL, Leboulleux S, Cabanillas ME, et al. Treatment with sunitinib for patients with progressive metastatic pheochromocytomas and sympathetic paragangliomas. J Clin Endocrinol Metab. 2012;97(11):4040–50.

[7] Baguet JP, Hammer L,Mazzuco TL, Chabre O,Mallion JM, SturmN, et al. Circumstances of discovery of phaeochromocytoma: a retrospective study of 41 consecutive patients. Eur J Endocrinol. 2004;150(5):681–6.

[8] Ball MW, Hemal AK, Allaf ME. International Consultation on Urological Diseases and European Association of Urology International Consultation on minimally invasive surgery in urology: laparoscopic and robotic adrenalectomy. BJU Int. 2016;119:13.

[9] Beard CM, Sheps SG, Kurland LT, Carney JA, Lie JT. Occurrence of pheochromocytoma in Rochester, Minnesota, 1950 through 1979. Mayo Clin Proc. 1983;58(12):802–4.

[10] Bharwani N, Rockall AG, Sahdev A, Gueorguiev M, Drake W, Grossman AB, et al. Adrenocortical carcinoma: the range of appearances on CT and MRI. AJR Am J Roentgenol. 2011;196(6):W706–14.

[11] Blaker H, Sutter C, Kadmon M, Otto HF, Von Knebel- Doeberitz M, Gebert J, et al. Analysis of somatic APC mutations in rare extracolonic tumors of patients with familial adenomatous polyposis coli. Genes Chromosomes Cancer. 2004;41(2):93–8.

[12] BolandGW, Lee MJ, Gazelle GS, Halpern EF, McNicholas MM, Mueller PR. Characterization of adrenal masses using unenhanced CT: an analysis of the CT literature. AJR Am J Roentgenol. 1998;171(1):201–4.

[13] Bonnet S, Gaujoux S, Launay P, Baudry C, Chokri I, Ragazzon B, et al. Wnt/beta-catenin pathway activation in adrenocortical adenomas is frequently due to somatic CTNNB1–activating mutations, which are associated with larger and nonsecreting tumors: a study in cortisol-secreting and –nonsecreting tumors. J Clin Endocrinol Metab. 2011;96(2):E419–26.

[14] Bourcigaux N, Gaston V, Logie A, Bertagna X, Le Bouc Y, Gicquel C. High expression of cyclin E and G1 CDK and loss of function of p57KIP2 are involved in proliferation of malignant sporadic adrenocortical tumors. J Clin Endocrinol Metab. 2000;85(1):322–30.

[15] Bravo EL. Pheochromocytoma: new concepts and future trends. Kidney Int. 1991;40(3):544–56.

[16] Brix D, Allolio B, Fenske W, Agha A, Dralle H, Jurowich C, et al. Laparoscopic versus open adrenalectomy for adrenocortical carcinoma: surgical and oncologic outcome in 152 patients. Eur Urol. 2010;58(4): 609–15.

[17] Butler C, Butler WM, Rizvi AA. Sustained remission with the kinase inhibitor sorafenib in stage IV metastatic adrenocortical carcinoma. Endocr Pract. 2010;16(3): 441–5.

[18] Caoili EM, Korobkin M, Brown RK, Mackie G, Shulkin BL. Differentiating adrenal adenomas from nonadenomas using (18) F-FDG PET/CT: quantitative and qualitative evaluation. Acad Radiol. 2007;14(4): 468–75.

[19] Cawood TJ, Hunt PJ, O'Shea D, Cole D, Soule S. Recommended evaluation of adrenal incidentalomas is costly, has high false-positive rates and confers a risk of fatal cancer that is similar to the risk of the adrenal lesion becoming malignant; time for a rethink? Eur J Endocrinol. 2009;161(4):513–27.

[20] Chen H, Sippel RS, O'Dorisio MS, Vinik AI, Lloyd RV, Pacak K, et al. The North American Neuroendocrine Tumor Society consensus guideline for the diagnosis and management of neuroendocrine tumors: pheochromocytoma, paraganglioma, and medullary thyroid cancer. Pancreas. 2010;39(6):775–83.

[21] Clarke MR, Weyant RJ, Watson CG, Carty SE. Prognostic markers in pheochromocytoma. Hum Pathol. 1998;29(5):522–6.

[22] Crucitti F, Bellantone R, Ferrante A, Boscherini M, Crucitti P. The Italian Registry for Adrenal Cortical Carcinoma: analysis of a multiinstitutional series of 129 patients. The ACC Italian Registry Study Group. Surgery. 1996;119(2):161–70.

[23] Dackiw AP, Lee JE, Gagel RF, Evans DB. Adrenal cortical carcinoma. World J Surg. 2001;25(7):914–26.

[24] Datrice NM, Langan RC, Ripley RT, Kemp CD, Steinberg SM, Wood BJ, et al. Operative management for recurrent and metastatic adrenocortical carcinoma. J Surg Oncol. 2012;105(7):709–13.

[25] DeChiara TM, Robertson EJ, Efstratiadis A. Parental imprinting of the mouse insulin-like growth factor II gene. Cell. 1991;64(4): 849–59.

[26] Ellis RJ, Patel D, Prodanov T, Sadowski S, Nilubol N, Adams K, et al. Response after surgical resection of metastatic pheochromocytoma and paraganglioma: can postoperative biochemical remission be predicted? J Am Coll Surg. 2013;217(3):489–96.

[27] Else T, Williams AR, Sabolch A, Jolly S, Miller BS, Hammer GD. Adjuvant therapies and patient and tumor characteristics associated with survival of adult patients with adrenocortical carcinoma. J Clin Endocrinol Metab. 2014;99(2):455–61.

[28] Fassnacht M, Allolio B. Clinical management of adrenocortical carcinoma. Best Pract Res Clin Endocrinol Metab. 2009;23(2): 273–89.

[29] Fassnacht M, Hahner S, Polat B, Koschker AC, Kenn W, Flentje M, et al. Efficacy of adjuvant radiotherapy of the tumor bed on local recurrence of adrenocortical carcinoma. J Clin Endocrinol Metab. 2006;91(11): 4501–4.

[30] Fassnacht M, Johanssen S, Quinkler M, Bucsky P, Willenberg HS, Beuschlein F, et al. Limited prognostic value of the 2004 International Union Against Cancer staging classification for adrenocortical carcinoma: proposal for a Revised TNM Classification. Cancer. 2009;115(2):243–50.

[31] Fassnacht M, Johanssen S, Fenske W, Weismann D, Agha A, Beuschlein F, et al. Improved survival in patients with stage II adrenocortical carcinoma followed up prospectively by specialized centers. J Clin Endocrinol Metab. 2010;95(11):4925–32.

[32] Fassnacht M, Terzolo M, Allolio B, Baudin E, Haak H, Berruti A, et al. Combination chemotherapy in advanced adrenocortical carcinoma. N Engl J Med. 2012;366(23):2189–97.

[33] Frilling A, Tecklenborg K, Weber F, Kuhl H, Muller S, Stamatis G, et al. Importance of adrenal incidentaloma in patients with a history of malignancy. Surgery. 2004;136(6):1289–96.

[34] Gedik GK, Hoefnagel CA, Bais E. Olmos RA. 131I-MIBG therapy in metastatic phaeochromocytoma and paraganglioma. Eur J Nucl Med Mol Imaging. 2008;35(4):725–33.

[35] Gicquel C, Raffin-Sanson ML, Gaston V, Bertagna X, Plouin PF, Schlumberger M, et al. Structural and functional abnormalities at 11p15 are associated with the malignant phenotype in sporadic adrenocortical tumors: study on a series of 82 tumors. J Clin Endocrinol Metab. 1997;82(8):2559–65.

[36] Gicquel C, Bertagna X, Gaston V, Coste J, Louvel A, Baudin E, et al. Molecular markers and long-term recurrences in a large cohort of patients with sporadic adrenocortical tumors. Cancer Res. 2001;61(18): 6762–7.

[37] Goffredo P, Sosa JA, Roman SA. Malignant pheochromocytoma and paraganglioma: a population level analysis of long-term survival over two decades. J Surg Oncol. 2013;107(6):659–64.

[38] Goffredo P, Adam MA, Thomas SM, Scheri RP, Sosa JA, Roman SA. Patterns of use and short-term outcomes of minimally invasive surgery for malignant pheochromocytoma: a population-level study. World J Surg. 2015;39(8):1966–73.

[39] Goldstein RE, O'Neill JA Jr, Holcomb GW 3rd, Morgan WM 3rd, Neblett WW 3rd, Oates JA, et al. Clinical experience over 48 years with pheochromocytoma. Ann Surg. 1999;229(6):755–64; discussion 64–6.

[40] Groussin L, Bonardel G, Silvera S, Tissier F, Coste J, Abiven G,

et al. 18F-Fluorodeoxyglucose positron emission tomography for the diagnosis of adrenocortical tumors: a prospective study in 77 operated patients. J Clin Endocrinol Metab. 2009;94(5):1713–22.

[41] Guerrero MA, Schreinemakers JM, Vriens MR, Suh I, Hwang J, Shen WT, et al. Clinical spectrum of pheochromocytoma. J Am Coll Surg. 2009;209(6):727–32.

[42] Guller U, Turek J, Eubanks S, Delong ER, Oertli D, Feldman JM. Detecting pheochromocytoma: defining the most sensitive test. Ann Surg. 2006;243(1):102–7.

[43] Hadoux J, Favier J, Scoazec JY, Leboulleux S, Al Ghuzlan A, Caramella C, et al. SDHB mutations are associated with response to temozolomide in patients with metastatic pheochromocytoma or paraganglioma. Int J Cancer. 2014;135(11):2711–20.

[44] Hisada M, Garber JE, Fung CY, Fraumeni JF Jr, Li FP. Multiple primary cancers in families with Li-Fraumeni syndrome. J Natl Cancer Inst. 1998;90(8):606–11.

[45] Icard P, Goudet P, Charpenay C, Andreassian B, Carnaille B, Chapuis Y, et al. Adrenocortical carcinomas: surgical trends and results of a 253-patient series from the French Association of Endocrine Surgeons study group. World J Surg. 2001;25(7):891–7.

[46] Ilias I, Sahdev A, Reznek RH, Grossman AB, Pacak K. The optimal imaging of adrenal tumours: a comparison of different methods. Endocr Relat Cancer. 2007;14(3):587–99.

[47] Ilvesmaki V, Kahri AI, Miettinen PJ, Voutilainen R. Insulin-like growth factors (IGFs) and their receptors in adrenal tumors: high IGF-II expression in functional adrenocortical carcinomas. J Clin Endocrinol Metab. 1993;77(3):852–8.

[48] Jhala NC, Jhala D, Eloubeidi MA, Chhieng DC, Crowe DR, Roberson J, et al. Endoscopic ultrasoundguided fine-needle aspiration biopsy of the adrenal glands: analysis of 24 patients. Cancer. 2004;102(5): 308–14.

[49] Johanssen S, Hahner S, Saeger W, Quinkler M, Beuschlein F, Dralle H, et al. Deficits in the management of patients with adrenocortical carcinoma in Germany. Dtsch Arztebl Int. 2010;107(50):885–91.

[50] Khorram-Manesh A, Ahlman H, Jansson S, Wangberg B, Nilsson O, Jakobsson CE, et al. Adrenocortical carcinoma: surgery and mitotane for treatment and steroid profiles for follow-up. World J Surg. 1998;22(6): 605–11; discussion 11-2

[51] Kikuchi A. Tumor formation by genetic mutations in the components of the Wnt signaling pathway. Cancer Sci. 2003;94(3):225–9.

[52] Kim AC, Reuter AL, Zubair M, Else T, Serecky K, Bingham NC, et al. Targeted disruption of beta-catenin in Sf1-expressing cells impairs development and maintenance of the adrenal cortex. Development. 2008;135(15):2593–602.

[53] Koschker AC, Fassnacht M, Hahner S, Weismann D, Allolio B. Adrenocortical carcinoma – improving patient care by establishing new structures. Exp Clin Endocrinol Diabetes. 2006;114(2):45–51.

[54] Kuruba R, Gallagher SF. Current management of adrenal tumors. Curr Opin Oncol. 2008;20(1):34–46.

[55] Lacroix A. Approach to the patient with adrenocortical carcinoma. J Clin Endocrinol Metab. 2010;95(11): 4812–22.

[56] Latronico AC, Chrousos GP. Neoplasms of the adrenal cortex. Clinical and basic aspects. Cancer Treat Res. 1997;89:217–37.

[57] Latronico AC, Pinto EM, Domenice S, Fragoso MC, Martin RM, Zerbini MC, et al. An inherited mutation outside the highly conserved DNA-binding domain of the p53 tumor suppressor protein in children and adults with sporadic adrenocortical tumors. J Clin Endocrinol Metab. 2001;86(10):4970–3.

[58] Leboulleux S, Dromain C, Bonniaud G, Auperin A, Caillou B, Lumbroso J, et al. Diagnostic and prognostic value of 18-fluorodeoxyglucose positron emission tomography in adrenocortical carcinoma: a prospective comparison with computed tomography. J Clin Endocrinol Metab. 2006;91(3):920–5.

[59] Lee JE, Evans DB, Hickey RC, Sherman SI, Gagel RF, Abbruzzese MC, et al. Unknown primary cancer presenting as an adrenal mass: frequency and implications for diagnostic evaluation of adrenal incidentalomas. Surgery. 1998;124(6):1115–22.

[60] Lee JO, Lee KW, Kim CJ, Kim YJ, Lee HE, Kim H, et al. Metastatic adrenocortical carcinoma treated with sunitinib: a case report. Jpn J Clin Oncol. 2009;39(3): 183–5.

[61] Lenders JW, Pacak K, Walther MM, Linehan WM, Mannelli M, Friberg P, et al. Biochemical diagnosis of pheochromocytoma: which test is best? JAMA. 2002;287(11):1427–34.

[62] Lenert JT, Barnett CC Jr, Kudelka AP, Sellin RV, Gagel RF, Prieto VG, et al. Evaluation and surgical resection of adrenal masses in patients with a history of extraadrenal malignancy. Surgery. 2001;130(6):1060–7.

[63] Libe R, Groussin L, Tissier F, Elie C, Rene-Corail F, Fratticci A, et al. Somatic TP53 mutations are relatively rare among adrenocortical cancers with the frequent 17p13 loss of heterozygosity. Clin Cancer Res. 2007;13(3):844–50.

[64] Lubitz JA, Freeman L, Okun R. Mitotane use in inoperable adrenal cortical carcinoma. JAMA. 1973;223(10): 1109–12.

[65] Lughezzani G, Sun M, Perrotte P, Jeldres C, Alasker A, Isbarn H, et al. The European Network for the Study of Adrenal Tumors staging system is prognostically superior to the international union against cancer-staging system: a North American validation. Eur J Cancer. 2010;46(4):713–9.

[66] Luton JP, Cerdas S, Billaud L, Thomas G, Guilhaume B, Bertagna X, et al. Clinical features of adrenocortical carcinoma, prognostic factors, and the effect of mitotane therapy. N Engl J Med. 1990;322(17): 1195–201.

[67] Lutz A, Stojkovic M, Schmidt M, Arlt W, Allolio B, Reincke M. Adrenocortical function in patients with macrometastases of the adrenal gland. Eur J Endocrinol. 2000;143(1):91–7.

[68] Mackie GC, Shulkin BL, Ribeiro RC, Worden FP, Gauger PG, Mody RJ, et al. Use of [18F]fluorodeoxyglucose positron emission tomography in evaluating locally recurrent and metastatic adrenocortical carcinoma. J Clin Endocrinol Metab. 2006;91(7):2665–71.

[69] Mantero F, Terzolo M, Arnaldi G, Osella G, Masini AM, Ali A, et al. A survey on adrenal incidentaloma in Italy. Study Group on Adrenal Tumors of the Italian Society of Endocrinology. J Clin Endocrinol Metab. 2000;85(2):637–44.

[70] Metser U, Miller E, Lerman H, Lievshitz G, Avital S, Even- Sapir E. 18F-FDG PET/CT in the evaluation of adrenal masses. J Nucl Med. 2006;47(1):32–7.

[71] Morimoto R, Satoh F, Murakami O, Suzuki T, Abe T, Tanemoto M, et al. Immunohistochemistry of a proliferation marker Ki67/MIB1 in adrenocortical carcinomas: Ki67/MIB1 labeling index is a predictor for recurrence of adrenocortical carcinomas. Endocr J. 2008;55(1):49–55.

[72] Ng L, Libertino JM. Adrenocortical carcinoma: diagnosis, evaluation and treatment. J Urol. 2003;169(1):5–11.

[73] Niemeijer ND, Alblas G, van Hulsteijn LT, Dekkers OM, Corssmit EP. Chemotherapy with cyclophosphamide, vincristine and dacarbazine for malignant paraganglioma and pheochromocytoma: systematic review and metaanalysis. Clin Endocrinol. 2014;81(5):642–51.

[74] Ohgaki H, Kleihues P, Heitz PU. p53 mutations in sporadic adrenocortical tumors. Int J Cancer. 1993;54(3): 408–10.

[75] Park BK, Kim CK, Kim B, Lee JH. Comparison of delayed enhanced CT and chemical shift MR for evaluating hyperattenuating incidental adrenal masses. Radiology. 2007;243(3):760–5.

[76] Paton BL, NovitskyYW, Zerey M, Harrell AG, Norton HJ, Asbun H, et al. Outcomes of adrenal cortical carcinoma in the United States. Surgery. 2006;140(6):914–20; discussion 9-20

[77] Polat B, Fassnacht M, Pfreundner L, Guckenberger M, Bratengeier K, Johanssen S, et al. Radiotherapy in adrenocortical carcinoma. Cancer. 2009;115(13): 2816–23.

[78] Porpiglia F, Fiori C, Daffara F, Zaggia B, Bollito E, Volante M, et al. Retrospective evaluation of the outcome of open versus laparoscopic adrenalectomy for stage I and II adrenocortical cancer. Eur Urol. 2010;57(5):873–8.

[79] Quinkler M, Hahner S,Wortmann S, Johanssen S, Adam P, Ritter C, et al. Treatment of advanced adrenocortical carcinoma with erlotinib plus gemcitabine. J Clin Endocrinol Metab. 2008;93(6):2057–62.

[80] Reibetanz J, Jurowich C, Erdogan I, Nies C, Rayes N, Dralle H, et al. Impact of lymphadenectomy on the oncologic outcome of patients with adrenocortical carcinoma. Ann Surg. 2012;255(2):363–9.

[81] Reincke M, Karl M, Travis WH, Mastorakos G, Allolio B, Linehan HM, et al. p53 mutations in human adrenocortical neoplasms: immunohistochemical and molecular studies. J Clin Endocrinol Metab. 1994;78(3):790–4.

[82] Roman S. Adrenocortical carcinoma. Curr Opin Oncol. 2006; 18(1):36–42.

[83] Sabolch A, Else T, Griffith KA, Ben-Josef E, Williams A, Miller BS, et al. Adjuvant radiation therapy improves local control after surgical resection in patients with localized adrenocortical carcinoma. Int J Radiat Oncol Biol Phys. 2015;92(2):252–9.

[84] Sawka AM, Jaeschke R, Singh RJ, Young WF Jr. A comparison of biochemical tests for pheochromocytoma: measurement of fractionated plasma metanephrines compared with the combination of 24-hour urinary metanephrines and catecholamines. J Clin Endocrinol Metab. 2003;88(2):553–8.

[85] Schteingart DE, Doherty GM, Gauger PG, Giordano TJ, Hammer GD, Korobkin M, et al. Management of patients with adrenal cancer: recommendations of an international consensus conference. Endocr Relat Cancer. 2005;12(3):667–80.

[86] Schulick RD, Brennan MF. Long-term survival after complete resection and repeat resection in patients with adrenocortical carcinoma. Ann Surg Oncol. 1999;6(8):719–26.

[87] Sgourakis G, Lanitis S, Kouloura A, Zaphiriadou P, Karkoulias K, Raptis D, et al. Laparoscopic versus open adrenalectomy for stage I/ II adrenocortical carcinoma: meta-analysis of outcomes. J Investig Surg. 2015;28(3):145–52.

[88] Smith TG, Clark SK, Katz DE, Reznek RH, Phillips RK. Adrenal masses are associated with familial adenomatous polyposis. Dis Colon Rectum. 2000;43(12): 1739–42.

[89] Stein PP, Black HR. A simplified diagnostic approach to pheochromocytoma. A review of the literature and report of one institution's experience. Medicine. 1991;70(1):46–66.

[90] Stojadinovic A, Ghossein RA, Hoos A, Nissan A, Marshall D, Dudas M, et al. Adrenocortical carcinoma: clinical, morphologic, and molecular characterization. J Clin Oncol. 2002;20(4):941–50.

[91] Sullivan M, Boileau M, Hodges CV. Adrenal cortical carcinoma. J Urol. 1978;120(6):660–5.

[92] Sze WC, Grossman AB, Goddard I, Amendra D, Shieh SC, Plowman PN, et al. Sequelae and survivorship in patients treated with (131)I-MIBG therapy. Br J Cancer. 2013;109(3):565–72.

[93] Tadjine M, Lampron A, Ouadi L, Bourdeau I. Frequent mutations of beta-catenin gene in sporadic secreting adrenocortical adenomas. Clin Endocrinol. 2008;68(2):264–70.

[94] Terzolo M, Angeli A, Fassnacht M, Daffara F, Tauchmanova L, Conton PA, et al. Adjuvant mitotane treatment for adrenocortical carcinoma. N Engl J Med. 2007;356(23):2372–80.

[95] Timmers HJ, Kozupa A, Chen CC, Carrasquillo JA, Ling A, Eisenhofer G, et al. Superiority of fluorodeoxyglucose positron emission tomography to other functional imaging techniques in the evaluation of metastatic SDHB-associated pheochromocytoma and paraganglioma. J Clin Oncol. 2007;25(16):2262–9.

[96] Timmers HJ, Chen CC, Carrasquillo JA, WhatleyM, Ling A, Eisenhofer G, et al. Staging and functional characterization of pheochromocytoma and paraganglioma by 18F-fluorodeoxyglucose (18F-FDG) positron emission tomography. J Natl Cancer Inst. 2012;104(9):700–8.

[97] Tissier F, Cavard C, Groussin L, Perlemoine K, Fumey G, Hagnere AM, et al.Mutations of beta-catenin in adrenocortical tumors: activation of the Wnt signaling pathway is a frequent event in both benign and malignant adrenocortical tumors. Cancer Res. 2005;65(17):7622–7.

[98] van der Harst E, de Herder WW, Bruining HA, Bonjer HJ, de Krijger RR, Lamberts SW, et al. [(123)I]metaiodobenzylguanidine and [(111)In]octreotide uptake in begnign and malignant pheochromocytomas. J Clin Endocrinol Metab. 2001;86(2):685–93.

[99] van Hulsteijn LT, Niemeijer ND, Dekkers OM, Corssmit EP. (131)I-MIBG therapy for malignant paraganglioma and phaeochromocytoma: systematic review and meta-analysis. Clin Endocrinol. 2014;80(4):487–501.

[100] Varley JM, McGown G, Thorncroft M, James LA, Margison GP, Forster G, et al. Are there low-penetrance TP53 Alleles? evidence from childhood adrenocortical tumors. Am J Hum Genet. 1999;65(4):995–1006.

[101] Vassilopoulou-Sellin R, Schultz PN. Adrenocortical carcinoma. Clinical outcome at the end of the 20th century. Cancer. 2001;92(5):1113–21.

[102] Vogel J, Atanacio AS, Prodanov T, Turkbey BI, Adams K, Martucci V, et al. External beam radiation therapy in treatment of malignant pheochromocytoma and paraganglioma. Front Oncol. 2014;4:166.

[103] Volante M, Bollito E, Sperone P, Tavaglione V, Daffara F, Porpiglia F, et al. Clinicopathological study of a series of 92 adrenocortical carcinomas: from a proposal of simplified diagnostic algorithm to prognostic stratification. Histopathology. 2009;55(5):535–43.

[104] Wajchenberg BL, Albergaria Pereira MA, Medonca BB, Latronico AC, Campos Carneiro P, Alves VA, et al. Adrenocortical carcinoma: clinical and laboratory observations. Cancer. 2000; 88(4):711–36.

[105] Whalen RK, Althausen AF, Daniels GH. Extra-adrenal pheochromocytoma. J Urol. 1992;147(1):1–10.

[106] Xiao XR, Ye LY, Shi LX, Cheng GF, Li YT, Zhou BM. Diagnosis and treatment of adrenal tumours: a review of 35 years' experience. Br J Urol. 1998;82(2): 199–205.

[107] Zeiger MA, Thompson GB, Duh QY, Hamrahian AH, Angelos P, Elaraj D, et al. American Association of Clinical Endocrinologists and American Association of Endocrine Surgeons Medical Guidelines for the Management of Adrenal Incidentalomas: executive summary of recommendations. Endocr Pract. 2009;15(5):450–3.

[108] Zhao J, Speel EJ, Muletta-Feurer S, Rutimann K, Saremaslani P, Roth J, et al. Analysis of genomic alterations in sporadic adrenocortical lesions. Gain of chromosome 17 is an early event in adrenocortical tumorigenesis. Am J Pathol. 1999;155(4):1039–45.

[109] Zini L, Porpiglia F, Fassnacht M. Contemporary management of adrenocortical carcinoma. Eur Urol. 2011;60(5):1055–65.

# 第54章 成人腹膜后肿瘤

# Retroperitoneal Tumors in Adults

Claudius Füllhase Nina Harke Christian Niedworok Chris Protzel Oliver W. Hakenberg 著

韩 晖 译 王 斌 校

**摘 要**

腹膜后肿瘤是一类异质性的、起源于腹膜后而非腹膜后器官的罕见肿瘤。大多数腹膜后肿瘤是起源于软组织的恶性肿瘤，其中肉瘤最为常见。原发性性腺外生殖细胞肿瘤和原发性腹膜后淋巴瘤是罕见的，进而需要鉴别。恶性腹膜后软组织肿瘤的特点是诊断时体积大，预后差。诊断的主要依据为CT扫描和穿刺活检。唯一可能治愈性治疗是扩大的根治手术和完全的整块切除手术。手术应始终在影像学指导下进行，切勿进行探查性手术。尽管进行了手术，局部复发仍很常见，占该病发病率的大部分比例。尽管科学证据薄弱，但新辅助化疗和（或）术前放疗可能对某些特定患者和组织学亚型具有一定价值。指南强烈推荐在专业的中心采用多学科治疗方法并参考国际注册处收集的数据。这类病例罕见，因此需要合作研究。

**关键词**

软组织肿瘤；肉瘤；腹膜后肿瘤；腹膜后；空间；泌尿学

## 一、概述、流行病学及其分类

腹膜后腔在解剖学上定义为腹膜前部和腹腔后壁之间的空间。它的尾部由骨盆边缘界定，头部由横膈膜界定。腹膜后腔嵌于松散的结缔组织结构中，所包含的腹膜后器官包括肾上腺（肾上腺）、主动脉和下腔静脉、十二指肠、胰腺、输尿管、升结肠和降结肠、肾脏、食管和直肠。原发性腹膜后肿瘤出现在腹膜后，根据定义，不包括腹膜后器官产生的肿瘤（Armstrong等，1965）。与腹膜后器官的原发性肿瘤以及腹膜后继发性（转移性）肿瘤相比，原发性腹膜后肿瘤非常罕见（表54-1）。

腹膜后肿瘤是一种异质性肿瘤，大多数是恶性的（表54-2）。大体上，恶性腹膜后肿瘤的发病率是良性腹膜后肿瘤的4倍（Van Roggen等，2000）。据估计，腹膜后肿瘤占所有成人恶性肿瘤的0.1%～0.2%（Armstrong等，1965；Pliess，1973）。大多数腹膜后肿瘤起源于软组织，即非上皮、非骨骼间质。甚至更罕见的腹膜后肿瘤也可以是神经元、神经胶质、淋巴管或胚胎来源（表54-2）。然而，对于腹膜后淋巴瘤是否应定义为腹膜后肿瘤，存在分歧。一些学者认为它们是腹膜后肿瘤（Armstrong等，1965；Pinson等，1989），其他人则不然（Pliess，1973）。广泛使用的ICD10分类建议将淋巴瘤无论其原发部位均归

表 54-1 腹膜后原发肿瘤的年龄校正发病率和腹膜后继发性肿瘤的估计发病率

| 部分腹膜后原发肿瘤的年龄校正发病率[a] | | 部分继发性肿瘤（转移）的估计发病率 | |
|---|---|---|---|
| 肾癌 | （8.7～17.0）/100 000 | 卵巢癌 | （5.7～7.5）/100 000[a, c] |
| 胰腺癌 | （10.1～14.2）/100 000 | 前列腺癌 | （2.2～3.2）/100 000[a, d] |
| 肾上腺癌 | （0.3～0.4）/100 000 | 睾丸癌 | （1.1～1.4）/100 000[a, e] |
| "腹膜后肿瘤"[b] | （0.3～0.5）/100 000 | 子宫内膜癌 | （1.0～1.1）/100 000[a, f] |
| | | 大肠癌 | （0.4～6.2）/100 000[a, g] |

a. 德国癌症登记（Robert-Koch-Institute，2016）
b. "腹膜后肿瘤"是指一组异质性罕见肿瘤，包括腹膜后肉瘤和腺外生殖细胞肿瘤（通过 ICD.10 code C 48[a] 诊断）
c. 报道 70% 的卵巢癌诊断在 FIGOIII 或 IV（卵巢癌发病率（8.2～10.8）/100 000[a]）（Roett and Evans，2009）
d. 报道 4.5% 的前列腺癌患者显示转移在腹膜后［前列腺癌的发病率（56.0～80.4）/100 000[a]］（Bubendorf 等，2000）
e. 报道 19% 的精原细胞瘤（54% 的睾丸癌精原细胞瘤）和 45% 的非精原细胞瘤（45% 的睾丸癌非精原细胞瘤）诊断在非局部阶段［睾丸癌发病率（7.6～9.4）/100 000[a]］（Osswald 等，2009）
f. 报道 9.2% 的子宫内膜癌患者有副主动脉结转移［子宫内膜癌发病率（11.6～13.0）/100 000[a]］（Mariani 等，2008）
g. 报道称，在结直肠癌患者中，1%～2% 的患者出现腹膜后淋巴结转移，14% 的患者有肾上腺转移［结直肠癌发病率为（24.7～44.7）/100 000[a]］（RibeiroGomesetal，2017）

表 54-2 源于一系列病例报道，良性和恶性原发性腹膜后肿瘤的比例及原发恶性腹膜后肿瘤的来源

| | **Pinson 等（*n*=182）（1989）** | **Plieβ（8 个系列审查，*n*=513）（1973）** | **Tambo 等（*n*=46）（2007）** | **Rodriguez 等（*n*=37）（2010）** | **Gemici 等（*n*=28）（2015）** |
|---|---|---|---|---|---|
| 良性肿瘤 | 11% | 30% | 48% | 17% | 25% |
| 恶性肿瘤 | 89% | 70% | 52% | 83% | 75% |
| 软组织肿瘤（肉瘤） | 45.6%（41.3%） | 65.5%（57%） | 41.6%（29.1%） | 100%（87.1%） | 90.5%（66.7%） |
| 淋巴瘤 | 25.3% | — | 29.1% | — | 4.7% |
| 性腺外生殖细胞肿瘤 | 4.3% | 11.2% | — | — | — |
| 神经元和胶质瘤 | 3% | 17.5% | 20.8% | — | 4.7% |
| 其他和未分化型 | 21.6% | 5.6% | 8.3% | — | — |

为不同的实体瘤。事实上，25%～55% 的淋巴瘤也包括腹膜后淋巴结的表现（Schmalz，2016）。然而，血液系统恶性肿瘤的原发性腹膜后表现仅在腹膜后是非常罕见的（Chen 等，2005）。同样，腹膜后也很少是性腺外生殖细胞肿瘤的表现部位（Scholz 等，2002）。然而，这些肿瘤必须被视为鉴别诊断。总体而言，在腹膜后软组织肿瘤中，肉瘤是迄今为止最常见的肿瘤（表 54-2）。

由于腹膜后肿瘤的罕见性和异质性，使得难以获得有效的流行病学数据。同样，因为文献仅限于小宗病例系列或个案报道，所以无法对治疗或预后给出任何一般性建议。除了少见之外，软组织肿瘤的分类在过去几年中发生了巨大变化（Jo 等，2014），使得文献数据难以比较或合并。根据当前的 WHO 分类（Fletcher 等，2014），表 54-3 提供了已报道发生在腹膜后的软组织肿瘤的概述。此外，对大多数病理学家来说，腹膜后肿瘤的组织学诊断具有挑战性。初次组织学诊断的

表 54-3 根据 WHO 软组织肿瘤的分类，已经描述在腹膜后发生的肿瘤（Fletcher 等，2014）

| | 良性肿瘤 | 中度（局部侵袭性 / 很少转移） | 恶性肿瘤 |
|---|---|---|---|
| 脂肪细胞瘤 | 脂肪瘤 | 非典型脂肪瘤 | 去分化脂肪肉瘤 |
| | 脂肪母细胞瘤 | | 黏液样脂肪肉瘤 |
| | 软组织肌脂肪瘤 | | 多形性脂肪肉瘤 |
| | 蛰伏脂肪瘤 | | |
| 成纤维细胞 / 肌成纤维细胞肿瘤 | 细胞性血管纤维瘤 | 巨细胞成纤维细胞瘤 | 成人纤维肉瘤 |
| | | 胸膜外孤立性纤维瘤 | 黏液纤维肉瘤 |
| | | 炎性肌成纤维细胞瘤 | 硬化性上皮样纤维肉瘤 |
| 所谓的纤维组织细胞肿瘤 | 深部良性纤维组织细胞瘤 | | |
| 平滑肌肿瘤 | 深部软组织平滑肌瘤 | | 平滑肌肉瘤 |
| 骨骼肌肿瘤 | | | 胚胎性横纹肌肉瘤 |
| | | | 多形性横纹肌肉瘤 |
| | | | 梭形细胞 / 硬化性横纹肌肉瘤 |
| 血管瘤 | 静脉血管瘤 | 卡波西样血管内皮瘤 | 软组织血管肉瘤 |
| | 淋巴管瘤 | | |
| 软骨骨肿瘤 | | | 骨外骨肉瘤 |
| 不确定分化的肿瘤 | | 磷酸盐性间叶性肿瘤 | 深部（侵袭性）血管黏液瘤 |
| | | | 滑膜肉瘤 |
| | | | 软组织透明细胞肉瘤 |
| | | | 骨骼外黏液样软骨肉瘤 |
| | | | 促纤维增生性小圆细胞瘤 |
| | | | 肾外横纹肌样瘤 |
| | | | 血管周上皮样细胞肿瘤 |
| 未分类肉瘤 | | | 未分化肉瘤 |

软组织肉瘤中有 1/4 将在其临床进程中得到纠正。如果组织学标本由有经验的专科中心审查，修正诊断的比率会增加到 70%（Schmalz，2016）。因此，强烈建议所有腹膜后肿瘤的治疗都应与有经验的专科中心合作。

由于腹膜后肿瘤的罕见性、多样性和组织病理学分类困难，使得其一般流行病学数据无法提供。关于性别偏好的数据相互矛盾（Armstrong 和 Cohn，1965；Schmalz，2016）。一般来说，WHO 报道恶性软组织肿瘤男性占轻微优势（Fletcher 等，2014）。同样，腹膜后肿瘤的年龄分布显示出 20—90 岁的极宽范围（Pinson 等，1989），大多数肿瘤发生在 50—70 岁（Armstrong 等，1965）。一些罕见的实体肿瘤可能更倾向于影响年轻患者（如侵袭性血管黏液瘤）或一种性别，其他肿瘤可能会正相反（如肌脂肪瘤）。最重要的是，尽管腹膜后肿瘤很少见，但它可以随时影响任何人。

如上所述，腹膜后肿瘤大多是恶性软组织肿瘤，其中肉瘤是迄今为止最常见的（表 54–2），至少占所有腹膜后肿瘤的 1/3（Schmalz，2016；Gemici 等，2015；Strauss 等，2011）。在腹膜后肉瘤（RPS）中，脂肪肉瘤是最常见的（35%～70%），平滑肌肉瘤是第二常见的（15%～23%）（Van Roggen 等，2000；Strauss 等，2011；Brennan 等，2014）。10%～15% 的肉瘤发生在腹膜后（Van Roggen 等，2000；Fletcher 等，2014），因此，腹膜后是继下肢后第二常见的肉瘤发生部位（Strauss 等，2011）。由于腹膜后肉瘤是最常见的腹膜后肿瘤，可以获得有关其预后和治疗的最有效数据。因此，腹膜后肉瘤是以下谈及的主要内容，因为它们是唯一可得到共识和指南的腹膜后实体肿瘤（Trans-Atlantic RPS Working Group，2015；von Mehren 等，2014；ESMO Guidelines Working Group，2012；Murez 等，2016）。如果诊断出腹膜后肉瘤以外的任何恶性腹膜后肿瘤，则必须个体化治疗，并且在大多数情况下（淋巴瘤和原发性性腺外生殖细胞肿瘤除外），应将其作为腹膜后肉瘤进行治疗。如前所述，为了获得最佳治疗效果，WHO 和腹膜后肉瘤工作组强烈建议腹膜后肿瘤由有丰富经验的中心的跨学科团队进行治疗（Fletcher 等，2014；Trans-Atlantic RPS Working Group，2015）。需要特别强调的是腹膜后肿瘤预后差，没有任何延误和后续治疗的机会。

## 二、临床表现及诊断

腹膜后肿瘤和 RPS 初诊时体积较大，50% 的腹膜后肿瘤在诊断时直径大于 20cm（Gemici 等，2015；Gronchi 等，2004）。尽管它们的体积巨大，但令人惊讶的是，RPS 只引起很少和非特异的症状。大多数患者（80%）出现腹部肿块（Mendenhall 等，2005）。RPS 呈隐匿生长，直到它们大到足以出现腹部肿块（Hueman 等，2008）。除了腹部肿块，患者可能会出现非特异性症状，如腹部不适、早饱、疼痛及下肢的神经或血管症状（Murez 等，2016）。淋巴瘤可能伴有典型的症状（不明原因的低热、夜间盗汗和体重减轻）（Hueman 等，2008）。RPS 常侵犯肾脏和输尿管，但 RPS 患者的泌尿系统症状却极其罕见。据报道，诊断前症状的中位持续时间为 4 个月（Mendenhall 等，2005）。与大多数恶性腹膜后肿瘤相比，良性腹膜后肿瘤通常是在 CT 扫描或超声检查时的偶然发现（Schmalz，2016）。

计算机断层扫描是诊断的主要手段。随着 CT 技术的不断发展，对于甚至是一些罕见肿瘤，放射科医生也越来越有能力诊断和鉴别。一些 RPS，如脂肪肉瘤和平滑肌瘤，显示特异性 CT 影像学特征（如明显可见脂肪或血管受累），使得 CT 扫描进行诊断成为可能（Brennan 等，2014）。在有疑问的情况下，磁共振成像有助于区分不同的实体瘤。然而，由于影像特征的大量重叠，目前大多数腹膜后肿瘤需要组织学确认。跨大西洋 RPS 工作组建议由专门的肿瘤委员会评审 CT 影像（Trans-Atlantic RPS Working Group，2015）。除了骨盆和腹部的增强 CT 扫描，建议进行胸部 CT 扫描。10%～20% 的 RPS 初始表现为肺或肝脏远处转移（Mendenhall 等，2005）。通常不需要头颅 CT、颅脑 MRI、骨扫描和正电子发射断层扫描。然而，由于在 RPS 手术中通常需要切除一侧肾脏，工作组建议术前评估对侧肾功能（Trans-Atlantic RPS Working Group，2015）。CT 不仅用于诊断，还用于制订手术计划，这对于良好的手术结果至关重要。

应排除RPS之外的其他原发和继发性肿瘤。对于男性，必须排除转移性睾丸肿瘤（Strauss等，2011）。这与欧洲生殖细胞癌症共识小组的指南建议一致，该小组强调在所有腹膜后肿块的男性中，应始终考虑生殖细胞肿瘤（Krege等，2008）。实验室检查应包括甲胎蛋白和β-hCG。

进行充分的影像学检查和尽可能排除RPS以外的实体瘤后，应进行肿瘤组织活检，但过去一直存在争论（Strauss等，2011）。然而，RPS工作组明确建议进行影像引导的经皮同轴芯针活检是必要的（Trans-Atlantic RPS Working Group，2015）。与空芯针活检相比，不推荐细针活检。增强CT引导活检应对准更实性和灌注良好的区域。针道种植的风险似乎很小，不应作为避免活检的理由。然而，为避免肉瘤种植，应该明确避免开腹手术和开放活检或腹腔镜活检（Trans-Atlantic RPS Working Group，2015）。在其他手术中偶然发现RPS时，如腹腔镜疝修补术或疑似附件肿块的妇科探查手术，也不应进行术中活检。除腹膜肉瘤种植的风险之外，CT引导活检将比盲穿更优。因此，在手术过程中无须再进一步探查或评估这种偶然发现的腹膜后肿块，因为增加腹膜肉瘤种植的风险与此密切相关。不完全的切除手术对RPS患者有害无益。此类患者应接受后续的影像学检查和手术治疗。

如上所述，软组织肿瘤的正确组织学分类非常具有挑战性，最好在专业中心进行（Schmalz，2016）。应根据当前的WHO分类进行组织学鉴定（Fletcher等，2014）。除了传统的组织学，病理学评估现在通常还包括分子亚型和基因组分析。这些内容超出了本文的范围，在其他章节详细阐述（Fletcher等，2014）。病理分级被认为是决定肿瘤侵袭性的分子病理学特征（Fletcher等，2014）。传统的分级系统主要基于有丝分裂活性和坏死。由于其预后预测价值较高，FNCLCC分级系统（包括分化评分）被最广泛使用（ESMO Guidelines Working Group，2012）（表54-4）。

**表54-4　法国国家癌症中心（FNCLCC）分级系统中的组织病理学参数**

| 组织学参数 | |
|---|---|
| 肿瘤分化 | 评分1：肉瘤与正常间叶组织相似 |
| | 评分2：组织学分型明确的肉瘤 |
| | 评分3：未分化肉瘤 |
| 有丝分裂计数 | 评分1：每HPF0～9个有丝分裂 |
| | 评分2：每HPF10～19个有丝分裂 |
| | 评分3：每HPF19个以上有丝分裂 |
| 肿瘤坏死 | 0分：无坏死 |
| | 评分1：肿瘤坏死＜50% |
| | 评分2：肿瘤坏死＞50% |
| 组织学分级 | 总分2～3=1级 |
| | 总分4～5=2级 |
| | 总分6～8=3级 |

HPF. 高倍视野
改编自Fletcher等.（2014）

RPS的分期主要根据AJCC/UICC系统进行（表54-5）。然而，AJCC/UICC分期分组受到质疑。大多数RPS被归类为$cT_2$。AJCC/UICC的分期分组主要由组织学分级决定。除组织学分级外，远处转移和切除情况是生存的主要决定因素。根据这些决定因素，已经提出了替代分期系统（Mendenhall等，2005）（表54-6）。

## 三、危险因素及预后

大多数软组织肿瘤的病因尚不清楚（Fletcher等，2014）。未知的环境因素及遗传易感性可能会导致肉瘤的发生发展。流行病学研究，尤其是对SEER数据库的研究，发现了令人关注的相关因素。但正如作者所说，这些相关因素可能是推测性的，而不具有因果性（Burningham等，2012）。例如，地域差异也被描述。生活在西方

表 54-5　根据 AJCC 和 UICC 对软组织肉瘤的分类和分期（Fletcher 等，2014）

| | | | | | |
|---|---|---|---|---|---|
| T 原发肿瘤 | $T_x$ | 无法评估原发肿瘤 | G 组织病理学分级 | | |
| | $T_0$ | 没有原发肿瘤的证据 | TNM2 级系统 | 3 级系统 | 4 级系统 |
| | $T_1$ | 肿瘤最大尺寸 5cm 或更小 | 低级别 | Ⅰ级 | Ⅰ级 |
| | $T_{1a}$ | 浅的（在浅筋膜之上） | | | Ⅱ级 |
| | $T_{1b}^{a}$ | 深的 | 高级别 | Ⅱ级 | Ⅲ级 |
| | $T_2$ | 肿瘤最大尺寸大于 5cm | | Ⅲ级 | Ⅳ级 |
| | $T_{2a}$ | 表浅的 | | | |
| | $T_{2b}^{a}$ | 深的 | 分期分组 | | |
| N 区域淋巴结 | $N_x$ | 区域淋巴结无法评估 | ⅠA | $T_1N_0M_0$ | $G_1$ |
| | $N_0$ | 无区域淋巴结转移 | ⅠB | $T_2N_0M_0$ | $G_1$ |
| | $N_1$ | 局部淋巴结转移 | ⅡA | $T_1N_0M_0$ | $G_2$，$G_3$ |
| M 远处转移 | $M_0$ | 没有远处转移 | ⅡB | $T_2N_0M_0$ | $G_2$ |
| | $M_1$ | 远处转移 | Ⅲ | $T_2N_0M_0$ | $G_3$ |
| | | | | 任何 $TN_1M_0$ | 任何 G |
| | | | Ⅳ | 任何 T 任何 $NM_1$ | 任何 G |

a. 腹膜后肉瘤通常分期为 $T_{1b}$ 或 $T_{2b}$，但不能分期为 $T_{1a}$ 或 $T_{2a}$

表 54-6　荷兰 / 纪念斯隆 – 凯特琳癌症中心分类系统（Mendenhall 等，2005）

| 分　类 | 定　义 |
|---|---|
| Ⅰ级 | 低级别，完全切除，无转移 |
| Ⅱ级 | 高级别，切除完全，无转移 |
| Ⅲ级 | 任何级别，切除不全，无转移 |
| Ⅳ级 | 任何级别，任何切除，远处转移 |

国家的日本移民的某些肉瘤类型的发病率高于生活在本土的日本人，这表明其中涉及环境生活方式因素（Burningham 等，2012）。另一方面，某些肉瘤类型之间似乎存在种族差异，这表明存在遗传因素。此外，肉瘤与晚期妊娠、妊娠期间用药（恶心和呕吐）、低出生体重和儿童疝气有关（Burningham 等，2012）。然而，这些发现可能只是表明正常胚胎发育受到中断，而并非因果关系。肉瘤存在许多亚型，且都很罕见，因此通常将它们归组在一起进行统计分析。

放疗是唯一经证实的肉瘤发展风险因素（Fletcher 等，2014），并且风险随着放疗剂量的增加而明显增高。WHO 报道总放射剂量＞50Gy 是一个危险因素，放疗暴露与诊断继发性肿瘤的中位间隔期为 10 年。大多数关于放疗后肉瘤的现有知识来自关于乳腺癌的文献（Sheth 等，2012），据报道，发病率从千分之几到百分之几不等。关于精原细胞瘤放疗后 RPS 的文献很少，仅限于少数个案报道（Stein 等，1997）。然而，这可能是一个被低估的问题。挪威的一项研究报道了 25 年间确诊的 90 名放疗后肉瘤患者中，13% 是在睾丸肿瘤放疗后出现的（Bjerkehagen 等，2008）。据作者所知，目前尚不清楚接受精原细胞瘤放疗的患者中有多少会患上放疗诱发的肉瘤。据报道，0.9% 的肉瘤是由放疗诱发的

（Kim 等，2016）。

化学致癌物的作用是有争议的。一些作者报道接触某些除草剂后风险增加，但其他报道无法证实（Fletcher 等，2014）。同样，二噁英暴露也可能是一个因素，但这尚未得到证实。一些病毒感染也与肉瘤有关，如 HHV8 和卡波西肉瘤。然而，尚无报道腹膜后发生卡波西肉瘤（Fletche 等，2014）。Li-Fraumeni 综合征是一种非常罕见的常染色体显性遗传病，这类患者具有 TP53 肿瘤抑制基因突变，更易患肉瘤。同样，遗传性视网膜母细胞瘤（*RB1* 基因的种系突变）也可能与肉瘤的发生发展有关，尤其是在放疗后（Fletcher 等，2014）。

预后不良是所有恶性腹膜后肿瘤的特点。RPS 的整体 5 年生存率为 36%～58%（Porter 等，2006）。肉瘤的亚型是一个预后因素，脂肪肉瘤的生存率最低（Anaya 等，2009 年；Lewis 等，1998）。尽管 RPS 进行了治愈性切除，但局部复发几乎是其自然病程，占疾病相关死亡率的 90%（Anaya 等，2009）。可以达到肉眼完整切除的原发性 RPS 比例不到 70%（von Mehren 等，2014）。切除情况和肿瘤分级是预测局部复发的重要变量。据报道，完全切除肿瘤患者的中位生存期为 103 个月，而未完全切除肿瘤患者仅为 18 个月（Lewis 等，1998）。高级别 RPS 患者的中位生存期为 33 个月，而低级别 RPS 患者为 149 个月（Lewis 等，1998）。肿瘤大小是预后价值的另一个变量（Bremjit 等，2014）。总体而言，70% 的 RPS 患者将在 5 年内出现局部复发（Anaya 等，2009）。局部复发的中位时间为 22 个月（Mendenhall 等，2005）。约 18% 的患者会发生远处转移，尤其是平滑肌肉瘤（Bremjit 等，2014）。转移主要发生在肺和肝脏（Lewis 等，1998）。诊断远处转移的中位时间为 19 个月（Mendenhall 等，2005）。据报道，原发 RPS 患者的中位生存期为 72 个月，转移 RPS 患者的中位生存期为 10 个月（Lewis 等，1998）。根据法国 RPS 指南，首次手术治疗质量、肉瘤亚型和分级、初始活检质量和腹膜肉瘤种植风险及中心治疗 RPS 病例的数量是四个最重要的预后因素（Avances 等，2013），其中 3 个因素可能会受到医生的影响。

## 四、治疗

恶性腹膜后软组织肿瘤唯一可能的治愈性治疗是切缘阴性的完整切除。

### （一）手术

对于许多其他恶性肿瘤，切缘阴性的手术切除是生存的主要预后因素。腹膜后肿瘤的主要问题是诊断时已属晚期（肿瘤已相当大，涉及重要结构）[50% 的肿瘤直径大于 20cm（Gemici 等，2015）]。因此，超过 70% 的 RPS 患者无法实现完全切除（von Mehren 等，2014）。对于 RPS 而言，不完全切除和邻近器官切除已被证明是生存的独立预后因素（Singer 等，2003）。超过 80% 的患者需要进行多脏器整块切除以达到阴性切缘（Jaques 等，1990）。原发性 RPS 的三种手术切除方法已被报道（Bonvalot 等，2009）。对相邻器官未受累的患者进行完整的区域性切除术。晚期肿瘤患者进行单纯的完整切除术。第三组是因邻近器官受累而不得不切除的患者。区域性切除术的复发率比单纯的完整切除术低 3 倍（Bonvalot 等，2009）。几项对大型单中心数据库的分析一致表明，存活率主要取决于阴性切缘状态（Bremjit 等，2014；Erzen 等，2005）。因此，目前的治疗建议不仅是去除 RPS，而且是通过广泛的切除来确保实现切缘阴性（Porpiglia 等，2016）。据报道，与单纯的完整切除相比，扩大的切除手术的 5 年局部复发率从 48% 下降到 28%（Gronchi 等，2009）。

鉴于尽可能好的手术方案是生存的关键因素，跨大西洋 RPS 工作组指出了恰当的基于

CT扫描的术前计划和肿瘤专家组复审的重要性（Trans-Atlantic RPS Working Group，2015）。低级别脂肪肉瘤在术中可能表现为正常的脂肪组织，因此外科医生应该提前知道“切哪”。不推荐术中对可疑组织进行冰冻切片评估，原因是这会导致切到恶性肿瘤，从而承担肿瘤种植的风险。如前所述，手术应由术前影像指导，而不是探查性的（Trans-Atlantic RPS Working Group，2015）。此外，RPS工作组还建议这类手术应由经过特殊培训和擅长腹盆腔手术的专业团队进行，包括处理大血管和神经、全层胸腹壁切除和重建，以及膈肌和骨切除术（Trans-Atlantic RPS Working Group，2015）。根据法国的指南，RPS应与周围器官一起切除，通常是肾脏、肾上腺、结肠、十二指肠、胰腺或脾脏（Avances等，2013）。肿瘤破裂是一种操作失误，会对预后造成严重后果（Avances等，2013）。与手术团队挑战性的需求一样，麻醉和术后重症监护的需求同样也很高，这也再次说明由经验丰富的专业中心进行治疗的必要性（Trans-Atlantic RPS Working Group，2015）。

### （二）放疗

单纯放疗不是RPS患者的治疗选择。然而，对于无法手术切除的患者可能会考虑放疗（von Mehren等，2014）。通常，放疗在RPS中的作用仅限于与手术相结合的多模式治疗方案。它可以在术前使用（新辅助治疗）以缩小肿瘤大小并获得阴性切缘，还可以在术中或术后使用（辅助治疗）以获得更好的局部控制。RPS放疗的一个主要问题是其靠近放疗敏感的器官。

### （三）术前放疗

尽管RPS术前放疗的价值尚未得到证实，但目前已有基于国际专家小组共识的RPS术前放疗的治疗指南（Baldini等，2015）。目前，RPS患者术前放疗联合手术与单独手术的EORTC研究（STRASS试验）的数据尚待公布（EORTC62092-22092）。

术前放疗有望缩小原发肿瘤，使其适合进行恰当的手术切除并改善阴性切缘结果（Porpiglia等，2016）。到目前为止，只有少数试验评估了RPS的术前放疗。来自加拿大多伦多和美国得克萨斯州休斯敦的一些小宗病例报道称，在接受术前放疗（+阿霉素）和手术治疗的中高级别RPS患者中，中位生存期>60个月。这些数据与仅接受手术治疗的类似患者的历史数据相比具有优势（Pawlik等，2006）。然而，其他回顾性研究未能显示术前放疗对生存有任何获益（Bremjit等，2014）。美国外科肿瘤学会小组的一项评估RPS术前放疗价值的研究（ACOSOGZ9031）由于招募不足而结束。如上所述，EORTC研究目前正在进行中。鼓励本文读者有即将需要治疗的RPS患者积极联系研究中心参与试验（http://www.eortc.be/protoc/Details.asp?Protocol=62092，2016年11月访问）。

根据放射肿瘤学家初步的专家共识，类似于跨大西洋RPS工作组，RPS患者的治疗计划应由有经验的专科中心的多学科团队管理实施。适合术前放疗的患者应符合以下标准：肿瘤必须是可完全切除的，没有需要立即手术的症状（如肠梗阻），患者应适合接受放疗，且肿瘤应是局部的和单灶的，或者最多两个相邻位置的病灶（Baldini等，2015）。大多数关于RPS放疗的专家共识指南都涉及了放疗的技术细节，但不在本文的讨论范围（Baldini等，2015）。50Gy/25次似乎是一个合理的分割方案。不应减去包含在计划目标体积内的危险器官部分。调强放疗是首选技术。放疗完成后4～6周，手术应在新的CT影像指导下进行（Baldini等，2015）。RPS工作组建议，术前放疗是一种治疗选择，应予以考虑（Trans-Atlantic RPS Working Group，2015）。

### （四）术中放疗

术中放疗的依据是更好地避免放射敏感结

构受到照射（如术后肠管落入先前被肿瘤占据的空间）。此外，直接照射和术中照射的生物学效应远高于相同剂量的体外照射（Avances 等，2013）。然而，限制了扩大性手术的解剖结构（如大血管和神经）同样也限制了术中放疗的适用性（Avances 等，2013）。仅有少数患者的小宗病例报道，RP 患者术中放疗较术后放疗的局部控制有所改善。然而，中位生存期获益未见报道（Porpiglia 等，2016）。RPS 工作组指出，术中放疗的价值并未被证实。并且对于实际操作来说，考虑有风险的切缘通常范围过大（Trans-Atlantic RPS Working Group，2015）。

### （五）术后放疗

RPS 术后放疗的证据同样价值有限。一项法国回顾性研究比较了 RPS 患者单纯手术（*n*=56）与手术加辅助放疗（*n*=42）的效果，接受额外放疗的患者通常接受了 $R_1$ 或 $R_2$ 切除。尽管如此，他们发现术后放疗患者的局部复发率低于单纯手术患者（手术 + 放疗 5 年局部复发率为 22%，而单纯手术为 36%。然而，这些发现在统计学上并不显著）（LePechoux 等，2013）。

对 SEER 数据库进行的几项流行病学分析评估了 RPS 术后放疗的价值（Porpiglia 等，2016）。但是，SEER 的数据没有提供关于切除状态的信息（$R_0$ 与 $R_1$、$R_2$），这使得很难得出关于放疗价值的结论。最可能的是，晚期肿瘤和切缘阳性的患者与肿瘤完全切除的患者相比，更有可能接受放疗。同样，高级别肿瘤患者可能比低级别肿瘤患者更可能接受放疗。因此，由于治疗组不同，这些流行病学数据对于评估辅助放疗在 RPS 中的价值是有限的。在确诊的 2348 名 RPS 患者中，1654 名接受了手术（70.1%），25.9% 接受了放疗，其中最常见的是术后放疗（85.5%）（Porter 等，2006）。接受额外放疗的患者一般比仅接受手术的患者年轻 5 岁，并且大部分是白人。作者得出的结论是，美国的大多数患者只接受了手术，如果放疗可能有益（这无法通过 SEER 数据库研究进行评估），实践模式也将需要重大改变（Porter 等，2006）。其他使用 SEER 数据评估 RPS 辅助放疗作用的报道称，死亡风险并未降低，疾病特异性生存率没有差异，总生存率没有差异（Porpiglia 等，2016）。

术后放疗伴随着严重的不良反应。来自佛罗里达州盖恩斯维尔的一项研究，比较了术前和术后放疗发现，术前放疗组局部复发的中位时间为 2.5 年，术后放疗组为 1 年。同时，术后放疗组并发症（感染、出血、肠梗阻）发生率更高。作者推论，术前放疗似乎是更好的方法（Zlotecki 等，2005）。同样，来自密歇根州安娜堡的研究数据表明，术前放疗的局部复发率低于术后放疗（Feng 等，2007）。

RPS 工作组的结论是，术后放疗在 RPS 治疗中的价值未被证实，并且与显著的毒性有关（Trans-Atlantic RPS Working Group，2015）。只有少数患者可以达到放射治疗剂量（Trans-Atlantic RPS Working Group，2015）。总之，如果考虑放疗，最好在术前和注册的临床试验中进行。

### （六）化疗

由于大多数腹膜后肿瘤在首次诊断时非常大，而且切缘阴性手术是生存的关键预后因素，因此术前缩小肿瘤的新辅助化疗的概念似乎很有吸引力。对美国国家癌症数据库的回顾性分析显示，确诊的 8653 名 RPS 患者中 17.6% 接受过化疗（Miura 等，2015）。10.6% 的化疗患者接受了新辅助治疗（*n*=163）。与化疗相关的因素是肿瘤分化差、平滑肌肉瘤或多形性肉瘤组织学和 $R_2$ 切除状态。该研究报道称，化疗组的中位生存期（40 个月）比单纯手术组（52 个月）更差。作者推论，化疗并不能提高 RPS 术后的生存率（Miura 等，2015）。然而，与评估 RPS 放疗的回顾性数据库分析类似，该研究的价值有限，因为接受化疗的患者比未接受化疗预后更差。因此，新辅助化疗是否适用于 RPS 尚未明确。

一项评估了 18 项研究的 Meta 分析，涉及 1953 名患者，显示辅助化疗的生存获益很小（Pervaiz 等，2008）。阿霉素加异环磷酰胺使局部复发的绝对风险降低了 5%，远处复发的绝对风险降低了 10%，肿瘤死亡的绝对风险降低了 11%。这意味着化疗的死亡风险为 30%，而未化疗的死亡风险为 41%。辅助化疗 17 人可阻止 1 人死亡（Pervaiz 等，2008）。然而，总的来说，支持辅助化疗的证据很少。RPS 工作组的结论是，没有研究证明完全肉眼切除后的术后 / 辅助化疗的价值（Trans-Atlantic RPS Working Group，2015）。

根据法国 RPS 指南，化疗是无法手术切除转移患者的一种治疗选择（Avances 等，2013）。药物的选择主要取决于组织学肉瘤亚型。阿霉素和异环磷酰胺方案似乎反应率最好（11%～38%）（Avances 等，2013）。

评估 RPS 化疗价值的主要问题是 RPS 是异质性肿瘤（表 54–3）。一些组织学亚型，如滑膜肉瘤，可能对化疗反应很好；其他则不然。RPS 工作组表示，虽然没有关于新辅助化疗与单独手术切除两组患者的随机试验的报道，但新辅助化疗对经过选择的患者是安全的，在多学科肿瘤委员会仔细审查后可以考虑（Trans-Atlantic RPS Working Group，2015）。

## 五、复发及随访

尽管进行了完整的手术切除和多模式治疗，但 RPS 复发的风险很高。总体而言，70% 的 RPS 患者将在 5 年内出现局部复发，特别是成人脂肪肉瘤亚型局部复发率高。局部复发占疾病相关死亡率的 90%（Anaya 等，2009）。RPS 局部复发患者的中位生存期为 28 个月（Lewis 等，1998）。只有 52% 的局部复发患者可以完全切除（Lewis 等，1998）。与原发肿瘤一样，完全切除是主要的预后因素。然而，后期每次局部复发后，切除率都会降低。据报道，第二次局部复发的切除率为 22%，第三次局部复发的切除率为 10%（Lewis 等，1998）。初次手术后的高级别恶性肿瘤和局部复发患者生存率最差（Gronchi 等，2004）。一项合并了 8 个大体量专科中心数据的回顾性研究评估了 1007 名 RPS 患者在初次切除后的复发模式（Gronchi 等，2016）。总生存期的预测因素是患者年龄、肿瘤大小、手术切除的完整性、恶性程度、多灶性和组织学亚型。值得注意的是，在 8 年时，高分化脂肪肉瘤局部复发的粗略累积发生率在手术范围有限的中心为 42%，在手术范围扩大的中心为 5%（Gronchi 等，2016）。

跨大西洋 RPS 工作组发布了一份补充的共识文件，其中提供了如何最好地治疗复发性 RPS 的建议（Trans-Atlantic RPS Working Group，2016）。他们推荐复发性 RPS 应再次活检，并由 RPS 专家组成的多学科团队制订治疗计划。与原发性 RPS 类似，完全手术切除是唯一的可治愈性治疗。然而，在多灶性疾病中，复发几乎是必然的，手术很可能没有肿瘤学获益。出于同样的原因，不推荐局部复发和远处转移病灶的同步切除。新辅助化疗和放疗可能是个体化选择。对于不适合根治性切除的患者，细胞毒性和靶向药物全身治疗可能有益于延长生命和提高生活质量，但这完全是假设性的。放疗可用于控制与神经压迫相关的疼痛。鼓励读者将符合条件的患者参加国际合作登记项目（Trans-Atlantic RPS Working Group，2016）。

完全切除后复发的风险似乎没有明显的时间模式。复发可以发生在初次手术后 15～20 年。因此，应对 RPS 患者进行终身随访（Trans-Atlantic RPS Working Group，2015）。RPS 工作组建议在前 5 年内每 3～6 个月进行一次 CT 扫描。之后，每年进行一次随访评估是合适的（Management of primary retroperitoneal sarcoma in the adult：a consensus approach from the Trans-Atlantic RPS Working Group，2015）。

## 参考文献


[1] Anaya DA, et al. Establishing prognosis in retroperitoneal sarcoma: a new histology-based paradigm. Ann Surg Oncol. 2009;16(3):667–75.

[2] Armstrong JR, Cohn I Jr. Primary malignant retroperitoneal tumors. Am J Surg. 1965;110(6):937–43.

[3] Avances C, et al. CCAFU's contribution to the French National Cancer Institute's reference frame: retroperitoneal sarcomas. Prog Urol J Assoc Fr Urol Soc Fr Urol. 2013;23(Suppl 2):S161–6.

[4] Baldini EH, et al. Treatment guidelines for preoperative radiation therapy for retroperitoneal sarcoma: preliminary consensus of an international expert panel. Int J Radiat Oncol Biol Phys. 2015;92(3):602–12.

[5] Bjerkehagen B, et al. Radiation-induced sarcoma: 25–year experience from the Norwegian Radium Hospital. Acta Oncol. 2008;47(8): 1475–82.

[6] Bonvalot S, et al. Primary retroperitoneal sarcomas: a multivariate analysis of surgical factors associated with local control. J Clin Oncol Off J Am Soc Clin Oncol. 2009;27(1):31–7.

[7] Bremjit PJ, et al. A contemporary large single-institution evaluation of resected retroperitoneal sarcoma. Ann Surg Oncol. 2014;21(7): 2150–8.

[8] Brennan C, et al. Solid malignant retroperitoneal masses-a pictorial review. Insights Imaging. 2014;5(1):53–65.

[9] Bubendorf L, et al. Metastatic patterns of prostate cancer: an autopsy study of 1,589 patients. Hum Pathol. 2000;31(5):578–83.

[10] Burningham Z, et al. The epidemiology of sarcoma. Clin Sarcoma Res. 2012;2(1):14.

[11] Chen L, et al. Hematologic malignancies with primary retroperitoneal presentation: clinicopathologic study of 32 cases. Arch Pathol Lab Med. 2005;129(5):655–60.

[12] Erzen D, Sencar M, Novak J. Retroperitoneal sarcoma: 25 years of experience with aggressive surgical treatment at the Institute of Oncology, Ljubljana. J Surg Oncol. 2005;91(1):1–9.

[13] ESMO GuidelinesWorking Group. Soft tissue and visceral sarcomas: ESMO Clinical Practice Guidelines for diagnosis, treatment and follow-up. Ann Oncol Off J Eur Soc Med Oncol. 2012;23(Suppl 7):vii92–9.

[14] Feng M, et al. Long-term outcomes after radiotherapy for retroperitoneal and deep truncal sarcoma. Int J Radiat Oncol Biol Phys. 2007;69(1):103–10.

[15] Fletcher CDM, et al. WHO classification of tumours of soft tissue and bone. 4th ed. Geneva: WHO Press; 2014.

[16] Gemici K, et al. Management of patients with retroperitoneal tumors and a review of the literature.World J Surg Oncol. 2015;13:143.

[17] Gronchi A, et al. Retroperitoneal soft tissue sarcomas: patterns of recurrence in 167 patients treated at a single institution. Cancer. 2004;100(11):2448–55.

[18] Gronchi A, et al. Aggressive surgical policies in a retrospectively reviewed single-institution case series of retroperitoneal soft tissue sarcoma patients. J Clin Oncol Off J Am Soc Clin Oncol. 2009;27(1):24–30.

[19] Gronchi A, et al. Variability in patterns of recurrence after resection of primary retroperitoneal sarcoma (RPS): a report on 1007 patients from the multi-institutional collaborative RPS working group. Ann Surg. 2016;263(5):1002–9.

[20] Hueman MT, Herman JM, Ahuja N. Management of retroperitoneal sarcomas. Surg Clin North Am. 2008;88 (3):583–97. vii

[21] Jaques DP, et al. Management of primary and recurrent soft-tissue sarcoma of the retroperitoneum. Ann Surg. 1990;212(1):51–9.

[22] Jo VY, Fletcher CD. WHO classification of soft tissue tumours: an update based on the 2013 (4th) edition. Pathology. 2014;46(2): 95–104.

[23] Kim KS, et al. Radiation-induced sarcoma: a 15–year experience in a single large tertiary referral center. Cancer Res Treat Off J Kor Cancer Assoc. 2016;48 (2):650–7.

[24] Krege S, et al. European consensus conference on diagnosis and treatment of germ cell cancer: a report of the second meeting of the European Germ Cell Cancer Consensus group (EGCCCG): part I. Eur Urol. 2008;53(3):478–96.

[25] Le Pechoux C, et al. Should adjuvant radiotherapy be administered in addition to front-line aggressive surgery (FAS) in patients with primary retroperitoneal sarcoma? Ann Oncol Off J Eur Soc Med Oncol. 2013;24(3):832–7.

[26] Lewis JJ, et al. Retroperitoneal soft-tissue sarcoma: analysis of 500 patients treated and followed at a single institution. Ann Surg. 1998;228(3):355–65.

[27] Mariani A, et al. Prospective assessment of lymphatic dissemination in endometrial cancer: a paradigm shift in surgical staging. Gynecol Oncol. 2008;109(1):11–8.

[28] Mendenhall WM, et al. Retroperitoneal soft tissue sarcoma. Cancer. 2005;104(4):669–75.

[29] Miura JT, et al. Impact of chemotherapy on survival in surgically resected retroperitoneal sarcoma. Eur J Surg Oncol: J Eur Soc Surg Oncol Br Assoc Surg Oncol. 2015;41(10):1386–92.

[30] Murez T, et al. CCAFU french national guidelines 2016–2018 on retroperitoneal sarcoma. Prog Urol J Assoc Fr Urol Soc Fr Urol. 2016;27(Suppl 1):S183–90.

[31] Osswald M, et al. Treatment of a population based sample of men diagnosed with testicular cancer in the United States. Urol Oncol. 2009;27(6):604–10.

[32] Pawlik TM, et al. Long-term results of two prospective trials of preoperative external beam radiotherapy for localized intermediate- or high-grade retroperitoneal soft tissue sarcoma. Ann Surg Oncol. 2006;13 (4):508–17.

[33] Pervaiz N, et al. A systematic meta-analysis of randomized controlled trials of adjuvant chemotherapy for localized resectable soft-tissue sarcoma. Cancer. 2008;113 (3):573–81.

[34] Pinson CW, et al. Long-term results with primary retroperitoneal tumors. Arch Surg. 1989;124(10):1168–73.

[35] Pliess G. Proceedings: retroperitoneal tumors: pathology (author's transl). Langenbecks Arch Chir. 1973;334:127–40.

[36] Porpiglia AS, Reddy SS, Farma JM. Retroperitoneal Sarcomas. Surg Clin N Am. 2016;96(5):993–1001.

[37] Porter GA, Baxter NN, Pisters PW. Retroperitoneal sarcoma: a population-based analysis of epidemiology, surgery, and radiotherapy. Cancer. 2006;106 (7):1610–6.

[38] Ribeiro Gomes J, Belotto M, D'Alpino Peixoto R. The role of surgery for unusual sites of metastases from colorectal cancer: a review of the literature. Eur J Surg Oncol. 2017;43(1):15–19.

[39] Robert-Koch-Institute. Zentrum für Krebsregisterdaten. www.krebsdaten.de. 2016.

[40] Roett MA, Evans P. Ovarian cancer: an overview. Am Fam Physician. 2009;80(6):609–16.
[41] Schmalz O. Retroperitoneal tumors. Der Urol Ausg A. 2016; 55(6):748–55.
[42] Scholz M, et al. Extragonadal retroperitoneal germ cell tumor: evidence of origin in the testis. Ann Oncol Off J Eur Soc Med Oncol. 2002;13(1):121–4.
[43] Sheth GR, et al. Radiation-induced sarcoma of the breast: a systematic review. Oncologist. 2012;17(3):405–18.
[44] Singer S, et al. Histologic subtype and margin of resection predict pattern of recurrence and survival for retroperitoneal liposarcoma. Ann Surg. 2003;238(3):358–70; discussion 370–1
[45] Stein ME, et al. Radiation-induced sarcoma following curative radiotherapy for testicular seminoma: case report and brief review of the literature. Tumori. 1997;83(3):721–3.
[46] Strauss DC, Hayes AJ, Thomas JM. Retroperitoneal tumours: review of management. Ann R Coll Surg Engl. 2011;93(4):275–80.
[47] Tambo M, et al. Clinicopathological review of 46 primary retroperitoneal tumors. Int J Urol Off J Jpn Urol Assoc. 2007;14(9):785–8.
[48] Trans-Atlantic RPS Working Group. Management of primary retroperitoneal sarcoma (RPS) in the adult: a consensus approach from the Trans-Atlantic RPS Working Group. Ann Surg Oncol. 2015;22(1):256–63.
[49] Trans-Atlantic RPS Working Group. Management of recurrent retroperitoneal sarcoma (RPS) in the adult: a consensus approach from the Trans-Atlantic RPSWorking Group. Ann Surg Oncol. 2016;23(11):3531–40.
[50] Van Roggen JF, Hogendoorn PC. Soft tissue tumours of the retroperitoneum. Sarcoma. 2000;4(1–2):17–26.
[51] Virseda Rodriguez JA, et al. Primary retroperitoneal tumors: review of our 10–year case series. Arch Esp Urol. 2010;63(1):13–22.
[52] von MehrenM, et al. Soft tissue sarcoma, version 2.2014. J Natl Compr Cancer Netw JNCCN. 2014;12 (4):473–83.
[53] Zlotecki RA, et al. Adjuvant radiation therapy for resectable retroperitoneal soft tissue sarcoma: the University of Florida experience. Am J Clin Oncol. 2005;28 (3):310–6.

# 第 55 章　儿童泌尿系统肿瘤：Nephroblastoma 小儿肾母细胞瘤和 Wilms 瘤

## Urologic Tumors in Childhood: Nephroblastoma and Wilms Tumor

Raimund Stein　Norbert Graf　著
韩　晖　译　　王　斌　校

摘　要

6%～7% 的儿童癌症是肾肿瘤，其中近 90% 是肾母细胞瘤，即所谓的 Wilms 瘤（WT）。女性比男性发病稍多，75% 的患者在 5 岁之前被诊断出来，15% 的患者 1 岁内发病，高达 2% 的 WT 在成人发病，而双侧 WT 发生率高达 10%，同时高达 15% 的患者在诊断时已发生转移。大约 10% 的 WT 与先天性畸形或如 Denis-Drash 综合征、WAGR– 综合征或 Beckwith-Wiedemann 综合征有关。

超声是首选影像学方法。磁共振成像是超声之后的首选，因为它避免了电离辐射并提供了出色的软组织对比度，只有无法在可接受的时间范围内进行 MRI 时才应进行计算机断层扫描 CT。

目前 SIOP RTSG UMBRELLA 建议，所有诊断年龄在 7 月龄至 16 岁且影像学怀疑为 WT 的患者在术前接受化疗。在出生后的前 2 个月，先天性中胚层肾瘤的患病率高于 WT。然而，此后 WT 的百分比迅速增加，6 个月以下的双侧肿瘤通常是 WT。婴儿的最佳治疗方法应在多学科团队内讨论，以权衡初次手术（如 WT）术中肿瘤破裂的风险与不必要的化疗（如 CMN）的风险。WT 成人患者按照儿科推荐建议，生存率提高达 90%。手术应由经验丰富的外科医生进行，并应包括至少七个或更多淋巴结的取样，以确保精确的术后分期。由于当今优秀的影像学方法，不再需要探查对侧肾脏。双侧 WT 和单侧综合征患者应进行保留肾单位手术，肿瘤较小（如诊断时＜300ml）的患者可能受益于 NSS。

接受适当分期和风险组导向治疗的患者治愈率为 90%，转移患者的生存率为 80%。

WT 就是一个很好的例子，它展示了多学科治疗如何将从前致命的肿瘤变成可治愈的肿瘤。

### 一、概述

1814 年 Rance 首次发现肾母细胞瘤（Rance，1814），1899 年德国外科医生 Carl Max Wilhelm Wilms 详细描述了该肿瘤（Wilms，1899）。目前这种肿瘤被称为“Wilms 肿瘤”（WT）。WT 是一个证明了多学科治疗（儿科肿瘤学、儿科泌尿学 / 外科、放射学、病理学、生物学和遗传学）和随机试验（国际儿科肿瘤学会和国家威尔姆斯肿瘤研究，今天的儿童肿瘤小组）可以显著改善预后的典范。化疗、麻醉和手术的进步促成了这一成功。这两个研究组（COG 和 SIOP）之间的主要区别在于，通过 MRI 或 CT 确认诊断后的 WT 患者，SIOP 建议接受术前化疗，NWTS/COG 建议选择手术。最终的生存率相似( Graf 等，2016 )。

由于这种疾病的罕见性，这些患者应仅在儿科肿瘤中心接受治疗，并由对儿科肾肿瘤具有高度专业知识的外科医生参与。在过去 25 年里，10 年生存率有所增加，现在超过 90%（Graf 等，2006；Kaatsch 等，2015）（图 55-1）。尽管取得了这一成功，但仍有一部分高危患者需要更有效的治疗。今天，这些研究的目的是提高生存率，尤其是在高危人群中，并尽量减少急性和晚期毒性。SIOP 肾脏肿瘤研究组（RTSG）的新 UMBRELLA 协议为标准化诊断、整合研究和标准治疗提供了指南。该协议的目的是改善患有肾母细胞瘤和所有其他儿童肾脏肿瘤的儿童和青少年的短期和长期预后。到目前为止，只有在 COGWT 研究中，分子标志物（1p 和 16q 的杂合性丢失）用于风险分层。

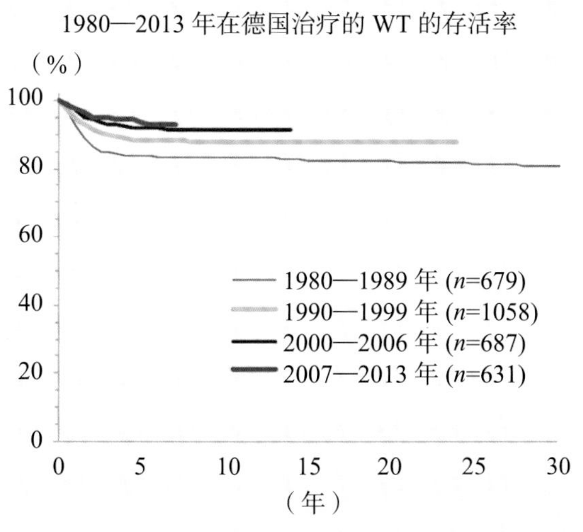


▲ **图 55-1　1980—2013 年在德国治疗的 WT 的存活率（Kaatsch 和 Spix，2015）**

## 二、流行病学

6%～7% 的儿童肿瘤是 WT，这是儿童期最常见的原发性肾肿瘤（Graf 等，2016）。在德国，每年约有 100 名儿童被诊断为 WT，其发病率为每百万 7～8 例（Graf 等，2016），与英国和美国相同（Breslow 等，1993 年；Gundeti，2010）。与北美和欧洲相比，东亚人群的发病率较低，而黑种人人群的发病率略高（Breslow 等，1994；Fukuzawa 等，2004）。这些差异很可能是由于遗传和非遗传因素造成的。女性比男性略多（Kaatsch 等，2015），75% 的患者在 5 岁之前确诊，15% 小于 1 岁，高达 2%WT 在成人发病（Kalapurakal 等，2004）。双侧 WT 比例高达 10%，高达 15% 的患者在诊断时已发生转移，主要转移到肺（Graf 等，2016；Breslow 等，1994）。WT 在双侧肿瘤患者中发生得更早（Breslow 等，1994）。

在所有肾脏肿瘤中，近 90% 是肾母细胞瘤，11% 具有其他组织学类型，包括肾脏透明细胞肉瘤（3%）、肾细胞癌（1%）、肾脏恶性横纹肌瘤（1%）、先天性中胚层瘤肾瘤（3%）、嗜酸细胞瘤、血管平滑肌脂肪瘤、肉瘤和其他罕见肿瘤（Graf 等，2016）。

## 三、相关综合征 / 风险因素

大约 10% 的 WT 与先天畸形或综合征有关。在高达 4.5% 的患者中发现泌尿生殖系统异常，包括尿道下裂、隐睾和肾脏融合异常（Breslow 等，1982）。米勒管异常（如子宫或宫颈或双角子宫重复）的发生率也可能增加（Byrne 等，2002）。

Denys-Drash 综合征包括性发育障碍、肾间质硬化和 WT（Drash 等，1970；Dumoucel 等，2014）。生殖道异常患者与精神发育迟滞、无虹膜和 WT 相关。WAGR 综合征也增加了 WT 的风险（Breslow 等，2003）。无虹膜在正常人群中非常罕见，然而，高达 30% 的这些患者可能会发展为 WT。另一种众所周知的无虹膜综合征是 Beckwith Wiedemann 综合征（Beckwith，1969；Wiedemann，1964），其中还包括巨舌症、肾肿大、脐膨出和偏侧肥大症。此外，患有 Sotos 和 Perlman 综合征及 Klippel Trénaunay-Weber 综合征或患有神经纤维瘤病 Recklinghausen 的患者 WT 的风险也会增加。约 1% 的 WT 患者具有家族史（Graf 等，2016）。因此，有 WT 高风险的患者应在出生后的最初几年内每 3～4 个月进行一次密切的超声筛查。然而，尽管这些肿瘤是在更早的阶段发现且体积更小，但到目前为止还没有研究证明由于早期发现而获得更好的存活率（Choyke 等，1999；Green 等，1993）。因此，保留肾单位的手术在这些患者中可能是可行的，以避免在今后生活中出现肾功能不全，因为他们患双侧肿瘤的风险很高。

## 四、生物学 / 组织病理学 / 分期

Wilms 肿瘤已经并将被广泛研究，以寻找基因改变和更好的分子遗传风险分层来进行治疗。WT1 是第一个检测到的 Wilms 肿瘤基因，并在 WAGR 综合征患者中显示染色体 11p13 的明显缺失（Riccardi 等，1978）。它还与 Denys-Drash 和 Frasier 综合征有关。WT2 基因与如 Beckwith Wiedemann 综合征相关（Koufos 等，1989）。今天，发现了更多与 WT 相关的基因。由于 von1p 和 16q 杂合性缺失与更差的预后相关（Grundy 等，1994；Wittmann 等，2007），因此这些分子标记物在当前的 COGWT 在北美的研究中用于风险分层。此类患者会得到更集中深入的治疗。更重要的是，在病理学家对肿瘤进行病理分类后再收集肿瘤组织用于分子遗传学研究。

WT 在大多数情况下是混合肿瘤。经典的三相 WT 包括三种细胞类型，即胚层、基质和上皮。每种成分的占比因患者而异。这些成分对术前化疗的反应不同，均发生退行性变化，并且在高达 5%～15% 的情况下，肿瘤完全坏死（Graf 等，2016）。目前 Vujanic 等的分类中包括了在组织病理学分类中的这些变化（表 55–1）（Vujanic 等，2002）。在用放线菌素 D 和长春新碱进行初始化疗后，仍具有存活原始细胞的患者对这些药物具有耐药性，他们被归类为高风险患者（需要更积极治疗）（Graf 等，2016）。

**表 55–1　未接受和接受初级化疗的肾肿瘤分类（Vujanic 等，2002）**

| **A. 对于治疗前的病例** |
|---|
| Ⅰ. 低危肿瘤 |
| 中胚层肾瘤 |
| 囊性部分分化肾母细胞瘤 |
| 完全坏死的肾母细胞瘤 |
| Ⅱ. 中危肿瘤 |
| 肾母细胞瘤——上皮型 |
| 肾母细胞瘤——基质类型 |
| 肾母细胞瘤——混合型 |
| 肾母细胞瘤——退化型 |
| 肾母细胞瘤——局灶性发育不全 |
| Ⅲ. 高危肿瘤 |
| 肾母细胞瘤——母细胞型 |
| 肾母细胞瘤——弥漫性不发育 |
| 肾脏透明细胞肉瘤 |
| 肾脏横纹肌瘤 |
| **B. 对于原发性肾切除术病例** |
| Ⅰ. 低危肿瘤 |
| 中胚层肾瘤 |
| 囊性部分分化肾母细胞瘤 |
| Ⅱ. 中危肿瘤 |
| 非变性肾母细胞瘤及其变异 |
| 肾母细胞瘤——局灶性不发育 |
| Ⅲ. 高危肿瘤 |
| 肾母细胞瘤——弥漫性不发育 |
| 肾脏透明细胞肉瘤 |
| 肾脏横纹肌瘤 |

分期分为Ⅰ～Ⅴ期（表 55–2）。病理学家确定局部肿瘤分期（Graf 等，2016）。

表 55-2　根据 SIOP 分类的分期（Graf 等，2016）

| 阶　段 | |
|---|---|
| Ⅰ | 肿瘤局限于肾脏或如果在肾脏正常轮廓之外，则被纤维假包膜包围并完全切除 |
| Ⅱ | 存活的肿瘤超出肾脏或穿透肾被膜和（或）纤维假被膜进入肾周脂肪但被完全切除 |
| Ⅲ | 肿瘤切除不完全，超出切除边缘（大体或显微镜下的肿瘤残留），和（或）任何腹部淋巴结受累和（或）任何肿瘤破裂 |
| Ⅳ | 血行转移（肺、肝、骨、脑等）或腹盆腔区域以外的淋巴结转移 |
| Ⅴ | 诊断时的双侧肾肿瘤 |

## 五、诊断

尽管超声检查很便利（图 55-2），但大多数 WT 儿童都表现为无症状的腹部肿块。在德国，15% 是在强制预防体检中被发现的。其他症状包括腹痛（约 1/4）和肉眼血尿（<20%）（Gutjahr，1990）。

实验室检查包括血细胞计数、肝肾功能和电解质。为了排除神经母细胞瘤，应检测尿液或血液中的儿茶酚胺。

除了全面的体格检查外，对疑似肾脏肿块的儿童首先进行超声影像学检查。使用二维超声和彩色多普勒寻找肾静脉和下腔静脉中的静脉瘤栓是首选的方式。磁共振成像是超声之后的首选，因为它避免了电离辐射并提供了极好的软组织对比度。施用钆后，可以观察到不均匀的信号强度（图 55-3）。有钆禁忌证（过敏或肾功能不全）时，行平扫 MRI。如果在可接受的时间范围内无法进行 MRI 检查，则只能进行腹部 CT。随访时应做 AP 或 PA 位的胸片作为基线检查（中心静脉置管化疗后的胸片也可作为基线）。

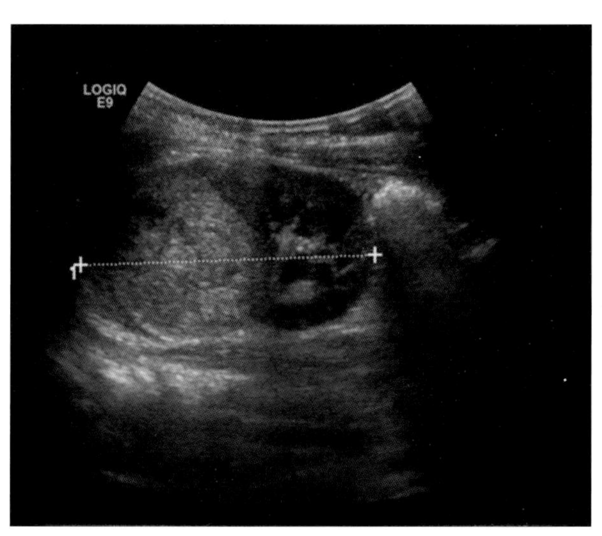


▲ 图 55-2　单侧肾母细胞瘤 2 岁女童患儿超声

然而，为了排除肺转移，需要进行胸部平扫 CT（图 55-4）。在 SIOP 试验中，有肺转移的患者在手术前化疗后需再次进行胸部 CT。

对于有肾脏肿块的儿童，必须考虑其他肾脏肿瘤，如先天性中胚层肾瘤（CMN）、肾脏透明细胞肉瘤（CCSK）、肾脏恶性横纹肌瘤（MRTK）和肾细胞癌（RCC）。

在目前的 SIOP RTSG UMBRELLA 建议中，对于影像学诊断、临床表现不典型或生物学发现具有高度不确定性的病例，可以考虑在全身麻醉下使用 1G6 或 18G 针经后腹腔途径切取 / 芯针活检。相关并发症（如肿瘤出血、破裂或针道复发）发生率大约 1.6%（Vujanic 等，2003）。

## 六、治疗

目前 SIOP RTSG UMBRELLA 协议的主要目标是寻找更好的小儿肾肿瘤分子特征，并在将来建立生物标志物。与 SIOP2001 研究相比，除了阿霉素不包括在Ⅱ～Ⅲ期中危 Wilms 瘤的治疗中（Pritchard-Jones 等，2015），目前的治疗方法保持不变。诊断时年龄在 7 月龄至 16 岁且影像学怀疑为 WT 的所有患者均在手术前接受化疗。

研究表明，在出生后的前 2 个月，先天性中胚层肾瘤 CMN 的患病率高于 WT。然而，此后 WT 的百分比随着年龄的增长而迅速增加。<6 个月的双侧肿瘤通常是 WT，若诊断时已出现转

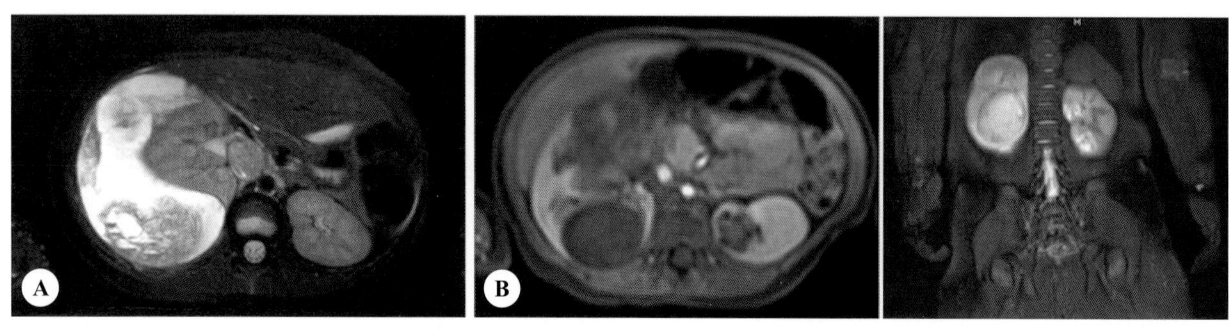

▲ 图 55-3 A. 一名 4 岁女童淋巴结转移的单侧 Wilms 肿瘤的 MRI；B. 双侧 WT 的 2 岁女童

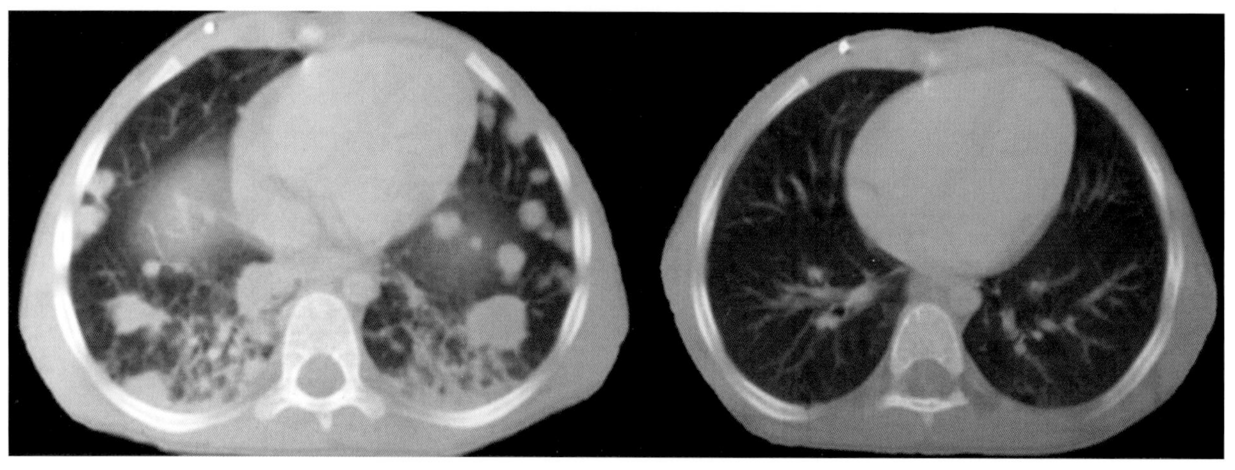

▲ 图 55-4 肺转移肾母细胞瘤患者在诊断时和接受放线菌素 D、长春新碱和阿霉素化疗 6 周后

引自 Graf et al. 2016，Abbildung 6 seite 2030

移通常是肾脏的恶性横纹肌瘤（vanden Heuvel-Eibrink 等，2008）。因此，婴儿的最佳治疗方法应多学科团队讨论，以权衡初次手术（如 WT）术中肿瘤破裂的风险与不必要的化疗（如 CMN）的风险。

另一方面，16 岁以后的 WT 非常罕见，RCC 的可能性更大；这些患者适合首选手术。

成人 WT 通常是肾肿瘤切除术后意外的组织学发现。欧洲的发病率为（0.17～0.27）/ 100 万（Mitry 等，2006）。直到最近，有人提出与患有这种肿瘤类型的儿童相比，成年人的生存率更差。但是，使用儿科治疗方案，北美和德国的报道显示了更好的效果（Kalapurakal 等，2004；Kattan 等，1994；Reinhard 等，2004）。Huszno 等在他们的综述文章中论证了现代治疗方案确实将总生存率提高达 90%（Huszno 等，2013）。因此，这些患者应根据 SIOP RTSG UMBRELLA 协议进行治疗（表 55-3）（van den Heuvel Eibrink 等，2017）。

与首选手术的 COG 研究相反，在 SIOP RTSG UMBRELLA 方案中治疗的局限性 WT（Ⅰ～Ⅲ期）患者接受了 4 周以上的长春新碱和放线菌素 D 的术前化疗。在第 5～6 周内再次行 MRI 检查后进行手术。这种方法的优点是肿瘤降期。术前化疗后，高达 60% 的患者术后处于Ⅰ期，而首选手术的患者只有 30% 左右（Graf 等，2016）。首选化疗后，肿瘤破裂率更低，从而避免了术后强化治疗。原发转移性疾病患者术前接受包括阿霉素在内的 6 周化疗。对于双侧病变患者，使用长春新碱和放线菌素 D 的术前化疗可延长至 12 周，使得双侧保留肾单位手术（NSS）更容易。然而，在肿瘤没有缩小的患者中，大多数具有基质亚型

表 55–3　在 SIOP-UMBRELLA 方案中的干预

| 干预 / 手术 | |
|---|---|
| 初级手术 | 年龄在 6 月龄以下及 16 岁以上者，但体重不超过 1kg 除外 |
| 针吸活组织检查 | 只有那些对放射学诊断和异常的临床表现或生物学结果有高度不确定性的患者 |
| 保留肾单位手术 | 在所有的双侧病例中，单侧肿瘤伴有对侧、泌尿系和肾系疾病，以及患有遗传综合征和增加对侧淋巴结肿瘤风险的患者。在单侧非综合征患者中，若肿瘤局限于肾单极或肾中部周围，诊断时容积＜ 300ml，术前无破裂，术前无肿瘤影像学检查，无周围器官侵犯，无肾静脉、腔静脉血栓或多灶性肿瘤 |
| 微创手术 | 如果开放性 NSS 不可行，可以接受小的中央肿瘤 |
| 初级化疗，然后根治性肾切除术 | 所有年龄在 7 月龄至 16 岁的肾肿瘤患者，以及低于或高于这个年龄限制的肾肿瘤患者的标准治疗程序 |

（Graf 等，2016），因此需要更早进行手术。术后化疗主要取决于局部分期和组织学亚型，范围从术后无治疗（低风险，Ⅰ期）到四种药物（高风险，Ⅱ期、Ⅲ期）。此外，Ⅳ期患者对术前化疗的反应也作为术后治疗的分层参数。与未获得 CR 的患者相比，获得 CR 的患者无须接受更积极的治疗。

几乎所有的WT病例，手术都是有选择性的，并且应该总是由经验丰富的外科医生进行。大多数WT都进行根治性肾切除术，包括淋巴结取样。应切除 7 个或更多淋巴结以保证精确的术后分期。由于当今出色的影像学方法，不再需要探查对侧肾脏。肝和（或）肺转移病灶如果初始化疗后未达到完全缓解，应予以切除。

在所有双侧病例中，NSS 应在非常有经验的中心进行，以尽可能多地保留肾实质。

单侧病例也可能受益于 NSS，特别是在那些对侧、泌尿道和肾脏异常及伴对侧 WT 风险增加的遗传综合征患者中。在单侧非综合征 WT 中，NSS 在特定情况下是可以接受的：肿瘤局限于肾脏的一极或肾中部的外周，诊断时体积＜300ml；术前无破裂，术前影像学无管腔内肿瘤，无侵犯周围器官，无肾静脉或腔静脉栓子或多灶性肿瘤。

必须在正常肾组织的边缘进行切除。在显微镜下未完全切除的情况下，进一步的局部治疗取决于多种因素，应与多学科团队讨论。然而，在肾肿瘤的不良亚型中，完全肾切除术似乎是必要的。NSS 后最终病理学的 LN 阳性表明需要放疗，但不一定需要再次肾切除。

WT 中经典的肾脏开放入路手术仍然是金标准；如果手术切除符合肿瘤学原则，包括在小的、中央型肿瘤进行足够的淋巴结取样，则可以接受腹腔镜或腹腔镜辅助方法。肿瘤必须在不粉碎的情况下通过足够的腹壁切口在袋中取出，以确保没有肿瘤扩散和适当的组织病理学分期。无论何时，首选开放 NSS 手术。

根据肿瘤分期、组织学、化疗反应和切除状态，放疗仍然在多达 15% 的 WT 儿童中发挥作用。它适用于中危、Ⅲ期患者（淋巴结阳性 N+，手术后残留病灶，肿瘤破裂），但是，对于初始淋巴结阳性并被完全切除的Ⅲ期患者和高危、Ⅱ期和Ⅲ期及Ⅴ期患者不建议补量放疗。对于存在弥漫性腹腔内肿瘤扩散、术前、术中明显的严重破裂的儿童，需要进行全腹部放疗。全肺放疗适用于组织学为高危、组织学为中危且残留肿瘤的患者，以及在一线治疗期间先前没有肺部照射的复发性肺转移患者。对于需要肺部和腹部放疗的患者，放疗应一起进行以避免放射野重叠（Graf 等，2016）。

## 七、预后

今天，如果患者接受适当的分期和危险分层导向的治疗，大约 90% 的患者会被治愈( Graf 等，2016 )，即使是转移性疾病的患者，其治愈率也能达到 80%。预后较差的危险因素包括年龄较大( >2 岁 )、肿瘤体积超过 500ml、具有高危组织学 / 弥漫性未发育和母细胞亚型的患者及对术前化疗反应不良的Ⅳ期患者。

由于大多数复发发生在诊断后的前 2 年，因此在此期间应加强随访。

## 参考文献


[1] Beckwith JB. Macroglossia, omphalocele, adrenal cytomegaly, gigantism and hyperplastic visceromegaly. Birth Defects. 1969;5:188–96.

[2] Breslow NE, Beckwith JB. Epidemiological features of Wilms' tumor: results of the National Wilms' Tumor Study. J Natl Cancer Inst. 1982;68(3):429–36.

[3] Breslow N, Olshan A, Beckwith JB, Green DM. Epidemiology of Wilms tumor. Med Pediatr Oncol. 1993; 21(3):172–81.

[4] Breslow N, Olshan A, Beckwith JB, Moksness J, Feigl P, Green D. Ethnic variation in the incidence, diagnosis, prognosis, and follow-up of children with Wilms' tumor. J Natl Cancer Inst. 1994;86(1):49–51.

[5] Breslow NE, Norris R, Norkool PA, Kang T, Beckwith JB, Perlman EJ, et al. Characteristics and outcomes of children with the Wilms tumor-Aniridia syndrome: a report from the National Wilms Tumor Study Group. J Clin Oncol. 2003;21(24):4579–85.

[6] Byrne J, Nicholson HS. Excess risk for Mullerian duct anomalies in girls with Wilms tumor. Med Pediatr Oncol. 2002;38(4):258–9.

[7] Choyke PL, Siegel MJ, Craft AW, Green DM, DeBaun MR. Screening for Wilms tumor in children with Beckwith-Wiedemann syndrome or idiopathic hemihypertrophy. Med Pediatr Oncol. 1999;32(3): 196–200.

[8] Drash A, Sherman F, Hartmann WH, Blizzard RM. A syndrome of pseudohermaphroditism, Wilms' tumor, hypertension, and degenerative renal disease. J Pediatr. 1970;76(4):585–93.

[9] Dumoucel S, Gauthier-Villars M, Stoppa-Lyonnet D, Parisot P, Brisse H, Philippe-Chomette P, et al. Malformations, genetic abnormalities, and Wilms tumor. Pediatr Blood Cancer. 2014;61(1):140–4.

[10] Fukuzawa R, Breslow NE, Morison IM, Dwyer P, Kusafuka T, Kobayashi Y, et al. Epigenetic differences between Wilms' tumours in white and east-Asian children. Lancet. 2004;363(9407):446–51.

[11] Graf N, Rübe C, Gessler M. Nierentumoren. In: Gadner H, Gaedicke G, Niemeyer C, Ritter J, editors. Pädiatrische Hämatologie Und Onkologie. Heidelberg: Springer; 2006. p. 847–64.

[12] Graf N, Furtwangler R, Stein R. Nierentumoren beim Kind. In: Michel MS, Thüroff JW, Janetschek G, Wirt M, editors. Die Urologie, vol. 2. Heidelberg: Springer; 2016. p. 2025–38.

[13] Green DM, Breslow NE, Beckwith JB, Norkool P. Screening of children with hemihypertrophy, aniridia, and Beckwith-Wiedemann syndrome in patients with Wilms tumor: a report from the National Wilms Tumor Study. Med Pediatr Oncol. 1993;21(3):188–92.

[14] Grundy PE, Telzerow PE, Breslow N, Moksness J, Huff V, Paterson MC. Loss of heterozygosity for chromosomes 16q and 1p in Wilms' tumors predicts an adverse outcome. Cancer Res. 1994;54(9): 2331–3.

[15] Gundeti MS. Wilms' tumor. In: Gearhardt J, Rink R, Mouriquand P, editors. Pediatric urology. 2nd ed. Philadelphia: Saunders; 2010. p. 671–83.

[16] Gutjahr P. Bundesweite Wilms tumor studie 1980–1988. Dtsch Ärztebl. 1990;87:A2992–3000.

[17] Huszno J, Starzyczny-Slota D, Jaworska M, Nowara E. Adult Wilms' tumor – diagnosis and current therapy. Cent European J Urol. 2013;66(1):39–44.

[18] Kaatsch P, Spix C. German childhood cancer registry. Annual report 2015 (1980–2014). Mainz: IMBEI University; 2015.

[19] Kalapurakal JA, Nan B, Norkool P, Coppes M, Perlman E, Beckwith B, et al. Treatment outcomes in adults with favorable histologic type Wilms tumor-an update from the National Wilms Tumor Study Group. Int J Radiat Oncol Biol Phys. 2004;60(5):1379–84.

[20] Kattan J, Tournade MF, Culine S, Terrier-Lacombe MJ, Droz JP. AdultWilms' tumour: review of 22 cases. Eur J Cancer. 1994;30A(12):1778–82.

[21] Koufos A, Grundy P, Morgan K, Aleck KA, Hadro T, Lampkin BC, et al. Familial Wiedemann-Beckwith syndrome and a second Wilms tumor locus both map to 11p15.5. Am J Hum Genet. 1989;44(5):711–9.

[22] Mitry E, Ciccolallo L, Coleman MP, Gatta G, Pritchard- Jones K, EUROCARE Working Group. Incidence of and survival from Wilms' tumour in adults in Europe: data from the EUROCARE study. Eur J Cancer. 2006;42(14):2363–8.

[23] Pritchard-Jones K, Bergeron C, de Camargo B, van den Heuvel-Eibrink MM, Acha T, Godzinski J, et al. Omission of doxorubicin from the treatment of stage II–III, intermediate-risk Wilms' tumour (SIOP WT 2001): an open-label, non-inferiority, randomised controlled trial. Lancet. 2015;386(9999):1156–64.

[24] Rance TF. Case of fungus haematodes of the kidney. Med Phys J. 1814;32:19–25.

[25] Reinhard H, Aliani S, Ruebe C, Stockle M, Leuschner I, Graf N.Wilms' tumor in adults: results of the Society of Pediatric Oncology (SIOP) 93-01/Society for Pediatric Oncology and Hematology (GPOH) Study. J Clin Oncol. 2004;22(22):4500–6.

[26] Riccardi VM, Sujansky E, Smith AC, Francke U. Chromosomal imbalance in the Aniridia-Wilms' tumor association: 11p interstitial deletion. Pediatrics. 1978;61(4):604–10.

[27] van den Heuvel-Eibrink MM, Grundy P, Graf N, Pritchard- Jones K, Bergeron C, Patte C, et al. Characteristics and survival of 750 children diagnosed with a renal tumor in the first seven months of life: a collaborative study by the SIOP/GPOH/SFOP, NWTSG, and UKCCSG Wilms tumor study groups. Pediatr Blood Cancer. 2008;50(6):1130–4.

[28] van den Heuvel-Eibrink MM, Hol JA, Pritchard-Jones K, van Tinteren H, Furtwangler R, Verschuur AC, Vujanic GM, Leuschner I, Brok J, Rube C, Smets AM, Janssens GO, Godzinski J, Ramirez-Villar GL, de Camargo B, Segers H, Collini P, Gessler M, Bergeron C, Spreafico F, Graf N, International Society of Paediatric

Oncology – Renal Tumour Study, Group. Position paper: Rationale for the treatment of Wilms tumour in the UMBRELLA SIOP-RTSG 2016 protocol. Nat Rev Urol. 2017;14(12): 743–52.

[29] Vujanic GM, Sandstedt B, Harms D, Kelsey A, Leuschner I, de Kraker J, et al. Revised International Society of Paediatric Oncology (SIOP) working classification of renal tumors of childhood. Med Pediatr Oncol. 2002;38(2):79–82.

[30] Vujanic GM, Kelsey A, Mitchell C, Shannon RS, Gornall P. The role of biopsy in the diagnosis of renal tumors of childhood: results of the UKCCSG Wilms tumor study 3. Med Pediatr Oncol. 2003;40(1):18–22.

[31] Wiedemann HR. Complexe malformatif familial avec hernie ombilicale et macroglossie – un syndrome nouveau? J Genet Hum. 1964;13:223–32.

[32] Wilms M. Mischgeschwülste der Niere. Die Mischgeschwülste. 1st ed. Leipzig: Verlag von Arthur Georgi; 1899.

[33] Wittmann S, Zirn B, AlkassarM, Ambros P, Graf N, Gessler M. Loss of 11q and 16q in Wilms tumors is associated with anaplasia, tumor recurrence, and poor prognosis. Genes Chromosomes Cancer. 2007;46(2):163–70.

# 第七篇 阴茎癌
# Penile Cancer

# 第 56 章　阴茎癌的流行病学与组织病理学

## Epidemiology and Histopathology: Penile Cancer

Eva Compérat　著

张　超　译　　崔　龠　校

**摘　要**

阴茎癌临床较罕见，绝大多数为鳞状细胞癌，主要发生在龟头、冠状沟、包皮的鳞状上皮。2016 年，WHO 在分类中重新定义了鳞状细胞癌不同亚型的预后价值，其中一些预后较好，如疣状癌。因此，临床医生了解这些肿瘤的预后价值和从病理学角度的分类都很重要。

## 一、阴茎癌的流行病学

阴茎癌好发年龄为 50—70 岁，也可在更年轻或年长患者中出现。家族遗传罕见，不存在种族差异。南美洲、亚洲和非洲的发病率最高，欧洲和北美相对较低。阴茎癌占恶性肿瘤的 0.4%～0.6%（Siegal 等，2014）。工业化国家的年龄标准化发病率为（0.3～1）/100 000。在一些国家，发病率略有下降；在另一些国家如美国，与 HPV 相关的阴茎癌却在增加。

已知的危险因素有儿童期未做包皮环切、卫生条件差、包茎、人类乳头瘤病毒感染、硬化性萎缩性癣和吸烟（Daling 等，2005）。最近美国的一项研究表明肥胖和阴茎癌可能有关。该研究还发现，控制种族和吸烟状况后，肥胖与侵袭性阴茎癌的高风险相关（Barnes 等，2013）。在第二项研究中，他们确切地发现了肥胖和侵袭性阴茎癌之间的联系（Barnes 等，2016）。

对阴茎非常复杂的解剖结构有很好的了解是非常重要的。在阴茎远端，有三种不同类型的上皮黏膜组织分布在龟头、冠状沟和包皮。龟头的解剖结构包括固有层、尿道海绵体、白膜和阴茎海绵体。包皮有内板黏膜和外板皮肤，从组织学的角度来看两者是不同的。从黏膜到皮肤的解剖层次包括固有层、真皮和表皮层。阴茎筋膜覆盖阴茎体，进入冠状沟固有层。舟状窝与阴茎远端尿道相连，鳞状上皮内层与周围的龟头相连。阴茎部尿道位于腹侧，周围有固有层、海绵体和阴茎筋膜。

## 二、组织病理学

### （一）早期病变

阴茎上皮内瘤变（PeIN）

基底膜保持完整，但上皮内发生变化。PeIN 是公认的侵袭性鳞状细胞癌的前期病变（图 56–1）。

和浸润性癌一样，它可以分为两个亚型，即 HPV 相关和非 HPV 相关的 PeIN。大多数情况下 PeIN 的分级与鳞状细胞癌的分化有显著的相关性。疣状基底样 PeIN 也是如此。

患者年龄在 40—70 岁。病变的大小可变，从数毫米到广泛病变。已分化的 PeIN 常见于萎缩

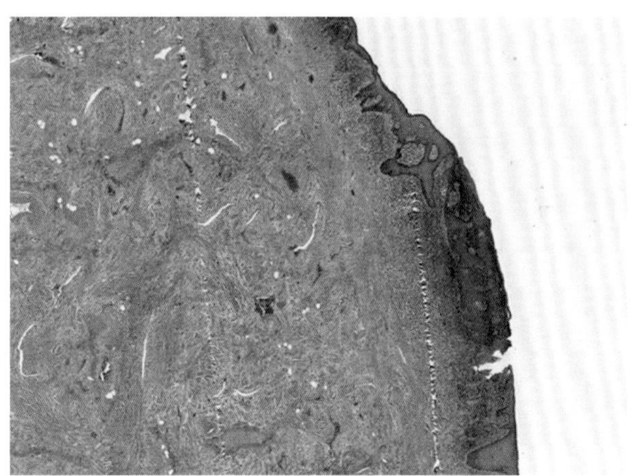

▲ 图 56-1　阴茎上皮内瘤变伴典型的异型性，基底层突出

性硬化性癣。它多发生在包皮，疣状基底样病变多见于龟头（Chaux 等，2012a）。

肉眼可见孤立的白色或粉红色斑疹或斑块，边界尖锐或不规则，也可能是多灶性病变。疣状基底样 PeIN 有更多天鹅绒般湿润的深棕色部分。

显微镜下，已分化的 PeIN 看起来像增厚的皮肤，常见角化珠形成和角化不全。在单一已分化的 PeIN 中，异型性存在于基底层。上皮细胞的异型性越高，进展为浸润性癌的风险越高。PeIN 是可分级的。萎缩性硬化性癣与之相关，且很难区分。

基底细胞样 PeIN 的特点是由单一的小细胞取代整个上皮细胞层。常见细胞凋亡和有丝分裂，这些病变呈 HPV 阳性（Chaux 等，2011）。疣状 PeIN 显示非典型角化不全。常见细胞多形性、空泡细胞和有丝分裂，可见鳞状细胞角化，这些病变也呈 HPV 阳性。它们进展为浸润性癌的百分比尚不清楚。

此外，也可观察到乳腺外 Paget 病。这种罕见的缓慢生长的腺癌可累及阴茎皮肤，主要是阴囊、肛周或会阴。这些糜烂斑块可能被误诊为湿疹，并且可以是累及耻骨区域的巨大病变。

镜下可见上皮内病变，有时肿瘤细胞含有黑色素。如果完全切除，预后良好。一旦真皮受侵，预后较差（Chaux 等，2012a）。

- 非 HPV 相关 PeIN。
  - 已分化（单一的）PeIN。
- HPV 相关 PeIN。
  - 基底细胞样 PeIN。
  - 疣状 PeIN。
  - 疣状基底细胞样 PeIN。
- 其他罕见类型的 PeIN。
  - 多形性的，梭形的，透明细胞样的，变形性骨炎样的。

### （二）恶性上皮肿瘤

最常见的是鳞状细胞癌。大部分发生在包皮内板、龟头内层和冠状沟。了解解剖和组织结构对于阴茎癌的起源和分期都非常重要。大多数阴茎癌起源于黏膜而不是皮肤。

阴茎鳞状细胞癌的病理分为两个亚组：非 HPV 相关的鳞状细胞癌和 HPV 相关的鳞状细胞癌（Moch 等，2016）。

HPV 与阴茎癌之间的关系于 1995 年首次被发现（Gregoire 等，1995）。HPV DNA 常见于基底和（或）疣状形态的癌，也常见于疣状基底样阴茎上皮内瘤变（PeIN）。在普通并且低级别的角化性鳞状细胞癌中罕见，在已分化的 PeIN 中持续阴性（Chaux 等，2012a）。

鳞状细胞癌可发生在阴茎的任何部位，并且是多灶性的。其基因特征鲜为人知。在癌变过程中存在两种途径，一种与 HPV 相关，发生在 30%～50% 病例中。另一种是非 HPV 相关途径，可分为两个亚组，即 *TP53* 突变组和其他染色体不稳定组（Moch 等，2016）。

### （三）非 HPV 相关鳞状细胞癌

#### 1. 鳞状细胞癌常见类型 /NOS

这类癌表现出具有不同分化和角化程度的鳞状细胞癌的常见特征。如果排除了所有其他组织学变异，可以提出该诊断。大多数情况下，这些瘤体肉眼呈外生型，但是内生型溃疡的病例也有报道。

这类癌的分级是非常重要的预后因素。建议使用ISUP/WHO的三级分级系统（Moch等，2016）。公认的分级系统从高分化到低分化，对应不同的核多态性、异型性和角化程度。高分化（1级），与角化组织相同，它们呈大片状生长，可以嵌套，间质反应有限。中分化（2级），癌巢变小，瘤间质增多。低分化（3级）角化少见，生长呈有角和不规则状，有丝分裂多见。肿瘤一旦表现出间变，就会变成3级。分级应该依据一个高倍视野下的最高的异型性。异质性是常见的。鳞状细胞癌有深入侵犯阴茎组织的倾向，2/3的患者存在腹股沟转移，死亡率约为30%（图56–2），分级是临床最重要的预测指标。血管侵犯占1/3，局部和区域复发与手术不充分有关，28%～39%的患者发生腹股沟淋巴结转移，10年死亡率为78%（Guimarães等，2009；Cubilla等，2001）。存在几种风险列线图。结外侵犯是不良预后的一个因素，即使只有一个淋巴结也归为$N_3$。阳性淋巴结越多，预后越差。

2. 假性增生性癌

该肿瘤是一种高分化的鳞状细胞癌，主要与硬化萎缩性癣有关，发生在老年患者的包皮。经常与其他组织学类型相关。大体形态是扁平或略突出的，常为多灶性。组织学上，边界清晰，细胞分化良好，瘤周间质缺失或极少。可观察到PeIN，分级为1级，未见血管、周围神经侵犯或转移的报道（图56–3）。

3. 假腺样癌

这种变异具有皮肤棘层松解和假腺腔侵袭性。患者一般较年轻，50岁左右，远端呈不规则状，白色坚实的溃疡性肿块。

组织学上呈蜂窝状，充满坏死碎片。大多数的病例是低分化和高级别肿瘤。超过2/3的发生淋巴结转移，死亡率高（Cunha等，2009）。

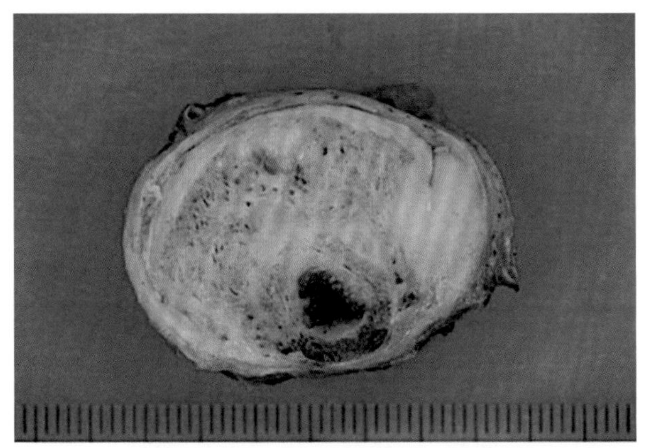

▲ 图 56–2　阴茎鳞状细胞癌浸润阴茎组织较深，尿道未受侵

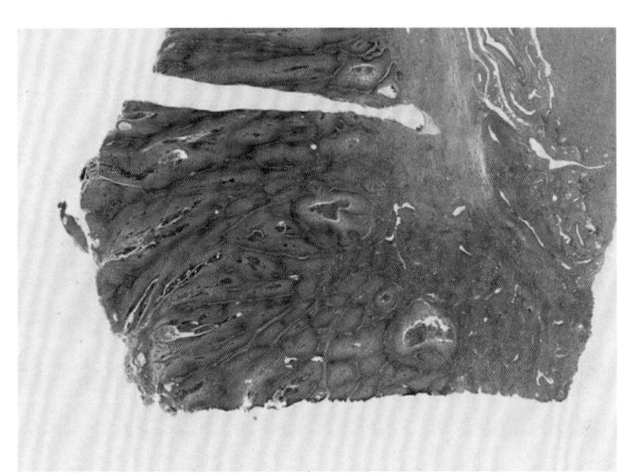

▲ 图 56–3　假性增生性癌，癌巢不规则，拉长，间质很少

4. 疣状癌

与其他器官类似，该类肿瘤分化极好，呈乳头样生长，肿瘤基底较宽，边界向间质推进。它发展缓慢，见于老年患者。常伴有萎缩性硬化性癣，占阴茎癌的2.3%（图56–4）。

大体外观为外生性和乳头状，白色或灰色，肿瘤和间质之间的分界清晰（Cupp等，1995）。

高分化癌表现为角化过度、棘层增厚和呈乳头状。肿瘤基底较宽，且肿瘤不直接侵犯固有层，而是将边界推入更深的组织，这使得判断是否浸润非常困难，特别是在小的活检组织中。疣状癌是一种高分化的癌，在基底层观察到极少异型性。对于透明的细胞，不应误认为挖空细胞。

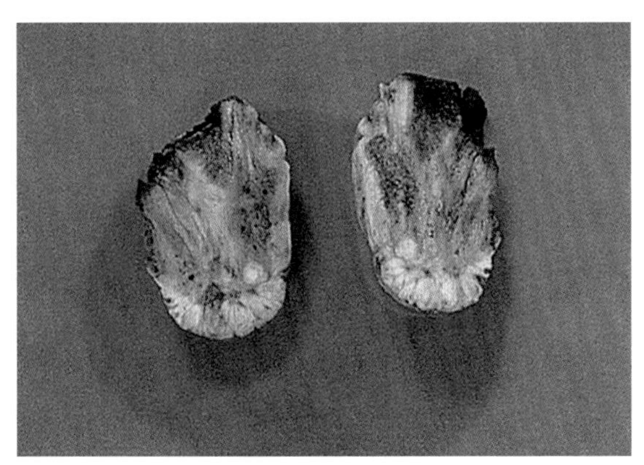

▲ 图 56-4　疣状癌呈外生性乳头状瘤

肿瘤可以是局灶性浸润，但通常是浅表浸润。如出现混合性特征，应按照混合病例报道。与 SCC NOS 混合最为常见，被称为混合疣状癌。通常是 HPV 阴性。这种预后良好、缓慢生长的肿瘤有 1/3 的病例复发，主要是因为组织学上对肿瘤的低估及手术不彻底（Stankiewicz 等，2009）。

5. 髓样癌

这是疣状癌的一种变异，是一种低级别癌。多发生在 70—80 岁男性，可以出现在阴茎的不同部位，最常见的病变是从龟头至更深层的海绵体组织。肿瘤呈灰白色，常有深度内陷。

组织学上与疣状癌相近，无挖空细胞，分化极好。无血管或周围神经侵犯的报道，侵犯边界广，未发现转移病例（Barreto 等，2007）。

6. 未分类乳头状癌（Papillary Carcinoma NOS）

此类癌呈乳头状瘤样和疣状，无挖空细胞，约占阴茎癌的 58%，通常伴有硬化性癣。体积可以非常小，但是也有达 14cm 病灶的报道。肿瘤呈菜花样，鲜有色白样组织。

组织学上可见分化良好的过度角化。异型性低，HPV 阴性。这些肿瘤可以复发，但死亡和转移病例罕见（Chaux 等，2012b）。

7. 腺鳞癌

这些癌是具有黏液特征的鳞状细胞癌，它们也被称为黏液表皮样癌。该病罕见，尽管复发和淋巴结转移的比例高达 50%，但死亡率很低（Romero 等，2006）。

8. 肉瘤样鳞状细胞癌

这类肿瘤具有侵袭性，灶性鳞状分化，梭形细胞成分应至少达到 30%。

好发于龟头，发病率为 1%～4%（Guim-arães 等，2009）。肿瘤定位很重要，否则，不可能区分肉瘤侵犯阴茎体和阴茎海绵体。

这类肿瘤生长缓慢，经常出现溃疡，可能出现区域或全身转移，也可能出现复发；其中一些病变最初是鳞状细胞癌，放疗后发生肉瘤样转化。坏死和出血常见。

组织学方面包括异型性、有丝分裂、多形性，以及类似于其他部位肉瘤的肉瘤样改变。

这些癌是最具侵袭性的阴茎肿瘤，存在较差的预后因素，如高级别病变、深度侵犯和周围神经侵犯。80% 的局部复发伴有腹股沟转移，死亡率高达 75%，大多数患者在 1 年内死亡（Chaux 等，2009）。

9. 混合型鳞状细胞癌

混合癌至少包含两种不同 SCC。多见于 70 岁以上的患者，大部分位于龟头。肿瘤为位于阴茎远端的外生性灰白色肿块，深入侵犯勃起组织。

最常见的是疣状癌和基底样癌的混合。腺鳞癌也属于这一类。在同一肿瘤中也可以发现与 HPV 相关和非 HPV 相关的肿瘤。

低级别肿瘤最常见，约占 75%，血管和周围神经侵犯占 25%。复发率为 20%，区域淋巴结复发率为 9%，但死亡率低于 5%（Chaux 等，2009）。

## （四）HPV 相关鳞状细胞癌

1. 嗜碱性鳞状细胞癌

这种类型的癌是侵袭性实体肿瘤，占阴茎癌的 5%～10%。最常见部位是龟头，也可以是包皮。约 50% 的病例出现转移。肿瘤表现为扁平的溃疡型肿块，浸润较深，有时伴坏死。

肿瘤由密集的小嗜碱性细胞组成，有丝分裂多见，可见中心角化。另一方面是“星空状”的特征，有时表现接近神经内分泌肿瘤。间质玻璃样化是常见的。这类 HPV 相关癌呈 p16 阳性。由于它们是高级别的，通常体积较大，并伴有淋巴血管和周围神经浸润，所以超过 50% 的患者出现淋巴结转移（Guimarães 等，2009）。局部复发率高，死亡率高，存活取决于治疗维持时间。

2. 乳头状嗜碱性癌

这类癌呈外生或内生，类似于尿路上皮癌。较罕见，好发于龟头，常见过度角化不全、湿疣样的特征及纤维血管核心。像其他 HPV 相关癌一样，p16 呈阳性。若疑为尿路上皮来源，相关免疫标记检测是有帮助的。

3. 疣状癌

这类外生癌似湿疣，呈大菜花样，占阴茎癌的 5%～10%。乳头有深色的纤维血管核心，周围呈白色，可能呈内生生长（图 56-5）。

组织学多表现为多形性空泡细胞，角化过度和角化不全，核多形性，细胞透亮；浸润区以透明细胞特征为主。可见单个细胞坏死。这类癌组织中 HPV 阳性，p16 阳性。

这类癌会侵犯海绵体和肉膜，但通常不出现血管或周围神经侵犯。淋巴结转移率<20%，死亡率较低（Cubilla 等，2000；Manipadam 等，2013）。

4. 疣状基底细胞癌

属于 HPV 相关的鳞状细胞癌，表现出疣状和基底细胞样特征。一般情况下，这类癌表现为龟头和包皮生长的巨大肿块。组织学上，混合有疣样乳头状瘤的表面和实性基底细胞样浸润成分；也有巢状生长模式。周围有小的基底样细胞，P16 表达强阳性。经常侵犯较深的结构，级别大多较高，常见血管和周围神经侵犯。它们比同类的疣状癌更有侵袭性，大约 50% 的患者会发生淋巴结转移，30% 会死于疾病（Sanchez 等，2016）。

5. 透明细胞癌

透明细胞鳞状细胞癌侵袭性强，且与人乳头状瘤病毒有关，通常发生在龟头和包皮上。

肿瘤呈片状生长，多见坏死。透明细胞染色呈 p16 阳性。

这类肿瘤是高侵袭性的，经常侵犯血管和周

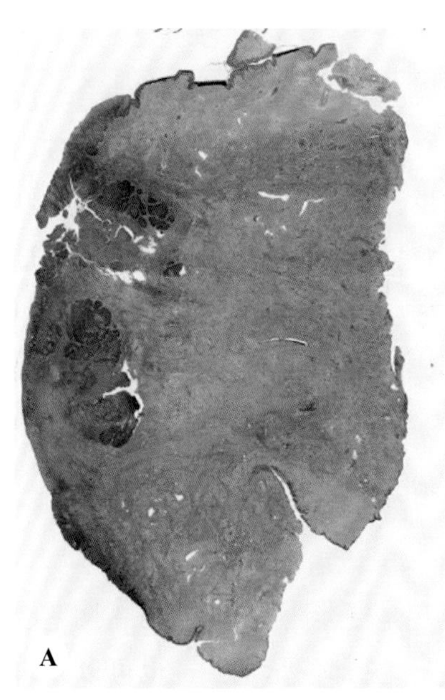


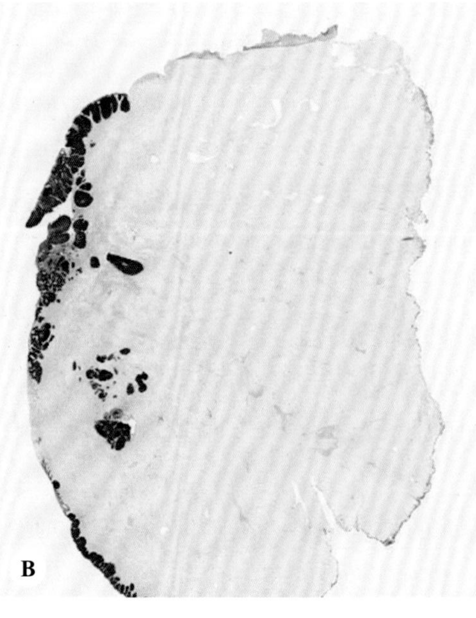


◀ 图 56-5 **A. 疣状癌以外生性的方式侵入下层阴茎组织；B. 肿瘤 p16 染色阳性**

围神经。肿瘤相关死亡率约 20%。常见远处转移（Chaux 等，2010）。

6. 淋巴上皮瘤样癌

低分化癌，类似于鼻咽部的淋巴上皮瘤样癌。多见于 60 岁左右的男性。肿瘤的生长大部分从龟头开始，延伸到包皮。肿瘤多少有些局限，常见片状的淋巴细胞或浆细胞与肿瘤细胞混合。p63 和 p16 阳性。预后不良，报道的病例极少（Mentrikoski 等，2014）。

其他罕见的癌，如具有髓样特征或粘连增生变异的癌也有报道。神经内分泌癌和 Merkel 细胞癌非常罕见，像黑色素瘤的皮肤癌也有报道。间叶性肿瘤，如平滑肌瘤、肉瘤甚至卡波西肉瘤也有报道（Moch 等，2016）。

## 参考文献

[1] Barnes KT, Smith BJ, Lynch CF, Gupta A. Obesity and invasive penile cancer. Eur Urol. 2013;63:588–9.

[2] Barnes KT, McDowell BD, Button A, Smith BJ, Lynch CF, Gupta A. Obesity is associated with increased risk of invasive penile cancer. BMC Urol. 2016;16(1):42.

[3] Barreto JE, Velazquez EF, Ayala E, Torres J, Cubilla AL. Carcinoma cuniculatum: a distinctive variant of penile squamous cell carcinoma: report of 7 cases. Am J Surg Pathol. 2007;31(1):71–5.

[4] Chaux A, Reuter V, Lezcano C, Velazquez EF, Torres J, Cubilla AL. Comparison of morphologic features and outcome of resected recurrent and nonrecurrent squamous cell carcinoma of the penis: a study of 81 cases. Am J Surg Pathol. 2009;33(9):1299–306.

[5] Chaux A, Tamboli P, Ayala A, Soares F, Rodríguez I, Barreto J, Cubilla AL. Warty-basaloid carcinoma: clinicopathological features of a distinctive penile neoplasm. Report of 45 cases. Mod Pathol. 2010;23(6):896–904.

[6] Chaux A, Pfannl R, Rodríguez IM, Barreto JE, Velazquez EF, Lezcano C, Piris A, Netto GJ, Cubilla AL. Distinctive immunohistochemical profile of penile intraepithelial lesions: a study of 74 cases. Am J Surg Pathol. 2011;35(4):553–62.

[7] Chaux A, Velazquez EF, Amin A, Soskin A, Pfannl R, Rodríguez IM, Barreto JE, Lezcano C, Ayala G, Netto GJ, Cubilla AL. Distribution and characterization of subtypes of penile intraepithelial neoplasia and their association with invasive carcinomas: a pathological study of 139 lesions in 121 patients. Hum Pathol. 2012a;43(7):1020–7.

[8] Chaux A, Velazquez EF, Barreto JE, Ayala E, Cubilla AL. New pathologic entities in penile carcinomas: an update of the 2004 world health organization classification. Semin Diagn Pathol. 2012b;29(2):59–66.

[9] Cubilla AL, Velazques EF, Reuter VE, Oliva E, Mihm MC Jr, Young RH. Warty (condylomatous) squamous cell carcinoma of the penis: a report of 11 cases and proposed classification of 'verruciform' penile tumors. Am J Surg Pathol. 2000;24(4):505–12.

[10] Cubilla AL, Reuter V, Velazquez E, Piris A, Saito S, Young RH. Histologic classification of penile carcinoma and its relation to outcome in 61 patients with primary resection. Int J Surg Pathol. 2001;9(2):111–20.

[11] Cunha IW, Guimaraes GC, Soares F, Velazquez E, Torres JJ, Chaux A, Ayala G, Cubilla AL. Pseudoglandular (adenoid, acantholytic) penile squamous cell carcinoma: a clinicopathologic and outcome study of 7 patients. Am J Surg Pathol. 2009;33(4):551–5.

[12] Cupp MR, Malek RS, Goellner JR, Smith TF, Espy MJ. The detection of human papillomavirus deoxyribonucleic acid in intraepithelial, in situ, verrucous and invasive carcinoma of the penis. J Urol. 1995;154(3):1024–9.

[13] Daling J, Madeleine M, Johnson L, et al. Penile cancer: importance of circumcision, HPV and smoking in in situ and invasive disease. Int J Cancer. 2005;116:606–16.

[14] Gregoire L, Cubilla AL, Reuter VE, Haas GP, Lancaster WD. Preferential association of human papillomavirus with high-grade histologic variants of penile-invasive squamous cell carcinoma. J Natl Cancer Inst. 1995;87(22):1705–9.

[15] Guimarães GC, Cunha IW, Soares FA, Lopes A, Torres J, Chaux A, Velazquez EF, Ayala G, Cubilla AL. Penile squamous cell carcinoma clinicopathological features, nodal metastasis and outcome in 333 cases. J Urol. 2009;182(2):528–34.

[16] Manipadam MT, Bhagat SK, Gopalakrishnan G, Kekre NS, Chacko NK, Prasanna S. Warty carcinoma of the penis: a clinicopathological study from South India. Indian J Urol. 2013;29(4):282–7.

[17] Mentrikoski MJ, Frierson HF Jr, Stelow EB, Cathro HP. Lymphoepithelioma-like carcinoma of the penis: association with human papilloma virus infection. Histopathology. 2014;64(2):312–5.

[18] Moch H, et al. WHO classification of tumours of the urinary system and male genital organs. 4th ed. Lyon: International Agency for Research on Cancer (IARC); 2016. http://enup.org/4th-edition-classifica tion-tumours-urinary-system-male-genital-organs/

[19] Romero FR, de Castro MG, Garcia CR, Perez MD. Adenosquamous carcinoma of the penis. Clinics (Sao Paulo). 2006;61(4):363–4.

[20] Sanchez DF, Rodriguez IM, Piris A, Cañete S, Lezcano C, Velazquez EF, Fernandez-Nestosa MJ, Mendez-Pena JE, HoangMP, Cubilla AL. Clear cell carcinoma of the penis: an HPV-related variant of squamous cell carcinoma: a report of 3 cases. Am J Surg Pathol. 2016;40(7):917–22.

[21] Siegal R, Ma J, Zou Z, Jemal A. Cancer statistics, 2014. CA Cancer J Clin. 2014;64:9–29.

[22] Stankiewicz E, Kudahetti SC, Prowse DM, Ktori E, Cuzick J, Ambroisine L, Zhang X, Watkin N, Corbishley C, Berney DM. HPV infection and immunochemical detection of cell-cycle markers in verrucous carcinoma of the penis. Mod Pathol. 2009;22(9):1160–8.

# 第57章 晚期和复发性阴茎癌

## Advanced Disease and Recurrent Disease in Penile Cancer

Dominic H. Tang Juan J. Chipollini Philippe E. Spiess 著

张 超 译 崔 崙 校

**摘 要**

由于晚期阴茎癌的罕见性和较差预后，其治疗仍然复杂和具有挑战性。虽然器官局限性疾病通常是可以治愈的，但高级别和侵袭性的疾病进展增加了治疗的难度。通常通过全面的体格检查和（或）断层扫描成像来诊断。淋巴结清扫是局部疾病的标准治疗方法。然而，对于进展为巨大和（或）固定的淋巴结则需要不同的治疗策略，因为单一的治疗方案往往是不可治愈的。在这种情况下，建议化疗联合手术巩固治疗，并保留放疗作为姑息治疗。虽然局部复发通常是接受手术切除，但淋巴结的复发往往需要更积极的治疗，类似于体积较大的淋巴结转移病灶。本章主要讨论发病机制、诊断和治疗策略，以及晚期阴茎癌和复发性阴茎癌的可选择治疗方案。

## 一、概述

阴茎癌是罕见的肿瘤，在美国和欧洲只占所有恶性肿瘤的0.4%～0.6%（Siegel 等，2016）。但它可能导致毁灭性的后果，并经常在治疗上带来重大挑战。大多数阴茎癌是器官局限的，这带来了极好的治愈机会。然而，它的治疗被延迟并不少见，这可能导致疾病在治疗前就已经进展。疾病的进展可以通过几个方面来预测，即原发灶的位置，腹股沟淋巴结的转移，远处转移前扩散到盆腔淋巴结。由于该病的罕见性，尽管有美国国家综合癌症网络和欧洲泌尿学协会指南，但有限的研究数据给治疗带来了挑战（Clark 等，2013；Hakenberg 等，2015）。在这一章中，我们回顾了晚期阴茎鳞状细胞癌的自然病史、影像学诊断和治疗计划，还将讨论治疗方案，包括手术、化疗和放射治疗。此外，将讨论局部和局部区域复发疾病的治疗。

## 二、自然病史

阴茎鳞状细胞癌通常始于龟头，可延伸至阴茎体。Buck 筋膜可以作为肿瘤局部扩散的屏障，但受侵后也会累及其内的组织，并有淋巴转移的可能。淋巴扩散是可以预测的，一般从连接皮肤的淋巴管到腹股沟浅层淋巴结，再到腹股沟深层淋巴结，继续到盆腔淋巴结。有趣的是，从腹股沟淋巴结到盆腔淋巴结的引流并没有穿过对侧。如果没有治疗，区域转移继续扩大进展为皮肤溃疡、坏死、感染或股血管出血（Burgers 等，1992）。值得注意的是，阴茎癌在远处转移扩散之前有一个较长的病程。少见的是，根据多数病例报道1%～10%的患者会发生远处转移。晚期肿瘤也可能导致大体积或无法切除的淋巴结转移或者脏器转移。晚期病例的预后一般较差，死亡率高。在这些患者中，手术或放疗往往无法治愈，肿瘤的高侵袭性导致了高死亡率。

## 三、现状

晚期肿瘤通常是在患者被诊断为阴茎癌后，通过体检和影像学检查的分期工作发现的。由于其发病模式，无原发阴茎病变的晚期阴茎癌少见。有时，包茎可能隐藏原发病灶，导致疾病逐渐进展而不引起注意。这可能导致最初表现就是增大的腹股沟肿物，并伴随溃烂或坏死。全身症状如发热、体重减轻、乏力和不适可伴随远处转移而发生，但转移灶很少发现。由于阴茎癌淋巴转移的预测性，远处转移通常在局部和淋巴结病变显著进展后才发生。

## 四、诊断

### （一）体格检查

对于非肥胖患者的初次评估，阴茎原发病灶和腹股沟淋巴结的体格检查仍然是可靠的。这为患者的风险分级和可能的治疗提供了重要的分期信息。除了检查阴茎，通过检查阴囊和会阴来排除晚期疾病也是非常重要的。触诊腹股沟区淋巴结肿大对评估肿瘤转移很重要。直肠指诊可以检查盆腔肿块。但是，浸润性较强的原发肿瘤和不理想的身体状况可能阻碍全面的体格检查。这就需要更精确的方法来评估分期，如影像学检查。

### （二）磁共振成像和超声检查

对于原发肿瘤，磁共振成像和超声检查比计算机断层扫描具有更高的临床应用价值（Vapnek 等，1992）。超声检查评估了 16 例阴茎癌患者，尽管肿瘤厚度经常被低估，但检测海绵体侵犯的灵敏度是 100%（Horenblas 等，1994）。Lont 等比较了 33 例患者术前的 MRI 和超声检查，发现在评估肿瘤浸润深度和海绵体浸润方面两者具有相似的准确性（Lont 等，2003）。此外，通过前列腺素 $E_1$（前列地尔）进行人工勃起成像在评估中也有显著的作用。在一项对 55 例患者的研究中，MRI 准确地预测了所有经病理证实的海绵体侵犯。

腹股沟和盆腔淋巴结的评估对于预后和总生存率也至关重要。由于体格检查对于肥胖或有过腹股沟手术的患者来说比较困难，所以建议用横断面影像检查进行评估。可扪及的腹股沟淋巴结转移，追加的影像学检查对治疗计划也有帮助，因为在识别高危阴茎癌阳性淋巴结方面，中央坏死和不规则边界的区域淋巴结影像特征具有很高的准确性（Graafland 等，2011a）。

### （三）正电子发射计算机断层扫描

PET/CT 显示了在检测阴茎癌转移方面的前景。一项 35 例阴茎浸润性鳞状细胞癌的前瞻性研究发现 PET/CT 对腹股沟淋巴结转移的敏感度为 88%，特异度为 98%（Schlenker 等，2012）。另一项关于侵袭性鳞状细胞癌的前瞻性研究也发现其在腹股沟亚临床淋巴结侵犯中的作用（Souillac 等，2012）。此项研究发现 PET/CT 对 22 例临床淋巴结阴性患者的敏感度为 75%，特异度为 87%。在另一项 18 例已知腹股沟淋巴结阳性患者的研究中，发现 PET/CT 在检测盆腔淋巴结转移方面具有较高的敏感度（91%）和特异度（100%）（Graafland 等，2009）。这项研究还发现了 4 名患者之前没有被发现的远处转移。值得注意的是，PET/CT 在临床淋巴结阴性患者中的应用似乎有限。最近的一项 Meta 分析报道，PET/CT 对腹股沟淋巴结转移的敏感性较低，特别是对临床淋巴结阴性的患者（Sadeghi 等，2012）。然而，PET/CT 对可触及淋巴结的敏感性仍很高，依然是一个合理的分期检查手段。

## 五、治疗

### （一）腹股沟淋巴结清扫

腹股沟淋巴结转移及其范围是阴茎癌患者

的最重要的预后因素，有证据表明，早期腹股沟淋巴结清扫比延迟清扫预后更好（Ornellas 等，1994；McDougal，1995；Johnson 和 Lo，1984a）。因此，对于那些具有高危因素的患者（$T_1G_3$，$\geqslant T_2$），积极处理淋巴结的目的是防止区域和远处转移（Clark 等，2013）。鉴于阴茎癌局部区域较长的独特发病机制，对腹股沟转移淋巴结的清扫可以达到治愈的效果。如果冰冻切片证实淋巴结转移，建议行标准的扩大腹股沟淋巴结清扫，包括腹股沟浅层及深层淋巴结（Clark 等，2013）。上界是外环口到髂前上棘的上缘，外界为髂前上棘向下延伸 20cm，内界由耻骨结节下延 15cm。

### （二）盆腔淋巴结清扫

有两个或两个以上腹股沟淋巴结阳性、结外侵犯或低分化转移的患者，建议进行盆腔淋巴结清扫（Clark 等，2013）。

一项包含 79 例化疗初治的患者，这些患者进行了预防性盆腔淋巴结清扫，发现盆腔淋巴结阳性与腹股沟结外侵犯或两个及两个以上的腹股沟阳性淋巴结相关（Djajadiningrat 等，2015）。盆腔淋巴结清扫需要切除髂外淋巴结、髂内淋巴结和闭孔淋巴结。与局限于腹股沟区域的淋巴转移相比，盆腔淋巴结转移预后较差，据报道，与盆腔淋巴结转移相关的 5 年疾病特异性生存率为 17%（Djajadiningrat 等，2015）。在一项多中心研究中，发现四个或四个以上的腹股沟淋巴结阳性是双侧盆腔淋巴结转移的独立预测因子（Zargar-Shoshtari 等，2015），因此建议进行双侧盆腔淋巴结清扫。此外，在排除潜在混杂因素后，双侧盆腔淋巴结清扫也被证明比单侧清扫提高了 8.6 个月的总生存期（Zargar-Shoshtari 等，2016）。

### （三）化疗

对于体积大的肿瘤，其治愈率低，致死率高，推荐行全身化疗。单独使用手术或放疗的单一治疗方案往往是无法治愈的。然而，并没有很多临床试验报道化疗在晚期肿瘤中的效果。虽然早期的研究有单药化疗作为主要治疗方式，但是目前推荐在新辅助治疗和（或）辅助治疗中采取多药联合。目前还没有关于阴茎癌化疗的随机临床试验报道。

*1. 初始化疗*

早期小队列研究报道了顺铂、博莱霉素及甲氨蝶呤治疗的效果。美国西南肿瘤小组在晚期阴茎癌中对顺铂进行了单药研究，（Gagliano 等，1989）。26 例患者接受顺铂治疗（$50mg/m^2$）的患者，总缓解率为 15%，中位总生存期为 4.7 个月。一项较小的研究也观察了 12 例广泛性转移患者对顺铂的反应（Ahmed 等，1984）。给予不同剂量的顺铂（$70\sim120mg/m^2$），25% 的患者肿瘤明显缩小。在一组 14 例患者的研究中，博莱霉素也被报道为一种可能有效的单药（Ahmed 等，1984）。在这项研究中，1 例患者完全缓解，但随后死于博莱霉素的肺毒性。13 例患者中有 3 例（21%）肿瘤明显缩小，中位缓解持续时间为 3 个月。甲氨蝶呤也作为一种单药用于 13 例晚期疾病患者（Ahmed 等，1984），61% 的患者出现缓解，其中 1 例完全缓解。中位持续时间也只有 3 个月。有趣的是，其中 3 例患者之前接受过顺铂治疗。

*2. 辅助化疗*

有研究报道了联合化疗在腹股沟转移癌辅助治疗中的作用。应用长春新碱、博莱霉素和甲氨蝶呤对 12 例根治性腹股沟淋巴结清扫术后患者进行辅助治疗（Pizzocaro 和 Piva，1988）。经过 12 周的联合化疗，中位 42 个月的随访后仅 1 例患者出现复发。西南肿瘤组研究了使用博莱霉素、甲氨蝶呤和顺铂治疗局部晚期或转移性肿瘤的联合化疗（Haas 等，1999）。45 例患者参加了Ⅱ期评估，结果为 32.5% 的缓解率（5 例完全缓解和 8 例部分缓解）。中位总生存期为 28 周。欧洲癌症研究和治疗组织（EOC）的Ⅱ期研究，随访了 28 例接受伊立替康和顺铂联合治疗的局部晚期或转移性患者（Theodore 等，2008），术前接受新辅助治疗。在 26 例符合缓解评估的患者中，2 例完全缓解，6 例部分缓解。有趣的是，3 例患者在手术时未发现残留肿瘤。然而，本研究未能证明应答率显著高于 30%，因此被认为是阴性研究。一项规模较小的研究随访了 6 例连续接受紫杉醇、顺铂和氟尿嘧啶治疗的无法切除或者复发的淋巴转移患者（Pizzocaro 等，2009）。2 例在化疗后超过 2 年完全缓解且无疾病。1 例因无法耐受化疗而接受早期二次手术切除，治疗后 46 个月无病生存。2 例获得完全缓解，但没有完成化疗方案，并在 4 个月和 10 个月时发现复发。1 例无反应，在治疗 4 个月内死亡。最近的一项多中心回顾研究发现，辅助化疗与盆腔淋巴结阳性患者的总生存率改善相关（Sharma 等，2015）。该作者发现，在 84 例患者中，辅助化疗增加了 11 个月的总生存期。

3. 新辅助化疗

MD 安德森癌症中心的一项研究评估了 $N_2$ 或 $N_3$ 期但是未出现远处转移的患者对新辅助化疗的反应。共有 30 例患者接受了紫杉醇、异环磷酰胺和顺铂的新辅助治疗，并接受了随后的手术治疗。15 例（50%）客观缓解，9 例（30%）完全缓解。存活患者的中位随访时间为 34 个月。20 例患者在研究期间死亡，其中 17 例是因为阴茎癌的进展。第三项Ⅱ期临床试验研究了 20 例局部晚期或转移性阴茎癌接受多西他赛、顺铂和氟尿嘧啶化疗的患者（Nicholson 等，2013）。其中 10/26 例患者（38.5%）有客观缓解，2 例局部晚期患者达到完全缓解。遗憾的是，该试验没有达到预定阈值，即 60% 的应答率。因此作者不支持在晚期患者的治疗中常规使用该方案。更近的一项研究随访了 6 例无法切除或者复发阴茎癌淋巴结转移，连续接受紫杉醇、顺铂和氟尿嘧啶治疗的患者（Pizzocaro 等，2009）。2 例患者在两个疗程后获得完全缓解。然而，由于他们拒绝完成化疗，随后复发。

（四）联合手术治疗

对于观察到对全身化疗有反应的患者，可以考虑手术巩固治疗。这可能使患者达到无病状态或为了姑息治疗。这主要是基于转移性阴茎癌患者的小的个体系列研究。对于化疗无效的患者，不建议进行手术治疗，因为这通常意味着创伤、快速复发或转移。

8 例晚期阴茎癌患者在手术前接受顺铂和氟尿嘧啶治疗（Shammas 等，1992）。2 例完全缓解，1 例部分缓解。2 例完全反应的患者中，1 例接受了手术治疗，1 例接受了手术和放疗。他们的无病期分别为 32 个月和 57 个月。

一项Ⅱ期试验报道了甲氨蝶呤、顺铂和博莱霉素对局部晚期或转移患者的疗效（Corral 等，1998）。此研究中，30 例患者中有 9 例无病中位生存期为 34.4 个月。其中 6 例在接受巩固手术或放疗后达到无病状态。需要注意的是效果持续时间有限。本研究报道了 16 例患者出现客观缓解，但中位持续时间为 4.7 个月。疗效持续时间最长的患者在化疗后接受手术。6 例患者的疗效持续时间超过 1 年，其中 4 例接受了手术治疗。

一项研究回顾了在 34 年期间 20 例无法切除的转移性鳞状细胞癌患者（Leijte 等，2007）。采用五种不同的化疗方案评估肿瘤反应和临床结果。化疗方案为博莱霉素单药，博莱霉素、长春新碱和甲氨蝶呤，顺铂、氟尿嘧啶，博莱霉素、顺铂和甲氨蝶呤，顺铂和伊立替康。在这些患者中，12 例出现缓解，其中 8 例长期缓解，并在化疗后行手术治疗，未出现复发。3 例对化疗无反应的患者接受了姑息手术，但均在术后 3 个月内死亡。

Bermejo 等对 10 例晚期阴茎癌患者进行了队

列研究，这些患者对化疗有效后接受了手术治疗（Bermejo 等，2007）。采用了 3 种不同的化疗方案，即异环磷酰胺、紫杉醇和顺铂，博莱霉素、甲氨蝶呤和顺铂，紫杉醇和卡铂。化疗后 4 例完全缓解，1 例部分缓解。其余 5 例患者病情稳定。手术巩固治疗后，3 例患者无淋巴结转移（$pN_0$），7 例患者存在淋巴结转移（$pN_{1\sim3}$）。3 例超过 3 个淋巴结转移的患者死亡，中位生存期为 23 个月。患者的 5 年总生存率为 40%，中位生存期为 26 个月。

### （五）放射治疗

1. 淋巴结转移的首次放疗

由于淋巴结的状况在阴茎癌治疗中提供了关键的预后信息，如果切实可行，手术仍是广泛接受的一线治疗。淋巴结首次放疗的证据不强，且不推荐（Hakenberg 等，2015）。一项前瞻性非随机试验发现淋巴结清扫术在治疗淋巴结转移方面比放疗有更好的效果（Kulkarni 和 Kamat，1994）。因此，对于怀疑有转移的患者，建议手术切除而不是放疗。

2. 辅助放射治疗

放疗在辅助治疗中有一定的益处。一项回顾性研究分析了 23 例患者阳性淋巴结切除术后接受腹股沟辅助放疗（Franks 等，2011）。该研究显示接受辅助放疗的患者总生存率（66% vs. 11%）和局部无复发生存率（56% vs. 22%）更优。另一项小型回顾性研究发现，腹股沟淋巴结清扫术后接受辅助放疗的患者局部失败率为 11%，未接受辅助放疗的患者为 60%（Chen 等，2004）。有趣的是，对来自监测、流行病学和最终结果数据库的 2458 例阴茎癌患者的分析，并不支持辅助放疗的患者与单独手术相比的结果（Burt 等，2014）。然而，SEER 数据库的混杂因素应该被考虑，因为淋巴血管侵犯、边缘状态、结外侵犯和放射治疗区域都未被记录。

### （六）无法切除肿瘤的放疗和姑息治疗

有些肿瘤无法切除的患者会从放疗中获益。Ravi 等报道了淋巴结和（或）远处转移接受放疗的阴茎癌患者（Ravi 等，1994）。这项样本量最大研究包含 120 例患者，其中 33 例淋巴结超过 4cm、可活动的患者接受术前放疗和随后的淋巴结清扫。结外侵犯和腹股沟复发的发生率在统计学上低于之前的研究报告。放疗后发现 8% 的患者出现结外侵犯，3% 的患者出现腹股沟复发，而在同期未行放疗的相关报道中，这一比例分别为 33% 和 19%，提示术前对大的腹股沟淋巴结（4cm）进行放疗可改善局部控制。然而，盆腔和（或）腹主动脉旁放疗对盆腔淋巴转移患者无益。此外，在姑息治疗中的放疗也可能具有临床价值。据报道，放疗可改善 56% 腹股沟淋巴结固定患者的症状，所有 5 例患者均伴有疼痛性骨转移，50% 的患者伴有脊髓受压（Ravi 等，1994）。因此，在晚期阴茎癌和姑息治疗中推荐放疗。

### （七）区域淋巴结复发和局部复发

一旦发生局部复发或腹股沟淋巴结复发，预后相当差，最佳的治疗方案仍不清楚，可选的治疗手段有限，如化疗、放疗或手术，单独或联合治疗。其他研究发现局部复发的挽救性治疗有效率为 25%～85%，而区域淋巴结复发的挽救性治疗有效率仅为 33%～50%（Chen 等，2004；Mobilio 和 Ficarra，2001）。由于腹股沟复发患者的预后相对较差，一些学者推荐早期积极进行腹股沟的治疗（Chen 等，2004）。

1. 手术

尽管保留阴茎治疗的患者局部复发率较高，但是癌症特异性生存并没有降低（Djajadiningrat 等，2014）。因此，近年来器官保留手术越来越多（Djajadiningrat 等，2014；Pietrzak 等，2004）。在首次器官保留手术后，如存在海绵体受侵、存在基底样和肉瘤样组织等不利因素，可能需要阴茎部分或阴茎全切除术（Chaux 等，2009）。对于其他类型的原发肿瘤复发，保留阴茎的治疗仍可考虑（Clark 等，2013）。

与预防性淋巴清扫相比，淋巴结转移后再行手术治疗具有更高的风险和发病率（Bevan-Thomas 等，2002）。

多个单中心研究表明，在淋巴水肿、伤口感染、皮肤边缘坏死、皮下积液形成甚至死亡的发生率方面，姑息性手术明显高于预防性手术（Johnson 和 Lo，1984b；Ravi，1993；Ornellas 等，1991）。MD 安德森癌症中心最近的一系列研究主张，由于肿瘤侵犯股骨和髂血管的风险较高，在进行姑息性手术时，应谨慎选择患者（Bevan-Thomas 等，2002）。然而，对于孤立的局部腹股沟复发，挽救性切除被认为是有益的。在一项多中心合作研究中，9/20 例因孤立性淋巴结复发而接受挽救性切除，患者在中位随访 12 个月未发现肿瘤复发（Baumgarten 等，2014）。这项研究报道了 11 例患者出现并发症，其中伤口感染最常见。

2. 化疗

一般来说，对于手术后出现无法切除的复发淋巴结的患者，有效治疗的可能性很低。Hakenberg 等发现，8 例患者采用顺铂、甲氨蝶呤和博莱霉素方案行辅助化疗，3 例 pN+ 患者有效，5 例 pN– 患者出现复发后死于疾病进展或治疗相关的并发症（Hakenberg 等，2006）。

Pizzocaro 等报道了 3 例淋巴清扫术后区域淋巴结复发的患者接受紫杉醇治疗，2 例部分缓解（Pizzocaro 等，2009）。

Pettaway 等回顾分析Ⅳ期阴茎癌的治疗策略，推荐含有顺铂的治疗方案，并建议对化疗有客观反应的患者进行手术巩固治疗（Pettaway 等，2010）。由于明显的肺毒性，不推荐使用含博莱霉素的治疗方案。目前对于二线药物的研究较少。Di Lorenzo 等对 25 例患者进行的一项Ⅱ期试验显示，5 例接受紫杉醇治疗后部分缓解，并且耐受性良好（Di Lorenzo 等，2011）。

此外，针对化疗后难治性阴茎癌的靶向治疗也已尝试。一项研究显示，在接受索拉非尼和舒尼替尼治疗的 6 例患者中，1 例部分缓解，4 例病情稳定（Zhu 等，2010）。

3. 放疗

在淋巴结复发的患者中，挽救性放疗并没有被证明可以获益。先前的一项研究回顾分析了 26 例淋巴结清扫后腹股沟复发的患者，发现只有 2/26 的患者对挽救治疗有反应（Graafland 等，2011b）。因此，放疗已经很大程度上作为复发性阴茎癌的姑息治疗。姑息性放疗可用于原发肿瘤、腹股沟淋巴结或远处转移经化疗后无法治愈的患者（Pettaway 等，2010；Mahlmann 等，2001）。

### （八）孤立性腹股沟淋巴结复发的建议

图 57–1 显示了孤立性腹股沟淋巴结复发的治疗建议。总的来说，应考虑采用含顺铂的化疗方案，如紫杉醇、异环磷酰胺和顺铂。有良好反应且可以接受手术的患者，可以尝试挽救性淋巴结切除术。对于淋巴结超过 4cm 的患者，术前放疗也可以考虑，以提高手术效果，减少复发。如果患者在化疗后仍有进展，可以考虑姑息性放疗或挽救性化疗。

## 六、未来的方向

疾病的罕见性导致研究文献的缺乏，这导致了 20 多年来，在美国或欧洲，阴茎癌治疗效果没有得到改善（Verhoeven 等，2013）。然而，根据人类乳头瘤病毒在其他器官鳞状细胞癌（如外阴癌和头颈部癌）中的研究，已经发现 HPV 途径中的潜在分子靶点与阴茎癌的预后有关（Spiess 等，2016）。未来针对 HPV 途径的系统研究可能为改善晚期肿瘤的令人沮丧的疗效铺平道路。

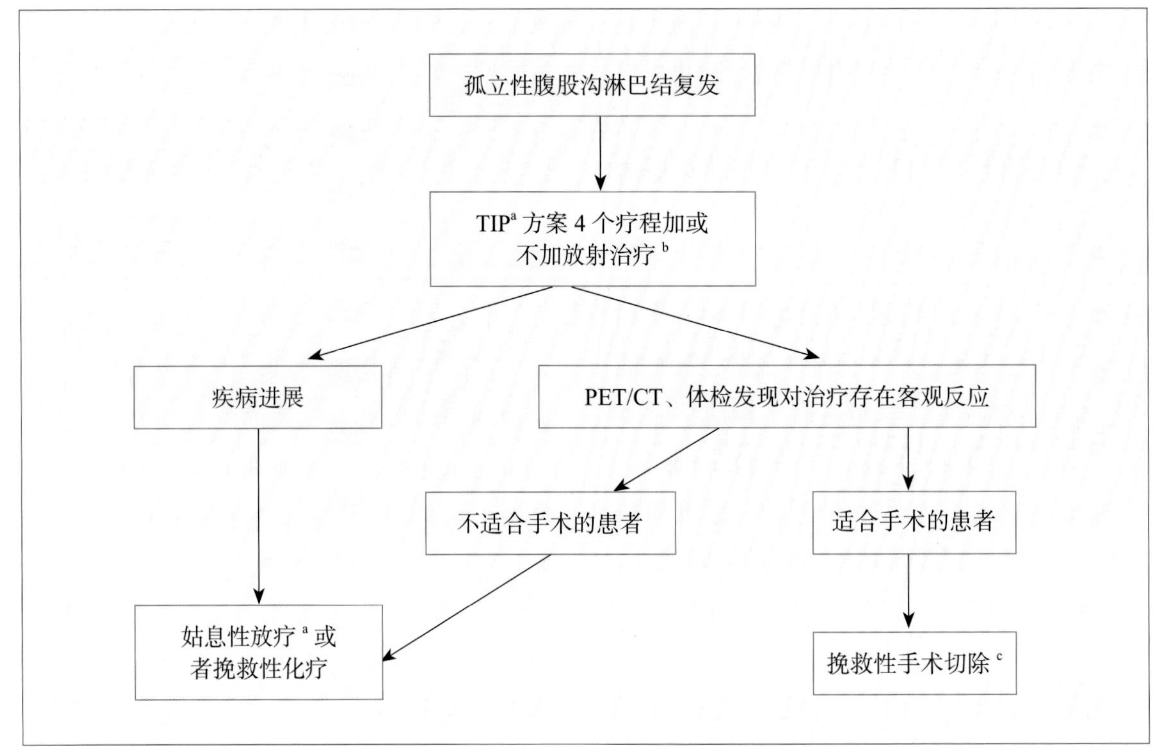


▲ 图 57–1 孤立性腹股沟淋巴结复发的治疗原则

a. TIP 紫杉醇、异环磷酰胺、顺铂；b. 放射治疗；c. 挽救性腹股沟淋巴清扫加或不加盆腔淋巴清扫

## 七、结论

腹股沟大体积肿瘤或远处转移的患者很少通过单一方式治愈，尽管一些系列研究已经证明，在 $cN_{2/3}$ 疾病患者中，新辅助化疗加巩固性手术带来了获益。目前，迫切需要进行大规模的研究，为复发性和晚期肿瘤的治疗提供 I 级证据。

## 参考文献


[1] Ahmed T, Sklaroff R, Yagoda A. Sequential trials of methotrexate, cisplatin and bleomycin for penile cancer. J Urol. 1984;132(3):465–8.

[2] Baumgarten AS, Alhammali E, Hakky TS, Espiritu PN, Pow-Sang JM, Sexton WJ, et al. Salvage surgical resection for isolated locally recurrent inguinal lymph node metastasis of penile cancer: international study collaboration. J Urol. 2014;192(3):760–4.

[3] Bermejo C, Busby JE, Spiess PE, Heller L, Pagliaro LC, Pettaway CA. Neoadjuvant chemotherapy followed by aggressive surgical consolidation for metastatic penile squamous cell carcinoma. J Urol. 2007;177 (4):1335–8.

[4] Bevan-Thomas R, Slaton JW, Pettaway CA. Contemporary morbidity from lymphadenectomy for penile squamous cell carcinoma: the M.D. Anderson Cancer Center Experience. J Urol. 2002;167(4):1638–42.

[5] Burgers JK, Badalament RA, Drago JR. Penile cancer. Clinical presentation, diagnosis, and staging. Urol Clin N Am. 1992;19(2):247–56.

[6] Burt LM, Shrieve DC, Tward JD. Stage presentation, care patterns, and treatment outcomes for squamous cell carcinoma of the penis. Int J Radiat Oncol Biol Phys. 2014;88(1):94–100.

[7] Chaux A, Reuter V, Lezcano C, Velazquez EF, Torres J, Cubilla AL. Comparison of morphologic features and outcome of resected recurrent and nonrecurrent squamous cell carcinoma of the penis: a study of 81 cases. Am J Surg Pathol. 2009;33(9):1299–306.

[8] Chen MF, Chen WC, Wu CT, Chuang CK, Ng KF, Chang JT. Contemporary management of penile cancer including surgery and adjuvant radiotherapy: an experience in Taiwan. World J Urol. 2004;22(1):60–6.

[9] Clark PE, Spiess PE, Agarwal N, Biagioli MC, Eisenberger MA, Greenberg RE, et al. Penile cancer: clinical practice guidelines in oncology. J Natl Compr Cancer Netw. 2013;11(5):594–615.

[10] Corral DA, Sella A, Pettaway CA, Amato RJ, Jones DM, Ellerhorst J. Combination chemotherapy for metastatic or locally advanced genitourinary squamous cell carcinoma: a phase II study of methotrexate, cisplatin and bleomycin. J Urol. 1998;160(5):1770–4.

[11] Di Lorenzo G, Federico P, Buonerba C, Longo N, Carteni G, Autorino R, et al. Paclitaxel in pretreated metastatic penile cancer:

final results of a phase 2 study. Eur Urol. 2011;60(6):1280–4.
[12] Djajadiningrat RS, van Werkhoven E, Meinhardt W, van Rhijn BW, Bex A, van der Poel HG, et al. Penile sparing surgery for penile cancer-does it affect survival? J Urol. 2014;192(1):120–5.
[13] Djajadiningrat RS, van Werkhoven E, Horenblas S. Prophylactic pelvic lymph node dissection in patients with penile cancer. J Urol. 2015;193 (6):1976–80.
[14] Franks KN, Kancherla K, Sethugavalar B, Whelan P, Eardley I, Kiltie AE. Radiotherapy for node positive penile cancer: experience of the Leeds teaching hospitals. J Urol. 2011;186(2):524–9.
[15] Gagliano RG, Blumenstein BA, Crawford ED, Stephens RL, Coltman CA Jr, Costanzi JJ. cis- Diamminedichloroplatinum in the treatment of advanced epidermoid carcinoma of the penis: a Southwest Oncology Group Study. J Urol. 1989;141(1):66–7.
[16] Graafland NM, Leijte JA, Valdes Olmos RA, Hoefnagel CA, Teertstra HJ, Horenblas S. Scanning with 18F-FDG-PET/CT for detection of pelvic nodal involvement in inguinal node-positive penile carcinoma. Eur Urol. 2009;56(2):339–45.
[17] Graafland NM, Teertstra HJ, Besnard AP, van Boven HH, Horenblas S. Identification of high risk pathological node positive penile carcinoma: value of preoperative computerized tomography imaging. J Urol. 2011a;185 (3):881–7.
[18] Graafland NM, Moonen LM, van Boven HH, van Werkhoven E, Kerst JM, Horenblas S. Inguinal recurrence following therapeutic lymphadenectomy for node positive penile carcinoma: outcome and implications for management. J Urol. 2011b;185 (3):888–93.
[19] Haas GP, Blumenstein BA, Gagliano RG, Russell CA, Rivkin SE, Culkin DJ, et al. Cisplatin, methotrexate and bleomycin for the treatment of carcinoma of the penis: a Southwest Oncology Group study. J Urol. 1999;161(6):1823–5.
[20] Hakenberg OW, Nippgen JB, Froehner M, Zastrow S, Wirth MP. Cisplatin, methotrexate and bleomycin for treating advanced penile carcinoma. BJU Int. 2006;98 (6):1225–7.
[21] Hakenberg OW, Comperat EM, Minhas S, Necchi A, Protzel C, Watkin N, et al. EAU guidelines on penile cancer: 2014 update. Eur Urol. 2015;67(1):142–50.
[22] Hegarty PK, Kayes O, Freeman A, Christopher N, Ralph DJ, Minhas S. A prospective study of 100 cases of penile cancer managed according to European Association of Urology guidelines. BJU Int. 2006;98(3):526–31.
[23] Horenblas S, Kroger R, Gallee MP, Newling DW, van Tinteren H. Ultrasound in squamous cell carcinoma of the penis; a useful addition to clinical staging? A comparison of ultrasound with histopathology. Urology. 1994;43(5):702–7.
[24] Johnson DE, Lo RK. Management of regional lymph nodes in penile carcinoma. Five-year results following therapeutic groin dissections. Urology. 1984a;24(4):308–11.
[25] Johnson DE, Lo RK. Complications of groin dissection in penile cancer. Experience with 101 lymphadenectomies. Urology. 1984b;24(4):312–4.
[26] Kayes O, Minhas S, Allen C, Hare C, Freeman A, Ralph D. The role of magnetic resonance imaging in the local staging of penile cancer. Eur Urol. 2007;51(5):1313–8; discussion 8–9
[27] Kulkarni JN, Kamat MR. Prophylactic bilateral groin node dissection versus prophylactic radiotherapy and surveillance in patients with N0 and N1–2A carcinoma of the penis. Eur Urol. 1994;26(2):123–8.
[28] Leijte JA, Kerst JM, Bais E, Antonini N, Horenblas S. Neoadjuvant chemotherapy in advanced penile carcinoma. Eur Urol. 2007;52(2):488–94.
[29] Lont AP, Besnard AP, Gallee MP, van Tinteren H, Horenblas S. A comparison of physical examination and imaging in determining the extent of primary penile carcinoma. BJU Int. 2003;91(6):493–5.
[30] Mahlmann B, Doehn C, Feyerabend T. Radiotherapy of penis carcinoma. Urologe A. 2001;40(4):308–12.
[31] McDougal WS. Carcinoma of the penis: improved survival by early regional lymphadenectomy based on the histological grade and depth of invasion of the primary lesion. J Urol. 1995;154(4):1364–6.
[32] Mobilio G, Ficarra V. Genital treatment of penile carcinoma. Curr Opin Urol. 2001;11(3):299–304.
[33] Nicholson S, Hall E, Harland SJ, Chester JD, Pickering L, Barber J, et al. Phase II trial of docetaxel, cisplatin and 5FU chemotherapy in locally advanced and metastatic penis cancer (CRUK/09/001). Br J Cancer. 2013;109 (10):2554–9.
[34] Ornellas AA, Seixas AL, de Moraes JR. Analyses of 200 lymphadenectomies in patients with penile carcinoma. J Urol. 1991;146(2):330–2.
[35] Ornellas AA, Seixas AL, Marota A, Wisnescky A, Campos F, de Moraes JR. Surgical treatment of invasive squamous cell carcinoma of the penis: retrospective analysis of 350 cases. J Urol. 1994;151(5):1244–9.
[36] Pagliaro LC, Williams DL, Daliani D, Williams MB, Osai W, Kincaid M, et al. Neoadjuvant paclitaxel, ifosfamide, and cisplatin chemotherapy for metastatic penile cancer: a phase II study. J Clin Oncol Off J Am Soc Clin Oncol. 2010;28(24):3851–7.
[37] Pettaway CA, Pagliaro L, Theodore C, Haas G. Treatment of visceral, unresectable, or bulky/unresectable regional metastases of penile cancer. Urology. 2010;76(2 Suppl 1):S58–65.
[38] Pietrzak P, Corbishley C,Watkin N. Organ-sparing surgery for invasive penile cancer: early follow-up data. BJU Int. 2004;94(9):1253–7.
[39] Pizzocaro G, Piva L. Adjuvant and neoadjuvant vincristine, bleomycin, and methotrexate for inguinal metastases from squamous cell carcinoma of the penis. Acta Oncol (Stockholm, Sweden). 1988;27(6b):823–4.
[40] Pizzocaro G, Nicolai N, Milani A. Taxanes in combination with cisplatin and fluorouracil for advanced penile cancer: preliminary results. Eur Urol. 2009;55(3):546–51.
[41] Ravi R. Morbidity following groin dissection for penile carcinoma. Br J Urol. 1993;72(6):941–5.
[42] Ravi R, Chaturvedi HK, Sastry DV. Role of radiation therapy in the treatment of carcinoma of the penis. Br J Urol. 1994;74(5):646–51.
[43] Sadeghi R, Gholami H, Zakavi SR, Kakhki VR, Horenblas S. Accuracy of 18F-FDG PET/CT for diagnosing inguinal lymph node involvement in penile squamous cell carcinoma: systematic review and meta-analysis of the literature. Clin Nucl Med. 2012;37(5): 436–41.
[44] Schlenker B, Scher B, Tiling R, Siegert S, Hungerhuber E, Gratzke C, et al. Detection of inguinal lymph node involvement in penile squamous cell carcinoma by 18F-fluorodeoxyglucose PET/CT: a prospective single-center study. Urol Oncol. 2012;30(1):55–9.
[45] Shammas FV, Ous S, Fossa SD. Cisplatin and 5–fluorouracil in advanced cancer of the penis. J Urol. 1992;147(3):630–2.
[46] Sharma P, Djajadiningrat R, Zargar-Shoshtari K, Catanzaro M, Zhu Y, Nicolai N, et al. Adjuvant chemotherapy is associated with improved overall survival in pelvic node-positive penile cancer after lymph node dissection: a multi-institutional study. Urol Oncol. 2015;33(11):496. e17–23
[47] Siegel RL, Miller KD, Jemal A. Cancer statistics, 2016. CA Cancer J Clin. 2016;66(1):7–30.
[48] Souillac I, Rigaud J, Ansquer C, Marconnet L, Bouchot O. Prospective evaluation of (18)F-fluorodeoxyglucose positron emission tomography-computerized tomography to assess inguinal lymph node status in invasive squamous cell carcinoma of the penis. J Urol. 2012;187 (2):493–7.
[49] Spiess PE, Dhillon J, Baumgarten AS, Johnstone PA, Giuliano AR. Pathophysiological basis of human papillomavirus in penile cancer: key to prevention and delivery of more effective therapies. CA Cancer J Clin. 2016;66:481–495.
[50] Theodore C, Skoneczna I, Bodrogi I, Leahy M, Kerst JM, Collette

L, et al. A phase II multicentre study of irinotecan (CPT 11) in combination with cisplatin (CDDP) in metastatic or locally advanced penile carcinoma (EORTC PROTOCOL 30992). Ann Oncol Off J Eur Soc Med Oncol/ESMO. 2008;19(7):1304–7.

[51] Vapnek JM, Hricak H, Carroll PR. Recent advances in imaging studies for staging of penile and urethral carcinoma. Urol Clin N Am. 1992;19(2):257–66.

[52] Verhoeven RH, Janssen-Heijnen ML, Saum KU, Zanetti R, Caldarella A, Holleczek B, et al. Population-based survival of penile cancer patients in Europe and the United States of America: no improvement since 1990. Eur J Cancer (Oxford, England: 1990). 2013;49(6):1414–21.

[53] Zargar-ShoshtariK,Djajadiningrat R, Sharma P, CatanzaroM, Zhu Y, Nicolai N, et al. Establishing criteria for bilateral pelvic lymph node dissection in the management of penile cancer: lessons learned from an international multicenter collaboration. J Urol. 2015;194(3): 696–701.

[54] Zargar-Shoshtari K, Sharma P, Djajadiningrat R, Catanzaro M, Ye DW, Zhu Y, et al. Extent of pelvic lymph node dissection in penile cancer may impact survival. World J Urol. 2016;34(3):353–9.

[55] Zhu Y, Li H, Yao XD, Zhang SL, Zhang HL, Shi GH, et al. Feasibility and activity of sorafenib and sunitinib in advanced penile cancer: a preliminary report. Urol Int. 2010;85(3):334–40.

# 第 58 章　阴茎癌的诊断和分期
## Diagnosis and Staging in Penile Cancer

Desiree Dräger　Oliver W. Hakenberg　著
张　超　译　　崔　龠　校

摘　要

阴茎癌通常通过视诊可以轻松诊断，但也可能隐藏在包茎里或需要病理检查来证实。表面形态可能表现为皮肤颜色和质地无明显变化。在这种情况下，需要高度怀疑和早期活检确诊。原发肿瘤的触诊可以了解局部病变的范围，通常不需要行阴茎影像学检查。由于淋巴转移发生在阴茎癌早期，并可导致迅速播散，所以检查区域腹股沟淋巴结是必要的。腹股沟触诊仍是发现可疑淋巴结最有效的检查方法。影像学可以确认明显增大的淋巴结，可能只对肥胖患者或盆腔淋巴结分期有用。但是没有影像学方法能够可靠地排除临床腹股沟无异常情况下的淋巴结微转移病灶，其发生率高达 25%。这只能通过前哨淋巴结活检或改良的腹股沟淋巴有创检查方法来对淋巴结进行可靠分期。如果出现增大的淋巴结和可疑的腹股沟淋巴结，需要通过 CT、MRI 或 PET/CT 扫描来检测盆腔淋巴结和远处转移，通过根治性腹股沟淋巴清扫进行病理分期，如果不止一个腹股沟淋巴结转移，还要行同侧的盆腔淋巴结清扫术。因此，阴茎癌的诊断和分期主要依靠临床和手术。

### 一、概述

由于阴茎癌在发达国家相对罕见，大多数医生对这种疾病的经验有限。虽然阴茎癌通过视诊可以轻松诊断，但在诊断和分期上仍存在需要注意的地方。一是对浅表和癌前病变的低估及延迟诊断；二是对隐藏在包茎下的阴茎癌的延迟诊断；三是局部淋巴结微转移的诊断不足；四是可能过度使用 CT 或 MRI 检查，这些检查为临床提供的额外信息很少，所提供的信息都是显而易见的，并不会对治疗有指导作用。

### 二、原发病的诊断

阴茎癌因为其外生性可以通过视诊轻松诊断（图 58–1）。但是在进行任何消融治疗之前，组织学确诊是必需的。因此，所有可疑的阴茎病变都应进行活检，即使是临床明显的病例，也必须获得组织学证实。浅表和非侵袭性阴茎癌，如阴茎上皮内瘤变（以前称为原位癌）和癌前病变不太明显，通常是龟头或冠状沟皮肤颜色和（或）质地的变化不明显（图 58–2）。这些病变被误诊为非特异的炎症，而不认为是可疑的恶性肿瘤，并长期进行抗感染和（或）使用皮质类固醇软膏，这种情况并不少见，可能导致诊断和治疗的明显延误。高度怀疑是必要的，对未确诊的阴茎病变进行长时间的经验性药膏治疗前应当进行诊断性活检。如果考虑采用局部化疗、放疗或激光消融等非手术治疗，则必须进行充分的组织学病理分

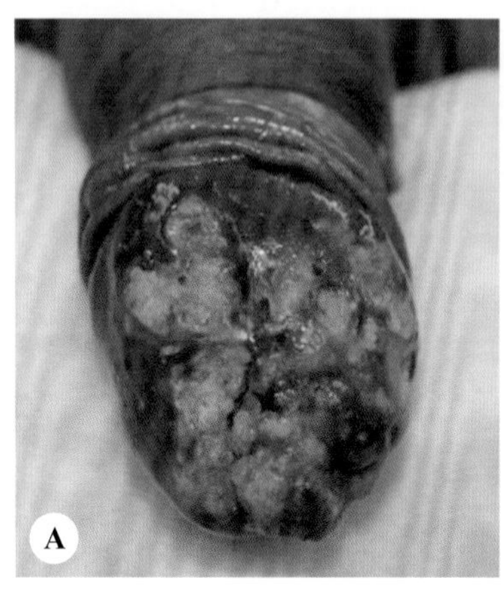


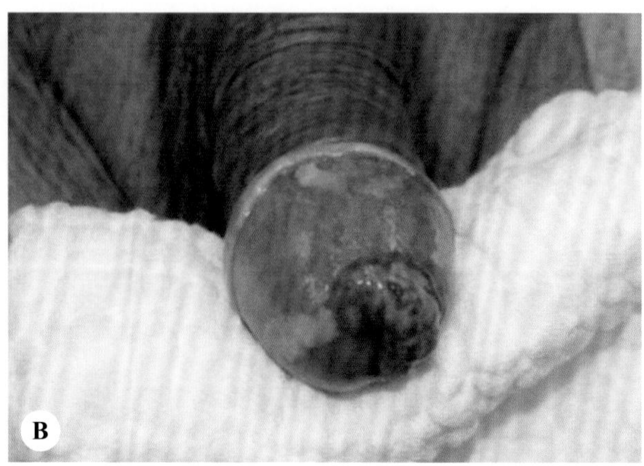


▲ 图 58-1 阴茎癌的典型表现

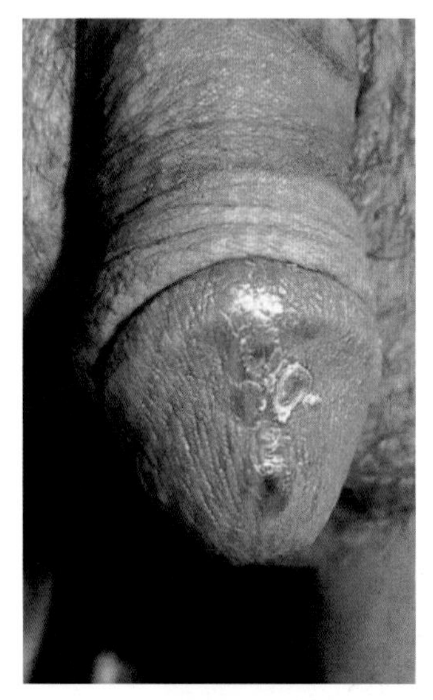

▲ 图 58-2 原位癌表现为小范围病变

期诊断，即准确识别浸润深度。如果没有病理诊断，容易低估局部分期，导致局部复发和进展（Chipollini 等，2018）。在所有非手术治疗的病例中，治疗前必须获得组织病理诊断和局部病理分期。

活检组织必须足够大。如过小，则不能可靠地评估浸润深度，病理诊断甚至可能为假阴性。此外，对于小的活检组织，1/3 的结果和最终手术病理的分级可能不同（Velazquez 等，2004a）。因此，需要切取一个合理大小的活检组织（直径＞0.1cm），通常比穿刺活检要好。

阴茎龟头或包皮内板的癌可能被包茎掩盖，因此需要高度怀疑和仔细触诊。即使在大的和浸润性阴茎癌中也不会出现疼痛。继发性局部炎症改变和坏死可产生分泌物和异味。

在阴茎癌中，判断局部病变的范围和浸润的深度主要依赖于临床检查。这需要仔细的病灶触诊，大多数情况下，依靠这些足以对病变程度作出临床判断（Lont 等，2003）。它能提供包括大小、范围、质地及受侵的阴茎结构（海绵体、尿道）的充分信息。

阴茎的影像学检查很少需要，因为它几乎提供不了更多的相关信息。超声在某些情况下是有用的，但通常不需要。MRI 可发现海绵体受侵，但所获得的信息大多已经从触诊中获得。人工勃起的 MRI 检测可显示海绵体是否被侵犯，但这对患者来说是痛苦的，而且获得的信息量很少（Petralia 等，2008）。

有计划的手术安排即术中冰冻切片进行确认，如果确诊，随后进行确定性手术。然而，对于尖锐湿疣和（或）高分化肿瘤，冷冻切片可能不可靠，必须推迟治疗，直到病理确诊。最终手术切除的范围是术中可见的病变范围。

阴性手术切缘必须通过冰冻切片和石蜡切片进行最终病理确认（Velazquez 等，2004b）。阴性切缘的宽度不需要太宽。由于认识到器官保留的重要性，过去建议 1cm 或更宽的阴性边缘已不再推荐。目前建议采用基于肿瘤分级的风险适应策略，即分级越高，宽度越宽。根据肿瘤分级，1～3mm 可以认为是切缘足够宽度（Minhas 等，2005）。术中冰冻切片和最终病理都必须证实肿瘤完全切除。

## 三、区域淋巴结的诊断和分期

阴茎癌倾向于早期转移到区域腹股沟淋巴结。远处转移仅见于已有腹股沟淋巴结转移的患者。因此，尽可能地诊断或排除腹股沟淋巴结转移是至关重要的。事实上，整个预后取决于区域淋巴结的状况。未确诊的腹股沟淋巴结日后将出现明显“复发”，这导致 5 年肿瘤特异性生存率＜40%，而淋巴结阴性的病例通过恰当的局部治疗获得长期生存的病例超过 90%（Leijte 等，2008a）。

腹股沟淋巴结的分期主要取决于临床检查，即腹股沟的仔细触诊。如果肉眼没有看到明显肿大的淋巴结，这可能是正常的，但也可能存在明显肿大的淋巴结。

### （一）正常的腹股沟淋巴结

浸润性阴茎癌未发现腹股沟淋巴结的肿大是一个问题。这类患者具有相当大的隐匿性淋巴结微转移的风险，高达 25%（Leijte 等，2008a）。因此，局部治疗后仅监测是不充分的，因为这可能导致腹股沟淋巴结的局部“复发”，从而大大降低了长期生存（Leijte 等，2008a）。

不幸的是，影像学技术对阴茎癌的正常腹股沟淋巴结诊断价值非常有限，因为所有的影像学技术都依赖淋巴结肿大来诊断转移，而淋巴结肿大通常可以通过触诊诊断。超声（7.5MHz）可发现稍微肿大的异常淋巴结。据报道纵横比和淋巴结门缺失具有较高的特异性（Krishna 等，2008）。传统的 CT 或 MRI 扫描同样依赖于淋巴结肿大，无法发现微转移（Kayes 等，2017）。同样，$^{18}$FDG-PET/CT 不能检测到＞10mm 的转移性淋巴结（Leijte 等，2009）。因此，影像学检查对临床正常腹股沟区域的分期并没有真正的帮助。例外情况是肥胖患者的触诊不可靠或不可能。

因此，诊断或排除阴茎癌腹股沟淋巴结微转移的唯一可靠方法是手术分期。对于有创（手术）淋巴结分期，是切除有限数量的淋巴结而不是进行根治性腹股沟淋巴结清扫术。有创性淋巴结分期可以经识别和切除腹股沟前哨淋巴结进行，或者行动态前哨淋巴结活检（Leijte 等，2009），或者行改良的腹股沟淋巴结清扫术，切除最有可能受累的腹股沟区域的淋巴结（Neto 等，2011）。

根据 Daseler 的研究，这些区域是腹股沟内侧和中央（汇合）区域（Yao 等，2010）。单光子发射计算机断层扫描（SPECT-CT）显示所有的腹股沟前哨淋巴结均位于腹股沟上区和中央区，大多数位于内侧上区（Daseler 等，1948）。从阴茎到腹股沟下部似乎没有早期淋巴引流，当然也没有直接到盆腔淋巴结的引流（Leijte 等，2008b）。

有创淋巴结的分期是基于存在淋巴结微转移的可能性。这种可能性与阴茎局部病灶的分期和分级有关（Riveros 等，1967）。

因此，有创淋巴结分期应当依据阴茎病灶的高分期及高分级，应以这些病理危险因素为指导。目前的指南建议在所有 $pT_1G_3$ 或以上的患者应采用有创淋巴结分期（Solsona 等，2001）。

与癌症分类不同的是，分级已经包括在阴茎癌的 TNM 分类中，因为它与预后相关（Hakenberg 等，2015）。然而，阴茎癌的分级经常是不可靠的。WHO 的分级系统显示，它高度依赖于病理医师（Brierley 等，2017）。此外，阴茎癌可能有异质性成分，使分级更不可靠。

因此，对于所有分化不良的局部侵袭性患者，如 $pT_1G_2$ 及以上，建议采用有创腹股沟淋巴结分期（Kakies 等，2014）。

几项研究认为，淋巴管、血管浸润和原发灶局部分期及分级是预测淋巴转移可能性的危险因素（Riveros 等，1967；Kakies 等，2014）。因此，如果有其他不利的局部肿瘤特征，如恶性极高类型（如基底样、肉瘤样）和（或）淋巴管血管侵犯，则更有可能发生微转移。因此，低转移风险的肿瘤是浅表阴茎癌（$pT_a$，$pT_{is}$）和低级别（$G_1$），高风险的是 $pT_2$ 和高级别（$G_{2\sim3}$）。$pT_1$ 肿瘤是一个较混杂的危险组。只有分化良好（$G_1$）才被认为是低风险，否则代表中危组（$G_2$）或高危组（$G_3$）（Solsona 等，2001）淋巴扩散的中危或高危组的患者需要进行有创淋巴结分期。然而，微转移甚至可能发生在 $pT_a$ 阴茎癌患者中。有创淋巴结分期的指征是基于概率的，但不应加以限制。列线图是不可靠的，因为它们不能达到 80% 以上的精度。如果 DSNB 或改良淋巴结清扫术发现受累的淋巴结，为了治疗和分期，行根治性淋巴结清扫术是必要的。如果发现一个以上的受累腹股沟淋巴结，则应行同侧盆腔淋巴结切除术（Solsona 等，2001）。因此，阴茎癌的淋巴结分期主要依赖临床和手术。

### （二）可触及的腹股沟肿大淋巴结

在阴茎癌患者中，可触及的、增大的和（或）质硬的腹股沟淋巴结极有可能是转移病灶，这一点必须考虑，直到证明它不是转移（图 58-3）。体格检查应注意每侧可触及的淋巴结数目、大小，以及这些淋巴结是固定的还是活动的。

采用经验性抗炎数周来治疗阴茎癌的腹股沟淋巴结肿大已经完全过时了，因为单纯的炎性腹股沟淋巴结肿大在阴茎癌中不会发生。相反，抗生素的治疗会延误了更佳的治疗。

影像学检查可证实腹股沟淋巴结肿大，但不能明确诊断或排除是否为转移。CT、MRI 和 PET/CT 都被广泛用于局部肿大的阴茎癌的淋巴结分期（弥散加权 MRI 或 $^{18}$F-FDG-PET/CT）。虽然这些技术在检测有转移性淋巴结方面的敏感性和特异性都很高，但它们在确定或排除微转移方面是不可靠的（Graaflfland 等，2010；Lützen 等，2016）。因此，对于已经确诊的腹股沟淋巴结分期的患者并不都有帮助。通过腹股沟淋巴切除进行手术分期是必需的，因为增大的腹股沟淋巴极有可能转移，必须切除进行组织病理学检查。DSNB 不适用于腹股沟淋巴结肿大的病例。如经冰冻切片证实有淋巴结转移，应行同侧根治性腹股沟淋巴结清扫术（ILND）。如果根治性淋巴清扫后发现有 1 个以上淋巴结受累，则应进行同侧盆腔淋巴结清扫，治疗是需要的，可以在同一疗程中完成。

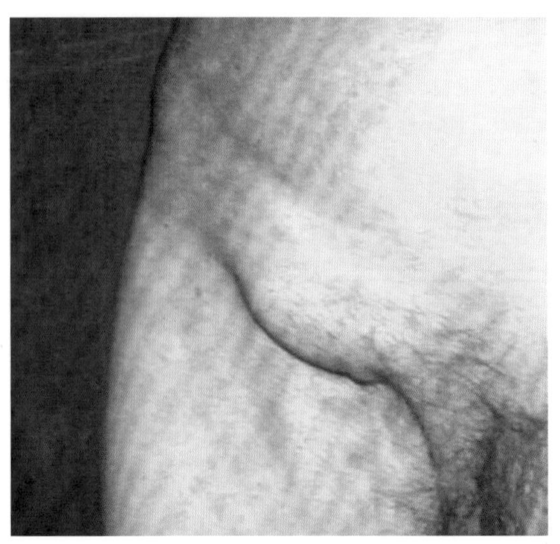

▲ 图 58-3 腹股沟淋巴转移表现为肿大的腹股沟淋巴结

因此，手术是阴茎癌腹股沟肿大淋巴结分期的最确定方法。对腹股沟淋巴结肿大的患者进行腹股沟区影像学检查并不改变治疗方案，通常也不需要，除非是对盆腔淋巴结的进一步分期或全身评估。

### （三）腹股沟淋巴结巨大肿块

大的和（或）固定的腹股沟肿块易于诊断（图 58-4）。通过淋巴结切除或活组织检查对这种大体积的肿块进行手术分期是没有必要的。相反，需要进行手术治疗或新辅助全身治疗。在这些病例中，应使用影像学来确定病变范围及是否存在远处转移。

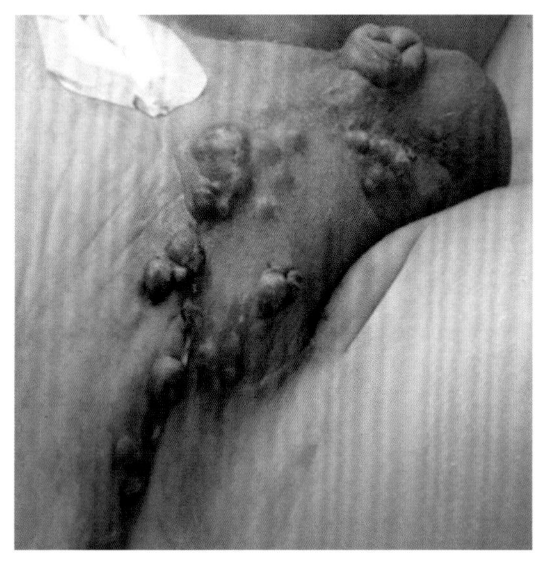

▲ 图 58–4　区域肿大的淋巴结融合成团块并伴有皮肤转移结节

## 四、盆腔淋巴结分期

在单侧腹股沟>1 个淋巴结（或结外侵犯）的病例，应注意对同侧盆腔淋巴结进行手术分期。影像学检查在诊断盆腔淋巴结转移及主动脉旁淋巴结转移是有用的。而主动脉旁淋巴结转移则被归类为全身性疾病。CT 和 MRI 检查对此很有价值。PET/CT 可以可靠地评估淋巴结转移和全身疾病（Lützen 等，2016；Souillac 等，2012）。

阴茎癌局部淋巴结的诊断和分期在图 58–5 中做了总结。

## 五、远处转移的分期

对于所有腹股沟淋巴结阳性的患者，应对远处转移进行完整的评估。这包括腹部 CT 和胸部 X 线片或胸腹 CT 或 MRI（Solsona 等，2001）。另一种选择是，对于腹股沟淋巴结阳性阴茎癌患

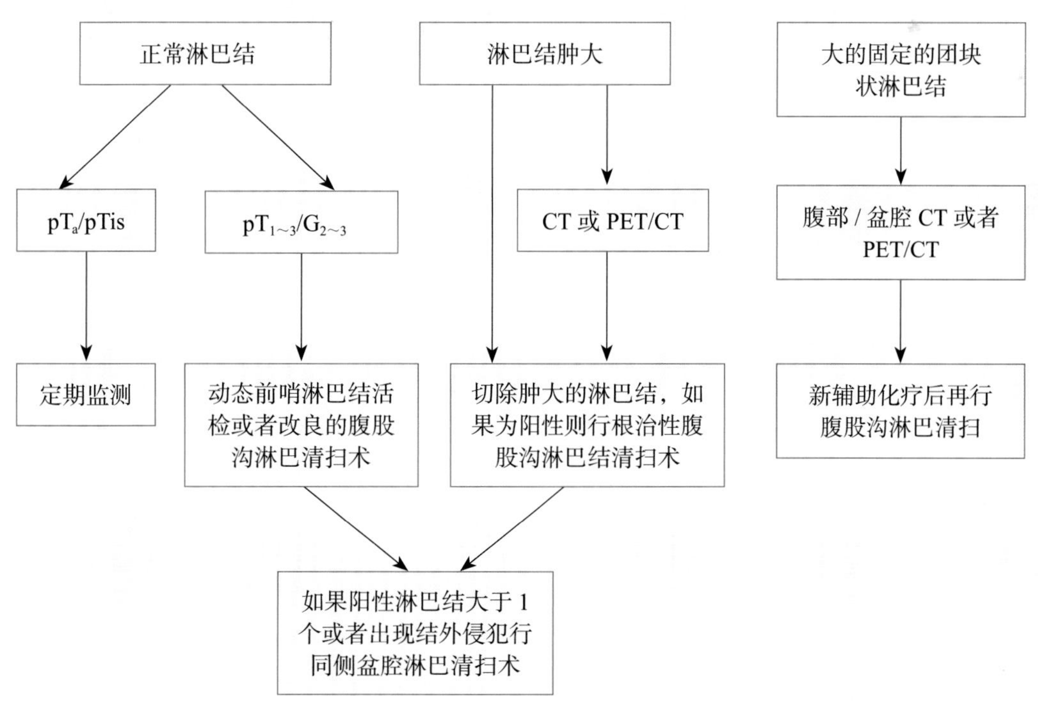


▲ 图 58–5　阴茎癌区域淋巴结的诊断和分期原则

者，PET/CT 可以可靠地识别盆腔淋巴结和远处转移（Lützen 等，2016；Souillac 等，2012）。

## 六、复发的诊断

局部复发可以局部治疗，通常不会显著改变长期生存。区域淋巴结复发明显改变了患者的预后，并提示初次治疗时忽略了微转移病灶。全身转移是非常罕见的。

局部和区域复发的诊断同样依靠临床。仔细检查和触诊阴茎局部和腹股沟淋巴结是必要的，应定期监测。由于大多数复发发生在治疗后的前 2 年，所以在前 3 年应该每 3 个月复查（Solsona 等，2001）。

常规影像学检查常用于诊断腹股沟淋巴结复发，但并不优于临床体检。在早期发现腹股沟淋巴结复发方面，超声结合细针抽吸活检优于单纯临床体检（Dräger 等，2018）。

不幸的是，目前还没有阴茎癌的肿瘤标志物。鳞状细胞癌抗原（SCC Ag）在不到 25% 的阴茎癌患者中升高（Zhu 等，2008）。因此，SCC Ag 不是隐匿性转移性阴茎癌的预测指标，但可能是淋巴结阳性患者无病生存的预后指标（Djajadiningrat 等，2014）。

## 参考文献


[1] Brierley JD, Gospodarowicz MK, Wittekind C. TNM classification of malignant tumours. Union for International Cancer Control. Oxford: Wiley; 2017.

[2] Chipollini J, Yan S, Ottenhof SR, Zhu Y, Draeger D, Baumgarten AS, Tang DH, Protzel C, Ye DW, Hakenberg OW, Horenblas S, Watkin NA, Spiess PE. Surgical management of penile carcinoma in situ: results from an international collaborative study and review of the literature. BJU Int. 2018;121(3):393–8.

[3] Daseler EH, Anson BJ, Reimann AF. Radical excision of inguinal and iliac lymph glands: a study based upon 450 anatomical dissections and upon supportive clinical observations. Surg Gynecol Obstet. 1948;87(6): 679–94.

[4] Djajadiningrat RS, Teertstra HJ, van Werkhoven E, van Boven HH, Horenblas S. Ultrasound examination and fine needle aspiration cytology-useful for followup of the regional nodes in penile cancer? J Urol. 2014;191(3):652–5.

[5] Dräger DL, Heuschkel M, Protzel C, Erbersdobler A, Krause BJ, Hakenberg OW, Schwarzenböck SM. $^{18F}$FDG PET/CT for assessing inguinal lymph nodes in patients with penile cancer – correlation with histopathology after inguinal lymphadenectomy. Nuklearmedizin. 2018;57(1):26–30.

[6] Graafland NM, Lam W, Leijte JA, Yap T, Gallee MP, Corbishley C, van Werkhoven E, Watkin N, Horenblas S. Prognostic factors for occult inguinal lymph node involvement in penile carcinoma and assessment of the high-risk EAU subgroup: a two-institution analysis of 342 clinically node-negative patients. Eur Urol. 2010;58(5):742–7.

[7] HakenbergOW, Comperat E, Minhas S, et al. Guideline on penile cancer: 2014 update. Eur Urol. 2015;67:142–50.

[8] Kakies C, Lopez-Beltran A, Comperat E. Reproducibility of histopathologic tumor grading in penile cancerresults of a European project. Virchows Arch. 2014;464:453–61.

[9] Kayes O, Minhas S, Allen C, et al. The role of magnetic resonance imaging in the local staging of penile cancer. Eur Urol. 2017;51:1313–8.

[10] Krishna RP, Sistla SC, Smile R, et al. Sonography: an underutilized diagnostic tool in the assessment of metastatic groin nodes. J Clin Ultrasound. 2008;36(4): 212–7.

[11] Leijte JA, Kirrander P, Antonini N, Windahl T, Horenblas S. Recurrence patterns of squamous cell carcinoma of the penis: recommendations for followup based on a two-centre analysis of 700 patients. Eur Urol. 2008a;54(1):161–8.

[12] Leijte JA, Valdés Olmos RA, Nieweg OE, et al. Anatomical mapping of lymphatic drainage in penile carcinoma with SPECT-CT: implications for the extent of inguinal lymph node dissection. Eur Urol. 2008b;54(4):885–90.

[13] Leijte JA, Graafland NM, Valdés Olmos RA, van Boven HH, Hoefnagel CA, Horenblas S. Prospective evaluation of hybrid $^{18}$F-fluorodeoxyglucose positron emission tomography/computed tomography in staging clinically node-negative patients with penile carcinoma. BJU Int. 2009;104(5):640–4.

[14] Lont AP, Besnard AP, Gallee MP, et al. A comparison of physical examination and imaging in determining the extent of primary penile carcinoma. BJU Int. 2003;91(6):493–5.

[15] Lützen U, Zuhayra M, Marx M, Zhao Y, Colberg C, Knüpfer S, Baumann R, Kähler KC, Jünemann KP, Naumann CM. Value and efficiency of sentinel lymph node diagnostics in patients with penile carcinoma with palpable inguinal lymph nodes as a new multimodal, minimally invasive approach. Eur J Nucl Med Mol Imaging. 2016;43(13):2313–23.

[16] Minhas S, Kayes O, Hegarty P, et al. What surgical resection margins are required to achieve oncological control in men with primary penile cancer? BJU Int. 2005;96(7):1040–3.

[17] Neto AS, Tobias-Machado M, Ficarra V, et al. Dynamic sentinel node biopsy for inguinal lymph node staging in patients with penile cancer: a systematic review and cumulative analysis of the literature. Ann Surg Oncol. 2011;18(7):2026–34.

[18] Petralia G, Villa G, Scardino E, et al. Local staging of penile cancer using magnetic resonance imaging with pharmacologically induced penile erection. Radiol Med. 2008;113(4):517–28.

[19] Riveros M, Garcia R, Cabanas R. Lymphadenography of the dorsal lymphatics of the penis. Technique and results. Cancer. 1967;20(11):2026–31.

[20] Solsona E, Iborra I, Rubio J, et al. Prospective validation of the association of local tumor stage and grade as a predictive factor

for occult lymph node micrometastasis in patients with penile carcinoma and clinically negative inguinal lymph nodes. J Urol. 2001;165(5):1506–9.

[21] Souillac I, Rigaud J, Ansquer C, Marconnet L, Bouchot O. Prospective evaluation of 18F-fluorodeoxyglucose positron emission tomography-computerized tomography to assess inguinal lymph node status in invasive squamous cell carcinoma of the penis. J Urol. 2012;187(2):493–7.

[22] Velazquez EF, Barreto JE, Rodriguez I, et al. Limitations in the interpretation of biopsies in patients with penile squamous cell carcinoma. Int J Surg Pathol. 2004a;12(2):139–46.

[23] Velazquez EF, Soskin A, Bock A, et al. Positive resection margins in partial penectomies: sites of involvement and proposal of local routes of spread of penile squamous cell carcinoma. Am J Surg Pathol. 2004b;28(3): 384–9.

[24] Yao K, Tu H, Li YH, et al. Modified technique of radical inguinal lymphadenectomy for penile carcinoma: morbidity and outcome. J Urol. 2010;184 (2):546–52.

[25] Zhu Y, Ye DW, Yao XD, et al. The value of squamous cell carcinoma antigen in the prognostic evaluation, treatment monitoring and followup of patients with penile cancer. J Urol. 2008;180(5): 2019–23.

# 第59章 原发肿瘤的治疗：阴茎癌保留器官手术的作用

# Treatment of the Primary Tumor: Role of Organ-Preserving Surgery in Penile Cancer

Arie Stewart Parnham Gideon Adam Blecher Suks Minhas 著

刘洪宇 译 郝海龙 校

**摘 要**

历史上，根治性切除术是阴茎癌的主要治疗方式，在功能性预后方面，主要关注的问题是排尿功能。随着证据的不断涌现，外科医生对于更小手术切缘更加有信心，因为认识到这种手术方式在肿瘤学安全性方面并没有受到影响，再加上对疾病诊断和治疗心理影响更加彻底的认知，从而导致了手术模式的改变，包括功能和整形方面。新技术和整形美容外科技术的使用已经使器官保留手术成为阴茎癌治疗的主要方式。

## 一、概述

历史上，根治性切除术是阴茎癌的主要治疗方式。虽然阴茎切除术已证明在肿瘤学上是安全的，同时复发率低，但它对男性健康存在负面影响，包括排尿、性功能障碍和心理困扰（Opjordsmoen 和 Fossa，1994；Maddineni 等，2009）。

随着一系列研究的发表，外科医生对这种疾病的认识出现转变，对采取保守的方法来保留阴茎的功能更有信心。因此，治疗方式已经从肿瘤的控制转向对生活质量和"生存"的综合考虑。理想情况下，保留阴茎手术的目标是良好的肿瘤控制，同时保持对性功能和排尿状况的最小影响。

## 二、阴茎癌治疗中保留阴茎的理论基础

围绕着阴茎保留策略的概念，已经涌现出许多外科技术。造成这种变化的主要原因是更小切缘的安全使用及确认局部复发并不影响疾病的特异性死亡率。

### （一）切缘多少是安全的

传统上，2～3cm 的切缘是强制的，后来受到了质疑。在许多国家，这种疾病的罕见性常常阻碍了大规模的随机调查研究，迫使人们只能与更加常见的疾病进行比较，建立一个以肿瘤学原理为基础的证据。皮肤的鳞状细胞癌是一种同阴茎癌一样的侵袭性疾病，具有相同的组织学亚型。在这种情况下，强烈的证据表明，需要保证 15～25mm 的手术切缘。因此，很长一段时间以来，人们普遍认为阴茎癌也是如此，许多 $T_{1\sim3}$ 期的患者接受了阴茎部分切除术（PP）或根治性阴茎切除术（TP）。

1999 年，Hoffman 等回顾性分析了 14 例接

受传统切缘标准的阴茎部分切除术或阴茎全切术的患者。从保存的切片中评估显微镜下的病理切缘，并统计每个分期的平均切缘。9 例患者≥$T_1N_0M_0$，其中的 7 例（78%）在显微镜下的病理切缘≤10mm。这些患者平均随访 32.4 个月，无局部复发，只有 1 例患者出现腹股沟淋巴结转移（Hoffman 等，1999）。

1 年后，Agarwal 等报道了对 64 例接受阴茎部分切除术（PP）或根治性阴茎切除术（TP）患者的前瞻性研究。标本以 10% 的福尔马林固定，近肿瘤肉眼界限连续以 5mm 横截面进行切片，以便评估可见肿瘤以外的镜下扩散。所有病变均≥$T_2$（*n*=63，$T_2$；*n*=1，$T_4$）。所有肿瘤分级为 1～3 级（$G_1$，*n*=20；$G_2$，*n*=32；$G_3$，*n*=12）。每级肿瘤超过大体标本边缘的组织学范围见图 59-1 所示。64 个标本中只有 12 个有超过了肉眼边缘的镜下扩散。在 $G_1$ 和 $G_2$ 病变中，所有病例的 10mm 切片均阴性。12 例 $G_3$ 病例中有 3 例在 10mm 切片中有阳性病灶。$G_3$ 级肿瘤扩散没有超过 15mm（Agrawal 等，2000）。

2005 年，第一次展示了我中心的数据：51 名患者接受了扩大局部切除术（WLE）、龟头部分切除术（PG）、龟头切除术或阴茎部分切除术。6% 切缘阳性，只有 4% 在 26（2～55）个月内出现局部复发（Minhas 等，2005）。这两例的组织学结果为 $G_3pT_1$ 和 $G_3T_3$。在回顾了组织病理学切缘后，48% 在 10mm 内，92% 在 20mm 内。

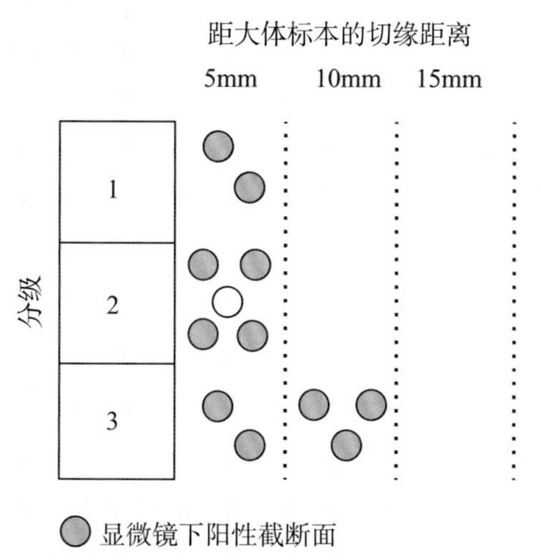


▲ 图 59-1 显微镜下扩散，超出肉眼可见的肿瘤

2012 年，我们报道了 179 例患者（2002—2010 年），平均随访时间为 42.8 个月。手术切缘的平均距离为 5.23～5.78mm（范围为 0～30mm），12 例患者（6.7%）累及手术边缘。重要的是，这些患者接受了进一步的保留器官的切除手术，而且全部通过二次切除达到了切缘阴性状态，没有出现局部复发。然而，16 例（8.9%）的患者出现局部复发，其中 15 例在 5 年内复发(Philippou 等，2012)。这些研究表明，PPS 在肿瘤学上似乎是安全的，并且该概念已被纳入最佳实践指南。

### （二）局部复发会导致死亡率增加吗

与传统方法相比，保留阴茎手术出现的问题之一是复发率高。尽管有这种声音，一些研究强调复发率的增加并不一定转归为生存率的降低。Shindel 等发表了他们关于莫氏显微手术（MMS）在阴茎癌患者中的数据（Shindel 等，2007）。回顾性分析了 44 例 MMS 患者中 33 例的数据。MMS 的适应证为原位癌（CIS）或疣状癌、行阴茎部分切除术的阴茎远端或阴茎头部鳞状细胞癌、患者希望阴茎组织和功能的保存达到最优化。在 33 例患者中，25 例患者有随访数据，中位随访时间 37 个月（0.5～214 个月）。8 例患者（32%）中位复发时间 36 个月，7 例再次 MMS 成功治疗。与传统技术相比，总生存率和肿瘤特异性生存率分别为 92% 和 96%。

Leijte 等 2008 年调查了来自两个中心的 747 例阴茎癌患者的治疗记录。患有 Tis、$T_a$、$T_1$ 肿瘤及 $T_2$ 肿瘤＜4cm 的患者都使用阴茎保留技术进行治疗。患者保留阴茎手术与不保留阴茎手术，局部复发率分别 27.7% 和 5.3%，中位随访时间为 60.6 个月（3～358 个月）。然而，如此高的复发率并没有转化为生存率的降低（Leijte 等，2008）。

Djajadiningrat 等对 1000 名患者进行的大规模回顾性研究表明，尽管使用保留阴茎的技术（激光、WLE、龟头重建术、龟头切除术）导致了更多的局部复发，但 5 年肿瘤特异性生存率不受影响。他们查阅了 1956—2012 年接受治疗的 $T_{1\sim4}$ 阴茎癌患者的记录，并比较了保留阴茎手术和不保留阴茎手术的结果。发现 5 年局部复发率分别为 27%（95%CI 23～32）vs. 3.8%（95%CI 2.3～6.2）（$P\leqslant0.0001$）。这证实了人们对 $T_{1\sim4}$ 患者行保留阴茎技术后局部复发率较高的怀疑。然而，他们校正相关共同变量后发现，接受保留阴茎手术的患者与不保留阴茎手术的患者 CSS 没有显著差异（HR=1.52，95%CI 0.96～2.4，$P$=0.08）。进一步 COX 模型分析，保留阴茎组局部复发率和 CSS 之间没有显著关联（复发与无复发 HR=0.52，95%CI 0.21～1.24，$P$=0.14）。有趣的是，在那些不保留阴茎手术的患者中则不然（复发与无复发 HR=5.26，95%CI 2.6～10.5，$P<0.0001$）（Djajadiningrat 等，2014）。

综上所述，保留阴茎技术的成熟可以归因于有信心接受比传统更小的安全切缘和更高的复发率（这对生存率没有明显的影响）。

### （三）性功能的重要性

根治性手术（PP 或 TP），对阴茎癌患者有什么影响？尝试保留阴茎的技术真的有用吗？

不幸的是，这种疾病的罕见性和缺乏大规模研究再次阻碍了我们对这个重要方面的正确理解。没有前瞻性随机对照研究比较这些患者的治疗结果。现有的少数研究能否证实这一固有的理念，即根治性的阴茎手术能否会影响男性的性、社会或心理活动。

1971—1990 年，一项对 30 名接受了保留阴茎或根治性手术挪威患者的小型随访研究，结果表明，PP 或 TP 确实导致了更差的性功能。有趣的是，其中 4 例接受了根治性手术的患者的整体健康和社会交往都更好。有一个重要的发现，被调查的 25 例患者中有 7 例愿意保留阴茎，同时接受长期生存率降低的风险（Opjordsmoen 和 Fossa，1994）。

Maddineni 等回顾（2009）分析了在 6 项研究中 128 例患者的生活质量结果，其中 1 项在前面讨论过。其使用了大量的定量工具，结论是根治性治疗会降低心理幸福感。更令人担忧的是，高达 50% 的患者都有精神症状。即便如此，虽然一些论文显示有健康受损（Ficarra 等，2000；Romero 等，2005）（General Health Questionnaire），但 D’Ancona 等不这么认为（D’Ancona 等，1997）。尽管这篇论文没有发现在健康上的差异，但 36% 的接受 PP 治疗的患者没有性功能，或至少有中重度的下降。

Ficarra（Ficarra 等，2000）研究了 16 例阴茎癌患者显示，根治性手术患者的性功能评分显著较低，阴茎部分切除术和根治性切除术分别为 1.3 和 1.0（其中 4 分是最佳功能）。

因此，尽管报道的保留阴茎手术结果存在差异性，但似乎有一种总体趋势，即接受 PP 的患者性功能水平（如自主活动或功能评分，IIEF-15）是降低的（D’Ancona 等，1997）。

## 三、不同分期的手术治疗

在以下部分中，我们将探索各种保留阴茎的手术选择，根据对不同肿瘤分期进行分组是很有帮助的。重要的是要记住有几种非手术治疗方案，本章不做讨论。

## 四、Tis$T_a$

### （一）激光消融术

激光治疗已经被应用于许多不同的医学专

业。Hofstetter 等在 1978 年首次描述了激光治疗阴茎癌（1978）。在阴茎癌的治疗中，使用了两种类型激光：二氧化碳（$CO_2$）；钕：钇铝柘榴石（Nd:YAG）激光。它们的独特的波长赋予了略有不同的使用特征。

Nd:YAG 是一种固态激光器，它产生波长为 1064nm 的光束，穿透 4～6mm。可以导致蛋白质变性、凝固坏死，与二氧化碳激光相比减少了碳化和汽化。而二氧化碳激光器使用气体介质，能产生 10 600nm 的波长。该能量被水高度吸收，其穿透深度为 1mm。它也可以用来切除病变组织。这种技术强大的止血特性和在局部麻醉下操作的能力可有利于日间治疗。

许多研究已经讨论了使用激光治疗阴茎癌的问题。2003 年，Windahl 等前瞻性收集了 67 名平均年龄 60 岁、随访 42 个月的男性数据，采用 Nd：YAG 联合 $CO_2$ 激光（Windahl 和 Andersson，2003）。$T_{1\sim3}$ 分期患者 46 例。Tis/$T_a$ 组有 13 例（19%）复发，$T_{1\sim3}$ 组中有 10 例（21.7%）复发。共有 11 人后续行保留阴茎手术，2 人行阴茎部分切除术。5 例（7%）患者出现术后出血。Meijer 在 2007 年回顾性分析了连续 44 例接受 Nd:YAG 治疗的患者(Meijer 等，2007)。包括 21 例 $T_1$ 期，17 例 $T_2$ 和 6 例 Tis 期患者。29 例患者出现复发（65.9%）。21 例在原位复发，9 例在其他部位复发（1 例患者在原位和另一个部位都有复发）。T 分期和分级之间的复发率无显著性差异（$P=0.4$ 和 $P=0.2$）。有 10 例淋巴结转移（确诊时有 2 例转移）。平均随访 41 个月，8 例迟发淋巴结转移。只有 1 例在原发部位有原位癌。其中 6 例是 $T_2$ 期患者。9% 的患者死于转移性阴茎癌。

Bandieramonte 等报道了一项更大的回顾性研究，1982—2006 年 224 例早期（Tis、$T_a$ 和 $T_{1\sim2}$）阴茎癌患者，接受 $CO_2$ 激光治疗联合使用 10～16 倍放大镜阴茎检查和 5% 醋酸处理（2008）。平均随访 66 个月（35～1132 个月），32 例患者至少复发一次（14.2%），共 52 例复发。在 $T_{1\sim2}$118 例患者中有 12 例复发（11.3%）。大多数复发通过重复激光治疗，然而有 9 例需要部分切除。5 年和 10 年累计复发风险分别为 14.1%（95%CI 13.4%～14.9%）和 17.5%（95%CI 16.4%～18.6%）。愈合的中位时间（二期的愈合）为 6 周（5～7 周）。在 27 例尿道受损的患者中，有 2 例尿道狭窄需要手术治疗。

最近，Schlenker 等（2011）回顾了光动力学诊断与 Nd:YAG 激光的联合治疗方法。26 例患者（11 例为 Tis，15 例侵袭性阴茎癌 $G_{1\sim3}T_1N_{0\sim1}M_0$）接受了手术前 2 小时 5- 氨基乙磺酸的局部治疗。然后在白光和蓝光下观察可疑区域消融 3mm 的安全切缘。从肿瘤基底取活检送病理冰冻切片。消融后再次检查其他相应的治疗区域。平均随访 71.1 个月（41～104 个月），总复发率为 15.4%（4/26）。在 Tis 患者中，没有患者出现局部复发或死亡。在侵袭性阴茎癌患者中，有 4 例（26.7%）局部复发（第 16、41、53 和 60 个月）。本组中无死于阴茎癌患者。

在排尿、性功能和阴茎形态方面的数据是缺乏的。Tewari 在 2007 年的一项研究总结了 32 例接受激光治疗 $pT_1$（25 例）和 $pT_2$（7 例）的患者（Tewari 等，2007）。每 3 个月随访一次，并询问排尿、性功能和形态。中位随访 70 个月（6～120 个月）。8 名患者没有性生活，23 人自述术后性功能令人满意。

Skeppner 等对激光治疗阴茎癌患者进行了回顾性分析（Skeppner 等，2008）。所有患者包括 Tis～$T_2N_0M_0$、$G_{2\sim3}$ 和直径<3cm。在平均 3 年（6 个月～15 年）之后，他们就性生活和生活满意度（LiSat-11）进行了面对面的采访。LiSat-11 使用于一个特别的比较组。46 名患者中 6 人在治疗前后都没有性生活。其中 10 人在接受采访时还没有恢复性生活。然而，29 名（63%）患者在采访前的 3 个月里发生过插入式性交。在术前接受伴

侣的手淫 23 名患者中，65% 的人承认之后还在继续。在生活满意度方面，尽管患者发现身体健康和心理健康更差，但他们对整体生活的满意度与一般人群相似。

（二）龟头重建术

龟头重建术首先是由 Bracka 在萎缩性硬化性苔藓病的治疗中进行描述的（Depasquale, 2000）。随后，该技术被用于浅表性阴茎癌。它可以完全或部分置换阴茎头部上皮弥漫性或复发的区域。

手术是在全身麻醉下进行的。阴茎头部用一个固定的标记分为四个象限，在尿道间隙相交。然后将阴茎头部上皮细胞和上皮下组织仔细解剖，从下面的海绵组织中剥离出来（图 59-2 至图 59-4）。取基底部海绵体组织病理冰冻以确认完全切除。然后，可以从适当的供体部位（如大腿）获取分层厚皮移植片（STSG），并使用缝合线和适当的敷料仔细固定移植物，促进吸收和融合。移植物应用包扎（TODGA）技术可以取得良好的结果，可以让患者早期活动（Hegarty, 2011）。

Hadway 等报道了他们治疗的红斑增生症和高级别异形增生的前 10 名患者（Hadway 等, 2006）。在 30 个月（7～45 个月）的随访中，无复发，所有切缘均为阴性。没有包括狭窄或移植物坏死的并发症。该组还使用简单的国际勃起功能指数（IIEF-5）对术前术后的性功能进行了评估，发现所有术前性活跃的患者之后没有变化。7 例患者中 IIEF-5 的中位数为 24。所有 7 名患者都报告了感觉没有任何变化和（或）好转。5 名患者报告性生活有所改善，2 人没有变化。患者的满意度普遍很高。Ayres 等报道了 33 例 $G_{1/2}$ $T_1$ SCC 阴茎癌患者（Ayres 等, 2011）。共有为 7 例（21%）切缘阳性，其中 3 例因为范围大需要阴茎龟头切除术。其余 4 名患者中，进行积极监测；

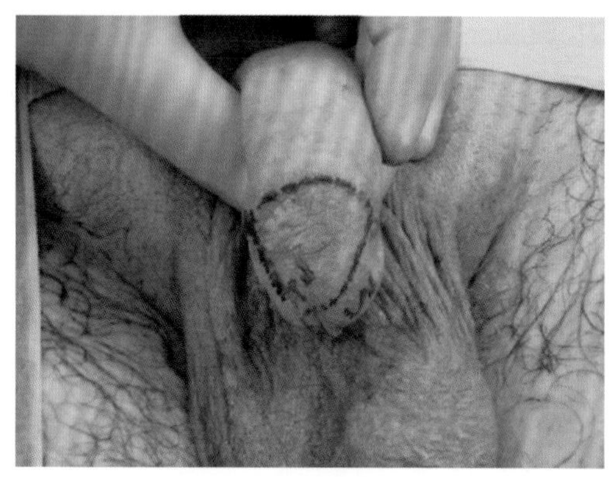

▲ 图 59-2　阴茎头部表面重塑术：切除区域标记

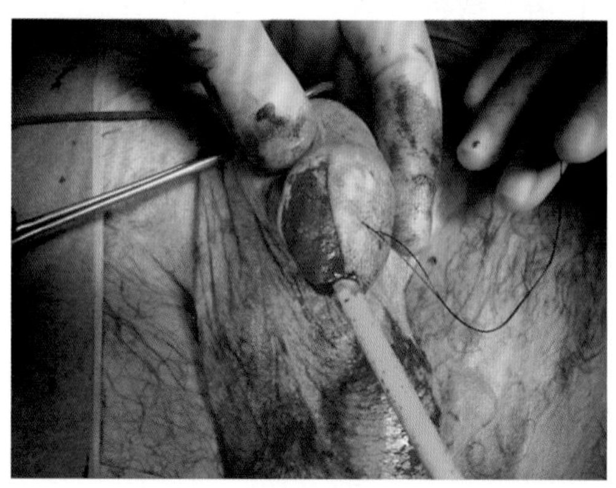

▲ 图 59-3　阴茎头部表面重塑术：病变范围切除至海绵体

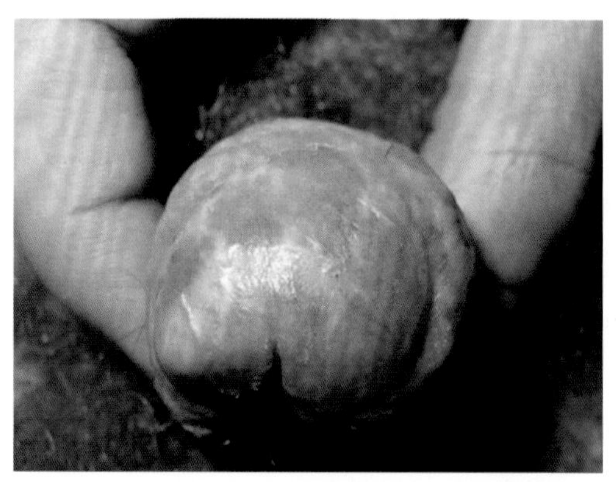

▲ 图 59-4　阴茎头部表面重塑术：重塑后效果

然而，有 2 个复发后被切除，之后未再复发。在那些阴性切缘的患者中，中位随访 10 个月（1～69 个月）无复发，也无并发症。

Shabbir 等回顾了采用 PGR 技术（在部分或全部阴茎头部表面）或 TGR 技术（CIS 患者使用中厚皮移植进行阴茎表面置换）龟头重建术的患

者（Shabbir等，2011），取术中肉眼切净的切缘，包括25例患者（10例TGR，15例PGR）。中位随访时间为29个月（2～120个月）。然而，48%的患者在组织病理学检查中有切缘阳性，因此提示龟头重建手术在判断病变范围时存在困难。总共有7例（28%）患者接受了后续的手术（2例切缘有广泛的CIS，5例意外的侵袭性病变）。结果4人再次行龟头重建术，3人行龟头切除术。总体上，复发率为4%，未观察到对进展或死亡率的影响。该组报道没有并发症，移植物损失率为4%。

### （三）莫氏显微外科手术

莫氏显微外科手术（Moh's micrographic surgery，MMS）最初由Frederick Edward Moh在20世纪30年代报道用于皮肤癌的治疗（Mohs，1991）。因为他用氯化锌将标本固定在原位，最初被称为化学手术。取肿瘤的薄层病理，检测基底切缘情况。仔细确认标本和切缘，以确保肿瘤完全切除。这是一个费力的过程，因为组织必须被固定放置几天。而且在这个过程中，患者会感到不适。1974年，Tromovitch和Stegman描述了使用新鲜组织的操作流程（Tromovitch和Stegman，1978）。该流程更省时，患者的不适也更少。这一操作应用于阴茎癌也是合理的（Mohs等，1985；Brown等，1987）。

近期Shindel等提供1988—2000年使用新鲜组织技术MMS手术的患者长期回顾性数据（Shindel等，2007）。33例患者进行了41次手术，其中肿瘤分期为Tis 26例，$T_1$期4例，$T_2$期7例，$T_3$期4例。25例患者中位随访37个月（0.5～214个月）。CIS、鳞状细胞癌、疣状癌和表皮样癌患者的复发率分别为3例（21%）、2例（30%）、2例（66%）和1例（100%）。总体复发率为32%。2例患者进行了更加彻底的手术。在近5年的中位随访中，无复发生存率为68%，OS为92%，DSS为96%。原发肿瘤大小、进展与死亡率之间没有相关性。在并发症方面，有1例感染和1例肺栓塞，2例尿道狭窄。该手术有一个比较合理且不显著的复发率，但是MMS治疗阴茎癌的使用率一直很低。这可能是由于一些因素造成的，包括时间限制、对高度专业化培训的需求及其他更容易获得的替代方案。

## 五、局限于包皮的病变

### 包皮环切术

在仅限于包皮的<$pT_2$肿瘤中，包皮环切术可以达到器官保留和肿瘤的控制，使得阴茎肿瘤的临床随访更容易。包皮环切术可能在预防PeIN方面也有作用。指南建议对所有采用非手术保留阴茎技术的患者行包皮环切术（Hakenberg等，2015）。

## 六、侵犯至海绵体或远端尿道的病变（局限于阴茎头部的$pT_2$或$T_3$）

### （一）龟头部分切除术

当肿瘤很小且不在意外观时，可以进行扩大局部切除术。当肿瘤较大或靠近尿道口时，皮片移植或带蒂皮瓣的技术可达到美容效果。远端尿道切除术可用于治疗由远端尿道引起的病变。首选建立尿道下裂，但排尿功能可能受损；或者尿道可以在龟头的解剖位置被移动和重建，但这可能会导致阴茎下弯畸形。CIS病例不应进行龟头部分切除术，此区域可能导致高达50%的局部复发（Horenblas和van Tinteren，1994）。

### （二）龟头切除术

从解剖学上看，龟头海绵体与尿道的海绵状腺相连，但明显与阴茎海绵体分开（图59-5）。

Pisani和Austoni等认为，解剖学上龟头海绵体组织可以被分离，使其功能完整（Pisani等，1994；Austoni等，1996）。Bracka使用STSG改

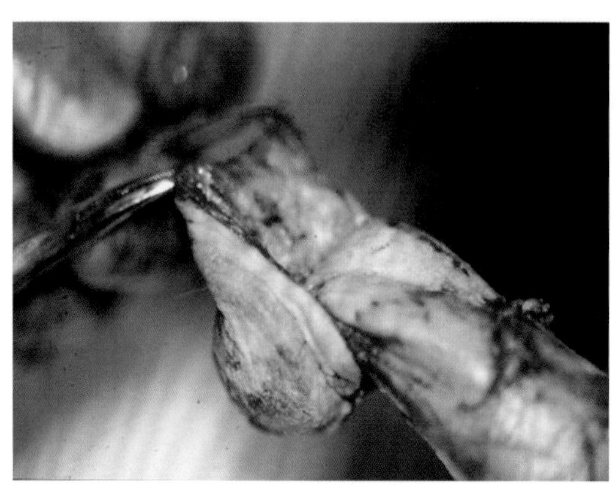

▲ 图 59-5 龟头切除术

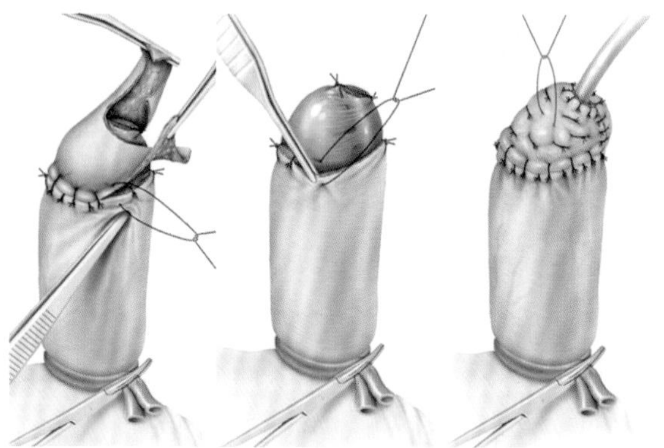

▲ 图 59-6 新阴茎头部皮肤移植术

引自 Aivar Bracka. Glans resection and plastic repair. BJUI. 2010

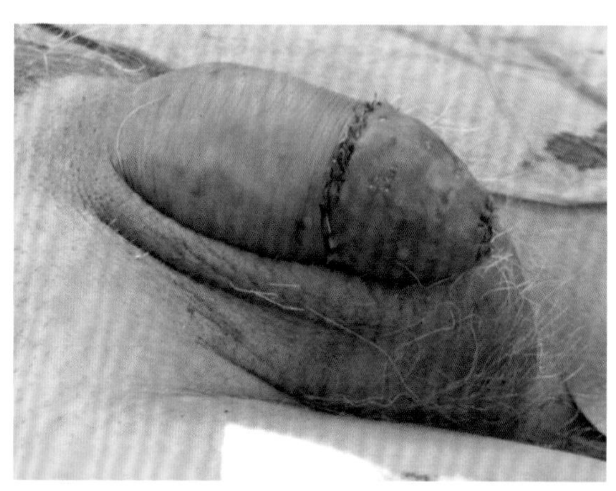

▲ 图 59-7 阴茎头部切除术和皮肤移植后的最终外观

良了该技术来改善美容效果，并随后在 1996 年和 2010年对改良方法进行了描述(图59-6)(Bracka，1996 和 2010)。

患者仰卧位，术野备皮，暴露股部、阴茎。取距病变足够宽度的冠状沟下切口，以保证安全切除阴茎病灶。切至 Buck 筋膜，直到尿道，勿伤及海绵体。有浸润时，在 Buck 筋膜下方进行切除，术中冰冻来确认切缘。横断尿道，切开外翻缝合，重建龟头。取股部一个 STSG，厚度在约 0.36mm 和 0.46mm（0.014 英寸和 0.018 英寸），可吸收线间断缝合（图 59-7）。固定移植物的技术有所不同；然而，无论是直接缝合移植物还是 TODGA 敷料覆盖（如前所述）都产生了良好的效果。

其他供体部位包括包皮、尿道和口腔黏膜（Gulino 等，2007）。如果患者不在意美容效果或有移植禁忌，可将阴茎皮肤拉至尿道也具有满意效果。

Smith 等前瞻性地研究了 72 例龟头切除术和 STSG 治疗的 $T_1$ 和 $T_2$ 期阴茎癌患者的数据，平均随访时间为 27 个月（4～68 个月）（Smith 等，2007a）。37 例（61%）患者的切缘小于 5mm，其中 6 例（9.8%）的切缘为阳性。在 6 例切缘阳性的患者中，4 例在 23 个月没有复发。其余 2 例患者出现了早期复发，并接受了局部切除术。有 3 例（4%）局部复发（迟发），均采用局部切除治疗。目前只有 2 名患者因转移性疾病死亡，没有局部复发的证据。并发症包括 2 例（3%）患者因移植失败而需要表面修复和 1 例患者因尿道狭窄需要规范的尿道扩张。

O'Kane 等报道了 25 例 CIS（$n$=6）、$T_1$（$n$=15）、$T_2$（$n$=3）和 $T_3$（$n$=1）患者，平均随访 28 个月（10～66 个月）（O'Kane 等，2011）。DSS 为 92%，而只有 1 例 $G_2pT_1$ 患者复发（4%）。11 例患者用一种未经验证的方式评估了他们的性功能。9 例（82%）患者报道可以勃起，6 人（55%）继续保持性活跃。移植物失败率为 0，2 例患者狭窄需要尿道扩张。

2016 年 Parnham 等发表了一组接受龟头切除

手术和 STSG 的患者（Parnham 等，2018），回顾性研究了 177 例 $T_{1\sim3}$ 期患者的资料，中位随访时间为 41.4 个月（1.9～155 个月）。在 171 例切缘状态已知的患者中 17 例切缘阳性。有明显的阳性切缘或高危特征的 10 例患者，均行二次手术。其余 7 例患者均进行了监测，其中 1 例在术后出现了局部复发。总体而言，局部复发率为 16/172（9.3%），局部复发的中位时间为 8.7 个月（95%CI 3.2～19.9）。在随访期间，174 例患者中有 18 例（10.7%）死于阴茎癌，共有 29 例死亡。8.3% 的患者需要重新移植。只有 1 例患者出现尿道狭窄需要进行手术治疗。本研究复发率和死亡率高于其他研究（表 59–1），原因可能是本队列中包括 $T_3$ 和较高比例的 $T_2$、$G_3$ 患者。

## 七、侵犯至阴茎海绵体或更近端的海绵体（$pT_2$ 或 $T_3$ 侵犯超过了龟头）

### 阴茎部分切除术

阴茎部分切除术可能会使男性在性交过程中无法插入，也不能保持站立排尿，取决于患者因素（阴茎功能 / 拉伸长度）、勃起功能、肥胖，以及肿瘤因素（分级、分期、位置、大小）。因此，在手术过程中需要评估会阴尿道造口术是否更有益于患者。

术中可以使用止血带，于肿瘤近端行环形切口，深达至阴茎海绵体和尿道海绵体，必须对末端组织进行冰冻活检。如前所述，保留阴茎手术的主要目标是完全的肿瘤控制。冷冻切片技术帮助外科医生有效避免阳性切缘，而阳性切缘可能导致早期的重复切除或局部复发。虽然在阴茎 SCC 中没有关于冷冻切片的报道，但头颈部 SCC 的准确率为 96%（Du 等，2016）。

Ferreiro 等回顾了 Mayo Clinic 的 24 880 例患者病理，报告准确率超过 97%（Ferreiro 等，1995）。必须强调，尽管冰冻报告切缘为阴性，但仍有潜在阳性切缘的可能性，虽然概率较小。

海绵体缝合应于尿道近端至少 1cm 处，或者如 Shadev 等所描述的 UCAPP 手术（阴茎部分切除术后尿道居中），可以改善阴茎残端长度，并可能重建龟头（Sahdev 等，2016）。在这种方法中，海绵体并不是过度缝合的，而是让它们保持开放，并包裹在尿道（腹侧）周围。海绵体被膜腹侧小切口可能有助于包裹。然后应用 STSG（图 59–8 至图 59–10）。

如前所述，保留阴茎技术的局部复发率较高（表 59–2）。应注意的是，在选定的病例中，阴茎部分切除术可以被认为功能性保留阴茎，但与其他真正保留阴茎的技术不同，PP 往往表现

表 59–1 阴茎头部切除术后复发率

| 作　者 | 手术方式 | 患者（例） | 局部复发率 | 平均随访时间（个月） |
|---|---|---|---|---|
| Pietrzak 等（2004） | 部分 / 全阴茎头部切除术 | 39 | 2.5% | 16 |
| Pietrzak 等（2005） | 部分 / 全阴茎头部切除术 | 5 | 0% | 12 |
| Gulino 等（2007） | 部分 / 全阴茎头部切除术 | 14 | 0% | 13 |
| Smith 等（2007b） | 部分 / 全阴茎头部切除术 | 72 | 4% | 27 |
| Palminteri 等（2007） | 部分 / 全阴茎头部切除术 | 17 | 0% | 32 |
| Morelli 等（2009） | 部分 / 全阴茎头部切除术 | 15 | 0% | 36 |
| O' Kane 等（2011） | 全阴茎头部切除术 | 25 | 4% | 28 |
| Parnham 等（2018） | 全阴茎头部切除术 | 177 | 9% | 41 |

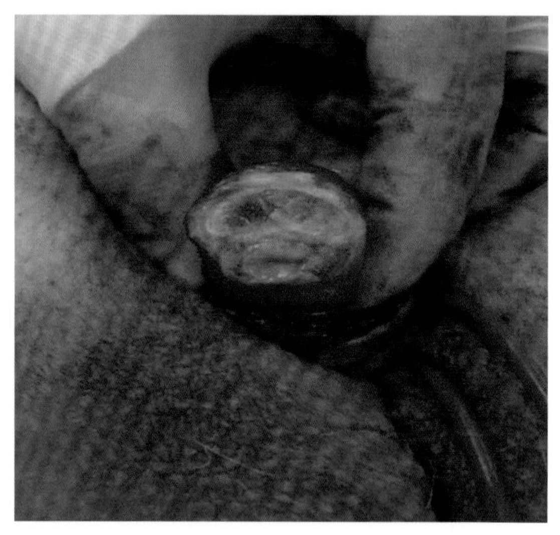

▲ 图 59-8 阴茎部分切除术：可见海绵体和海绵体伴尿道

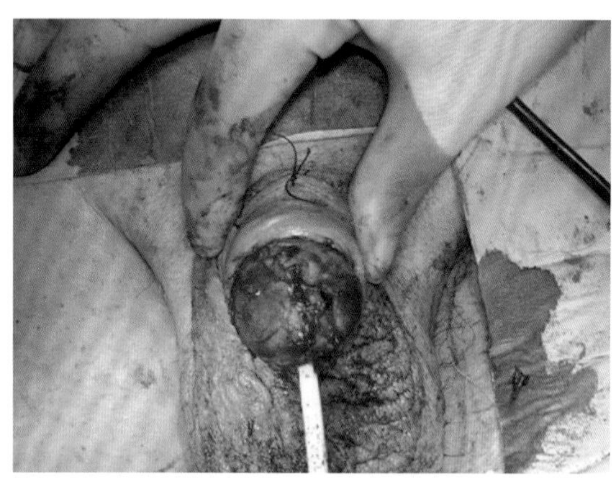

▲ 图 59-9 阴茎部分切除术：闭合海绵体，为皮肤移植做准备

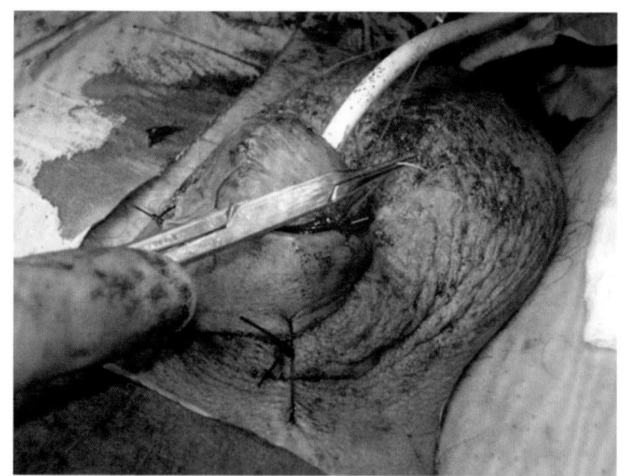

▲ 图 59-10 阴茎部分切除术：移皮缝合至新龟头

表 59-2 阴茎部分切除术的复发率

| 研究者 | 患者（名） | 局部复发率 | 平均随访（个月） |
|---|---|---|---|
| Banon 等（2000） | 42 | 7.1% | 67 |
| Ficarra 等（2002） | 30 | 0% | 69 |
| Rempelakos 等（2004） | 227 | 0% | ＞120 |
| Chen 等（2004） | 34 | 5.8% | 37 |
| Korets 等（2007） | 32 | 3.2% | 34 |
| Leijte 等（2008） | 214 | 5.1% | 60.6 |
| Ornellas 等（2008） | 522 | 4% | 11 |
| Veeratterapillay 等（2015） | 49 | 4% | 61 |

出较高的局部复发率。英国一个超区域中心报道了 2000—2008 年 203 例接受阴茎癌治疗的患者，49 例接受了阴茎部分切除术，48 例接受了阴茎保留术，这两种手术的局部复发率为 4%（Veeratterapillay 等，2015），而 Korets 等证实 32 例患者在平均随访 34 个月，无局部复发（Korets 等，2007）（表 59-2）。

## 八、结论

对局部疾病的理解有助于目前的实践，特别是所需安全切缘、局部复发与死亡率缺乏相关性。我们认为 5mm 切缘似乎是合理的，尽管这会导致局部复发率略高，但阴茎保留技术的好处是显而易见的。

# 参考文献

[1] Agrawal A, et al. The histological extent of the local spread of carcinoma of the penis and its therapeutic implications. BJU Int. 2000;85(3):299–301.

[2] Austoni E, et al.New trends in the surgical treatment of penile carcinoma. Arch Ital Urol Androl. 1996;68(3):163–8.

[3] Ayres BE, Lam W, Al-Najjar HM, Corbishley CM, Perry MJA, Watkin NA. Glans resurfacing- a new penile preserving option for superficially invasive penile cancer. Eur Urol Suppl. 2011;10(2):340.

[4] Bandieramonte G, et al. Peniscopically controlled CO2 laser excision for conservative treatment of in situ and T1 penile carcinoma: report on 224 patients. Eur Urol. 2008;54(4):875–82.

[5] Banon PVJ TN, Nadal VP, Pastor SG, Hernández GJA, Mas GA, Gomez GG, Gonzalez PA, Barba ME, Albacete PM. Squamous carcinoma of the penis. Arch Esp Urol. 2000;53(8):693–9.

[6] Bracka A. Organerhaltende operationstechnik bei karzinomen der glans penis. Akt Urol. 1996;27:1–V1.

[7] Bracka A. Glans resection and plastic repair. BJU Int. 2010; 105(1):136–44.

[8] Brown MD, et al. Penile tumors: their management by Mohs micrographic surgery. J Dermatol Surg Oncol. 1987;13(11):1163–7.

[9] Brown CT, Minhas S, Ralph DJ. Conservative surgery for penile cancer: subtotal glans excision without grafting. BJU Int. 2005;96(6):911–2.

[10] Chen MF, et al. Contemporary management of penile cancer including surgery and adjuvant radiotherapy: an experience in Taiwan. World J Urol. 2004;22(1):60–6.

[11] D'Ancona CA, et al. Quality of life after partial penectomy for penile carcinoma. Urology. 1997;50(4):593–6.

[12] Depasquale I, Park AJ, Bracka A. The treatment of balanitis xerotica obliterans. BJU Int. 2000;86 (4):459–65.

[13] Djajadiningrat RS, et al. Penile sparing surgery for penile cancer-does it affect survival? J Urol. 2014;192 (1):120–5.

[14] Du E, et al. Refining the utility and role of frozen section in head and neck squamous cell carcinoma resection. Laryngoscope. 2016;126(8):1768–75.

[15] Ferreiro JA, Myers JL, Bostwick DG. Accuracy of frozen section diagnosis in surgical pathology: review of a 1-year experience with 24,880 cases at Mayo Clinic Rochester. Mayo Clin Proc. 1995;70(12):1137–41.

[16] Ficarra V, et al. General state of health and psychological well-being in patients after surgery for urological malignant neoplasms. Urol Int. 2000;65(3):130–4.

[17] Ficarra V, et al. Local treatment of penile squamous cell carcinoma. Urol Int. 2002;69(3):169–73.

[18] Gulino G, et al. Distal urethral reconstruction of the glans for penile carcinoma: results of a novel technique at 1-year of follow up. J Urol. 2007;178(3 Pt 1):941–4.

[19] Hadway P, Corbishley CM, Watkin NA. Total glans resurfacing for premalignant lesions of the penis: initial outcome data. BJU Int. 2006;98(3):532–6.

[20] Hakenberg OW, et al. EAU guidelines on penile cancer: 2014 update. Eur Urol. 2015;67(1):142–50.

[21] Hegarty PK. A tie-over dressing for graft application in distal penectomy and glans resurfacing: the todga technique. BJU Int. 2011;107(5):840–1.

[22] Hoffman MA, Renshaw AA, Loughlin KR. Squamous cell carcinoma of the penis and microscopic pathologic margins: how much margin is needed for local cure? Cancer. 1999;85(7):1565–8.

[23] Hofstetter A, et al. Local irradiation by laser of a penile carcinoma. Fortschr Med. 1978;96(8):369–71.

[24] Horenblas S, van Tinteren H. Squamous cell carcinoma of the penis. IV. Prognostic factors of survival: analysis of tumor, nodes and metastasis classification system. J Urol. 1994;151(5):1239–43.

[25] Korets R, et al. Partial penectomy for patients with squamous cell carcinoma of the penis: the memorial Sloan- Kettering experience. Ann Surg Oncol. 2007;14 (12):3614–9.

[26] Leijte JA, et al. Recurrence patterns of squamous cell carcinoma of the penis: recommendations for followup based on a two-centre analysis of 700 patients. Eur Urol. 2008;54(1):161–8.

[27] Maddineni SB, Lau MM, Sangar VK. Identifying the needs of penile cancer sufferers: a systematic review of the quality of life, psychosexual and psychosocial literature in penile cancer. BMC Urol. 2009;9:8.

[28] Meijer RP, et al. Long-term follow-up after laser therapy for penile carcinoma. Urology. 2007;69(4):759–62.

[29] Minhas S, et al. What surgical resection margins are required to achieve oncological control in men with primary penile cancer? BJU Int. 2005;96(7):1040–3.

[30] Mohs FE. Origins and progress of Mohs micrographic surgery. In: Mikhail GR, editor. Mohs micrographic surgery. Philadelphia: WBSaunders Co; 1991. p. 1–10.

[31] Mohs FE, et al. Microscopically controlled surgery in the treatment of carcinoma of the penis. J Urol. 1985;133 (6):961–6.

[32] Morelli G, et al. Glansectomy with split-thickness skin graft for the treatment of penile carcinoma. Int J Impot Res. 2009;21(5):311–4.

[33] O'Kane HF, et al. Outcome of glansectomy and skin grafting in the management of penile cancer. Adv Urol. 2011;2011:240824.

[34] Opjordsmoen S, Fossa SD. Quality of life in patients treated for penile cancer. A follow-up study. Br J Urol. 1994;74(5):652–7.

[35] Ornellas AA, et al. Surgical treatment of invasive squamous cell carcinoma of the penis: Brazilian National Cancer Institute long-term experience. J Surg Oncol. 2008;97(6):487–95.

[36] Palminteri E, et al. Resurfacing and reconstruction of the glans penis. Eur Urol. 2007;52(3):893–8.

[37] Parnham AS, et al.. Glansectomy and split-thickness skin graft for penile cancer. Eur Urol. 2018;73(2):284–289.

[38] Philippou P, et al. Conservative surgery for squamous cell carcinoma of the penis: resection margins and longterm oncological control. J Urol. 2012;188(3):803–8.

[39] Pietrzak P, Corbishley C,Watkin N. Organ-sparing surgery for invasive penile cancer: early follow-up data. BJU Int. 2004;94(9):1253–7.

[40] Pisani E, et al. Erectile function and ablative surgery of penile tumors. Arch Ital Urol Androl. 1994;66(1):33–4.

[41] Rempelakos A, et al. Carcinoma of the penis: experience from 360 cases. J BUON. 2004;9(1):51–5.

[42] Romero FR, et al. Sexual function after partial penectomy for penile cancer. Urology. 2005;66(6):1292–5.

[43] Sahdev V,ZM, Stroman L, Kranz J, Muneer A, Malone P. Small but perfectly formed: urethral centralisation after partial penectomy (UCAPP). J Urol. 2016;195 (4s):e639–40.

[44] Schlenker B, et al. Fluorescence-guided laser therapy for penile carcinoma and precancerous lesions: long-term follow-up. Urol Oncol. 2011;29(6):788–93.

[45] Shabbir M, et al. Glans resurfacing for the treatment of carcinoma in situ of the penis: surgical technique and outcomes. Eur Urol. 2011;59(1):142–7.

[46] Shindel AW, et al. Mohs micrographic surgery for penile cancer: management and long-term follow up. J Urol. 2007;178(5):1980–5.

[47] Skeppner E, et al. Treatment-seeking, aspects of sexual activity and life satisfaction in men with laser-treated penile carcinoma. Eur Urol. 2008;54(3):631–9.

[48] Smith Y, et al. Reconstructive surgery for invasive squamous carcinoma of the glans penis. Eur Urol. 2007a;52 (4):1179–85.

[49] Smith Y, et al. Penile-preserving surgery for male distal urethral carcinoma. BJU Int. 2007b;100(1):82–7.

[50] Tewari M, Kumar M, Shukla HS. Nd:YAG laser treatment of early stage carcinoma of the penis preserves form and function of penis. Asian J Surg. 2007;30 (2):126–30.

[51] Tromovitch TA, Stegman SJ. Microscopie-controlled excision of cutaneous tumors: chemosurgery, fresh tissue technique. Cancer. 1978;41(2):653–8.

[52] Veeratterapillay R, et al. Oncologic outcomes of penile cancer treatment at a UK Supraregional Center. Urology. 2015;85(5): 1097–101.

[53] Windahl T, Andersson SO. Combined laser treatment for penile carcinoma: results after long-term follow up. J Urol. 2003;169(6):2118–21.

# 第 60 章　阴茎癌淋巴结的治疗

## Lymph Node Management in Penile Cancer

Chris Protzel　Oliver W. Hakenberg　Philippe E. Spiess　著

刘洪宇　译　　郝海龙　校

摘　要

阴茎癌患者常出现淋巴结转移，即使是早期患者。因为淋巴结复发的患者预后极差，所以初始淋巴结治疗是阴茎癌患者生存的关键。对于 $pT_1G_2$ 肿瘤或更高分期的不可触及淋巴结患者，建议行有创淋巴结分期（动态前哨淋巴结活检或改良腹股沟淋巴结清扫）。在腹股沟淋巴结可触及的情况下，经组织学证实转移后，需要进行根治性腹股沟淋巴结清扫，然后进行辅助化疗。腹股沟转移淋巴结固定或复发的患者应接受新辅助化疗，然后行挽救性淋巴结清扫。

### 一、概述

阴茎癌是欧洲和北美罕见的实体肿瘤，发病率为 0.1%～1.4%（Jemal 等，2007；Hakenberg 等，2015）。因此，关于阴茎癌患者淋巴结治疗的数据非常少。大多数可用的数据来自于患者数量较少的单中心回顾性研究。由于晚期转移性阴茎癌的预后极差，应尽可能在发生广泛转移之前早期发现和治疗（Hakenberg 等，2006 和 2015；Pizzocaro 等，2008）。

由于腹股沟淋巴结清扫的相关并发症的发生率，且明确的指南建议在实践中被忽视，导致治疗结果不佳。近年来，人们试图通过这些手段来降低淋巴结清扫术的并发症，这些手段包括缩小淋巴结清扫术的范围，通过临床、病理学或分子指标选择适合淋巴结切除术的患者（Horenblas，2001a；Spiess 等，2009；Naumann 等，2005；Protzel 等，2009）。

特别是腹股沟淋巴结清扫术的范围仍存在争议。淋巴结转移是影响阴茎癌患者生存率的主要已知因素。由于淋巴结扩散往往无法通过临床检查和无创诊断检测到，因此建议所有存在淋巴结扩散风险的患者使用影像引导穿刺活检和（或）前哨淋巴结活检进行淋巴结分期。由于微转移经常出现在浸润性肿瘤患者（甚至在 $T_1$ 肿瘤）中，最近的指南建议对所有 $pT_1G_2$ 及更高级别肿瘤患者进行动态前哨淋巴结活检或改良腹股沟淋巴结清扫（Hakenbgr 等，2015；Naumann 等，2005）。在过去的 10 年中，充分的术中和术后管理使并发症发生率显著降低（Hakengrg 等，2015；Protzel 等，2009）。

### 二、阴茎癌的淋巴扩散

阴茎的淋巴引流进入腹股沟淋巴结。阴茎的腹股沟淋巴结在解剖学上分为浅组和深组。浅组淋巴结位于皮下筋膜和阔筋膜之间。Rosenmüller 和 Cloquet 描述了解剖学上最相关的腹股沟淋巴结，位于股静脉内侧，标志着腹股沟和盆腔区域之间的转变（Protzel 等，2009）。深组淋巴结位于卵圆窝区域（大隐静脉通过阔筋膜的一个开口流入股静脉）。淋巴进一步引流进入髂血管周围的盆腔和闭孔窝淋巴结。

腹股沟浅表区域根据 Daseler 法分为五个解剖亚组，中央区位于大隐静脉和股静脉的汇合处。其他四个区域被描述为外侧上、外侧下、内侧上和内侧下（Daseler 等，1948）。

阴茎癌淋巴结转移最常见于 Daseler 的上侧和内侧及中央区（Protzel 等，2009；Cabanas，1977；Horenblas 等，2000）。

Leijte 等使用 SPECT-CT 成像检查了 50 例临床淋巴结阴性的阴茎癌患者淋巴引流情况。第一站淋巴引流区域（前哨淋巴结）仅位于腹股沟 Daseler 的上部和中央区（Leijte 等，2008a）。

阴茎癌淋巴结管理的临床决策基于回顾性和前瞻性临床研究，结果表明，阴茎癌与其他鳞状细胞癌一样，根据上述解剖淋巴引流，有明显早期特定的淋巴扩散倾向（Horenblas，2001b）。跳跃性病灶尚未见报道。血行扩散仅在晚期和进展期病灶中出现。

## 三、阴茎癌淋巴结转移的发生率

研究表明，阴茎癌淋巴扩散与肿瘤分级、分期和肿瘤的类型有关。淋巴结转移的发生与原发性肿瘤较高的临床分级之间有密切的联系（1 级为 0%～29%，3 级为 33%～50%）。尽管如此，病理分级的预后价值仍在讨论中，因为研究表明，即使在专业泌尿病理学家的指导下，观察者之间的差异也很高。对于肿瘤分期的预后价值目前仍在讨论。较早的研究表明，局部分期较高的淋巴结转移率显著增加，$pT_{3/4}$ 病例中有 50%～100% 的淋巴结阳性，$pT_2$ 病例中有 50%～70% 的淋巴结阳性（Protzel 等，2009；Horenblas，2001b；Lont 等，2007；Hegarty 等，2006；Leijte 和 Horenblas，2009；Lopes 等，1996a）。由于最近的 TNM 分类在 $T_2$（尿道海绵体）和 $T_3$（阴茎海绵体）之间有了新的区别，在未来研究中其预后价值更好。

## 四、腹股沟淋巴结转移的预后意义

阴茎癌患者淋巴结转移与不良预后显著相关。淋巴扩散的范围、结外肿瘤生长和盆腔淋巴结受累是非常重要的预后因素（Lont 等，2007）。

腹股沟淋巴结阴性和 $pN_1$ 患者的 3 年癌症特异性生存率接近 100%，$pN_2$ 患者降低至 73%（Hegarty 等，2006）。

## 五、淋巴结侵犯的预测因素

### （一）组织病理学因素

由于原发肿瘤的标准组织病理学因素（pT 分期、分级、浸润深度和组织学亚型）与淋巴结扩散在预后方面的结果相互矛盾，特别是 pT 分期和分级，其他原发肿瘤组织的预后参数有助于淋巴结清扫的选择（Theodorescu 等，1996；Slaton 等，2001）。据报道，肿瘤中的淋巴管和血管浸润与淋巴结转移有关（Slaton 等，2001；Ficarra 等，2005）。然而，其他研究中，淋巴管侵犯也有相互矛盾的结果（Kroon 等，2005a）。

为了改进淋巴结清扫术的临床决策，Ficarra 等开发出一种预测阴茎癌淋巴转移的列线图（Ficarra 等，2006）。因为根据这个列线图，中分化和表面扩散的肿瘤的转移风险高于低分化和垂直生长的肿瘤，所以我们必须批判性地对待。与前列腺癌不同，阴茎癌没有制订治疗策略的大数据，因此这种疾病的自然特性使得很难设计出可靠的列线图和预测模型。

### （二）分子因素

与其他实体肿瘤一样，阴茎癌有多种基因组和代谢变化。最近研究表明，其中一些与更高的淋巴结转移风险相关（Protzel 等，2007a 和 b，

2008；Kayes 等，2007；Lont 等，2006；Bezerra 等，2001；Berdjis 等，2005；Guimaraes 等，2007）。特别是抑癌基因表达缺陷和缺失在转移扩散和上皮间质转化（EMT）中起着重要作用。抑癌基因 p16 的杂合性缺失和（或）启动子甲基化与淋巴结转移的发生显著相关。据报道，KAI1/CD82 表达降低可预测淋巴结受累（Protzel 等，2008）。一些研究表明，p53 状态是一种预后因素（p53 阴性肿瘤生存率较高，更少的淋巴结转移（Lopes 等，2002；Martins 等，2002）。人类乳头瘤病毒的 DNA 状态在几项研究中显示出相互矛盾的结果（Lont 等，2006；Bezerra 等，2001）。Ki-67 与局部肿瘤分级和分期相关，但对于淋巴结阳性的结果相互矛盾（Berdjis 等，2005；Protzel 等，2007b；Guimaraes 等，2007）。

未来，抑癌基因和 EMT 标志物可能在预测个体淋巴扩散方面更可靠。

## 六、淋巴结疾病的诊断

让人纠结的是阴茎癌患者的淋巴转移只有在高肿瘤负荷淋巴结扩散时才能被临床诊断出来。小的淋巴扩散和微转移能够逃避临床诊断，但在判定患者的预后时至关重要。高达 25% 的不可触及淋巴结患者存在微转移（Protzel 等，2009）。

腹股沟淋巴结可触及的患者也存在不确定性，其中多达 30%～50% 的患者没有转移，而是继发于阴茎癌的炎性淋巴结肿大。还有患者会出现继发于下肢炎症（如脚部真菌病）的腹股沟淋巴结炎性肿大。这对于那些健康情况欠佳的局部晚期阴茎癌患者来说尤其如此。

影像学检查对腹股沟淋巴结转移的诊断中没有任何价值。虽然转移性淋巴结可表现出典型的放射学表现，但常见的成像技术如 CT 扫描或常规 MRI 都无法检测到微转移（Protzel 等，2009；Singh 等，2007）。Scher 等使用 $^{18}$F-FDGPET/CT，在 5 例患者中检测到 16 枚淋巴结中的 15 枚阳性（敏感性 80%，特异性 100%）（Scher 等，2005）。在最新的研究中，PET/CT 确定了 21 枚淋巴结中有 18 枚阳性（敏感性为 75%），该项检查明显更优（Scher 等，2008），但需要大规模的研究来进一步评估。

超声引导下的细针穿刺和细胞学检查应用最广泛。Saisorn 等报道了对可触及淋巴结的敏感性为 93%，特异性为 91%（Saisorn 等，2006）。然而，在另一项研究中，在不可触及淋巴结的情况下，通过超声引导的细针穿刺检测到 23 枚淋巴结中只有 9 枚阳性（敏感性 39%，特异性 100%）（Kroon 等，2005b）。显然，在这种情况下这项技术不可靠。

## 七、治疗策略

### （一）监测

低分期和临床上未受影响的腹股沟淋巴结的患者过去经常接受监测，即在随访期间出现可触及淋巴结时，进行腹股沟区探查。事实上，目前的 EAU 指南推荐对浅表和分化良好的下列肿瘤患者采用这种方法：pTis、$pT_a$、$pT_{1a}G_1$，浅表生长且无血管侵犯（Hakenbgr 等，2015）。

最近的系列研究清楚地表明，$pT_{2/3}$ 阴茎癌患者立即行淋巴结分期手术（如果发现淋巴结阳性，随后进行淋巴结清扫术）的生存率更高。Lont 等报道了采用动态前哨淋巴结分期手术的 $pT_{2/3}$ 疾病患者 3 年疾病特异性生存率为 91%，而在监测的既往病例中，这一生存率为 79%（Lont 等，2003）。该研究还报道了淋巴结转移的 $pT_{2/3}$ 患者行监测后，延迟淋巴结切除术的疾病特异性生存率为 35%，而早期淋巴结切除术并发现有淋巴结微转移的患者 3 年生存率为 84%。同样，在迄今为止最大的回顾性系列研究报道（来自 2 个中心的 700 例患者）中，Leijte 等报道了接受监测的患者复发风险明显更高（Leijte 等，2008b）。显然，早期适当的分期手术和区域淋巴结的治疗对阴茎癌至关重要。

## （二）手术淋巴结分期

腹股沟淋巴结的直接组织学检查仍然是评估其转移的最可靠的方法。有几种不同范围的淋巴结活检方法。

### 1. 前哨淋巴结活检

阴茎癌前哨淋巴结活检的想法最初是由 Cabanas 在研究淋巴管造影和解剖后提出的（Cabanas，1977）。不幸的是，前哨淋巴结的静态检测假阴性率很高。

在乳腺癌和黑色素瘤中注射放射性示踪剂后，放射引导下检测被标记的第一个引流淋巴结（前哨淋巴结）的成功概念导致了对于阴茎癌动态前哨淋巴结活检（DSNB）的首次关注（Allen 等，2001；Statius Muller 等，1999）。两侧腹股沟可以包含不止一个前哨淋巴结。手术前一天或当天在阴茎肿瘤周围注射 $^{99m}$Tc 纳米胶体。皮内注射专用蓝色染料。核素扫描仪识别前哨淋巴结，并可以与单质子发射计算机断层扫描中的 CT 扫描融合。术中使用伽马射线探针检测到前哨淋巴结，如组织学呈阳性，则行根治性腹股沟淋巴结清扫术。

荷兰癌症研究所的团队首次研究了这项技术。初期未检测出淋巴结转移的比例很高（17%～22%），通过该技术的改进显著降低了假阴性率（4.8%）（Tanis 等，2002；Kroon 等，2004）。几个大的中心已经揭示了这些结果，而较小研究的结果仍然复杂。因此，该技术被推荐用于每年至少进行 20 例手术的中心（Ficarra 和 Galfano，2007）。

### 2. 改良的腹股沟淋巴结清扫术

Catalona 开发了一种改良的淋巴结清扫方法来减少并发症。该技术切口较小和解剖局限，避开股动脉外侧和卵圆窝尾部的区域，保留大隐静脉（Protzel 等，2009；Catalona，1988）。

与传统根治性淋巴结清扫术相比，皮瓣坏死、淋巴水肿和深静脉血栓形成的发生率明显降低（根治性淋巴结清扫术中皮瓣坏死 8.6% vs. 2.5%，淋巴水肿 22.4% vs. 3.4%，血栓形成 12% vs. 0%）（Bouchot 等，2004；Lopes 等，1996b；Wespes 等，1986；Bevan-Thomas 等，2002）。然而，解剖范围的减少增加了病例假阴性的风险。因此，对于高危病例，可以考虑改良淋巴结清扫和 DSNB 联合治疗。

### 3. 根治性腹股沟淋巴结清扫术

传统根治性腹股沟淋巴结清扫术的解剖范围：上界为外环上缘延伸至髂前上棘，外侧界从髂前上棘向下延伸 20cm，内侧界从耻骨结节向下延伸 15cm。在以前的文献中，除了肿瘤直接浸润血管外，对大隐静脉切断没有明确的数据证实这样做的必要性。在完整地切除了该区域的淋巴结（Daseler 描述的五个分支的浅表淋巴结和深部腹股沟淋巴结）后，股血管被缝匠肌覆盖（Protzel 等，2009）。浸润的皮肤必须被切除。皮肤旋转皮瓣和肌皮皮瓣已用于一期伤口闭合。

根治性淋巴结清扫术并发症发生率较高。切口感染、皮肤坏死、伤口裂开、淋巴水肿和淋巴囊肿是相关的常见并发症（Bevan-Thomas 等，2002；Ravi，1993）。仔细的皮肤处理和最佳的皮瓣厚度，以及伤口闭合后的直接（低压、连续）真空封闭，都有助于降低并发症的发生。

### 4. 内镜下淋巴结清扫术和机器人辅助腹股沟淋巴结清扫术

最近几项关于腹腔镜/机器人腹股沟淋巴结清扫术的研究已进行了评估（Tobias-Machado 等，2007 和 2008；Sotelo 等，2007；Gkegkes 等，2019）。其皮肤并发症的风险似乎较低，但有淋巴囊肿形成的风险。这项技术肿瘤学方面的可靠性还需通过正在进行的研究来完善。

### 5. 盆腔淋巴结清扫术

盆腔淋巴结是阴茎癌淋巴引流的第二站，到

目前为止，还没有发现阴茎癌淋巴引流跳过腹股沟淋巴结而直接引流到盆腔淋巴结（Protzel 等，2009；Cabanas，1977；Leijte 等，2008a）。因此，腹股沟淋巴结可以预测盆腔淋巴结的状态。如无腹股沟结转移，则无须进行盆腔淋巴结清扫术。对于有腹股沟淋巴结转移的患者，需要预测盆腔淋巴结转移的可能性。腹股沟淋巴结阳性的数量和转移淋巴结的结外侵犯在确定隐匿性盆腔淋巴结转移风险方面具有预测价值，但关于预测隐匿性盆腔淋巴结转移的腹股沟淋巴结阳性的数量的讨论仍在进行中（Lont 等，2007）。据报道，腹股沟淋巴结阳性<2 个时盆腔淋巴结阳性率为 15.2%，<3 个时为 18.6%，EAU 指南建议对 2 个或以上腹股沟淋巴结阳性的患者进行盆腔淋巴结清扫术，NCCN 指南建议对 3 个或更多腹股沟淋巴结阳性的患者进行盆腔淋巴结清扫术（Zargar Shoshtari 等，2016）。当腹股沟淋巴结可见包膜外受侵时，应进行盆腔淋巴结清扫。

Lughezzani 等研究显示，直径为 30mm 或更大的腹股沟淋巴结转移患者盆腔受累的相关风险更高。在阴茎癌具有侵袭性的组织学亚型（$G_{3/4}$ 级或肉瘤样亚型）或者 p53 强表达的患者中，如果腹股沟淋巴结阳性，则应考虑进行盆腔淋巴结清扫（Lughezzani 等，2014）。目前还没有明确的资料表明单侧腹股沟淋巴结受累时应行双侧盆腔淋巴结清扫术还是仅限于同侧（Zargar-Shoshtari 等，2015）。对于全身 PET-CT 扫描显示盆腔淋巴结阳性的病例，同期行盆腔淋巴结清扫术或二期手术是必要的。手术可以通过耻骨上中线切口腹膜外或腹腔镜手术进行。

## 八、淋巴结清扫术的并发症发生率

腹股沟淋巴结清扫术后手术并发症常见。在以前的文献中，报道了伤口感染、皮肤坏死、伤口裂开和淋巴囊肿的比例很高（Protzel 等，2009；Bevan-Thomas 等，2002）。方法的改进和新技术的发展显著降低了这一比例。

新的术中和术后管理，提高了对潜在并发症的认知，加上真空密闭伤口，从而降低了并发症发生率。改良腹股沟淋巴结清扫术显示并发症发生率明显降低（最近研究报道早期并发症为 6.8%，晚期并发症为 3.4%）。在 Bouchot 等的研究中，只有 8/118 例患者出现了并发症，而且这些并发症只是很轻微的（Bouchot 等，2004）。

然而，腹股沟淋巴结清扫术仍然是一种存在局部并发症的手术。建议预防性使用抗生素。应采用真空引流，引流时间应与引流量相适应。应使用弹力袜和（或）充气袜及术后抗凝。Spiess 等（2009）对减少淋巴结清扫术并发症的管理技术进行了综述。

据报道，与改良性和根治性腹股沟淋巴结清扫术相比，具有低创伤性动态前哨淋巴结活检的并发症发生率为 14%～15%（Protzel 等，2009；Perdona 等，2005）。Leijte 等（2007a）报道的并发症发生率仅为 5.7%。动态前哨淋巴结活检与改良或根治性腹股沟淋巴结清扫术的前瞻性对照比较仍未进行。

## 九、淋巴结治疗的临床方法

在临床决策中，患者分为三个亚组，即临床腹股沟淋巴结正常患者、淋巴结明显增大的患者和淋巴结增大而且固定的患者。在淋巴结增大且固定的患者中，必须考虑为转移，而在仅有淋巴结增大的患者中有相当数量会存在转移。最难判断预后的是临床上无可疑的淋巴结患者。多达 25% 的患者可能存在微转移。

### （一）未触及腹股沟淋巴结的患者

所有未触及淋巴结的患者都进行淋巴结清扫将导致超过 75% 的病例过度治疗。因此，这些患者无须行根治性双侧淋巴结清扫术。

最近更新于 2017 年的 EAU 指南建议所有

$pT_1G_2$或更高分期肿瘤患者进行淋巴结分期手术。根据肿瘤分期的病理因素（$PT_1$、$pT_a$和$pT_1G_1$），监测仅是依从性良好且风险较低患者的一种选择。必须告知患者局部复发的风险（Hakenberg等，2015）。

必须推荐$pT_1G_2$或更高分期的患者，进行淋巴结分期手术，因为无创的淋巴结分期（MRI、CT和PET扫描）不能检测到微转移，且区域复发与极差的预后相关。有创性淋巴结分期的选择是改良的腹股沟淋巴结清扫术或DSNB。DSNB只推荐给有经验的中心，因为在较小的研究中有大量的假阴性患者。

### （二）可触及腹股沟淋巴结的患者

对于可触及腹股沟淋巴结肿大的阴茎癌患者，考虑转移可能。这些患者的淋巴结阳性率为50%或更高（Protzel等，2009；Hegarty等，2006）。不再推荐使用抗生素治疗以减少潜在感染引起的淋巴结肿大，因为阴茎癌肿大淋巴结的性质未明确（Horenblas，2001b）。

对肿大淋巴结超声引导下细针活检是一种极好的、快速的、易行的选择。如果活检呈阴性，需要重复进行，或通过手术活检进行分期。由于所有病例都需要行改良的腹股沟淋巴结清扫术，需对肿大淋巴结切除并且冰冻切片，因此切除活检必须作为一种常规选择。如果淋巴结呈阳性，应行根治性淋巴结清扫术。

由于转移性淋巴结引起回流受阻，这组患者的动态前哨淋巴结活检并不可靠（Hakenberg等，2015；Protzel等，2009；Kroon等，2004）。因此，对于所有双侧可触及淋巴结肿大的患者，都应行早期的双侧腹股沟淋巴结清扫术（Hakenberg等，2015）。对于对侧无法触及淋巴结患者，临床上未受影响的一侧应行改良的淋巴结清扫术。

目前，EORTC开展的一项前瞻性随机国际研究（国际进展性阴茎癌-InPACT试验）正在评估对腹股沟淋巴结阳性患者放化疗的作用，该研究旨在明确围术期（新辅助和辅助）全身化疗、放疗和盆腔淋巴结清扫术的益处。

### （三）腹股沟淋巴结固定的患者

在过去的几年里，由于新的多模式治疗的应用，固定的转移性淋巴结患者的预后得到了改善。对新辅助化疗有应答，且认为可以完全切除的患者，应行双侧髂腹股沟淋巴结根治性清扫术（Hakenberg等，2015）。在化疗后出现临床应答并完整切除残留淋巴结的患者，已获得长期生存（Bouchot等，2004）。无应答者预后极差，因为对生存没有临床益处，通常在余生伴严重的并发症，应避免大的手术。包括免疫检查点抑制药在内的药物正在临床研究中，可能是新的选择。

## 十、结论

充分的淋巴结治疗对阴茎癌患者的生存起着关键作用，因为早期转移淋巴结清扫可改善其预后。应努力保证淋巴结治疗按现行的指南进行。监测仅推荐用于知情的低风险患者（$<pT_1G_2$肿瘤）。对于所有临床上无肿大淋巴结的患者，有创的淋巴结分期是必要的。动态前哨结活检似乎是淋巴结分期手术的“低并发症策略”，但只应在专门的中心进行。对于所有$pT_1G_2$或更高分期且无临床淋巴结转移的病例，应行改良的双侧淋巴结清扫术。腹股沟淋巴结阳性的患者必须在同侧行根治性腹股沟淋巴结清扫术，在对侧行有创的分期手术。如果有两个以上的腹股沟淋巴结转移，则应行盆腔腹股沟淋巴结清扫术。在腹股沟淋巴结固定和肿大的患者中，新辅助化疗后进行挽救性淋巴结清扫术可改善预后。在那些无应答的患者中，建议考虑临床试验、姑息性放疗或姑息/支持性治疗。

# 参考文献


[1] Allen B, Campbell I, Desai S, Dray M, Scarlet J. Pilot study comparing the accuracy of lymphoscintigraphy sentinel lymph node localisation with axillary node dissection in women with operable breast cancer. N Z Med J. 2001;114:233–6.

[2] Berdjis N, Meye A, Nippgen J, Dittert D, Hakenberg O, Baretton GB, Wirth MP. Expression of Ki-67 in squamous cell carcinoma of the penis. BJU Int. 2005;96:146–8.

[3] Bevan-Thomas R, Slaton JW, Pettaway CA. Contemporary morbidity from lymphadenectomy for penile squamous cell carcinoma: the M.D. Anderson Cancer Center Experience. J Urol. 2002;167:1638–42.

[4] Bezerra AL, Lopes A, Santiago GH, Ribeiro KC, Latorre MR, Villa LL. Human papillomavirus as a prognostic factor in carcinoma of the penis: analysis of 82 patients treated with amputation and bilateral lymphadenectomy. Cancer. 2001;91:2315–21.

[5] Bouchot O, Rigaud J, Maillet F, Hetet JF, Karam G. Morbidity of inguinal lymphadenectomy for invasive penile carcinoma. Eur Urol. 2004;45:761–5; discussion 765–766.

[6] Cabanas RM. An approach for the treatment of penile carcinoma. Cancer. 1977;39:456–66.

[7] Catalona WJ. Modified inguinal lymphadenectomy for carcinoma of the penis with preservation of saphenous veins: technique and preliminary results. J Urol. 1988;140:306–10.

[8] Daseler EH, Anson BJ, Reimann AF. Radical excision of the inguinal and iliac lymph glands; a study based upon 450 anatomical dissections and upon supportive clinical observations. Surg Gynecol Obstet. 1948;87:679–94.

[9] Ficarra V, Galfano A. Should the dynamic sentinel node biopsy (DSNB) be considered the gold standard in the evaluation of lymph node status in patients with penile carcinoma? Eur Urol. 2007;52:17–9; discussion 20–11.

[10] Ficarra V, Zattoni F, Cunico SC, Galetti TP, Luciani L, Fandella A, Guazzieri S, Maruzzi D, Sava T, Siracusano S, Pilloni S, Tasca A, Martignoni G, Gardiman M, Tardanico R, Zambolin T, Cisternino A, Artibani W. Lymphatic and vascular embolizations are independent predictive variables of inguinal lymph node involvement in patients with squamous cell carcinoma of the penis: Gruppo Uro-Oncologico del Nord Est (Northeast Uro-Oncological Group) Penile Cancer data base data. Cancer. 2005;103:2507–16.

[11] Ficarra V, Zattoni F, ArtibaniW, Fandella A, Martignoni G, Novara G, Galetti TP, Zambolin T, KattanMW. Nomogram predictive of pathological inguinal lymph node involvement in patients with squamous cell carcinoma of the penis. J Urol. 2006;175:1700–4; discussion 1704–1705.

[12] Gkegkes ID, Minis EE, Iavazzo C. Robotic-assisted inguinal lymphadenectomy: a systematic review. J Robot Surg. 2019;13(1): 1–8.

[13] Guimaraes GC, Leal ML, Campos RS, Zequi Sde C, da Fonseca FP, da Cunha IW, Soares FA, Lopes A. Do proliferating cell nuclear antigen and MIB-1/Ki-67 have prognostic value in penile squamous cell carcinoma? Urology. 2007;70:137–42.

[14] Hakenberg OW, Nippgen JB, Froehner M, Zastrow S, Wirth MP. Cisplatin, methotrexate and bleomycin for treating advanced penile carcinoma. BJU Int. 2006;98:1225–7.

[15] Hakenberg OW, Compérat EM, Minhas S, Necchi A, Protzel C,Watkin N. EAU guidelines on penile cancer: 2014 update. Eur Urol. 2015;67(1):142–50.

[16] Hegarty PK, Kayes O, Freeman A, Christopher N, Ralph DJ, Minhas S. A prospective study of 100 cases of penile cancer managed according to European Association of Urology guidelines. BJU Int. 2006;98:526–31.

[17] Horenblas S. Lymphadenectomy for squamous cell carcinoma of the penis. Part 2: the role and technique of lymph node dissection. BJU Int. 2001a;88:473–83.

[18] Horenblas S. Lymphadenectomy for squamous cell carcinoma of the penis. Part 1: diagnosis of lymph node metastasis. BJU Int. 2001b;88:467–72.

[19] Horenblas S, Jansen L, Meinhardt W, Hoefnagel CA, de Jong D, Nieweg OE. Detection of occult metastasis in squamous cell carcinoma of the penis using a dynamic sentinel node procedure. J Urol. 2000;163:100–4.

[20] Jemal A, Siegel R, Ward E, Murray T, Xu J, Thun MJ. Cancer statistics, 2007. CA Cancer J Clin. 2007;57:43–66.

[21] Kayes O, Ahmed HU, Arya M, Minhas S. Molecular and genetic pathways in penile cancer. Lancet Oncol. 2007;8:420–9.

[22] Kroon BK, Horenblas S, Estourgie SH, Lont AP, Valdes Olmos RA, Nieweg OE. How to avoid false-negative dynamic sentinel node procedures in penile carcinoma. J Urol. 2004;171:2191–4.

[23] Kroon BK, Horenblas S, Lont AP, Tanis PJ, Gallee MP, Nieweg OE. Patients with penile carcinoma benefit from immediate resection of clinically occult lymph node metastases. J Urol. 2005a;173:816–9.

[24] Kroon BK, Horenblas S, Deurloo EE, Nieweg OE, Teertstra HJ. Ultrasonography-guided fine-needle aspiration cytology before sentinel node biopsy in patients with penile carcinoma. BJU Int. 2005b;95:517–21.

[25] Leijte JA, Horenblas S. Shortcomings of the current TNM classification for penile carcinoma: time for a change? World J Urol. 2009;27(2):151–4.

[26] Leijte JA, Kroon BK, Valdes Olmos RA, Nieweg OE, Horenblas S. Reliability and safety of current dynamic sentinel node biopsy for penile carcinoma. Eur Urol. 2007a;52:170–7.

[27] Leijte JA, Olmos RA, Nieweg OE, Horenblas S. Anatomical mapping of lymphatic drainage in penile carcinoma with SPECT-CT: implications for the extent of inguinal lymph node dissection. Eur Urol. 2008a.

[28] Leijte JA, Kirrander P, Antonini N, Windahl T, Horenblas S. Recurrence patterns of squamous cell carcinoma of the penis: recommendations for followup based on a two-centre analysis of 700 patients. Eur Urol. 2008b;54:161–8.

[29] Lont AP, Horenblas S, Tanis PJ, Gallee MP, van Tinteren H, Nieweg OE. Management of clinically node negative penile carcinoma: improved survival after the introduction of dynamic sentinel node biopsy. J Urol. 2003;170:783–6.

[30] Lont AP, Kroon BK, Horenblas S, Gallee MP, Berkhof J, Meijer CJ, Snijders PJ. Presence of high-risk human papillomavirus DNA in penile carcinoma predicts favorable outcome in survival. Int J Cancer. 2006;119:1078–81.

[31] Lont AP, Kroon BK, Gallee MP, van Tinteren H, Moonen LM, Horenblas S. Pelvic lymph node dissection for penile carcinoma: extent of inguinal lymph node involvement as an indicator for pelvic lymph node involvement and survival. J Urol. 2007;177:947–52; discussion 952.

[32] Lopes A, Hidalgo GS, Kowalski LP, Torloni H, Rossi BM, Fonseca FP. Prognostic factors in carcinoma of the penis: multivariate analysis of 145 patients treated with amputation and lymphadenectomy. J Urol. 1996a;156:1637–42.

[33] Lopes A, Rossi BM, Fonseca FP, Morini S. Unreliability of modified inguinal lymphadenectomy for clinical staging of penile carcinoma. Cancer. 1996b;77:2099–102.

[34] Lopes A, Bezerra AL, Pinto CA, Serrano SV, de Mell OC, Villa LL. p53 as a new prognostic factor for lymph node metastasis in penile carcinoma: analysis of 82 patients treated with amputation and bilateral lymphadenectomy. J Urol. 2002;168:81–6.

[35] Lughezzani G, Catanzaro M, Torelli T, Piva L, Biasoni D, Stagni S, Crestani A, Guttilla A, Raggi D, Giannatempo P, Necchi A, Pizzocaro G, Colecchia M, Salvioni R, Nicolai N. The relationship between characteristics of inguinal lymph nodes and pelvic lymph node involvement in penile squamous cell carcinoma: a single institution experience. J Urol. 2014;191 (4):977–82.

[36] Martins AC, Faria SM, Cologna AJ, Suaid HJ, Tucci S Jr. Immunoexpression of p53 protein and proliferating cell nuclear antigen in penile carcinoma. J Urol. 2002;167:89–92; discussion 92–83.

[37] Naumann CM, Filippow N, Seif C, van der Horst C, Roelver L, Braun PM, Juenemann KP, Portillo FJ. Penile carcinoma (pT1 G2): surveillance or inguinal lymph node dissection? Onkologie. 2005;28:135–8.

[38] Perdona S, Autorino R, De Sio M, Di Lorenzo G, Gallo L, Damiano R, D'Armiento M, Gallo A. Dynamic sentinel node biopsy in clinically node-negative penile cancer versus radical inguinal lymphadenectomy: a comparative study. Urology. 2005;66:1282–6.

[39] Pizzocaro G, Nicolai N, Milani A. Taxanes in combination with cisplatin and fluorouracil for advanced penile cancer: preliminary results. Eur Urol. 2008.

[40] Protzel C, Knoedel J, Wolf E, Kleist B, Poetsch M, Giebel J. Prognostic parameters of penis carcinoma. Urologe A. 2007a;46:1162.

[41] Protzel C, Knoedel J, Zimmermann U, Woenckhaus C, Poetsch M, Giebel J. Expression of proliferation marker Ki67 correlates to occurrence of metastasis and prognosis, histological subtypes and HPV DNA detection in penile carcinomas. Histol Histopathol. 2007b;22:1197–204.

[42] Protzel C, Kakies C, Kleist B, Poetsch M, Giebel J. Downregulation of the metastasis suppressor protein KAI1/ CD82 correlates with occurrence of metastasis, prognosis and presence of HPV DNA in human penile squamous cell carcinoma. Virchows Arch. 2008;452:369–75.

[43] Protzel C, Alcaraz A, Horenblas S, Pizzocaro G, Zlotta A, Hakenberg OW. Lymphadenectomy in the surgical management of penile cancer. Eur Urol. 2009;55(5):1075–88.

[44] Ravi R. Morbidity following groin dissection for penile carcinoma. Br J Urol. 1993;72:941–5.

[45] Saisorn I, Lawrentschuk N, Leewansangtong S, Bolton DM. Fine-needle aspiration cytology predicts inguinal lymph node metastasis without antibiotic pretreatment in penile carcinoma. BJU Int. 2006;97:1225–8.

[46] Scher B, Seitz M, Reiser M, Hungerhuber E, Hahn K, Tiling R, Herzog P, Schneede P, Dresel S. 18F-FDG PET/CT for staging of penile cancer. J Nucl Med. 2005;46:1460–5.

[47] Scher B, Seitz M, Albinger W, Reiser M, Schlenker B, Stief C, Mueller-Lisse U, Dresel S. Value of PET and PET/CT in the diagnostics of prostate and penile cancer. Recent Results Cancer Res. 2008;170:159–79.

[48] Singh AK, Gonzalez-Torrez P, Kaewlai R, Tabatabaei S, Harisinghani MG. Imaging of penile neoplasm. Semin Ultrasound CT MR. 2007;28:287–96.

[49] Slaton JW, Morgenstern N, Levy DA, Santos MW Jr, Tamboli P, Ro JY, Ayala AG, Pettaway CA. Tumor stage, vascular invasion and the percentage of poorly differentiated cancer: independent prognosticators for inguinal lymph node metastasis in penile squamous cancer. J Urol. 2001;165:1138–42.

[50] Sotelo R, Sanchez-Salas R, Carmona O, Garcia A, Mariano M, Neiva G, Trujillo G, Novoa J, Cornejo F, Finelli A. Endoscopic lymphadenectomy for penile carcinoma. J Endourol. 2007;21:364–7; discussion 367

[51] Spiess PE, Hernandez MS, Pettaway CA. Contemporary inguinal lymph node dissection: minimizing complications. World J Urol. 2009;27(2):205–12.

[52] Statius Muller MG, van Leeuwen PA, Borgstein PJ, Pijpers R, Meijer S. The sentinel node procedure in cutaneous melanoma: an overview of 6 years' experience. Eur J Nucl Med. 1999;26:S20–5.

[53] Tanis PJ, Lont AP, Meinhardt W, Olmos RA, Nieweg OE, Horenblas S. Dynamic sentinel node biopsy for penile cancer: reliability of a staging technique. J Urol. 2002;168:76–80.

[54] Theodorescu D, Russo P, Zhang ZF, Morash C, Fair WR. Outcomes of initial surveillance of invasive squamous cell carcinoma of the penis and negative nodes. J Urol. 1996;155:1626–31.

[55] Tobias-Machado M, Tavares A, Ornellas AA, Molina WR Jr, Juliano RV, Wroclawski ER. Video endoscopic inguinal lymphadenectomy: a new minimally invasive procedure for radical management of inguinal nodes in patients with penile squamous cell carcinoma. J Urol. 2007;177:953–7; discussion 958.

[56] Tobias-Machado M, Tavares A, Silva MN, Molina WR Jr, Forseto PH, Juliano RV, Wroclawski ER. Can video endoscopic inguinal lymphadenectomy achieve a lower morbidity than open lymph node dissection in penile cancer patients? J Endourol. 2008;22 (8): 1687–91.

[57] Wespes E, Simon J, Schulman CC. Cabanas approach: is sentinel node biopsy reliable for staging penile carcinoma? Urology. 1986;28:278–9.

[58] Zargar-Shoshtari K, Djajadiningrat R, Sharma P, Catanzaro M, Zhu Y, Nicolai N, Horenblas S, Spiess PE. Establishing criteria for bilateral pelvic lymph node dissection in the management of penile cancer: lesson learned from an international study. J Urol. 2015;194(3):696–701.

[59] Zargar-Shoshtari K, Sharma P, Djajadiningrat R, Catanzaro M, Ye DW, Zhu Y, Nicolai N, Horenblas S, Spiess PE. Extent of pelvic lymph node dissection in penile cancer may impact survival. World J Urol. 2016;34(3):353–9.

# 第61章　新辅助化疗和辅助化疗在阴茎癌中的作用

## Role of Neoadjuvant and Adjuvant Chemotherapy in Penile Cancer

Andrea Necchi　Daniele Raggi　Patrizia Giannatempo　著

刘洪宇　译　　宋继文　校

摘　要

在阴茎鳞状细胞癌患者中，临床或病理证实的区域淋巴结的进展是最具临床意义的事件，在充分的治疗下，预后仍然不佳。手术是主要的治疗方法，但在大多数情况下仅仅手术是不够的，对这些患者推荐多模式治疗。

此外，对于手术范围还有两处争议，即盆腔淋巴结清扫的必要性和对侧淋巴结清扫的作用。

尽管 PSCC 的化疗敏感性非常差，但文献中有证据支持其在广泛淋巴结受累患者新辅助或辅助治疗中使用。相反，关于腹股沟淋巴结围术期放射治疗的数据非常有限。因此，PSCC 需要临床试验和多学科合作，以及多中心合作，以确定这种罕见复杂肿瘤的最佳治疗途径。

## 一、阴茎癌围术期治疗的背景

在阴茎鳞状细胞癌患者中，临床或病理证实的区域淋巴结的进展是最具临床意义的事件（图 61-1），在充分的治疗下，预后仍然不佳（Culkin 和 Beer，2003；Sonpavde 等，2013；Necchi，2017）。手术是主要的治疗方法，但在大多数情况下仅仅手术是不够的，对这些患者推荐多模式治疗。此外，对于手术范围还有两处争议，即盆腔淋巴结清扫的必要性和对侧淋巴结清扫的作用。

基于这些外科争议，对于局部晚期疾病患者，即区域淋巴结受累或不可切除的原发性巨大肿瘤，临床指南和试验设计建议在根治性手术前进行诱导化疗（Hakenberg 等，2015；NCCN）。此外，对于术后复发或区域淋巴结广泛受累（即腹股沟淋巴结或盆腔淋巴结固定）的患者预后较差，需要对此类患者采用新的治疗方法（Horenblas，2011；Trabulsi 和 Hoffman-Censits，2010）。

到目前为止，腹股沟淋巴结清扫术（无论是否累及盆腔淋巴结），全身治疗和放疗都未能提

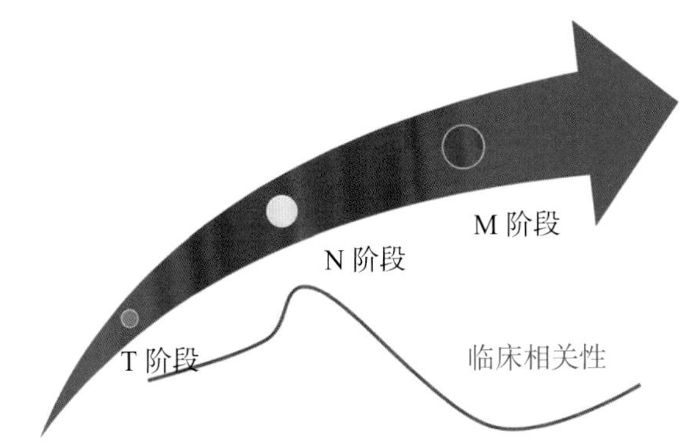


▲ 图 61-1　阴茎鳞状细胞癌的病程及临床实践中疾病程度的预后相关性

曲线 . 红线表示阴茎癌中最重要的疾病阶段，即淋巴结受累

高生存率；因此，晚期疾病往往需要多模式治疗方法。多种新辅助化疗方案显示出中度敏感：有报道的最高客观反应率约为 50%，但大多数病例出现复发，长期缓解罕见。

重要的是，进行淋巴结清扫术时，化疗和放疗的最佳时机仍不清楚，而且多个小型研究的结果也相互矛盾（Necchi 等，2017a）。通常，新辅助治疗是首选的治疗方法，因为肿瘤缩小可以有利于根治性切除，并可以评估对化疗的病理反应。病理完全反应是这些患者总生存率的替代指标，是Ⅱ期试验的可靠终点（Dickstein 等，2016）。虽然辅助化疗的疗效只在使用旧的化疗方案的小型研究中进行了评估，但这种治疗方法可能有利于选择的高危患者，如那些病理涉及盆腔淋巴结的患者（Sharma 等，2015）。

事实上，尽管进展为远处转移的患者预后更差，但这种情况非常罕见；对于大多数被诊断或进展为晚期的患者是指区域淋巴结转移，如腹股沟或髂区。上述关于治疗进展期 PSCC 的许多不确定性，可以通过一项正在进行的前瞻性国际研究（即国际阴茎进展期癌症试验，InPACT，NCT02305654）的结果来证实。该研究旨在评估新辅助化疗和（或）联合放疗对淋巴结阳性患者的影响。然而，在这些结果公布之前，只能从回顾性分析中获得信息。

## 二、围术期化疗的疗效

### （一）新辅助化疗

体积大或固定的腹股沟淋巴结均提示转移，只有小部分患者将从单一手术治疗中获益。这些患者术前全身治疗是一种值得考虑的治疗模式，因为它及时治疗了全身性疾病，导致腹股沟淋巴结的体积减小，有利于后续的巩固性手术。使用各种化疗药物治疗的回顾性系列报告：ORR 为 20%～50%，包括一些临床 CR。迄今为止，新辅助化疗的首选是紫杉醇、顺铂和异环磷酰胺或多西紫杉醇、顺铂和氟尿嘧啶（TPF）（Pagliaro 等，2010；Nicolai 等，2016；Djajadiningrat 等，2015；Nicholson 等，2013）。TIP 化疗在指南中为 2 级证据推荐（可用的最高证据），是基于 MDAnderson 癌症中心一项开放标签、单臂的Ⅱ期研究结果（Pagliaro 等，2010）。相反，TPF 方案得到了一些回顾性研究和一些小型前瞻性试验的支持。这两种方案之间的疗效基本相似，尽管 TPF 相关的不良事件的发生率较高，对这类患者进行进一步的调查发现通常是体弱、身体不适的老年患者。

有趣的是，已发表的最大的关于 PSCC 围术期治疗的回顾性研究中，TPF 和 PF 化疗或其他方案之间的结果没有显著差异，然而应该认识到回顾性数据的显著局限性（Necchi 等，2017a）。最值得一提的是，在使用 TIP 或 TPF 三联疗法的病例中，约有 15% 的病理完全反应（pCR）。但是，应该注意的是，在一些研究中，pCR 作为 OS 的替代指标仍不确定。

两项针对局部晚期和转移患者混合人群的前瞻性Ⅱ期研究中获得了较低的 ORR 结果，即第一项在英国 CRUK/09/001 试验中采用 TPF 化疗，显示 26 例患者中 ORR 为 38.5%；第二项使用的是顺铂和伊立替康双药治疗，由欧洲癌症研究和治疗组织发起，26 例患者中获得了 30.8% 的 ORR（Theodore 等，2008）。

此外，小型回顾性研究分析了围术期和转移期的各种化疗方案，包括博来霉素、长春新碱、甲氨蝶呤（BVM）联合用药和博来霉素、甲氨蝶呤和顺铂（BMP）三联方案（Corral 等，1998；Hakenberg 等，2006；Dexeus 等，1991；Haas 等，1999；Pizzocaro 和 Piva，1988）。目前不推荐这些治疗方案。

### （二）辅助性化疗

对于具有盆腔淋巴结受累、结外受侵、双侧

转移和巨大淋巴结转移等高风险患者，我们对局部淋巴结切除术后的辅助化疗的结果知之甚少。目前的欧洲泌尿外科协会指南规定，治愈性治疗时建议采用三药方案辅助化疗（Hakenberg 等，2015）。

虽然现有的少数结果似乎表明生存率有所改善，但主要是因为使用过时的方案出现的偏倚（Pizzocaro 和 Piva，1988）。1979—1990 年间，25 例阴茎鳞状细胞癌淋巴结转移的患者中，辅助性 BVM 联合治疗的长期无病生存率为 84%。这些发现表明，与 1960—1978 年 38 例接受根治性淋巴结清扫的患者中获得 39% 的长期生存率相比，预后有所改善。

最近，基于在新辅助治疗中获得的结果，美国国家综合癌症网络阴茎癌指南 2017 年第 1 版建议，如果术前没有给予化疗，且病理显示高危因素，则辅助给予 4 个疗程的 TIP。然而，在使用辅助治疗时，很少达到同样的化疗结果，所以尚不能得出明确结论。

类似于头颈 SCC 的报道，用 5-FU 取代异环磷酰胺，也被证明是有效的，尽管在回顾性研究中耐受性是一个主要问题。据我们所知，根据意大利米兰国家癌症研究所的单中心经验，术后单一化疗方案化疗支持使用 TPF（Nicolai 等，2016）。本研究中，尽管由于回顾性数据存在多种固有偏差，但术前和术后 TPF 组之间的估计生存率倾向于辅助组有利，而这些发现与临床预后因素似乎无关。来自多个机构的研究正在进行。特别在盆腔淋巴结受累的病例中，辅助化疗已被证明与 OS 的改善独立相关（Sharma 等，2015）。一般来说，在现有研究中，接受多模式治疗的患者的生存率似乎比未接受任何化疗的手术患者的生存期要长。

在缺乏前瞻性随机研究的情况下，如果对于手术病例，只有不到 10% 的患者能够实现长期生存，那么加入化疗时，10%～30% 的患者可以长期存活。

最值得注意的是，根据米兰学者对辅助 TPF 的经验，在淋巴结转移中 TP53 的免疫组化表达似乎与 TPF 治疗患者较短的 OS 相关（Necchi 等，2016a）。这些发现表明，需要进一步对 TP53 表达在 PSCC 中的作用进行研究。事实上，改善局部晚期 PSCC 患者预后分层备受期待，可能包括肿瘤的分子修饰作用，以允许个体化的药物治疗方案（McDaniel 等，2015；Ali 等，2016；Necchi 等，2016b）。

## 三、放疗与围术期化疗相结合：目前的结果

特定的无法手术的局部晚期 PSCC 患者可能适合同步放化疗，然而高肿瘤负荷的患者可以考虑初始单独全身化疗。然而没有前瞻性研究来证实局部晚期疾病同步放化疗的结果，只有零星的报道（Franks 等，2011）。不可切除的局部晚期 PSCC 患者同时接受放化疗的回顾性分析提示，同步放疗没有明显效果（Pond 等，2014）。同样，在单独接受化疗或联合化疗的患者间的所有预后结果中也没有显著统计学差异。然而，该分析也受到样本量小和回顾性数据性质的限制。该领域的专家承认，关于在淋巴结阳性患者中使用术后放疗的争论仍在继续。

文献中提供的数据表明，在减少局部复发或提高生存率方面，患者没有从腹股沟辅助放疗中获益。正在进行的 InPACT 研究也在评估辅助放疗在局部晚期 PSCC 患者中的作用，该研究的结果备受期待。

## 四、新辅助治疗作为阴茎鳞状细胞癌新药开发的基础

PSCC 最合适的治疗靶点中，表皮生长因子受体（HER/EGFR）家族基因成为了第一代抗 EGFR 复合物的研究目标，有一些病例报道或小

型系列报道（Necchi 等，2011 和 2016c；Carthon，2014）。第二代泛素酪氨酸激酶抑制药的使用，如达卡米替尼，结合手术治疗，被证明是这一领域最有希望的结果。在一项纳入 28 例患者的Ⅱ期研究中，ORR 为 32.1%（Necchi 等，2017b）。不幸的是，本研究中没有 pCR 的报道，但一线 / 新辅助平台被证明是可行的，并有望成为替代化疗的新药。接下来的研究必须评估更长的治疗时间，以及抗 HER 药物与化疗或放疗的联合来改善预后。另一项 pan-HERTKI 药物阿非替尼的临床试验作为二线治疗方法目前正在美国招募患者（NCT02541903）。这些研究的结果可能阐明 HER 靶向在 PSCC 患者治疗过程中的作用。

未来 PSCC 新药可能是免疫检查点抑制药。早期的回顾性研究发现，PD-L1 的表达在该肿瘤中很常见，并且似乎对预后有负面影响（Udager 等，2016；Ottenhof 等，2017）。帕博利珠单抗（一种抗 PD1 单克隆抗体）的Ⅱ期试验目前正在美国招募患者，并等待结果（NCT02837042）。

值得注意的是，卡博替尼、纳武利尤单抗和伊匹单抗联合治疗尿路上皮癌及罕见Ⅰ期泌尿生殖道癌的试验扩展队列中的成熟结果，报道了 PSCC 登记的少数患者临床反应显著（Nadal 等，2017）。

## 参考文献


[1] Ali SM, Pal SK, Wang K, et al. Comprehensive genomic profiling of advanced penile carcinoma suggests a high frequency of clinically relevant genomic alterations. Oncologist. 2016;21:33–9.

[2] Carthon BC, Ng CS, Pettaway CA, Pagliaro LC. Epidermal growth factor receptor-targeted therapy in locally advanced or metastatic squamous cell carcinoma of the penis. BJU Int. 2014;113:871–7.

[3] Corral DA, Sella A, Pettaway CA, et al. Combination chemotherapy for metastatic or locally advanced genitourinary squamous cell carcinoma: a phase II study of methotrexate, cisplatin and bleomycin. J Urol. 1998;160:1770–4.

[4] Culkin DJ, Beer TM. Advanced penile carcinoma. J Urol. 2003;170:359–65.

[5] Dexeus FH, Logothetis CJ, Sella A, et al. Combination chemotherapy with methotrexate, bleomycin and cisplatin for advanced squamous cell carcinoma of the male genital tract. J Urol. 1991;146:1284–7.

[6] Dickstein RJ, Munsell MF, Pagliaro LC, et al. Prognostic factors influencing survival from regionally advanced squamous cell carcinoma of the penis after preoperative chemotherapy. BJU Int. 2016;117:118–25.

[7] Djajadiningrat RS, Bergman AM, van Werkhoven E, Vegt E, Horenblas S. Neoadjuvant taxane-based combination chemotherapy in patients with advanced penile cancer. Clin Genitourin Cancer. 2015;13:44–9.

[8] Franks KN, Kancherla K, Sethugavalar B, et al. Radiotherapy for node positive penile cancer: experience of the Leeds teaching hospitals. J Urol. 2011;186:524–9.

[9] Haas GP, Blumenstein BA, Gagliano RG, et al. Cisplatin, methotrexate and bleomycin for the treatment of carcinoma of the penis: a Southwest Oncology Group study. J Urol. 1999;161:1823–5.

[10] Hakenberg OW, Nippgen JB, Froehner M, et al. Cisplatin, methotrexate and bleomycin for treating advanced penile carcinoma. BJU Int. 2006;98:1225–7.

[11] Hakenberg OW, Comperat EM, Minhas S, et al. EAU guidelines on penile cancer: 2014 update. Eur Urol. 2015;67:142–50.

[12] Horenblas S. Lymphadenectomy in penile cancer. Urol Clin N Am. 2011;38:459–69.

[13] McDaniel AS, Hovelson DH, Cani AK, et al. Genomic profiling of penile squamous cell carcinoma reveals new opportunities for targeted therapy. Cancer Res. 2015;75:5219–27.

[14] Nadal R, Mortazavi A, Stein M, et al. 846O – Final results of a phase I study of cabozantinib (cabo) plus nivolumab (nivo) and cabonivo plus ipilimumab (Ipi) in patients (pts) with metastatic urothelial carcinoma (mUC) and other genitourinary (GU) malignancies. 2017 annual meeting of the European Society for Medical Oncology, Madrid, 8–12 Sept 2017.

[15] National Comprehensive Cancer Network. NCCN guidelines: penile cancer. 2018. https://www.nccn.org/profes sionals/physician_gls/pdf/penile.pdf

[16] Necchi A. Systemic therapy for penile cancer. Eur Urol Suppl. 2017. https://doi.org/10.1016/j.eursup.2017.07.003.

[17] Necchi A, Nicolai N, Colecchia M, et al. Proof of activity of anti-epidermal growth factor receptor-targeted therapy for relapsed squamous cell carcinoma of the penis. J Clin Oncol. 2011;29: e650–2.

[18] Necchi A, Lo Vullo S, Nicolai N, et al. Prognostic factors of adjuvant taxane, cisplatin, and 5–fluorouracil chemotherapy for patients with penile squamous cell carcinoma after regional lymphadenectomy. Clin Genitourin Cancer. 2016a;14:518–23.

[19] Necchi A, Eigl BJ, Yang ES, et al. Gene expression profiling of advanced penile squamous cell carcinoma receiving cisplatin-based chemotherapy improves prognostication and identifies potential therapeutic targets. Eur Urol Focus. 2016b. https://doi.org/10.1016/j.euf.2016.08.001 (Epub ahead of print).

[20] Necchi A, Giannatempo P, Lo Vullo S, et al. Panitumumab treatment for advanced penile squamous cell carcinoma when surgery and chemotherapy have failed. Clin Genitourin Cancer. 2016c;14:231–6.

[21] Necchi A, Pond GR, Raggi D, et al. Clinical outcomes of perioperative chemotherapy in patients with locally advanced penile squamous cell carcinoma: results of a multicentre analysis. Clin Genitourin Cancer. 2017a. https://doi.org/10.1016/j.clgc.2017.02.002 (Epub ahead of print).

[22] Necchi A, Lo Vullo S, Perrone F, et al. First-line therapy with dacomitinib, an orally available pan-HER tyrosine kinase inhibitor, for locally-advanced or metastatic penile squamous cell carcinoma:

results of an open label, single-arm, single-center, phase 2 study. BJU Int. 2017b. https://doi.org/10.1111/bju.14013 (in press).

[23] Nicholson S, Hall E, Harland SJ, et al. Phase II trial of docetaxel, cisplatin and 5FU chemotherapy in locally advanced and metastatic penis cancer (CRUK/09/001). Br J Cancer. 2013;109:2554–9.

[24] Nicolai N, Sangalli LM, Necchi A, et al. A combination of cisplatin and 5–fluorouracil with a taxane in patients who underwent lymph node dissection for nodal metastases from squamous cell carcinoma of the penis: treatment outcome and survival analyses in neoadjuvant and adjuvant settings. Clin Genitourin Cancer. 2016;14:323–30.

[25] Ottenhof S, et al. Expression of programmed death ligand 1 in penile cancer is of prognostic value and associated with HPV status. J Urol. 2017 Mar;197(3 Pt 1):690–7.

[26] Pagliaro LC, Williams DL, Daliani D, et al. Neoadjuvant paclitaxel, ifosfamide, and cisplatin chemotherapy for metastatic penile cancer: a phase II study. J Clin Oncol. 2010;28:3851–7.

[27] Pizzocaro G, Piva L. Adjuvant and neoadjuvant vincristine, bleomycin, and methotrexate for inguinal metastases from squamous cell carcinoma of the penis. Acta Oncol. 1988;27:823–4.

[28] Pond GR, Milowsky MI, Kolinsky MP, et al. Concurrent chemoradiotherapy for men with locally advanced penile squamous cell carcinoma. Clin Genitourin Cancer. 2014;12:440–6.

[29] Sharma P, Djajadiningrat R, Zargar-Shoshtari K, et al. Adjuvant chemotherapy is associated with improved overall survival in pelvic node-positive penile cancer after lymph node dissection: a multi-institutional study. Urol Oncol. 2015;33:496.e17–23.

[30] Sonpavde G, Pagliaro LC, Buonerba C, et al. Penile cancer: current therapy and future directions. Ann Oncol. 2013;24:1179–89.

[31] Theodore C, Skoneczna I, Bodrogi I, et al. A phase II multicentre study of irinotecan (CPT11) in combination with cisplatin (CDDP) in metastatic or locally advanced penile carcinoma (EORTC PROTOCOL 30992). Ann Oncol. 2008;19:1304–7.

[32] Trabulsi EJ, Hoffman-Censits J. Chemotherapy for penile and urethral carcinoma. Urol Clin N Am. 2010;37:467–74.

[33] Udager AM, Liu TY, Skala SL, et al. Frequent PD-L1 expression in primary and metastatic penile squamous cell carcinoma: potential opportunities for immunotherapeutic approaches. Ann Oncol. 2016;27:1706–12.

# 相 关 图 书 推 荐

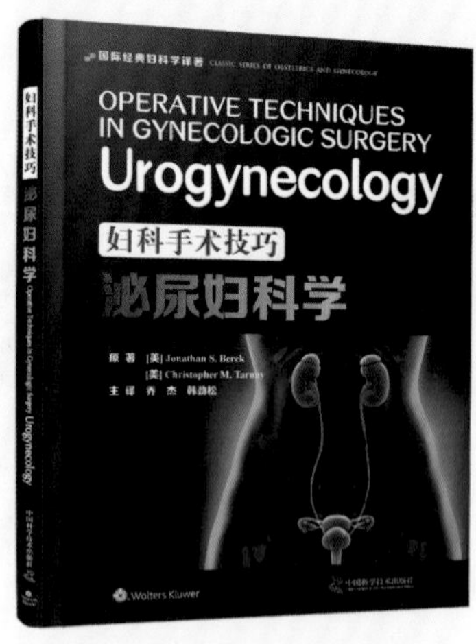


主译：乔 杰 韩劲松

定价：128.00元

本书引进自世界知名的Wolters Kluwer出版社，是妇科手术技巧系列丛书之一，是一部实用性极强的泌尿妇科学专业图解类手术操作指南。全书共10章，全面介绍了泌尿妇科学的各种手术治疗方式，均按照总体原则、影像学检查与其他诊断方法、术前准备、手术治疗、手术步骤与技巧、经验与教训、术后护理、预后、并发症的顺序进行介绍，对每种术式的操作步骤和手术过程中的注意事项都做了细致地阐述，同时配有丰富的高清彩色图片及具体说明。本书内容简洁明晰、配图精美丰富，是妇产科各亚专业及相关专业住院医师和临床医师日常实践的理想参考书，同时亦是一部不可多得的手术操作技术指导宝典。

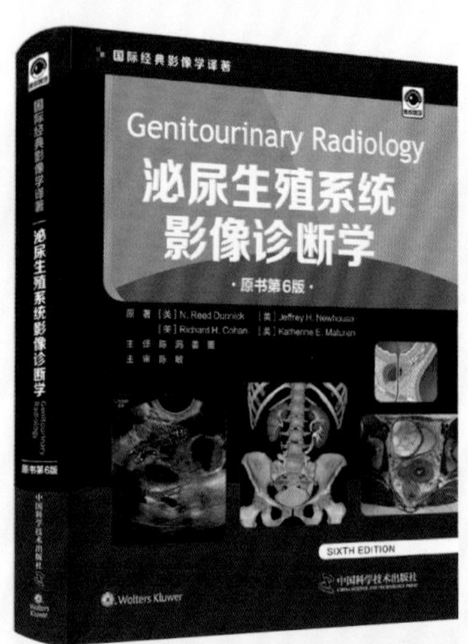


主译：陈 涓 姜 蕾

定价：248.00元

本书是引进自 Wolters Kluwer 出版社的一部高质量医学影像学著作，综合介绍了超声、放射、核医学等各种影像学检查方法在泌尿生殖系统的应用。开篇先阐述了泌尿道及男性和女性生殖系统的先天发育异常及影像表现；阐释了肾脏的功能解剖、生理及对比剂的不良反应，这是后续阐释肾脏疾病影像表现的基础。接下来，阐述了肾上腺的功能亢进疾病和非功能亢进疾病的影像表现，腹膜后疾病的影像诊断及鉴别诊断，肾脏囊性疾病、肾脏肿瘤、肾脏炎性疾病、肾脏血管性疾病、尿石症及肾钙盐沉积症、肾盂肾盏输尿管疾病、膀胱疾病的影像诊断及肾衰竭和肾移植相关问题的影像表现。在生殖系统方面，详细阐述了前列腺与精囊、尿道与阴茎、阴囊与内容物及卵巢与附件、子宫（包括宫颈）、女性会阴与阴道的正常和异常影像表现。

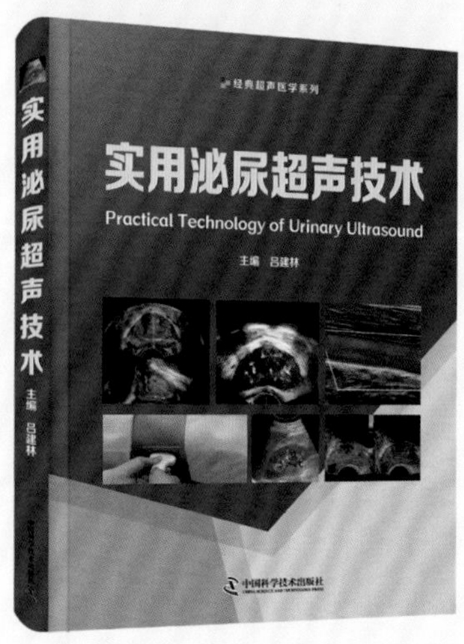


主编：吕建林

定价：198.00元

随着现代超声技术日新月异的发展，各种新技术的出现及应用势必促进泌尿超声的快速发展，从而进一步提高诊断水平。本书系统介绍了泌尿外科疾病超声诊断方法及实用超声定位技术，同时以大量典型图片展示相关影像特点，帮助读者更形象地理解疾病。全书共20章，涵盖了医用超声发展历程、相关原理与概念、超声检查的设备、参数与基本操作、泌尿系统解剖声像图、各种泌尿外科疾病的超声诊断及超声新技术在泌尿科的应用（如三维超声、超声造影、超声介入、超声弹性成像）等内容，并对超声引导下的经皮肾镜技术及超声定位体外冲击波碎石等进行了重点阐述。本书贴近临床，实用性强，适合超声医师及泌尿外科医师、医学生及相关人员参考阅读。

# 相 关 图 书 推 荐

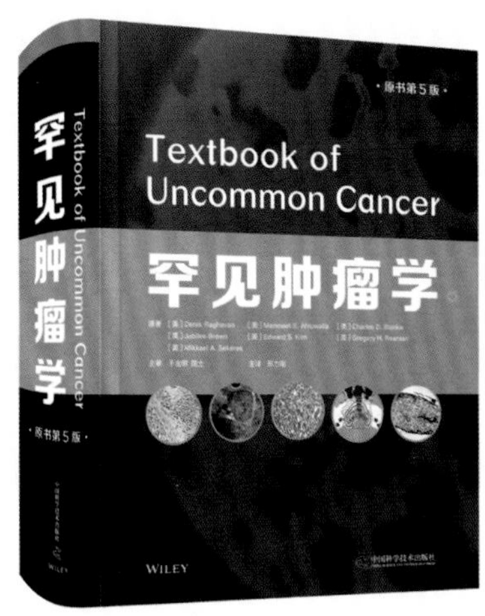


主译：邢力刚

定价：**598.00**元

本书引进自国际知名的WILEY出版社，由来自美国、英国、爱尔兰、日本、澳大利亚等国的两百余位专家共同编写。本书为全新第5版，内容涵盖泌尿生殖系统、头颈部、胸部、乳腺、消化系统、妇科、内分泌系统、血液系统、神经系统、皮肤、软组织等各系统肿瘤的相关知识。全书共81章，各章均从该系统罕见肿瘤的发病率、病理特征、临床表现、治疗和预后等方面进行介绍。书中重点更新了很多肿瘤的分子特征信息及手术、放射治疗和内科治疗的相关进展，特别是靶向治疗和免疫治疗的进展。本书内容全面而系统，配图丰富且精美，在帮助临床医生提高肿瘤诊治水平的同时，造福广大肿瘤患者及其家庭，是广大肿瘤学临床医师必备的参考书。

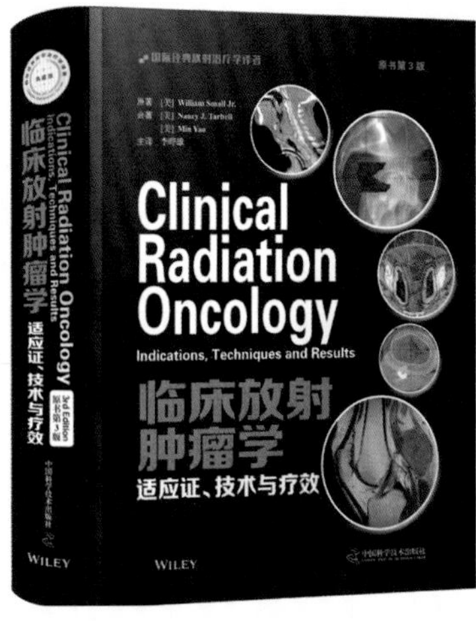


主译：李晔雄

定价：**498.00**元

本书引进自 WILEY 出版社，是一部反映临床放射肿瘤学领域发展变化、兼具放射肿瘤生物学与放射治疗临床疗效的综合性著作。本书为全新第 3 版，根据解剖学分类对每个部位的肿瘤进行了讨论，包括流行病学、病理学、诊断检查、预后因素、治疗技术、手术和化疗的应用、治疗的最终结果及相关的临床试验等相关信息，还介绍了该领域的最新进展，包括调强放疗、图像引导放疗、质子治疗和姑息性放疗等内容，同时增加了有关放射肿瘤学统计和质控的知识，为合理应用放疗技术治疗肿瘤患者提供了理论依据和实践启发。本书适合放射肿瘤科医师、肿瘤外科医师、肿瘤内科医师、肿瘤科护士、放射治疗师、住院医师和广大医学生阅读参考。

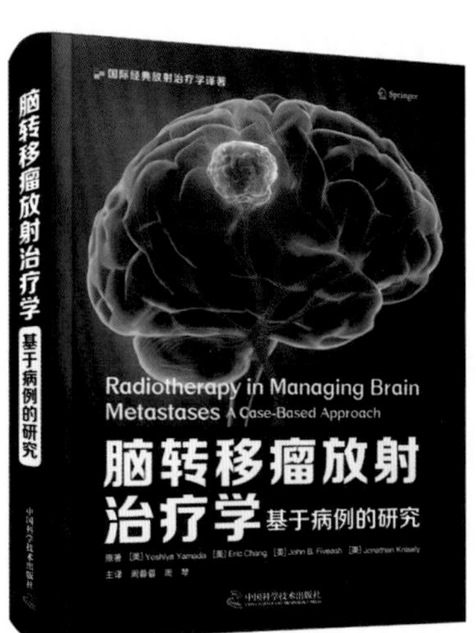


主译：周蓉蓉　周　琴

定价：**268.00**元

本书引进自世界知名的Springer 出版社，由脑转移瘤放射治疗领域的国际顶级专家Yoshiya Yamada、 Eric Chang , John B.Fiveash和 Jonathan Kniscly博士共同编写。著者采用个案分析的形式，从放射肿瘤学家的视角系统解读了脑转移瘤的现代治疗模式。各章均从临床病例出发，详细阐明了相关临床知识点，章末则对本章的关键要点进行了归纳，同时对未来的发展趋势予以展望。本书内容实用、图文并茂，非常适合脑转移瘤多学科诊疗团队的医生阅读参考。

# 相 关 图 书 推 荐

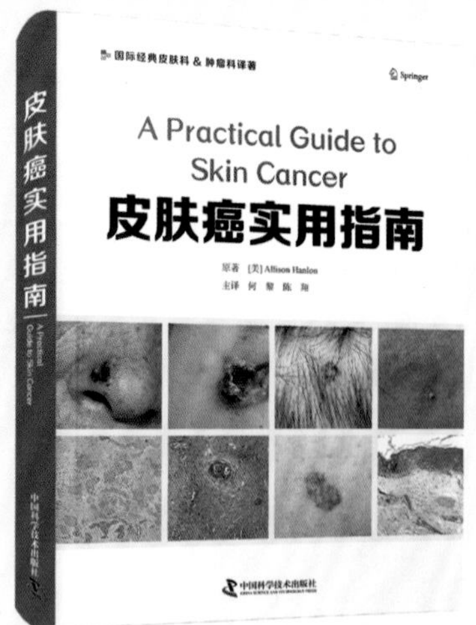


主译：何　黎　陈　翔

定价：**138.00**元

本书引自国际知名的Springer出版社，由美国皮肤病学专家Allison Hanlon 教授精心编著。全书共有12章，对临床中常见的皮肤癌进行了详细论述，包括非黑色素瘤性皮肤癌、黑色素瘤、附属器肿瘤和皮肤淋巴瘤等，每种疾病独立成章，从流行病学、发病机制、临床表现、诊断、鉴别诊断和治疗等方面进行了系统描述，同时配有总结性的表格和丰富的图片，帮助读者快速掌握疾病的相关知识与治疗方法。书中所述引用了大量文献，以支持相关数据和观点，可为读者提供全面且深入的视角，对想要进一步深入学习和研究皮肤癌的临床一线皮肤科医师或从事皮肤癌治疗的医师有重要参考价值。

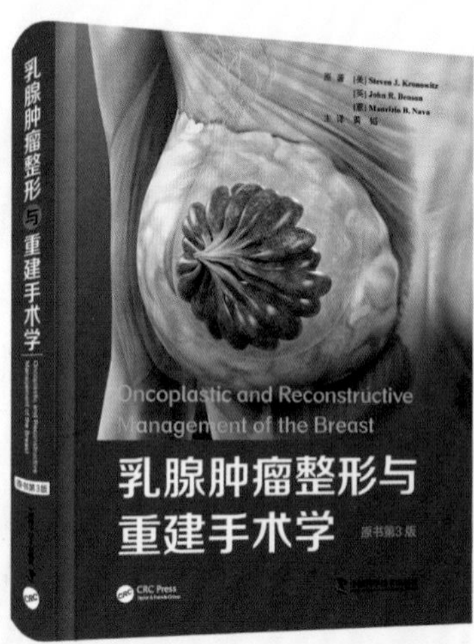


主译：黄　韬

定价：**328.00**元

本书引进自世界知名的 CRC 出版集团，由 Steven J. Kronowitz 博士联合众多国际乳腺肿瘤及整形外科专家共同打造，由华中科技大学同济医学院附属协和医院甲乳外科的黄韬教授及多位专家联合翻译。著者结合自身多年的临床实践经验，致力于详细讨论各种乳腺肿瘤和重建手术技术的临床应用，对有关保乳手术与乳腺切除术、放射学和病理学评估、放射治疗技术与患者选择等相关信息进行了深入介绍，以期从各种角度解决手术决策问题。本书从临床实际应用出发，对乳腺肿瘤整形技术进行了全面总结，并着重介绍了各种治疗方式的优缺点及治疗决策过程，非常适合从事乳腺肿瘤诊疗相关工作的医师，特别是乳腺肿瘤外科和乳房整形外科领域的医务人员参考阅读。

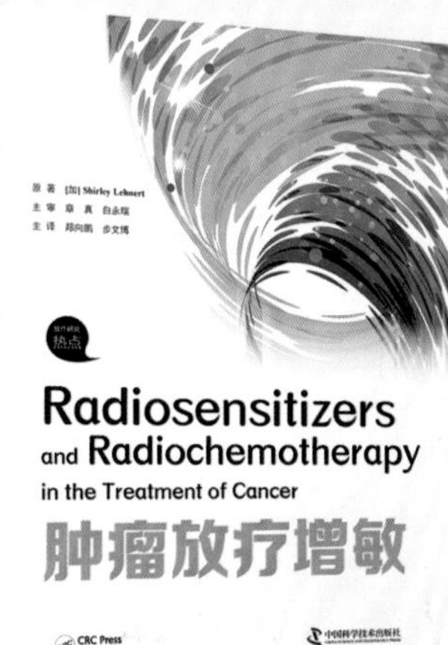


主译：郑向鹏　步文博

定价：**200.00**元

本书引进自世界知名的CRC出版社，由加拿大麦吉尔大学肿瘤学系教授Shirley Lehnert博士倾力打造。著者查阅了大量文献，在已发表的试验结果基础上细致梳理了相关研究的历史脉络，系统阐述了药物或生物制剂联合放射治疗的临床应用，并根据放疗增敏药的作用机制对现有已知的放疗增敏药进行了分类和介绍，总结了放疗增敏的研究进展及方向，为读者了解当前研究热点及后续研究提供了指引。